W0263990

E. von ESMARCHs

HYGIENISCHES TASCHENBUCH

EIN RATGEBER DER PRAKTISCHEN HYGIENE
FÜR MEDIZINAL- UND VERWALTUNGSBEAMTE
ÄRZTE, TECHNIKER, SCHULMÄNNER
ARCHITEKTEN UND BAUHERREN

SECHSTE
VOLLSTÄNDIG NEU BEARBEITETE AUFLAGE

UNTER MITWIRKUNG VON

H. KLIEWE-MAINZ   W. LIESE-BERLIN
B. SCHMIDT-FRANKFURT   F. SCHÜTZ-LÜBECK
R. WELDERT-BERLIN

HERAUSGEGEBEN VON

DR. H. SCHLOSSBERGER   **DR. G. WILDFÜHR**
O. PROFESSOR DER HYGIENE   O. PROFESSOR DER HYGIENE
AN DER UNIVERSITÄT FRANKFURT A. M.   AN DER UNIVERSITÄT LEIPZIG

MIT 36 TEXTABBILDUNGEN

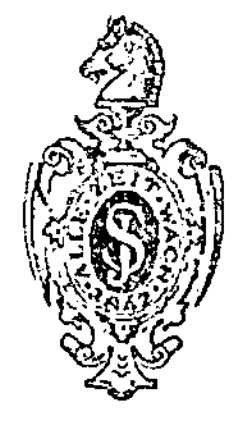

SPRINGER - VERLAG

BERLIN · GÖTTINGEN · HEIDELBERG

1950

ISBN-13: 978-3-642-92542-9   e-ISBN-13: 978-3-642-92541-2
DOI: 10.1007/978-3-642-92541-2

Vorwort zur sechsten vollständig neubearbeiteten und vermehrten Auflage.

Nach 20jähriger Pause erscheint das früher in weitesten Kreisen beliebte, von E. v. Esmarch begründete, zuletzt von H. Reichenbach herausgegebene Hygienische Taschenbuch in neuer Auflage. Das Buch war immer ein nützlicher Ratgeber der praktischen Hygiene für Medizinal- und Verwaltungsbeamte, Ärzte, Techniker, Schulmänner, Architekten und Bauherren gewesen, so daß sich das Fehlen einer Neuauflage dieses Werkes in interessierten Kreisen immer fühlbarer bemerkbar machte. Es ist daher dem Springer-Verlag zu danken, daß er unserer Anregung folgte, eine neue Auflage dieses Werkes zu ermöglichen.

In Verehrung zu E. v. Esmarch wurde die Einteilung des Buches belassen, die einzelnen Kapitel jedoch zum Teil unter Anlehnung an das Vorhandene gründlichst über- bzw. neubearbeitet und somit auf den derzeitigen modernen Stand des Wissens gebracht. Die Darstellung der „Allgemeinen Bau- und Wohnungshygiene", „Heizung, Lüftung, Klimatisierung" und „Beleuchtung" berücksichtigt die zur Zeit auf diesen Gebieten bestehenden schwierigen Verhältnisse und bringt die Forderungen, die bei der Neugestaltung des Wohnungswesens in Deutschland unbedingt berücksichtigt werden müssen. Im Kapitel „Wasserversorgung" wurde der bakteriologische Teil stärker bewertet als früher. Entsprechend der großen Wichtigkeit, die heute der Gewerbehygiene zukommt, wurde dieses Kapitel bedeutend erweitert. Eine größere Erweiterung mußte auch das Kapitel „Ernährungshygiene" erfahren. Das Kapitel „Infektionskrankheiten" wurde völlig neubearbeitet und durch Aufnahme der zur Zeit gültigen gesetzlichen Bestimmungen sowie statistischer Unterlagen über die Morbidität und Letalität der Infektionskrankheiten in den Jahren 1945—1947, soweit hierüber Erhebungen vorliegen, ergänzt.

Großer Dank gebührt auch den Mitarbeitern an diesem Buche: Herren Prof. Kliewe-Mainz, Prof. W. Liese-Berlin, Prof. B. Schmidt-Frankfurt a. M., Prof. F. Schütz-Lübeck, Prof. R. Weldert-Berlin, die sich trotz starker beruflicher Überlastung zur Bearbeitung der einzelnen Kapitel bereit erklärten. Ferner danken wir Herrn Chemierat Dr. W. Friese-Dresden für seine Mitwirkung am

Kapitel „Wasserversorgung", Herrn H. KISKER-Berlin für seine Mitarbeit am Kapitel „Abfallstoffe und ihre Beseitigung", Herrn Dr. K. STIEHLER-Leipzig für die Zusammenstellung der in der sowjetischen Besatzungszone Deutschlands gültigen Befehle, gesetzlichen Bestimmungen, Vorschriften usw., Fräulein Dr. I. ECKART-Frankfurt a. M. für die Bearbeitung des Sachverzeichnisses, Frau ELFRIEDE WILD-FÜHR-PLESSE-Leipzig und Fräulein EDELGARD LESCHNER-Leipzig für ihre unermüdliche Bereitschaft im Korrekturenlesen.

Möge auch in dieser Auflage das Buch wie ehemals dem Kreis der Interessierten ein treuer Berater in den Fragen der praktischen Hygiene sein.

Frankfurt a. M., Leipzig, im Frühjahr 1950.

SCHLOSSBERGER, WILDFÜHR.

Inhaltsverzeichnis.

Luft, Wetter, Klima.

Von

Bernhard Schmidt-Frankfurt a. M.

Mit 11 Textabbildungen.

Zusammensetzung der freien Luft.

1 m³ (1293,01 g) trockene Luft enthält bei 0° C und 760 mm Hg-Druck an Raumteilen (Gewichtsteilen):

Stickstoff 780,3 1 (975,80 g)
Sauerstoff 209,9 1 (299,84 g)
Argon 9,4 1 (16,76 g)
Kohlendioxyd 300 cm³ (590 mg)
Wasserstoff 100 cm³ (10 mg)
Neon 12,4 cm³ (11 mg)
Helium 4 cm³ (0,7 mg)
Krypton 0,05 cm³ (0,19 mg)
Xenon 0,006 cm³ (0,035 mg),

ferner Spuren von Ammoniak, salpetriger Säure, Salpetersäure, Ozon, Wasserstoffsuperoxyd, Radiumemanation.

Bedeutung der einzelnen Bestandteile.

Stickstoff, ebenso Argon, Helium, Neon, Krypton und Xenon sind gesundheitlich ohne Bedeutung. Doch kann der Stickstoff durch seine Resorbierbarkeit in Fetten Druckluftkrankheit verursachen. Stickstoff besteht zu 0,37 % aus „schwerem Stickstoff" vom Atomgewicht 15.

Gesundheitlich bedeutungslos sind auch die Spuren von N-Verbindungen, die regelmäßig in der Luft vorhanden sind:

Ammoniak (etwa 1 Teil auf 1 Million Teile Luft) und salpetrige Säure. Sie entstehen infolge elektrischer Entladungen in feuchter Luft, durch Verbrennungen an der Luft und durch Bakterientätigkeit im Boden. Salpetrige Säure bildet sich außerdem als NH_4NO_2 beim Verdunsten von Wasser und beim Rosten von Eisen.

Sauerstoff. Überall in der Atmosphäre ist nahezu die gleiche prozentische Menge Sauerstoff vorhanden. Sinkt der O_2-Gehalt der Luft von 21 % auf weniger als 11 %, so treten Atembeschwerden auf; unter 7 % besteht Lebensgefahr.

Sauerstoffverbrauch tritt ein durch: 1. Atmung, 2. Verbrennung, 3. chemische Bindung.

1. Durch Atmung des Menschen, der Tiere und Tätigkeit von Fäulnisbakterien wird O_2 verbraucht. In der Ausatemluft des Menschen findet man 15,5 % O_2 und 4,4 % CO_2. In normalen Wohnräumen kommen für den Menschen bedrohliche Schwankungen des

O_2-Gehaltes der Luft nicht vor. In gasdichten Räumen sind jedoch
O_2-Zufuhr (O_2-Flaschen oder Na_2O_2 in heißem H_2O) und CO_2-Ab-
sorption nötig. Ohne Filterbelüftung können in gasdichten Räumen
von 100 m³ 10 Personen 10 Stunden aushalten, 20 5 Stunden, 30
$3^1/_2$ Stunden. In Getreidesilos verbrauchen die lagernden Körner O_2
und geben CO_2 ab. Erstickungen von Menschen sind dadurch vorgekommen (RR. MÜLLER).

2. Durch Verbrennung wird O_2 verzehrt. Daher vermeidet man
offene Flammen in luftdicht geschlossenen Räumen. In mit Erdgas
(CH_4) beheizten Schlafräumen sind Erstickungen infolge O_2-Mangel
aufgetreten, da keine Frischluftzufuhr vorhanden war.

3. Chemische Bindung. In ungelüfteten Räumen (z. B. Schiffs-
rumpfen) können dort lagernde Güter wie Koks, Ferrosilicium und
Zucker O_2 binden. Erstickungen von Entladepersonal oder von
„blinden Passagieren" sind dadurch möglich.

Wasserstoffsuperoxyd ($H O$) entsteht durch elektrische Entladungen (Gewitter). Es wirkt oxydierend, aber in geringerem Maße
als z. B. Ozon, ferner auch reduzierend, z. B. auf Kaliumpermanganat
und Ferricyankalium. H_2O_2 der Luft löst sich in den Niederschlägen.
Man weist es in diesen nach oder bewirkt künstliche Taubildung. Im
Durchschnitt enthält 1 l Niederschlag 0,2 mg H_2O_2, am meisten im
Juni und Juli und bei westlichen Winden. In Schnee und Hagel ist
nur sehr wenig H_2O_2 vorhanden. Hygienische Bedeutung: keine.

Kohlensäure. Der Kohlensäuregehalt der Luft im Freien schwankt
nur wenig. Er ist in der Nacht etwas höher als am Tage, in Städten
etwas höher als im Freien und besonders als im Walde.

Quellen der atmosphärischen Kohlensäure. a) Die Atmung
der Menschen und Tiere; der Mensch scheidet täglich etwa 1000 g
CO_2 aus. Seine Ausatmungsluft enthält 4% CO_2. Ein erwachsener
Mensch scheidet in der Stunde etwa 21 l (rund 40 g) CO_2 aus.
b) Fäulnis- und Verwesungsvorgänge, besonders in gedüngtem Boden;
Tätigkeit von Bakterien und Pilzen im Boden, besonders von Cellu-
losevergärern. c) Verbrauch von Brennstoffen, besonders in Industriegegenden. d) Unterirdische CO_2-Ansammlungen, die sich als
„matte Wetter" nach Bergwerken öffnen oder durch Erdspalten und
Vulkane ausströmen.

Verbrauch der Kohlensäure. Assimilation durch Pflanzen,
Lösung im Regen- und Oberflächenwasser, Verbrauch zur Bildung
von Calciumbicarbonat. Lösung im Meerwasser, zum Teil Verbrauch
zur Bildung von kohlensaurem Kalk.

Im *Freien* findet man nur geringe Schwankungen des CO_2-Gehaltes,
zwischen 0,2 und 0,55°/$_{00}$, im Mittel 0,3°/$_{00}$. Etwas höher ist der
CO_2-Gehalt der Luft im Innern größerer Städte im Winter. Gering-
fügige Steigerungen sind ferner in Wäldern, bei Windstille in Industriebezirken und bei Moorrauch wahrzunehmen. Innerhalb von
Wohnungen kann der CO_2-Gehalt weit höher, bis 1,2, sogar 10°/$_{00}$
steigen, wenn Menschen und Leuchtmaterialien viel CO_2 liefern, ohne
daß ein genügender Luftausgleich möglich ist. Die Schädlichkeits-

grenze für den Menschen liegt bei 4%. Wohnräume sollen nicht mehr als 0,1% CO_2 enthalten. Für luftdicht verschlossene Räume, in denen Menschen längere Zeit leben sollen, z. B. Luftschutzräume, gilt 2% CO_2 als Höchstgrenze. Doch gibt es eine Art Anpassung bei allmählicher Steigerung der Konzentration. Durchschnittlich werden Konzentrationen ab 4 Vol.-% als störend empfunden, wobei es zu Ohrensausen, Kopfschmerzen und Schwindelgefühl kommen kann. Zur *Erkennung* von CO_2 ist die Kerzenprobe nach LEHMANN zweckmäßig: Ein brennendes Kerzenlicht nimmt einen rötlichen Schein an, wenn mindestens 2—3% CO_2 vorhanden sind. Gleichzeitig mit der Kohlensäure steigt in eng belegten Räumen meist der Feuchtigkeitsgehalt der Luft stark an, der zusammen mit der Wärmestauung und den üblen Gerüchen (von Schweiß, Darmgasen, Schleimhäuten) meist störender empfunden wird als der erhöhte CO_2-Gehalt der Luft.

Die *Bodenluft* hat, besonders in kultiviertem oder verunreinigtem Boden, bis zu 14% CO_2. Daher ist Vorsicht beim Betreten von unterirdischen Räumen (Gewölben, Grüften, Brunnen usw.), die längere Zeit abgesperrt waren, geboten. Sehr hoher CO_2-Gehalt findet sich auch gelegentlich in Gärkellern. Probe: Eine Kerze muß am Boden des Raumes brennen bleiben.

Bestimmung der Kohlensäure.

1. Chemisch. Für hygienische Zwecke, z. B. zur Prüfung des Lüftungsbedarfes, ist die Methode nach PETTENKOFER (1858) ausreichend. Die Kohlensäure wird aus einem gemessenen Luftvolumen mit Barytwasser absorbiert, die Menge des gebundenen Baryts wird titrimetrisch bestimmt. Nach HEINR. BITTER (1890) verwendet man auch Strontiumhydroxyd $Sr(OH)_2$ statt der Barytlauge. WIEGNER und DUERST (1939) haben die Methode für Schnelluntersuchungen abgeändert ($1^1/_2$ Min.). PELS-LEUSDEN und EYER (1929/30) haben ein Gerät angegeben, mit dem CO_2 zwischen 0,4 und $30^0/_{00}$ mit einer Genauigkeit von 1%, bezogen auf das Endergebnis, meßbar ist. Bei sorgfältiger Handhabung und nicht zu hohen Ansprüchen ist auch der Carbacidometer von WOLPERT brauchbar: Bestimmung des Luftvolumens, das zur Entfärbung von 2 cm³ einer $^1/_{50}$%igen, mit Phenolphthalein rot gefärbten Sodalösung ausreicht. Die Kohlensäureanhäufung in luftdicht abgeschlossenen Räumen (Unterseebooten z. B.) kann ferner mit sog. „Kohlensäure-Meßampullen" bestimmt werden. Die Ampullen sind evakuiert und enthalten eine rote Indicatorlösung, die nach Öffnung der Ampullen sich je nach dem Gehalt der Luft an CO_2 mehr oder weniger rasch entfärbt.

2. Volumetrisch. Apparate nach dem Prinzip von PETTERSON und PALMQUIST: Aus einem abgesperrten Luftvolumen wird das CO_2 absorbiert und die Volumenverminderung gemessen. Die Methode ist sehr genau, aber nicht einfach zu handhaben. Einfacher zu bedienen ist der Aëronom des Drägerwerkes Lübeck. Der Apparat arbeitet für viele Zwecke genügend genau, besonders bei höherem

CO_2-Gehalt. Voraussetzung ist, daß die Eigentemperatur des Apparates nicht wesentlich von der zu untersuchenden Luft abweicht.

Wasserdampf.

Die in der Luft vorhandene Menge Wasserdampf, in g/m^3 ausgedrückt, wird die *absolute Feuchtigkeit* genannt. Für die meisten Berechnungen ist es zweckmäßiger, die *Spannung* des Wasserdampfes in mm Hg anzugeben. Dies bedeutet den Anteil des Druckes, den der Wasserdampf am gesamten Atmosphärendruck hat (Dampfdruck). Zwischen der absoluten Feuchtigkeit (f) und der Spannkraft (e) bestehen folgende Beziehungen:

$$e = 0{,}945\ (1 + \alpha t)f; \quad f = 1{,}058\ \frac{e}{1 + \alpha t}\ ; \quad \alpha = 0{,}003665.$$

1 m^3 trockener Luft p wiegt bei der Temperatur t und dem Barometerstand b in Gramm

$$p = \frac{1293}{1 + \alpha t} \cdot \frac{b}{760}\ .$$

1 m^3 feuchter Luft mit der Wasserdampfspannung e wiegt beim Barometerstand b und der Temperatur t

$$t = \frac{1293}{1 + \alpha t} \cdot \frac{b - 0{,}377\ e}{760}\ .$$

Unter der *maximalen Feuchtigkeit* versteht man die größte mögliche Dampfmenge in der Luft. Sie ist bei 760 mm Luftdruck fast nur von der Temperatur abhängig und ablesbar aus nachfolgender Tabelle 1, in der die Luftfeuchtigkeit in g H_2O je m^3 und als Dampfdruck in mm Hg angegeben ist.

Die Millimeterzahl gibt gleichzeitig den Luftdruck an, unter welchem H_2O bei der angegebenen Temperatur siedet.

Relative Feuchtigkeit ist das prozentische Verhältnis zwischen absoluter und maximaler Feuchtigkeit; die Zahl gibt also an, wieviel Prozent der Wasserdampfmenge, die auf Grund der Temperatur vorhanden sein könnte, tatsächlich vorhanden ist.

Sättigungsdefizit ist die Differenz zwischen maximaler und absoluter Feuchtigkeit. Die Zahl gibt an, wieviel Wasserdampf ein bestimmtes Luftvolumen noch aufnehmen kann, ausgedrückt in g/m^3 oder mm Hg. Sie ist also ein Maß für die austrocknende Wirkung der Luft und daher hygienisch von großer Bedeutung.

Der *Taupunkt* ist diejenige Temperatur, bei der die Luft mit der gerade vorhandenen Feuchtigkeit gesättigt wäre.

Die meteorologischen Stationen geben Dampfdruck (absolute Feuchtigkeit) und relative Feuchtigkeit an, die zusammen mit der Temperatur zur hygienischen Beurteilung eines Klimas geeignet sind.

Tabelle 1. *Gewicht und Spannung des Wasserdampfes bei verschiedenen Temperaturen* (nach REICHENBACH).

Die Zahlen für die Spannung sind den vom Preußischen Meteorologischen Institut herausgegebenen Aspirations-Psychrometer-Tafeln (2. Aufl. 1914) entnommen, die Zahlen für das Gewicht sind aus diesen Zahlen berechnet.

Temperatur °C	Spannung mm Hg	Gewicht g/m³	Temperatur °C	Spannung mm Hg	Gewicht g/m³
— 20	0,96	1,098	11	9,84	10,03
— 19	1,04	1,19	12	10,52	10,68
— 18	1,14	1,29	13	11,23	11,36
— 17	1,23	1,39	14	11,99	12,09
— 16	1,33	1,50	15	12,79	12,85
— 15	1,44	1,62	16	13,64	13,66
— 14	1,57	1,75	17	14,53	14,50
— 13	1,70	1,88	18	15,48	15,39
— 12	1,84	2,03	19	16,48	16,33
— 11	2,00	2,19	20	17,54	17,32
— 10	2,16	2,37	21	18,66	18,36
— 9	2,34	2,57	22	19,83	19,45
— 8	2,52	2,77	23	21,07	20,06
— 7	2,73	2,97	24	22,38	21,80
— 6	2,94	3,19	25	23,76	23,07
— 5	3,17	3,42	26	25,22	24,40
— 4	3,42	3,68	27	26,75	25,80
— 3	3,68	3,94	28	28,36	27,27
— 2	3,96	4,24	29	30,05	28,79
— 1	4,26	4,53	30	31,83	30,40
0	4,58	4,85	31	33,71	32,09
1	4,93	5,20	32	35,67	33,84
2	5,29	5,57	33	37,74	35,68
3	5,68	5,95	34	39,91	37,70
4	6,10	6,37	35	42,19	39,64
5	6,54	6,81	36	44,58	41,75
6	7,01	7,27	37	47,08	43,95
7	7,51	7,76	38	49,71	46,25
8	8,05	8,29	39	52,46	48,65
9	8,61	8,84	40	55,34	51,16
10	9,21	9,42			

Gesundheitliche Beurteilung der Luftfeuchtigkeit.

In der Lunge wird die Luft mit H_2O gesättigt und auf 33—34° C erwärmt. Unter dem *physiologischen Sättigungsdefizit* versteht man die Menge Wasser in Gramm im Kubikmeter, die der eingeatmeten Luft bis zur Sättigung bei 35° C (39,6 g/m³) noch fehlt.

Hohe Luftfeuchtigkeit. Der Wassergehalt der Luft ist großen Schwankungen unterworfen. Oft ist die Luft mit Wasserdampf gesättigt. Ist sie dann gleichzeitig wärmer als die Körpertemperatur des Menschen, so wird die Entwärmung des Körpers gestört, es kommt zur Schwüle, zur *Wärmestauung*. Das Gefühl der Schwüle kann aber auch bei trockener Luft, z. B. unter einem Gummimantel, auftreten.

Feuchte Luft hat praktisch das gleiche Wärmeleitungsvermögen wie trockene; die Verdunstung des Körpers nimmt in feuchter Luft ab. Nasse Kleidung veranlaßt den Körper infolge Durchschlagung der Wärmeisolation zu erhöhter Wärmeabgabe; dies gilt z. B. auch für Mauern. So kann die Feuchtigkeit in manchen Fällen zu Krankheiten Veranlassung geben [K. BÜTTNER]. Manche Seuchen treten besonders bei feuchtem Klima auf: Malaria (Anophelenentwicklung in Sümpfen). Schimmelpilze verderben bei feuchtem Wetter, wie in den Tropen, Lebensmittel und Kleidung. Nebelbildung wirkt in manchen feuchten Gegenden ungünstig auf den Gesundheitszustand des Menschen ein.

Sehr niedrige Luftfeuchtigkeit bei gleichzeitiger hoher Lufttemperatur kann zu Austrocknungserscheinungen an den Schleimhäuten (Rachen, Kehlkopf, Augenbindehäute) mit unangenehmen Empfindungen, wie Kratzen im Halse und Durstgefühl, führen, während trockene kalte Luft bei natürlicher Atmung kaum belästigend wirkt. Trockene, nicht sehr warme oder kalte Luft ist meist am wohltuendsten. Bei normaler Zimmertemperatur von $18-20°$ C wird eine relative Feuchtigkeit von $40-50\%$ entsprechend einem Sättigungsdefizit von etwa $8-10$ mm Hg am angenehmsten empfunden.

Messung der Feuchtigkeit.

1. Absorption des H_2O. Abgemessene Luftmengen werden durch U-Röhren, die Bimsstein mit H_2SO_4 enthalten, gesaugt. Aus der Gewichtszunahme berechnet man den Wassergehalt. Für hygienische Zwecke zu umständlich.

2. Messung der relativen Feuchtigkeit mit *Haarhygrometer*. Entfettetes Haar verkürzt sich bei Trockenheit, wird länger bei Feuchtigkeit. Ungenauigkeit $\pm 3\%$. Öftere Nacheichung in mit Feuchtigkeit gesättigter Luft ist erforderlich. Am genauesten arbeiten Instrumente mit *einem* Haar (KOPPES Hygrometer mit benetzbarer Rückwand). Für praktische Zwecke genügend und weniger empfindlich sind Instrumente mit einem *Haarbündel*.

LAMBRECHTS *Polymeter* besteht aus einem Hygrometer und einem Thermometer und gestattet die Bestimmung einer ganzen Reihe wichtiger meteorologischer Größen:

α) Relative Feuchte.

β) Lufttemperatur.

γ) Absolute Feuchte.

δ) Taupunkt.

ε) Gradzahl (d. i. die Anzahl der Temperaturgrade, um welche die Taupunkttemperatur niediger ist als die Lufttemperatur).

ζ) Dunstdruckmaximum in Millimeter.

η) Maximalgehalt eines Kubikmeter Luft an Wasserdampf.

ϑ) Dunstdruck in Millimeter (d. i. der Druck, den die unsichtbare Luftfeuchte auf den Barometerstand ausübt.

ι) Sättigungsdefizit (d. i. diejenige Wassermenge, die noch fehlt, um 1 m³ Luft mit Wasserdampf zu sättigen).

Wursters Haarhygrometer, ein sehr kleines Instrument, eignet
sich zur Prüfung von Kleiderstoffen u. a. Dosenförmige Konstruktionen arbeiten meist ungenauer als solche mit geradem Verlauf
des Haares. Mit Hilfe des *Haarhygrographen* werden wöchentliche Kurven der Luftfeuchtigkeit aufge-
zeichnet.

3. Das *Psychrometer* besteht aus einem
feuchten und einem trockenen Thermometer. Das Hg-Gefäß des feuchten ist mit
Stoff umhüllt zur Benetzung mit destilliertem Wasser. Durch den Wärmeverlust
bei der Verdunstung steht das feuchte
Thermometer niedriger als das trockene.
Aus der Differenz d läßt sich die absolute
Feuchtigkeit berechnen nach der Formel
$e = e_1 - dk \cdot \dfrac{b}{755}$, worin e die gesuchte
Feuchtigkeit in mm Hg, e_1 die maximale
Feuchtigkeit bei der Temperatur des feuchten Thermometers, k eine Konstante und
b den Barometerstand bedeuten. Der Faktor $b/755$ kann, wenn es sich nicht um sehr
hoch gelegene Beobachtungsorte handelt,
fast immer gleich 1 gesetzt werden. Der
Wert k ist abhängig von der Luftbewegung;
für Windstille (auch im Zimmer) ist $k = 0,9$;
für leichten Wind 0,6; für stärkeren Wind
(über 2 m/sec) 0,5.

Geräte. a) Genaueste Werte gibt das
Normalgerät der Meteorologen, das *Aspirationspsychrometer* nach Assmann, bei dem
durch einen Federkraftventilator die Luft
mit 2—3 m/sec gleichmäßig über die Thermometer geleitet wird. Konstante: 0,5.
Genauigkeit: ±1%.

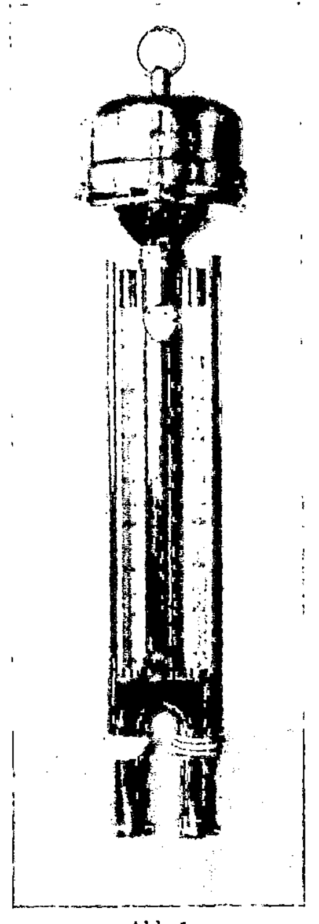

Abb. 1.
Aspirationspsychrometer nach
Assmann (Fa. Wilh. Lambrecht,
Göttingen).

b) Nicht so genau, meist aber aus·
reichend und viel billiger, ist das *Schleuder-
psychrometer*: An jedem der beiden Thermometer ist eine $^1/_2$ m lange Schnur be-
festigt, an der sie nacheinander 80mal in der Minute 4 Min. lang im
Kreise geschwungen werden. Als Konstante kann 0,5 benutzt
werden.

c) Augustsches Psychrometer. Zwei stehende Thermometer. Ablesung nach 15 Min. Zeigt leicht Strahlungs- und Windfehler.

Der **Taupunkt** hat hygienisch geringere Bedeutung. Man bezeichnet damit den Wärmegrad, bei dem die absolute Feuchtigkeit
zur maximalen Feuchtigkeit werden würde, es also tauen würde,

wenn die Luft sich abkühlen würde. Wenn Kondensationskerne für Nebelbildung fehlen, kann der Taupunkt unterschritten werden, also Übersättigung eintreten.

Taupunktbestimmung. a) Durch allmähliches Abkühlen (Verdampfen von Äther) einer blanken Metallfläche bis zur Bildung eines Feuchtigkeitsbeschlages. Genaue Ergebnisse, aber umständlich und mühsam, für hygienische Zwecke meist nicht geeignet.

b) *Kondensationshygrometer* verschiedener Konstruktionen (ALLUARD, REGNAULT, NIPPOLDT, CROVA u. a.), ungenau.

Das Bequemste ist meist die Ablesung des Haarhygrometers und Berechnung des Taupunktes aus der relativen Feuchtigkeit.

Direkte Messung der **Verdunstung.** Verdunstungsmesser von WILD, nach Art einer Briefwaage. Genauer, aber umständlicher: *Atmometer* von MORGENSTERN: Das von einer Filtrierpapierfläche verdunstete Wasser wird aus einer Bürette ergänzt. Man darf jedoch nicht einfach durch Multiplikation auf die Wasserdampfabgabe größerer Flächen (z. B. Seen) schließen, weil *über* diesen eine viel feuchtere Luft vorhanden ist als am Rande. Der Umrechnungsfaktor ist daher stark abhängig von der Windgeschwindigkeit. Bei Windstille ist die Verdunstung von einer Seefläche mehr dem Umfang als der Oberfläche proportional.

Kohlenoxyd.

Entsteht durch unvollkommene Verbrennung von C-Verbindungen als ein geruch-, geschmack-, reiz- und farbloses Gas. Dichte, bezogen auf Luft: 0,967. Normalerweise nicht in der Luft, kann aber hineingelangen durch:

1. Ausströmen von Leuchtgas (6—10% CO), bei Zusatz von Wassergas oft erheblich mehr.

2. Mangelhafte Heizvorrichtungen (Öfen mit stark gedrosselter Luftzufuhr, Kokskörbe, Kohlenbecken, jetzt verbotene Abgasheizung in Kraftwagen).

3. Aufsetzen von Kochtöpfen mit zu großer Bodenfläche auf Gasbrenner, wobei infolge unzureichender Luftzufuhr das Leuchtgas nicht vollständig verbrennt und geruchloses CO in den Raum strömt.

4. Auspuffgase von Verbrennungsmotoren (Laufenlassen der Motore in geschlossenen Garagen). Ein bedenklicher Gehalt der Luft an CO im Freien, auch in Großstädten, wurde nicht nachgewiesen, doch können unmittelbar hinter langen Kraftwagenkolonnen, ferner in Eisenbahn- und Straßenbahntunnels bei ungenügender Lüftung für den Menschen gefährliche CO-Konzentrationen auftreten. Auch können Abgase durch Wirbelbildung hinter dem Fahrzeug in den Kraftwagen, besonders unter die hinten offene Plane von Lastkraftwagen, gesaugt werden (RANKE).

5. Gasglühlicht, glühende eiserne Öfen, Zigarrenrauch, jedoch nur in kleinen, hygienisch unbedenklichen Mengen.

6. Aus manchen Gewerbebetrieben. CO kommt vor in Bergwerken nach Sprengungen und schlagenden Wettern, bei Verwendung von Lötöfen, Kohlenbügeleisen, Gasheizapparaten, Gasbügeleisen, Badeöfen, Warmwasserbereitung mit unzureichender Luftzufuhr oder starker Abkühlung der Flamme. CO im Generatorgas wird zur Schädlingsbekämpfung verwendet.

Tabelle 2. *CO-Gehalt in verschiedenen Abgasen* (nach RANKE).

Auspuffgase von Benzinmotoren	3 – 7% CO
Auspuffgase von Benzinmotoren bei kaltem Motor bis . .	12% CO
Nitrocellulosegase	46% CO
Tabakrauch	1% CO
Gewerbehygienisch ist zugelassen in:	
Fabrikräumen	0,01% CO
Flugzeugen	0,0025% CO

Schädlichkeitsgrenze. Untere Schädlichkeitsgrenze 0,03 Vol.-%, bei langer Einwirkung 0,015 Vol.-% CO. 0,01 Vol.-% CO in der Luft wird dauernd vertragen. Bei vermindertem Luftdruck, also z. B. beim Höhenflug, liegt die Grenze etwa bei 0,0025% CO (WIRTH). CO bindet Hb, macht das Blut dadurch unfähig zum O_2-Transport und führt so zur Erstickung. Kinder sind besonders empfindlich (schnellere Atmung), desgleichen Anämische (geringer Hb-Gehalt).

CO wird an dieselbe Stelle des Hb gebunden wie der Sauerstoff, aber 300mal so fest.

Etwa bis 40% Sättigung des Hb entsprechen jeweils 0,01% CO einer Sättigung von 10%. Es sind demnach ungefähr

bei 0,01% CO in der Luft 10% des Hämoglobins,
    „ 0,02% „ „ „   „ 20% „   „
    „ 0,03% „ „ „   „ 30% „   „
    „ 0,04% „ „ „   „ 40% „   „

mit CO gesättigt, wenn die Einwirkung lange genug gedauert hat (RANKE).

Bei Vergiftungen kommt es aber neben dem Gehalt der Luft an CO auch auf die Dauer der Einwirkung und auf die Atemtiefe an.

CO wird langsam aufgenommen und auch wieder langsam ausgeschieden, wenn die Einatmungsluft frei von CO ist. Die Ausscheidung wird durch Atmen von reinem O_2 beschleunigt. Geringe, bedeutungslose Reste unter 10% Sättigung halten sich aber noch stundenlang im Blut.

Durch Vermehrung der roten Blutkörperchen paßt sich der Körper häufig an geringgradige chronische CO-Vergiftungen an (Gaswerksarbeiter, starke Raucher), was klinisch wichtig ist wegen der Folgen für Herz und Kreislauf. Bei den meisten chronischen CO-Vergiftungen handelt es sich offenbar nicht um Schäden durch ständige Einwirkung kleinster CO-Mengen von 0,015 Vol.-% und weniger, sondern um Nachkrankheiten und Spätschäden wiederholter, abortiver akuter Vergiftungen.

Die CO-Vergiftung ist besonders heimtückisch: Keine Warnwirkung in Ruhe bis zu mindestens 30% Sättigung des Blutes; ab 30% vielfach Stirnkopfschmerz, bei 50% Sättigung Beginn der Bewußtlosigkeit; häufig plötzliches Zusammenbrechen mit schwerster Atemnot, z. B. bei Beginn leichter Arbeit, dadurch vertiefte Atmung und Beschleunigung weiterer CO-Aufnahme (Kraftwagenunfälle!) (RANKE).

Nachweis des CO. 1. Durch Absorption im Blut. In eine reine, etwa 10-Liter-Glasflasche werden etwa 20 cm³ einer frisch bereiteten, etwa 20%igen Blutlösung gegossen. Mit Hilfe eines Gummiballgebläses wird die Flasche mit der zu untersuchenden Luft gefüllt (mindestens 50 Stöße des Gummiballes, Gummischlauch am Flaschenboden). Flasche dann gut verschließen, $^1/_2$ Stunde umschwenken, so daß die Blutlösung an den Wänden ausgebreitet ist. Das CO ist dann vom Blut aufgenommen und kann in ihm nachgewiesen werden. Zur Füllung der Flasche kann man auch die mit H_2O gefüllte Flasche in dem zu untersuchenden Raume ausgießen.

a) **Spektroskopischer Nachweis.** Verdünnung der Blutlösung etwa 1:300. Am zweckmäßigsten ist ein gradsichtiges Taschenspektroskop, möglichst mit Vergleichsprisma. Das Blut wird in ein Reagensglas gefüllt und gegen eine matte Glühbirne durch das Spektroskop betrachtet. CO-Hb hat 2 Absorptionsstreifen (im Gelbgrünen und im Grünen), die vom Spektrum des normalen Blutes schwer zu unterscheiden sind: Sie liegen etwas näher zusammen. Nach Zusatz reduzierender Lösungen aber [Schwefelammonium $(NH_4)_2S$, besser STOKESsche Lösung[1], Natriumhydrosulfit $NaHSO_3$] verschmelzen beim normalen Blut die beiden Streifen zu einem breiten verwaschenen Streifen, während beim CO-Hb die beiden Streifen bestehen bleiben. Der Nachweis gelingt erst, wenn mehr als 28% des Hb in CO-Hb verwandelt sind. Empfindlichkeit der Methode: 0,2%, d. h. 2 cm³ CO in 1 l Luft. Die Zeißwerke (Jena) haben ein zweckmäßiges Gerät entwickelt, bei dem die Reagensgläser mit als Kondensatoren dienen (Handspektroskop mit Beleuchtungsapparat für Kohlenoxydbestimmungen).

b) **Chemischer Nachweis.** Blutverdünnung 1:5 (20%). Der durch Eiweißfällungsmittel erzeugte Niederschlag ist bei Anwesenheit von CO-Hb anders gefärbt als bei normalem Blut. Fällungsmittel:

α) *1%ige wäßrige Tanninlösung.* 5 cm³ der 20%igen Blutlösung werden mit 10 cm³ der 1%igen Tanninlösung vorsichtig gemischt. Vergleichsmischung mit normalem Blut. Niederschlag in normalem Blut schmutzigdunkel, in CO-Blut karmoisinrot. Unterschied

---

[1] STOKESsche Lösung: Gleiche Teile gut gepulverten Eisensulfats und Weinsäure werden gemischt. Eine Messerspitze voll im Reagensglas in einigen Kubikzentimetern H_2O gelöst, dazu etwa die gleiche Menge NH_3. Die Lösung muß *sofort* nach Fertigstellung verwendet werden.

entwickelt sich erst nach Stunden, ist monatelang haltbar. Bei
Bruttemperatur tritt der Unterschied schneller auf.

β) *Ferrocyankalium und Essigsäure.* Zusatz von 5 cm³ 20%iger
Ferrocyankaliumlösung und 1 cm³ 33%iger Essigsäure. Farbunter-
schied ähnlich wie bei α), tritt aber sofort auf und verschwindet nach
einigen Minuten bis $^1/_2$ Stunde wieder.

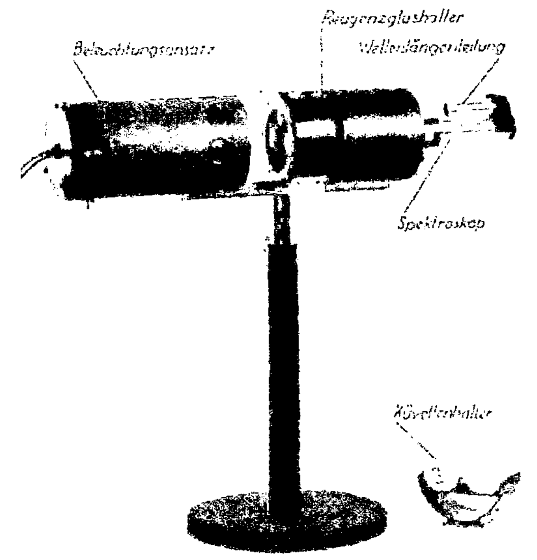

Abb. 2. Das Zeißsche Handspektroskop mit Beleuchtungsapparat,
z. B. für Kohlenoxydbestimmungen.

γ) *Natronlauge.* Blutprobe 20fach mit H_2O verdünnen, zu gleichen
Teilen mit NaOH (1,34) versetzen. CO-Blut: Weißliche Trübung,
dann hellrot. Normales Blut: Schmutzigbräunliche Färbung.

Empfindlichkeit der Proben: 0,0025%, d. h. $^1/_4$ cm³ CO in 10 l
Luft (WELZEL, zit. nach REICHENBACH).

2. Chemische Luftuntersuchung auf CO. a) Mit „Kohlen-
oxydpapier" (Palladiumchlorürpapier). Herstellung: Papierstreifen in
1% Palladiumchlorür $PdCl_2$ eintauchen, im Exsiccator über H_2SO_4
trocknen. Mit 5%iger Natriumacetatlösung getränkt färbt es sich
in CO-Luft schwarz, aber auch durch NH_3, H_2S, Kohlenwasserstoffe
und durch Belichtung. Die Papierstreifen werden am besten in eine
mit der zu untersuchenden Luft gefüllte Flasche hineingehängt, die
Flasche wird verstöpselt. Der Grad der Schwärzung des Papiers ist
ein Maßstab für die vorliegende CO-Konzentration. Empfindlich-
keitsgrenze: Etwa 0,05'/oo gegen CO. Gegen H_2S ist Palladiumchlorürpapier noch empfindlicher als Bleipapier (0,0001% in 10 Min.).

b) Der „Degea-CO-Anzeiger" besitzt ein Prüf- und ein Vergleichsröhrchen mit nicht angegebenen Chemikalien. Die Luft wird mittels Gummiball durch das Prüfröhrchen gesaugt, nachdem sie durch ein vorgeschaltetes Filter von anderen Beimischungen befreit wurde. Die CO-Menge wird an der Stärke des Farbumschlages im Prüfröhrchen geschätzt.

c) „Kohlenoxyd-Anzeiger". Prüfröhrchen mit Jodpentoxyd, das durch CO oxydiert wird: $J_2O + 5\,CO \rightarrow 5\,CO_2 + J_2$. Sehr genau, versagt aber bei Anwesenheit von C_2H_2, H_2S, SO_2, H_2.

d) Drägerscher Oxydations-CO-Messer: Fehlerhafte Ergebnisse bei Anwesenheit von H_2 oder CH_4.

3. **CO-Bestimmung auf Grund des Absorptionsvermögens für ultrarote Strahlen.** Der Ultrarotabsorptionsschreiber („Uras", D.R.P. 730478 und Zusätze der Badischen Anilin- und Sodafabrik Ludwigshafen a. Rh.) gestattet Raumluftanalysen auf CO mit großer Genauigkeit durchzuführen. Hierbei wird das CO gemessen auf Grund seines Absorptionsvermögens für ultrarote Strahlen ohne deren spektrale Zerlegung. Bei gleichzeitiger Anwesenheit ultrarotabsorbierender Kohlenwasserstoffe in der Raumluft wird das Gas vor der Untersuchung im „Uras" noch über Aktivkohle geleitet (Helwert).

Ozon.

Ozon der Atmosphäre (O_3) entsteht vor allem durch elektrische Entladungen (Gewitter), ferner bei allen in größerem Umfange ablaufenden Oxydationsvorgängen und bei Verdunstung von Wasser. Die Luft im Freien enthält durchschnittlich 2 mg Ozon in 100 m³ Luft, bei Fallwind etwas mehr, bei Schneefall weniger. Diese Mengen sind gesundheitlich belanglos und nicht riechbar. In geschlossenen Räumen enthält die Luft kein Ozon. Ozon hat stark oxydierende Eigenschaften. Eine nachweisbare Schädigung von Bakterien beginnt bei 2 mg Ozon im Liter (Anwendung zur Wasserdesinfektion). Derartige Konzentrationen in der Luft wirken auch auf den Menschen tödlich. Künstliche Ozonierung (0,5 mg/m³) verwendet man zur Beseitigung von Riechstoffen durch Oxydation oder zu deren Überdeckung (Fleischkühlhallen, Untergrundbahnen).

Nachweis. a) Optische Messung durch den Strahlungsverlust einer UV-reichen Lichtquelle, festgestellt aus mehreren Kilometern Entfernung (Gauzit). b) Nachweis gewöhnlich durch Aufhängen von Jodkaliumstärkepapierstreifen oder besser dadurch, daß ein gemessenes Luftvolumen über einen in ein geschwärztes Glasrohr eingeschlossenen Streifen dieses Papiers geleitet wird. Bläuung zeigt O_3 an. Quantitative Bestimmung mit Hilfe einer Farbskala ist unsicher, da die Wirkung zum Teil auch von H_2O_2 oder HNO_2 der Luft herrühren kann. Herstellung von Jodkaliumstärkepapier: Filtrierpapier wird mit einer Lösung von 10 Teilen Stärke und 1 Teil KJ in 200 Teilen H_2O getränkt und im Dunkeln getrocknet.

Andere gasförmige Beimengungen der Luft.

Schwefeldioxyd (SO_2). In der Stadtluft und in Industriegegenden (besonders chemische Industrie) in nachweisbaren Mengen, in der Zimmerluft durch Verbrennen von S-haltigem Leuchtgas. Da Dieselmotor-Treibstoff S-haltig ist, auch in den Abgasen dieser Motore, daher auch Belästigung durch Lastkraftwagenkolonnen in windstillen Tälern. Erste Zeichen: Bronchitis, Augenbrennen.

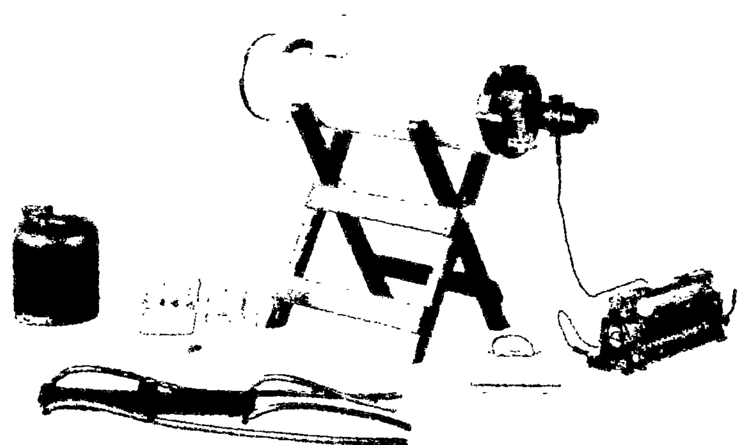

Abb. 3. Das Zeißsche Interferometer zur Prüfung von Gas- und Luftgemischen sowie von Flüssigkeiten.

Erträglichkeitsgrenzen. 0,5—1 g/m³ bei kurzer Einatmung sind lebensgefährlich; bei kurzer Einatmung sind höchstens 25 mg/m³ erträglich.

Nachweis. Durch Quecksilberoxydulpapier oder durch Papier, das mit einer Lösung von Stärke und jodsaurem Kalium getränkt ist (Blaufärbung). Feuchtes blaues Lackmuspapier wird rot.

Ammoniak. In der Luft meist in Spuren, etwas mehr in der Nähe von Abortanlagen, Jauchegruben, Miststätten. In ganz geringer Menge entsteht es auch bei der Staubversengung. Bei der belästigenden Wirkung der Röstprodukte des Staubes spielt es aber keine wesentliche Rolle. Stark NH_3-haltige Luft führt zu Verätzungen der Schleimhäute und Lungenentzündung. Bei über 4% kommt es zu akuter Vergiftung. Schon 1% gefährden die Augen (schadhafte Kältemaschinen!).

Tabelle 3. *Wirkungen reizender und giftiger Gase nach* LEHMANN, ZANGGER *und* HESS[1].

	Sofort tödlich mg i.l.	In $^1/_2$—1 Std. oder später tödlich	Nach $^1/_2$—1 Stunde lebensgefährliche Erkrankung	$^1/_2$—1 Std. verträglich ohne sofortige oder spätere Folgen	Nach mehrstündiger Einwirkung minimal wirken	6 Stunden ohne wesentliche Symptome
Chlor	2,5	0,1—0,15	0,04—0,06	0,01	0,001	0,003—0,005
Brom	3,5	0,22	0,04—0,06	0,022	0,001	0,005
Salzsäure	—	1,84—2,6	1,5—2,0	0,6—0,13	0,01	0,013
Schweflige Säure . .	—	1,4—1,7	0,4—0,5	0,17—0,64	0,02—0,03	0,06—0,1
Ammoniak	—	1,5—2,7	2,5—4,5	0,18	0,1	0,006
Schwefelwasserstoff .	1,2—2,8	0,6—0,84	0,5—0,7	0,24—0,36	0,1—0,15	0,12—0,18
Nitrose Gase	—	—	—	—	—	—
Salpetersäure	—	0,6—1,0	—	0,2—0,4	—	— (0,2)
Salpetrige Säure . .	—	—	—	—	—	—
Blausäure	0,3	0,12—0,15	0,12—0,15	0,05—0,06	0,02—0,04	0,02(0,04)
Arsenwasserstoff. . .	5,0	0,05	0,02	0,02	0,01	0,01
Phosphorwasserstoff .	—	0,56—0,84	0,4—0,6	0,14—0,26	0,01 (in 6 Stunden noch tödlich)	—
Kohlensäure	450	90—120	60—80	60—70	20—30	30—45
Kohlenoxyd	—	2—3	2,3	0,5—1,0	0,2	0,1
Rauch 0,1—0,5%	—	—	—	—	—	—
Leuchtgas 5—10%	—	—	—	—	—	—
Generatorgas 24%	—	—	—	—	—	—
Sprenggas 30—60%	—	—	—	—	—	—
Phosgen	—	0,02—0,1	0,005	—	—	—
Tetrachlorkohlenstoff	—	400—500	150—200	60—80	10	60
Schwefelkohlenstoff .	—	15	10—12	3—5	1—1,2	1,5—2,6

[1] Aus ZANGGER: Gewerbliche Vergiftungen. Handbuch der sozialen Hygiene und Gesundheitsfürsorge 1926, herausgeg. von GOTTSTEIN, SCHLOSSMANN und TELEKY. Berlin: Springer.

Nachweis. Ein angefeuchteter Streifen Curcumapapier wird zur Hälfte zwischen 2 Glasplatten geklemmt; die herausragende Hälfte färbt sich durch NH_3 dunkler.

Schwefelwasserstoff. In der Nähe von Gasanstalten, Kotgruben, Abwasserkanälen, faulendem Material. Durch Geruch leicht zu erkennen.

Chemischer Nachweis. Bleiacetatpapier. Filtrierpapierstreifen, mit 1%iger Lösung von Bleiacetat getränkt, färben sich durch H_2S gelb bis braun. Eventuell verwendet man auch mit Palladiumpapier getränkte Streifen (s. S. 11). $1,5^0/_{00}$ H_2S können durch wenige Atemzüge zu Bewußtlosigkeit, Krämpfen, Lungenödem und Tod führen. Erste Hilfe: Eisen (Ceferron) und Cystein (Cystion HENNIG) intravenös (RODENACKER, zit. nach RR. MÜLLER). Geringere Mengen von H_2S, über $0,05^0/_{00}$, führen zu Augenbrennen, Rötung der Bindehäute, punktförmigen Epithelschäden der Hornhaut (z. B. bei Viscosespinnern).

Physikalische Methoden zur Bestimmung von Gasen. Labor-Interferometer zur Prüfung von Gas- und Luftgemischen (Zeiß-Jena).

Andere Gase, Salzsäure, Chlor, Brom kommen selten in der Luft vor und haben fast ausschließlich gewerbemedizinische Bedeutung. In nebenstehender Tabelle 3 sind die Schädlichkeitsgrenzen einiger Gase zusammengestellt.

Luftstaub, Rauch und Ruß.

Beschaffenheit und Herkunft.

Im Freien. Mineralische Bestandteile der Erdoberfläche (Straßendecke), Industriestaub, Ruß aus Schornsteinen und aus dem Auspuff von Kraftfahrzeugen.

Organische Bestandteile: Blütenstaub, Pilzsporen, Milbenstaub, Hefen, Bakterien, Detritus von Pflanzen (Laubfall im Herbst), Dauerformen von Protozoen, Pferdemist.

Im Zimmer. Ofenasche, Bestandteile des Brennmaterials.

Organische Bestandteile: Epithelien, Härchen, Textilfasern von Kleidern, Möbeln, Teppichen, Betten, Pilzsporen, Hefen; Bakterien, Viren, Dauerformen von Protozoen, Oxyureneier.

Nachweis und Bestimmung.

Quantitative Bestimmung. a) Filtration gemessener Luftmengen durch Watte oder Filtrierpapier: Wägung. b) Filtration durch Collodiumwolle, Auflösen in Alkohol und Äther, colorimetrische Bestimmung: Zum Vergleich wird Staub derselben Beschaffenheit benutzt wie der zu bestimmende (Methode und Apparat von M. HAHN). c) Messung von Fabrikstaub: Das Filter von Gasmasken durch trockene Watte ersetzen, 15 Min. atmen lassen, nach Trocknen Gewichtszunahme feststellen (Bestimmung von Fabrikstaub nach GERH.

WAGNER und KRIEBS in Danzig). d) Bestimmung des Rußgehaltes nach ASCHER: Filtration von 0,5 m³ Luft durch Filtrierpapier. Schätzung durch Vergleich des geschwärzten Papiers mit einer Skala. Für Mehl- und Zuckerstaub wird schwarzes Filterpapier verwendet. e) Staubzähler nach OWEN: Die aus einer kleinen Luftmenge auf klebrigem Deckgläschen aufgefangenen Stäubchen werden mikroskopisch gezählt. f) Staubzähler nach AITKEN, Kondensationskernzähler nach J. SCHOLZ. Prinzip: In einer abgemessenen Menge mit Feuchtigkeit gesättigter Luft wirken bei plötzlicher Abkühlung

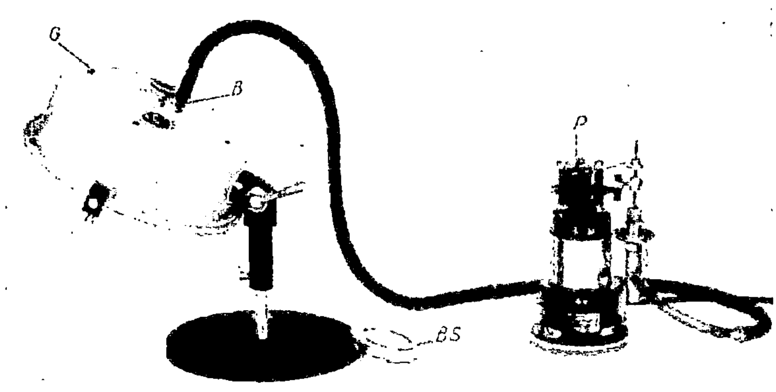

Abb. 4. Das registrierende Zeiß-Konimeter. *G* Gehäuse; *B* Düse; *P* Pumpe; *BS.* Behälter für eine Objektscheibe.

(durch Ausdehnung) die Staubteilchen als Kondensationskerne und schlagen sich als Wassertröpfchen auf dem Boden der Zählkammer nieder, wo sie gezählt werden können. Es werden jedoch auch kleine Luftionen mitgezählt, die Ergebnisse sind daher zu hoch. Die Apparate eignen sich infolgedessen nicht für hygienische Zwecke. g) ZEISS-Konimeter (Zeiß-Jena): Luft wird mit Hilfe einer Hand- oder Motorpumpe auf eine klebrige Glasplatte gesaugt. Die Stäubchen werden bei 1000facher Vergrößerung ausgezählt. h) LEITZsches Tyndallometer: Feststellung des noch in der Luft schwebenden Staubes (Teilchen unter $10\,\mu\varnothing$) durch Streulichtmessung. i) Absitzenlassen des Staubes: Aufstellen von Glasplättchen mit Zählnetz, die mit Gelatine (LIESEGANG) oder Vaseline (PESCH) bestrichen sind, mikroskopische Feststellung von Stäubchenzahl und -größe nach gewisser Stundenzahl. Für längere Zeiträume (z. B. $^{1}/_{2}$ Monat): Aufstellen von kubischen Aluminiumkästen nach RR. MÜLLER mit 0,05 m² Auffangöffnung, mit denen Staub, Ruß und Flugasche gesammelt, gewogen und analysiert werden können. Die Methode ergibt nur relative Werte, da sich die ganz feinen Staubteilchen nicht absetzen. Ähnliche Vorrichtungen, aber mit weißen, emaillierten

Flächen, eignen sich zur Zählung abgesetzter Rußteilchen. Das Verhältnis der *wirklich vorhandenen zur abgesetzten Staubmenge* ist abhängig von den Luftströmungen, von der Größe und vom spezifischen Gewicht der Staubteilchen. Die Fallgeschwindigkeit ist dem spezifischen Gewicht und dem Quadrat des Radius der Staubteilchen (als Kugel gedacht) proportional. Nach Untersuchungen von K. B. LEHMANN und SEILER dürfte das Verhältnis der in 1 m³

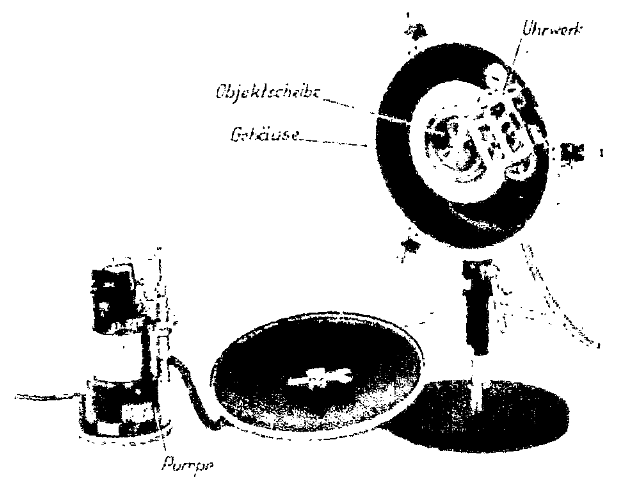

Abb. 5. Das registrierende Zeiß-Konimeter, geöffnet.

Luft vorhandenen Staubmengen zu der in 1 Stunde auf 1 m² abgesetzten Menge in der Größenordnung von 1:10 liegen. k) Zählung der abgesetzten Bakterien. In bewohnten Räumen genügt folgende Methode für manche Zwecke der Staubzählung: Aufstellen von offenen Agarschalen, Zählen der Kolonien nach etwa 8tägigem Aufenthalt bei Zimmertemperatur. Genaue Zählung der Luftbakterien:

α) Filtrieren eines bestimmten Luftquantums durch ein Sandfilter, Aussäen des Filtersandes; Einströmenlassen der Luft in evakuierte, mit Nährgelatine ausgekleidete Kölbchen.

β) Nach PETRI, FICKER: Eine gemessene Luftmenge wird durch 2 in einem Glasröhrchen aufeinander liegende Packungen eines keimfreien, löslichen, für Bakterien unschädlichen Pulvers (nach OESTERLE bei 180° C trocken sterilisiertes Pulver aus 2 Teilen reinem NaCl, 1 Teil $MgSO_4$ und 1 Teil Na_2SO_4) gesaugt. Anschließend werden beide Packungen unter sterilen Bedingungen in eine Petrischale geschüttet, mit Nährgelatine übergossen und durch Schwenken gemischt. Die vordere Packung soll alle Bakterien abgefiltert haben, so daß aus der hinteren Packung keine Bakterien wachsen. Umrechnung der Zahl der gewachsenen Kolonien auf 1 m³ Luft.

In der Luft eines Operationssaales fanden KLIEWE und SCHNEIDER u. a. hämolytische Staphylokokken und hämolytische Streptokokken. Mit zunehmendem Feuchtigkeitsgehalt vermindert sich der Keimgehalt der Zimmerluft deutlich.

Im Freien findet man in reiner Luft einige hundert Keime je Kubikmeter Luft, im Sommer mehr als im Winter.

Bedeutung von Staub, Rauch, Ruß und Bakteriengehalt.

Staub, Rauch und Ruß haben vom hygienischen wie auch vom ästhetischen und wirtschaftlichen Standpunkte aus Bedeutung (Unsauberkeit, Unappetitlichkeit, Verschmutzung der Haut und Wäsche, Abnutzung von feineren Gerätschaften). Nachweisbare Gesundheitsschäden können entstehen durch die *Reizwirkung des Staubes* auf die Schleimhäute (Augen, Nase, Rachen, Kehlkopf, Bronchien) und durch die dadurch hervorgerufene Disposition zur Tuberkulose. Besonders gefährlich sind manche gewerbliche Staubarten, und zwar um so mehr, je härter, schärfer und gröber die Teilchen sind. Die durch die scharfen Stäubchen verletzten Flimmerzellen bewegen auch Bakterien nicht mehr fort, so daß sich z. B. Pneumokokken oder Tuberkelbacillen ansiedeln können. So führt die Staublunge häufig zur Silicotuberkulose oder zur Pneumonie.

Rauch und Ruß verschlechtern das Klima, da die Schwebeteilchen die Besonnung vermindern. Sie liefern Kondensationskerne für den Wasserdampf der Luft, so daß bei feuchtem Klima Nebel auftreten (London, Hamburg, Berlin).

An *Krankheitserregern* findet man im Zimmerstaub u. a. Tuberkelbacillen, Diphtheriekeime (z. B. in Krankenzimmern), Eitererreger wie Staphylokokken und Streptokokken, ferner Pneumokokken, Tetanus- und Gasbrandsporen, Viren und Wurmeier. Im Freien dürften Staubinfektionen außerordentlich selten vorkommen.

S t a u b e x p l o s i o n e n. Durch Entzündung brennbaren, trockenen Staubes, der in O_2-haltiger Luft schwebt, z. B. Zuckerstaub, Kohlenstaub, Mehlstaub u. a. Zinkstaub verpufft auch in feuchter Luft. Schutz: Rauchverbot, Vermeiden offener Flammen und elektrischer Funken; Erdung der durch Reibung von Treibriemen entstehenden statischen Elektrizität. Absaugen schwebenden Staubes, Lüftung.

Metallbestimmungen in der Grubenluft, wie Prüfung von Gas-Luft-Gemischen (Explosionsgefahr!) sind für Bergwerksbetriebe von großer Bedeutung (Spezial-Interferometer der Fa. Carl Zeiß, Jena).

Verhütung der Staubentwicklung.

Im Freien. Durch geeignete Straßendecken, Kleinpflaster, Beton, Asphalt, Teer. Sprengung der Straßen, unter Umständen unter Zusatz staubbindender Mittel, ist nur vorübergehend wirksam.

Im Zimmer. Vermeiden von Staubaufwirbelung (Staubsauger, feuchtes Aufwischen, sorgfältige Ofenbedienung). Gründliche Schuhreinigung vor Betreten des Zimmers, Tragen von Überschuhen. Fußbodenpflege mit staubbindenden Ölen.

Industriestaub. Elektrische Entstäubungsanlagen: Staubhaltige Luft wird zwischen zwei Hochspannungselektroden durchgeführt. Dadurch wird Zementstaub, Kohlenstaub (Kohlenstaub bei der modernen Kohlenstaubfeuerung, z. B. bei E-Werken), aber auch organischer oder anorganischer Staub weitgehend beseitigt. Absaugen des Staubes am Orte der Entstehung (an Maschinen usw.).

Vermeidung von Rauch und Ruß.

Verbesserung besonders der *Industriefeuerung* führt zur Verhütung starker Rauch- und Rußbildung und gleichzeitig zu erheblicher Ersparnis an Brennmaterial. Aber auch die *Hausfeuerungen* sind stark an der Rauch- und Rußentwicklung beteiligt. Verhütung durch ausgedehnte Anwendung von Koks oder Anthrazit zur Heizung und von Gas und elektrischem Strom zum Kochen. Auch richtige Bedienung der Feuerung ist wichtig.

Reinigung der Abgase. Für Großbetriebe lohnt sich die elektrische Reinigung: Aus einer „Sprühelektrode" (3—6 m langer Draht, Drahtnetz, Kette) fließt Gleichstrom von 50000 V durch die Schornsteinluft auf eine 10—20 cm entfernte Niederschlagselektrode aus Blech oder engem Drahtnetz, wodurch schwebende Teilchen auf die Niederschlagselektrode geschleudert werden. Auch Teertröpfchen werden so entfernt. Durch andere Verfahren wird aus Abgasen Schwefel gewonnen.

Bezugsquelle für optische Instrumente zur Untersuchung der Luft in geschlossenen Räumen und im Freien auf Beimengung von Staub (Konimeter), zur Prüfung von Gas- und Luftgemischen (Labor-Interferometer), für Metallstimmungen in der Grubenluft (Grubengas-Interferometer), für Kohlenoxydbestimmungen (Handspektroskop mit Beleuchtungsapparat): Carl Zeiß, Jena.

Wetter und Klima.

Wetter ist der zu einer bestimmten Zeit vorhandene Zustand der Atmosphäre, bestimmt durch das Zusammenwirken der einzelnen meteorologischen Faktoren: Luftdruck, Temperatur, Feuchtigkeit, Luftbewegung, Bewölkung, Sonnenstrahlung, Niederschläge.

Klima nennen wir die Gesamtheit der Witterungseinflüsse an einer begrenzten Stelle während längerer Zeiträume, meist unter dem Gesichtspunkt der Einwirkung auf die lebende Umwelt.

Die einzelnen meteorologischen Faktoren und ihre Wirkung.
Temperatur.

Die Messung geschieht fast immer mit *Quecksilberthermometern;* für die Bedürfnisse des täglichen Lebens genügen auch *Alkohol-*

thermometer oder *Metallthermometer* in Dosenform. Für genaue wissenschaftliche Messungen müssen Thermometer aus Jenaer Glas benutzt werden (16 III, roter eingeschmolzener Streifen, oder 59 II, blauer Streifen).

Messungen im Freien erfordern *Schutz* des Thermometers vor *Sonnenstrahlung* und Strahlung irdischer *Körper*, deren Temperatur von der Lufttemperatur abweicht. Messungen in der Sonne ergeben die Eigentemperatur des Thermometers, die je nach Beschaffenheit des Thermometers verschieden ist, nicht jedoch die Lufttemperatur. Muß die Lufttemperatur in der Sonne gemessen werden, so wird über das in einer blanken Metallhülse befindliche Thermometergefäß ein dauernder Luftstrom geleitet (Aspirationsthermometer nach Ass-MANN). Hierzu eignet sich auch das trockene Thermometer des Assmannschen Psychrometers, für viele Fälle auch ein Schleuderthermometer (s. S. 7).

Tabelle 4. *Tabelle zur Umrechnung der verschiedenen Thermometerskalen.*

	R	C	F
R	x	$1{,}25\,x$	$2{,}25\,x + 32$
C	$0{,}8\,x$	x	$1{,}8\,\;x + 32$
F	$\dfrac{(x-32)\cdot 4}{9}$	$\dfrac{(x-32)\cdot 5}{9}$	x

Fensterthermometer müssen vor Wärmeeinwirkung des Hauses geschützt werden, da sie sonst im Winter an beheizten Häusern zu hoch anzeigen.

Maximum-Minimumthermometer sind Alkoholthermometer. Sie enthalten in der Glasröhre einen Stift, der bei sinkender Temperatur mitgenommen wird, während bei steigender Temperatur der Alkohol über ihn hinwegsteigt.

Eichung der Thermometer. Kontrolle des Nullpunktes: Einstellen des Thermometers mindestens bis zum Nullpunkt in fein zerstoßenes Eis in einem mit Ablauflöchern versehenen, am besten hölzernen Gefäß. Die Lufttemperatur muß über 0° C liegen.

Kontrolle des Siedepunktes. Im Dampf in besonderer Apparatur unter Berücksichtigung des Barometerstandes. Eintauchen in siedendes Wasser gibt ungenaue Ergebnisse.

Die Eichung kann auch durch Vergleich mit einem Normal-thermometer, einem genau gearbeiteten Thermometer mit Korrektionstabelle, vorgenommen werden. Dabei werden die beiden Thermometer durch einen Gummiring möglichst nahe aneinander befestigt und in ein großes hölzernes Gefäß mit Wasser getaucht. Nach der Ablesung wird so viel warmes Wasser zugegossen, daß die Temperatur um etwa 3° C steigt, gründlich durchgemischt und nach etwa 3 Min. wieder abgelesen. Beim Zugießen muß darauf geachtet werden, daß die Thermometergefäße nicht unmittelbar vom Wasser getroffen werden. Das Verfahren wird so oft wie nötig wiederholt, die Werte werden in einer Tabelle eingetragen.

Zur hygienischen Beurteilung eines Klimas sind wichtig:

1. Die täglichen Maxima und Minima. Sie stimmen annähernd mit den täglichen Morgen- und Mittagsablesungen der meteorologischen Stationen überein. Die genaue Messung erfolgt mit Maximum-Minimumthermometern. Die beste Übersicht über den Charakter des Temperaturverlaufes an den einzelnen Tagen geben *Registrierinstrumente*, obwohl ihre Genauigkeit die der Quecksilberthermometer nicht erreicht.

2. Die Tagesmittel. Ein befriedigender Annäherungswert ergibt sich aus den Mitteln aus Maximum und Minimum (gewöhnlich etwas zu hoch). Die genaue Feststellung geschieht durch planimetrische Ausmessung aus den Kurven der Registrierthermometer.

Die meteorologischen Stationen beobachten meistens die Temperatur um 7, 14 und 21 Uhr; zur Berechnung des Mittels wird der letzte Wert verdoppelt und die Summe durch 4 geteilt. Die Ablesungen erfolgen nach Ortszeit, nicht nach mitteleuropäischer Zeit. Die so gefundenen Mittelwerte werden für meteorologische Zwecke nach Tabellen auf wahre Tagesmittel reduziert. Die Abweichungen sind aber unbedeutend.

3. Monats- und Jahresmittel. Die Berechnung erfolgt aus den Tagesmitteln. Für hygienische Zwecke sind häufig die Pentadenmittel wertvoller.

4. Die interdiurne Veränderlichkeit, d. h. die Temperaturschwankungen von einem Tage zum anderen. Die Temperaturschwankungen an einem und demselben Tage ergeben sich aus den Messungen von Maximum und Minimum. Die interdiurne Veränderlichkeit wird am besten so ausgedrückt, daß die Häufigkeit, mit der die Temperaturänderungen bestimmter Größe in den einzelnen Monaten auftreten, angegeben wird.

5. Zur hygienischen Beurteilung ist ferner die Zahl der **Eistage** (Maximum unter 0° C), der **Frosttage** (Minimum unter 0° C) und der **Sommertage** (Maximum mindestens 25° C) von Wichtigkeit.

Luftdruck.

Die lokalen Schwankungen des Luftdruckes sind zwar meteorologisch wichtig, aber hygienisch ohne Bedeutung. Die höchsten und tiefsten Barometerstände an einem Orte zeigen selten einen größeren Unterschied als 50 mm Hg.

Durch vermehrtes Ausströmen von Bodenluft bei schnellem Nachlassen des Luftdrucks kann sich die Luft in Kellerwohnungen verschlechtern. Bodenluft enthält Gase, Gerüche, Spuren von Emanation und viel Feuchtigkeit.

Mittlerer Barometerstand in Meereshöhe: 760 mm. Abnahme in der Nähe der Erde für je 11 m Erhebung: 1 mm. Genaue Formel für die Abnahme des Druckes mit der Höhe

$$h = 18\,400 \cdot (1 + \alpha\,t) \cdot \log \frac{p_0}{p}.$$

$h =$ Höhenunterschied, wenn an den beiden Punkten die Barometerstände p_0 und p gefunden werden. Bei ganz genauen Bestimmungen müssen auch der Wasserdampfgehalt der Luft und die

geographische Breite (wegen der veränderlichen Schwere) berücksichtigt werden.

Als Folge starken *Nachlassen des Luftdruckes* kommt es zu Höhen-
krankheiten (Bergkrankheit, Gefahren der Luftfahrt): Sauerstoff-
hunger, Erweiterung der Blutgefäße der Haut und Schleimhäute und
Erhöhung der Verdunstung seitens der Atemschleimhaut. Während
der Druckzunahme entsteht Knacken in den Ohren. Bei Verstopfung
der Tuba pharyngo-tympanica können Schmerzen auftreten. 5 atü
werden vom Menschen noch gut vertragen. Die Hauptgefahr entsteht
während des Nachlassens des Druckes, vor allem bei plötzlicher
Druckverminderung (Druckluftkrankheit nach Arbeiten in Druckluft): Blutungen in Lunge, Schleimhäute, Gelenke, Stickstoffblasen
im Blut, kleine Geweberisse, die zum Tode führen können.

Messung des Luftdruckes.

1. Quecksilberbarometer. Für genaue Messungen werden *Heber-
barometer* oder bequemer *Gefäßbarometer mit reduzierter Skala* verwendet. Nach dem Erfinder TORRICELLI (1643, Florenz) wird 1 mm Hg
auch 1 Torr genannt. Da das spezifische Gewicht des Hg mit der
Temperatur und Erdschwerkraft etwas schwankt, muß die Länge der
Hg-Säule umgerechnet werden:

a) Reduktion auf 0°; für je 1° wird 0,12 mm abgezogen.

b) Umrechnung auf Normalschwere, da die Schwerkraft je nach
der geographischen Breite verschieden ist; am Äquator ist die Flieh-
kraft der Erde am größten.

c) Capillardepression des Hg in der Glasröhre entsprechend der
Enge der Röhre.

Die genauesten Hg-Barometer heißen *Normalbarometer.*

2. Aneroidbarometer (Federbarometer). Luftleere elastische Metall-
kapsel, deren Formveränderung durch den Luftdruck auf einen
Zeiger übertragen wird. Bequem mitzunehmen, leicht abzulesen.
Häufiger Vergleich mit einem sicheren Hg-Barometer ist jedoch nötig.
Um die durch Temperaturveränderungen häufig bedingten Fehler
zu vermeiden, verwendet man Instrumente mit *Temperaturkompen-
sation.* Eine Korrektur ist meist durch eine von der Rückseite her
zugängliche Stellschraube möglich.

3. Beim *Barographen* werden Wochenkurven mit einer Hebelfeder
auf einer Drehwalze aufgezeichnet.

4. Hypsothermometer. Bestimmung des Luftdruckes durch Ermittlung des Siedepunktes des Wassers.

Die gemessenen Barometerstände werden von den meteorologischen
Stationen auf gleiche Höhe (Meeresniveau) und gleiche geographische
Breite (45°) (wegen der Änderung der Schwere) reduziert, um sie
untereinander vergleichbar zu machen und um aus den Differenzen
auf die dadurch veranlaßten Luftströmungen schließen zu können.
In den Wetternachrichten wird der Luftdruck in Millibar (mb) angegeben. 1 mb = 0,75006 mg Hg = 1000 bar. 1 mm Hg = 1,3332 mb;

Tabelle 5. *Beziehungen zwischen Höhenlage, Barometerstand und Siedetemperatur des Wassers.*

Höhe über dem Meeresspiegel m	Mittlerer Barometer-stand mm Hg	Siede-temperatur des Wassers ° C	Höhe über dem Meeresspiegel m	Mittlerer Barometer-stand mm Hg	Siede-temperatur des Wassers ° C
0	760	100	1300	650	95,70
100	751	99,67	1400	642	95,38
200	742	99,33	1500	634	95,05
300	733	98,99	1600	626	94,72
400	724	98,65	1700	619	94,40
500	715	98,34	1800	612	94,08
600	706	97,99	1900	605	93,75
700	698	97,67	2000	598	93,42
800	690	97,32	2500	563	91,82
900	682	97,00	3000	530	90,20
1000	674	96,66	3500	499	88,60
1100	666	96,34	4000	469	87,04
1200	658	96,02			

760 mm Hg = 1013,25 mb. Es wird stets die reduzierte mb-Zahl gefunkt.

Isobaren sind Linien gleichen reduzierten Luftdruckes für einen bestimmten Zeitpunkt, eingetragen auf Wetterkarten.

Luftbewegung.

Die Luftbewegung fördert Wärmeabgabe und Verdunstung und hat daher für die Wärmeregulierung des Körpers große Bedeutung. Die Größe der Entwärmung und der Verdunstung an einem feuchten Körper ist unter sonst gleichen Umständen *proportional der Quadratwurzel der Windgeschwindigkeit.* Daher haben schon geringe Windgeschwindigkeiten eine relativ stark abkühlende Wirkung. Praktische Ausnutzung mit Bewetterungsanlagen in Bergwerken und anderen Hitzebetrieben durch Bewegung der Luft. Nicht abgehärtete, ruhende, schwitzende Menschen erkälten sich schon, wenn es zieht, d. h. in Luftströmungen unter 0,5 m/sec oder im Durchzug, wenn dieser einzelne Körperteile trifft. Für die bekleideten Körperstellen gelten aber andere Gesetze, da die Schweißabsonderung stark vom „Kleiderklima" abhängig ist. Sie ist im Wind herabgesetzt, da dieser mehr Wärme durch Leitung, also ohne Verdunstung, wegschafft.

Messung der Windgeschwindigkeit.

Durch *Schalenkreuzanemometer.* Die Windgeschwindigkeit ist etwa $2^1/_2$mal so groß wie die Geschwindigkeit der Schalenmittelpunkte. Die genaue Eichformel muß für jedes Instrument bestimmt werden. Das Schalenkreuz gibt den Mittelwert während der Beobachtungszeit.

Die durchschnittliche Windgeschwindigkeit innerhalb eines bestimmten Zeitraumes wird mit Hilfe des sog. *Kontaktanemometers* in Verbindung mit Stufenschreibern (Chronographen) bestimmt.

Augenblickswerte erhält man mit Hilfe von Instrumenten, bei denen der Druck oder die Saugkraft des Windes gemessen werden, oder weniger genau, mit MORELLS *Tachometer* (Anemotachometer), das die im Augenblick herrschende Windgeschwindigkeit an einem Zeiger abzulesen gestattet. Der *Anemograph* zeichnet durch elektrischen Kontakt für je 0,5 km Wind eine Zacke auf ein Papierband auf.

Die Windgeschwindigkeit wird in m/sec oder km/Std angegeben.

Eine zweckmäßige *Schätzung der Windgeschwindigkeit* ist dem geübten Beobachter nach der BEAUFORTschen Skala möglich, aus der sich die Windgeschwindigkeit annähernd nach der Formel

$$v = 0{,}836 \sqrt{B^3}$$

berechnen läßt. $B =$ Grad der Skala, $v =$ Geschwindigkeit in m/sec.

Der *Druck des Windes* beträgt annähernd $0{,}07\ v^2$ kg/m².

In Taifunen werden Windstärken bis 60 m/sec gemessen. Höhenwindmessungen bis zu 20 km Höhe werden täglich von den Flugzeugwetterwarten durch Beobachtung der Ortsveränderung losgelassener Wasserstoffballone mit bekannter Steiggeschwindigkeit festgestellt. Zur Sicherung des Luftverkehrs hat die Internationale Zivilluftfahrt-Organisation (I. C. A. O.) in neuester Zeit einen ständigen schwimmenden Wetterdienst im Atlantik errichtet. Zur Zeit liegen 13 schwimmende Wetterstationen auf hoher See. Die Liegeplätze der Schiffe dürfen nicht verändert werden. Diese Stationen senden regelmäßig außer ihrer Standortangabe Wetterberichte (Luftdruck, Luftfeuchtigkeit und Temperatur in verschiedenen Höhenschichten) aus und

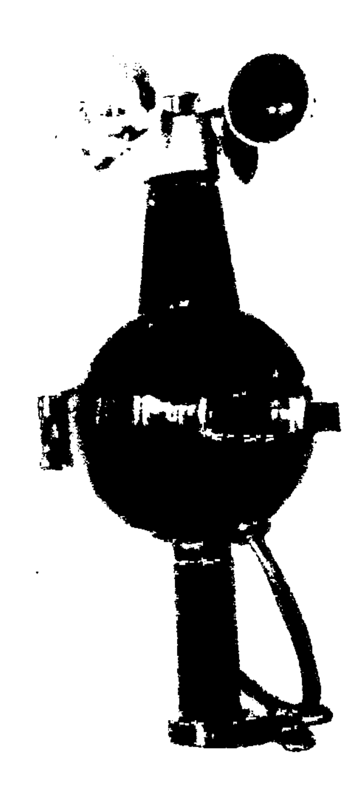

Abb. 6. Schalenkreuzanemometer mit Kontaktwerk, besonders für Messungen im Freien (Fa. Wilh. Lambrecht, Göttingen).

Tabelle 6. BEAUFORT-*Skala*.

Grad	Beobachtungen und Benennung der Windstärke	Windgeschwindigkeit v m/sec
0	Windstille	unter 1
1	Leiser Zug, Rauch steigt nicht ganz senkrecht auf	1,0 — 2,3
2	Leichter Wind, für das Gefühl eben bemerkbar	2,4— 3,8
3	Schwacher Wind, bewegt Blätter der Bäume und leichte Wimpel	3,9— 5,6
4	Mäßiger Wind, bewegt kleinere Zweige und streckt einen Wimpel	5,7— 7,6
5	Frischer Wind, bewegt größere Zweige	7,7— 9,6
6	Starker Wind, bewegt größere Zweige, wird an Häusern u. dgl. hörbar	9,7—11,7
7	Steifer Wind, bewegt schwächere Baumstämme, Schaumköpfe auf stehenden Gewässern	11,8—14
8	Sturm, ganze Bäume werden bewegt, ein gegen den Wind schreitender Mensch wird bemerkbar aufgehalten	14,1—16,6
9	Sturm, leichtere Gegenstände, wie Dachziegel usw. werden aus ihrer Lage gebracht	16,7—19,4
10	Voller Sturm, Bäume werden umgeworfen	19,5—22,5
11	Schwerer Sturm, zerstörende Wirkungen schwerer Art	22,6—35
12	Orkan, verwüstende Wirkung	über 35

sind außerdem mit mehreren leistungsfähigen Sendern, Empfängern und einer Radaranlage ausgerüstet.

Die Abkühlungsgröße.

Unter der Abkühlungsgröße der Luft versteht man die Entwärmung eines Körpers an einem gegebenen Ort. Sie ist abhängig von der Wärme und Feuchtigkeit der Luft, ferner von Strahlung (Sonne, Heizung) und Wind (Zug, Lüftung). Die entwärmende Wirkung von Wind und Temperatur auf tote Körper läßt sich sicher messen; für lebende Körper sind jedoch nur Schätzungen möglich.

Die Meßinstrumente beruhen darauf, daß die Abkühlung eines erwärmten Körpers unter dem Einfluß von Wind und Temperatur beobachtet wird, oder daß die Energiemenge gemessen wird, die zur dauernden Erhaltung einer bestimmten Temperatur nötig ist. Ältestes Instrument: *Homoiotherm* von FRANKENHÄUSER. Kupfergefäß von 100 cm³ Inhalt und 100 cm² Oberfläche. Es wird auf 38° C erwärmt; die Abkühlungsgröße während einer bestimmten Zeit wird beobachtet. Das Instrument hat sich wegen verschiedener Fehler und Unbequemlichkeiten (ungleichmäßige Temperaturverteilung im Innern der Flüssigkeit) nicht einbürgern können.

Größere hygienische Bedeutung hat das *Katathermometer* von HILL bekommen. Es ist ein Alkoholthermometer von etwa 7 cm

Inhalt mit je einer Marke bei 38° (oder 37,5°) und 35°. Man erwärmt es in Wasser von 60° über die obere Marke und mißt mit der Stoppuhr die Zeit, während der der Alkoholfaden von der oberen zur unteren Marke sinkt. Die mittlere Temperatur während der Versuchszeit kann dann zu 36,5° C angenommen werden. Eine auf dem Thermometer eingravierte Eichzahl gibt an, wieviel Milligrammcalorien je Quadratzentimeter das Thermometer bei der Abkühlung von 38° auf 35° verliert. Dividiert man diese Zahl durch die mit der Stoppuhr beobachtete Sekundenzahl, so erhält man den *Katawert* oder die *Abkühlungsgröße*, auch „Kühlstärke" genannt, d.h. *die in 1 Sec von 1 cm²* *abgegebene Anzahl von Milligrammcalorien.* Dieser Wert ist abhängig von der Temperaturdifferenz und der Windgeschwindigkeit, bei Windstille also nur von der Temperaturdifferenz $(36,5 - t)$, wenn t die Außentemperatur bedeutet. Bei Windstille gilt demnach die Beziehung: H (Katawert) $= k \cdot (36,5 - t)$; k ist dann *die für 1° Temperaturdifferenz, 1 cm² und 1 Sec* abgegebene Wärmemenge in Milligrammcalorien (REICHENBACH). Nach HILL soll für alle Katathermometer $k = 0,27$ sein, was aber nicht ganz genau zutrifft.

Abhängigkeit des Katawertes von der Windgeschwindigkeit nach HILL:

Bei Windgeschwindigkeiten unter 1 m/sec

$$H = (0,13 + 0,47 \sqrt{v}) \, (36,5 - t).$$

Bei Windgeschwindigkeiten über 1 m/sec

$$H = (0,20 + 0,40 \sqrt{v}) \, (36,5 - t).$$

Nach WEISS gilt für alle Windgeschwindigkeiten

$$H = (0,14 + 0,45 \sqrt{v}) \, (36,5 - t).$$

Nach BRADTKE soll folgende Formel die besten Ergebnisse zeigen

$$H = (0,10 + 0,403 \sqrt{v}) \, (36,5 - t)^{1,06}.$$

Aus obigen Gleichungen kann man auch die *Windgeschwindigkeit v* aus dem Katawert H berechnen. Hierdurch lassen sich sehr kleine Windgeschwindigkeiten, die relativ starke Abkühlungen hervorrufen (s. S. 23), messen. Vorteil: Die Richtung des Luftstroms ist gleichgültig. Nachteil: Die Richtung ist nicht feststellbar. Die Methode ist jedoch ungenau, da das Gesetz der Abhängigkeit der Katawerte von der Windgeschwindigkeit noch unsicher ist. Die Ergebnisse nach den verschiedenen Formeln zeigen erhebliche Unterschiede.

Je höher der Katawert ist, desto mehr Wärme wurde abgegeben. Nach einer mäßigen Arbeit steigt die Erholungszeit schneller an, wenn die Kühlstärke unter die Maßzahl „11" sinkt (s. Abb. 7). Ist die Kühlstärke zu niedrig, so ist z. B. nach 3stündiger Arbeit im Bergwerk die Körpertemperatur deutlich über das durch die Arbeit bedingte Maß gestiegen. Bei Kühlstärke „8" ist bereits ein deutlicher Leistungsabfall zu bemerken. Allerdings ist auch die Dauer des Aufenthaltes in dem betreffenden Klima wesentlich, besonders bei hohen Umgebungstemperaturen. Volle Arbeitsfähigkeit ist daher nur gegeben, wenn mindestens die Verhältnisse der Abb. 8 vorliegen,

die der Kühlstärke 11 entsprechen. Hiernach ist z. B. deutlich, daß
schon sehr geringe Windgeschwindigkeiten eine erhebliche Erhöhung

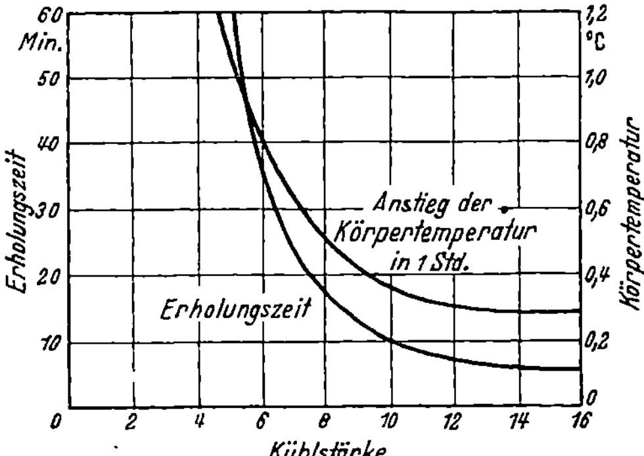

Abb. 7. Kühlstärke[1]. Abhängigkeit der Erholungszeit und der Körpertemperatur von
der Kühlstärke. Unterhalb einer Kühlstärke „11" beginnen Erholungszeit und Körpertemperatur zu steigen.

der Raumtemperatur gegenüber Windstille gestatten (wichtig für
Bergwerksbetriebe, Hitzebetriebe). Noch wirksamer als die Bewegung

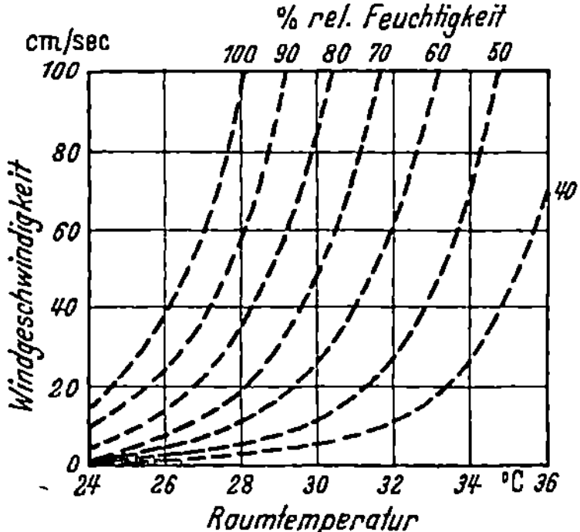

Abb. 8. Raumtemperatur[1]. Zusammenhang zwischen Raumtemperatur, Windgeschwindigkeit und relativer Feuchtigkeit zur Erzeugung eines Klimas, das der Kühlstärke 11 entspricht. Je höher die relative Feuchtigkeit, desto niedriger muß die Raumtemperatur,
desto höher muß die Windgeschwindigkeit sein. Schon sehr geringe Windgeschwindigkeiten
haben merklichen Einfluß.

ist die Trockenheit der Luft; ein Klima, das bei feuchter Luft als
schwül empfunden wird, kann bei trockener Luft schon angenehm
wirken (RANKE).

---

[1] Aus OTTO F. RANKE: Arbeits- und Wehrphysiologie mit Hinweisen
auf die Sportphysiologie. Leipzig: Quelle & Meyer 1941.

Handhabung des Katathermometers.

Anwärmen durch Eintauchen des Instrumentes bis gerade über das Alkoholgefäß in etwa 60° C warmes Wasser (Thermosflasche), sorgfältiges Abtrocknen, ruhiges Hängen ohne jede Schwingung. Die erste Ablesung ist gewöhnlich unsicher. Überzieht man das Thermometergefäß mit einem angefeuchteten Gewebe, so ist die Abkühlung außer von der Temperatur und Windgeschwindigkeit auch noch vom Sättigungsdefizit der Luft abhängig. Der feuchte Katawert entspricht dann *etwa* der Wirkung, die diese drei Faktoren auf die schwitzende Körperoberfläche ausüben. Die Beobachtung des feuchten Katawertes hat aber mehr gewerbehygienische als klimatologische Bedeutung.

Eine Aufnahme der *Katawerte* unter die *regelmäßigen Beobachtungen* der meteorologischen Stationen ist wegen der Unsicherheit der Ergebnisse bei den kurzdauernden Beobachtungen des so rasch wechselnden Windes bisher nicht erfolgt. *Sichere Ergebnisse* sind nur mit Registrierapparaten zu erreichen, die aber, wie solche von HILL, REICHENBACH u. a., in Konstruktion und Handhabung sehr kompliziert sind. Größere Verbreitung hat das sog. *Davoser Frigorimeter* nach DORNO gefunden, eine Kupferkugel, die durch elektrische Heizung auf 36,8° C gehalten wird. Der Stromverbrauch dient als Maßstab und wird mit Hilfe einer Schreibvorrichtung registriert. Der Apparat arbeitet im Laboratorium sehr zuverlässig, ist jedoch bei Verwendung im Freien sehr empfindlich.

Eine Umrechnung der mit den verschiedenen Instrumenten erhaltenen Ergebnisse aufeinander ist zur Zeit noch nicht sicher möglich, zumal das Frigorimeter nach DORNO vollständig ungeschützt aufgestellt wird, also auch der Sonnenstrahlung und den Niederschlägen ausgesetzt ist. Hierdurch ergeben sich natürlich andere Werte, als wenn nur Wind und Temperatur einwirken.

Nach DORNO soll die Konstante für die in der Sekunde für 1° Temperaturdifferenz und 1 cm² Oberfläche bei Windstille abgegebene Wärmemenge 0,21 betragen, gegen 0,27 beim Katathermometer. Bei bewegter Luft besteht aber sicher keine Proportionalität der Angaben der beiden Instrumente.

BAUR hat für St. Blasien die Abkühlungsgröße aus den Einzelbeobachtungen von Wind und Temperatur unter Benutzung der HILLschen Formeln für das Katathermometer berechnet. Aber auch diese Werte sind natürlich nicht mit den unmittelbar gemessenen Katawerten oder mit den mit dem Frigorimeter gefundenen zu vergleichen.

Der „*Frigorigraph*" von PFLEIDERER und BÜTTNER arbeitet mit konstanter Heizung etwa in Höhe des mittleren Ruheumsatzes des Menschen und zu messender variabler Oberflächentemperatur. Hiermit wurde in Verbindung mit dem UV-Dosimeter eine rationelle Klimadosierung an einer Heilstätte über längere Zeit mit Erfolg durchgeführt (H. PFLEIDERER und K. BÜTTNER).

Physiologische Bedeutung der physikalischen Abkühlungsgröße.

Die verschiedensten Kombinationen von Temperatur und Windgeschwindigkeit wirken auf das Katathermometer physikalisch gleich stark ein. Über die physiologische Bedeutung der Abkühlungsgröße liegen noch keine abschließenden Beobachtungen vor. Es steht noch nicht fest, ob und wieweit die verschiedenen Kombinationen von Wind und Temperatur, die physikalisch gleichwertig sind, auch physiologisch dieselbe Wirkung haben. Auf die Hauttemperatur wirken sie jedenfalls *nicht* gleich ein. Um die Hauttemperatur auf gleicher Höhe zu halten, müssen bei steigender Temperatur die Windgeschwindigkeiten sehr viel schneller steigen als für die Konstanthaltung der Katawerte nötig wäre. Schon der gleichmäßigen Luftbewegung im Raum, noch mehr der ungleichmäßigen im Freien, kommt eine spezifische physiologische Wirkung zu (Vasomotoren), die nicht durch eine physikalisch gleich wirksame Erniedrigung der Lufttemperatur ersetzt werden kann. Der Katawert ist daher *kein* sicherer Ausdruck für das physiologische Zusammenwirken von Wind und Temperatur, also auch nicht für die *Behaglichkeit,* zumal wenn Sonnenstrahlung und Niederschläge mit in den Katawert eingerechnet werden. Die von DORNO angegebenen Behaglichkeitswerte können daher nur als Orientierung dienen.

Tabelle 7. *Behaglichkeitswerte (nach DORNO).*

Katawert . .	20	15	12,5	10	7,5	5	2,5
Empfindung	unangenehm kalt	kalt	angenehm kalt	kühl	angenehm kühl	angenehm warm	heiß

E. KÜSTER und H. MEIXNER haben eine Wohnklimakarte angegeben, in der alle hygienisch wichtigen zahlenmäßigen Grundlagen des Raumklimas graphisch dargestellt und die von den verschiedenen Autoren angegebenen Behaglichkeitslinien und -Zonen eingetragen sind.

Neuerdings wird bei der Befragung der Insassen von klimatisierten Räumen folgende Behaglichkeitsskala angewandt: 1. viel zu warm, 2. zu warm, 3 behaglich warm, 4 behaglich, 5 behaglich kühl, 6 zu kalt, 7 viel zu kalt. Man vergleicht diese Zahlen mit der Formel

$$S = 7{,}83 - 0{,}1\, t_L - 0{,}0968\, t_w - 0{,}0372\, f \pm 0{,}267\, (37{,}8 - t\sqrt{v}\,).$$

S = Behaglichkeitszahl; t_L = Lufttemperatur; t_w = Umgebungstemperatur;

v = Wind in m/sec; f = Dampfdruck. Formel und Behaglichkeitswert nach der Befragung decken sich nicht immer. Windgeschwindigkeiten über 0,4 m/sec werden unangenehm empfunden (VAN ZUILEN).

Sonnenstrahlung.

Die Sonne strahlt $4 \cdot 10^{23}$ kW/sec aus, wovon jedoch nur ein sehr kleiner Teil (ein Dreimilliardstel) die Erde trifft, der außerdem noch durch die Lufthülle zum Teil abgeschirmt wird. Die Sonnenstrahlung schwankt mit der Häufigkeit der Sonnenflecke alle $11^1/_2$ Jahre. Im Zusammenhang mit der Häufung der Sonnenflecke treten elektromagnetische Störungen auf, außerdem nehmen anscheinend tropische Wirbelstürme und Dauerregen zu. Entsprechend der Sonnenumdrehung in 27 Tagen schwanken auch die von den Flecken ausgehenden „Elektroinvasionen" (Elektroneneinbrüche) auf der Erde, die eine Häufung von Kopfschmerzen und andere Gesundheitsstörungen des Menschen wie eine Zunahme der Sterbezahlen hervorrufen sollen. Die Störungen des elektromagnetischen Kraftfeldes mißt man mit einem *Spektrohelioskop* nach HALE (RR. MÜLLER).

Die *Intensität der Sonnenstrahlen* kann man annähernd schätzen mit Hilfe der Differenz zwischen der Lufttemperatur und der Temperatur eines der Sonnenstrahlung ausgesetzten Thermometers. Die Kugel des letzteren ist geschwärzt und, um die Verluste durch Konvektion möglichst zu verringern, mit einer luftleeren Glashülle umgeben („Schwarzkugelthermometer"). Die thermische Wirkung der Sonnenstrahlung auf den Körper soll nach RUBNER durch die Formel

ausgedrückt werden: $T = t + \dfrac{t + t_1}{2}$; $t =$ Lufttemperatur, $t_1 =$ Temperatur des Strahlungsthermometers in der Sonne. Der Ausdruck soll die Lufttemperatur T angeben, bei der sich der Körper ebenso verhalten würde, wie bei der Lufttemperatur t in einer Sonnenstrahlung, die das Strahlungsthermometer auf die Temperatur t_1 steigen läßt. Instrumente: Pyrheliometer von MOLL und GORCZYNSKI zur Messung der geradlinigen Sonnenstrahlung (Fehler $\pm 3\%$); Pyranometer von ALBRECHT und KALITIN (Doppelthermometer) zur Augenblicksmessung der Wärmestrahlung von Sonne und Himmel, der „Globarstrahlung" (Fehler $\pm 10\%$); Destillationsluzimeter von BELLANI und Bimetall-Aktinograph von ROBITZSCH zur Messung der Strahlungssumme, z. B. eines ganzen Tages. Messung der augenblicklich sichtbaren Strahlung mit Photoelementen (Luxmeter). Die UV-Strahlung von Sonne und Himmel wird mit einer photoelektrischen Cadmiumzelle oder photochemisch mit dem Ultraviolett-Dosimeter von FRANKENBURGER und WEYDE gemessen.

Das Spektral-Aktinometer nach ALT gestattet die Intensitätsmessung der Strahlung in beliebigen Bereichen des sichtbaren Spektrums vom Ende des Ultrarots bis Anfang des Ultravioletts (LAMBRECHT-Göttingen).

Die Sonnenstrahlung an der Grenze der Erdatmosphäre (Solarkonstante) beträgt rund 2 cal auf 1 cm² in 1 Min. Von der daraus zu berechnenden Wärmemenge, die der Erde von der Sonne zugestrahlt würde (jährlich $134 \cdot 10^{22}$ cal), erhält die Erdoberfläche in Wirklichkeit nur etwa die Hälfte.

Die von der Sonne zur Erde gelangende Strahlung umfaßt die Wellenlängen von etwa 2300—290; Strahlen unterhalb 290 werden von der Atmosphäre absorbiert.

Der Anteil der einzelnen Wellenlängen ist etwa folgender:

Wellenlänge $m\mu$	Wirkung	Prozentischer Anteil etwa
2300—760	Infrarot (Wärme)	60
760—400	Licht	39
unter 400	Ultraviolett	1

Nach Wellenlänge und Farbe kann man die Lichtstrahlen folgendermaßen einteilen:

Wellenlänge $m\mu$	Farbe	Wellenlänge $m\mu$	Farbe
800—600	rot	500—430	blau
600—580	gelb	430—400	violett
580—500	grün		

57% der Strahlen werden von dem den Erdball umgebenden Luftmantel abgefangen, in Wärme oder elektrische Ladung verwandelt oder ins Weltall zurückgestrahlt. Nur 43% gelangen geradlinig oder abgelenkt bis zum Erdboden.

Die Intensität der Strahlung an der Erdoberfläche ist abhängig:

1. Von der *Dicke* der von den *Sonnenstrahlen durchlaufenen Atmosphärenschicht.* Diese wird beeinflußt:

a) Vom Sonnenstand. Ist die vertikale Ausdehnung der Atmosphäre $= 1$, so ist der von dem Sonnenstrahl in der Atmosphäre durchlaufene Weg annähernd $= 1/\sin \alpha$, wenn α der Höhenwinkel der Sonne ist.

b) Durch die Meereshöhe des Ortes.

2. Von der *Beschaffenheit der Atmosphäre,* besonders von dem Gehalt an Wasserdampf.

Die höchsten in etwa 4000 m Höhe gefundenen Werte betragen 1,64 cal, also 82% der Solarkonstante. Gewöhnlich liegen die Werte aber viel niedriger, selten höher als 1,3. Diese Angaben beziehen sich auf eine zur Sonnenstrahlung *senkrecht* stehende Fläche. Die Erwärmung des *horizontalen* Erdbodens findet man durch Multiplikation der Werte mit dem Sinus des Höhenwinkels der Sonne. Dieser Wert ist also viel geringer. Der Einfluß des Sonnenstandes auf die Erwärmung des Bodens ist demnach sehr groß.

Die Sonnenstrahlung wird *geschwächt:*

1. In klarer Luft durch a) Absorption. Kathodenstrahlen werden in großer Höhe abgefangen. Sie rufen das Polarlicht hervor, ultraviolettes Licht wird durch O_2 unter Bildung von O_3 zurückgehalten. Dicke Luftschichten verschlucken viel Violett und Blau, so daß uns

bei tiefstem Sonnenstand nur das langwellige Rot erreicht (Morgen-
und Abendröte an Wolken, Alpenglühen). H_2O-Dampf und CO_2 absorbieren Ultrarot besonders stark.

b) Zerstreuung. In klarer Luft an Luftmolekülen, am stärksten
die kurzwelligen Strahlen, im sichtbaren Wellenbereich also Violett
und Blau (Dämmerung, Himmelsbläue, zerstreutes Tageslicht).

2. In Wolken und Rauch.

a) Durch Reflektion an der Oberfläche der Wolken.

b) Durch Absorption, am stärksten in den sog. schwarzen Wolken.

c) Durch Zerstreuung und Brechung an und in Dunst- und Nebel-
tröpfchen, Rauch und Staub (RR. MÜLLER).

Außer der direkten Sonnenstrahlung erhält die Erde daher auch
diffuse Strahlung von der Atmosphäre als Wärme-, Licht- und
Ultraviolettstrahlung. Von der Wärmestrahlung ist die Ausstrahlung
abzuziehen. Ein- und Ausstrahlung sind vor allem abhängig von der
Sonnenhöhe und von der Bewölkung. Bei klarem Himmel überwiegt
die Ausstrahlung, die Gegenstände am Erdboden können sich deshalb
in der Nacht mehrere Grade unter Lufttemperatur abkühlen.

Der Anteil der diffusen Strahlung ist von besonderer Bedeutung
in höheren Breiten, wo die direkte Sonnenstrahlung wegen des Tief-
standes der Sonne geringer ist. In unseren Breiten beträgt er bei
völlig bedecktem Himmel etwa 40% der Strahlung der Sonne bei
klarem Himmel (TRABERT).

Auch an der Lichtstrahlung ist der Himmel beteiligt. Der Anteil
wird um so geringer, je höher die Sonne steht und je tiefer blau der
Himmel ist. In Davos bei wolkenlosem Himmel 88,5% Sonne,
11,5% Himmelsstrahlung.

Die Beleuchtung einer direkt von der Sonne beschienenen Fläche
kann bis zu 150000 Lux betragen.

Die *Ultraviolettstrahlung* ist besonders stark von der Sonnenhöhe
abhängig. In der Ebene beginnt eine merkliche Wirkung erst bei
15° Sonnenhöhe, im Hochgebirge bereits bei 6° wegen der geringeren
Absorption des Ultravioletts. Bei abgeschirmter Sonne beträgt die
UV-Strahlung meist mehr als die Hälfte der Gesamtstrahlung und
führt zur Pigment-, sogar zur Erythembildung. Der Wechsel zwischen Sonne und Schatten kann einen erheblichen Reiz auf den
menschlichen Körper ausüben (BÜTTNER).

Der prozentische Anteil der Himmelsstrahlung nimmt mit der
Meereshöhe ab. Die absolute Intensität wird wenig beeinflußt. Ein
Teil der Strahlen wird von der Erde ins Weltall zurückgespiegelt,
besonders stark an Schnee- und Wasserflächen, am meisten bei schrä-
gem Auftreffen. Ein anderer Teil wird in Wärme verwandelt.

Die Absorption der menschlichen Haut für langwellige Strahlen
beträgt 95%. Sonnenstrahlung wird von der Europäerhaut zu etwa
70%, von der Negerhaut zu über 90% aufgenommen. Beim bekleideten Menschen addiert sich der Wärmewiderstand des Kleides zu
den „parallel geschalteten" Wärmewiderständen der Luftgrenzschicht
und der Abstrahlungsgröße. Sonnenstrahlung wird entsprechend an

der Kleideroberfläche umgesetzt. Bei den Großstadtbränden entstanden die meisten Personenverluste durch Absorption des mittel- und langwelligen Infrarots der Flammenstrahlung in Haut und Kleidern (K. Büttner).

Sonnenscheindauer.

Messung mit dem Campbell-Stokesschen Sonnenschein-Autograph. Vollkommen geschliffene, als Brennlinse wirkende Glaskugel

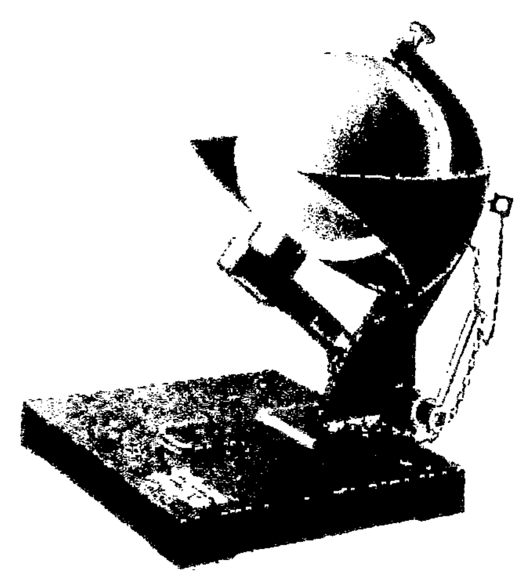

Abb. 9. Sonnenscheinautograph nach Campbell-Stokes mit Verstellvorrichtung zur Verwendung in allen Breiten von 0—90° (Fa. Wilh. Lambrecht, Göttingen).

mit dahinter angebrachtem präparierten Papierstreifen mit Stundeneinteilung, in den die wandernde Sonne eine Spur brennt. Hohe, schattenfreie Aufstellung ist nötig.

Bei dem Esmarchschen Sonnenscheinmesser wird die Lichtwirkung der Sonne auf photographischem Wege aufgezeichnet. Aus dem Grade der Schwärzung kann man zugleich annähernd die Intensität des Sonnenscheins beurteilen. Das Instrument zeigt noch an, wenn andere Sonnenscheinmesser wegen der geringen Intensität der Wärmestrahlen schon versagen.

Die Niederschlagsmengen.

Die *Regenmengen* werden ausgedrückt in *Millimeter Regenhöhe*, d. h. in der Höhe einer Wasserschicht, die der gefallene Regen erreichen würde, wenn er nicht durch Abfließen, Versickern oder

Verdunsten verschwände. 1 mm Regenhöhe entspricht einer Regenmenge von 1 l/m² oder 10 m³/ha. *Messung*: Regenmesser (Ombro-
meter), Gefäße mit einer Auffangvorrichtung bestimmter Größe,
meist 200 cm². Das sich sammelnde Regenwasser wird in Meß-
zylindern gemessen; je 100 cm² Auffangfläche liefern für 1 mm Regen-

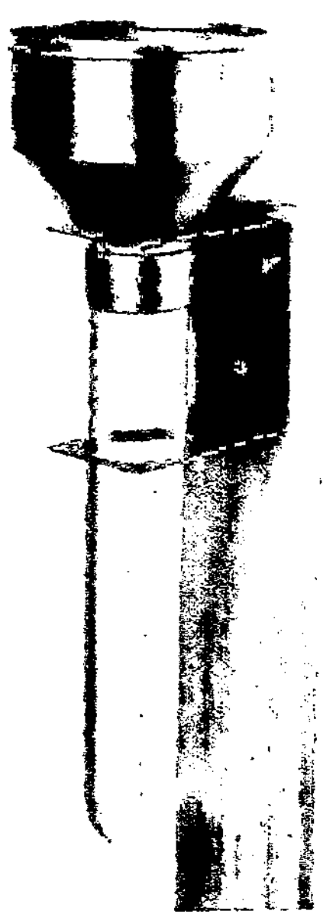

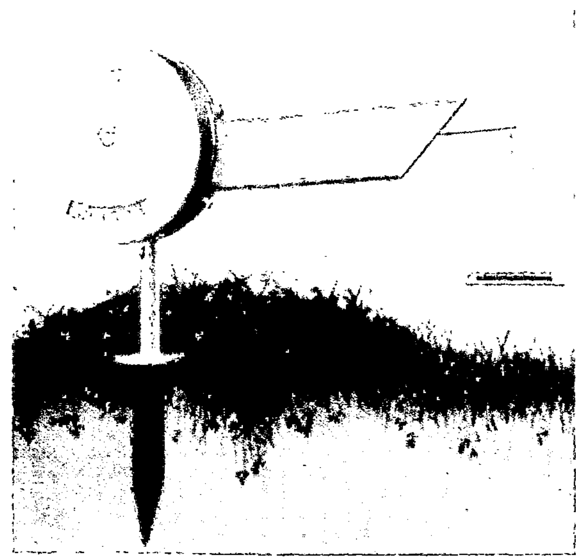

Abb. 10.   Abb. 11.

Abb. 10. Regenmesser (Fa. Phywe, A.G., Göttingen.)
Abb. 11. Tauwaage nach HILTNER (Fa. Wilh. Lambrecht, Göttingen).

höhe 10 cm³. Das Meßgefäß ist meist in Millimeter Regenhöhe geeicht. Ablesung erfolgt täglich 7 Uhr, oder man verwendet selbst-
aufzeichnende Regenmesser, auch kombiniert mit Wasserstands-
messer.

Aufstellung des Regenmessers: An windgeschützter Stelle, nicht
auf ganz freiem Felde, doch so, daß die Entfernung von Gebäuden
mindestens ihrer Höhe gleich ist. Die in fester Form gefallenen
Niederschläge (Schnee, Graupen, Hagel) werden vor der Messung
geschmolzen. Zu diesen Messungen wird zweckmäßig ein größeres
Auffanggefäß (mindestens 40 cm²) benutzt. Annähernd läßt sich die
als Schnee gefallene Wassermenge durch Multiplikation der Schnee-
höhe mit dem *Wasserwert des Schnees* (annähernd 0,1) berechnen.

Tau, Reif und Nebelschwaden werden von den Regenmessern nicht
genau wiedergegeben. Der *Taumesser* nach HILTNER besteht aus

Tabelle 8.

Station	Seehöhe	Durchschnittliche Jahrestemperatur	Absolutes Maximum der Temperatur	Absolutes Minimum der Temperatur	Relative Feuchtigkeit in Prozent Jahresmittel	Relative Feuchtigkeit in Prozent absolut. Minimum	Niederschlagsmengen Jahresmittel cm	Mittlere tägliche Sonnenscheindauer
Borkum . . .	10	8,4	31,9	— 15,2	86	30	68	—
Kiel	47	7,5	29,5	— 19,3	86	31	72	4,2
Hamburg . .	26	8,3	32,1	— 18,4	81	21	70	—
Lübeck . . .	20	7,9	34,0	— 24,3	85	24	62	—
Rostock . . .	27	7,6	36,4	— 28,5	83	12	58	4,2
Schwerin . .	50	8,0	—	—	81	19	60	—
Königsberg .	8	7,0	36,0	— 30,1	81	20	68	—
Posen	66	8,3	35,7	— 22,0	78	17	51	—
Berlin. . . .	40	8,6	36,4	— 23,1	76.	15	57	4,4
Potsdam . .	82	8,1	-	—	—	—	58	4,4
Beuthen. . .	290	7,6	36,6	- 28,9	—	—	74	—
Breslau . . .	147	8,6	36,7	- 22,6	74	11	58	4,5
Liegnitz . . .	129	8,3	38,9	- 24,7	77	11	52	—
Schneekoppe.	1618	0,0	25,9	- 29,7	86	.	—	3,6
Torgau . . .	99	8,6	36,1	- 25,6	79	18	54	—
Halle	90	8,9	36,2	- 25,6	78	15	53	4,4
Jena	157	8,3	37,9	- 29,3	78	12	59	4,3
Brocken . .	1150	2,2	-	—	—	—	—	3,6
Klausthal . .	590	5,6	30,9	- 21,9	85	16	134	—
Göttingen . .	151	8,2	36,3	- 25.5	80	18	61	3,7
Braunschweig	83	8,5	35,9	— 23,7	79	15	68	—
Kassel . . .	200	8,2	37,0	- 26,6	79	16	61	4,0
Dortmund . .	120	8,9	—	—	—	—	76	—
Köln	56	10,0	34,8	— 19,6	—	—	68	—
Mainz . . .	95	9,8	36,5	— 19,7	—	—	—	—
Aachen . . .	204	9,0	36,4	- 20,2	76	7	82	3,9
Worms . . .	103	10,0	—	—	—	—	51	—
Wiesbaden .	113	9,4	36,0	- 18,9	77	14	60	—
Bayreuth . .	360	7,5	36,1	- 34,5	78	16	55	—
München . .	525	7,9	35,3	— 25,5	—	—	93	—
Zugspitze . .	2964	— 5,2	—	—	—	—	138	—
Dresden . . .	119	9,1	—	— 25,5	75	8	67	4,3
Heidelberg .	120	10,0	36,0	— 21,7	76	—	68	—
Freiburg. . .	285	10,0	36,6	— 21,7	76	—	84	—
Badenweiler .	401	8,9	--	—	—	—	86	—
St. Blasien .	780	5,7	—	—	—	—	150	—

einer Waage, an deren Waagebalken als Taufänger ein Haarsieb von 100 × 100 mm mit Aluminiumdrähten befestigt ist. Sie wird mit und ohne Schreibvorrichtung geliefert (Lambrecht, Göttingen).

Man unterscheidet *Regenhäufigkeit, -heftigkeit* und *-höhe*.

a) *Häufigkeit* = Zahl der Tage mit meßbaren Niederschlägen.

b) *Heftigkeit* (Stärke). Platzregen, Dauer mindestens 5 Min. bei mindestens 20 mm Regenhöhe je Stunde. Wolkenbruch desgleichen,

Tabelle 9.

Ort	Mittlere Jahres-temperatur	Jährliche Niederschlagsmenge mm
Werchojansk	−16,3	127
Oslo	5,5	583
Stockholm	5,6	437
Leningrad	3,7	426
Kopenhagen	7,4	560
Valentia (West-Irland) . . .	10,5	—
Paris.	10,3	537
Nizza	15,0	—
Madrid . . . . . ▲	13,4	412
Istanbul	14,3	733
Palermo	17,9	595
Tokio	13,7	1491
Calcutta	25,5	1763
Jerusalem	16,3	648
Kapstadt	16,4	632
Sidney	16,7	1228
Chicago	9,1	—
San Francisco	12,7	594
Pará (Belem)	25,7	—
Rio de Janeiro	22,7	1146
Buenos Aires	17,1	933

aber über 50 mm/Std. Messung am, besten mit Regenschreiber (Ombrograph, Pluviograph), die auf Papierstreifen jedes Zehntel Millimeter Regenhöhe unter Angabe der Zeit registrieren.

c) *Höhe* im Tag, Monat, Jahr, Gesamtniederschlagsmenge. Abhängig von der Meeresnähe, der herrschenden Windrichtung, der Höhe über dem Meer und der Geländeform. An der Windseite der Gebirge regnet es am meisten. Die mittlere Jahreshöhe beträgt in Deutschland 690 mm (RR. MÜLLER). Für Sommerfrischen und Kurorte sind die *Tagesmengen der Regenhöhe* besonders wichtig, da sie den Charakter des Wetters am meisten beeinflussen und die Möglichkeit des Aufenthaltes im Freien bestimmen. Für die Wasserversorgung von großer Bedeutung sind die *Tagesmaxima der Regenmengen* (Abschwemmungen der Verunreinigungen der Erdoberfläche in Bäche und Flüsse, Verunreinigung von Quellen). Die größten in Deutschland beobachteten Tagesmengen kommen in den Bergen vor (bis 345 mm), übersteigen aber selten 100 mm. Mittlere Tagesmaxima: etwa 8—12% der mittleren Jahresmenge. Absolute Tagesmaxima: etwa gleich dem Dreifachen der mittleren. Tabelle 8 gibt für eine Anzahl von deutschen Orten die wichtigsten meteorologischen Daten, Tabelle 9 für einige Orte der Erde die mittleren Jahrestemperaturen und die mittleren jährlichen Niederschlagsmengen.

Bezugsquellen für meteorologische Instrumente: Wilhelm Lambrecht, Göttingen; Phywe A.G., Göttingen.

Klimatypen.

Hier sollen nur die wichtigsten in unseren Breiten vorkommenden Klimatypen besprochen werden.

Neben der geographischen Breite beeinflussen Meeresnähe und herrschende Windrichtung das Klima.

1. Seeklima.

Das Meer erwärmt sich durch die Sonnenstrahlung erheblich langsamer als die oberen Schichten des Erdbodens (starke Reflexion, Verdunstung, tieferes Eindringen, große spezifische Wärme des Wassers), das Wasser wirkt wärmespeichernd. In der Nähe des Meeres machen sich daher Unterschiede in der Erwärmung der Luft sehr viel weniger geltend als im Binnenlande. Die Kennzeichen des Seeklimas sind daher vor allem: Geringe tägliche und jahreszeitliche Temperaturschwankungen. Tabelle 10 zeigt die Differenzen zwischen dem Mittel des kältesten und des wärmsten Monats (meistens Januar und Juli). Sie werden immer größer von Westen nach Osten, d. h. je mehr das ozeanische in das kontinentale Klima übergeht.

Tabelle 10.

	Breitengrad	Längengrad	Kältester Monat (Januar)	Wärmster Monat (Juli)	Differenz zwischen kältestem und wärmstem Monat
Valentia (West-Irland)	51° 54′	10° 18′ W	7,3°	15,0° (August)	7,7°
Frankfurt a. M. .	50° 7′	8° 41′ E	0,3°	19,2°	18,9°
Berlin	52° 33′	13° 21′	− 0,9°	18,9°	19,8°
Krakau	50° 4′	19° 57′	− 3,3°	18,8°	22,1°
Moskau	55° 50′	37° 33′	−11,0°	18,6°	29,6°
Tomsk	56° 30′	84° 58′	− 19,7°	18,7°	38,4°
Irkutsk	52° 16′	104° 19′	− 21,2°	18,0°	39,2°
Werchojansk . .	67° 37′	133° 24′	− 50,5°	15,4°	65,9°

Weitere charakteristische Eigenschaften des Seeklimas sind:

In unmittelbarer Meeresnähe: Lebhafte Luftbewegung, hohe Luftfeuchtigkeit (viel Regen, Nebel), viel Wind, wenig Staub; stärkere Ultraviolettstrahlung, wegen der Staubarmut und der Reflexion von der Meeresfläche.

Physiologische Wirkung des Seeklimas. Die wesentlichsten Erholungsmittel für Städter sind Sonne und Wind, die abhärtend wirken und Appetit und Schlafbedürfnis erhöhen. Geregelte, gute Ernährung bildet einen weiteren wichtigen Faktor. Bei schwächlichen, labilen Kindern werden auch Gas- und Stoffwechsel gesteigert, wodurch die Eßlust erhöht wird; wahrscheinlich durch die Hautreize (Wind, UV-Strahlen, Seebäder) werden Hämoglobinmenge (etwa 10%) und Zahl der roten Blutkörperchen (etwa 500000 für 1 mm³) vermehrt.

2. Binnenlandklima.

Charakteristische Eigenschaften: Heiter, trocken, weniger Winde; große Wärmeschwankungen zwischen Tag und Nacht, die in Sibirien und in der Sahara 40° C betragen können. Die Jahresschwankungen können 100° C überschreiten (NO-Sibirien). Die ausgeprägteste Form zeigt das *Wüstenklima,* eine mildere Abart das *Waldklima.*

3. Höhenklima.

Das Höhenklima ist eine besondere Form des Landklimas.

Physikalische Eigenschaften: Abnahme des Luftdrucks (siehe Tabelle 5) und der O_2-Spannung. Förderung der Verdunstung durch die Druckverminderung, Abnahme der absoluten Feuchtigkeit. Steigerung des Sättigungsdefizits, dadurch ebenfalls Förderung der Verdunstung. Zunahme der Sonnenscheindauer, besonders in den Wintermonaten, Zunahme der Intensität der Wärme- wie auch der Licht- und UV-Strahlung. Verminderung des Gehaltes der Luft an Staub und Kondensationskernen, dadurch Verminderung der Absorption durch Staub wie auch durch Wasserdampf. Die Luftbewegung nach Stärke, Richtung und Wirkung ist stark von den örtlichen Verhältnissen abhängig. In Tälern Windschutz, aber häufig Fallwind (nachts) und aufsteigende Luftströme am Tage.

Physiologische Wirkung des Höhenklimas: Wirkung besonders auf Lunge und Haut. Schnellere, tiefere Atmung, dadurch bessere Lungendurchblutung, Heilung Lungenkranker (andererseits Gefahr bei Atemnot, Lungenentzündung im Hochgebirge!). Hautwirkung durch Strahlung (UV), Kühle, Wind. Vermehrung der Erythrocytenzahl, die allerdings nach Rückkehr ins Tal in einigen Wochen zur Norm zurückgeht (1000 m Höhe: etwa 6 Millionen, 1500 m: $6^1/_2$ Millionen, 2000 m: 7 Millionen). Gleichzeitig entsprechende Steigerung des Hämoglobingehaltes. Ursache: Ausgleich wegen Verminderung der Sauerstoffspannung, ferner Hautreiz durch vermehrte Sonnenstrahlung. Steigerung der Pulsfrequenz infolge Luftverdünnung, die allerdings bei langem Höhenaufenthalt wieder verschwindet. Der Blutdruck ändert sich beim Gesunden kaum, bei Kranken in verschiedener Weise. Bestimmte Regeln lassen sich nicht aufstellen.

Der Gesamtstoffwechsel ist bei Ruhe wie besonders bei Muskelarbeit gesteigert. Auch hier spielt die Gewöhnung eine wesentliche Rolle. Meist findet ein Eiweißansatz statt (in Höhen bis zu 2000 m), der über den durch die Vermehrung der Blutkörperchen bedingten hinausgeht. Der niedrige Luftdruck und geringe Feuchtigkeitsgehalt erleichtern die Wasserdampfausscheidung und Wasserverdunstung.

Auch psychische Einwirkungen spielen zweifellos sowohl beim Höhen- wie auch bei Seeklima eine wesentliche Rolle.

4. Stadtklima.

Von einem besonderen Stadtklima kann man bei großen Städten sprechen, da in ihrem Bereich verschiedene klimatische Faktoren verändert sind.

a) Die Temperatur kann in der Stadt bis zu 3° C höher sein als in der Umgebung. Ursachen: Die in den Häusern gespeicherte Strahlungswärme, ferner die durch Verbrennungsprozesse in der Stadt selbst entwickelte Wärme.

b) Geringere Windstärke durch den Schutz der Häuser. Zusammen mit der höheren Temperatur daher Herabsetzung der Abkühlungsgröße. Auch die geringere Strahlung nach den erwärmten Häuserwänden trägt zur Erschwerung der Wärmeabgabe bei.

c) Verminderung der direkten Besonnung und auch der Einwirkung der Himmelsstrahlung durch die Häuser.

d) Die Luft enthält Rauch, Ruß und etwas mehr Kohlensäure, ferner schweflige Säure und in Spuren Kohlenoxyd.

e) Der Aërosolcharakter der Luft (Ladung, Art und Lage der Suspensionen), der bioklimatisch wichtig sein kann, ist erheblich verändert (BÜTTNER).

Der hauptsächlichste Einfluß der Luftverunreinigung dürfte weniger in einer direkten Wirkung auf den Menschen als in der Absorption von Licht- und UV-Strahlung sowie in der Bildung von Kondensationskernen liegen, wodurch Wolken- und Nebelbildung begünstigt werden.

5. Kleinklima.

Das Bioklima eines Ortes läßt sich nicht allein nach dem Großklima beurteilen. Auch die lokalen Variationsmöglichkeiten von Wind, Sonne, Abkühlung, Aërosol usw. sind von erheblicher Wichtigkeit. Ein bestimmtes Großklima prägt sich im allgemeinen auch in dem Kleinklima ganz besonders aus. Dies gilt z. B. für die Temperaturen in Zelten, in Baracken und in freistehenden Flugzeugen, die bei an sich schon hoher Lufttemperatur wesentlich höhere Werte zeigen. So scheint das stehende Flugzeug von allen Behausungen die höchste Sonnenhitze anzunehmen. Nach BÜTTNER stieg in verglasten und unverglasten Flugkabinen die wirksame Temperatur im Innern gegen die Außenluft um über 20° C für den beschatteten Menschen an. Wurde der Mensch durch das Fenster hindurch selbst besonnt, so wurden sogar über 35° C Übertemperatur gegenüber der Außenluft gemessen. Die Temperatur einzelner Flugzeugteile lag bis zu 43° C über der Wärme der Außenluft. Der Wärmehaushalt einer solchen Kabine setzt sich aus der von Sonne und Erdboden absorbierten Strahlung und der Abfuhr der Wärme durch den Wind zusammen. Auch im Tiefflug können vollverglaste Kabinen lebensgefährlich warm werden, wie Berechnungen, aber auch Unfallberichte gezeigt haben (BÜTTNER). Die Innentemperatur ist auch für Wohnräume in wärmeren Gegenden von großer Bedeutung. So kann ein Zelt in subtropischen Gegenden im Tagesmittel um 3—10°, eine

Baracke oder ein Steinhaus um 2° wärmer sein als die Außenluft (VICK). Für moderne Tropenbauten wie für Flugzeuge wird daher ein Glas bevorzugt, das die infraroten Sonnenstrahlen absorbiert und so das Licht auf die Hälfte und die Wärme auf ein Viertel reduziert (BÜTTNER, FISCHBACH). Aluminiumfolie schirmt die langwelligen Wärmestrahlen vom Dach nach unten zum Teil ab (VICK). Die Messung der Luftdurchlässigkeit von Mückenschutzgeweben schließlich hat für Malariagegenden große Bedeutung. Sie wächst mit der Windgeschwindigkeit und kann nicht allein nach dem Augenschein beurteilt werden (VICK).

Einwirkung der Wettervorgänge auf den Menschen.

Zahlreiche klinische Beobachtungen haben immer wieder ergeben, daß sich Wettervorgänge ganz besonders am vegetativen Nervensystem auswirken und so auch bei Erkrankungen der Gefäße und glattmuskularen Organe von Bedeutung sind. So lassen sich das Bild der „*Föhn-Krankheit*" und die *Föhn-Folgen*, wie FICKER und DE RUDDER zeigten, fast durchweg auf Erregbarkeitsänderungen im vegetativen Nervensystem zurückführen. Die Föhnwirkung selbst wird mit einer Änderung der luftelektrischen Verhältnisse, mit Fremdgasen, Sauerstoffschwankungen oder Druckschwankungen unter einer Inversionsschicht erklärt, wobei die von FICKER aufgestellte letztgenannte Theorie als wahrscheinlichste bezeichnet wird (DE RUDDER). Nach FLOHN ist auch der „freie Föhn" der Atmosphäre bei Hochdruckwetterlagen biologisch wirksam.

Eine Abhängigkeit der *Lungenembolie* von Fronten und Gewittern wurde von RAETTIG und NELS festgestellt. Auch *Harnblutungen* bei Hypernephromen scheinen von der Wetterlage abhängig zu sein (DROSCHE). *Koliken* bei Konkrementen der Harnwege zeigen sich besonders an meteorologisch „gestörten" Tagen (Tage mit Fronten, Warmluftsektoren oder Okklusionen). Bei *Tuberkulösen* fanden SCHUBERTH und GRUNER unter meteorologischer Mitarbeit von MÖRIKOFER eine stärkere Frontenansprechbarkeit der vegetativ labileren „B-Typen" (DE RUDDER). THOLUCK stellte eine starke Korrelation zwischen Fronttagen und *Selbstmordhäufigkeit* fest. Sie ist über eine Beeinflussung der Gemeingefühle im Sinne einer Wetterfühligkeit zu denken, die den letzten Anstoß zum Handeln geben kann. WELCKER fand plötzliche *Titerschwankungen der Isohämagglutinine*, insbesondere Abnahme der β-Agglutinine, wenn sich das Wetter in entscheidender Weise änderte.

WILDFÜHR wies nach, daß zur Zeit von Luftkörperwechseln, und zwar sowohl bei Kaltfront- als auch Warmfrontpassagen, ein Absinken des Alexin- und Opsoningehaltes erfolgt, daß also unter der Fronteneinwirkung Resistenzschwankungen auftreten, die bei einem infizierten prämorbiden Organismus krankheitsauslösend wirken können (Erkältungskrankheiten, Appendicitis, Pneumonie). Weiter stellte WILDFÜHR fest, daß besonders bei Kaltfrontpassagen, weniger bei Warmfrontpassagen, der Diphtherieantitoxingehalt im Blute absinkt. „Da die Grenze des sicheren Schutzes bei einem Antitoxinwert um $^1/_{20}$ AE/cm^3 liegt, ist es verständlich, daß in den Fällen, wo es durch die frontbedingte Abnahme des Diphtherieantitoxingehaltes zu einer Unterschreitung des Grenzwertes kommt, der Organismus in seinem spezifischen Schutz geschwächt wird, so daß bei bestehender Infektion die Krankheit manifest werden kann" (WILDFÜHR). In weiteren Untersuchungen fand WILDFÜHR bei Frontendurchzügen eine deutliche Verminderung der Leukocyten (insbesondere der Neutrophilen) und Blutplättchen, eine erhöhte Reaktionsbereitschaft bei Allergietestungen, eine Auslösbarkeit von Anfällen bei allergischem Asthma sowie das vermehrte Auftreten unspezifischer positiver Wa.R., wahrscheinlich als Folge einer Labilitätssteigerung der Gesamtglobuline. Für *Poliomyelitisfälle* Nordamerikas stellte DE RUDDER starke, für Fälle Mitteleuropas (Frankfurter Material) eine nur angedeutete Korrelation zu Kaltlufteinbrüchen fest. Das gleiche gilt sehr deutlich für *Anginen* (Wien und Frankfurt), nicht dagegen für Diphtherie. *Phlyktänen* und *Keratitiden* bei skrofulösen Kindern fand HETTICH „beim Einbruch von Kaltfronten". JÄSCHOCK berichtet über *Grippehäufungen* nach Frontdurchgängen. Nach AMELUNG und PFEIFFER sind ganz besonders Aufgleitvorgänge in der Atmosphäre für die Auslösung von Krankheiten biologisch wirksam. ECKARDT, FLOHN und JUSATZ konnten nachweisen, daß *Grippeepidemien* in Talkesseln mit darüberliegenden Inversionsschichten besonders stark um sich greifen, eine Feststellung, die JÄSCHOCK bestätigte.

Daß einzelne Krankheiten in *jahreszeitlichen Rhythmen* auftreten, ist seit langem bekannt. So besteht z. B. ein Wintergipfel bei Grippetodesfällen, bei Apoplexie (WASMUHT), bei Diphtherietodesfällen (KLAIBER). DE RUDDER und DIETZEN fanden bei der Auswertung der Diphtheriefälle an Frankfurter Schulen innerhalb von 10 Jahren, daß in den Wintermonaten eine erhöhte Tendenz zur Gruppenbildung von Krankheitsfällen, also wahrscheinlich eine erhöhte Krankheitsdisposition besteht als in sommerlichen Unterrichtsmonaten. Durch die Untersuchungen von WILDFÜHR wurde festgestellt, daß die Dispositionsänderung des Organismus gegenüber Diphtherie im beginnenden Kalenderwinter, soweit sie auf einer Änderung der spezifischen Immunität beruht, durch folgende 3 Kriterien charakterisiert ist: „1. Verminderung des Diphtherieantitoxingehaltes im Blut, wodurch eine Herabsetzung des gegenwärtigen spezifischen Schutzes bewirkt wird. 2. Herabgesetzte Immunisierungsfähigkeit bei bestehender Diphtherieempfänglichkeit, wodurch nach Manifestwerden des Infektes die Bildung genügender Antitoxinmengen versagt. 3. Verzögerte Antikörperbildung bei bereits gegen Diphtherietoxin sensibilisierten bzw. immunen Individuen, wodurch bei massiver Infektion mit hochvirulenten Keimen der Infekt manifest werden kann" (WILDFÜHR). Des weiteren fand WILDFÜHR, daß frisch aus den Abstrichen Erkrankter gezüchtete vollvirulente Diphtheriebakterien in den Wintermonaten, also zur Zeit des Saisongipfels der Diphtherie, sich durch eine schnellere in-vivo Toxinproduktion auszeichnen und eine Steigerung der Intensität ihrer Vermehrung (verkürzte Generationsdauer) sowie eine gewisse Resistenzerhöhung äußeren Einflüssen (UV-Strahlen, Phenol, Wärme) gegenüber erfahren. Diese Ergebnisse sprechen für eine stärkere Vitalität der „Winterkeime" und somit im weiteren Sinne auch für eine Steigerung der Virulenz. Nach den Untersuchungen von WILDFÜHR beruht das Auftreten des Wintergipfels der Diphtherie außer auf der von ihm experimentell nachgewiesenen jahreszeitlich bedingten Dispositionsänderung des menschlichen Organismus auch auf einer durch jahreszeitliche Vitalitätssteigerung bedingten Virulenzerhöhung der Keime. *Chorea minor* zeigt einen Winter-Frühjahrs-Gipfel (PETERS). Einen leichten Frühjahrsgipfel besitzt die *Serumkrankheit*. Schwere Diphtheriefälle mit höheren Serumdosen und damit erhöhter Wahrscheinlichkeit von Serumkrankheiten weisen einen Wintergipfel auf (BEER). Die *croupöse Pneumonie* hat, wie seit langem bekannt ist, einen Frühjahrsgipfel (GOSAU). Einen Sommergipfel stellte WASMUHT bei Tod an *Gehirnerweichung* und *Endocarditis lenta* fest.

Schließlich muß aber auch an eine *indirekte Einwirkung des Wetters* auf den Menschen gedacht werden, z. B.: Sommergipfel des *Typhus* in Polen mit ausgesprochener Abhängigkeit von *Fliegenvermehrung* und Fliegenflug (MAYER) u. a. m.

Auf *solare Einflüsse* deuten die von DÜLL gefundenen Zusammenhänge zwischen *Suicid*zahlen und Todesfällen infolge bestimmter *Nervenkrankheiten* mit der Sonnenfleckenrelativzahl. Messungen der Reaktionszeit des Menschen über mehrere Monate hin zeigten, daß besonders tiefer Luftdruck sowie hohe Luftdruckveränderlichkeit die Reaktionszeit deutlich verlängern, während die Wirkungen der Luftkörper oder der Luftkörperwechsel sich als überraschend gering erwiesen.

Literatur.

AMELUNG, W., u. C. A. PFEIFFER: Balneologe **1943**, 179.

BEER, A.: Z. Kinderheilk. **60**, 418 (1938).

BÜTTNER, K.: Bioklimatologie. In: Naturforschung und Medizin in Deutschland 1939—1946, für Deutschland bestimmte Ausgabe der Fiat Review of German Science, Bd. 66, Hygiene Teil 1, S. 49—64. Wiesbaden: Dieterich.

CREMER, H.-D.: Die Leistungsfähigkeit im Gebirge. Klin. Wschr. **1943**, 541.

DROSCHE, H.: Zbl. urol. Chir. **46**, 147 (1942).

DÜLL, B.: Wetter und Gesundheit. Teil I. Die Reaktionszeitbestimmung als Testmethode zur Feststellung von Einflüssen des Wetters und der Sonnentätigkeit auf den gesunden Menschen. Dresden u. Leipzig 1941.

ECKARDT, FLOHN u. JUSATZ: Bei H. FLOHN, Balneologe **1941**, 1.

FICKER, H. v., u. B. DE RUDDER: Föhn und Föhnwirkung. Leipzig 1943.

FISCHBACH, H. W.: Dtsch. tropenmed. Z. **46**, 553 (1942).

FLOHN, H.: Balneologe **1941**, 1.

GOSAU, H.: Z. Kinderheilk. **61**, 256 (1939).

HALLMANN, H.: Klinische Chemie und Mikroskopie, 3. Aufl. Leipzig: Georg Thieme 1943.

HELWERT, G.: Über eine empfindliche Methode zur quantitativen Bestimmung von Kohlenoxyd im Blut. Inaug.-Diss. Frankfurt a. M. 1949.
HETTICH, J.: Z. Tbk. 82, 126 (1939).
JÄSCHOCK, H.: Z. Hyg. 121, 276 (1938).
KLAIBER, R.: Inaug.-Diss. Tübingen 1943.
KLIEWE, H., u. R. SCHNEIDER: Der Keimgehalt der Luft im Operationssaal. Dtsch. med. Rdsch. 3, 529 (1949).
KÜSTER, E., u. H. MEIXNER: Berechnungen und Tabellen zur Frage des Raumklimas. Arch. Hyg. (D.) 117, 1—21 (1936).
MAYER, M.: Dtsch. Ärztebl. 1943, 265.
MÜLLER, REINER: Hygiene, 4. Aufl. Berlin-München: Urban & Schwarzenberg 1949.
PETERS, H. G.: Z. Kinderheilk. 60, 515 (1939).
PFLEIDERER, H., u. K. BÜTTNER: Lehrbuch der Bäder- und Klimakunde. Berlin 1940.
RAETTIG, H., u. NELS: Z. klin. Med. 138, 242 (1940).
RANKE, OTTO F.: Arbeits- und Wehrphysiologie mit Hinweisen auf die Sportphysiologie. Leipzig: Quelle & Meyer 1941.
REICHENBACH, H.: Luft, Wetter, Klima. In E. VON ESMARCHS Hygienisches Taschenbuch, 5. Aufl. Berlin: Springer 1930.
DE RUDDER, B.: Klin. Wschr. 1941, 561.
— Meteorobiologie des Menschen. In Fiat Review of German Science; Bd. 66, Hygiene, Teil 1, S. 38—48.
—, u. DIETZEN: Z. Kinderheilk. 60, 495 (1939).
SCHUBERTH u. GRUNER: Z. Tbk. 83, 12 (1939).
STUMPFEGGER, L., u. W. SYDOW: Zbl. Chir. 1940, 1723.
THOLUCK, H. J.: Beitr. gerichtl. Med. 16, 121 (1942).
VICK, F.: Trop.-hyg. Schriftenreihe, H. 9.
WASMUHT, K.: Virchows Arch. 303, 138 (1939).
WELCKER, A.: Z. Immunforschg 105, 165 (1944).
WILDFÜHR, G.: Z. inn. Med. 15/16, 482, 510 (1949); 17/18, 573ff. (1949). — Z. Immun.forschg 106, 555 (1949). — Vortrag, gehalten auf der Tagg der dtsch. Hyg. u. Mikrobiol. in Frankfurt a. M., 1949, erscheint im Zbl. Bakter., Tagungsbericht.
ZANGGER, H.: Gewerbliche Vergiftungen durch nichtmetallische anorganische Gifte (Metalloide) und deren Verbindungen. Im Handbuch der sozialen Hygiene und Gesundheitsfürsorge, herausgeg. von GOTTSTEIN, SCHLOSSMANN und TELEKY, Bd. 2. 1926.
VAN ZUILEN, D.: Gesundh.-Ing. 1941, 267.
— Dtsch. med. Wschr. 1939, 472.
— Gerlands Beitr. Geophys. 55, 13 (1939).
— Schriften der Erprobungsstelle Rechlin 1944. Zit. nach K. BÜTTNER.
— Physikalische Bioklimatologie. Leipzig 1938.

Allgemeine Bau- und Wohnungshygiene.

Von

Walther Liese-Berlin.

Mit 4 Textabbildungen.

Wohnungen sind für die Menschen daseinsbestimmend und sie verbringen in unserem Klima einen außerordentlich großen Teil (etwa $^2/_3$—$^4/_5$) ihres Lebens in den Häusern. Es darf nicht übersehen werden, daß die Zusammendrängung der Bevölkerungsmassen auf gegenüber früher stark eingeengtem Raum und die allerorts eingetretene Vermischung verarmter heimatloser Flüchtlinge mit der alteingesessenen Bevölkerung weitgehende Auswirkungen in menschlicher, geistiger und wirtschaftlicher Art mit sich bringt. War schon vor dem zweiten Weltkrieg nach begründeter allgemeiner Anschauung der Wohnraum in manchen Gebieten nicht ausreichend, so muß sich heute die Bevölkerung vielfach mit der Hälfte des damals schon ungenügenden Wohnraums begnügen. Nach Erhebungen im Jahre 1935 an einer größeren Zahl von Arbeiterhaushaltungen in verschiedenen Orten dürfte die im Mittel je Kopf vorhandene Wohnfläche bei 10,2 m² (bei durchschnittlich 3,1 Räumen und 4,1 Haushaltsmitgliedern) gelegen haben .

Regierungsbezirk	Wohnfläche m²/Person	
	1939	1947
Aachen	15,0	9,7
Düsseldorf	12,7	6,6
Köln	12,9	6,4
Arnsberg	11,0	5,2
Detmold	10,8	5,5
Münster	11,2	6,2

Alle gegenwärtigen Baupläne müssen in Einklang bringen: das Leistungsvermögen der Bauwirtschaft, die zukünftige Erwerbsgrundlage, den Lebensstandard, den anormalen Altersaufbau der Bevölkerung und die hygienisch-gesundheitstechnischen Mindestansprüche.

Das hygienische Hauptproblem des Wohnungsbaues ist weniger in der gesundheitstechnischen Vervollkommnung der Einzelwohnung

---

[1] 1949 Wohnungsbedarf mindestens 5 Millionen. Wohnungsbau 1918 bis 1939 rund 4,8 Millionen Wohnungen, davon 2,8 Millionen von 1918 bis 1932. 1949 wurden geschätzt: 27,2% Einzelpersonen-, 32,6% Zweipersonen-, 22,7% Dreipersonen- und 17,5% Vier- und Mehrpersonenhaushalte. — Vom Krieg betroffen 16 europäische Länder (ohne Deutschland) zählten 1945 rund 4,1% völlig, 4,3% teilzerstörte und 13,6% leicht beschädigte Wohnungen vom Bestand im Jahr 1939.

als in der Verbesserung der Wohnform zu sehen. Freilich vermag auch starke Naturverbundenheit nicht alle gesundheitlichen Schäden auszugleichen, die aus unzureichenden Wohnstätten entstehen, wie die Erfahrungen in Agrarländern beweisen. Aus gleichberechtigten gesundheitlichen und sozialen Gründen ist anzustreben, selbständigen Haushalten so schnell als möglich zur angemessenen eigenen Wohnung zu verhelfen. Notwohnungen, Kellerwohnungen und Wohnungen mit einer höheren Belegzahl als 2 Personen je Raum müssen vordringlich ausgemerzt werden[1].

[1] Um die Verständigung über einige der meistgenannten Fachwörter zu fördern, sind im Entwurf eines hygienischen Memorandums zum Wiederaufbau des deutschen Wohnungswesens [vgl. Ges.-Ing. **69** (1948), S. 213] folgende Definitionsvorschläge gemacht worden:

Wohnform. Wohnform heißt Erfassung aller Wechselbeziehungen zwischen Wohnung und näherer und weiterer Umgebung in ihrer Bedeutung als daseinbestimmender Einfluß auf den Menschen und die Familie sowie auf deren Funktion als Träger und Glied des öffentlichen Lebens.

Wohnung. Wohnungen sind in sich abgeschlossene und in der Form der Einraumwohnungen (als den kleinsten Wohnungen überhaupt) mindestens aus Flur, Wohnküche und Abort mit Nebengelaß im Keller, auf dem Boden oder Hof bestehende Raumfolgen als Hausganzes oder Teile von Häusern. Einzelräume (Kochstuben) sind keine Wohnungen.

Nutzwohnfläche. Nutzwohnfläche ist die Summe der Grundflächen aller Räume einschließlich Küche, Flur, Abort, Bad, Speisekammer und dauernd bewohnbarer Mansardenzimmer und Kammern.

Wohnungsgröße. Kleinwohnungen sind Wohnungen bis zu 3, Mittelwohnungen bis zu 5 Räumen einschließlich Küche. Wohnungen mit mehr als 50 m² Nutzwohnfläche zählen zu den Mittelwohnungen. Großwohnungen sind Wohnungen mit mehr als 5 Räumen oder mit größerer Nutzwohnfläche als 100 m².

Behelfswohnungen. Behelfswohnungen sind Wohnungen in Lauben, Baracken, Bunkern, Ruinen usw., die den gültigen baupolizeilichen Vorschriften für Räume zum dauernden Aufenthalt von Menschen genügen.

Notwohnungen. Notwohnungen sind Obdächer, die zur Behebung eines zwingenden Notstandes auf befristete Zeit für die Unterbringung von Menschen hergerichtet werden.

Wohnheime. Wohnheime sind zu einer Gemeinschaftsanlage zusammengefaßte Wohnungen, die von dieser wirtschaftlich abhängen, bestimmte Räume zum gemeinsamen Gebrauch haben, volle oder Teilverpflegung bieten und von Heimeltern verwaltet werden. (Versorgungsheime mit Unterbringung in Sälen und Pflegeheime mit den Kennzeichen ständiger Wartung sind keine Wohnheime.)

Wohndichteziffer. Wohndichteziffer ist die in Gebäudewohnungen im Durchschnitt auf 1 Wohnraum entfallende Zahl der Bewohner. (Räume von Behelfs- und Notwohnungen sowie alle Räume mit weniger als 6 m² Nutzwohnfläche sind wohnungsstatistisch getrennt zu bewerten.)

Belegungsdichte. Belegungsdichte ist die in Gebäudewohnungen im Durchschnitt auf 1 Bewohner entfallende Fläche der Räume und befensterten Kammern sowie der 10 m² Fläche übersteigende Anteil großer Küchen.

Siedlungsdichte. Siedlungsdichte ist die Zahl der Bewohner im Durchschnitt auf 1 ha

I. Bauhygiene.

1. Baugrund und Grundbau. Gesundheitliche und wirtschaftliche
Gesichtspunkte verlangen einen guten Baugrund, was häufige Boden-
untersuchungen notwendig machen wird (Grundsätze für die Entnahme von Bodenproben zur Untersuchung des Baugrundes nach
DIN 4021[1] und Richtlinien für zulässige Belastung von Baugrund
und Pfahlgründungen nach DIN 1054). Zuverlässige Beurteilungs-
unterlagen für *Baugrundeignungen* müssen enthalten:

Technische Daten (Ort, Anzahl und Bauweise der geplanten
Wohneinheit usw.),

Klima (Niederschläge, Windverhältnisse, mittlere Jahrestempe-
ratur),

Bodenbeschaffenheit und geologische Struktureignung des Baugrundes (Tragfähigkeit, Rutsch-, Frostgefährlichkeit usw.),

Boden als Baustoff (verwendbares Baumaterial im Untergrund),

Wasser im Boden (Grundwasser, Schichtwasser, Überschwem-
mungsgefahr, Beurteilung der Entwässerung, Ableitung des Oberflächenwassers, Wasser in Kellertiefe, besondere Schwierigkeiten bei
der Bereitstellung von Trinkwasser und Beseitigung der Abwässer
usw.).

Bei *trockenem* Baugrund sind die Gründungsarbeiten relativ einfach; bei Mauern ohne Unterkellerung genügt eine Ausschachtung bis
auf Frosttiefe 0,8—1,0 m, in sehr rauhem Klima bis 1,30 m. Schlechter
Baugrund macht besondere Verbesserungsarbeiten erforderlich.
Nasser Baugrund verlangt meist umfassendere Gründungsarbeiten
etwa durch Drainage, Ausschachtung bis zur Tragfähigkeit, Pfahl-
gründung, Freilegung guten Baugrundes durch Luftdruckgründung
(Caissonarbeiten). Festigkeit, Trockenheit, Wasserdichtigkeit und
schlechte Wärmeleitung sind die an Hausfundamente zu stellenden
hygienischen Anforderungen. Deshalb ist nasser Ton, Lehm, Torf
und Moorboden schlechter, festgelagerter Sand, Fels, trockener Lehm
und Ton guter Baugrund.

Die Gegenmaßnahmen gegen *Gebäudefeuchtigkeit* erfolgen schon bei
der Fundierung, indem über dem Fundament eine wasserundurch-
lässige Trennschicht verlegt wird (am besten bitumenöse Massen wie
Asphalt, Bitumen, Teer und Pech). Fußböden nicht unterkellerter
Räume müssen besonders gut gegen Feuchtigkeit und Kälte geschützt
werden (Abtragung der Erde bis zum reinen gewachsenen Boden,
Einschlämmung verdichteten Sandes und Abdecken der Sandschicht
mit einer etwa 10 cm starken Ziegelklein-Kalkbetonschicht). In
trockenen Kellern genügt als Kellerfußboden eine Ziegelflachschicht in

a) bebauten und unbebauten Gebietes einschließlich Eisenbahnanlagen,
Wald- und Wasserflächen (allgemeine Siedlungsdichte),

b) Haus- und Hofflächen, Straßen, Plätzen, Parkanlagen, Friedhöfen
(spezielle Siedlungsdichte),

c) bebauter Haus- und Hofflächen (Bebauungsdichte).

[1] Bezug der Normblätter durch den Deutschen Normenausschuß,
Berlin W 15, Uhlandstraße 175.

Sandbettung, die mit Kalkmörtel in den Fugen ausgegossen ist. Die Verlegung von Holzfußböden in nicht unterkellerten Räumen hat sehr sorgfältig zu geschehen (Aufmauerung von kurzen Pfeilern mit Lagerhölzern, die den Fußboden tragen); verschließbare Löcher in der Fußleiste müssen Luftwechsel und Temperaturausgleich zwischen dem Luftraum unter dem Fußboden und der Raumluft ermöglichen, um Schäden des Holzes zu vermeiden und einen warmen Fußboden zu sichern. Massivfußböden aus Fliesen und gesintertem Material sind kalt, Estriche aus Estrichgips oder Steinholz dagegen fußwarm. Steinholz besteht aus Holzmehl oder Sägespänen, die durch Sorelzement (Magnesit- und Chlormagnesiumlösung) gebunden sind. Steinholzfußböden bedürfen guter Pflege, da sie nur beschränkte Reinigungsmöglichkeiten bieten (nur mit warmem Wasser); wegen ihres großen elektrischen Leitvermögens (verursacht durch nicht umgesetztes Magnesiumchlorid im erhärteten, feuchten Steinholz) können sie bei Unfällen durch elektrischen Strom lebensbedrohende Gefahren auslösen.

2. **Hausmauern und Baustoffe**[1]. Das Mauerwerk soll die Räume im Sommer möglichst lange kühl halten und im Winter eine weitgehende Einschränkung des Abflusses der durch die Heizung erzeugten Wärme bewirken. Die Wände dürfen nicht völlig luftundurchlässig sein, sondern sollen aus dem Raum Wasserdampf aufnehmen und später wieder abgeben können. Innenputze sollen wasseraufsaugend, Außenputze recht verdunstungsfähig sein und abdichtende mit wasserabweisender Wirkung verbinden. Der Feuchtigkeitsaustausch durch die Mauern ist von der Porengröße, der Benetzbarkeit, der Dichtigkeit der Baustoffe sowie von den Luftverhältnissen an der Oberfläche abhängig. Dieses Wasserdampftransportvermögen von innen nach außen ist der wirkliche Inhalt des wenig glücklichen Begriffs von der Wandatmung.

Man unterscheidet *natürliche* und *künstliche* Baustoffe, die mit Hilfe von *Bindemitteln* und *Mörtel* zum Mauerverband zusammengefügt werden.

Natursteine mannigfacher Art und Herkunft werden für die verschiedensten Zwecke im Hochbau verwendet. Dichte Gesteine wie Granit, Basalt, Gneis u. dgl. kommen als Bausteine für Grund- und Kellermauern in Betracht. Für aufgehendes Mauerwerk, auch für den Quader- und Plattenbau und insbesondere für Treppenstufen, werden porige Gesteine wie Porphyr, Kalkstein, Dolomit, Sandstein u. dgl. verwendet. Hauswände aus Natursteinen müssen aus wärmewirtschaftlichen Gründen sehr dick sein.

Von den *künstlichen Bausteinen* ist der *Ziegelstein* (DIN 105) aus gebranntem Lehm, Ton oder tonigen Massen (auch unter Zusatz von Magerungsmitteln) die verbreitetste Bauweise (Kohlenbedarf 300 kg je 1000 Stück). Verbesserte Wärmeleitzahlen als Vollziegel besitzen

---

[1] Ausführliche Übersicht über alle gebräuchlichen Baustoffe siehe bei L. SAUTTER im Baukalender des Bauhelfers. Berlin: K. Gubalke K.G. 1947.

die Querloch- und Langlochziegel (DIN 4151, 4159 und 4166). Ein etwas höheres Raumgewicht (1900 kg/m³) besitzt der *Kalk-* oder *Kunstsandstein* (DIN 106), ein durch Dampfeinwirkung gehärtetes Sand-Kalkgemisch. Für Außenmauern ist er weniger geeignet. Geringere Raumgewichte von 1200 — 1400 kg/m³ haben die rheinischen *Schwemmsteine* (mit Kalk- oder Zementschlemme gebundener Naturbims). Sie sind für wärmeschützende Mauern gut geeignet, wenn notwendiger Feuchtigkeitsschutz bedacht wird. Unter *Hohlblocksteinen* werden Bausteine aus Naturbims oder Hüttenbims in größeren Abmessungen bis zu solchen Größen verstanden, daß sie noch vom Maurer versetzt werden können.

Betonbau entsteht aus Verwendung formloser Bausteine (Schotter, Kies, Trümmerschutt usw.), die unter Verwendung verkittender Mörtelarten zusammengefügt werden. In Abhängigkeit von Wahl und Zusammensetzung des Gesteins sowie der Art und Weise des Bindemittels (Kalk oder Zement) können Betone verschiedenster Anpassungsfähigkeit hergestellt werden (Zement- und Kalkbetone). In den Bezeichnungen Kies-, Hartsplitt-, Schotter-, Bims-, Schlacken-, Ziegelsplitt- und Ziegel-Kleinbeton wird die Art des verwendeten Gesteins (Zuschläge) angegeben. Die Bezeichnung Stampf-, Guß-, Spritz- und Rüttelbeton kennzeichnet die Art der Verarbeitung. Für *Wohnhausbauten* kommt nur der porige sog. *Leichtbeton* in Frage, bei dem porige Naturgesteine wie Bimskies, Schaumschlacke, Hüttenbims, Kunstbims und auch richtig behandelte Kohlenschlacke verwendet sind; *Schwerbetone* sind ungeeignet, weil sie eine zu hohe Wärmeleitfähigkeit besitzen. Im Hinblick auf die Trümmerverwertung in den zerbombten Städten spielt Ziegelsplittbeton bzw. Trümmerschuttbeton eine bedeutende Rolle. Dichterer Ziegelsplitt

Tabelle *1. Eigenschaften viel gebrauchter Kunststeine.*

	Format (Reichsformat)	Höchstgewicht	Mindestdruckfestigkeit	Raumgewicht	Mittlere Wärmeleitzahl
		des Einzelsteins		des Mauerwerkes[1]	
	mm	kg	kg/cm²	kg/m³	kcal/m h°
Hartbrandziegel	250 × 120 × 65	4,00	200	1850	0,80
Naturbims-Schwemmsteine		2,50	16	1000	0,35
Hütten-Schwemmsteine	250 × 120 × 104	3,12	16	1200	0,40
Schlackensteine		3,74	24	1400	0,45
Ziegelsplittbetonsteine .		4,00	16	1500	0,50 — 0,60
Schlackenbeton-Hohlkörper	380 × 200 × 219	18,00	24	1500	0,50 — 0,60
Hohlblöcke aus Ziegelsplittbeton		18,00	16	1500	0,60

[1] Zum Vergleich: Wärmeleitzahl des gewachsenen Bodens rund 2,0, der menschlichen Haut 0,36 und der Muskeln 0,29 kcal/mh °C.

Tabelle 2. *Zusammensetzung einiger Bindemittel.*

	CaO %	MgO %	SiO_2 %	Al_2O_3 %	Eisenoxyd %
Weißkalk	90—99	0,2—2,5	0,2—6,5	0,1—3	0,5—1
Carbidkalk.	90—94	—	3—4	1,5—2	0,5
Hydraulischer Kalk	60—75	0,5—5	25—40	25—40	25—40
Portlandzement . .	60—68	1—5	18—24	4—8	0,5—2
Hochofenzement . .	45—55	1—8	28—36	8—20	1—5
Tonerdezement. . .	35—45	0,3—1	3—10	38—48	1—18

mit mageren Mischverhältnissen führt, um gleiche Wärmedämmung zu erreichen, zu doppelter Wandstärke.

Unvermeidliche Mängel veranlassen das *Luftschichtmauerwerk* durch poriges, geschlossenes Mauerwerk zu ersetzen, wie es der Mehr- oder Viellochziegel mit seiner Unterteilung des Luftraumes ausgezeichnet ermöglicht (vgl. „Neue Bauwelt". H. 5, S. 70. 1949).

Lehmbau ist bei guter Ausführung (Errichtung von massiven Fundamenten bis mindestens 30 cm über Erdboden) dem Ziegelbau gesundheitlich gleichwertig. Er kann aber nur dort angewendet werden, wo die Sicherheit besteht, daß das Mauerwerk niemals feucht wird (sorgfältige Bauüberwachung, Wandstärke mindestens 40 cm, guter Schutz an der Wetterseite). *Lehmstampfbau*: Technisch schwierigste Lehmbauweise. Wenig angefeuchteter Lehm, durch Sandzusatz nötigenfalls gemagert, von Klumpen befreit, zwischen später zu entfernenden Brettern einstampfen, bis sich oben Feuchtigkeit zeigt. Bis zum Austrocknen Wände vor Frost und Regen schützen, später Schlagwetterschutz notwendig. Bauzeit Mai—August. Zusatz von Heidekraut, Holzwolle, Haaren, Schlacken zweckmäßig. *Lehmsteinbau*: Wirtschaftlicher und einfacher als Stampfbau. Patzen sind naßgestrichene, ungebrannte Lehmsteine von einfachem bis $2^1/_2$-fachem Ziegelformat; Quadern sind erdfeucht gestampfte oder gepreßte Steine bis zu einem Format von $25 \times 25 \times 38$ cm. Zusatz wie bei Lehmstampfbau; Patzen werden trocken vermauert.

Holz hat als Baustoff die Vorteile der leichteren Bearbeitung, der Nagelbarkeit, des niedrigen Raumgewichtes ($600—800$ kg/m³) und des sehr günstigen Wärmeschutzes (in trockenem Zustand $0,1$ bis $0,2$ kcal/m h°). Nachteile sind Formänderung (Arbeiten des Holzes), Entzündbarkeit, Holzkrankheiten, Wurmfraß. *Blockhausbau* auf Steinfundament aus massiven Balken ist warm, trocken, schnell herzustellen und sofort beziehbar. Fugen können mit Moos verstopft, Wände außen (Wetterseite) mit Schindeln, innen mit gehobelten Brettern benagelt werden (auch verputzt möglich). Beim *Holzfachwerkbau* wird auf einem Steinsockel ($50—80$ cm hoch) mit Isolierschicht das Holzgerüst aufgebaut (auch als oberes Stockwerk massiver Bauten). Die Felder werden durch Steine ausgefüllt (nach Stärke der Balken $1/_2—1$ Stein stark; Fugen werden mit Zementmörtel verstrichen. Zur Füllung der Felder eignen sich auch gut leichtere Materialien wie Schwemm-, Kork-, Tuffsteine usw.; dann Behang mit Holzschindeln, Schieferplatten, Dachziegeln. Anstatt Ausfüllung der Felder kommt Benagelung des Holzgerüstes innen und außen mit Brettern (außen doppelte Lage mit Pappisolierschichten), mit Gipsdielen, Schilfbrettern, Spreutafeln, Heraklit- und anderen wärmedämmenden Spezialplatten in Betracht; Ausfüllung der Hohlräume zwischen den Balken mit Infusorienerde, festgestampftem Torfmull u. dgl. Holzhäuser werden in verschiedenen Systemen als vorfabrizierte Häuser geliefert.

Eisenfachwerk ist ähnlich wie Holzfachwerk zu verkleiden; empfehlenswert als feuersichere Gebäude oder als provisorische transportable Bauten für Arbeiterbaracken, Epidemiehäuser, Leichenhäuser u. dgl. Sollen sie Dauerwohnzwecken dienen, ist ausreichender Wärmeschutz vonnöten.

Rein eiserne Bauten (Stahlbauweisen) sind oft nachteilig, da sie leicht im Sommer zu heiß und im Winter zu kalt sind. Sie bestehen aus äußerer Stahlhaut, Luftschicht und Leichtbauplatten.

Eine *mikrobiologische* Beurteilung von Baustoffen und insbesondere von Dämmstoffen wird in der Praxis ausschließlich unter dem Gesichtspunkt erfolgen, ob die Baustoffe in biologischer Hinsicht den Anforderungen an Haltbarkeit genügen, die vom Standpunkt des Verwendungszweckes billigerweise zu stellen sind. Das schließt in der Regel die Frage der Geruchsunschädlichkeit nach dem Einbau ein, die gewöhnlich durch das Angehen einer Schimmelpilz- bzw. Bakterienvegetation verursacht wird. Zur Klärung der Schimmelfestigkeit genügt es, den Baustoff bei Bedingungen zu beobachten, unter denen die immer vorhandenen Schimmelpilzsporen auskeimen und sich entfalten können. Das Verhalten gegenüber Bakterien beantwortet am einfachsten die Feststellung, ob in dem Baustoff bei einer Durchfeuchtung mit den darin befindlichen Nährstoffen und Keimen eine Bakterienvegetation mit spezifischer Geruchsentwicklung hervorgerufen werden kann. Für die mikrobiologische Beurteilung ist generell die Aufnahmefähigkeit für Wasser ein wichtiges Kriterium bei Bau- und Dämmstoffen.

3. Decken, Fußböden, Trennwände, Dächer, Schornsteine. Die *Zwischendecken* müssen trocken, wasser- und staubdicht, nicht zu schwer und möglichst schwer entflammbar sowie schlechte Wärme- und Trittschalleiter sein.

Bei der Einbringung der Balkenlage müssen baupolizeiliche Vorschriften beachtet werden, die wenigstens 20 cm Abstand der Balken von der Innenseite der Rauchrohre verlangen.

Die neuzeitliche Entwicklung der Zwischendecke geht dahin, ihr Gewicht zu verringern und möglichst wenig Feuchtigkeit in den Bau zu bringen. Man unterscheidet Balken- und Massivdecken verschiedenster Ausführung (Stahlsteindecken, Stahlbeton-Rippendecken usw.). Die in holzreichen Gegenden beliebten Dübeldecken sind schwer und teuer. Das Eigengewicht und den Holzbedarf verringernde Decken sind die Staußdecken. Massive Decken haben den Vorteil der Wasserundurchlässigkeit, sind aber in schalltechnischer Hinsicht den Holzdecken unterlegen.

Für die Ausfüllung von Zwischendecken wird ausgesiebte Schlacke bevorzugt. Sehr gut eignen sich porige, leichte Hochofenschlacken, die entsprechend aufgeschlossen sind. Zu warnen ist vor Bauschutt alter Häuser; Müll und Kehricht sollen niemals verwendet werden. Lehm mit Stroh, Häcksel oder ähnlichem Material vermischt darf nur eingebracht werden, wenn mit der Dielung gewartet wird, bis der Lehm vollkommen trocken ist; grober oder feiner, reiner Sand erfordert starke Deckenkonstruktion (1 m³ wiegt 1400—1900 kg). Andere Materialien wie Kalktorf (4—6 Teile Torfmull, 1 Teil Kalk, Gewicht 150—220 kg/m³), Diatominerde (verlangt wegen lästiger Staubbildung völlig fugenfreie Fußböden), Kohlenschlacke, Schlackenwolle (schwefelhaltige Schlacke, kann Geruch nach Schwefelwasserstoff auslösen), Gipsdielen, Korksteine usw. sind ebenfalls geeignete Materialien für Zwischendeckenfüllungen, sofern ihren teilweise hygroskopischen Eigenschaften durch entsprechenden Schutz vor Nässe entgegengewirkt wird.

Fußböden müssen wasser- und staubdicht und schlechte Wärme- und Schalleiter sein. Sie sollen völlig eben, jedoch nicht zu glatt und leicht zu reinigen sein. Fußbodenbeläge dürfen weder quellen noch schwinden (Rißbildung). Fugenlose Fußböden aus Kunststoffen sind ausreichend wasserdicht. Massivfußböden sind fußkälter als hölzerne und rauhere; rauhere wärmer als glatte, weil bei ersteren die Berührungsfläche mit dem Fußboden kleiner ist.

Für Räume über Zwischendecken werden einfache Holzfußböden (kieferne Holzdielen 12—14 cm breit mit Nut und Feder) oder bessere Ausführungen als Riemenparkettböden verwendet. Auf einem Blind-

Tabelle 3. *Wärmehaltung verschiedener Fußböden.*

Art des Fußbodens (bzw. Belages)	Temperatursenkung in ° C nach 6 min
Asphaltboden	6
Steinholzboden (Guß)	5,4
Zementboden (glatt, normal alt)	3,9
Lehmstrich	3,1
Linoleum (Jaspe) 3,6 mm auf Zement	3,0
Zement (rauh, neu)	2,9
Linoleum (hart, braun) 4 mm Zement	2,7
Linoleum (Walton I, braun) 3,6 mm auf Zement	2,4
Parkettfußboden	1,6—2,2
Riemenfußboden	2,1
Korklinoleum 4 mm	1,9
Korklinoleum 7 mm	1,7
Zementboden (rauh, normal alt)	1,5
Korklinoleum 8 mm	1,45
Kokosläufer (auf Asphalt oder Parkett)	1,1
Begehbare Reinkorkplatte 15 mm	0,6

boden werden die Riemen (Stäbe aus Eichen- oder Buchenholz von
8—10 cm Breite, 30—80 cm Länge und 15—30 mm Dicke) in Diagonal-
verbänden verlegt. Auf massiver Unterlage erfolgt die Verlegung mit
kalter Klebemasse oder heißem Asphalt. Tafelparkettböden bestehen
meist aus quadratischen Platten von etwa 50—70 cm Seitenlänge
verschiedenfarbigster Edelhölzer. Steinböden, Fliesen und Estriche
kommen als Nutzböden nur für untergeordnete Räume in Betracht
(vgl. S. 47), in anderen Fällen als Unterlage für Linoleum.

Zum Schutz der Wände vor Beschädigungen bei der Fußboden-
reinigung wird die Fuge zwischen Fußboden und Wand durch *Fuß-*
bzw. *Scheuerleisten* geschützt, die bei massiven Böden zusammen mit
dem Boden hergestellt werden. Für normale Wohnräume genügt die
etwa 6 cm hohe, auf den Fußboden genagelte Fußleiste. Verwendung
von Hohlkehlen beim Übergang vom Fußboden zur Wand eignet
sich besonders für Räume, deren Fußböden dauernd sehr gut sauber
gehalten werden müssen (Lebensmittelgeschäfte, Operationsräume
usw.).

Anstriche mit Firnis, Lasur- oder Ölfarbe sind immer erst zu empfehlen, wenn das Holz vollkommen ausgetrocknet ist. Ein gut kon-
servierender Anstrich ist dünner Steinkohlenteer mit Terpentinzusatz
1:10 Teer; Anstrich dünn und warm auftragen, jährlich erneuern.
Der Geruch verliert sich bald, Wachsen und Bohnern für Parkett;
Boden nachher nicht naß aufwischen. Linoleumbelag (aus Leinöl,
Korkmehl, auf Jute aufgewalzt) undurchlässig für Feuchtigkeit,
wenig entzündlich, ist für Kranken- und Kinderzimmer, Korridore
u. dgl. besonders zu empfehlen; aber nur auf ganz trockenem Boden
aufzubringen. Estrich unter Linoleum, der gleich nach dem Hart-
werden belegt werden kann, soll besonders gut geglättet sein. Zement-
estrich unter Linoleum ist noch besonders auf Beton zu verlegen, da
er sonst leicht Risse bekommt. Zur Verminderung des Staubes in
vielbegangenen Räumen, Korridoren, Schulen, Versammlungsräumen
usw. kann man die Fußböden mit *staubmindernden Ölen* streichen.
Die Wirkung ist deutlich. Einige Öle riechen besonders anfangs stark,
der Fußboden bekommt meist bald ein graues, schmutziges Aussehen.

Für nichttragende *Zwischenwände* (Trennwände) ist die Rabitz-
wand eine der ältesten Konstruktionen (Drahtgeflecht von 1—2 cm
Maschenweite, das von beiden Seiten mit Gipsmörtel, dem Kuhhaar
zugesetzt ist, ausgefüllt wird). Andere Bauarten sind die Monier-
wand (kreuzweise verspannte Rundeisen von 5 mm Stärke), sowie
stahlbewehrte Wände unter Verwendung von porösen Ziegeln,
Hohlsteinen und Platten. 4—6 cm dicke Dielen aus Gips, Koksasche,
Bimszement, Holzwolle usw. sind ebenfalls bewährte Materialien für
Trennwände.

Die *Wandbekleidung* von Innenräumen richtet sich nach der
Raumgattung. Küche, Speisekammer, Baderaum und ähnliche Räume
sollen möglichst abwaschbare Wandbekleidung haben (glattes Mauerwerk, Zementputz, Ölfarbenanstrich, Glasplatten-, Fliesenbelag). Der

obere Wandteil muß jedoch zur Aufnahme von Wasserdampf fähig bleiben. Auch Linoleumbeläge, die bis zur Höhe von 1—2 m geklebt werden, sind für Wirtschaftsräume geeignet, weil sie haltbar, elastisch, warm, schalldämpfend und leicht zu reinigen sind. Bezüglich der übrigen Wandanstriche besteht die Wahl zwischen Kalkanstrichen (billig), Leimfarben, Caseinfarben u. dgl. Als Bindemittel für die Farbenanstriche werden Kalk, Wasserglas, Tier-, Pflanzenleim, Leinöl, Harze usw. verwendet. Tapeten und Anstriche dürfen keine Spur von Giften (z. B. Arsen oder Blei) enthalten. Insbesondere darf Bleiweiß für Decken und Küchen nicht verwendet werden (Vergiftungsmöglichkeit durch abtropfendes Wasser). *Desinfizierend* wirkende Zusätze zu Wandanstrichen haben nur sehr zweifelhaften hygienischen Wert, weil die bactericide Wirkung verhältnismäßig rasch abklingt. Die Dauer der Wirksamkeit steht in sehr ungünstigem Verhältnis zur Gebrauchsdauer.

Die *Bedeckung* des Hauses soll für Wasser völlig undurchlässig sein; das Niederschlagwasser muß in zweckmäßiger Weise abgeführt werden. Die Dachhaut soll im Sommer kühl und im Winter warm halten. Vorzüglich pflegen in dieser Hinsicht die strohgedeckten ländlichen Häuser zu sein. Da die üblichen Dachdeckungsarten nur geringen Wärmeschutz bieten, müssen entsprechende Maßnahmen vorgesehen werden, besonders wenn das Dachgeschoß für Wohnzwecke verwendet werden soll. Neben den altbewährten Formen sind moderne, holzsparende Konstruktionen in Aufnahme gekommen. Materialien für die Dachhaut sind Stroh, Schilf, Holz, Ziegel, Zementplatten, Asbestschiefer usw. Für bewohnte Dachräume ist Holzzementbedeckung in guter Ausführung hygienisch einwandfrei, besonders auf massivem Dach. Ein dichtes, leichtes und billiges Dach ist das Doppelpappdach. Zu starke sommerliche Erwärmung kann durch helle Anstriche sowie durch Überstreuung des Daches mit hellem Kies gemildert werden. Metalldächer sind dicht, aber teuer und zu gute Wärmeleiter. In neuerer Zeit macht sich das Bestreben bemerkbar, an Stelle der Giebeldächer ein flaches, begehbares Dach zu wählen. Vom hygienischen Standpunkt herrscht der Vorteil, daß *Flachdächer* die Möglichkeit eines Aufenthaltes in freier Luft bieten. Allerdings sollte dieser Vorzug bei den durch unser Klima gebotenen Beschränkungen nicht überschätzt werden.

Schornsteine hängen in ihrer Wirkung von der richtigen Bemessung ihres Querschnittes und einer guten baulichen Ausführung ab (glatt geputzte Innenwände, gerade senkrechte Führung, Schutz gegen Wärmeverlust). Als Norm bei Ziegelmauerwerk kann ein Querschnitt von 14—20 cm gelten, der für 1 Kochherd oder 3 Zimmeröfen in übereinanderliegenden Geschossen ausreicht. Für jede Wärmeleistung und jede Schornsteinhöhe gibt es einen bestimmten Querschnitt, der jeweils eindeutig berechnet werden kann[1]. Unter der

---

[1] Vgl. BEHRENS, H.: Berechnung, Bau und Betrieb der Schornsteine. Halle a. d. S.: Carl Marhold 1947 — (daraus Tabelle 4).

Voraussetzung, daß guter Schutz gegen Abkühlung vorgesehen wird (Versottungsgefahr), hat die Anordnung der Schornsteine in den Giebelwänden gegenüber der üblichen Anordnung in der Mitte des Hauses vor allen Dingen beim Kleinhausbau Vorteile, weil so eine Aufstellung der Öfen an der kalten Außenwand und ein heiztechnisch richtiger Umlauf der erwärmten Luft erreicht wird.

4. **Türen, Fenster, Treppen.** An Stelle der früheren zahllosen *Türformen* ist eine Normung auf wenige Grundformen erfolgt. Gewöhnliche Türbreite für Wohnräume ist 0,9—1 m, für Nebenräume 0,6 m; Höhe 2—2,20 m. Feuersichere Türen haben Überzüge aus Asbestpappe und Eisenblech.

Die Ausführung der *Fenster* als Doppelfenster ist in unserem Klima stets angezeigt. Auf dichten Abschluß zwischen Futterrahmen und Mauer ist beim Einsetzen zu achten und Dichtung durch

Tabelle 4. *Wärmebedarfszahl/m³ beheizten Raumes in kcal/h für Sammelheizungen (Raumtemperatur 20° C) bei Einfach- und Doppelfenstern.*

Gebäudearten und -größen	Kälte-gebiet	Freies Gelände		Straßenviertel	
		Einfach-	Doppel-fenster	Einfach-	Doppel-fenster
Wohnbaracken (unterkellert,	I	54	42	49	37
eingeschossig, ohne Dachge-	II	63	49	57	43
schoß), Holzbauten bis	III	72	56	65	49
1000 m³	IV	81	63	73,5	55,5
Einfamilienhaus, Keller-, Erd-,	I	48	37	43	32,5
Ober- oder Dachgeschoß, Fach-	II	56	43	50	38
werk- oder Steinbauten bis	III	64	49	57	43,5
1000 m³	IV	72	55,5	64,5	49
Zwei- bis Vierfamilienhaus,	I	43	32,5	37,5	29
Doppelhaus, zweigeschossig,	II	50	38	44	34
kleine Schulen und Verw.-	III	57	43,5	50,5	39
Gebäude, mittelgroße Gebäude	IV	64,5	49	56,5	43,5
aller Art bis 5000 m³					
Mehrfamilienhaus, zwei- und	I	37,5	29	32,5	26,5
dreigeschossig, mittlere Schu-	II	44	34	38	30
len und Verw.-Gebäude, grö-	III	50,5	39	43,5	34,5
ßere Gebäude aller Art bis	IV	56,5	43,5	49	38,5
10000 m³					
Siedlungsblocks, drei- und	I	32,5	26,5	27,5	22
viergeschossig, große Schulen	II	38	31	32	26
und Verw.-Gebäude, Ge-	III	43,5	35,5	36,5	30
schäftshäuser u. dgl. bis	IV	49	40	41	33,5
50000 m³					
Große Siedlungsblocks, größte	I	28,5	24	23	19,5
Verw.-Gebäude, Geschäftshäu-	II	33	28	27	23
ser u. dgl., vier- und mehr-	III	37,5	32	31	26,5
geschossig bis 100000 m³ und	IV	42,5	36	34,5	29,5
mehr.					

Füllstoffe oder Hanf vorzunehmen. Später an den Verbindungsstellen auftretende und Zugluft verursachende Spalten und Ritzen können mit Ölkitt gedichtet und mit geeignetem Material überklebt werden. An Stelle von Doppelfenstern kommen, mit allerdings weniger guter Wärme-, Kälte- und Schallschutzwirkung, auch Einfachfenster mit doppelter Verglasung in Betracht. Bei ihnen ist auf vollkommen dichten Abschluß des Glaszwischenraumes gegen Staub und Wasserdampf zu achten. Wegen Größe und Form der Fenster vgl. S. 131.

Zur richtigen Bemessung der Treppen ist vom durchschnittlichen Schrittmaß auszugehen, das bei Kindern etwa 600, bei Erwachsenen bis zu 660 mm beträgt. Bezeichnet a den *Auftritt* (Länge des Laufs) und s die *Steigung*, so ist nach der LEHMANNschen Bequemlichkeitsformel der Kräfteverbrauch am geringsten, wenn $a - s = 120$ mm ist. Bei der Untersuchung von Treppenunfällen ergab sich als beste Beziehung $a + s = 460$ mm (Sicherheitsformel). Bei Treppen, die dauernd von den gleichen Menschen und infolgedessen mit weniger Aufmerksamkeit benutzt werden, weil sie die Treppen gewohnt sind, ist die Sicherheitsformel vorzuziehen und ebenso bei Freitreppen. Die Bequemlichkeitsformel ist bei solchen Treppen entscheidend, die von vielen, aber stets verschiedenen Menschen begangen werden und die daher bei der ungewohnten Treppe mehr Sorgfalt auf die eigene Gehsicherheit verwenden. Ein gutes Verhältnis von Breite der Stufen zur Höhe ist für Wohngebäude 24 : 16. Vorteilhaft ist die zweiläufige Treppe mit einem nach je 10—15 Stufen zwischengeschalteten Absatz. Das Material für Treppen darf sich nicht zu leicht abnutzen, nicht glatt sein und muß gute Reinigungsfähigkeit bieten.

Treppengeländer sind 80—90 cm über den Stufen anzubringen. Der Handläufer soll glatt, ohne Vertiefung und leicht zu reinigen sein. Durchschlüpfen für Kinder muß unmöglich gemacht werden; bei viel von Kindern benutzten Treppen (Schultreppen) ist die Anbringung von Knöpfen auf dem Handläufer empfehlenswert.

II. Wärme- und Schallschutz.

Damit die Wände im geheizten Raum während der kalten Jahreszeit keine zu tiefe Oberflächentemperatur annehmen und die Bildung von *Schwitzwasser* vermieden wird, müssen sie einen bestimmten Wärmeschutz gewährleisten. Entsprechend den verschiedenen Kältegebieten I—IV mit kältesten Wintertemperaturen bis -10, -15, -20 und $-25°$ C (vgl. Abb. 1) ergeben sich zur Erzielung des notwendigen Wärmedurchlaßwiderstandes[1] für die beiderseits verputzte Wand Mindestvollziegelstärken von 25, 38, 51 und 64 cm. Je kälter

---

[1] Wärmedurchlaßwiderstand in m^2 h° C/kcal (auch *Dämmzahl* genannt) ist der reziproke Wert der Wärmedurchlaßzahl und entspricht dem Quotienten Wanddicke (in Meter) : Wärmeleitzahl. Wärmeleitzahl λ in kcal/m h° C ist die Zahl von kcal, die stündlich durch 1 m^2 Querschnitt hinabfließt, wenn auf 1 m Strecke 1° C Temperaturgefälle besteht.

eine Wand ist, desto eher besteht die Gefahr, daß sich der Wassergehalt der Raumluft (wie an einer kalten Fensterscheibe) an den Wänden niederschlägt und allmählich Durchfeuchtung auslöst (vgl. S. 59). Eine feuchte Wand leitet die Wärme besser als eine trockene,

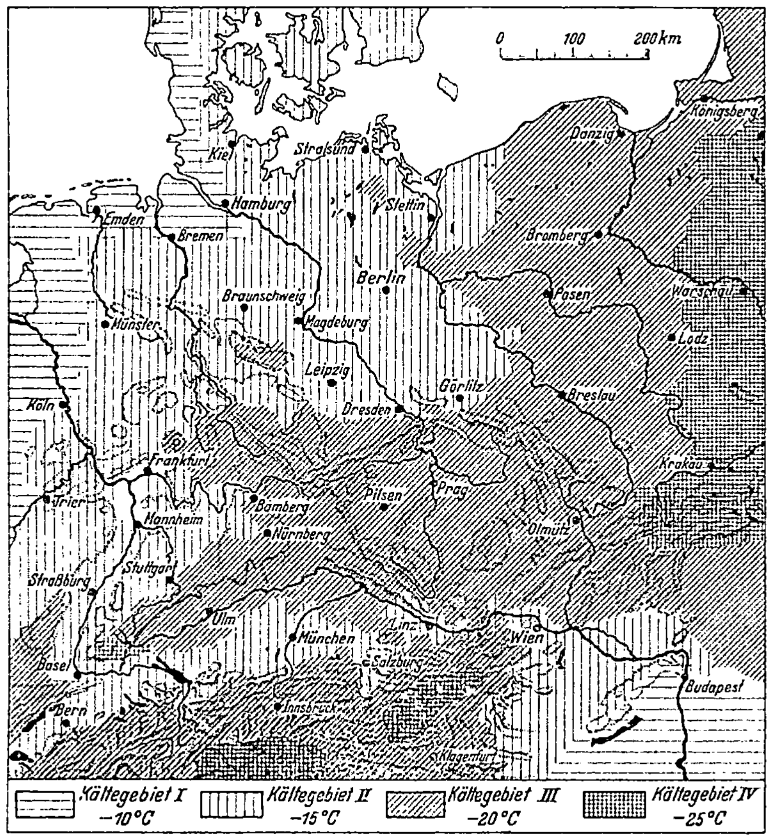

Abb. 1. Klimakarte nach SAUTTER.

was die bekannte Tatsache erklärt, daß Neubauten im ersten Winter mehr Brennstoff zur Heizung benötigen als in späteren Wintern. Die Wärmeleitzahl von Ziegelwänden in baufeuchtem Zustand ist über 30% höher als in normalfeuchtem Zustand.

Um bei den verschiedenen Wandbauarten den erforderlichen *Mindestwärmeschutz* zu gewährleisten, sind die in der Tabelle angegebenen Dämmzahlen einzuhalten. Die eingeklammerten Zahlen beziehen sich auf erhöhte Ansprüche, die nicht so sehr aus gesund-

Tabelle 5. *Mindest- (und empfehlenswerte) Wärmedurchlaßwiderstände.*

	Kältegebiet			
	I	II	III	IV
Außenwände	0,38 (0,55)	0,55 (0,73)	0,73 (0,91)	0,91 (1,08)
Außendecken	0,73 (0,91)	0,91 (1,08)	1,08 (1,25)	1,25 (1,42)
Wohnungstrennwände	0,38	0,38	0,38	0,38
Wohnungstrenndecken	0,73	0,73	0,73	0,73

heitlichen Gründen als vielmehr der Brennstoffersparnis wegen empfehlenswert sind.

Erfolgt das Belegen der inneren Wandfläche mit wärmeisolierenden Baustoffen[1], so muß für zweckmäßige Wahl und gute Anwendung Sorge getragen werden. Es besteht sonst die Gefahr, daß die Raumluft infolge Rißbildung bis zum Mauerwerk durchdringt und bei Abkühlung ihren Wassergehalt niederschlägt (sogar Eisbildung möglich). Ein Wärmeschutz an der Außenseite aus wetterfester, keine Rißbildung zulassender Außenhaut, die gegen das Eindringen von Feuchtigkeit schützt, kann sowohl im Sommer als auch im Winter von Nutzen sein (Luftschichtmauerwerk s. S. 49).

Wohnungstrenndecken und -wände müssen genügenden *Schallschutz*[2] bieten. Der *Wohnlärm* setzt sich zusammen aus Haushaltsgeräuschen (Staubsaugern und ähnliches), Aufzugs-, Radio-, Wasserleitungsgeräuschen, dem (besonders im Geschoßhaus) sehr störenden Trittschall und aus Übertragungen des Lärms von außen und von einer Wohnung in die andere. Als Faustregel ist aufgestellt worden, daß Wohnräume und Arbeitsräume mit vorwiegend geistiger Arbeit keinem von außen anfallenden Lärm ausgesetzt sein sollen, der 25 bis 40 phon überschreitet. Harte dünne Wände wirken stark schallreflektierend. Bei Baustoffen entspricht ihr schalltechnisches Verhalten weitgehend ihrer Luftdurchlässigkeit; Stoffe mit geringer Wärmeleitzahl sind gewöhnlich auch gut schalldämmend. Die von außen kommenden Schalleinwirkungen sind von dem durchschnittlichen Lärmspiegel der betreffenden Gegend abhängig. Je nach der Tageszeit, der Verkehrsdichte und der Fahrzeugart werden auf den Straßen Dauer-Pegellautstärken von 60—80 phon, in ruhigeren Straßen 40—50 phon gemessen. Man unterscheidet 5 Wohnlagen,

---

[1] *Wärmeleitzahlen für Füll- und Isolierstoffe* (trocken, bei 20° C): Sperrholz 0,09, Torfmull 0,04, Korkstein 0,04—0,06, Torfplatten 0,05 —0,1, Strohfaser (gepreßt) 0,04, Roßhaar 0,04, Sägemehl 0,06, Kieselgur 0,05, Glas 0,4 — 0,9, Gummi 0,1—0,2, Dachpappe 0,6.

[2] Einzelheiten bei W. ZELLER: Technische Lärmabwehr. Stuttgart: Alfred Kröner 1948.

für die als Grenzwerte für den bei offenen Fenstern eindringenden
Straßenlärm folgende *Richtwerte* gelten:

Ruhige Landwohnlage . . . . 20—25 phon
Ruhige Mehrgeschoßsiedlung . . . . 25—30   „
Wohnung in Verkehrsnähe . . . . 30—50   „
Wohnung in Verkehrs- und Geschäftszentren . . . 50—70   „
Wohnung in ausgesprochener Industrienachbarschaft 40—80   „

Außenwände und Wohnungstrennwände sollen eine *Luftschall-
dämmzahl*[1] von mindestens 48 db (dezibel) erreichen. Die Trittlaut-

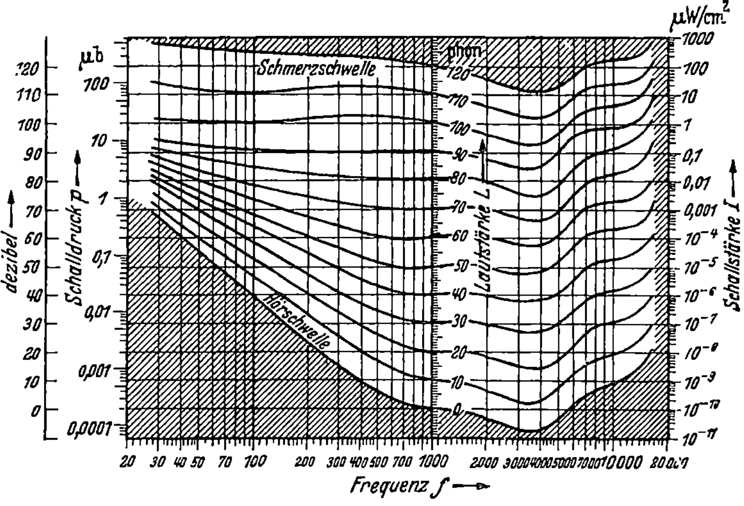

Abb. 2.   Kurven gleicher Lautstärke nach FLETSCHER und MUNSON.

stärke soll 80 phon nicht überschreiten. Für die *Trittschalldämmung*
bei Holzbalkendecken sind günstig: Versteifende Einflüsse (Fehlböden), Bodenbeläge und Gewichtserhöhungen (durch Füllstoffe).
Glaswollfüllung der Deckenhohlräume soll vorteilhaft sein, während
Leichtbauplatten an der Deckenuntersicht oder auf der Decke offenbar keine zusätzliche Verbesserung bringen. Holzbalkendecken in
normaler Ausführung mit einem Gewicht von 200 kg/m² gelten als
besonders zweckmäßig. Bei Massivdecken dürfen weiche Dämmstoff-

---

[1] *Phon* ist das Maß für die Lautstärke. Nach internationaler Vereinbarung für Ton mit Frequenz von 1000 Hz entspricht Schalldruck von
2 μb = 2 dyn/cm² der Lautstärke von 80 phon. Das *dezibel* ist der zehnfache
Logarithmus des Verhältnisses zweier Schallstärken. Im Bereich der
Frequenz von 800 — 2000 Hz können praktisch die db- und phon-Werte
einander gleichgesetzt werden. Zur Erläuterung der Zusammenhänge
zwischen phon und db und der veränderlichen Frequenzkurve des Ohres
sei auf die Abb. 2 verwiesen.

schichten nicht unmittelbar unter den Bodenbelag, sondern müssen unter einen harten Estrich kommen. Bei Einfachwänden besteht für die Luftschallübertragung die bekannte Gewichtsabhängigkeit. Ein- oder beiderseitige Bekleidung der Wand mit Dämmstoffen (ohne Mit- verwendung von Luftschicht) ist nicht als wesentlich vorteilhaft fest- gestellt worden. Zu beiden Seiten von Wohnungstrennwänden sollen möglichst Räume gleichen oder ähnlichen Charakters liegen; Wasser- installationen und Schornsteine sind bei diesen Wänden auf jeden Fall zu vermeiden. Befinden sich in Wohngebäuden Handwerks- betriebe mit maschineller Ausrüstung, so ist die Aufstellung der Maschinen und Apparate so zu bewerkstelligen, daß keine unzulässige *Körperschallübertragung* entsteht. Wegen störender Wasserleitungs- geräusche ist möglichst niedriger Wasserdruck zu wählen (gegebenen- falls Zwischenschaltung von Reduzierventilen an der Stelle des Lei- tungseintritts in das Wohngebäude). Enge Rohrquerschnitte sind aus dem gleichen Grunde zu vermeiden.

III. Feuchte Wohnungen; Hausschwamm und Trockenfäule.

Hauptwirkung der *feuchten* Wohnung ist in einer Begünstigung von Erkältungskrankheiten zu erblicken. Sehr gefährdet sind Kinder (besonders Kleinkinder), zumal sie sich in größerer Nähe zu dem oft kalten Fußboden und damit in kälterer Luftschicht befinden. Feuchte Atmosphäre begünstigt das Haften von Keimen am Körper, was auch für das Haften der von kranken Bewohnern ausgeschiedenen Krank- heitserreger gilt. Indirekte Schäden entstehen durch den erleichterten Bakterienbefall von Nahrungsmitteln, wirtschaftliche Schäden durch das Ableimen der Furniere von den Möbeln, das Rosten von Schlössern und Beschlägen, das Verschimmeln von Wäsche, Kleidern, Schuhen usw. und schließlich durch die erleichterte Ansiedlung von Wohnungs- schädlingen (Wohnungs- und Nahrungsmittelmilben, tapeten- und gardinenfressenden Silberfischchen und ähnliches).

In den Kellerwohnungen pflegen sich alle Wohnungsfehler zu ver- einen, so daß sie ein besonders übles wohnungshygienisches Kapitel darstellen. Neben schlechte Lüftung, unzureichende oder fehlende Besonnung, mangelnde Heizung tritt die besonders im Winter große Gefahr der Grundwasserdurchfeuchtung. Kellerräume sollten des- halb im Gegensatz zu Wohnungen in gut ausgebauten Dachgeschossen grundsätzlich nicht für Wohnungen zugelassen werden. Kellerwoh- nungen sind Wohnungen, in denen die Fußböden mehr als 2 Stufen- tiefen unterhalb des benachbarten Straßen- oder Hofniveaus liegen.

Ursache der Feuchtigkeitsentstehung sind Bodenfeuchtigkeit, hohes Grundwasser, fehlende oder schlechte Isolierung der Funda- mente, das mit dem Bau hereingebrachte Wasser, ferner Konden- sation von Wasserdampf an den Zimmerwänden, wenn ihr Wärme- durchlaßwiderstand unzureichend, ihre Innenfläche völlig luftun- durchlässig ist und viel Wasserdampf im Raum entwickelt wird (Koch-, Waschküchen). Es ist leicht der Fall bei dünnen Außen-

wänden an der Wetterseite sowie bei Verwendung hygroskopischen
Baumaterials. Ferner kommt Durchnässung der Wände durch Schlag-
regen (Wetterseite) in Betracht, wodurch eine Ziegelmauerdurch-
feuchtung bis auf 30, ja 40 cm tief erfolgen kann.

Durch die Bestimmung der *Mörtelfeuchtigkeit* kann man sich ein
objektives Bild von dem Grad der Mauerfeuchtigkeit machen, obwohl
ihre alleinige Bestimmung nicht immer einen hygienisch ausreichenden
Beurteilungsmaßstab darstellt. Der verbleibende Feuchtigkeitsgehalt von Ziegelmauern bewohnter Gebäude liegt zwischen 0,5 und
1,0 %; Außenputze (Gipsputz) zwischen 10 und 14 % (alles Gewichts-
prozent). Die Bestimmung des Wassergehaltes kann durch Trocknen
im Vakuum oder in einem auf 100° erwärmten, von CO_2 und H_2O
befreiten Luftstrom erfolgen.

Es ist meist notwendig, besonders die Wetterseite gut zu sichern
(bei Landhäusern gegebenenfalls überhängendes Dach, Behang und
Verkleidung mit Schindeln, Dachziegeln usw.). Niederrieselndes Auf-
schlagwasser muß von den Fundamenten abgehalten werden (etwa
in Erdhöhe in die Mauer eingefügte, etwas vorstehende schräge
Ziegelsteinschicht). Wichtig sind intakte *Dachrinnen* und Abflußleitungen sowie gute Versickerung des Ablaufwassers in zweckmäßig
und richtig angelegten Sickergruben.

Während des Bauens ist in den Pausen Abdeckung des Bau-
körpers mit Asphaltpappe oder ähnlichem Material zum Schutz
gegen Regendurchnässung vorzunehmen. Bei Neubauten ist vor dem
Einziehen die Innehaltung der polizeilichen Trockenfrist erforderlich
(Massivbauten in der Regel 6 Monate, Fachbauten kürzere Zeit).
Im allgemeinen werden 6—12 Wochen ausreichen; Abkürzung kann
durch künstliche Austrocknungsverfahren verschiedener Art erfolgen.

Das Holz feuchter Wohnungen ist durch die im Volksmunde als
Schwamm bezeichneten Wucherungen verschiedener *Basidiomyceten*
gefährdet, unter denen der echte Hausschwamm (Merulius domesticus)
der wichtigste ist. Er ist nicht mit dem wilden Hausschwamm (M.
silvester) und dem kleinen Hausschwamm (M. minor) zu verwechseln.
Alle drei haben anfangs schneeweiße, später aschgraue watteähnliche
Mycelbeläge (später wurzelähnliche bis bleistiftdicke Mycelstränge).
Unter gewissen Umständen treten gelbbraune teller- oder konsolen-
förmige Fruchtkörper auf, die oft meterbreit fortwachsen. Dann
werden mikroskopisch kleine, einzellige ovale Sporen von rost-
brauner Farbe einzeln in den Luftraum abgestoßen und können von
Haus zu Haus verbreitet werden.

Trockenfäule, hervorgerufen durch eine große Zahl verschiedenartiger Pilze, die das Holz schon im Walde oder auf den Lagerplätzen
befallen. Am wichtigsten ist *Coniophora cerebella* (Keller- oder
Warzenschwamm). Sie befallen das gesunde Holz und bewirken das
„Angehen" oder bei durchgehendem Befall die „Coniophora-Trocken-
fäule", ohne in der Regel eine völlige Entfestigung des Holzes herbeizuführen. Eine Verbreitung der Sporen dieser Trockenfäuleerreger
von Haus zu Haus kommt nicht vor.

Lagerfäule. Die wichtigsten Erreger dieser Gruppe gehören der Gattung *Lencites* an. Sie befallen das Holz auf den Lagerplätzen und können sich in Fachwerkbauten oder an anderen in freier Luft befindlichen Holzteilen dauernd ansiedeln.

Stammfäule. Befällt lebende Bäume, jedoch sterben alle Erreger ab, sobald das Holz völlig ausgetrocknet ist. Stammfaule Hölzer sollten aber nur in vollimprägniertem Zustande bei Bauten Verwendung finden.

Blaufäule (*Ceratostomella pilifera*, hauptsächlich nur Schönheitsfehler) kann vielleicht das Aufkommen der eigentlichen Holzzerstörer begünstigen.

Durch Schwamm zerstörtes Holz hat gelbbraune oder dunkelrotbraune Farbe, es schwindet beim Trocknen nach allen Richtungen hin gleichmäßig und zerbröckelt, quillt, in Wasser gelegt, schnell auf; faulig dumpfer morchelartiger, bei der Trockenfäule mehr saurer Geruch in befallenen Räumen, Aufhören des Federns des Fußbodens an einzelnen Stellen, Morschwerden, Wölbung der Fußbodenbretter und Erweiterung der Fugen, Hervorbrechen von Fruchtkörpern an Fußböden, Wandbekleidung usw. Prüfung der Tragbalken ist durch Anbohren mittels großen Zimmermannbohrers, auch oft schon Aufnehmen des Fußbodens möglich. Erkrankte Balken halten den Bohrer nicht fest und geben graue Bohrspäne. Nach konstatierter Infektion muß Bloßlegen der vom Schwamm ergriffenen Partien erfolgen; ergriffenes Holz bis weit (1 m) in das gesunde hinein entfernen, ebenso Fußbodenfüllungen. Maueroberfläche mit Gebläselampe flambieren, Fugen auskratzen und mit Fluornatrium ausspritzen; sodann neu fugen mit Zementmörtel und Verputzen der ganzen Mauerfläche mit Traßzement, wenn möglich unter Aussparung von Luftkanälen zur Ventilation. Sofortiges Verbrennen des vom Schwamm befallenen Holzes.

Beste *Holzschutzmittel* für zum Hausbau verwendetes Holz ist Fluornatrium, das in gesättigter etwa 5%iger Lösung anzuwenden ist. Wirksam sind auch die stark färbenden Dinitrophenolsalze, die dem Fluornatrium zweckmäßig beizumischen sind, weil ihre Farbkraft eine Kontrolle der Behandlung ermöglicht. Das ebenfalls zu empfehlende kieselflußsaure Magnesium ist durch seine große Löslichkeit ausgezeichnet, besitzt aber saure Reaktion und dringt nicht so leicht in das Holz ein wie das Fluornatrium.

IV. Wohnflächenbemessung; Raumzahl und -arten.

Gesundheitliche und wirtschaftliche Gründe lassen für den Volkswohnungs- bzw. den *sozialen Wohnungsbau,* worunter im engeren Sinne bis zu Dreiraumwohnungen einschließlich Küche verstanden werden, die Aufstellung bestimmter Richtwerte erwünscht erscheinen. Es ist versucht worden, die Erfüllung des wichtigsten Wunsches, naturverbundenes Wohnen zu gewährleisten, in einer einzigen Prämisse auszudrücken und hat demzufolge für den Kleinwohnungsbau eine Beschränkung auf 2 bis höchstens 3 bewohnte Geschosse mit Wohnungsgrundrissen verlangt, die Querlüftbarkeit gewährleisten (vgl. Reichsgrundsätze für den Kleinwohnungsbau vom 10. 1. 1931).

Tabelle 6. *Orientierende Mindestwerte für Raumzahl und Raumflächen in Abhängigkeit von der Personenzahl* ohne Abstellraum (nach dem Hygienischen Memorandum zum Wiederaufbau des deutschen Wohnungswesens der Vereinigung deutscher Hygieniker und Mikrobiologen 1949)[1].

	Personenzahl				
	1	2	3	4	5
Raumzahl	1	2	3	3 bzw. 4	4
Wohnküche und Speisekammer bzw. Zimmer (m²) .	16	16	16	16	16
Zimmer (m²)		12	16	16	16
Zimmer (m²)					16
Zimmer bzw. Kochküche (m²)			8	8 + 8	8
Abort und Waschraum bzw. Bad (m²)	2	3	4	4	4
Flur	2	3	3	4	4
Nutzwohnfläche (m²)	20	34	47	56	64
m²/Kopf	20	17	15,6	14	12,8

Sehr ausschlaggebend für die Güte und die Würde bzw. den *Erholungswert* einer Wohnung ist ihre *Wohnfläche* (vgl. S. 45). Hierunter sollte für hygienische Betrachtungen die Summe der Grundflächen *aller* Räume einschließlich Küche, Flur, Abort, Bad, Speisekammer und dauernd bewohnbarer Mansardenzimmer und Kammern verstanden werden. (Demgegenüber verstehen die Architekten unter der Wohnfläche häufig nur die Summe der Grundflächen aller Räume ausschließlich Küche, Flur, Abort, Bad und Speisekammer, aber einschließlich Wohnküche und Wohndiele und bezeichnen die Summe sämtlicher Flächen als *Nutzfläche*. Das Verhältnis von Nutzfläche zu Wohnfläche dient zur Beurteilung der Wirtschaftlichkeit von Grundrissen.)

Im Einzelhaus kann die Bemessung der Wohnfläche grundsätzlich etwas bescheidener sein als bei Geschoßwohnungen. Wohnflächen von Einraumwohnungen (Hauptraum, Abort, Flur) sollen mindestens 20 m², von Dreiraumwohnungen mindestens 45—50 m² betragen. In der Raumkombination von Wohnküche, Eltern- und Kinderschlafzimmer haben sich erfahrungsgemäß 38 m² als noch gerade vertretbare unterste Grenze herausgestellt. In *Altersheimen* pflegen die Wohnflächen für Einpersonenhaushalte 15 m², für Zweipersonenhaushalte 20 m² zu betragen; bei Gewährung von Verpflegung verringern sich diese Werte um 3—4 m².

Selbständige Haushalte sollen aus gesundheitlichen und sozialen Gründen eigene Wohnungen haben; jedem Erwachsenen soll der eigene Raum werden; Mindestforderung für die Familien mit Kindern ist

---

[1] Erhältlich durch Verlag R. Oldenburg, München.

die Dreiraumwohnung. Verringerung der Raumzahl über Verwendung von Schlafkojen stellt sich meist nicht als befriedigende Dauerlösung heraus.

Wohnküchen müssen getrennte Koch- und Wohnteile haben (keine leicht zu lösende Aufgabe) und mindestens 14—16 m² groß sein. In kleinstädtischen ländlichen Wohnungen sollen sie möglichst in Verbindung mit der Futter- und Waschküche stehen. Küchen*unfälle* bei Kindern bis zu 3 Jahren (Hitzeunfälle, Verbrühungen) sind erfahrungsgemäß nicht selten und gehen häufig tödlich aus. Die Vorliebe für Wohnküchen ist regional sehr unterschiedlich und anscheinend vielfach rückläufig. In städtischen Wohnungen ist die Trennung von Wohn- und Kochküchen empfehlenswert. Reine *Koch*küchen sind erheblich kleiner als Wohnküchen (Breite etwa 2 m, Fläche nicht größer als 8 m²). Einbau von Herd und Spültisch sollte als Regel, Einbauküchenschränke als Empfehlung gelten. Betretbare *Speisekammern* sind häufig erwünscht; oftmals genügen aber ausreichend entlüftete und genügend tiefe, mit Türen versehene Nischen mit Regalen. Jede Wohnung muß *Abstellraum* bieten! *Balkons* (gegebenenfalls als große Fenstertüren, die zu einem vergitterten Austritt führen) sind in städtischen Miethäusern von erheblicher gesundheitlicher Bedeutung. *Dachgärten* bieten gesundheitliche Vorteile. Fensterinnenstübchen für Säuglinge werden als Behelfslösungen empfohlen.

Dreiraumwohnungen sollten grundsätzlich mit wohnungseigenem *Bad* ausgestattet sein. Da das Wohnungsbad nicht ausschließlich Reinigungsbad ist, sondern zugleich den Zwecken der Körper-, *Kinder-* und häuslichen *Krankenpflege* dient, können Duschbäder nicht als voll befriedigende Lösungen angesehen werden. Trotz gewissen Nachteilen sind Liegebäder mit Spar- oder Sitzbadewannen und *beweglicher* Duschvorrichtung als Regelfall zu bevorzugen (Flächenbedarf für Kleinbad mit Abort mindestens 3,75 m²). Trennung von Abort und Bad ist empfehlenswert (Flächenbedarf von Duschraum und getrenntem Abort 4—5 m²). Werden Duschbäder gewählt, so müssen es nichtspritzende Bauarten mit genügend vertieften Bodenmulden sein. Wo Bäder fehlen, sind ausreichende *Waschgelegenheiten* (genügend große Waschbecken im Abort- und möglichst auch im Küchenraum) besonders gut zu bedenken.

Aborte liegen vorteilhaft an der Nordseite (Lüftung vgl. S. 89); Innenaborte ohne Außenwandfenster sind grundsätzlich unerwünscht. Sind sie aus Gründen wirtschaftlicher Grundrißformen unumgänglich, so kann auf Speziallüftungen kaum verzichtet werden [vgl. Gesundh.-Ing. Bd. 70 (1949) H. 23/24, S. 395]. Anlagen mit Druckspülern sind im Einvernehmen mit dem zuständigen Wasserwerk einzubauen.

Bei der Einrichtung von häuslichen *Gasfeuerstätten* und *-geräten* für Niederdruckgas sind die vom Deutschen Verein für Gas- und Wasserfachmänner unter Mitwirkung der Gesundheitsbehörden und von anderen Stellen herausgegebenen Leitsätze zu beachten. Da von den rund 70 Liter Wasser, die in Deutschland auf den Kopf für den Haushaltsbedarf entfallen, $1/2-2/3$ als Warmwasser verwendet werden (Abwaschwasser, Badewasser u. dgl.), sind Warmwasserbereitungsanlagen zweckmäßig (vgl. Fußnote S. 110).

Für *kleine Wäsche* ist Waschmöglichkeit in den Wohnungen vorzusehen. Größere Wohnanlagen sind mit zentralen Waschküchen und Trockenanlagen auszustatten; Einzelhäuser müssen Einzelwaschküchen haben.

Für eine geregelte *Müllabfuhr* sind zweckmäßige Voraussetzungen zu schaffen. Im Einzelhaushalt genügen die bekannten metallenen, gedeckelten Mülleimer. Geschieht die Müllsammlung bis zur Abholung in Sammelgefäßen (Müllkästen), so wird es bei größeren Wohnanlagen oftmals notwendig sein, hierfür besondere, ungeziefer- und fliegensichere Abstellräume einzurichten.

Die Anlage von *Sammelgaragen* in Wohnstraßen ist nur zulässig, wenn unzumutbare Lärm- und Geräuschbelästigungen vermieden werden (vgl. S. 58). Gegen die Zulassung von Einzelgaragen in Einzelhäusern sind gesundheitliche Bedenken nicht zu erheben.

V. Wohnungspflege.

Eine an sich gute Wohnung bleibt nur einwandfrei, wenn sie von den Bewohnern gut gehalten wird. Das Ziel, keine übermäßig eingewohnten, feuchten und riechenden Wohnungen entstehen zu lassen, ist an den guten Willen der Bewohner gebunden.

Bei allen wohnungshygienischen Bestrebungen und Reformen ist zu bedenken, daß die wirtschaftlich schwächere Familie in der Regel in der schlechteren Wohnung lebt. Dazu gehören auch solche Wohnungen, die durch *Überfüllung* minderwertig geworden sind. Überfüllte Wohnungen sind schwere Belastungen für volksgesundheitliche Bestrebungen. Der Begriff der Überfüllung ist bisher nicht eindeutig definiert, jedoch sind Wohnungen mit mehr als 2 Personen je Raum als überfüllt anzusehen. Als unterbelegt gelten solche Wohnungen, bei denen die Zahl der Benutzer der dazugehörigen Räume um mehr als eins kleiner als die Zahl dieser Räume ist (Kochküchen usw. und alle Räume unter 10 m² zählen nicht mit). Die *Behausungsziffer*, die angibt, wie viele Bewohner durchschnittlich auf ein bewohntes Gebäude entfallen, gibt unklare Aufschlüsse, wenn einmal die auf demselben Grundstück stehenden Gebäude als Einheit, ein anderes Mal jedes Gebäude für sich gezählt werden. Nur im zweiten Falle handelt es sich um die *Behausungsziffer* oder -dichte; im ersten Fall um die *Baudichte*. Zur Veranschaulichung der Belegungsstärke der Wohnungen wird die *Wohnungsdichte* (besser *Belegungs*dichte) benutzt, die den in Gebäudewohnungen durchschnittlich auf einen Bewohner entfallende Bodenfläche angibt. Das ist nicht zu verwechseln mit der *Wohndichte* (besser *Siedlungs*dichte), d. h. der in den Statistiken meist auf 1 ha bezogenen Personenzahl (vgl. S. 45). Die *Leerwohnungsziffer*, d. h. die Prozentzahl der zu einem bestimmten Zeitpunkt leerstehenden Wohnungen, kann einen guten Einblick in die Wohnungsverhältnisse geben. Sie sollte unter normalen Verhältnissen nicht unter 3% betragen.

Es genügt nicht, den Wohnungsinhabern eine unsachgemäße Raumbenützung zu untersagen. Der Prozentsatz der schlecht gehaltenen Wohnungen ist erfahrungsgemäß nicht klein. Untersuchungen ergaben bei 1017 Haushalten (Arbeiter, Handwerker, Siedler, Bauern) rund 16—17% schlecht gehaltene Wohnungen. Unzureichender Wohnraum, berufliche Überbelastung der Frau und Wohnungsüberfüllung zeigen sich eindrucksvoll als Ursache. Bei den Handwerkern ist die Wohnungshaltung im allgemeinen besser. Durch geeignete *Aufklärung* muß erreicht werden, daß der Bewohner für Rein- und Instandhaltung sowie für regelmäßige Lüftung der Räume sorgt. Wände und Decken sollen nicht mit feuchtem Lappen oder Besen behandelt werden. Das regelmäßige Waschen in den Küchen sowie das Wäschetrocknen in den Wohnräumen muß unterbleiben.

Die Bekämpfung der eigentlichen Wohnmängel ist Aufgabe der Wohnungspflege, die ihre gesetzlichen Grundlagen in *Wohnungspflegegesetzen* oder in Wohnungsordnungen hat, die von den einzelnen Verwaltungsbezirken oder den Polizeiverwaltungen der Städte erlassen worden sind.

Den Hauptteil der Wohnungsordnungen bilden die an Belegung und Behandlung der Räume zu stellenden Anforderungen. Bei ausreichendem Wohnraum sollten über die zulässige Belegzahl der Räume in Abhängigkeit von Größenklasse der Wohnung und der zur Verfügung stehenden Wohnfläche feste Zahlenangaben an Stelle der meist zu findenden Formulierung, daß die Räume nicht überbelegt werden sollen, unbedingt vorgezogen werden. Ihre Einhaltung ist dann zu überwachen. Bestimmungen über das Recht zu Untervermietungen und die Aufnahme familienfremder Personen müssen vorgesehen werden.

Auch die Pflicht zur wirksamen Bekämpfung von *Wohnungsschädlingen* (Ratten, Mäusen, Wanzen, Fliegen, Schaben usw.) ist hier zu verankern. Einheitliche gesetzliche Regelungen der *Ungeziefer-* und *Schädlingsbekämpfung* sind anzustreben. Spritzmittel gegen umherfliegende Insekten enthalten als wirksame Bestandteile Erdöle und Auszüge aus Pyrethrum-Insektenpulver. Bekannte Mittel sind ferner DDT, Schwefeldioxyd, Tetrachlorkohlenstoff, bestimmte Fraßgifte u. dgl. Für die Wahl des Bekämpfungsverfahrens sind sowohl die Schädlingsarten als auch die örtlichen Verhältnisse maßgebend. Bei der Anwendung der hochwirksamen gasförmigen Raumbegasungsmittel sind die einschlägigen gesetzlichen Bestimmungen zu beachten.

VI. Siedlungspläne.

1. Allgemeine Planungsprobleme. Die gesundheitliche Güte der Einzelwohnung ist von der Beschaffenheit ihrer näheren und weiteren

Umgebung abhängig. Das hygienische Hauptproblem des Wohnungswesens liegt deshalb auf längere Sicht weniger in ihrer gesundheitstechnischen Vervollkommnung als in einer Besserung der *Wohnform* überhaupt, d. h. ihres Zusammenhangs mit dem Gesamtorganismus der Ortschaft (vgl. S. 45).

Zur Hygiene des *Siedlungsplanes* gehört als wissenschaftliche und praktische Aufgabe neben der Beurteilung der *topographischen* und *klimatischen* Bedingungen der Ortschaft und ihrer näheren Umgebung (Höhenlage, Luft-, Wind-, Licht-, Temperatur-, Wasser- und Bodenkulturverhältnis) auch die Einbeziehung der Art und Differenzierung der *Erwerbsgrundlagen*. Es gehören ferner dazu die *Gesamtanordnung der bebauten Stadtgebiete*, der *Verkehr* und die Verkehrsmittel (einschließlich Umfang und Art der Verkehrsführung), die öffentlichen *Grünanlagen*, sowie schließlich die *Durchbildung der bebauten Gebiete* im einzelnen (Bebauungsart, Bauregeln usw.). Die hygienischen Auffassungen sind im einzelnen vom jeweiligen Stand der Technik abhängig; beispielsweise läßt der moderne Fabrikbau und die zunehmende Verwendung des elektrischen Einzelantriebs heute eine engere Nachbarschaft von Wohn- und manchen Industrievierteln zu, als es früher grundsätzlich gutgeheißen werden konnte.

Die *Planungen* auf diesem Gebiet umfassen ein umfangreiches Arbeitsprogramm, das aber niemals die reale Grundlage verlassen und zum Selbstzweck werden darf. Eine solche Gefahr besteht, weil bei Wohnungs- und Siedlungsplanungen weiter vorausgedacht werden muß als bei anderen Planungen, z. B. auf dem Gebiet der Wirtschaft und der Ernährung, wodurch der Anreiz begünstigt wird, für die zukünftige Entwicklung eine Stetigkeit gemäß dem derzeitigen Stand der menschlichen, wirtschaftlichen und kulturellen Bedingungen in Rechnung zu setzen, die sich hinterher oftmals als falsch erweist. Obwohl die „fachmännischen Planungen von oben her" notgedrungen die Regel sind, darf sich dennoch keine Planungsdiktatur entwickeln, die als starres Schema dem sich dauernd ändernden und entfaltenden, wirklichen Leben entgegensteht. Alle Pläne sollen in erster Linie nur die denkbaren Alternativen herausarbeiten, an denen sich der tatsächlich zu fassende Entschluß für eine bestimmte Einzelfrage orientieren kann. Die Planungsarbeiten können nur dann gute Früchte tragen, wenn allen beteiligten Kreisen (Verwaltungsbehörden, Architekten, Ingenieuren, Städtebauern, Statistikern, Vertretern von Handel und Gewerbe und *nicht zuletzt der Hygiene und dem Gesundheitswesen*) die Möglichkeit einer dauernden Mitarbeit eröffnet wird.

2. Groß- und Kleinstädte. Auch unter guten klimatischen, geographischen und geologischen Verhältnissen und bei günstigen allgemeinen Wohn-, Ernährungs-, Arbeits- und lokalen Erholungsbedingungen bietet jede Großstadt spezifische, hygienisch-soziale Schwierigkeiten, die durch die Zusammenballung vieler Menschen auf engem Raum entstehen. Trotzdem kann gesundes und ungesundes Wohnen nicht allein durch die Gegenüberstellung von groß- und kleinstädtischen

Wohnungsbedingungen charakterisiert werden. Richtig ist, daß sich die Wohnverhältnisse in der kleineren Stadt leichter und billiger gesund gestalten lassen und wer im ganzen ruhiger, sicherer und krisenfester leben will, wird das im allgemeinen in der kleineren Stadt eher als in der Großstadt erreichen. Die moderne Stadtplanung (Nachbarschaften) betreibt die Aufspaltung der Städte in kleinste Bezirke, die noch zu einem organischen Eigenleben befähigt sind und wo durch zweckvolle Verkehrsgestaltung die dezentralisierte Großstadt wieder zu einem geschlossenen Organismus wird. Das sind günstige Voraussetzungen für die von der Hygiene seit langem verlangte räumliche *Auflockerung* der großen Städte. Eine solche Entwicklung ist in vielen gesunden Großstädten zu beobachten, die ihre verwaltungsmäßige Aufgliederung in viele kleine, mehr oder weniger selbständige Bezirke vorgenommen haben. Ist so die Stadtverwaltung ihren Bürgern nachgerückt, haben sich dem analog auch die früheren geschlossenen Geschäfts-, Warenhaus-, Theater- und Kunstviertel usw. und sogar die Industrieviertel in eine größere Zahl peripherer Zentren aufzulösen begonnen.

Großstädte sind Ausdruck regionaler wirtschaftlicher und kultureller Kräfte nationaler oder internationaler Mächte und sind deshalb nach singulären Maßstäben zu beurteilen. Selbst die größten Weltstädte bieten aber keine unlösbaren gesundheitlichen Probleme. Sie sind nur schwieriger und kostspieliger zu lösen und verlangen eine besonders tatkräftige und erfahrene Gesundheitsverwaltung, deren Budget entsprechend großzügig bemessen sein muß. In den Großstädten muß die *Einzelwohnung* unter Benutzung aller Möglichkeiten, mit denen die moderne Technik (vom Fahrstuhl bis zum automatischen Müllschlucker, von der ölbefeuerten Zentralheizung bis zum Dachgarten usw.) zu helfen vermag, auf den Stand größter gesundheitlicher und wohntechnischer Vollkommenheit gebracht werden. Gegen das Wohnen in mehr- bzw. sogar vielgeschossigen Hochbauten sind keine grundsätzlichen Bedenken vorzubringen, wenn es sich um *freie*, im Grünen stehende Baukörper *ohne* Hofbebauung handelt. Heute brauchen die größten Wohnanlagen unter keinen Umständen die gefürchteten Kennzeichen der Mietskaserne zu haben, wie sie durch die großstädtischen Elendsviertel aus dem Beginn unseres Jahrhunderts aus völlig selbstverschuldeten Ursachen bekannt geworden sind. Selbst Krankenhäuser sind mit bestem Erfolg als ausgesprochene Hochhausbauten ausgeführt worden. Die gesundheitlichen Lebensbedingungen stehen mit der wirtschaftlichen Kraft des Einzelnen und der Stadtgemeinschaft in engster Beziehung, weshalb das Leben in den Großstädten gegenüber wirtschaftlichen und politischen Erschütterungen außerordentlich empfindlich ist und zu Notzeiten schnell unerträgliche Formen annehmen kann. Hierin liegt die Hauptgefahr der großen Städte und der wichtigste Anlaß, auch Weltstädte nicht ins Uferlose wachsen zu lassen.

Nur bis zu einer gewissen Stadtgröße ist es möglich, auch dem städtischen Wohnungsbau ländlichen Charakter zu verschaffen, wofür

Anreiz nicht nur aus gesundheitlichen Gründen, sondern ebensosehr deshalb besteht, um die Ernährungsbasis der Städte aus ihrer näheren Umgebung im größtmöglichen Umfang zu verbreitern. Das ist grundsätzlich möglich, da sich heute Wohn- und Ernährungserfordernisse *nicht* mehr in einer sich gegenseitig ausschließenden Konkurrenz

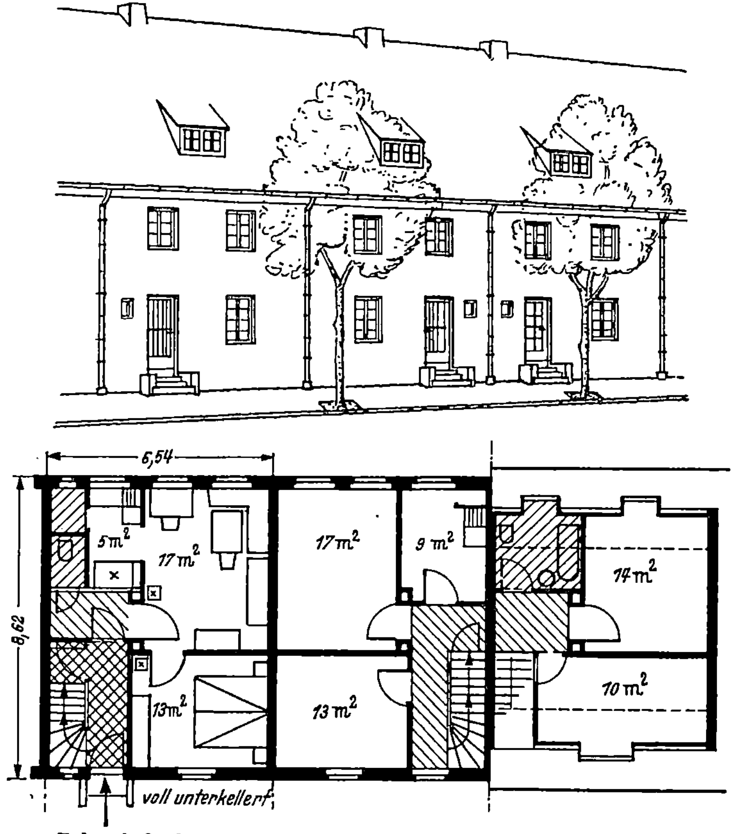

Erdgeschoßwohnung.
Wohnfläche 41 m².

Ober- und Dachgeschoßwohnung.
Reine Wohnfläche 77 m².

Bebaute Fläche 56 m² umbauter Raum 560 m³ Bauwert 1938 12000 RM,
Monatsmietwert 1938 70 RM, untere Wohnung 24 RM, obere 46 RM.

Abb. 3. Reihenhaus. Zwei Wohnungen, wandelbar zum Einfamilienhaus (aus dem Mitteilungsblatt des Deutschen Volksheimstättenverlag 1948).

gegenüberzustehen brauchen, wenn die sachgemäße Ausnützung der städtischen Abwässer und Abfallstoffe in konsequenter und überlegter Weise erfolgt.

3. **Hausformen und Bauregeln.** Die Form des Hauses als *Einzel-*, *Doppel-*, *Reihen-* oder *Gruppenhaus* ist für die Gesundheit von geringerer Bedeutung als seine Baugüte, so daß die Haustype dem

landschaftlichen Charakter und den herkömmlichen örtlichen Wohnungsgepflogenheiten ohne weiteres angepaßt und auch von künstlerischen und wirtschaftlichen Gesichtspunkten bestimmt werden kann.

Als Wohnideal gilt allgemein das eigene (als Baukörper *nicht* unbedingt einzeln stehende) Haus, das *Eigenheim*, das in der Tat als wohnungshygienisch günstige Wohnform grundsätzliche Förderung verdient. Als städtische Wohnform sollte es, wie die Erfahrungen in Notzeiten immer wieder beweisen, gerade auch unter dem Gesichtspunkt betrachtet werden, mit ihm zusätzliche Ernährungshilfen zu schaffen. Wenn die mit dem Haus zusammenhängende Landbeigabe durchschnittlich 500 m² beträgt, so bringt deren Nutzbarmachung für die Familie eine fühlbare Verbesserung ihrer Ernährungsbasis mit sich. Auf diesem Lande können aber nicht sämtliche Abgänge einer fünfköpfigen Familie beseitigt werden, wofür bei leichtem Boden etwa 600 m² und bei schwerem Boden etwa 1200 m² erforderlich sind. Die Grundbegriffe der landwirtschaftlichen Verwertung der Abfallstoffe (getrennte Beseitigung der verschiedenen Abfallarten, Kompostieren, Befeuchten des Komposthaufens, Verfütterung an Haustiere usw.) müssen freilich beherrscht werden! Wasserklosetts und Badeeinrichtungen können *nur* bei gut durchlässigem Boden zugestanden werden und *nur* sofern dem Untergrund kein Wasser zu Trinkzwecken entnommen wird; bei schlechtem Boden ist die Abortanlage als Torf-Stuhlklosett oder Grube zu gestalten (eventuell zweckmäßige Hauskläranlagen). Gegen die Verwendung der Abfallstoffe im Garten, die meist voraussetzt, daß auf Wasserspülklosetts und Bäder im Haus verzichtet wird, sind grundsätzliche Bedenken geäußert worden. Selbst passionierte Kleinsiedler werden erfahrungsgemäß nicht selten mit der Zeit des Trockenaborts und der Notwendigkeit, die menschlichen Abgänge im Garten unterzubringen, außerordentlich *überdrüssig*, so daß Forderungen nach Einbau von Wasserspülklosetts und von Bädern gestellt werden. Solche nachträglichen Maßnahmen sind bei der üblichen weiträumigen Bebauung kleiner Siedlungsgebiete zumeist unwirtschaftlich und belasten die Allgemeinheit stark.

Unter den wirtschaftlichen Gesichtspunkten für die Wahl der Hausform ist neben den wärmewirtschaftlichen Erfordernissen (vgl. S. 55) und des ganzen Bauaufwandes auch den Aufwendungen beim *Eisen-* und *Stahlverbrauch* für Straßen- und Hausanschlußleitungen der Wasserversorgungen besondere Aufmerksamkeit zuzuwenden. Er beträgt bei Einzel- und Doppelhäusern in Flachsiedlungen 324 bis 463 kg, für Reihenhäuser 78—125 kg und für Mehrgeschoßbauten in geschlossener Bauweise 23—75 kg.

Durch Aufstellung von bestimmten *Bauregeln* und ihre Verankerung im Baupolizeirecht *(Bauordnungen)*, deren Durchführung die Baupolizei überwacht, wird eine ungesunde Ausnützung des Baugeländes durch übermäßiges Aneinander- und Übereinanderreihen von Wohnungen unterbunden. Hierzu gehören unter anderem Regeln über die zulässige *Haushöhe*, die zulässige Geländenutzung und die einzuhaltenden Geschoßhöhen. *Neuerschließung* von Bauland soll in schmalen, langgestreckten Blocks erfolgen, um die Errichtung von Hintergebäuden unmöglich zu machen.

Nach der Haus- bzw. Raumart liegen die zulässigen Mindestgeschoßhöhen (von Oberkante Fußboden bis Unterkante Decke) zwischen 2,40 und 2,80 m. Die zulässige Bebaubarkeit pflegt in $^1/_{10}$ der Grundstückfläche angegeben zu werden; sie beträgt je nach der Bauklasse $^1/_{10}-^7/_{10}$, entsprechend 2—7 zugelassenen Hauptgeschossen. *Höfe* dürfen eine bestimmte Größe nicht unterschreiten (Mindesthofgröße in Berlin 80 m² bei 6 m geringster Abmessung). Die Gebäude*höhe* darf die Straßenbreite grundsätzlich nicht übersteigen, wobei eine größere Neigung des Daches als 45° der Gebäudehöhe zuzurechnen ist (vgl. S. 128). Auflockerung der Bebauung ist durch Festlegung des Mindestabstandes der Häuserreihen an beiderseitig bebauten Verkehrs- und Zubringerstraßen auf das $2^1/_2$fache der Gebäudehöhe möglich. Vorschriften über höchstzulässige Siedlungsdichten (etwa je Hektar Nettobauland 60, in Großstädten bis zu 80 Wohnungen) sind erwünscht. Bei breiten Verkehrsstraßen wird die Gebäudehöhe auch ohne Rücksicht auf die Straßenbreite beschränkt (zulässige Gebäudehöhen in Berlin je nach der Bauklasse 7—27 m). Abstand von Häusern voneinander (BAUWICH) muß gegebenenfalls 4—6 m betragen; sonst ist geschlossene Bauweise vorzuziehen.

4. Straßen. Besonnung. Bei der Anlage von Straßen müssen die künstlerischen, technischen und verkehrstechnischen Gesichtspunkte mit den hygienischen Erfordernissen in Einklang gebracht werden; hygienische und verkehrstechnische Forderungen werden mitunter in Widerstreit liegen. Konsequent starrlinige Führung der Straßen wirkt monoton; Unterbrechung durch sanfte Kurven, Plätze und Anlagen ist erwünscht. Sie sind in *Verkehrs-*, *Wohnsammel-* und reine *Wohn*straßen zu trennen, wobei letztere unter Umständen lediglich als Plattenpfade angelegt zu werden brauchen. Für spätere Verbreiterungen ist Anlage von Vorgärten wichtig.

Die Anzahl der *Personenkraftwagen* je Wohnung ist für die Straßenbemessung bei Ortsplanungen eine wichtige Größe. Im Hinblick auf die technischen Möglichkeiten erscheint es nicht übertrieben, wenn in Ländern mit hohem Lebensstandard für jede Wohnung bis zu 6 Räumen 1 Personenkraftwagen und mit mehr Zimmern 2 Personenkraftwagen angenommen werden. Dann würde der rollende Verkehr in den Wohnstraßen 2 Spuren mit zusammen 6 m, in Wohn*sammel*straßen sogar 4 Spuren mit 12 m beanspruchen. *Parkplätze* und Wartestreifen (bei $1^1/_2-5$ Geschossen im Reihenhausbau 2,5—11 m) sowie *Radfahrwege* (1,5—3 m) sind in Ansatz zu bringen. Einschließlich der *Gehbahnbreite* von 6 m können sich für Wohnsammelstraßen Gesamtstraßenbreiten zwischen 14—25 m ergeben.

Ihre Lage zu den *Himmelsrichtungen* beeinflußt die *Besonnung* der Wohnungen. Die einem Gebäude zugestrahlte Wärmemenge ist hygienisch wichtiger als die Durchsonnung, d. h. die Einfallsdauer der Sonnenstrahlen in den Raum. N-, NO- und NW-Lage ist nur für reine Kochküchen und Nebenräume zulässig. Für Wohnräume

kommen die S-, SO- und SW-Lagen unseren Wünschen nach viel
Sonne im Winter und weniger im Sommer gut nach. Wohnungen
mit Räumen nach O und W haben den ganzen Tag einen sonnigen
und einen schattigen Raum, wobei die Schlafräume nach O zu legen
sind. Vorgärten sollen besonnt sein; ständig beschattete Boden-
flächen um Wohnhäuser sind klein zu halten.

Rauhe *Straßendecken* erschweren die Sauberhaltung, während
gute, fugenlose Beläge die primäre Staubbildung verhindern und
rasche Staubentfernung ermöglichen, bevor er flugfähig geworden
ist. Verringerung des Straßenschmutzes bedeutet Verringerung der
Bakterienmenge. Untersuchungen an großstädtischen Straßendecken

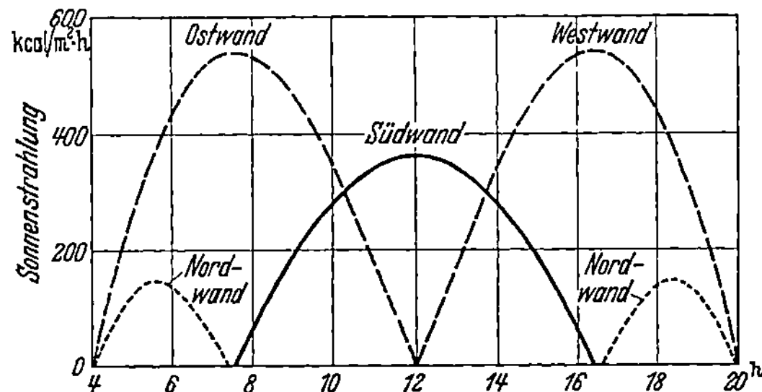

Abb. 4. Sonneneinstrahlung auf Wände verschiedener Richtungen am 1. Juli für 50°
nördlicher Breite nach CAMMERER-BRADTKE.

haben das Vorhandensein zahlreicher Krankheitserreger (unter anderen
tetanomorphe Bacillen, Vertreter der anaeroben Gasbrandgruppe,
der Coligruppe usw.) ergeben. Schotterstraßen sind sehr staub-,
gewöhnliches Straßenpflaster sehr lärmreich.

5. Frei- und Grünplätze. Wichtig sind sowohl ausgedehntere
(Park-) Anlagen als auch eine größere Anzahl kleiner oasenartiger
Grünflächen (Staubfilterwirkung!) Letztere müssen in gut erreichbarer
Nähe zu den Wohnvierteln liegen. In Berlin entfällt auf den Kopf
der Bevölkerung etwa 2,2 m² Freifläche; im Jahre 1935 wurden rund
400 Spiel- und Sportplätze gezählt. Je Kopf der Bevölkerung werden
als nicht unbedingt verläßliche *Faust*regel 8—15 m² für Parks und
Stadtgärten, 4—10 m² für Sport- und Spielplätze, 4—10 m² für Dauer-
kleingärten und 4—5 m² für Friedhöfe gerechnet, wobei die großen
Zahlen für Großstädte gelten. In London kommen etwa 5,3 m² Freifläche auf den Kopf der Bevölkerung. *Schreber*gärten sollen nicht
kleiner als 300 m² sein und möglichst nahe bei den Wohnungen liegen (Kinderwagenentfernung). In Berlin gab es 1946 (!) etwa 115000
Kleingärtner, die ein Gebiet von rund 48000 ha (etwa 5,4% der Stadt-
gebietsfläche) bearbeiteten. In dem neuesten Siedlungsplan von
Amsterdam sind je Einwohner 4,5 m² für Parks und daran anschließende Grünstreifen, 4 m² für Sport- und Spielplätze und 5 m²
für Kleingärten festgelegt worden.

Lüftung, Heizung, Klimatisierung.

Von

WALTHER LIESE-Berlin.

Mit 5 Textabbildungen.

Alle Räume, die zum dauernden Aufenthalt für Menschen bestimmt sind, sowie alle Arbeits- und Betriebsräume müssen *gute Luft* haben, d. h. die Raumluft darf als Träger des zur menschlichen Atmung lebensnotwendigen Sauerstoffs keine unzumutbaren Riechstoffe oder gesundheitsschädlichen Beimengungen aufweisen und soll in thermischer (klimatischer) Hinsicht behaglich sein. Die dafür notwendigen lüftungs-, heizungs- und klimatechnischen Einrichtungen müssen sowohl bezüglich ihres technischen Entwicklungsstandes als auch in den Betriebsweisen physiologisch richtigen Grundsätzen folgen, weil letzten Endes nicht der Raum, sondern der darin lebende Mensch belüftet und beheizt wird.

I. Physiologische und hygienische Grundtatsachen.

Alle Energieleistungen des Menschen sind mit Wärmebildung verknüpft. Die Abgabe der *Überschußwärme* erfolgt durch die Atmung und zu wesentlicherem Teil über die Haut in Form fühlbarer oder trockener Wärme (Strahlung, Strömung, Leitung) und als feuchte Wärme (unmerkliche Wasserverdunstung von der Haut, Schweißabgabe, fast mit Wasserdampf gesättigte Atemluft). Ein erwachsener Mensch im Gewicht von 60 kg (entsprechend einem Volumen von rund 60 l und einer Oberfläche von etwa 1,7 m²) gibt unter Grundumsatzbedingungen (ruhend, nüchtern, behaglich) rund 71 kcal/h ab. Seine Körper- und Hauttemperatur bleiben unverändert, solange die Summe aus innerer Wärmebildung und Wärmezustrahlung von außen gleich der Summe der Wärmeabgabe und der innerlich verbrauchten Wärme ist (Wärmegleichgewichtssatz). Anatomisch-physiologische Grundlage für das thermische Behaglichkeitsgefühl ist der Indifferenzzustand der Haut, bei dem die Eigentemperatur ihres thermischen Endapparates mit der Umgebung übereinstimmt (physiologischer Nullpunkt).

Für die Leistung einer bestimmten Arbeit wird im Körper das 3—4fache an chemischer Energie verbraucht, so daß die bei körperlicher Arbeit entstehende (und abzuführende) Abfallwärme stets größer als die Energieleistung ist[1].

---

[1] Menschliche Dauerleistung ~ 8 kgm/s ~ 80 Watt ~ 1/9 PS. Maximale Tagesarbeit ~ 0,7 kWh ~ 600 kcal. Überlastungsfähigkeit 5—10faches der Dauerleistung.

Tabelle 1. *Gesamtwärmeabgabe (trockene und feuchte) des menschlichen Körpers bei verschiedenen Zuständen* [1].

Zustand	Neue Werte kcal/h	Alte Werte kcal/h
Im Bett liegend.	60	—
Sitzend.	63	94
Stehend	66	109
Lebhaft gehend	180	436
Höchste Anstrengung	660	644

Solange sich der Körper in der Hauptsache trocken entwärmt, d. h. nur unter gleichzeitiger Mitwirkung der unmerklichen Wasserabgabe über die Haut, geht fast die Hälfte der gesamten Energieausfuhr über die *Abstrahlung* vor sich. Etwa die Hälfte dieses Wertes beträgt der über die Strömung und Leitung abfließende Anteil, wobei die Strömungsvorgänge den bei weitem größten Teil bewältigen. Bei ausgesprochener Hitzeabwehr (starke Wärmenachschübe aus dem Körper infolge schwerer Arbeit, Einwirkung hochwarmer oder schwüler Luft) steigert der Mensch die Wasserverdunstung über die an Zahl etwa $2^{1}/_{2}$ Millionen betragenden Schweißdrüsen der Haut bis zur profusen Schweißüberschwemmung. Durch Verdunstung von 1 l Wasser kann der Körper rund 590 kcal vernichten.

Tabelle 2. *Wärme- und Wasserdampfabgabe des normal bekleideten Mannes bei leichter, sitzender Beschäftigung in ruhender Luft.*

| Raumtemperatur | Wärmeabgabe durch | | Wasserdampfabgabe bei einer relativen Feuchte der Raumluft von 30—70% |
| | Strömung, Leitung und Strahlung (fühlbare oder trockene Wärme) | Wasserverdunstung (feuchte Wärme) | |
°C	kcal/h	kcal/h	g/h
10	117	18	31
16	91	18	31
18	84	20	34
20	79	23	40
24	66	35	60
28	50	51	88
30	40	59	102

Auf der Einnahmeseite im Wärmehaushaltsplan des Menschen steht die Energiebildung durch Oxydation, die Aufnahme von Strahlungswärme und die Wärmeaufnahme durch warme Speisen und Getränke. Den zur Oxydation der Nahrungsstoffe benötigten Sauerstoff

---

[1] Die Unterschiedlichkeit der in der Tabelle mitgeteilten Zahlen erklärt sich dadurch, daß die *neuen* Messungen stets 12 Std nach der letzten Nahrungsaufnahme gemacht und alle dadurch bedingten Änderungen mit Sicherheit ausgeschlossen worden sind. In der Lüftungstechnik pflegt man für die menschliche Wärmeabgabe mit einem Durchschnittswert von 100 kcal/h und Person zu rechnen.

erhält der Mensch über die *Atmung* (Gasstoffwechsel). Mit etwa 16 Atemzügen je Minute veratmet der erwachsene Mensch stündlich $1/2$ m³ Luft. Bei körperlicher Arbeit tritt eine Steigerung des Luftbedarfs auf 50—60 l, in kurzfristigen Extremfällen bis auf 150 l/min ein. Gegenüber einem Sauerstoffgehalt von 21 % der Einatmungsluft enthält die Ausatmungsluft nur 16—17 % Sauerstoff, dafür beträgt ihr Gehalt an Kohlensäure 4 % gegenüber 0,03 % reiner Einatmungsluft. Der Körper behält rund 5 % Sauerstoff, bei schwerer Arbeit bis zu 6 % zurück und kann die Kohlensäureausgabe bis auf etwa 4,7 % steigern. Der erwachsene Mensch verbraucht mithin 0,025 m³ Sauerstoff und liefert 0,02 m³ Kohlensäure je Stunde. Daraus folgt, daß im luftdicht abgeschlossenen Raum gesundheitliche Schäden durch vermehrte Kohlensäure stets früher auftreten als durch verringerten Sauerstoff. Bei Mangel an Sauerstoff wirkt die *Kohlensäure* als Stickgas, während sie bei ausreichendem Sauerstoff zentrale Wirkung als Narkoticum und Gewebswirkungen entfaltet. Im zweiten Fall ist ein CO_2-Gehalt der Einatmungsluft bis 2,5 % stundenlang ohne erkennbaren Schaden möglich (Kohlensäuregehalt in stark belegten Gemeinschaftsschlafräumen morgens bis 1,4 %; bei Kohlensäurebädern in Nasenhöhe über dem Wasserspiegel 1,4 %). Ab 3 % Atmung verstärkt und vertieft; ab 4 % Auftreten von Kopfschmerzen, Ohrensausen, Herzklopfen, Erregung usw. in individuell sehr unterschiedlichen Graden; ab 8—10 % rasches Eintreten von Bewußtlosigkeit. Unbeschadet der Tatsache, daß noch höhere Konzentrationen vertragen werden, müssen 2,5 bis höchstens 3 % CO_2 als noch gerade zulässiger Grenzwert für solche Sonderfälle gelten, in denen Kohlensäureanreicherungen in der Raumluft durch Menschen unvermeidbar sind (Erfahrungen in Luftschutzräumen).

Der Mensch ist je nach seinem körperlichen Zustand eine mehr oder weniger starke innerräumliche Wärme- und Feuchtigkeitsquelle, wozu die Auswirkung des Gasstoffwechsels und (praktisch nachhaltiger als diese) die Abgabe von Riechstoffen, d. h. Stoffen meist unbekannter chemischer Natur sehr verschiedenen Ursprungs (Schweiß, Mundhöhle, Darmgase) kommt, die ihrer Menge nach individuell sehr verschieden und außerdem stark abhängig vom Reinlichkeitszustand ist. Frühere Behauptungen, wonach die Ausatmungsluft Ermüdungsgifte (Kenotoxin) enthalten soll, haben sich, wie zu erwarten, als unzutreffend erwiesen.

In Übereinstimmung mit den physiologischen Erkenntnissen und den daraus abgeleiteten hygienischen Forderungen hat die Erfahrung zu folgenden allgemeinen *Leitsätzen* geführt:

a) Die Raumluft soll frei von aufdringlichen Riech-, Duft- und Ekelstoffen sowie von Krankheitserregern sein. Beim Eintritt in einen Raum soll kein Gefühl nach verbrauchter Luft aufkommen.

Die ekelerregenden Verunreinigungen der Raumluft in der Form der riechenden gasförmigen Stoffe, die durch Zersetzung der auf Haut und Schleimhäuten sich sammelnden Epithel- und Sekretreste oder durch unvollkommene Verbrennung von Beleuchtungs- und Heizmaterialien usw. entstehen können, stellen zwar keine gesundheitsschädlichen Stoffe dar, rufen aber bei vielen Menschen Widerwillen hervor (flache Atmung, Appetitlosigkeit). Sie sind deshalb für das menschliche Wohlbefinden nicht gleichgültig und müssen schon aus Gründen der Sauberkeit durch reine Luft beseitigt werden.

Geruchsprüfung durch objektive Meßverfahren ist bisher nur unvollkommen möglich. Ein verhältnismäßig einfacher *Verschlechterungsmaßstab* der Raumluft gegenüber Außenluft ist von PETTENKOFER auf ihrem Kohlensäuregehalt aufgebaut worden, solange die Anreicherung der Luft an Geruchsstoffen hauptsächlich auf den Menschen sowie die Raumheizung und -beleuchtung zurückgeht. Wo sich durch die Erfahrung ein bestimmter Kohlensäuregehalt zu einer subjektiv empfundenen Luftverschlechterung zuordnen läßt, pflegen Kohlensäuregehalte zwischen 1 und 2$^o/_{oo}$ (mit einem Mittelwert bei 1,5$^o/_{oo}$) im geschlossenen Raum Luftverhältnisse anzuzeigen, die sich von den erwünschten Eigenschaften reiner Außenluft schon weit entfernt haben. Da bei längerem Aufenthalt in Räumen meist Gewöhnung an den Geruch eintritt, ist man mitunter geneigt (und in bestimmten Fällen auch berechtigt), ihm in Arbeits- und Betriebsräumen untergeordnete Bedeutung beizulegen. Übliche Gegenmaßnahmen zur *Desodorisierung* laufen nur auf eine Überdeckung der Geruchsstoffe durch einen neuen Geruch hinaus und erzielen keinen echten hygienischen Vorteil. Das dafür empfohlene *Ozon* ist ungeeignet, obwohl leichter Zigarren- und Zigarettengeruch durch Ozonisierung beseitigt werden kann. Die aufgewandten Ozonmengen betrugen etwa 0,05—0,5 mg/m^3 Luft. Eine Raumluft, die mehr als etwa 0,1 mg/m^3 Ozon enthält, ist gesundheitlich aber nicht mehr indifferent (Reizung der Augenschleimhäute und des Kehlkopfs; Steigerung der Empfindlichkeit). Diese Mengen vernichten, wenn die Luftfeuchtigkeit höher als 60 % ist, zugleich solche Keime in der Raumluft, die nicht von organischen Substanzen umgeben sind. *Luftdesinfektorische* Maßnahmen verdienen Beachtung, zwar nicht als Regelfall, wohl aber, wenn es sich um dicht besetzte Arbeitsräume handelt, in denen die Gefahr einer Übertragung von ansteckenden Krankheiten durch Mundtröpfchen, Staubinfektionen usw. zu Epidemiezeiten allgemeine Bedeutung bekommt. *Luftkeimzahl* (bis 7000/m^3 und mehr) besagt wenig; Nachweis hämolyt. Streptokokken etwa Colitest beim Wasser analog. Die direkte Übertragung von Mensch zu Mensch ist zwar immer die gefährlichste Ansteckungsart; die Verbreitung ansteckender Krankheiten über die Raumluft darf aber, wie Erfahrungen in öffentlichen Verkehrsmitteln, Versammlungs- und Unterhaltungsräumlichkeiten beweisen, nicht außer acht gelassen werden. Das hat zur Entwicklung geeigneter Verneblungsverfahren angereizt, mit deren Hilfe die in der Luft schwebenden Krankheitskeime vernichtet werden können (z. B. Äthylen - Glykol - Resorcin - Alkohol - Wasser - Gemisch, dessen Nebel neben schneller keimtötender Kraft einen angenehmen Geruch besitzen sollen). Gute

Erfolge können auch mit Hypochloritlösungen erzielt werden (0,4 cm³ einer 1%igen Lösung auf je 1 m³ Raumluft bei halbstündiger Wiederholung) sowie mit Sprays von Chinosollösungen 1:1000. Für die Lüftungskanäle (z. B. nach Operationssälen und aus Infektionsabteilungen in Krankenhäusern) ist Einbau von Ultraviolettstrahlern empfohlen worden, die UV-Lichtsperren erzeugen.

b) Schädliche Gase, Dämpfe und Staube müssen unterhalb der Schädlichkeitsgrenze liegen.

Mit der generellen Forderung nach staubreiner Raumluft muß die nach Freiheit von giftigen Bestandteilen und Beimengungen verbunden werden. Die nachstehenden Zahlen geben den Höchstgehalt für praktisch wichtige chemische Verbindungen in mg/l an, die z. B. in Lösungsmittelbetrieben verwendet werden; sie verdeutlichen die Schwierigkeit ihrer Beherrschung durch lufttechnische Maßnahmen.

Benzin	1,0	Tetrachloräthan	0,01
Benzol	0,1	Trichloräthylen (Tri)	1,0
Chloroform	0,2	Tetrachlorkohlenstoff	0,2
Trichloräthan	1,0	Amylacetat	0,25
Tetrachloräthylen	1,0	Aceton	1,0
Methylalkohol	0,5	Äther	0,5
Äthylalkohol	2,0	Schwefelkohlenstoff	0,01

Der Wert für Phosgen würde vergleichsweise 0,001 mg/l betragen; Kohlensäure gilt bei stundenlanger Einatmung bis zu etwa 50 mg/l (2,5—3,0%) als unschädlich; bei Kohlenoxyd-Luft-Gemischen wird die Grenze, bis zu der sie längere Zeit ohne wesentliche gesundheitliche Störung eingeatmet werden können, bei 0,015—0,017% gezogen.

c) Die Lufttemperatur soll eher etwas zu niedrig als zu hoch sein. Räumlich und zeitlich auf die Dauer unverändert gleichbleibende Raumlufttemperatur wirkt erschlaffend und ermüdend.

Die vom Menschen — er reagiert auf Wärmegewinne und Wärmeverluste — im Raum *empfundene* Temperatur resultiert aus Lufttemperatur und mittlerer Temperatur sämtlicher ihn umgebender Oberflächen (einschließlich der Heizflächen). Höhere Temperaturen als 25° C werden insbesondere bei körperlicher Arbeit als belastend empfunden; unter 15° C muß der verstärkte Wärmeentzug durch geeignete Maßnahmen (Bewegung, Kleidung, Heizung) kompensiert werden.

Einzel- oder zentralbeheizte Räume, die zum dauernden Aufenthalt von gesunden Menschen bestimmt sind, sollten bei unseren Klimabedingungen und Lebensgewohnheiten eine Raumtemperatur zwischen 17,5 und 18,5° C aufweisen, was freilich weitgehende Annäherung von Luft- und mittlerer Wandtemperatur voraussetzt. Räume, die eine Temperatur unter 17° C haben oder in denen sie auf 21,0° C zustrebt, werden in der Regel als unbehaglich kühl bzw. als überheizt gelten. In Gemeinschaftsräumen (z. B. Unterrichtszimmer,

Büroräume u. ä.) müssen sich gegen tiefere oder höhere Wärmegrade besonders empfindliche Personen einen Ausgleich durch Wahl einer zweckentsprechenden Kleidung verschaffen. Für Werks- und Fabrikräume, Krankenzimmer, Badezimmer usw. muß die Raumerwärmung dem jeweiligen Bedürfnis angepaßt werden; je nach Art des Raumes können hier Lufttemperaturen etwa zwischen 10 und 22° C in Betracht kommen. Als normale Temperaturen für leichte Arbeiten gelten 18—20° C, für schwere Arbeiten und für Flure, Treppenhäuser und andere Nebenräume 10—15° C.

Leider herrscht vielfach eine gedankenlose *Wärmeverschwendung.* Überheizte Räume sind ungesund. In Schulen, Bürogebäuden, Krankenhäusern, Versammlungsräumen u. ä. nimmt die Bildung der üblichen Geruch- und Ekelstoffe und die Belästigung, die sie ausüben, mit der Raumtemperatur zu. Sie verursachen zudem vermeidbare Unkosten, die bei mäßig tiefen Außentemperaturen relativ besonders hoch sind. Eine Beheizung der Räume auf 19 statt auf 18° C verlangt einen durchschnittlichen Mehrverbrauch von Brennstoff um etwa 6%. Die Regelung der Raumwärme wird oftmals nicht mit der Feuerung oder den Regelvorrichtungen betrieben, sondern mit Hilfe der Fenster. Im Laufe der Zeit angewöhnte, viel zu hohe Raumtemperaturen — man findet nicht selten Temperaturen von 25° C! — werden dann ängstlich eingehalten. In Gebäuden mit Zentralheizung ist eine unbesonnene Überheizung der Räume an der Tagesordnung.

Die *Anpassung* des menschlichen Körpers an die jahreszeitlichen Klimaänderungen erklärt die unterschiedlichen Ansprüche an die Raumluft während der warmen und kalten Jahreszeit. Im Winter sind im geheizten Raum schon niedrigere Raumtemperaturen behaglicher als im Sommer. Deshalb sollten zu Beginn der Heizperiode etwas höhere Temperaturen eingehalten werden, um sie dann allmählich auf 19—17° C absinken zu lassen. Das Ausklingen im Frühjahr hätte wieder bei leicht erhöhter Raumtemperatur zu erfolgen. Vielfach geübter, besonders sparsamer Heizbetrieb zu Beginn des Winters ist zweifellos eine wichtige Ursache für die Auslösung der bekannten Erkältungswelle beim allgemeinen Heizbeginn. Als Richtlinie für den *Heizbeginn* kann die Gewohnheitsregel gelten, daß im Mietshause die Sammelheizung in Gang zu setzen ist, wenn an vier aufeinanderfolgenden Tagen die Außentemperatur um 21 Uhr niedriger als 12° C ist.

Bei Umgebungstemperaturen über 28—30° C sind auch unter sommerlichen Bedingungen Maßnahmen zur *Kühlung* in Erwägung zu ziehen. Das anzustrebende Ausmaß wird vom allgemeinen Wärmestand und von den sonstigen Lebens- und Arbeitsbedingungen bestimmt.

d) In Fuß- und Kopfebene soll möglichst gleiche Temperatur herrschen.

Die Erfüllung dieser Forderung ergibt eine in horizontaler und vertikaler Richtung gleichmäßige Temperaturverteilung. Wenn es im

Volksmund heißt „warme Füße, kalter Kopf", so ist das lediglich als Negierung des Umgekehrten richtig. Auf die Temperaturverteilung im Raum ist sowohl seine Lage, die Fensterfläche (Wärmeeinstrahlung), die Luftführung durch etwaige Lüftungseinrichtungen und während der Heizperiode die Größe der Heizfläche und ihr Aufstellungsplatz von Einfluß.

e) Die Luftfeuchtigkeit darf eher etwas zu gering als zu hoch sein.

Je niedriger die Außentemperatur und je höher die Raumtemperatur ist, um so geringer muß die *relative Feuchtigkeit* und um so größer das Sättigungsdefizit ausfallen. Bei einer durchschnittlichen Wintertemperatur von $+ 4°$ C und einer Außenluftfeuchtigkeit von 85% sinkt für eine Luft dieser Beschaffenheit bei Erwärmung auf 20° C die Feuchtigkeit auf fast genau 30%. Daraus folgt, daß im Winter Lüftung um so stärker austrocknend wirkt, je kälter es im Freien ist, je länger die Kälte andauert und je wärmer und gleichmäßiger die Räume geheizt werden. Eine Befeuchtung durch Lüftung ist zu erwarten, wenn es im Freien wärmer als in Gebäuden ist (beispielsweise an warmen Frühjahrstagen). An sich wird eine behaglich temperierte Luft mit einer relativen Feuchtigkeit von nur 20% (= ein Sättigungsdefizit von etwa 10 mm) gut vertragen. Erst dann, wenn die Luft staubig ist und unter Umständen brenzliche, durch Destillation des Staubes auf der Heizfläche entstehende Stoffe enthält, treten in geheizten (und besonders in überheizten) Räumen Belästigungen auf (Reizung und Schmerzempfindung auf der Kehlkopfschleimhaut, namentlich bei anhaltendem Sprechen), Erscheinungen, die vielleicht durch Wärmestrahlen bestimmter Wellenlängen verstärkt werden. Die oft zu beobachtende Schwärzung der Raumwand hinter den Heizkörpern rührt von den fortgesetzt durch aufsteigende Luftströme dorthin geführten Staubteilchen her (Staubabscheidung durch Thermodiffusion). Gegen höhere Feuchtigkeitsgehalte sind die meisten Menschen sehr empfindlich (Schwülegefühl). Schon eine 60% übersteigende Feuchtigkeit ruft bereits bei geringer Überheizung ein Gefühl von Unlust und Beklemmung hervor. Wenn gemeinhin verlangt wird, daß im Temperaturgebiet von 15—25° C die relative Feuchtigkeit sich in Grenzen von rund 30 bis etwa höchstens 70% bewegen soll, so entspricht das der physiologischen Beurteilung feuchter Luft und stimmt mit fundierten hygienischen Erfahrungen überein. Als für viele praktische Zwecke brauchbare Faustregel darf gelten, daß eine Überschreitung der relativen Feuchtigkeit von 70% schon bei mittleren und erst recht bei hohen Temperaturen unerwünscht ist. Der nicht nur in Laienkreisen verbreiteten Auffassung, daß die Luftfeuchtigkeit auf den Wassergehalt des menschlichen Organismus Einfluß habe, ist entschieden entgegenzutreten; mit dem Durstgefühl als Regulator befriedigt der Mensch sein Flüssigkeitsbedürfnis allein über die Zufuhr von Getränken.

f) Ein Zustand völliger Luftruhe ist ebenso unerwünscht wie fühlbar lästige Luftbewegung.

Stagnierende Raumluft entbehrt jeden belebenden Reizes auf die Hautnerven. Im Freien ist bekanntlich das An- und Abschwellen der Luftbewegung ein überaus günstiger Reiz auf die Hautdurchblutung, was für eine angenehme, mit dem subjektiven Gefühl der Frische verbundene Wärmeregulierung sehr wichtig ist (FLÜGGE.) Völlige Luftstille wirkt monoton und einschläfernd.

Für die Erträglichkeit von *Luftbewegungen* spielt stark der Umstand hinein, ob der Mensch auf das Vorhandensein von Luftbewegungen gefaßt ist, sie sogar verlangt oder nicht. Das ist nicht verwunderlich, wenn neben der Rolle der Haut als Wärmeaustauschfläche nicht übersehen wird, daß die gesamte Haut nebst Schleimhäuten ein peripheres, mit Nervenendapparaten ausgestattetes Sinnesorgan ist. Dadurch kommt die Wirkung von Luftbewegungen (wechselnder Druck, Angriffsfläche, Richtung usw.) nachdrücklich zum Bewußtsein, was für das Ertragen- oder Nichtertragenwollen einer Luftbewegung sehr mitbestimmend ist. Letzteres tritt um so schneller und schärfer hervor, je weniger Lufttemperatur und Luftbewegung physiologisch zueinander passen. Bei Raumtemperaturen von 18—20° C sind größere Luftbewegungen als 0,3 m/s schon recht problematisch; an Arbeitsplätzen mit Umgebungstemperaturen bis 25° C sind höchstens Geschwindigkeiten bis zu 0,5 m/s zuzulassen. Gewollte Bewindungen sind an heißen Arbeitsplätzen bis zu 2 m/s tragbar (Staubaufwirbelung!).

Wird bewegte, kühle Luft lästig empfunden, so pflegt von *Zugluft* gesprochen zu werden. In ihrer reinsten Form handelt es sich dabei um gerichtete oder turbulente, feine Luftbewegungen, die auf eine umschriebene Stelle der Körperoberfläche einen einseitigen Abkühlungsreiz auslösen. Inwieweit Zugluft Erkältungskrankheiten und andere Gesundheitsschäden (auch Infektionskrankheiten) verursachen kann, hängt von einer ganzen Reihe weiterer Umstände ab. Dazu gehört sowohl die Größe des Temperaturunterschiedes zwischen Luftbewegung und sonstiger Umgebungstemperatur als auch die zeitliche Dauer der Einwirkung. Die Schwere einer Gesundheitsschädigung hängt ferner vom allgemeinen Gesundheitszustand des betroffenen Menschen sowie auch sehr davon ab, ob der Körper erhitzt, die Hautoberfläche oder Kleidung feucht ist, Gegenwirkungen durch körperliche Bewegung vorhanden sind u. dgl. Nach unseren heutigen Kenntnissen muß angenommen werden, daß Zugwirkungen für alle Menschen ungünstig sind und eine ausgesprochene Abhärtung dagegen kaum erreicht werden kann. Im geschlossenen Raum kann Zugluft durch Undichtigkeiten an Fenster und Türen infolge Herabsinkens kalter Luftmassen nach Abkühlung an kalten Flächen (Fenster, Außenmauern), als Folgeerscheinung von fehlerhaften Lüftungs- und Heizungsanlagen usw. verhältnismäßig leicht entstehen (vgl. S. 93). Gegenüber diesen feinen Luftbewegungen im Raum sind es draußen gerade starke Luftströme (einseitiger Windanfall, Fahrtwind u. dgl.), die gesundheitsschädliche Abkühlungsreize verursachen.

g) Die zur Heizung benutzten Heizquellen sollen einen gewissen Anteil als Strahlungswärme liefern.

Die wichtige Frage, ob bzw. inwieweit ein bestimmtes Zusammenwirken von Strahlungs- und Strömungswärme aus Behaglichkeitsgründen erwünscht ist, ist noch nicht vollständig geklärt. Jedoch ist von Luftheizungen her bekannt, daß ein vorzugsweise durch Wärmeströmung erwärmter Raum — solange keine lästigen Luftbewegungen spürbar werden — meist angenehmer empfunden wird als z. B. das andere Extrem der angesprochenen Strahlheizung *(Anstrahlung)*. Sollen die verschiedenen Forderungen auf eine wärmephysiologisch richtige Linie gebracht werden, so dürfte die mittlere Wandtemperatur nicht wesentlich unter der Lufttemperatur und die mittlere Oberflächentemperatur der Heizfläche nicht wesentlich über der menschlichen Oberflächentemperatur liegen. Da zumindest bei trockener Entwärmung ein sehr erheblicher Anteil über die Strahlung geht, sind naturgemäß Eingriffe in den Strahlungshaushalt von entsprechend großer (und gegebenenfalls erwünschter) Rückwirkung. In unserem Klima sind wir darauf eingestellt, daß die umgebenden Gegenstände meist kühler als die Körperoberfläche sind. Der Körper verliert also in der Regel mehr Wärme durch Strahlung, als er empfängt. Es sei daran erinnert, daß beim Wärmeaustausch durch Strahlung die Zwischenluft, also ihre Temperatur, Feuchtigkeit und Bewegung praktisch einflußlos ist. Erst bei der Absorption wird die Strahlung in Wärme umgesetzt. Aber sowohl im Freien und besonders im geheizten Raum kann sich der Strahlungsaustausch zwischen Mensch und Umgebung umkehren, so daß der Körper zur thermischen Gleichgewichtserhaltung entsprechende Regulationen vornehmen muß. Andererseits kann der Strahlungsverlust nach kalten Flächen hin so unerträglich groß werden, daß Gesundheitsstörungen (Erkältungen) auftreten.

Um sich ein Bild über die energetische *Größenordnung* zu machen, sei bedacht, daß die Wärmebildung des Körpers eines 60-kg-Menschen bei völliger Ruhe im Mittel einen Wert von etwa 0,06 cal/cm² · min entspricht. Bei Aufenthalt im starken Sonnenschein können wir beispielsweise im Mittel eine Zustrahlung von insgesamt etwa 1,5 cal/cm² · min annehmen. Da unsere Haut aber nur etwa $^2/_3$ der auffallenden Wärmestrahlung absorbiert und außerdem niemals die gesamte Körperfläche, sondern nur ein Teil bestrahlt wird, kann im Mittel nur 0,15 cal/cm² · min tatsächlich wirksam werden. Selbst das ist schon mehr als das Doppelte gegenüber dem Wert für die Wärmebildung des ruhenden Körpers und entspräche etwa der Wärmemenge, die vom lebhaft gehenden Menschen gebildet wird.

Die Strahlen *dunkler Wärmequellen* sind physiologisch anders zu beurteilen als diejenigen leuchtender Strahler. Die *ultrarote* Strahlung

(Wellenlängen von 0,8—400 μ) wirkt hauptsächlich durch Wärme-erzeugung. Die ultrarote Strahlung von 0,7—1,4 μ soll am besten erträglich sein und am tiefsten in die Haut eindringen. Langwelligeres Ultrarot (2,5—3,0 μ) erzeugt unangenehme Wärmeempfindung und wirkt stechender als kurzwellige ultrarote Strahlen. Auf sie soll die Behinderung der Nasenatmung zurückgehen, die sich meist gleich-zeitig mit dem Auftreten der bekannten Schwüle- und Muffigkeits-empfindungen in überheizten Räumen einstellt. Aber selbst starke und Schmerz auslösende Erhitzung der Haut durch Ultrarotstrahlung klingt ohne schädliche Nachwirkung nach Schluß der Einwirkung wieder rasch ab.

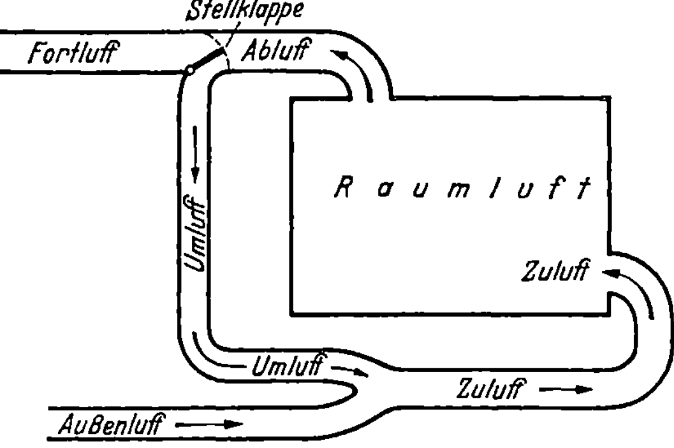

Abb. 1. Lüftung durch Umluft.

h) Klimatisierte Räume dürfen keine willkürlich großen Temperatur-unterschiede zur Außenluft oder zu anderen Räumen aufweisen. Die Temperaturunterschiede sind besonders klein zu halten, wenn es sich um Räume handelt, die häufig und für kurze Zeit betreten werden müssen.

Temperaturen, die Werte von 4—8° C zwischen draußen oder ver-schiedenen Räumen überschreiten, können gesundheitsschädlich sein. Erfahrungen der Tropenärzte in feuchtwarmen Klimaten lehren schon Unterschiede von nur 2° C zwischen Außenluft und Raumluft als gesundheitlich nicht unbedenklich.

i) Lüftung durch Umluft macht ausreichende Aufbereitung erforderlich. Es ist soviel Frischluftanteil beizumessen, daß keine aufdringlichen Gerüche herrschen.

Umwälzung der Raumluft durch Decken- und Tischventilatoren kann infolge der dabei entstehenden Luftbewegung vorübergehend angenehm empfundene Wirkungen auf das Wärmegefühl ausüben. Umluftlüftung ist nur einwandfrei, wenn die Abluft vor Wiederver-wendung so aufbereitet worden ist, daß der herausgenommene Sauer-stoff ersetzt, die gebildete Kohlensäure abgeführt, Riech- und Ekel-stoffe und unzulässige Anreicherungen an Wasserdampf entfernt worden sind. Wenn aus Gründen der Wärmeersparnis der Zuluft von Lüftungsanlagen ein gewisser Anteil an Abluft beigemischt wird, so soll er $^1/_5$ bis höchstens $^1/_4$ der gesamten Zuluft betragen.

k) Künstliche Ionisierung der Raumluft und Anreicherung mit biologisch wirksamen Strahlen (UV-Strahlen) ist nur für besondere Verhältnisse (z. B. Untertagearbeit) in Betracht zu ziehen.

Der wirkliche hygienische Wert der künstlichen Luftionisation kann heute noch nicht richtig abgeschätzt werden. Aus Versuchen war der Schluß gezogen worden, daß negative Ionen u. a. erfrischend, blutdrucksenkend, positiv geladene Ionen aber ermüdend wirken. Bei verlangsamter und flacher Atmung wurde der Sauerstoffverbrauch im ersten Falle vermindert, im zweiten Falle bei beschleunigter und vertiefter Atmung vermehrt gefunden. Die biologisch-medizinische Beurteilung der Luftionen ist bisher von Überschätzungen nicht freigeblieben. Es besteht vorerst keine Veranlassung, gewöhnliche Lüftungs- und Klimaanlagen mit Luftionisatoren auszustatten. Muß dauernd an Plätzen ohne jedes Tageslicht gearbeitet werden (Bergwerke), so sind Ultraviolettbestrahlungen für die Gesundheit und Arbeitsfähigkeit vorteilhaft, wenn die Bestrahlungsanlagen zweckmäßig angelegt werden und richtige Dosierung gewählt wird.

II. Lüftungsarten [1].

Luftwechsel ist nur möglich, wenn Luftströmungen vorhanden sind. Luftströmungen kommen durch *Druckunterschiede* zustande, die entweder durch *Temperaturunterschiede* oder durch *Windanfall* oder infolge Verwendung von *Ventilatoren* (Lüfter) entstehen. An Stelle der älteren Bezeichnungen natürliche und künstliche Lüftung sind in der modernen Lüftungstechnik die Begriffe *natürliche Lüftung* für die sog. Selbstlüftung und für die künstliche Lüftung die Begriffe *freie Lüftung* und *Zwanglüftung* eingeführt worden. Zur Zwanglüftung gehören alle mit Ventilatoren betriebene Lüftungen, die allein in der Lage sind, dem Raum ein beabsichtigtes Strömungsfeld und damit einen bestimmten Luftwechsel unter allen Umständen aufzuzwingen. Dabei ist freilich Voraussetzung, daß keine willkürliche Störung durch freie Lüftung wirksam wird (Fenster müssen geschlossen bleiben!). Die freie Lüftung (durch Fenster, Lüftungsschächte, Dachreiter usw.) ist in ihrer Wirkung stets von Wind und Wetter abhängig.

1. Natürliche Lüftung (Selbstlüftung, auch Poren- und Ritzenventilation genannt). Hierunter wird die Luftmenge verstanden, die bei geschlossenen Fenstern, Türen, Schornsteinöffnungen u. ä. nur durch Ritzen, Spalten und Poren des Mauerwerks usw. infolge Windanfalls oder (mit geringerem Effekt) durch Temperaturunterschiede zwischen Innen- und Außenluft ausgetauscht wird. Die stündliche

---

[1] In Anlehnung an die „Lüftungsgrundsätze" und „Lüftungsregeln" des VDI und sonstige Richtlinien seines „Fachausschusses für Lüftungstechnik".

Lufterneuerung auf diesem Wege wird von der baulichen Güte bestimmt und beträgt gewöhnlich nicht mehr als etwa das 0,3—0,7fache des Rauminhaltes, um höchstens bis auf das 1—2,5fache zu steigen. Bei schlecht montierten, vorfabrizierten Häusern können allerdings Werte festgestellt werden, die noch über einen zehnmaligen Luftwechsel hinausgehen! Durch übliches Mauerwerk kann aber kein Luftaustausch erwartet werden, der einen praktisch bedeutsamen *Lüftungseffekt* gewährleistet. Wesentlich größere Wirkungen kommen durch Undichtigkeiten von Fenstern und Türen, durch Schlüssellöcher, Türspalten usw. zustande. Zur Vermeidung von *Schwitzwasserbildung*, Wandfeuchtigkeit und Pilzbefall sollen kleinere Räume bis zu 40 m³ möglichst einen zweimaligen Luftwechsel in der Stunde erreichen; bei größeren Räumen reicht für diesen Zweck ein stündlicher Luftwechsel vom 0,3—0,7fachen des Rauminhaltes aus.

2. Bestimmung der natürlichen Lüftung. Der Inhalt des Raumes wird ausgemessen, vorhandene Möbel, Einrichtungsgegenstände u. dgl. sind abzuziehen. Anreicherung der Luft mit Kohlensäure (am besten aus der Bombe), gute Vermischung durch Schwenken von Tüchern oder dgl., Bestimmung des jetzt vorhandenen Kohlensäuregehaltes. Nach $^1/_2$—1 Std wird die Kohlensäurebestimmung wiederholt. In der Zwischenzeit sind Kohlensäurebestimmungen in der Luft der angrenzenden Räumlichkeiten und gegebenenfalls im Freien gemacht worden, aus denen das Mittel gebildet wird. Die während der gewählten Versuchszeit in den Raum eingedrungene Frischluftmenge berechnet sich nach der Formel von SEIDEL:

$$C = 2{,}303 \cdot M \cdot \log \frac{p_1 - a}{p_2 - a},$$

worin
    C = eingedrungene Luftmenge in Kubikmeter,
    M = Rauminhalt in Kubikmeter,
    p_1 = der zu Beginn des Versuchs $\rbrace$ vorhandene Kohlen-
    p_2 = der am Ende des Versuchs $\rbrace$ säuregehalt,
    a = das Mittel aus den Kohlensäuremengen der anstoßenden Räume ist.

Beispiel: Zimmergröße 82 m³; Versuchsdauer $^3/_4$ Std; $p_1 = 3{,}2\ ^0/_{00}$, $p_2 = 2{,}75\,^0/_{00}$; Kohlensäuregehalt in den angrenzenden Räumen bzw. im Freien 0,5, 0,6, 0,7 und $0{,}3\,^0/_{00}$, mithin Kohlensäuregehalt der zuströmenden Luft im Mittel $a = 0{,}5\,^0/_{00}$.

Also ist

$$C = 2{,}303 \cdot 82 \cdot \log \frac{3{,}2 \quad - 0{,}5}{2{,}75 - 0{,}5},$$
$$= 2{,}303 \cdot 82 \cdot \log 1{,}20,$$
$$= 2{,}303 \cdot 82 \cdot 0{,}079,$$
$$= 24{,}8\ \text{m}^3/^3/_4\ \text{Std.} = 33{,}07\ \text{m}^3/\text{Std.}$$

Ergibt sich die Notwendigkeit, lediglich die Größe der Porenventilation zu bestimmen, so muß der Raum zur Durchführung des Versuchs abgedichtet werden in der Weise, wie es z. B. bei Raumdurchgasungen üblich ist (Bekleben der Fenster- und Türenritzen mit gummierten Papierstreifen, Abdichten der Öfen, Türschlösser usw.).

3. Fensterlüftung. Zugfreies Lüften mittels der Fenster ist nur in der warmen Jahreszeit möglich. Eine Ausnahme machen solche Bauarten, die den Heizkörper zur Luftvorwärmung benutzen (z. B. Stumpf-O-S-Fenster nach O. SCHMIDT). Hohe, schmale Fenster entlüften wirksamer als niedrige, breite. Wichtig ist, ob die Räume Fenster an zwei gegenüberliegenden Seiten besitzen, oder ob das Stockwerk durch Zwischenwände und Gänge in Räume mit nur einer Fensterseite unterteilt ist. In ersterem Falle ist Querlüftung möglich, die den Vorteil hat, auch bei großer Raumtiefe den ganzen Raum zu durchspülen. Da Querlüftung leicht zu einem Übermaß an Lüftung und damit zu Zugerscheinungen führt, müssen die Fenster auf kleine und kleinste Öffnungen einstellbar sein, also z. B. Flügelfenster auf Spalten von 3—5 cm.

4. Lüftungsschächte. Die Wirkung der über Dach geführten Abluftschächte beruht auf der Ausnützung der Temperaturunterschiede zwischen innen und außen. Die sich ergebenden Triebkräfte sind aber selbst bei tiefen Außentemperaturen sehr klein; im Sommer können sie sogar negativ werden, so daß Außenluft eindringt. Windanfall kann die Wirkung der Abluftschächte wesentlich steigern, mitunter auch aufheben. Durch Aufsetzen von *Saugköpfen* verschiedenster Bauart versucht man, die Wirkung des Windes besser auszunützen. Beim Bau von Lüftungsschächten ist auf eine möglichst große Abflußöffnung, gute Klappen, sorgfältige Ausführung der Schachtwände und Vermeidung von Unebenheiten und Undichtigkeiten zu achten. Auf die Schaffung einer ausreichend großen Öffnung für die Zuluft muß sorgfältig Bedacht genommen werden. Zur Vermeidung von Zugerscheinungen legt man diese Zuluftöffnung möglichst so, daß die eindringende Frischluft an einem Heizkörper vorbeigeführt wird. Luftschächte können keinen sicheren und gleichmäßigen Lüftungseffekt haben; sie bringen aber bei richtiger Anlage ohne irgendwelche Betriebskosten eine in der Endwirkung nicht unerhebliche Lufterneuerung auch in der kalten Jahreszeit mit erheblich verringerter Zuggefahr zustande.

5. Abluftventilatoren. Mit Hilfe von kraftbetriebenen Ablüftern, die in die Wand oder in ein Fenster eingebaut werden, saugt man die Raumluft an und bläst sie ins Freie. Die Lüfter können auch so gebaut werden, daß sie Luft in den Raum hineindrücken. Ein Hauptfehler dieser Anlagen ist, daß aus Furcht vor Zugbelästigungen meistens keine ausreichende Zuluftöffnung vorgesehen wird. Zum Ausgleich des Unterdrucks, den der Ablüfter im Raum erzeugt, strömt die Luft dann auf allen ihr möglichen Wegen nach, so daß außerdem für ihre Reinheit keine Gewähr besteht. Häufige Klagen über Zugbelästigungen, Geruchsübertragung, Lärm u. dgl. lassen nur gut durchdachte und sorgfältig gebaute Anlagen vermeiden.

6. Lüftungsanlagen. Diese Anlagen ermöglichen im Gegensatz zu den bisher besprochenen Einrichtungen die genaue Einhaltung eines bestimmten Luftwechsels. Sie verlangen einen ausreichenden starken Motor, ein richtig berechnetes, sachgemäß ausgeführtes Kanalnetz und eine Vorrichtung zur Entstaubung der im Freien entnommenen Luft. Zur Reinigung des Kanalnetzes müssen Reinigungsöffnungen in ausreichender Zahl, Größe und Lage vorhanden sein. Die Zu- und Abluftgitter dürfen nicht waagerecht an begehbaren Stellen des Bodens liegen. Die Außenluft soll nach der Entstaubung nicht mehr als 0,5 mg/m³ Staub enthalten. Wird nicht die ganze Zuluft im Freien entnommen, sondern ein Teil der Abluft dem Raum wieder zugeführt, d. h. im Umluftverfahren gelüftet, so müssen nötigenfalls leistungsfähige Filter vorgesehen werden (S. 85). Lüftungsanlagen erlauben eine ausreichende, regelbare Vorwärmung der Zuluft, so daß zugfreies Lüften auch während der kalten Jahreszeit möglich ist. Zu- und

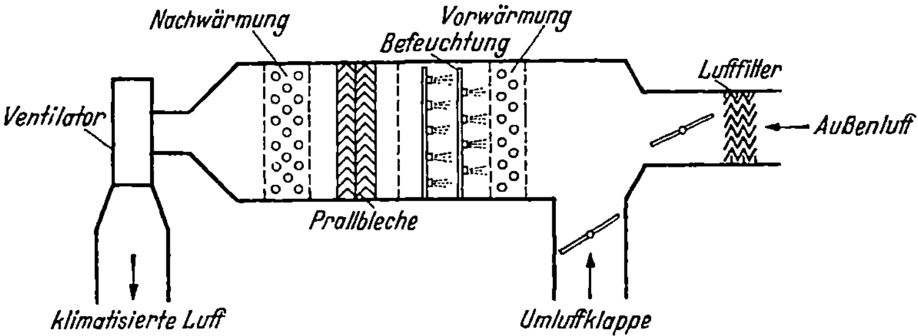

Abb. 2. Schema eines einfachen Klimagerätes.

Abluftöffnungen müssen im Raum so liegen, daß das der Luft aufgezwungene Strömungsfeld zu einer guten Luftverteilung führt, die beste Luft im Aufenthaltsbereich der Bewohner herrscht und Zugerscheinungen nicht auftreten; in der Aufenthaltszone sollen keine größeren Temperaturunterschiede als 2° C sein. Nötigenfalls sind besondere Luftverteiler als Abschluß der Zuluftöffnungen zu benützen. Die Anlage muß ruhig arbeiten. In leeren Räumen dürfen höchstens folgende *Lautstärken* auftreten:

Konzertsäle, Theater . . . . 20 phon
Hörsäle, Lichtspielhäuser bei geringen Anforderungen . 25 „
Öffentliche Versammlungsräume . . . . 30 „
Gaststätten . . . . 35 „
Gaststätten bei geringen Anforderungen . . . . 40 „

Lüftungsanlagen dürfen nicht ohne weiteres *Luftheizungsanlagen* gleichgesetzt werden, weil ihre Vorwärmung nur der Vermeidung von Zugerscheinungen nachkommt, nicht also der eigentlichen Raumheizung dient.

Muß in Arbeitsräumen auf ein ausgedehntes Kanalnetz verzichtet werden, so kommen *Wand-Luftheizgeräte* zur Anwendung, die in der benötigten Zahl an den Mauern angebracht werden und meist eine Einstellung auf Außen- oder Umluft erlauben. Sie werden auch als Überdruck-Frischluft-Heizungen geliefert, die mit Heizluft von 50

bis 230° C arbeiten (nur verwendbar, wo besondere lufthygienische
Ansprüche nicht gestellt werden).

7. Klimaanlagen. Klimaanlagen sind Lüftungsanlagen, die eine
selbstregelnde Einhaltung jeder gewünschten Temperatur und Feuchtigkeit der Raumluft gewährleisten, und zwar *unabhängig* von Wetter
und den durch die betreffende Raumgattung gegebenen Veränderungen (z. B. wechselnde Stärke der Raumbesetzung). Sie lassen
ein größeres Ausmaß der Luftbehandlung als gewöhnliche Lüftungsanlagen zu und haben Einrichtungen zum Reinigen, Erwärmen,
Kühlen, Befeuchten und Entfeuchten der Zuluft sowie die notwendigen Regelvorrichtungen. Sie sollen für den Sommer- und Winter-
betrieb unter unseren klimatischen Verhältnissen die folgenden Werte
gewährleisten:

Tabelle 3. *Temperatur und Feuchtigkeit der Raumluft bei verschiedener
Außentemperatur (VDI-Lüftungsregeln).*

Bei einer Außentemperatur	im von	Winter —	Sommer			
			20°	25°	30°	35°
Eine Innentemperatur von		20°	21,5°	22°	25°	27°
Eine untere Grenze der relativen Luftfeuchtigkeit von		35%	—	—	—	—
Eine obere Grenze der relativen Luftfeuchtigkeit von		70%	70%	70%	60%	60%

Neuerdings werden auch „Kleinklimaanlagen" gebaut zur Aufstellung in einzelnen Räumen. Sofern sie ohne Außenluft arbeiten,
dienen sie bestenfalls nur der Aufbesserung der Luft und können
nicht als Lüftungs- oder Klimaanlage bezeichnet werden.

III. Bemessung der Lüftung.

1. Luftraum (Luftkubus), Luftrate und Luftwechselzahl. Die
Wahl des Lüftungsverfahrens wird von der Raumgröße entscheidend
bestimmt. Wenn in genügend großen Räumen keine stärkeren Verschlechterungsquellen vorhanden sind bzw. es möglich ist, die Zahl
der anwesenden Menschen niedrig zu halten, so kann auf Zwanglüftung verzichtet werden. Der *Luftraum*, den der einzelne Mensch
benötigt (Luftkubus), wird mit 16 m³ angegeben. (Zu seiner Berechnung wird davon ausgegangen, daß der Kohlensäuregehalt der Raumluft 1°/₀₀ nicht überschreiten soll (vgl. S. 74). Bei Kohlensäure-
produktion des Menschen von rund 22,6 l/h und einem Gehalt
der Außenluft an Kohlensäure von 0,3'/₀₀ müssen mithin 1,0 —
0,3 = 0,7°/₀₀ Kohlensäure auf eine entsprechende Luftmenge verteilt
werden, die sich aus dem Quotienten 22,6 : 0,7 zu 32,3 m³ errechnet.
Da erfahrungsgemäß durch das Zusammenwirken von natürlicher
Lüftung und Fensterlüftung bestenfalls ein zweimaliger Luftwechsel
des Raumes je Stunde erzielt wird, errechnet sich demnach der

Luftraum für einen Menschen zu 16 m³. Dieser Zahl ist nur orientierende Bedeutung zuzuerkennen, weil ihre Errechnungsgrundlage unsicher ist. Bei kleineren Lufträumen bzw. bei stärker wirksamen innerräumlichen Verunreinigungsquellen ist eine laufende Zufuhr von Frischluft erforderlich. Die *stündlich zuzuführende Frischluftmenge wird als Luftrate* bezeichnet.

Aus Raumgröße (Luftraum) und stündlicher Luftmenge (Luftrate) errechnet sich die *Luftwechselzahl*, die die Häufigkeit des Luftwechsels je Stunde angibt. Die Bemessung von Lüftungsanlagen wurde früher allgemein auf Luftwechselzahlen aufgebaut, an deren Stelle aber genauere Rechnungsverfahren vorzuziehen sind. Die Luftwechselzahl ist jedoch fraglos ein Kennzeichen für die *Schwierigkeit* der einzelnen lüftungstechnischen Aufgaben insbesondere im Hinblick auf Zugfreiheit. Luftwechsel von weniger als dem Fünffachen des Rauminhaltes bringt keine besonderen technischen Schwierigkeiten mit sich. Fünf- bis zehnfacher Luftwechsel erfordert jedoch bei der Berechnung, dem Bau und dem Betrieb von Lüftungsanlagen größte Sorgfalt. Luftwechsel von mehr als dem Zehnfachen hat als schwierigste lüftungstechnische Aufgabe zu gelten. Derartige Anlagen bedürfen außerdem während ihres Betriebs ständiger sachkundiger Überwachung.

2. Luftwechselberechnung. Sichere Unterlagen für die Ermittlung der erforderlichen Luftrate liefert nur ein Berechnungsverfahren, das von der Zahl und Ergiebigkeit der Quellen der Luftverschlechterung ausgeht. Dazu ist eine regelrechte Bilanz notwendig, in der Zahl und Ergiebigkeit aller Luftverschlechterungsquellen berücksichtigt werden. Die Rechnung basiert entweder auf den im Raum vorhandenen Wärme- und Feuchtigkeitsquellen oder, wo diese die ausschlaggebende Ursache für die Luftverschlechterung sind, auf den gasigen Verunreinigungen der Luft.

Wird z. B. die *Einhaltung* einer bestimmten *Höchsttemperatur* für die Raumluft vorgeschrieben, so müssen unter Berücksichtigung des Wärmeaustausches durch die Raumumfassungen die von den Menschen bzw. von allen Apparaten, Öfen, Kesseln usw. an die Raumluft abgegebenen Wärmemengen errechnet oder wenigstens mit ausreichender Genauigkeit abgeschätzt werden.

Ist also in diesem Falle

$\sum Q_h \quad \left[\dfrac{\text{kcal}}{\text{h}}\right] =$ die Summe aller Wärmequellen, einschließlich Wärmegewinn oder Wärmeverlust des Raumes durch seine Umfassung,

$t_{ab} \quad (°\text{C}) =$ Temperatur der Abluft = vorgeschriebene Innentemperatur,

$t_{zu} \quad (°\text{C}) =$ Temperatur der Zuluft. Entweder Temperatur der Außenluft oder Temperatur der vorgewärmten bzw. gekühlten Zuluft,

$0,3 \text{ kcal/m}^3 \,°C$ = spezifische Wärme der Luft[1] und

V_h (m³/h)   = stündliche Zuluftmenge,

so besteht die Beziehung

$$\Sigma\, Q_h = V_h \cdot 0{,}3 \cdot (t_{ab} - t_{zu})\,,$$

woraus sich die stündlich zuzuführende Frischluftmenge errechnet zu

$$V_h = \frac{\Sigma\, Q_h}{0{,}3 \cdot (t_{ab} - t_{zu})}\,.$$

Handelt es sich im anderen Falle um Geräte, Arbeitsverfahren u. dgl., bei denen schädliche oder lästige Gase entstehen, die nicht an der Entstehungsstelle beseitigt werden, so daß ein vorgeschriebener *Reinheitsgrad* nur über die allgemeine Raumlüftung eingehalten werden kann und bedeutet

ΣG_h (m³/h) = Ergiebigkeit aller Quellen des schädlichen Gases,

$k_{ab}\left[\dfrac{\text{m}^3 \text{ Gas}}{\text{m}^3 \text{ Luft}}\right]$ = Konzentration der Abluft an schädlichen Gasen = dem zulässigen Gehalt der Raumluft an diesen schädlichen Gasen,

$k_{zu}\left[\dfrac{\text{m}^3 \text{ Gas}}{\text{m}^3 \text{ Luft}}\right]$ = Konzentration der Zuluft. Diese wird meist gleich Null gesetzt werden können

$V_h\left[\dfrac{\text{m}^3 \text{ Luft}}{\text{h}}\right]$ = stündliche Zuluftmenge,

so ist

$$\Sigma\, G_h = V_h \cdot (k_{ab} - k_{zu})$$

und

$$V_h = \frac{\Sigma\, G_h}{k_{ab} - k_{zu}}\,.$$

Trotz den Unsicherheiten, die den Berechnungsverfahren anhaften, sind sie zuverlässiger als die früher üblichen Luftwechselzahlangaben.

3. Lüftungsgradtage. Lüftungsanlagen werden erfahrungsgemäß stillgelegt, wenn ihre Betriebskosten höher als veranschlagt oder erwartet ausfallen. Die genaue Ermittlung ihrer Betriebskosten, die sich in der Hauptsache aus Wärme- und Stromkosten zusammensetzen, muß deshalb schon bei der Projektierung möglich sein. Neuerdings bedient man sich dabei des Begriffs der Lüftungsgradtage, die das Produkt aus der Zahl der Lüftungstage und dem Unterschied zwischen der Zulufttemperatur und der mittleren Außentemperatur sind [Einzelheiten bei E. SPRENGER: Lüftungsgradtage. Gesundh.-Ing. Bd. 68 (1947) S. 5].

---

[1] Die spezifische Wärme von 1 kg Luft ist mit 0,24 kcal/kg über den praktisch interessierenden Bereich in der Lüftungstechnik konstant. Die spezifische Wärme von 1 m³ Luft ändert sich infolge der Ausdehnung der Luft bei Erwärmung; sie ist bei $0°$ = 0,31, bei $20°$ = 0,29 und bei $40°$ = 0.27 kcal/m³. — 1 m³ trockene Luft wiegt bei $0°$ und 760 mm 1,293 kg.

IV. Lüftung bestimmter Raumgattungen.

1. Wohnräume. Fensterlüftung entspricht den zu stellenden Anforderungen. Ihr hygienischer Wert hängt im Einzelfall allerdings davon ab, daß die Bebauung des Geländes hinreichend licht ist, den Bewohnern eine ausreichende Grundfläche zur Verfügung steht und in Geschoßbauten für Kleinwohnungen durch entsprechende Grundrißgestaltung Querlüftung (zumindest Schrägdurchlüftung) möglich ist.

2. Aborte und Badezimmer. In Wohnungen, sofern es sich nicht um fensterlose Innenräume handelt, ist Fensterlüftung ausreichend. Lukenfenster sind unzweckmäßig, weil sie leicht als Zuluftöffnung wirken können und dann Geruchverbreitung in den Wohnungen bewirken; diese Fenster sollen nicht niedriger als Zimmerfenster sein, damit durch den unteren Teil Luft ein- und durch den oberen zugleich ausströmen kann. Pissoire und Aborte in Gasthäusern usw. werden bei großen Verhältnissen häufig Zwanglüftung in der Form von über Dach geführten und mit Sauglüftern versehenen Abluftschächten benötigen.

3. Waschküchen in Wohngebäuden. Fensterlüftung genügt vielfach; empfehlenswert ist ein Abluftschacht mit ausreichender Zustromöffnung.

4. Küchen. a) In Wohnungen. Fensterlüftung durch zweckmäßige Küchenfenster (Fensterflügel erst 30 cm über dem Fensterbrett beginnen lassen; Feststellvorrichtung für kleine Luftspalten von 1 bis 10 cm vorsehen; Kippflügel mit bequemer Feststellvorrichtung).

b) **Gewerbliche Küchen.** Zwanglüftung, da meistens dauernd geregelte Zufuhr erheblicher Luftmengen gewährleistet sein muß. Die erforderlichen Luftmengen werden zweckmäßigerweise auf die in der Küche aufgestellten Küchengeräte bezogen. Es wird gerechnet für:

Herde:

  je 1 m² Herdplatte, kohlebeheizt . . . . . 3000 m³/h
  je 1 m² Herdplatte, gasbeheizt . . . . . . 1500 m³/h
  je 1 m² Herdplatte, elektrisch beheizt . . . 1000 m³/h

Kochkessel:

  100 l Inhalt . . . . 300 m³/h
  200 l Inhalt . . . . 600 m³/h
  · 500 l Inhalt . . . . 1000 m³/h
  1000 l Inhalt . . . . 1500 m³/h

Kippbratpfannen:

  60 · 80 cm . . . . 500 m³/h

Die Ausführung von Küchenlüftungen hängt in den Einzelheiten ihrer technischen Gestaltung stark vom baulichen Zustand der Küchen bzw. von ihrer Lage im Gebäude ab (gute Wärmeisolierung der Wände und Dächer, Doppelfenster).

5. Eingebaute Kesselräume. Heizräume für zentrale Heizungsanlagen (vgl. Richtlinien aus dem früheren Reichsarbeitsministerium vom 5. 3. 40) können in der Regel durch Abluftschächte (möglichst in Schornsteinnähe) einwandfrei gelüftet werden, bei denen ausreichend bemessene Zuluftöffnungen Unterdruckentstehung verhindern, damit in den Kaminen keine rückläufigen Strömungen mit Übertritt von Rauchgasen aus den Kesseln in den Raum auftreten. Ist Zwanglüftung erforderlich, so sind aus dem gleichen Grund die Zu- und Abluftventilatoren zu kuppeln, damit sie stets gleichzeitig laufen.

6. Versammlungs- und Restaurationsräume. Hierunter werden alle Räume verstanden, in denen der je Person gewährleistete Luftraum klein ist und die Luftverschlechterung durch die dichte Besetzung mit Menschen verursacht wird. Eine Lüftungsanlage wird die Regel, in schwerer beanspruchten Räumen eine Klimaanlage notwendig sein. Erforderliche Luftrate in Räumen mit Rauchverbot 20—30 m³, in Räumen mit Raucherlaubnis 30—40 m³. Bei Temperaturen unter 0° C kann mit Umluft gelüftet werden; mindestens die Hälfte dieser Luft soll Frischluft sein. In Schulräumen und Hörsälen kann mit Fensterlüftung ausgekommen werden, sofern zweckmäßige Fensterformen gewählt und regelmäßige Pausenlüftungen bewerkstelligt werden.

7. Arbeits- und Betriebsräume. a) *Normalarbeitsräume*, in denen nur geringe Luftverschlechterung auftritt, werden in der Regel mit freier Lüftung (Fenster) auskommen. Notfalls muß die Wirkung durch eine zweckmäßige Raumbesetzung unterstützt werden. Dann sind als Mindestluftraum je Person für Werkstätten mit Einfachfenstern 12 m³, mit Doppelfenstern 15 m³, für Büroräume 15—20 m³ zu verlangen. Häufiges Lüften (wenn auch nur für kurze Zeit, stets jedoch in den Pausen) ist durchzuführen.

b) Betriebsräume in eingeschossigen Bauten (kleine Hallen) werden mit freier Lüftung auskommen, so lange die innerräumlichen Verschlechterungsquellen kein größeres Ausmaß haben. Eintritt der Zuluft an den Seiten durch zweckmäßig gestaltete Fenster oder besondere Öffnungen, Austritt durch Dachfenster. In den anderen Fällen ist Zwanglüftung in der Form der Überdrucklüftung, z. B. mittels Wand-Luftheizgeräten notwendig. Besondere Abluftkanäle sind meist entbehrlich, jedoch muß durch geeignete Dachaufsätze ein ungehindertes Abströmen der Fortluft gewährleistet sein.

c) Fabrikräume in großen freien Hallen (über 8 m Höhe) bedürfen vielfach nur freier Lüftung; Abzug der Luft ist durch Dachreiter zu begünstigen. Bei diesen Hallen ist bauliche Vorsorge gegen Überwärmung im Sommer sehr wichtig.

d) Betriebsräume aller Art mit starken innerräumlichen Wärme-, Feuchtigkeits- und Geruchquellen bedürfen gut überlegter Zwanglüftung (S. 76). Dem meistens erforderlichen hohen Luftwechsel ist von vornherein so entgegenzuarbeiten, daß die Raumluftbelastung möglichst gering ist. Unzweckmäßige Bauweise und Überlastung der Räume mit Wärme- und Feuchtigkeitsquellen ergeben Luftverschlechterungsgrade, die *hinterher* mit der Raumlüftung nicht in jedem Fall bewältigt werden können! Notfalls sind Umstellungen des Fabrikationsprozesses in Betracht zu ziehen. Die Isolierung von Feuerungsanlagen, Maschinen und Apparaten darf in Zukunft nicht lediglich nach wirtschaftlichen Gesichtspunkten erfolgen, sondern sollte von vornherein auch die Gewährleistung einwandfreier Raumluft im Auge haben. Wie selbstverständlich es heute ist, Maschinen mit geeigneten Sicherungsvorrichtungen gegen Unfallgefahren auszustatten, so entschieden ist in Zukunft darauf hinzuarbeiten, daß die in die Raumluft übertretenden Wärme-, Feuchtigkeits- und Riechstoffmengen durch zweckmäßige Abkapselung der Maschinen, Geräte usw. so gering wie möglich sind (Wasserschleier gegen Strahlungswärme u. ä.). Schädliche Gase und Staube müssen *grundsätzlich* an der Entstehungsstelle erfaßt und auf kürzestem Wege aus dem Raum entfernt und gefahrlos beseitigt werden *(Absaugungsanlagen)*, ohne daß sie auf diesem Wege an Mund und Nase der Arbeiter vorbeigeführt werden. Absaugungen verlangen in jedem Fall gut überlegte Maßnahmen für ausreichenden und zugfreien Ersatz der abgesaugten Luft; sie müssen gegebenenfalls in guter Übereinstimmung mit der allgemeinen Raumbelüftung arbeiten. Lassen sich Vergiftungsgefahren durch Gase, Nebel oder Staube durch Abkapselung und Absaugung nicht mit Sicherheit ausschließen, so müssen *Schutzmasken* oder Frischluftgeräte zur Anwendung kommen.

Bestimmte Betriebsarten, z. B. Textilbetriebe, Tabakwarenfabriken, Papierfabriken, photographische Betriebe usw. sind aus Gründen der Güte ihrer Produktionen an der Einhaltung bestimmter gleichbleibender Temperatur- und Feuchtigkeitsbedingungen im Raum interessiert *(Verarbeitungsklima)*. In diesen Fällen haben sich Klimaanlagen eingebürgert (S. 112).

e) Arbeitsklimatische Sondermaßnahmen. An den arbeitsphysiologischen Besonderheiten der *Hitzearbeit* läßt sich klar machen, daß mit Hilfe von regelbaren und den allgemeinen arbeitshygienischen und betrieblichen Bedingungen gut überlegt angepaßten künstlichen *Bewindungen* eine wirkungsvolle Verbesserung des Arbeitsklimas zu erzielen ist, die nicht nur subjektiv angenehm empfunden wird, sondern auch eine objektiv nachweisbare Erleichterung der Wärmebelastung des Körpers mit sich bringt. Für die technische Gestaltung erweist sich die Form der *Luftdusche* sehr zweckmäßig. Dabei ist als erste wichtige hygienische Forderung die Anpassung des Gesamtkühleffektes an den Wärmestand der Umgebung und als zweite die richtige Abstimmung von Temperatur und Geschwindigkeit der Duschenluft selbst zu erfüllen. Es stehen heute die für die Verwirklichung dieser beiden Grundbedingungen erforderlichen Unterlagen in ausreichender Weise zur Verfügung. Form der Endstücke der Luftdusche und Regelung des Betriebes müssen so sein, daß sie die gewährleistete Kühlwirkung in dauernd angenehm empfundener Weise zur Geltung bringen. Die Planung und Erstellung von Luftduschenanlagen ist keine einfache lüftungstechnische Aufgabe; ihre

Bearbeitung erfordert ausreichende klimatechnische Kenntnisse und
hygienisches Verständnis. Unüberlegt hergestellte Anlagen werden
sich sehr bald als untragbare Zumutung herausstellen [Hygiene und
Technik der Luftdusche in R.-Arbeitsbl. 22, III 366 (1942)].

8. Krankenhäuser. Zentrale Lüftungsanlagen werden überwiegend abgelehnt (wirtschaftliche Gründe, zu verschiedener Luft-
bedarf der einzelnen Räume, zwangsweiser Verzicht auf Fensterlüftung). Während der warmen Jahreszeit reicht in Krankenzimmern
die Fensterlüftung aus. Im Winter ist eine Vorwärmung der Frischluft erforderlich, wozu in erster Linie der Raumheizkörper zu benutzen
ist, was mit Hilfe geeigneter Spezialfenster erreicht werden kann.
Für bestimmte Räume (Operationssäle) bieten Klimaanlagen Vorteile. Lüftungsanlagen sind für Warte- und Umkleideräume, Laboratorien, Röntgenräume u. a. regelmäßig in Erwägung zu ziehen.
Klimaanlagen für therapeutische Zwecke verdienen Beachtung und
Förderung.

9. Sonderfälle. Nach den während des Krieges gesammelten Erfahrungen müssen *Schutzräume* Zwanglüftung haben, wenn der Luftraum weniger als 3 m³ je Person beträgt. Dann müssen bei nicht
arbeitenden Personen 20—30 l Luft je Kopf und Minute, bei arbeitenden Personen bis zu 100 l je Kopf und Minute zugeführt werden.
Mindestens ist aber in der Stunde ein einmaliger Luftwechsel sicherzustellen, damit ein genügender Überdruck im Raum erzielt wird.
Bei einem Luftraum von 1 m³ je Person und einer Frischluftzufuhr
von 24 l je Person wird die Raumluft nach $2^{1}/_{2}$ Std einen Kohlensäuregehalt von 2 % haben. Er beträgt nach $3^{1}/_{2}$ Std 2,1 % und bleibt
dann konstant (vgl. S. 74). *Faustregel:* Rauminhalt dividiert durch
Personenzahl mal 1,5 = Zeit, nach der Lufterneuerung erfolgen
muß. Die raumklimatischen Verhältnisse können damit nicht ge-
meistert werden. Für größere Bunkeranlagen waren als Luftrate
für die Normallüftung 18 m³ und für die Gasschutzlüftung 3 m³
vorgeschrieben.

V. Prüfung von Lüftungseinrichtungen. Behaglichkeitsmaßstäbe.

Die *Leistungsfähigkeit* einer Lüftungseinrichtung wird nach der von
ihr zu- oder abgeführten Luftmenge beurteilt. Die *Luftmenge* kann
entweder im Kanal oder an den Zuluftöffnungen im Raum gemessen
werden (im Kanal mit Hilfe des Venturi-Rohres); Messung der Luftgeschwindigkeit an Luftein- und Luftaustrittsöffnungen gibt einen
Anhaltspunkt für die Luftmenge. Die Messungen müssen entweder
in der Öffnungsebene oder am Lüftungsgitter und an verschiedenen
Stellen erfolgen. Es sind geeichte Anemometer zu verwenden, die möglichst eine unmittelbare Ablesung der Luftgeschwindigkeit in m/sec
erlauben. Ist (F) die freie Fläche der Öffnung (in m²) und (w) die
erhaltene mittlere Luftgeschwindigkeit in m/sec, so errechnet sich die
stündlich durch die Öffnung hindurchströmende Luftmenge (V) nach
folgender Formel:

$$V = F \cdot w \cdot 3600 \text{ m}^3/\text{h}.$$

Häufig wird es bei Lüftungs- und Klimaanlagen neben Messungen der Temperatur und der Feuchtigkeit notwendig sein, ein anschauliches Bild über die *Luftströmung* im Raum zu haben. An Stelle der üblichen Rauchprobe eignet sich Titanium tetrachloratum besonders gut zur handlichen Sichtbarmachung von Luftströmungen.

Von großer praktischer Bedeutung pflegt die Untersuchung auf *Zugfreiheit* zu sein. Bei Zugluftklagen ist daran zu denken, ob die Beschwerden nicht in Wirklichkeit von zu großer Wärmeabstrahlung nach kalten Flächen hin verursacht werden. Die Prüfung kann durch das Gefühl erfolgen (längerer Aufenthalt an der zu prüfenden Stelle mit entblößtem Kopf oder Hals). Quantitative Beurteilung erlaubt die mit dem trockenen *Katathermometer* gemessene *Abkühlungsgröße* (Katawert, Kühlstärke). In der Aufenthaltszone von Versammlungsräumen soll bei einer Lufttemperatur von 20° C der Katawert nicht größer als 6 sein. Zur Verwendung sollen nur geeichte Katathermometer (möglichst mit Quecksilberfüllung) kommen, auf deren Stiel außer den beiden Temperaturmarken von 38 und 35° C auch die Eichziffer eingeätzt ist. Zum Gebrauch wird das Instrument im Wasserbade (Thermosflasche) von 50—70° aufgewärmt, sehr gut abgetrocknet (weicher Lappen) und dann so an der Meßstelle aufgehängt, daß es nicht pendeln kann. Mit der Stoppuhr wird (auf Zehntelsekunden genau) die Zeit bestimmt, die der Thermometerfaden braucht, um von 38 auf 35° zu fallen. Ist z. B. der Eichwert des Instrumentes 480 und wurde eine Zeit von 96 Sek. gestoppt, so beträgt die Abkühlungsgröße 480:96 = 5. Der Beobachter muß darauf achten, daß er selbst an der Meßstelle keine zusätzliche Luftbewegung hervorruft. Für Messungen in heißer Umgebung kommen *Hochkatathermometer* mit Temperaturmarken bei 50 und 70° C zur Verwendung [Umrechnung: (48,5 — Lufttemperatur) mal Katawert = (36,5 — Lufttemperatur) mal Hochkatawert].

Werden an den gleichen Meßstellen Katathermometermessungen und Messungen der Lufttemperatur (mit einer Genauigkeit von $^1/_{10}$°) gemacht, so kann mit Hilfe der entwickelten Formeln aus diesem Zahlenpaar die an der Meßstelle herrschende *Luftgeschwindigkeit* berechnet werden, wobei es gleichgültig ist, ob es sich um eine gerichtete oder diffuse Luftbewegung handelt. Dasselbe Wertepaar dient zur Ermittlung der *Behaglichkeitsziffer*. Sie wird erhalten durch Division von Lufttemperatur : Katawert. Als Orientierungsregel gilt, daß die günstigsten Werte in der Aufenthaltszone in Aufenthalts- und Versammlungsräumen zwischen 3,7 und etwa 4,5 liegen. Werte zwischen 5 und 6 deuten auf zu warme, zwischen 2 und 2,5 auf zu kühle Luft hin. Nach den bisherigen Erfahrungen gelten für den Sommer die höheren Werte (physiologische Kontrolle durch Messung von Stirn- bzw. Handrückentemperatur). Die Behaglichkeitsziffern sind nur verwendbar, wenn Temperatur und Bewegung die maßgeblichen raumklimatischen Faktoren der Luft sind und stärkere Einflüsse durch die Luftfeuchtigkeit und von Wärmestrahlungsquellen her fehlen (BRADTKE-LIÈSE: Hilfsbuch f. Messungen. Berlin: Springer 1937).

Universell gültige *Behaglichkeitsmaßstäbe* lassen sich kaum aufstellen. Behaglichkeitsgleichungen lassen nur für solche Luftzustände

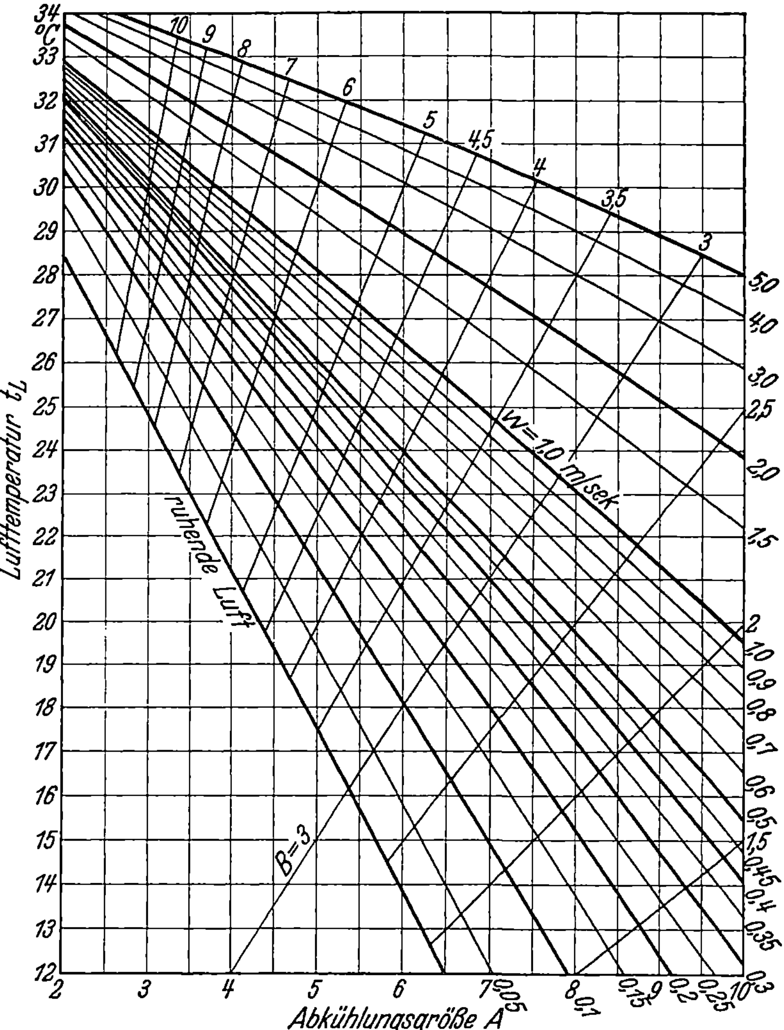

Abb. 3. Ermittlung der Behaglichkeitsziffern (B) und der Luftgeschwindigkeit (w) aus Lufttemperatur und Abkühlungsgröße (Katawert).

brauchbare Schlüsse erwarten, deren Temperatur, Bewegung und Feuchtigkeit keine extremen Werte annimmt. Behaglichkeitsformel nach VAN ZUILEN:

$$S = 7{,}83 - 0{,}1\, t_1 - 0{,}0968\, t_w - 0{,}0372\, p + 0{,}0367\, \sqrt{v\,(37{,}8 - t_1)},$$

worin S = Behaglichkeit, t_1 = Lufttemperatur (0,5 m über dem Fußboden gemessen), t_w = mittlere Wandtemperatur, p = Dampfdruck
in Millimeter Hg und v = Luftgeschwindigkeit in m/sec bedeutet. Bei
den sich ergebenden Zahlenwerten für S bedeuten 1 = viel zu warm,
2 = zu warm, 3 = behaglich warm, 4 = behaglich, 5 = behaglich kühl,

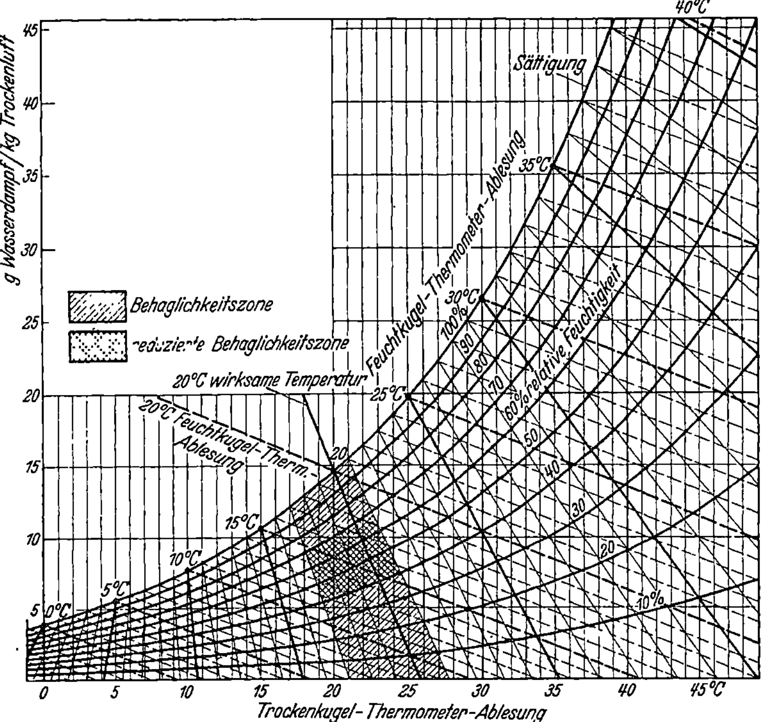

Abb. 4. Psychrometertafel mit Behaglichkeitszonen.

6 = zu kalt und 7 = viel zu kalt. Die Behaglichkeitszone im weiteren
Sinne umfaßt also Werte von 3—5.

Andere gebräuchliche raumklimatische Maßstäbe sind die *Naßtemperatur* (mit dem feuchten Thermometer gemessen), der mit dem
Assmannschen Psychrometer festgestellte Unterschied zwischen
Trocken- und Naßtemperatur (d. h. die sog. *psychrometrische Differenz*) und die davon abgeleiteten Größen (relative Luftfeuchtigkeit,
Gesamtwärmeinhalt der Luft, physiologisches Sättigungsdefizit usw.),
die von den Amerikanern eingeführte *wirksame Temperatur* (effective
temperature) oder die in Frankreich entwickelte *resultierende Temperatur*, wozu entsprechende Kurvenblätter benötigt werden, die auf
dem Mollierschen i-x-Diagramm aufgebaut sind. Zum Unterschied

vom Sättigungsdefizit versteht man unter dem *physiologischen Sätti-gungsdefizit* die Differenz zwischen dem Sättigungsdruck bei der Temperatur von 36,5° ($= 45,84$) und dem tatsächlich vorhandenen Dampfdruck. Es ergibt sich also, daß bei gleicher relativer Feuchtig-keit die physiologischen Sättigungsdefizite mit steigender Tempe-ratur nicht, wie es beim Sättigungsdefizit der Fall ist, größer werden, sondern sinken. Ein anderer Temperaturbegriff, der früher häufiger erwähnt wurde, ist die *Äquivalenttemperatur* (gelegentlich auch Pröt-temperatur genannt). Sie wird mit Hilfe der Faustformel $t + 2\,p$ berechnet, worin t die Lufttemperatur und p die zugehörige Dampf-spannung bedeutet. Durch Multiplikation der Äquivalenttemperatur mit dem Wert 0,24 wird der ebenfalls benutzte *Gesamtwärmeinhalt* feuchter Luft erhalten.

Für die objektive *Behaglichkeitsbeurteilung* in zwanggelüfteten oder klimatisierten Räumen ist die Behaglichkeitsziffer von prak-tischem Wert, solange sich die Luftfeuchtigkeit in behaglichen Grenzen bewegt; bei feuchter Luft geschieht sie am besten durch Angabe der Temperatur und der relativen Luftfeuchtigkeit. Zur Beurteilung, ob feuchte Luft Schwülegefühle erwarten läßt, spielt der Wert von etwa 11,5 g Wasser je Kilogramm Luft als Grenzzahl eine gewisse orien-tierende Rolle (BRADTKE). Die Benutzung des Gesamtwärmeinhaltes der Luft und der davon abgeleiteten Größen bietet im übrigen keine grundsätzlichen physiologischen Vorteile.

VI. Heizung[1].

1. Allgemeine Anforderungen. Bei einer mittleren Jahrestempe-ratur in *München* von 7,2°, in *Berlin* von 8,6° und in *Köln* von 10° C zwingen uns die klimatischen Verhältnisse an annähernd 230 Tagen des Jahres zur Heizung der Gebäude. Die alljährlich wiederkehrenden Heizungskosten stellen daher immer (und erst recht in Zukunft) keine geringe Belastung der Lebenskosten dar und sind durch zweckmäßige Heizungsanlagen, von denen aber auch ein vernünftiger Gebrauch gemacht werden muß, möglichst klein zu halten. Die Heizung deckt nicht allein den Wärmebedarf des sich während der kalten Jahreszeit auskühlenden Gebäudes, weshalb sie eine bestimmte Heizleistung gewährleisten muß. Das gewählte Wärmetransport-mittel (Luft, Wasser, Dampf) muß außerdem der Raumgattung (Wohn-, Büro-, Schul-, Fabrikgebäude usw.) angepaßt sein, damit die Heizung in richtiger Beziehung zur Zweckbestimmung der Räume steht und die Wärmeabgabe der Heizquelle soll dabei so erfolgen, daß sie den Bedürfnissen des menschlichen Körpers nachkommt (vgl. S. 80). Der Betrieb muß gefahrlos sein; in städtehygienischer Hin-sicht sollen die Feuerungen keine ungebührliche Belastung der Atmo-sphäre durch Rauch und Ruß verursachen (Einfluß der großen Zahl der häuslichen Einzelfeuerstätten!).

---

[1] Unter Benutzung von RIETSCHEL-GRÖBER-BRADTKE: Lehrbuch der Heiz- und Lüftungstechnik. Berlin: Springer 1948.

Soll die Wohnraumheizung einen *gesundheitlich* befriedigenden
und *wirtschaftlich* günstigen Zustand ergeben, so ist bei ihrer Wahl
und Einrichtung auch an die enge Abhängigkeit zu denken, die
zwischen der *Wandbauart* und der Heizung besteht (Abb. 5). Bei
Ziegelmauern ohne Dämmschicht ist beispielsweise Heizung mit nicht
speicherndem Heizkörper und nächtlichen Heizpausen meist zwar
wirtschaftlich, aber hygienisch ungünstig. Beiden Ansprüchen wird
eine regelbare Dauerheizung mit nicht speicherndem Heizkörper (auch
eiserner Dauerbrenner) gerecht. Der Kachelofen wird voll befriedigen,

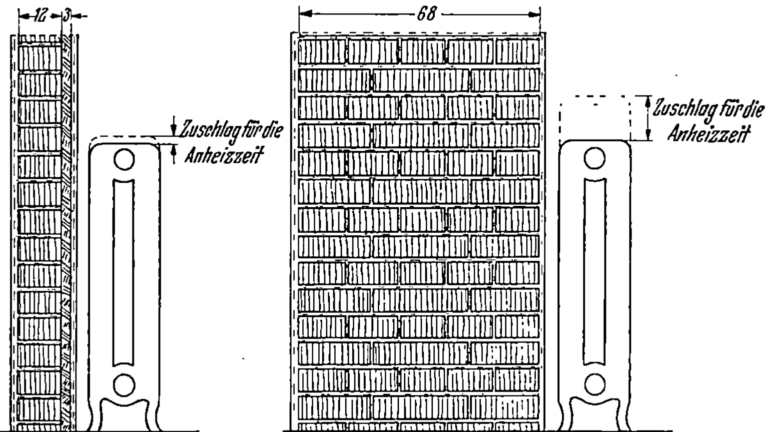

Abb. 5. Größe der Wärmespeicherung und damit Dauer der Anheizzeit zwischen Voll-
ziegelwand (rechts) und isolierter Wand (links) bei gleicher Wärmedurchgangszahl nach
SAUTTER (Wärmeschutz und Feuchtigkeitsschutz im Hochbau. Berlin: M. Lipfert 1948).

sofern an der Außenseite der Mauer ein Wärmeschutz angebracht
wird. Bei Wänden mit Dämmschicht an der Innenseite ist regelbarer
Dauerheizbetrieb mit nicht speicherndem Heizkörper recht wirtschaftlich und gesundheitlich einwandfrei. Ein guter Kachelofen
wird ebenfalls befriedigen, wenn weniger Gewicht auf den Bedarf
an Brennstoff gelegt zu werden braucht. Nicht speichernde Heizkörper und nächtliche Heizpausen können sehr leicht hygienisch
unerwünschte Verhältnisse ergeben.

2. Berechnung des Wärmebedarfs von Gebäuden (DIN 4701). Der
Wärmebedarf eines Gebäudes oder Raumes ist gleich dem zuschlag-
freien Wärmeverlust mal dem *Zuschlagfaktor.* Im Zuschlagfaktor
stecken alle Einflüsse, die sich infolge Betriebseinschränkung und
Betriebsunterbrechung, Windanfall und Lage zur Himmelsrichtung
ergeben. Der zuschlagfreie Wärmeverlust eines Raumes setzt sich
zusammen aus den Wärmeverlusten q_0 der Fenster und Türen,
Außenwände, Innenwände, Fußboden und Decke. Für diese gilt die
Gleichung:

$$q_0 = k \cdot F \cdot (t_i - t_a) \ [\text{kcal/h}],$$

worin bedeutet:

F die Fläche des Bauteiles in m²,

k seine Wärmedurchgangszahl in $\dfrac{\text{kcal}}{\text{m}^2\,\text{h}\,^\circ\text{C}}$,

t_i die Lufttemperatur des zu berechnenden Raumes in ° C,

t_a die Lufttemperatur im Freien oder im benachbarten Raum in ° C.

Ist $t_a > t_i$, also die Lufttemperatur im Nachbarraum höher, so ergibt die Rechnung für q_0 einen negativen Wert, d. h. einen Wärmegewinn, um den sich der Wärmeverlust des Raumes vermindert.

Die *Regeln für die Berechnung des Wärmebedarfs von Gebäuden DIN 4701* enthalten alle Angaben über den Aufbau und die Durchführung der Rechnung sowie die dazu benötigten Unterlagen (Wärmedurchgangszahlen für Fenster, Türen, Wände, Dächer, Decken und Fußböden, Wärmeübergangszahlen, Wärmeleitzahlen von Baustoffen, Wärmedurchlässigkeitswiderstände von Luftschichten usw.). Sie enthalten außerdem an Hand einer Klimakarte (s. S. 56) die für die Dimensionierung der Heizung zu wählenden tiefsten Außentemperaturen in Abhängigkeit von den klimatischen Eigentümlichkeiten des betreffenden Ortes. Für die klimatisch günstigen Gebiete Deutschlands werden heute als tiefste Außentemperatur nicht mehr wie früher — 10° C, sondern — 12° C angesetzt. Der Berechnung werden die folgenden Werte für die Raumtemperatur zugrunde gelegt, die aber nicht bindend für die wirklich einzuhaltenden Temperaturen sind.

Wohnhäuser: ° C

    Wohnräume, Badezimmer, Küchen . . . . +20
    Vorräume, Flure, Aborte . . . . +15
    Treppenhäuser . . . . +10

Geschäfts- und Verwaltungsgebäude:

    Geschäfts- und Büroräume, Gaststätten, Hotel-
       zimmer, Läden . . . . +20
    Flure, Treppenhäuser . . . . +20
    Aborte . . . . +15

Schulen:

    Klassenzimmer, Hörsäle, Aulen, Amtsräume . . . +20
    Wasch- und Baderäume, Flure, Treppenhäuser . +20
    Sammelräume, Aborte . . . . +15

Bei Verwaltungsgebäuden und Schulen, bei denen Flure und Treppenhäuser meist nicht abgeschlossen sind, empfiehlt es sich, zwecks Vermeidung von Zugerscheinungen diese Räume ebenfalls auf 20° C zu heizen. Bei Krankenhäusern, Fabriken, Theatern, Kirchen usw. sind die Innentemperaturen aller Räume in Vereinbarung mit dem Auftraggeber festzusetzen.

3. Heizgradtage. Der Wärme- und damit der *Brennstoffverbrauch* eines Gebäudes ist abhängig von der Zahl der Heiztage und dem

Unterschied zwischen der Innentemperatur und der mittleren Außentemperatur. Ist

Q [kcal]　der Gesamtwärmeverbrauch während der Heizzeit,

$q\left[\dfrac{\text{kcal}}{\text{Tag, }°C}\right]$　der Wärmeverlust des Gebäudes je Tag und je Grad Temperaturunterschied zwischen Innen- und Außenluft,

$t_i - t_{am}$ (° C)　der Unterschied zwischen Innen- und mittlerer Außentemperatur und

Z (Tag)　die Zahl der Heiztage,

so errechnet sich der Wärmeverbrauch zu

$$Q = q \cdot (t_i - t_{am}) \cdot Z \, .$$

Für das Produkt $(t_i - t_{am}) \cdot Z$ hat sich die Bezeichnung *Heizgradtage* oder *Gradtagzahlen* eingeführt; ihre Ermittlung für einen bestimmten Ort setzt die Kenntnis der Jahreskurve seiner Lufttemperatur voraus. Als Grenztemperatur für Anfang und Ende der Heizperiode gilt bei uns 12° C. Die Gradtagzahlen sind ein Maß für die klimatischen Anforderungen der verschiedenen Orte an die Raumheizung. Bei Orten mit gleichartiger Klimalage ist die mittlere Jahrestemperatur von bestimmendem Einfluß auf die Gradtagzahlen. Aus der erforderlichen Wärmemenge errechnet sich der Brennstoffbedarf nach der Gleichung

$$B = \eta \, Q H_u \, ,$$

worin B die zur Erzeugung der Wärmemenge Q erforderliche Brennstoffmenge, H_u den unteren Heizwert des Brennstoffes und η den Wirkungsgrad der Anlage bedeutet.

4. Brennstoffe und Feuerung. Aus der folgenden Tabelle ist die zur Verbrennung erforderliche Menge Luft von 20 ° C und der *Heizwert* der wichtigsten Brennstoffe zu ersehen, d. h. die Wärmemenge, die 1 kg bei vollständiger Verbrennung ungefähr liefert.

Brennmaterial	Heizwert kcal	Luftbedarf m³
1 kg Holz (lufttrocken)	3600	5,0
1 kg Torf (lufttrocken)	3800	3,7
1 kg Rohbraunkohle	2500	3,3
1 kg Braunkohlenbriketts	4500	4,7
1 kg Steinkohle	7000	8,9
1 kg Koks	6800	8,6
1 kg Leuchtgas = 2 m³	11000	11,5

Bei der *elektrischen* Heizung ist die entwickelte Wärmemenge der Stromleistung direkt proportional; da durch Abgase keine Wärme fortgeführt wird, kommt die gesamte erzeugte Wärmemenge dem beheizten Raum zugute.

Unter der *Wärmepumpe* wird ein Verfahren verstanden, bei dem einem äußeren Wärmevorrat (z. B. einem See) durch Abkühlung

Wärme zum Zweck der Gebäudebeheizung entzogen wird, was unter Aufwendung mechanischer Energie in einem thermodynamischen Kreisprozeß gelingt.

Eine Heizung ist *preiswürdig*, wenn sie ein hohes Güteverhältnis hat, d. h. wenn ein größtmöglicher Bruchteil der insgesamt entwickelten Wärmemenge der Raumerwärmung zugute kommt.

Die aus dem Schornstein entweichenden *Verbrennungsgase* sollen nur einen leichten, durchsichtigen Rauch bilden. Die Erfüllung dieser Forderungen verlangt eine richtige Anlage der Feuerung. Hierzu gehört auch der *Schornstein*, der die Feuerungsabgase in die Außenluft ableiten und durch seine Zugstärke der Feuerung die nötige Luft zuführen soll. Verbesserungen werden nötigenfalls durch Schornsteinaufsätze angestrebt. Nach dem 1. 1. 42 sollten nur noch Aufsätze mit amtlichen Prüfzeichen hergestellt werden. In den Rauchrohren von Heizöfen dürfen keine Absperrvorrichtungen angebracht werden, die das Entweichen der Feuerungsgase in den Schornstein völlig verhindern. Die baupolizeilichen Bestimmungen schreiben meist vor, daß die freibleibende Öffnung dieser *Ofenklappen* in zusammenhängender Fläche $^1/_4$ des lichten Rauchrohrquerschnittes, mindestens jedoch 20 cm² betragen muß. Von den Vorrichtungen zur Feuerungsregelung, die bei allen neuzeitlichen Ofenbauarten an der Ofentür angebracht sind, ist richtiger Gebrauch zu machen. Wahl eines geeigneten Brennstoffs ist sehr wichtig. Bedienung und Betrieb muß einfach und sauber vonstatten gehen. Es ist daher wünschenswert, daß die Beschickung mit den stets staubenden Brennstoffen nur recht selten zu erfolgen braucht.

Aus einem Merkblatt zur Bedienung der Öfen und Herde.

Das Anheizen muß bei langen und stark der Abkühlung ausgesetzten Rauchrohren mit rasch aufflammenden Brennstoffen (Papier, Kleinholz) erfolgen, Flüssigkeiten und feine Pulver können hingegen zu Explosionen führen und dürfen weder zum Anheizen noch später verwandt werden. Bei ungünstigen Verhältnissen kann es zweckmäßig sein, im Schornstein ein kleines „Lockfeuer" mit Papier (notfalls Holzspäne) anzuzünden.

Die Asche läßt man im Ofen abkühlen. Besondere Vorsicht ist bei den Aschen von Braunkohlen und Braunkohlenbriketts geboten, sie glühen lange nach und sind auch durch Übergießen von Wasser nicht abzulöschen. Die Asche darf nicht auf den Boden geschüttet werden, sondern ist nur in unverbrennlichen Behältern aufzubewahren.

Feuerstätte und Rauchrohr sind besonders bei feuchten und stark rußenden Brennstoffen (Grus) häufig zu reinigen.

Bei Verwendung feuchter Brennstoffe schlägt sich in den Rauchrohren und im Schornstein eine übelriechende Flüssigkeit nieder. Eine nachherige Beseitigung aus den Schornsteinen ist nur durch Austrocknen, also starke Beheizung mit trockenen Brennstoffen möglich.

Brennstoffe müssen so weit entfernt vom Ofen gelagert werden, daß sie sich nicht entzünden können.

Zugstörungen entstehen infolge:

Zutritts kalter Luft durch Undichtigkeiten an den Feuerstätten, an den Rohren oder an den Schornsteinen,

Rußansatzes in dem Ofen, in den Rohren und Schornsteinen, besonders bei Verheizung minderwertiger und feuchter Brennstoffe (nur eine häufige Reinigung kann hier helfen),

mangelhaften Luftzutritts durch den Rost und die Brennstoffschicht im Ofen (nicht den Ofen zu voll stopfen!),

zu starker Abkühlung in den Rohren, weil diese zu lang sind und durch kalte Räume hindurchgeführt werden oder weil die Rohre außerhalb des Hauses im starken Tropfenfall der Dachrinne liegen,

Luftunterdruckes im Zimmer oder Luftüberdruckes an der Austrittsmündung der Rauchrohre ins Freie (Windeinwirkung).

Schwierigkeiten werden besonders bei behelfsmäßigen Feuerungsanlagen häufig auftreten [vgl. Bedienungsanw. f. häusl. Einzelfeuerstätten, R.-Arbeitsbl. 24 I, 343 (1944)].

VII. Einzelheizungen.

1. Kamine. In ihnen wird Holz an *offener* Feuerstelle verbrannt; die Wärmeabgabe erfolgt hauptsächlich durch Strahlung. Zugerscheinungen sind infolge der starken Luftansaugung sehr leicht möglich; der Wirkungsgrad ist gering. In unserem Klima sind sie lediglich als Zierheizung üblich und nur zu gebrauchen, wenn die ausreichende Erwärmung der Räume auf anderem Wege gesichert ist.

2. Kachelöfen. Diese Öfen aus *Tonkacheln* haben bei richtiger Bemessung und einwandfreier Bauart den gesundheitlichen Vorteil einer verhältnismäßig recht niedrigen *Oberflächentemperatur*; sie liefern eine angenehme Mischung von Strahlungs- und Konvektionswärme. Niedrige, breite Ofenformen sind für die Temperaturverteilung im Raum günstiger als hohe schmale Öfen gleicher Wärmeabgabe. Es dauert aber geraume Zeit, bis der Ofen auf der Höhe der Wärmeabgabe ist. Unvorhergesehene Änderungen im Wärmebedarf und Mißgriffe bei der Brennmaterialmenge sind nicht auszugleichen. Die Öfen führen bei mildem Wetter leicht zu Überheizung; sie eignen sich gut für gleichmäßig kaltes Klima. Ihre Eigenart tritt um so reiner hervor, je größer ihre Masse ist. Um so größer ist dann das Wärmespeicherungsvermögen, um so länger dauert es aber auch vom Anheizen bis zur Wärmeabgabe, bis zum Warmwerden des Zimmers. Daher die häufige Empfehlung, daß die Heizung am zweckmäßigsten in den späten Abendstunden geschehen solle. Alle Kachelöfen müssen gut schließende Türen haben, damit nicht nach Erlöschen des Feuers durchströmende Luft den Ofen von innen abkühlt. Ein Vorzug ist, daß sie mit jedem Brennmaterial (auch Holz und Braunkohlenbriketts) zu heizen sind; nicht zu unterschätzen ist ferner ihre dekorative Wirkung und der gemütliche anheimelnde Eindruck eines wärmenden Kachelofens. Hygienisch aber stehen sie nicht selten wegen ihrer schlechten Regulierbarkeit im Gegensatz zu manchen übertriebenen reklamehaften Anpreisungen hinter guten eisernen Öfen zurück.

3. Mauersteinöfen. Baumaterial sind *Mauersteine* aus gebranntem Ton. Der Innenausbau besteht, soweit er hohen Temperaturen ausgesetzt ist, wie beim Kachelofen aus Schamottematerial. Der Aufbau erfolgt nach den für diese gültigen Richtlinien; kleine Notöfen können in Selbstherstellung erbaut werden. Bei gleicher Wandstärke und gleicher feuerungstechnischer Ausführung ist der Wirkungsgrad und die Heizleistung praktisch ebenso wie beim Kachelofen. Infolge größerer Stärke der Heizwand ist aber bei gleichem Wirkungsgrad die spezifische Heizleistung etwas geringer, die Heizfläche, das Gewicht und die Wärmekapazität etwas größer. Mauersteinöfen werden als ortsfeste und bewegliche *Zimmer*öfen (bis etwa 10 m² Heizfläche) und als *Großraum*öfen mit Heizflächen von 20 m² und mehr gebaut. Die Öfen sollen auf Sockeln oder Füßen stehen, genügend Wandabstand besitzen, nicht an eine Außenwand gestellt werden, dicht schließendes Feuergeschränk und Rauchrohrdrosselklappe besitzen sowie vollkommen fugendicht sein und bleiben. Da die Herstellung dieser Öfen relativ recht billig ist, wird die derzeitige größere Nachfrage nach ihnen verständlich, während sie früher nur geringe Bedeutung besessen haben [BARLACH, Ges. Ing. 69 (1949), S. 33 u. 71].

4. **Eiserne Öfen.** In der Entwicklung des Eisenofens haben sich in den letzten Jahrzehnten zwei Hauptbauarten herausgebildet, der *irische* Dauerbrandofen (mit geräumigem, zur Aufnahme eines größeren Brennstoffvorrats dienendem Füllschacht) und der *amerikanische* Dauerbrandofen (mit Korbrost und nicht zugleich als Verbrennungsraum dienendem Fülltrichter). Während der gewöhnliche eiserne Ofen sofort nach Erlöschen des Feuers aufhört, Wärmespender zu sein, gestattet der gut regulierbare Dauerbrenner einen ununterbrochenen und durchaus angenehm gestaltbaren Heizbetrieb. Bei geschickter Bedienung braucht nur eine einzige Anheizung während der ganzen Heizzeit erforderlich werden. Die vom Eisenofen ausgehende Strahlungswärme wird schon bei leichter Überheizung lästig (Ofenschirme alter Zeit), besonders aber, wenn etwa die Umwandung des Ofens anfängt zu glühen, wie es bei den einfachen Kanonenöfen häufig der Fall ist. Für regelrechten Heizbetrieb sind derartige Ofentypen unzulässig; sie kommen lediglich unter einfachsten Verhältnissen als Aushilfsheizung in Frage. Für die Wohnraumheizung können einzig und allein Qualitätsöfen in Betracht gezogen werden, am besten in emaillierter Ausführung, weil sie dann eine gemilderte Strahlungswärme liefern. Eiserne Öfen sind stets gut staubfrei zu halten (Staubverschwelung!). Die Aufstellung im Raum muß eine ungehinderte Wirkung ihrer Wärmestrahlung zulassen, ohne Ofenschirme notwendig zu machen. Eiserne Öfen müssen deshalb in richtiger Größe beschafft werden; sie darf nicht einfach geschätzt werden, sondern ist mit Hilfe von Heizleistungstafeln zu berechnen. Für den Betrieb eines Dauerbrandofens ist erste Regel, daß er niemals in helle Glut kommen soll, nicht durchgehen darf. Dadurch leidet die Schamotteausfütterung, der Rost verbrennt, die Eisenteile verziehen sich, so daß nachher die Türen nicht mehr schließen.

5. **Kombination von Kachel- und eisernen Öfen.** Zur Vereinigung der Vorteile beider Systeme sind Kachelöfen entwickelt worden,

deren Feuerungsgeschränk aus Eisen besteht. Diese Öfen haben kürzere Anheizzeit. Da sie die Wärme weniger lange halten, muß die Verbrennung auf längere Zeit verteilt werden, was entsprechend gute *Regel*vorrichtungen voraussetzt. Sie werden häufig auch so gebaut, daß sie vom Flur geheizt werden, wodurch die Staubbildung im Zimmer erwünscht herabgesetzt und ihre Anlage als Mehrraum-kachelofenheizung begünstigt wird. Unzweckmäßig ist es, eigentliche Dauerbrandöfen in Kachelöfen einzubauen oder die Abgase eines vor den Ofen gesetzten Dauerbrenners durch einen Kachelofen zu leiten. Hierdurch wird der Hauptvorteil der guten Regulierbarkeit preisgegeben; es werden die Nachteile beider Ofenarten kombiniert.

6. Gasheizung. Die Verwendung von Gasöfen bietet in mancher Hinsicht Vorteile (Vorausbezahlung, Transport und Lagerung von Brennstoff fällt fort; saubere Bedienung, keine Staubentwicklung; geringe Anlagekosten; gute Regelbarkeit; guter Wirkungsgrad). Nachteilig ist, daß die Betriebskosten hoch sind, weshalb sie als alleinige Dauerheizung nur bei günstigen Gastarifen verwendbar ist. Sie eignet sich vorzüglich als *Zusatz*heizung in Häusern mit Zentralheizung für einzelne schwer zu heizende Zimmer, auch allgemein im Frühling oder im Herbst, wenn sich die Inbetriebnahme der ganzen Heizung nicht lohnt. Für Räume, die nur für kurze Zeit möglichst rasch hochgeheizt werden müssen (Kirchen), ist sie besonders gut geeignet. Wohnräume mit Gasfeuerstätten bedürfen im allgemeinen regelmäßiger Lüftung. In Räumen ohne Lüftung dürften *abzuglose* Gasgeräte nur etwa 1 min je Kubikmeter Rauminhalt pausenlos betrieben werden. Zur Beheizung von Aborträumen können unter bestimmten technischen Voraussetzungen kleine Gasraumheizer ohne Abgasführung mit einem Anschlußwert bis zu 0,15 m³/h benutzt werden (wegen der Aufstellung von Gasfeuerstätten und Geräten einschließlich der Durchmesser und Querschnitte der vorzusehenden *Abgas*leitung in Abhängigkeit von dem Anschlußwert m³/h vgl. die Richtlinien des früheren Preuß. Finanzministers vom 24. 2. 34). Die früher häufig als schwerer Nachteil bezeichnete Explosions- und Vergiftungsgefahr bei Gasfeuerstätten kann in Anbetracht der entwickelten Sicherheitsmaßnahmen (Zugunterbrecher, Rückstausicherung, Hahnsicherung u. dgl.) als überholt bezeichnet werden. Die Gasöfen werden als Strahlungsöfen (Reflektor-, Radiator- und Glühkörperöfen) sowie als Konvektionsöfen (Gaskachelöfen, Gasheizöfen mit Halbspeicherung usw.) gebaut.

7. Elektrische Heizung. Sie ist eine hygienisch vollkommene Heizung; der Wirkungsgrad der elektrischen Raumheizkörper kann gleich 100 % gesetzt werden. Ihre Betriebskosten sind bei den üblichen Strompreisen leider so hoch, daß sie meistens nur als kurzfristige Aushilfsheizung angewendet werden kann.

8. Petroleum- und Spiritusöfen, deren Verbrennungsgase nicht unbedingt einer Ableitung in den Schornstein bedürfen, sind für alleinigen Heizbetrieb abzulehnen. Für die Ablehnung sind die gebildeten großen Wasserdampfmengen maßgebender als die starke Kohlensäurebildung oder die mögliche Kohlenoxyd- und Rußbildung.

VIII. Sammelheizungen.

1. Luftheizung. Älteste Art der Zentralheizung, die als Triebkraft den Gewichtsunterschied zwischen kalter und warmer Luft ausnutzt. Die Erhitzung der Luft geschieht mittelbar durch Rauchgase (Feuerluftheizungen) oder durch Dampf bzw. Wasser (Dampf- oder Wasserluftheizung). Man spricht von *Frisch*luftheizung, wenn die Abluft ins Freie austritt, von *Umluft*heizung, wenn die Abluft den Räumen wieder zugeführt wird. Da eine Reinigung der Kanäle meist schwierig ist oder Reinigungsmöglichkeiten überhaupt nicht vorgesehen werden, ist die Heizung durch Umluft hygienisch oft nicht einwandfrei. Häufig wird eine Verbindung von Frisch- und Umluftheizung derart vorgenommen, daß der Umluftbetrieb nur zum Anheizen bzw. Hochheizen der Räume dient. Der der Luftheizung gewöhnlich zugeschriebene Vorzug, zwangsweise mit der Heizung eine Lüftung herbeizuführen, ist nur in den seltenen Fällen vorhanden, wenn die zur Heizung nötige Zuluftmenge gerade den Lüftungsbedarf deckt. In stark besetzten Räumen, die wenig Heizung aber reichlich Lüftung nötig haben, ist die Zuluftmenge nicht ausreichend, und umgekehrt geht in Räumen mit wenig Insassen bei kälterem Wetter die zur Heizung erforderliche Luftmenge weit über den Lüftungsbedarf hinaus, wenn man die Temperatur der Zuluft nicht zu hoch treiben will. Solange die Luftheizung nur durch den natürlichen Auftrieb der erhitzten Luft wirkt, ist sie vom Wind und den Temperaturbedingungen der Außenluft stark abhängig (ungleiche Erwärmung der Räume). Man nimmt daher häufig durch Einbau von Lüftern auf die Luftführung Einfluß. Luftheizungen bieten manchen Vorteil (kleine Anlagekosten, keine Aufstellung von Heizkörpern im Raum), sind aber nur voll befriedigend, *wenn Wärme- und Lüftungsbedarf einigermaßen gleich sind.* In den Berichten über ausgeführte Luftheizungen wird stets betont, daß Planung vor Baubeginn und bei der Ausführung engste Zusammenarbeit zwischen Architekt und Heizungsfirma notwendig ist, um zu einem einwandfreien Betrieb zu kommen (richtige Wahl der Entnahmestelle für die Frischluft, gute Ausführung der Kanäle, Lufttemperatur bei Eintritt in die Räume nicht höher als 40—50° C usw.). Daß sich auch kleinste Räume mit dieser Heizung befriedigend heizen und lüften lassen, zeigte die Dampfluftheizung im *Münchner* Ledigenheim.

Einfachste Luftheizungen stellen die Bauarten dar, bei denen der Einzelofen (Kachelofen, eiserner Ofen) eine (mitunter regelbare) Verbindung mit der Außenluft hat, die ihm die Ansaugung von Frischluft ermöglicht (Ventilationsöfen). *Raumheizöfen* mit aufgesetztem Lüfter (zur Verstärkung der Luftansaugung) sind ebenfalls beschrieben worden. Eine befriedigende zugfreie Lüftung der Räume wird mit diesen Bauarten nicht unter allen Umständen möglich.

2. Warmwasserheizung. Bei der Warmwasserheizung wird das im Heizkessel erhitzte, spezifisch leichtere Wasser zunächst bis zum höchsten Punkte, dem Ausdehnungsgefäß, nach oben gedrückt, um dann unter steter Abkühlung über die Heizkörper und Fallstrangleitungen dem Kessel wieder zuzufließen *(Schwerkraftheizung)*. Reicht bei größeren Anlagen diese Schwerkraftwirkung zur Überwindung der Leitungswiderstände nicht mehr aus, so wird in den Umlauf eine Pumpe eingebaut (Schnellumlauf- bzw. Pumpenheizung). Da der Wasserinhalt der Anlage durch das Ausdehnungsgefäß mit der freien Atmosphäre in Verbindung steht (wegen Sicherheitsvorrichtungen vgl. DIN 4751), kann der Druck niemals über 1 Atm. ansteigen. Hochdruck- oder Heizwasserheizungen (auch PERKINS-Heizung genannt) mit Temperaturen bis zu 200° (entsprechend einem Überdruck von 3—9 Atm.) haben ihre frühere Bedeutung der erheblichen Nachteile wegen verloren.

Der hygienische Hauptvorteil der Warmwasserheizung liegt darin, daß die Oberflächentemperaturen der Heizkörper niedrig bleiben und sie eine milde, angenehme Wärme abgeben. Zwischen Außentemperatur und Vorlauftemperatur können im allgemeinen folgende Beziehungen gelten:

Außentemperatur:	—20	—10	0	+10	+15° C.
Vorlauftemperatur:	85—90	75	60	45	35° C.

Anlagen, bei denen in *unserem* Klima Heizkörpertemperaturen von 60° *häufig* überschritten werden, sind technisch nicht einwandfrei! Nachteile: hohe Anlagekosten, Gefahr des Einfrierens, beschränkte Regelfähigkeit wegen der anhaltenden Nachwärmung. Die Anlagen werden häufig als *Zweirohr*system (getrennte Vor- und Rücklaufleitung) und mit *oberer* Verteilung gebaut (schnellere, kräftigere Wasserbewegung als bei *unterer* Verteilung, Kühlbleiben der Kellerräume). Die Warmwasserheizung eignet sich für alle Fälle, wo hohe gesundheitliche Ansprüche zu stellen sind (Wohn-, Büro-, Schul-, Krankenhausgebäude u. dgl.). Sie kann auch als *Kleinanlage* (Etagenheizung) durchgeführt werden, wobei der Heizkessel im Keller oder im Geschoß aufgestellt werden kann. Für höhergelegene Stockwerke wird man die Aufstellung im Geschoß häufig vorziehen, zumal vorteilhaft ist, daß die vom Kessel abgegebene Wärme der Wohnung zugute kommt. Die zuführenden Rohrstränge werden an der Decke des Raumes, die abführenden in den Zwischendecken oder an der Decke des darunterliegenden Raumes verlegt. Aufstellung der Kessel erfolgt häufig in der Küche und kann auch mit dem Kochherd verbunden werden, was jedoch eigene Feuerung erfordert, weil die Herdfeuerung nur zeitweise benutzt wird.

3. Dampfheizung. Man unterscheidet *Niederdruck*dampfheizungen (mit 0,05—0,20 und höchstens 0,5 Atm. Überdruck), *Hochdruck*dampfheizungen (Dampfspannung im Heizkörper 1,5—3 Atm.) und *Vakuum*dampfheizungen (Dampfdruck unterhalb 1 Atm. und innerhalb ziemlich weiter Grenzen veränderlich). Damit ergeben sich

Oberflächentemperaturen der Heizkörper, die im ersten Fall bis 95° und darüber, im zweiten Fall von 110—130° betragen und sich bei den Vakuumheizungen unter 100° C halten. Der Dampf wird in einem Kessel erzeugt und durch Röhren zu den Heizkörpern geleitet. Es darf nicht mehr Dampf in die Heizkörper eintreten, als seine Heizfläche niederzuschlagen vermag, weshalb vor dem Regulierventil ein Voreinstellventil angeordnet ist (sonst Auftreten der bekannten knatternden Geräusche in den Kondensleitungen, die das Kondenswasser in den Kessel zurückführen).

Gegen die *Hochdruck*dampfheizung bestehen grundsätzliche hygienische Bedenken. Die *Vakuum*heizung ist eine gute Heizungsart für Fabrikgebäude mit eigener Dampfkraftanlage. Für Wohnräume kommt lediglich die *Niederdruck*dampfheizung in Betracht. Die Oberflächentemperaturen der Heizkörper liegen bei ihr zwar höher (und sind darum ungünstiger) als bei der Warmwasserheizung; vorteilhaft kann aber das rasche Anheizen und das sich schnell· auswirkende Abstellen der ganzen Anlage sowie der einzelnen Heizkörper sein. Es ergibt sich aber keine beliebig abgestufte Regelfähigkeit, sondern ein stoßweiser Betrieb. In Versammlungsräumen, Theatern, Gasthäusern und anderen Gebäudearten, in denen ein stoßweiser Regelbetrieb mitunter sehr erwünscht ist, wird die Niederdruckdampfheizung mit bestem Erfolg angewendet. Für ausgesprochene Wohnbauten ist sie zweifellos weit weniger geeignet. Ob als Krankenhausheizung Warmwasser als Heizmittel dem Niederdruckdampf zweifelsfrei überlegen ist, wird mit Unrecht gelegentlich immer wieder als noch offene Frage hingestellt. Zur Genehmigung von *Dampfkesselanlagen*, auch von Niederdruckdampfkesseln für die Raumheizung sind besondere Vorschriften erlassen worden. Dafür gilt zur Zeit die Verordnung samt Durchführungsbestimmung vom 28. 1. 35, die genaue Angaben über Werkstoff, Bauart, Sicherheitsausrüstung (Sicherheitsventile, Wasserstandsglas, Manometer usw.) enthält.

4. Strahlungsheizungen. Hierunter versteht man Heizungen (meist *Pumpenwarmwasserheizungen*), bei denen die Heizkörper unsichtbar in die *Wände*, den *Fußboden* oder die *Decke* des Raumes verlegt sind. Der Name Strahlungsheizung ist berechtigt, da die Wärme dem Raum vorzugsweise als Strahlungswärme zugeführt wird; wenigstens gilt das weitgehend für die Deckenheizung, bei der Wand- und Fußbodenheizung kommen schon erhebliche Anteile an Strömungs-(Konvektions-)wärme hinzu. Diese Heizungen haben den Vorteil, *daß die Heizflächen sehr groß sind und infolgedessen nur eine niedrige Oberflächentemperatur haben.* Bei der Fußbodenheizung scheint die angenehmste Temperatur bei 25° C zu liegen; eine Temperatur des Fußbodens über 30° kann an den Füßen bereits unbehaglich wirken. Bei der Deckenheizung rechnet man mit 30—35° als beste Oberflächentemperatur; diese Heizung kann im Sommer zugleich zur Raumkühlung ausgenützt werden, wenn kaltes Wasser durch das Leitungsnetz geschickt wird. Die Entwicklung der Fußboden-

und Deckenheizung ist zweifellos als Bereicherung der üblichen Heizverfahren anzusehen. Weiteren Untersuchungen hinsichtlich der Temperaturverteilung, der Regelbarkeit, der aus Behaglichkeitsgründen einzuhaltenden Temperaturhöhe usw. ist es noch vorbehalten, die für diese Heizung besonders zweckmäßigen Raumgattungen zu ermitteln[1].

5. **Heizkörper.** Die Führung der Wasser- und Dampf*leitungen* (meist schmiedeeiserne Rohre, Kondensleitungen auch aus Kupfer) wäre vom technischen Standpunkt frei vor den Wänden zweckmäßig, weil so die Steig- und Fallstränge leicht zugängig sind und ohne Schwierigkeiten repariert werden können. Wenn das geschieht, muß auf sichere und gefällige Ausführung der Verschraubungen, Abzweigungen usw. Wert gelegt werden. Eine andere Art ist das Verlegen der vertikalen Stränge in Mauernischen (etwa 15 cm tief und 20 cm breit), die durch Rabitzwände definitiv verschlossen werden. Abnehmbare Verschlüsse dieser Mauerschlitze sind weniger empfehlenswert, weil sie unerwünschte Gelegenheit zur Ansammlung von Schmutz und Ungeziefer geben können.

Als *Heizkörper* sind Rippenheizkörper, glatte Rohre und Radiatoren im Gebrauch. Sie werden als gußeiserne und schmiedeeiserne Fabrikate hergestellt; ein hygienischer Fortschritt sind die neuerdings herausgebrachten *keramischen* Heizkörper. Die Rippenheizkörper haben nur geringen Raumbedarf, sind aber unschön und schwer zu reinigen und daher unhygienisch. Glatte Rohre in Form von Heizschlangen werden gern bei großen Räumen angewandt, wenn eine möglichst gleichmäßige Wärmeverteilung angestrebt wird. Sie werden um die ganze Raumwand in Fußbodennähe herumgeführt und sind leicht zu reinigen. Als senkrechte Rohrregister sind sie aus wärmetechnischen Gründen weniger empfehlenswert. Mit Vorliebe werden Heizkörper benutzt, die sich in Form *von Radiatoren* aus einzelnen Gliedern von 30—150 cm Höhe zusammensetzen. Sie werden meist mit 1—4 Wasserkanälen ausgeführt und sind um so zweckmäßiger, je geringer die Masse des Eisens und besonders des Wassers zur Oberfläche ist. Um die Ablagerung von Staub zu verhindern, haben die Heizkörper wenig horizontale Flächen (*Staubreinigung* durch besondere Bürsten). Je glatter die Oberfläche des Radiators, desto besser ist er zu reinigen und um so eher wird die Forderung erfüllt, daß die Heizflächen durch Abwaschen staubfrei gehalten werden. Deshalb sind auch staubfangende Heizkörperverkleidungen grundsätzlich zu vermeiden. Können sie aus dekorativen Gründen nicht entbehrt werden, so müssen sie wenigstens leicht abnehmbar sein und ungehinderten Luftaustausch ermöglichen. Bei Verkleidung muß die Heizfläche etwa 20% größer genommen werden. Die Aufstellung der Heizkörper soll unter den *Fenstern* (als der Stelle der größten Wärmeverluste) erfolgen und die Wände hinter ihnen sind gut zu isolieren (Kachel-, Fliesenbelag, auch Torfoleumbelag). Von der Forderung einer Aufstellung unter den Fenstern

---

[1] Vgl. A. KOLLMAR: Theorie und Technik der Flächenheizung. Ges. Ing. **70** (1949) H. 1/2, S. 22 u. H. 7/8, S. 113.

sollte nur aus zwingenden Gründen Abstand genommen werden,
wenn z. B. bei billigen Siedlungsbauten aus Ersparnisgründen auf
Verkürzung der Rohrleitungen gesehen werden muß. In derartigen
kleinen Räumen ist der hygienische Nachteil nicht so groß, wenn eine
Aufstellung an den Innenwänden erfolgt. Das Anbringen von Heizkörpern in der oberen Raumhälfte ist wegen Fußbodenkälte zu vermeiden. Als Anstrich ist ein gut hitzebeständiger, abwaschbarer
Heizkörperlack zu wählen. Seine Farbe (helle oder dunkle Tönung)
ist entgegen früheren Anschauungen ohne Einfluß auf die Wärmeabgabe. Emaillierung und Vernickelung haben jedoch erhebliche Verminderung der Wärmeabgabe zur Folge (bei Anstrich z. B. mit
Aluminiumbronze sinkt wegen ihrer ungünstigen Strahlungszahl die
Wämeabgabe bis zu 25%).

IX. Vergleichende Betrachtung der Heizungsarten[1].

Richtige Berechnung des Wärmebedarfs eines Raumes und dem-
entsprechende Bemessung der Heizleistung, einwandfreie technische
Ausführung der Öfen und Anlagen sowie gut überlegter Betrieb vermögen die meisten Heizungseinrichtungen gesundheitlich einwandfrei
zu gestalten. Physiologisch sind solche Heizflächen am besten, bei
denen die zur Raumerwärmung benötigte *Oberflächentemperatur* möglichst tief ist und die dem Menschen eine *Mischung* von Strahlungs-
und Konvektionswärme zuführen. Diese Forderungen sind nicht ganz
leicht erfüllbar und verlangen wegen der dadurch bedingten großen
Heizflächen bestimmte heiz- und bautechnische Voraussetzungen.

Die Heizungsfrage kann niemals allein nach gesundheitlichen
Wünschen gelöst werden, weil den stark hineinspielenden energetischen und wirtschaftlichen Gesichtspunkten ebenfalls gebührend
Rechnung getragen werden muß. Das ist bei einer vergleichenden
Beurteilung von Einzelofenheizung und Zentralheizung immer zu
bedenken. In der Tat sind die Nachteile der *Ofenheizung*, ihre
immer schmutzende und selten ganz einwandfreie Bedienungs-
weise, das Heran- und Fortschaffen und Hantieren mit staubenden Brennstoffen und Asche im Raum selbst und schließlich die
Verschmutzung der Atmosphäre mit Ruß und Rauch durch sehr
viele häusliche Einzelfeuerstätten, vor allen in den Großstädten,
nicht nur bloße Unbequemlichkeiten, sondern entschiedene hygienische Mängel. Außerdem bedingt die auf den Einzelraum ab-
gestellte Ofenheizung in der Regel kalte Flure und Nebenräume
und bei Verwendung von Gasgeräten nicht selten kalte Küchen
und Badezimmer. Dem allen steht allerdings der Vorteil gegenüber,
daß ihre Einrichtung billiger und materialwendiger ist und ihr Betrieb

---

[1] Je 100 000 kcal kosten in DM bei *Koks* 0,63 (Zentner 2,10), bei *Gas*
1,31 (0,05/m³) und bei *Elektrizität* 4,65 (0,04/kWh). — Vgl. auch W. RAISS:
Berechnung des Brennstoffverbrauchs von Heizanlagen. Ges. Ing. 70 (1949),
H. 1/2, S. 28.

ganz nach persönlichen Wünschen und nach den Einkommensverhältnissen gestaltet werden kann und notfalls eine weitgehend unabhängige Befriedigung des primitivsten Wärmebedürfnisses auf einfachste und jedermann irgendwie zugängliche Art und Weise ermöglicht. Auftretende Mängel können relativ leicht repariert werden. Das erklärt die in unserer Bevölkerung noch heute festzustellende Vorliebe für die Heizung mit Öfen. Die großen hygienischen Vorteile der *Sammelheizung* können sich erst richtig auswirken, wenn einwandfreie Wärmezählung (genau wie beim Gas- und Stromverbrauch) möglich ist, d. h. wenn die Abnehmer nur die Wärmemenge zu bezahlen brauchen, die tatsächlich von ihnen entnommen worden ist. Die technische Variabilität der Sammelheizung ist derjenigen der Einzelofenheizung zweifellos überlegen, weil sie die verschiedensten physiologischen und raumhygienischen Ansprüche befriedigen kann. Wenn sie aber in der Anlage und im Betrieb teurer ist und bezüglich der Brennstoffe geringere Wandlungsfähigkeit besitzt, so kommt dem in wirtschaftlichen *Notzeiten* besonders starkes Gewicht zu, zumal selbst für normale Zeiten noch immer die Frage nicht befriedigend geklärt ist, von welcher Raumgröße und damit von welcher Miethöhe ab die Ausstattung von Wohnungen des sozialen Wohnungsbaus mit zentraler Warmwasserheizung tragbar ist. Trotz vielfacher beachtlicher Ansätze ist hierauf noch immer keine verläßliche Antwort möglich.

Daß die Ausbildung großer *Heizzentralen* (Städteheizung) wegen der Verwendung von Abwärme die Wärmelieferung wesentlich verbilligen kann, ist erwiesen. Neben wirtschaftlichen Gesichtspunkten darf nicht ganz das in ihnen liegende hygienische Risiko übersehen werden, das jeder Ausfall dieser Zentralen für den großen Kreis der Anschlußbesitzer bedeutet. Sich in wärmephysiologischer Hinsicht jeder Entscheidungsfreiheit freiwillig zu berauben, bedeutet großes Vertrauen in die Zuverlässigkeit eines zentralen Wärmebezugs.

Bei der *Ofenheizung* ist für die Wahl (eiserner Ofen oder Kachelofen) in erster Linie das örtliche Klima maßgebend. Die Entscheidung, ob unterbrochener Heizbetrieb oder Dauerheizung getätigt wird, hängt vielfach von der Raumart und den persönlichen Wünschen ab. Heizung mit Dauerbrennern ist fraglos sauberer und gesundheitlich dadurch vorteilhaft, daß das Absinken der Temperaturen während der nächtlichen Heizpausen gemildert wird.

Von den Zentralheizungen hat die *Warmwasserheizung* so gut wie keine hygienischen Nachteile. Sie eignet sich daher ganz besonders für alle Fälle, wo größere hygienische Ansprüche gestellt werden müssen, mithin für alle Arten von Wohn- und Bürogebäuden, Miethäusern, staatlichen und städtischen Dienstgebäuden, für Schulen und Krankenhäuser. Sie ist der Niederdruckdampfheizung überlegen, obwohl diese nicht unwesentlich geringeren Aufwand an Baustoffen und Herstellungskosten hat. Deren Hauptvorteil ist die Möglichkeit eines raschen Anheizens und Abstellens der ganzen Anlage und einzelner Heizkörper, woraus sich besondere Eignung der *Niederdruckdampfheizung* für große Gebäude ergibt, bei denen auf Dauerheizung verzichtet werden kann (Theater, bestimmte Bürogebäude, Versammlungsräume, Gasthöfe u. dgl.). Die *Kombination* beider Verfahren (für die Raumheizung benötigtes Warmwasser in Wärmeaustauschern erwärmt, die mit Dampf beheizt sind) gibt die Möglichkeit, Räume, bei denen höhere Ansprüche zu stellen sind, mit Warmwasser zu beheizen und sich so zugleich die Vorteile des Niederdruckdampfes zu verschaffen, die ihm für die Beheizung von Fluren, Treppenhäusern, Nebenräumen, angeschlossenen Wirtschaftsbetrieben usw. zweifellos zukommen.

Inwieweit für besondere Zwecke insbesondere für die Heizung von Betriebsräumen und Fabrikgebäuden die übrigen Verfahren besonders zweckmäßig und gesundheitlich tragbar erscheinen, kann nur von Fall zu Fall nach Kenntnis der örtlichen Voraussetzungen beurteilt werden[1].

X. Kühlung[2].

Eine Wärmeeinheit zu erzeugen, ist billiger und technisch einfacher als sie zu beseitigen. Daher kommt es, daß im Winter zur Erwärmung der Raumluft einfachere und billigere Verfahren ausreichen als zur *Kühlung* und *Trocknung* im Sommer, wo in der Regel zur Erzielung eines bestimmten und konstanten Wirkungsgrades auf Klimaanlagen nicht verzichtet werden kann. Abgesehen von deren größerer technischer Aufwendigkeit und ihrer weit kostspieligeren Betriebsweise müssen zu ihrer einwandfreien Berechnung genaue Unterlagen über das örtliche sommerliche Temperatur*maximum*, die durchschnittliche *mittlere Höchsttemperatur*, die *mittlere Sommertemperatur*, die Mittel-, Höchst- und Tiefstwerte der *Kühltage*, die *Luftfeuchtigkeit* und die *Sonnenscheinverhältnisse* verfügbar sein. Bei uns sind erfreulicherweise Kühlanlagen für *normale* Räume kaum notwendig, weil wir durchschnittlich nicht mehr als 30 Tage im Jahr mit einer Höchsttemperatur von mindestens 25° C (gegenüber etwa 220 Heiztagen!) haben. *Kühlanlagen* kommen daher nur für besondere Betriebsräume (Kühlräume, Kaltlagerhäuser usw.) in Betracht.

Die erforderliche *Trocknung* der Luft kann entweder durch *wasseraufnehmende Stoffe* (Silikagel, Aktivkohle, hygroskopische Salzlösungen wie Calciumchlorid, Zinkchlorid, Lithiumchlorid, Aluminiumverbindungen) erfolgen, was meist größere Apparaturen voraussetzt und teuer ist, oder durch *Unterkühlung*. Hierbei wird die Luft durch Abkühlung unter den Taupunkt zur Wasserausscheidung veranlaßt. Als Kühlflüssigkeit für die benötigten Kühlkörper kommt

---

[1] Für die Bereitung von *Warmwasser* sind in Großsiedlungen 100 bis 125 l/Person/Tag anzusetzen. In kleineren Gebäuden (Einzelwohnhäuser) kann der Bedarf auch höher sein. In Mietswohnungen ist der Wasserverbrauch sehr unterschiedlich, wenn Pauschalpreise gelten. Einbau von Warmwassermessern ist empfehlenswert, weil sonst Kessel- und Boileranlagen leicht vor unerfüllbaren Spitzenbedarf (Abendstunden, sonnabends) gestellt werden.

[2] Vgl. PLANK-KUPRIANOFF: Die Kleinkältemaschine. Berlin: Springer 1948.

Leitungswasser, *Grundwasser* oder durch *Kältemaschinen* gekühlte *Sole* in Betracht, wovon wiederum die Größe der Kühlfläche abhängt, die bei Anwendung von Sole wesentlich kleiner ist als in den anderen beiden Fällen mit durchschnittlichen Wassertemperaturen von nur etwa 8—10° C. Anlage- und Betriebskosten von Kältemaschinen sind anerkanntermaßen hoch; sie sind aber meist nicht zu umgehen, wenn auch im Sommer bestimmte Grenzen der Raumtemperatur und der Luftfeuchtigkeit eingehalten werden müssen. Da die Erfahrung gezeigt hat, daß in gewissen Betrieben die Qualität der Erzeugnisse stark vom Raumklima abhängt (Verarbeitungsklima), ist man dazu übergegangen, im Sommer und im Winter bestimmte Grenzen bei der Temperatur und ·Feuchtigkeit der Raumluft einzuhalten. Das ist in unserem Klima meistens nur mit Hilfe von Klimaanlagen möglich, bei denen eine Kühlmaschine vorgesehen ist.

Bei den *Kältemaschinen* unterscheidet man Kompressions-, Absorptions- (die mit binären Gemischen, meist mit Ammoniak und Wasser arbeiten) und Adsorptionsmaschinen (bei denen poröse Stoffe, z. B. Silikagel-SO_2 verwendet werden). Als Kältemittel bei den Kompressionsmaschinen haben zur Zeit Ammoniak (NH_3), Schwefeldioxyd (SO_2), Methylchlorid (CH_3Cl), Äthylchlorid ($C_2H\ Cl$) und Isobutan (C_4H_{10}) praktische Bedeutung, wozu neuerdings noch das Dichloridfluormethan (CCl_2F_2) tritt, das unter dem Namen *Freon* bekannt geworden ist, sowie ferner das Difluormonochlormethan Selbst die geringen Mengen dieser Kühlmittel, wie sie in den kleineren Haushalts- und Handwerkskälteanlagen Verwendung finden, können *Unfälle* (Vergiftungen, Explosionen) verursachen. Während sich aber Ammoniak und Schwefeldioxyd wegen ihrer Reizwirkung auf die oberen Luftwege rasch verraten, kann besonders das Chlormethyl als schweres Nervengift wirksam werden. Bei ungünstigen Raum- und Lüftungsverhältnissen können folgenschwere Explosionen eintreten. Freon wird wegen seiner geringen Gefährlichkeit neuerdings bevorzugt. Das mit der Wartung von Kälteanlagen betraute Personal muß die möglichen Vergiftungs- und Explosionsgefahren kennen und gelernt haben, sich bei Unfällen zweckmäßig zu verhalten.

Für *einfache* Verhältnisse kommt bei uns in erster Linie Kühlung durch nächtliche Lüftung der Gebäude in Betracht, die aber meistens nur begrenzte Wirkung haben kann. Aufstellung von Kühlkörpern im Raum analog den Heizkörpern ist unhygienisch, weil sie keine ausreichende *Entfeuchtung* der ·Raumluft bewirken, sondern durch sich selbst Anlaß zur Schwitzwasserbildung geben. Die Verwendung von Deckenheizungsanlagen zur sommerlichen Kühlung scheint unter gewissen Voraussetzungen erfolgreich zu sein.

Sehr wesentlich sind in jedem Fall *Vorbeugungsmaßnahmen*, die eine sommerliche Überwärmung der Gebäude verhindern. Das verlangt ausreichenden Wärmeschutz der Mauern und Vermeidung übergroßer Fenster, weil bekanntlich die Fenster im Sommer als regelrechte Wärmefallen wirken. Ein Sonnenschutz an den Fenstern hat nur Zweck, wenn er *vor* dem Fenster angebracht ist und so die

Tabelle 4. *Verarbeitungsklimatische Grenzwerte im Sommer und Winter.*

Betriebsart	Temperatur in ° C		Relative Luftfeuchtigkeit in %
	Sommer	Winter	
Elektrotechnik:			
Radiogeräte	22	20	60
Spulen und Transformatorenbau . .	22	20	65
Färbereien und Großwäschereien . . .	22 – 24	20 — 22	65 — 75
Feinmechanische und Meßgeräte	20	20	50
Filme und photographische Erzeugnisse:			
Entwicklung und Fixierung	23	22	60 — 65
Kopierräume	22	20	50 — 55
Trockenräume	25	24	50
Gummifabriken	22 — 24	22	50 – 70
Keramische Betriebe	23 — 24	22	65 — 70
Konservenfabriken:			
Fabriksäle	24	22	65 — 75
Lager- und Versandräume	18 — 20	20	50
Papierfabriken, Druckereien:			
Schneiden, Binden, Leimen und Trocknen von Papier	15 — 23	15 — 20	60
Druckerei	15 — 23	15 — 20	60 - 70
Lagerräume	15 — 20	15 — 20	35 — 40
Pharmazeutische und kosmetische Betriebe:			
Fabriksäle	22	20	65
Lagerräume	18	16	50
Schokoladenfabriken:			
Für Sondererzeugnisse	23 – 25	22 — 24	35 – 40
Seifenfabriken:			
Fabriksäle	22 — 23	21 — 22	65 - 70
Lager- bzw. Kellerräume	16 — 19	15 – 18	60
Süßwaren, Keks usw.:			
Mehllager	23 – 27	21 — 24	60
Hefelager	– 2 – +5	−1 — +3	60 — 75
Knet- und Teigherstellungsraum . .	25 – 27	23 — 25	55 — 70
Gärraum	25 — 27	24 — 26	76 — 80
Lager für Butter, Eier und Obst . .	0 — 2	0 — 3	75 — 80
Tabakwarenfabriken:			
Anfeuchteräume	24	22	92 — 93
Lagerräume	20	18	60 - 65
Lösereiräume	24	22	80
Textilbetriebe:			
Spinnereien	24	22	80 - 90
Webereien	23	21	75 — 85
Sulfidierräume (Toleranz ± 0,35°) . .	22	20	70

Außenseite der Glasfläche abzuschirmen vermag. Die bei Fabrikhallen häufig zu findenden Dachanstriche mit hellen Farben, Aluminiumfarbe u. dgl. sind alljährlich zu erneuern. Streichen der Fenster und Oberlichte mit blauer Farbe ist keine wirkungsvolle Maßnahme gegen sommerliche Überwärmung.

Licht und Beleuchtung.

Von

WALTHER LIESE-Berlin.

Mit 5 Textabbildungen.

Die *Lichtempfindung* ist die Wirkung der Erregung der Sehnerven durch die Wellenlängen 0,4—0,8 μ des elektromagnetischen Spektrums. Ihre Intensität oder Helligkeit ist in erster Linie von der Intensität des einwirkenden Lichtes, außerdem vom Erregungszustand der Netzhaut des Auges abhängig. Bei den Wahrnehmungsmitteln der Netzhaut werden *Zapfen* (farbenempfindlich) und *Stäbchen* (farbenunempfindlich) unterschieden; bei Helligkeit findet Zapfensehen (Hellsehen), in der Dämmerung Sehen mit Stäbchen (Dämmerungssehen) statt. In schlecht beleuchteten Räumen muß sich das Auge des physiologisch offenbar anstrengenderen *Gemischtsehens* (Beteiligung des Hell- und Dunkelapparates der Netzhaut) bedienen. Künstliches Licht unterscheidet sich vom Tageslicht in der Mischung der verschiedenen Wellenlängen.

Hygienische Mängel, wozu auch solche psychohygienischer Natur gehören, sind Schädigungen der Augen durch zu geringe *Lichtmenge* oder durch ungünstige *Lichtbeschaffenheit.*

Tageslicht- und künstliche Beleuchtung dürfen nicht als beziehungslose Raumbeleuchtungen aufgefaßt werden. Die Anordnung der Lampen (Einfallsrichtung und Schattenwirkung) soll deshalb auf die in der Regel nach dem Tageslicht orientierte Raumgestaltung und Raumbenutzung Rücksicht nehmen.

I. Grundbegriffe und Grundtatsachen.

Einheit der Lichtstärke ist die HEFNER-Kerze (HK). 1 HK ist die Lichtstärke, mit der die unter Normalbedingungen brennende, geeichte HEFNER-Lampe (Amylacetatlampe von 8 mm $\varnothing$ und 40 mm Flammenhöhe) in waagerechter Richtung leuchtet. Ältere Einheiten waren: Vereinskerze = 1,2 HK, englische (Spermaceti) Kerze = 1,14 HK, Tentanlampe = 1,11 HK, Carcellampe = 10,75 HK. Ab 1. 1. 41 ist in allen Kulturstaaten die *neue internationale Kerze* (nk) eingeführt worden. 60 neue internationale Kerzen (nk) = 58,8 alte internationale Kerzen (ik) = 65,3 HK. Für nk ist 1948 die neue Bezeichnung *candela* (cd) festgelegt worden.

Einheit des Lichtstromes ist das *Lumen* (lm). 1 lm wird erhalten, wenn eine Lichtquelle die Lichtstärke 1 HK gleichmäßig in die Einheit des Raumwinkels strahlt.

Einheit der Lichtmenge ist die *Lumenstunde* (lmh). 1 lmh wird erhalten, wenn eine Lichtquelle den Lichtstrom 1 lm während 1 Std ausstrahlt.

Einheit der Beleuchtungsstärke ist das *Lux* (lx). 1 lx wird erhalten, wenn der Lichtstrom 1 lm auf die Fläche 1 m² eingestrahlt wird. Mittlere Beleuchtungsstärke ist der Mittelwert aus allen Einzelbeleuchtungsstärken (bezogen auf eine Ebene in 1 m über dem Boden).

Einheit der Leuchtdichte (abgestrahlte Lichtstärke je Flächeneinheit) ist das *Stilb* (sb). 1 sb hat die Lichtquelle, die bei 1 cm² Lichtfläche die Lichtstärke 1 HK besitzt. Wird nicht von der Lichtstärke, sondern von der Beleuchtungsstärke ausgegangen, so wird die Leuchtdichte in „lx auf weiß" oder *Apostilb* (asb) gemessen. 1 asb entspricht 1 lx bei 100% Reflexion (vollkommen weiße Fläche); 1 asb = 0,0000318 sb und 1 sb = 31400 asb. Bei Leuchtdichten von 10 asb bis etwa 0,01 asb findet Gemischtsehen statt.

Spektrale Hellempfindlichkeit ist die Hellempfindlichkeit des normalen, helladaptierten Auges für monochromatisches Licht jeder sichtbaren Wellenlänge, sofern sie auf den = 1 gesetzten Höchstwert im Gelben (Wellenlänge von 0,555 μ) bezogen ist. Die dick ausgezogene Linie der Abbildung bezieht sich

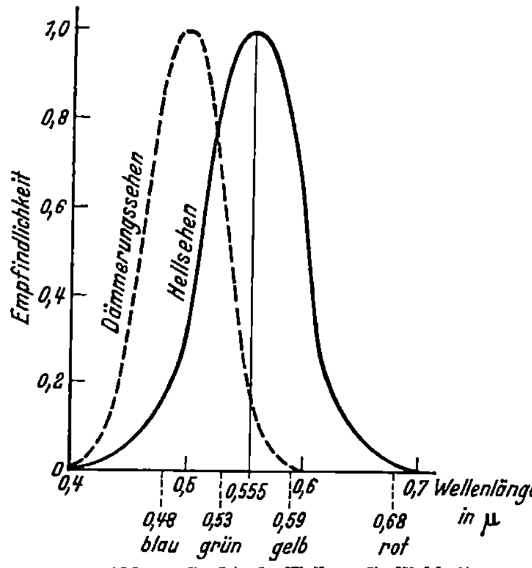

Abb. 1. Spektrale Hellempfindlichkeit mit Maximalwert 1 bei 0,555 μ.

auf das Hellsehen, die punktierte auf das Dämmerungssehen, bei dem der Maximalwert nach Blau verschoben ist. Bekanntlich erscheint von zwei bei vollem Tageslicht gleichhellen blauen und roten Flächen in der Dämmerung die blaue Fläche heller als die rote (PURKINJEsches Phänomen) (Abb. 1).

Tabelle 1. *Leuchtdichte verschiedener Lichtquellen.*

Mond	etwa	0,25 sb
Klarer Himmel	„	0,4 sb
Stearinkerze	„	0,7—0,8 sb
Petroleumlampe	„	0,6—1,5 sb
Gasglühlicht	„	3—30 sb
Kohlenfadenlampe	„	45—80 sb
Wolframlampe (gasgefüllt)	„	300—1600 sb
Bogenlampe	„	mehrere Tausend sb
Mittagssonne	„	100 000—200 000 sb

Die *Leuchtdichte* (früher in nicht übereinstimmenden Definitionen auch als Glanz, Flächenhelle, Albedo[1] bezeichnet) bestimmt den im Auge hervorgerufenen Helligkeitseindruck.

Jede Fläche, die von Licht getroffen wird, reflektiert einen gewissen Teil, läßt einen anderen Teil durch und absorbiert den restlichen Teil. Letzterer verwandelt sich im Material in Wärme. Schwarze Flächen reflektieren nichts, weiße alles, graue teilweise, farbige alles Licht der eigenen Farbe (sind also gegenüber der nicht eigenen Farbe „schwarz") und spiegelnde alles, aber nur in einer bestimmten Richtung. Für das *Erkennen* und die *Wahrnehmung* von Zeichen und Gegenständen auf beleuchteten Flächen ist mithin ihre Farbe und sonstige Beschaffenheit sehr ausschlaggebend. Die Größe der Reflexion, in Prozent des auffallenden Lichtes, gibt für verschiedene Stoffe folgende Tabelle an:

Glassilberspiegel (Oberfläche versilbert) rund	90—93%
Aluminium (blank oder matt) . . . . „	62—65%
Emaille (weiß) . . . . „	65—70%
Zeichenpapier (weiß) . . . . „	70—80%
Gips (weiß) . . . . „	80—90%
Leinen (weiß) . . . . „	55—60%
Seide (weiß) . . . . „	55—65%
Trübglas (dichtes) . . . . „	30—70%

Über die Reflexion *farbiger* Flächen gibt die folgende Zahlentafel Aufkunft:

Schwarzer Samt . . . etwa	0,4%	Olivgrün . . . . etwa	20%
Dunkles Grau . . . . „	10%	Helles Blau . . . . . . „	40%
Helles Grau. . . . . „	50%	Gelbe Ziegel . . . . . „	35%
Sattes Scharlachrot . „	15%	Schmutzige Ziegel . . „	5%
Helles Cremegelb . . „	70%	Heller Mörtel . . . . . „	45%

Obwohl die *Beleuchtungsstärke* im Vergleich zur Leuchtdichte eine rein physikalische, zum Auge nicht in unmittelbarer Beziehung stehende Größe ist, kommt ihr in *hygienischer* Beziehung eine überragende Bedeutung zu. Bei der Verschiedenheit der individuellen Lichtempfindlichkeit und der Mannigfaltigkeit der Beschäftigungsweisen ist eine allgemein gültige Festlegung der günstigsten Beleuchtungsstärke kaum angängig.

Die Ermüdung durch gewöhnliche Lesearbeit wird bei 60 lx am geringsten, jedoch bei 30 lx nicht erheblich größer. Beobachtungen über den Zeitpunkt der freiwilligen Lichteinschaltung ergaben, daß sie mit ziemlicher Regelmäßigkeit erfolgte, sobald die Beleuchtungsstärke an den Arbeitsplätzen 30 lx oder wenig darunter betrug.

Zur Bewertung des *Feinheitsgrades von Arbeit* für beleuchtungshygienische Zwecke gelten nach DIN 5035 nachstehende Beispiele:

Grobe Arbeit. Grobe Transport- und Lagerarbeiten, Arbeiten im Kesselhaus, an Kollergängen, Ziegelpressen, in Trocken- und Ofenräumen,

---

[1] *Albedo* hieß das Verhältnis aus dem nach allen Seiten reflektierten zu dem von allen Seiten auffallenden Licht.

Tabelle 2. A *Mindestbeleuchtungs-*, B *wünschenswerte Beleuchtungsstärke an der Sehstelle;* C *Beleuchtung nach DIN 5035 (Entwurf 1943) am Rande des Arbeitsplatzes bei einem Reflexionsgrad des Arbeitsgutes von 25%.*

Art der Arbeit	Beleuchtungsstärke in lx nach Anspruch		
	A	B	C
Grob	10	20	40
Mittelfein (gewöhnliches Lesen)	30	60	80
Fein (Buchhaltungsarbeiten)	50	100	160
Sehr fein (technisches Zeichnen)	100	150	1000

Tabelle 3.

Raumart	Mindestbeleuchtungsstärke nach älteren Leitsätzen			
	der Internationalen Beleuchtungskommission lx	in Deutschland lx	in Amerika lx	in England lx
Nähräume.	100	150	120	80
Zeichensäle	100	150	120	80
Räume für feine Arbeiten .	100	150	120	80
Klassenzimmer, Studierräume	80	75	95	50
Bibliotheken.	80	75	95	50
Laboratorien	80	75	95	
Hörsäle, Versammlungsräume	30	40	35	30
Flure, Treppen	20	10	25	10
Durchgänge	20	10	25	10
Toiletten	20	10	25	

Herstellung von Betonwaren, Arbeiten in Steinmahlwerken, Blasen von groben Hohlglaswaren, Grobwalzen und -ziehen, Grobschmieden, maschinelles Sandstrahlen, grobe Nietarbeiten, Montage grober Teile, einfaches Mischen, Destillieren, Arbeiten an Bädern, Waschmaschinen, in der Holzschleiferei, an Gerbgruben, an Wäschen (Rüben, Kartoffeln u. dgl.), an Diffusionsbatterien der Zuckerfabriken, in Gefrierhallen, in Gärkellern von Brauereien.

Mittelfeine Arbeit. Gewöhnliche Lager- und Packarbeiten, gewöhnliche Lese- und Schreibarbeiten, Fernsprechvermittlung, Wartung von Maschinen, Drehen und Schleifen keramischer Erzeugnisse, gewöhnliche Nachbehandlung von Hohl- und Preßgläsern, Arbeiten in Kaltwalzwerken, Spritzguß, genaueres Formen, Drehen, Bohren, Hobeln, Fräsen, Schleifen, Pressen, Ziehen und Stanzen ohne hohe Genauigkeit, Härten, Löten, Emaillieren, Lackieren, Galvanisieren, Feuerverzinken, Grob- und Maschinenmontage, Schlosserarbeiten, Wickeln großer Spulen und Anker, Tablettieren und Pressen, Arbeiten an Reißwölfen, Bindegarnherstellung, Arbeiten an Papier- und Wellpappmaschinen, Tütenkleben, Papiersack- und Kartonherstellen, Handbearbeitung der Felle, Fell- und Lederwalkerei, Sägen, Bohren, Hobeln, Fräsen, Zusammenbau von Möbeln und Geräten, Korbwaren- und Bürstenherstellung, Arbeiten in Getreide- und Ölmühlen, Schlachthäusern, Konserven-, Teigwaren-, Süßwarenherstellung, Arbeiten in Bäckereien, Konditoreien, Fleischereien, Molkereien, Küchen, an Wasch- und Bügelmaschinen.

F e i n e A r b e i t. Büro- und Buchhaltungsarbeiten, Maschinenschreiben, Beobachten und Ablesen von Meßinstrumenten, Schleifen, Ätzen und Polieren von Gläsern, Herstellen von Glasinstrumenten, Bemalen feinkeramischer Erzeugnisse, Feindrehen, Feinschleifen und -polieren, Spritzlackieren, Feinmontage, Werkzeugherstellung, Wickeln kleiner Spulen und Anker, Grob- und Mittelschleifen optischer Gläser, Spinnen, Weben, Stricken, Buchbinden, Setzen, Retusche, Schuhmacherei, feine Sägearbeiten in der Knopfdrechslerei, Putzmacherei, Friseurarbeiten.

S e h r f e i n e A r b e i t e n. Technisches Zeichnen, Krystallglas-Handschleiferei, Glasgravieren, Edelstein- und Halbedelstein-Feinschleifen, Gravieren und Ziselieren, Goldarbeiten und Uhrmacherarbeiten, Arbeiten im Lehr-, Werkzeug- und Vorrichtungsbau, feine Wickel- und Schaltarbeiten.

II. Künstliche Beleuchtung[1].

Die künstliche Beleuchtung von Innenräumen muß den gesundheitlichen Anforderungen entsprechen und darf vor allem das Auge nicht ermüden; sie muß zweckmäßig, d. h. der Raumbenutzung angepaßt, raumästhetisch und wirtschaftlich sein.

1. Lichtquellen. Die Entwicklung der Lichttechnik ging bisher im großen und ganzen im Einklang mit den hygienischen Ansprüchen vor sich. Das gilt auch gerade für die zunehmende Verwendung elektrischer Lichtquellen. Hier sind an erster Stelle die *Glühlampen* zu nennen, bei denen die Lichterzeugung durch hohe Temperatur des Glühdrahtes in indifferentem Gasmilieu erfolgt bzw. beim *Gasglühlicht* durch Übertragung der Temperatur des schwachleuchtenden Brenngases auf einen weißleuchtenden Oxydkörper aus seltenen Erden (Thoriumoxyd mit 1% Ceriumoxyd). In den *Hochleistungsdampflampen* wird mit Hilfe des elektrischen Stromes eine Gas- oder Dampfsäule zum Leuchten gebracht. Das Licht der *Bogenlampen* entsteht dadurch, daß zwischen 2 in geringer Entfernung voneinander befindlichen Kohlenstäben ein Lichtbogen übergeht. In den *Flammenbogenlampen* überlagert sich das Leuchten der Kohleelektroden und das der stromdurchflossenen und Leuchtdämpfe enthaltenden Luftschicht, weil die Kohlen bei diesen Lampen einen Kern haben, der aus Metallsalzen (hauptsächlich Barium- und Calciumsalzen) besteht. Diese Lichtquellen nehmen eine Zwischenstellung zwischen den Dampf- und Glühlampen ein. Modernste, noch nicht abgeschlossene Entwicklungsstufen sind die *Luminophorlichtquellen*. Sie senden Licht aus, das von stromdurchflossenen Gasen stammt und besitzen außerdem eine Hülle aus „Luminophoren", die unsichtbare Strahlung der Gase in sichtbare verwandeln.

Früher gebräuchliche Lichtquellen (Leuchtspäne, Öllampen, Kerzen und Petroleum, das eine Mischung von Kohlenwasserstoffen der Formel C_nH_{2n} und C_nH_{2n+2} ist) lieferten nur geringe Lichtausbeuten und bedingten infolgedessen neben anderen Nachteilen

---

[1] Vgl. E. MEYER: Beleuchtungstechnik. Braunschweig: Vieweg 1938 und E. SUMMERER: Künstliche Raumbeleuchtung. Halle und Düsseldorf: Verlag Sanitäre Technik 1948.

Tabelle 4.

Lichtquelle	Lichtausbeute in lm/W etwa
Gewöhnliche Petroleumlampe . . .	0,25—0,3
Petroleumglühlicht	1,2—1,5
Niederdruckgaslicht	1,3
Glühlampe	9—23
Kohlenbogenlampe	20—30
Quecksilberdampflampe	33—46
Weißes Leuchtröhrenlicht	3
Rotes Leuchtröhrenlicht	25

sehr leicht hygienisch unzulängliche Beleuchtungsstärken. In dieser Hinsicht waren das Aufkommen des *Leuchtgases* in der Form des gewöhnlichen Leuchtgases oder als Preßgas, auch hygiënische Fortschritte, ebenso das *Petroleum-* und *Spiritusgasglühlicht*, das *Luftgas* (mit leichtsiedenden Kohlenwasserstoffen wie Ligroin und Gasolin beladene Luft), das *Ölgas* und *Blaugas* und schließlich die Verwendung von *Acetylen*, das durch Zusammenbringen von Calciumcarbid und Wasser in besonderen Apparaten erzeugt wird. Für die Versorgung von einzelnen Häusern oder kleineren Komplexen ist Acetylengas ebenso geeignet wie *Propangas* (Abgabe als Flüssigkeitsgas in Stahlflaschen), das in den letzten Jahren zur Versorgung von einzelnen Häusern, Berghotels, Alpenvereinshütten usw. in zunehmendem Umfang angeboten wurde.

2. **Beleuchtungsstärke.** Die Beleuchtungsstärke eines Raumes ist ausreichend, wenn sie die erforderliche Mindestbeleuchtungsstärke an allen Stellen gewährleistet, die *unmittelbar dem Raumzweck* dienen. Trennung zwischen Allgemeinbeleuchtung und Arbeitsplatzbeleuchtung (Tab. 5) ist vom hygienischen Standpunkt meistens empfehlenswert und bietet den Vorteil, daß die Allgemeinbeleuchtung, d. h. an allen, nicht unmittelbar dem Raumzweck dienenden Stellen, z. B. zwischen den eigentlichen Arbeitsplätzen bzw. zwischen diesen und den Wänden kleiner gehalten werden kann (Tab. 6).

3. **Schattigkeit.** Unter der Schattigkeit der Beleuchtung versteht man das Verhältnis aus dem abgeschatteten Anteil und der ohne Abschattung vorhandenen Beleuchtungsstärke. Da körperliches Erkennen durch die Schattenbildung (Eigenschatten) wesentlich unterstützt wird, soll die Raumbeleuchtung nicht schattenlos sein. Andererseits darf sie keine störenden Schlagschatten verursachen, besonders nicht in Räumen mit größerem Verkehr. Die Schattenbildung ist von größtem Einfluß auf die Ermüdung des Auges. Starke ungemilderte Schlagschatten wirken unruhig; völlig schattenlose Beleuchtung macht gewisse Arbeiten unmöglich (Zirkelzeichnen, Weißnähen). Die Schatten können durch Art und Verteilung der Lichtquellen gemildert werden; in Räumen mit stimmungsbetonter Beleuchtung (Wohnräume) sind weiche Schatten anzustreben.

Tabelle 5. *Platzbeleuchtung.*

	Beleuchtungsstärke in lx bei Höhe der Lampen über dem Arbeitsplatz				
Watt	80 cm	60 cm	50 cm	40 cm	30 cm
40	140	280	400	650	1080
60	270	500	700	1000	1700
100	450	870	1220	1700	3000

Tabelle 6. *Raumbeleuchtung.*

Art des Raumes	Empfehlenswerte Beleuchtungsstärke am Rande des Tisches, Herdes, Verkaufstisches, Arbeitsplatzes bzw. an den dem Raumzweck unmittelbar dienenden Stellen lx	Raumbeleuchtungsstärke an den dem Raumzweck nicht unmittelbar dienenden Stellen lx
Gaststätten, Küchen, Warteräume	40	20
Wohn-, Lese-, Schreib-, Musikzimmer, Hotelzimmer u. dgl.	80	20
Verkaufsräume mit hellen Gegenständen .	80	40
Verkaufsräume mit dunklen Gegenständen.	160	40
Turnhalle.	40	40
Aula, Musiksaal, Bibliothek, Lesezimmer, Klassenzimmer, Hörsaal, Maschinenlaboratorium	80	40
Chemische und physikalische Übungsräume, Handarbeitsräume	160	40
Zeichen- und Modelliersäle	320	40
Krankenzimmer		20
Bäder, Inhalatorien, Massage- und Bestrahlungsräume, Kreißsäle		40
Verbandsräume, Röntgenzimmer, Laboratorien, Aufenthalts(Tages-)räume für Genesende		80
Ärztliche Sprech- und Untersuchungszimmer, Diagnostik-, Behandlungsräume, Obduktionsräume, Operationssäle		160
Kirchen	20	
Zuschauerräume in Lichtspieltheatern . .	40	
Theater-Zuschauerräume, Foyers, Wandelhallen, Konzertsäle, Sitzungssäle . . .	80	
Feierräume, Kundgebungshallen, Ausstellungshallen	160	

4. Gleichmäßigkeit. Zuckendes oder in der Lichtstärke erheblich schwankendes Licht (wechselnder Gasdruck, schlechte Bogenlichtanlagen, Pendeln der Lampen) wirkt äußerst augenbelästigend und ermüdend wegen der fortwährenden Akkommodationsänderung. Die älteren Beleuchtungsarten mit frei brennenden Flammen waren in dieser Hinsicht recht mangelhaft; das Licht der elektrischen Lichtquellen erscheint bei Wechselstrom mit einer Frequenz von 50 Perioden in der Sekunde gleichmäßig.

Örtliche Gleichmäßigkeit ist erforderlich, weil ein helladaptiertes Auge schlecht erkennt, wenn es ins Dunkle kommt und umgekehrt. Zudem beansprucht die Adaptierung bei Änderung des Beleuchtungszustandes eine gewisse Zeit, die beim Adaptieren von Hell auf Dunkel größer ist als von Dunkel auf Hell. Zwischen der Beleuchtung des Arbeitsplatzes und der allgemeinen Beleuchtung des Raumes bzw. auch von Nebenräumen wie Flure, Umgänge, Treppen usw. darf besonders mit Rücksicht auf Unfallgefahren kein zu starker Kontrast bestehen. Helle Raumausstattung, weiße Decken und hellgetönte Wände begünstigen die Gleichmäßigkeit der Raumbeleuchtung.

5. Blendungsfreiheit. Die Lichtquellen dürfen das Auge nicht durch zu hohe Leuchtdichten irritieren (blenden) und ermüden, womit bei Leuchtdichten über 1 Stilb meistens gerechnet werden muß. Die Blendungsempfindung ist der Leuchtdichte etwa proportional und wird wesentlich von der Leuchtdichte der Umgebung bestimmt. Treffen stark glänzende Lichtquellen unmittelbar das Auge, so kann Tränen der Augen und Schmerzempfindung hervorgerufen werden. Für das dunkeladaptierte Auge ist die Blendungsempfindlichkeit sehr viel größer als beim helladaptierten. Bei hellem Sonnenschein verursacht das Hineinsehen in einen Scheinwerfer keine Blendung, wohl aber stärkstens in der Dunkelheit. Die Blendung ist ein Beleuchtungsfehler, der häufig nicht erkannt wird, zumal sie außer durch die Lichtquelle auch durch starke Rückstrahlung von den beleuchteten Gegenständen (Reflexblendung) hervorgerufen wird. Zwecks einfacher Feststellung schirmt man das Auge gegen die Richtung, aus der Blendung vermutet wird, ab und fixiert den zu betrachtenden Gegenstand. Tritt dieser (Abschirmen und Freigeben des Auges mehrfach wiederholen) nunmehr schärfer und deutlicher hervor, so ist Blendung vorhanden. Die Erscheinungen machen sich um so unangenehmer bemerkbar, wenn sich die Lichtquelle in der Mitte des Sehfeldes befindet (Infeldblendung), zumal aus wirtschaftlichen Gründen die heutigen Lichtquellen eine hohe Leuchtdichte aufzuweisen pflegen. Handelt es sich um Reflexblendung, so muß darauf geachtet werden, daß Blickrichtung und Reflexionsrichtung nicht zusammenfallen.

Bei der Allgemeinbeleuchtung müssen in der Regel Leuchtdichten von 0,3 sb und am Arbeitsplatz von 0,2 sb im Ausstrahlungsbereich zwischen 75 und 180° (gezählt von der Senkrechten nach unten als Nullachse) als obere Grenze eingehalten werden. Unmittelbar im Gesichtsfeld auftretende Leuchtdichten sollen in Wohn- und Aufenthaltsräumen 0,4 sb, in Krankenräumen 0,2 sb nicht überschreiten. Zur Verhütung der Blendung müssen die Lampen entweder so angebracht werden, daß ein Hineinsehen nicht stattfindet, oder daß ihre Leuchtdichte entsprechend herabgesetzt wird. Letzteres geschieht durch Verwendung von Mattglaslampen oder durch zerstreuend wirkende Teil- oder Ganzumhüllung. Durch Mattierung der unteren Hälfte der elektrischen Glühlampen läßt sich vielfach auf einfachste Weise eine hygienisch befriedigende Beleuchtung erzielen.

Tabelle 7. *Blendungsschutz.*

	Dicke mm	Lichtdurchlaß %	Streuung
Klarglas	3	90	keine
Ornamentglas	3—6	55—90	gering
Mattglas, innen	2,5	82	gering
Mattglas, außen	2,5	75	gering
Mattglas, innen und außen. .			mittel
Opalüberfangglas	2,5	56	sehr gut
Voll-Opalglas, licht	2,0	44	gut
Voll-Opalglas, dicht	2,5	25	sehr gut

Durch Wahl von *indirekter* oder *halbindirekter* Beleuchtung bzw. richtiger gesagt von *vorwiegend direkter* oder *vorwiegend indirekter* Beleuchtung lassen sich Blendungserscheinungen ebenfalls sicher vermeiden. Entsprechende Lampenformen sind entwickelt worden und unter der Bezeichnung Leuchten für vorwiegend direkte, halbindirekte und vollindirekte Beleuchtung im Handel. Bei den Lampen für direkte Beleuchtung werden Allseitstrahler, Breittiefstrahler, Tiefstrahler, Breitstrahler und Flachstrahler unterschieden (Abb. 2).

6. **Lichtfarbe.** Die Lichtfarbe beeinflußt meist unterschiedlich die *Sehschärfe* (Wahrnehmungsgeschwindigkeit) und die *Ermüdung* der Augen (Lesegeschwindigkeit), was aber beides praktisch nur bei unzureichenden Beleuchtungsstärken bedeutungsvoll wird. Im Tageslicht finden sich 50% blaue, 18% gelbe und 32% rote Strahlen. Die meisten künstlichen Lichtquellen liefern mehr gelbe und rote Strahlen, so daß der violette Spektralbezirk schwach vertreten ist. Bei den neueren, kräftigeren Lichtquellen ist dieses Verhältnis weniger stark verschoben. Für die Sehschärfe ist ein an blauen Strahlen möglichst armes Licht günstiger; bei Prüfung der Lesegeschwindigkeit erwies sich blaues Licht günstiger als rotes und das rote Licht als außerordentlich viel günstiger als alle übrigen Lichtfarben. Bei Untersuchungen über die Wahrnehmungsgeschwindigkeit bei verschiedenen Lichtquellen ergab sich als Reihenfolge: monochromatisches Natriumlicht (als bestes), Glühlampenlicht, Quecksilberlicht.

Glühlampen haben weiße Lichtfarbe und geben rot verstärkt und blau geschwächt wieder. *Natriumdampflicht* ist gelb und gibt rot, grün und blau entstellt (als schwarz) wieder; *Quecksilberdampflicht* ist blau und gibt blau und grün bevorzugt, rot entstellt wieder. *Künstliches Tageslicht* wirkt fahl und unfreundlich, wenn die Beleuchtungsstärke zu gering ist; es sind in der Regel um 100% höhere Beleuchtungsstärken notwendig. Bei tageslichtähnlicher (weißer)

Beleuchtung durch Quecksilberdampf-Mischlicht sollen sich Quecksilberdampf- und Glühlampenlichtstrom wie 1:1 verhalten, bei Natriumdampf-Mischlicht wie 2:1.

Rotes Licht wirkt erregend auf das Nervensystem; gelbes Licht soll die behaglichste Stimmung geben, blaues beruhigend, violettes niederdrückend wirken.

7. Nachteile, Gefahren und Unfälle. Haben die modernen Lichtquellen meist zu hohe Leuchtdichten, so waren die älteren Beleuch-

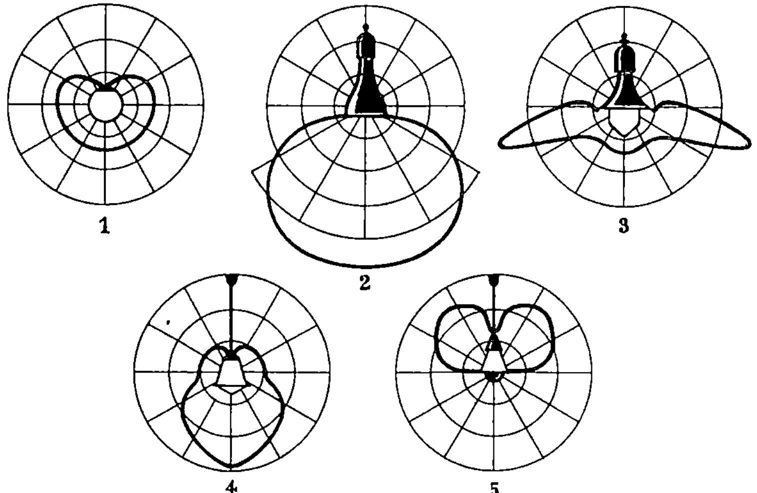

Abb. 2. Lichtverteilung: 1 Allseitsstrahler, 2 Starktiefstrahler, 3 Flachstrahler, 4 vorwiegend direkter Strahler, 5 indirekter Strahler.

tungsmittel oft mit dem hygienischen Nachteil zu großer *Wärmestrahlung* behaftet. Beim elektrischen Licht ist die Wärmeproduktion gering und auch die Abgabe von strahlender Wärme erheblich geringer als etwa beim Gaslicht. Bei Petroleumlampen kann die erhebliche Wärmestrahlung durch Verwendung von Überzylindern erheblich herabgesetzt werden, was freilich eine etwa 10%ige Minderung der Lichtstärke zur Folge hat.

Alle mit Brennstoffen gespeisten Lichtquellen bringen außerdem Luftverunreinigungen mit sich, die hauptsächlich aus Wasserdampf und Kohlensäure, daneben aus kleinen Mengen salpetriger Säure, Kohlenoxyd und anderen unvollständigen Verbrennungsprodukten des Kohlenstoffs bestehen. Stärkere Steigerung tritt bei blakendem, rußendem Brennen der Flammen ein, wobei sich Kohlenoxydgas und Acrolein entwickeln.

Bei *Gasbeleuchtung* kann mehr schweflige Säure und Schwefelsäure als bei den übrigen Beleuchtungsmitteln entstehen. Bei ihr und besonders aber bei *Kerzen*beleuchtung treten ferner meßbare

Tabelle 8. *Wärmeproduktion und Verbrennungsprodukte verschiedener Lichtquellen für 1 lmh.*

Beleuchtungsmittel	Verbrauch	kcal	CO_2 in l	Wasserdampf g
Petroleumlampe	3,5 g	38,08	5,65	4,41
Petroleumglühlicht	1,2 g	13,0	1,87	1,51
Spiritusglühlicht	1,8 g	9,7	1,62	1,07
Leuchtgasschnittbrenner . .	15,0 l	76,5	8,35	14,95
Leuchtgasrundbrenner . . .	10,0 l	51,0	5,50	10,05
Stehendes Gasglühlicht . . .	1,5 l	7,65	0,82	1,49
Hängendes Gasglühlicht . . .	1,0 l	0,5	0,55	1,00
Stehendes Preßgasglühlicht .	1,5 l	7,6	0,83	1,51
Acetylenflamme	1,0 l	15,0	2,00	0,80
Acetylenglühlicht	0,7 l	5,9	0,80	0,32

Mengen von salpetriger Säure auf, gegen die manche Menschen besonders empfindlich zu sein scheinen und die Papier (Bücher) rascher vergilben lassen.

Gasbeleuchtungsanlagen können selbst bei geschlossenen Hähnen infolge von Undichtigkeiten der Leitung die Luft in gefährlicher Weise mit Kohlenoxyd verunreinigen. Das übliche Leuchtgas besteht aus etwa 5 % schweren Kohlenwasserstoffen, die für die Beleuchtung am wichtigsten sind. Ferner enthält es 36—60 % leichte Kohlenwasserstoffe (Methan) und 30—50 % Wasserstoff, die z. B. für die Beheizung mit Leuchtgas wesentlich in Betracht kommen; ferner 5—15 % Kohlenoxydgas. Der charakteristische Geruch des Leuchtgases rührt von kleinen Mengen Schwefelkohlenstoff und Naphthalin her. Mit Rücksicht auf die Ausströmungsgefahr sind in den Wohnräumen immer nur kurze, in den Schlafzimmern möglichst gar keine Gasleitungen anzulegen. Gasgeräte und Gashähne sollten stets besondere Sicherungen haben, die ein ungewolltes Ausströmen von Gas verhindern. Inwieweit in Zukunft die Abgabe von entgiftetem Leuchtgas durch die Werke (CO-Gehalt bis höchstens 1 %) möglich wird, was heute in technischer Hinsicht gelöst zu sein scheint, läßt sich noch nicht übersehen.

Bei Kerzen und Ölen ist keine *Explosionsgefahr* vorhanden. Bei Petroleum kann sie durch die Kontrolle des Entflammungspunktes vermieden werden. Nach deutschem Gesetz soll dieser Punkt nicht unter 21° liegen, während die Entzündung und ein Verbrennen der Masse erst bei 43,30° eintreten soll (Petroleumprüfer nach Abel). Explosionsgefahr kann bei schlechten Lampenarten, z. B. mit metallenen Behältern entstehen, die sich auf mehr als 30° erhitzen, oder wenn eine Hängelampe von einer darunter stehenden Tischlampe erhitzt wird, ferner beim Auslöschen, wenn im Gefäß sehr wenig flüssiges Petroleum mehr vorhanden, aber viel Dampf angesammelt ist. Explosionen geschehen meist durch mißbräuchliche Anwendung, z. B. beim Eingießen in Feuer usw. Die Furcht vor Feuersgefahr durch Petroleumlampen ist als stark übertrieben zu bezeichnen. Brände werden fast regelmäßig durch grobe Unachtsamkeiten (Umwerfen der Lampe) ausgelöst. Das Ausblasen geschieht am besten durch schräges Hineinblasen in den Zylinder, wobei der Docht vorher *nicht* heruntergeschraubt werden darf. Bei Spiritusglühlichtlampen besteht größere Feuersgefahr. Die Lampen müssen unbedingt metallene Behälter und besondere Einfüllöffnungen haben.

Das *Leuchtgas* ist explosiv, wenn es in bestimmtem Verhältnis mit Luft gemischt ist. Explosion erfolgt schon bei 5% Gasgehalt, am heftigsten bei 10—15%. Ist weniger als 5% oder mehr als 25% Gas vorhanden, so findet keine Explosion statt. Einen gewissen Schutz gewährt der Eigengeruch des Gases, da 0,2% Beimengung zur Luft bereits gerochen werden. Da die Explosionsgrenze gasgefüllter Räume von außen nicht erkennbar ist, so dürfen solche Räume nie mit Licht betreten und keine funkenerzeugenden Gegenstände (elektrische Lampen, Schalter, Klingeln usw.) benützt werden. Bei Gasgeruch sofort die Fenster öffnen und durch kräftigen Luftdurchzug für möglichste Verdünnung sorgen! Neuerdings werden auch Warnvorrichtungen hergestellt, die bei einem bestimmten Gasgehalt der Luft automatisch zur Auslösung kommen. Für Wasserstoff ist die untere Explosionsgrenze bei einem Gehalt von 10% in Luft, die obere Grenze 25%, bei Methan 0—14%, bei Acetylen 3,5—52%, beim Benzindampf 2—5%.

Bei dem *elektrischen Licht* ist die Gefahr des Kurzschlusses und der Verletzung durch elektrische Schläge zu beachten. Beim Arbeiten unter Strom kann ein Unfall immer eintreten.

Schädigung des Auges durch *ultraviolette* Strahlen kommt praktisch nicht in Frage. Es ist daher überflüssig, an den gebräuchlichen Lichtquellen besonderen Schutz gegen das Ultraviolett anzubringen. Ungeklärt sind die Schädigungsmöglichkeiten durch *infrarote* Strahlen, die gerade eben oberhalb der Sichtbarkeit liegen. Neuere Untersuchungen könnten dafür sprechen, daß der langwelligen Ultrarotstrahlung bestimmte Wirkungen auf die Gesichtshaut zukommen, die sich in einer Behinderung der Nasenatmung verbunden mit dem Auftreten von Schwüle- und Müdigkeitsempfinden zu äußern scheinen. Ein Schutz gegen diese Strahlen kann durch besondere Gläser (Uroglas von Zeiß) erreicht werden, die von manchen Menschen sehr angenehm empfunden werden (S. 81).

Befürchtungen, daß beim Anschauen der bekannten Reklameröhren, die je nach ihrer Füllung mit einem oder mehreren Gasen (Neon, Helium, Stickstoff, Quecksilberdampf usw.) in verschiedenen Farben leuchten, Augenschädigungen entstehen könnten, sind grundlos. Für die mitunter tatsächlich empfundenen subjektiven Beschwerden sind wohl partielle Ermüdungserscheinungen der Netzhaut des Auges verantwortlich zu machen, die durch zu anhaltendes Anschauen der Reklamen verursacht werden.

8. Instandhaltung. Die Beleuchtungsstärke verringert sich während der Benutzungsdauer der Anlage ständig, so daß es nötig ist, sie von Zeit zu Zeit nachzuprüfen. Dabei ist zu beachten, daß die Abnahme durch Verschmutzung der Leuchten und Lampen, Verschmutzung der Decken und Wände und durch natürliche Lichtstromabnahme der Lampen bedingt sein kann.

9. Berechnung und Wirtschaftlichkeit. Die Planung und der Entwurf von Beleuchtungsanlagen geht nach bestimmten Berechnungsschemen vor sich. Erleichternde Sonderrechenschieber (nach OSRAM, SUMMERER-HÖPKE usw.) sowie Rechentafeln (von ZEISS-IKON) sind entwickelt worden. Ausgangsgrößen sind Länge, Breite und Höhe des Raumes, seine Zweckbestimmung, sein Zustand, die vorhandene elektrische Spannung und der Preis der Kilowattstunde sowie schließlich die gestellten Ansprüche. Neben den genauen Entwurfsberechnungen haben sich Faustformeln bewährt. Nach der Wattregel von HEYCK und HÖGNER ergeben 10 W auf 1 m² rund 70 lx. Die Formel von MEYER N_{25} (Watt) = 4 (oder 5) · E (lx) gibt durch N_{25} die auf 25 m² erforderliche Leistung an, mit der die verlangte Beleuchtungsstärke E erzielt wird. Die Zahl 4 ist bei anspruchslosen oder günstigen, die Zahl 5 bei anspruchsvollen oder ungünstigen Anlagen zu wählen.

Tabelle 9. *Verbrauch und Kosten einzelner Lichtquellen unter exakten Vergleichsbedingungen beim Preise von* 1 m³ Gas DM 0,20, 1 Kilowattstunde DM 0,40, 1 kg Petroleum DM 0,50, 1 kg Spiritus DM 0,55.

Lampen	Verbrauch für 1 Std	Lichtstärke HK	Kosten für 1 Std Pfg
Petroleumbrenner	77 g	22	3,85
Spiritusbrenner	100 g	50	5,5
Gas-Schnittbrenner	240 l	16	4,8
Gas-Argandbrenner	300 l	30	6,0
Normaler Gasglühlicht-Auer-C-Brenner .	125 l	80	2,5
Gasglühlicht-Globobrenner, Größe I . .	85 l	85	1,7
Gasglühlicht-Olsobrenner, Größe 0 . . .	25 l	25	0,5
Gasglühlicht-Olsobrenner, Größe IV . .	140 l	140	2,8
Elektrisches Glühlicht	75 W	60	3,0
Elektrisches Glühlicht	50 W	32	2,0
Elektrisches Glühlicht	20 W	16	0,8

Die moderne Beleuchtungstechnik ermöglicht es, fast jede gewünschte Beleuchtungsstärke zu gewährleisten, ohne daß hygienische Mängel auftreten müssen. Das hat zur Empfehlung von erheblich größeren als den hygienischen Mindestforderungen entsprechenden Beleuchtungsstärken geführt, was nicht durchweg mit gesundheitlichen Notwendigkeiten begründet werden kann. Andererseits wird der Nachweis geführt, daß aufwendigere Arbeitsplatzbeleuchtungen erhebliche Steigerungen der Arbeitsleistung zur Folge gehabt haben. Die Wirtschaftlichkeit einer Beleuchtung wird deshalb nicht allein vom Preis des Leuchtmittels bestimmt und die kostspieligere Beleuchtung ist im Endergebnis nicht selten die billigere. Dennoch darf die Energievergeudung infolge übertriebener Ansprüche an die künstliche Beleuchtung nicht unterschätzt werden. Zur Erzeugung von 1 kWh elektrischen Stromes wird im Mittel 1 kg Steinkohle gebraucht, so daß der Stundenverbrauch einer 40-Wattlampe rund 40 g, einer 60-Wattlampe 60 g und einer 100-Wattlampe rund 100 g Kohle beträgt. Mit der Stillegung einer 60-Wattlampe, die im Jahr nur 500 Stunden betrieben worden sein möge, werden rund 30 kg Kohle jährlich gespart und 100000 solcher Fälle ergeben die stattliche Verringerung von 3000 t Kohle oder 5 vollbeladenen Güterzügen mit je 40 Wagen.

10. Messung der Beleuchtung. Zur Messung von Lichtstärken, Leuchtdichten und Beleuchtungsstärken sowie für Schattigkeitsmessungen ist der *Beleuchtungsmesser* nach VOEGE gut geeignet. Er gestattet sowohl völlige Objektivmessung mit Zeigerausschlag als auch Messung nach Augeneindruck, so daß bei diesem Gerät vor jeder Meßreihe mit Zeigerausschlag eine subjektive Kontrolle nach Eindruck vorgenommen werden kann. Für reine Ausschlagmessungen haben sich die *Luxmeter* genannten, handlichen Meßgeräte sehr bewährt, die aus einer Photozelle und einem hochempfindlichen Ampèremeter bestehen. Je geringer dessen Widerstand ist, um so besser sind aufgenommener Lichtstrom und Stromstärke verhältnisgleich. Da die Photozelle der spektralen Hellempfindlichkeit des Auges nicht völlig gleicht, müssen die Unterschiede durch geeignete Vorsatzfilter ausgeglichen werden. Beide Geräte haben gegenüber anderen Meßverfahren (Photometer nach WEBER, Beleuchtungsprüfer nach WINGEN) den Vorteil, daß da gemessen werden kann, wo gesehen wird, weil die Meßfläche (Photozelle oder Auffangfläche) ganz genau dahin gerichtet werden kann, wo die Beleuchtungsstärke bestimmt werden soll (an Arbeitsplätzen beispielsweise an den Stellen auf den Tischen usw., an denen die Arbeit tatsächlich vor sich geht). Wegen der Veränderlichkeit der Zellen bzw. der Hilfslichtquellen müssen beide Arten von Meßgeräten gelegentlichen Nacheichungen unterworfen werden.

III. Tageslichtbeleuchtung.

Die *Güte der Tageslichtbeleuchtung von Innenräumen* wird bereits mit dem Bau der Gebäude festgelegt, und zwar ist die Form der Fenster für die Gleichmäßigkeit, ihre Größe für die Beleuchtungsstärke bestimmend. Extreme Lösungen durch Entwicklung von ganzen Glasfassaden können aus gesundheitlichen Gründen nicht befürwortet werden, weil derartige Gebäude zumindest als Wohnbauten nicht das Bedürfnis nach Ruhe und Abgeschlossenheit von der Außenwelt befriedigen, außerdem die üblichen Glasfenster während der warmen Jahreszeit als Wärmefallen wirken, womit sie die sommerliche Überhitzung der Räume begünstigen und sie andererseits im Winter die mächtigsten Wärmeverlustquellen des beheizten Raumes sind.

Verbesserung unzureichender Tageslichtbeleuchtung ist möglich durch:

1. Beseitigung von Vorhängen, Jalousien usw.,
2. hellen frischen Anstrich von Wänden und Decke (besonders bei fensterfernen Plätzen sehr wirksam),
3. Höherlegung der Arbeitsfläche,
4. bessere Verglasung der Fenster,
5. Anbringen von Spiegeln vor den Fenstern (nicht zu empfehlen),
6. Prismenglas an Stelle der Fensterscheiben (*Luxferprismen*, bei denen die Prismen so angeordnet sind, daß sie die unter spitzem Winkel schräg von oben auf die Fensterfläche fallenden Lichtstrahlen tiefer in das Zimmer hineintreten lassen. Der scheinbare Horizont wird also tiefer gelegt. Die Wirkung ist sehr gut).

1. Das Tageslicht. Die Tageslichtbeleuchtung eines Raumes ist abhängig.

a) von der Helligkeit des beleuchtenden Himmelsstückes,

b) von der Größe des beleuchtenden Himmelsstückes,

c) von dem Winkel, um den sich das beleuchtende Himmelsstück über den Horizont erhebt,

d) von der Menge des von den Wänden und von der Decke reflektierten Lichtes,

e) von der Durchlässigkeit des Fensterglases.

Reflektiertes Licht soll grundsätzlich nur ein willkommener Zuwachs zur Menge des direkten Himmelslichtes sein; seine Menge wird durch die Beschaffenheit von Wänden und der Decke des Zimmers stark beeinflußt. Der Anteil des reflektierten Lichtes an der Platzbeleuchtung ist im allgemeinen um so größer, je weiter der Platz vom Fenster entfernt ist und Plätze ohne Raumwinkel, von denen man keinen Himmel sehen kann, werden nur von reflektiertem Licht beleuchtet. Obwohl sie unter günstigen Verhältnissen noch genügende Helligkeit haben können, sind sie nicht als ausreichend beleuchtet zu bezeichnen, weil das reflektierte Licht ein sehr unsicherer Faktor ist und diese Plätze gerade unter ungünstigen Verhältnissen zu dunkel werden.

Nach wohlüberlegten hygienischen Grundsätzen werden *Wohnräume*, die überhaupt kein direktes Himmelslicht bekommen, zum dauernden Aufenthalt für Menschen abgelehnt. In *Arbeitsräumen* kann künstliches Licht die Tageslichtbeleuchtung ersetzen, sofern Helligkeitsverteilung, Menge und Zusammensetzung den natürlichen Verhältnissen weitgehend angepaßt sind.

Da das Tageslicht, und zwar sowohl das direkte, gerichtete Sonnenlicht wie das indirekte, diffuse Himmelslicht, starken Schwankungen unterworfen ist (Sonnenstellung, Wolkenart) und da andererseits der Raum auch im ungünstigsten Fall genügend hell sein muß, ist ein geringster Bezugswert für das Tageslicht festzulegen. Es wird daher verlangt, daß die erforderlichen Beleuchtungsstärken im Raum bis zu *Horizontalbeleuchtungen unter freiem Himmel* von 3000 lx vorhanden sein müssen. Das ist eine Beleuchtungsstärke, die in Deutschland im Monatsmittel im Dezember vor 9^{15} Uhr und nach 14^{15} Uhr, im Jahresmittel vor 6^{30} Uhr und nach 17^{30} Uhr unterschritten wird und somit die Hauptzeit der Arbeitsstunden umfaßt (Abb. 3).

Es liegt in der Natur des gewöhnlichen umbauten Raumes, daß nicht alle Stellen mit einer für jede Art von Arbeit ausreichenden Tageslichtmenge bedacht werden können. Wohn- und Aufenthaltsräume sollen als Ganzes angenehm hell sein und überdies in Fensternähe Arbeitsplätze aufweisen, an denen sehr feine Arbeiten ausgeführt werden können.

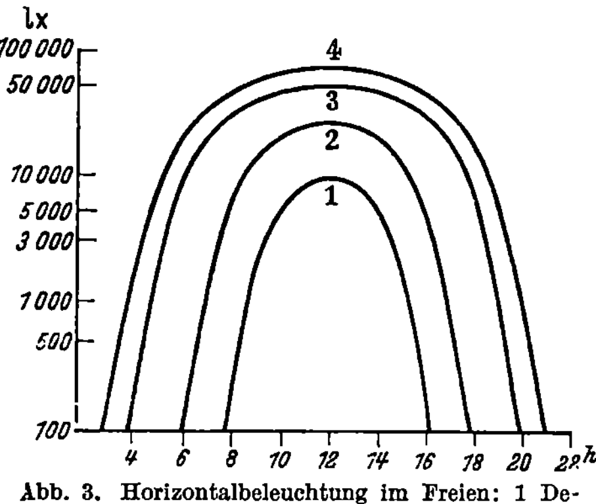

Abb. 3. Horizontalbeleuchtung im Freien: 1 Dezember, 2 Februar-Oktober, 3 April-August, 4 Juni.

2. Beurteilung der Tageslichtbeleuchtung. Für die vorsorgliche Beurteilung der Belichtungsbedingungen eines Platzes sind eine ganze Reihe von mehr oder weniger brauchbaren Maßstäben entwickelt worden. Faustregeln schreiben Fenstergrößen vor, die $^1/_{10}$—$^1/_8$ der Fußbodenfläche betragen sollen. In Bauordnungen findet sich die Vorschrift, daß auf 30 m³ Raum 1 m² Fensterfläche vorzusehen ist, bzw. daß Fensterfläche = 0,2 · Bodenfläche sein soll.

Das verlangt Voraussetzungen, die für städtische Wohnanlagen vielfach nicht zutreffen, weil nämlich die Abstände der Baukörper untereinander und deren Höhen so bemessen sein müßten, daß $^1/_{10}$—$^1/_8$ der Bodenfläche als Fenster genommen die hinreichende Beleuchtung des Raumes sichert. Es wäre das an ein allgemein gültiges Verhältnis von Gebäudehöhe zu Gebäudeabstand (Straßenbreite) geknüpft, wofür das Verhältnis 1:2,5 vorgeschlagen worden ist (S. 70).

Am Arbeitsplatz wird als quantitative Bestimmung ein *Öffnungswinkel* von nicht unter 4° und außerdem qualitativ ein *oberer Neigungswinkel* (früher auch oberer Elevationswinkel genannt) von mindestens 27° verlangt, um zu flachen (blendenden) Lichteinfall auszuschließen. Je steiler das Licht, um so kürzer der Schatten. In der Abbildung bezeichnet die Linie AD die Grenze des unmittelbaren Himmelslichtes. ACE ist der Öffnungswinkel, ECB der obere und ACB der untere Neigungswinkel. Der mittlere Neigungswinkel wird aus der Halbierungslinie des Öffnungswinkels und der Tischplatte BD gebildet. Obere Neigungswinkel von etwa 27° sind gewährleistet, so lange die Zimmertiefen nicht mehr als das Doppelte der Fensterhöhen (von der verlängert gedachten Tischplatte bis zur oberen Fensterkante gemessen) betragen (Abb. 4).

Der Arbeitsplatz soll sein Licht von einem Himmelsstück erhalten, das einem projizierten (reduzierten) *Raumwinkel* von mindestens 50 Quadratgraden entspricht, wofür heute der doppelte Wert von etwa 100 Quadratgraden verlangt wird.

Denkt man sich das Himmelsgewölbe in gleiche Quadrate von 1° Seitenlänge (d. h. $^1/_{360}$ des Himmelsäquators) geteilt und sieht man durch eine begrenzte Öffnung nach dem Himmel, so erhält man einen Kegel oder eine Pyramide, deren Spitze im Auge liegt, deren Kanten durch die vom Auge nach den Rändern der Öffnung und darüber hinaus verlängerten Linien gebildet werden und deren Basis ein bestimmter Teil der quadratierten Himmelsfläche ist, meßbar durch die Zahl der Quadrate. 1 Quadratgrad $= ^1/_{41253}$ der gesamten Himmelsfläche. Tritt man weiter von der Öffnung zurück, so wird die Pyramide spitzer, die Zahl der Quadrate kleiner. Diesen von den Seiten der Pyramide eingeschlossenen, durch die Zahl der Quadrate oder besser Qua-
dratgrade meßbaren Winkel be-
zeichnet man als *Raumwinkel.* Da die Beleuchtung dem Sinus des mittleren Neigungswinkels

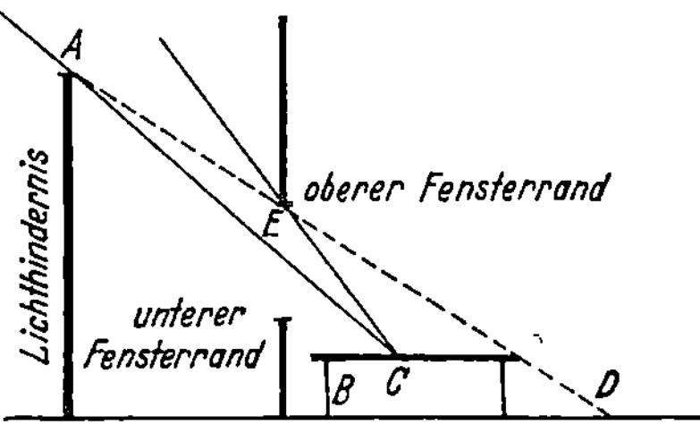

Abb. 4. Himmelslichtgrenze, Öffnungs- und Neigungswinkel.

proportional ist, läßt sich durch Multiplikation mit dem Sinus die Beleuchtungskraft eines unter einem beliebigen Winkel über dem Horizont stehenden Himmelsstückes auf senkrechten Strahleneinfall reduzieren, d. h. es läßt sich angeben, wie groß ein Himmelsstück gleicher Beleuchtungskraft sein müßte, wenn es senkrecht über der beleuchteten Fläche stände.

Der *Tageslichtquotient* (auch Tageslichtkennzahl genannt) soll als mittlerer Richtwert am Arbeitsplatz einen Wert von etwa 2% haben. In Hundertteilen ausgedrückt berechnet sich der Tageslichtquotient T aus folgender Beziehung:

$$T = \frac{\text{Beleuchtungsstärke an einer bestimmten Raumstelle}}{\text{Horizontalbeleuchtungsstärke im Freien}} \cdot 100 \ .$$

Unter Benützung der vorhin genannten Mindestbeleuchtung des bewölkten Himmels, also einer Horizontalbeleuchtungsstärke im Freien von 3000 lx würde mithin ein Tageslichtquotient von 2% am Arbeitsplatz eine Beleuchtungsstärke von 60 lx sichern. Hierbei ist zu berücksichtigen, daß die überwiegende Zahl der üblichen Arbeitsstunden im Laufe des Jahres sehr erheblich größere Außenbeleuch-
tungsstärken aufweist, was entsprechend stärkere Beleuchtung des Arbeitsplatzes zur Folge hat. Ein Platz, der sein Licht von einem etwa 100 Quadratgraden entsprechenden Himmelsstück bekommt, würde bei kleiner Außenbeleuchtung (3000 lx), aber günstigen Re-
flexionsbedingungen im Raum noch einen Tageslichtquotienten von

mehr als 2 % haben. Über die verschiedenen Tageslichtquotienten, die für unterschiedlich feine Arbeiten verlangt werden sollen, ist das letzte Wort noch nicht gesprochen. Die vorgeschlagenen Werte bewegen sich je nach der Arbeit, wie die Tabelle 10 zeigt, innerhalb der Grenze von 0,2—3,5 %.

3. Meßverfahren. Bei der Messung von Beleuchtungsstärken durch das Tageslicht unter Verwendung der auf S. 126 genannten Apparate ist zu bedenken, daß das Meßergebnis nur für den Augenblick der Messung gilt. Die Verhältnisse können sich sogar während der Messung bedeutend ändern. Um die Brauchbarkeit eines Arbeitsplatzes grundsätzlich festzustellen, muß daher möglichst an Tages-stunden mit kleiner Außenbeleuchtung (trübe Tage) und bei gleichmäßig bedecktem Himmel gemessen werden.

Tabelle 10. *Größe des Tageslicht-quotienten.*

Art der Arbeit	T in %
Sehr fein	3,5
Fein	1,8
Mittelfein	0,7
Grob	0,2

Die Messung des sichtbaren Teiles des Himmelsgewölbes kann mit dem Raumwinkelmesser nach L. WEBER erfolgen und geschieht durch ein fein quadratiertes Papier, vor welchem eine Linse verschiebbar ist. Mit Hilfe der Linse wird ein scharfes Bild des Himmelsstückes auf dem quadratierten Papier entworfen, und die Anzahl der von dem Himmelsbilde bedeckten Quadrate ausgezählt. Die Zahl der hellen kleinen Quadrate gibt den Raumwinkel. Bei einem Linsenabstand von 114,6 mm entspricht ein Quadrat von 2 mm Seitenlänge genau einem Quadratgrad. Besteht bei scharfer Einstellung dieser Linsenabstand nicht, so muß die gefundene Anzahl von Quadraten mit $\dfrac{114,6}{L}$ multipliziert werden, wo L den tatsächlichen Linsenabstand in Millimeter bedeutet. Um den Neigungswinkel der Strahlen zu berücksichtigen, neigt man die drehbare Papierplatte so lange, bis das helle Bild des Himmelsgewölbes gleichmäßig um den Mittelpunkt verteilt ist. Dann liest man am seitlich angebrachten Gradmesser den eingestellten mittleren Neigungswinkel ab. Das Produkt aus dem Raumwinkel und dem Sinus des Neigungswinkels ist der *reduzierte* Raumwinkel. Bei größeren Fensteröffnungen müssen die Bestimmungen für ihre einzelnen Teile durchgeführt werden. Fällt Himmelslicht durch mehrere Fenster auf den Platz, so ist jedes Fenster einzeln zu messen. Ein unter einem Neigungswinkel von 60° befindliches Himmelsstück von 100 Quadratgraden entspricht in seiner Beleuchtungskraft einem senkrecht über dem Platz stehenden Stück von 50 Quadratgraden, da sin 60° = 0,5 ist.

Verfeinerungen dieses Gerätes, die jedoch praktisch keinen allzugroßen Wert haben, sind der Raumwinkelmesser nach MORITZ-WEBER und der Raumwinkelmesser nach PLEIER (Verwendung einer einfachen Lochkamera).

Der Beleuchtungsprüfer nach THORNER ist ein beliebtes, billiges Gerät besonders für orientierende *schulhygienische* Untersuchungen und läßt nur die Entscheidung zu, ob ein Arbeitsplatz entsprechend der Güte von 50 reduzierten Raumwinkelgraden belichtet wird oder nicht. Ziffermäßige Angaben sind nicht zu erhalten. Das Gerät darf nur bei gleichmäßig trübem Wetter verwendet werden.

Unter der Bezeichnung Relativphotometer hat L. WEBER eine Abänderung des THORNERschen Beleuchtungsprüfers beschrieben, das zahlenmäßige Angaben liefert.

Zur Bestimmung des *Tageslichtquotienten* sind zwei Messungen notwendig, die zu gleicher Zeit erfolgen müssen (Messung der Außenbeleuchtung auf dem Dach des Hauses und der Beleuchtung am Arbeitsplatz). Der Fehler, daß genau genommen die Vergleichbarkeit nicht mit der Horizontalbeleuchtung im Freien, sondern nur mit der Helligkeit des Himmelsstückes richtig ist, das von dem Platz aus sichtbar ist, kann dadurch vermieden werden, daß nur an solchen Tagen gemessen wird, an denen die zerstreute Beleuchtung des Himmels bei gleichmäßiger Bewölkung zugrunde gelegt werden kann. Schwerwiegender ist das Bedenken, daß das Verhältnis von Himmelshelligkeit zur Platzbeleuchtung nur für Plätze mit verhältnismäßig großem Raumwinkel mit hinreichender Genauigkeit konstant ist (Unsicherheit der anteilsmäßigen Abschätzung des reflektierten Lichtes).

4. Bemessung der Fenstergrößen. Da die Entscheidung über die Tageslichtbeleuchtung bereits bei der Projektierung der Gebäude fällt, ist es notwendig, den Architekten geeignete Verfahren an die Hand zu geben, mit deren Hilfe ihnen die Berechnung der im Einzelfall notwendigen Fensterscheibenflächen möglich ist. Diese Berechnungen berücksichtigen die hygienischen Ansprüche an den Öffnungs- und Neigungswinkel bzw. die darin beschlossene Abhängigkeit der Geschoß- und Gebäudehöhen etwa von den Gebäudeabständen, also alle Beziehungen zwischen Straße, Hofraum und Innenraum. Um die sehr mühsamen Rechnungen zu vermeiden, sind zeichnerische Verfahren entwickelt und Tabellen aufgestellt worden, mit deren Hilfe die erforderliche Höhe des Fenstersturzes über dem Fußboden und die von Raumtiefe und -breite abhängige Scheibenbreite unmittelbar abgelesen werden kann. Sehr bequemes Arbeiten ermöglichen die von BÜNING für Wohngebäude mitgeteilten Tabellen. Als Bezugspunkt ist hier ein Punkt mitten im Zimmer in Tischhöhe angenommen unter Zugrundelegung eines Tageslichtquotienten von 1,33% mit 30% Reflexionsanteil durch die Wände, Decke usw. des Raumes. Damit werden bei 3000 lx Außenbeleuchtung an dem Platz 40 lx gewährleistet. Bei diesen Tabellen wird mit dem *Einfallswinkel* gearbeitet, der die Summe aus dem Öffnungswinkel und dem Verbauungswinkel ist. Der Verbauungswinkel ist nichts anderes als der von einem Punkt der Fensterunterkante bestimmte untere Neigungswinkel. Die gewählte Bezeichnung Einfallswinkel ist nicht sehr

Tabelle 11. *Erforderliche Höhe des Fenstersturzes über dem Fußboden bei verschiedener Raumtiefe und verschiedenem Einfallswinkel* (nach BÜNING).

Raumtiefe cm	Einfallswinkel						
	22°	27°	32°	37°	42°	47°	52°
200	180	180	180	180	180	187	208
250	180	180	180	180	193	214	240
300	180	180	180	103	215	241	272
350	180	180	189	212	238	268	304
400	180	180	205	231	260	294	336
450	180	194	221	250	283	321	268
500	191	207	236	268	305	348	400
550	202	220	252	287	328	375	432
600	214	233	267	306	350	402	464

Tabelle 12. *Scheibenbreite bei verschiedener Raumtiefe und -breite* (nach BÜNING).

Raumtiefe cm	Raumbreite cm						
	200	250	300	350	400	450	500
200	42	52	62	73	83	93	104
250	49	62	74	86	99	111	124
300	57	71	85	99	113	127	142
350	63	78	94	110	125	141	157
400	69	86	103	121	138	155	173
450	74	93	112	130	149	167	186
500	79	99	119	139	159	179	199
550	84	105	126	147	168	189	210
600	88	110	132	154	176	198	221

glücklich, weil in der Physik darunter der Komplementwinkel zu diesem Winkel verstanden wird .

Bei der Tageslichtbeleuchtung spielen gefühlsmäßige Eindrücke fast eine noch größere Rolle als bei der künstlichen Beleuchtung. Ein einziger Lichtstrom durch ein zusammengefaßtes großes Fenster läßt unter Umständen einen ganz anderen Raumeindruck entstehen, als wenn eine Fensterreihe mit Zwischenpfeilern dem Raum die gleiche Lichtmenge zuführt. Aus einer Richtung kommende Beleuchtung wird meist der Beleuchtung über Eck vorzuziehen sein und bietet zugleich Vorteile für die erwünschte Abstimmung der künstlichen Beleuchtung und natürlichen Beleuchtung aufeinander (vgl. W. BÜ- NING: Die neue Bauanatomie. Berlin: Gebr. Mann 1947).

---

[1] Nach dem „Hygienischen Memorandum zum Wiederaufbau des deutschen Wohnungswesens" der „Vereinigung deutscher Hygieniker und Mikrobiologen" vom Juni 1949 soll in Wohnräumen die Eindringtiefe des unmittelbaren Himmelslichtes in der Fensterachse auf Tischhöhe über der halben Raumtiefe liegen. Bei unverglastem Fenster soll auf dem Tisch in Fensternähe der Tageslichtquotient wenigstens 1% betragen.

Der Bewohner soll sitzend und stehend freie Aussicht haben (unterer Scheibenrand also nicht höher als 1 m, oberer nicht tiefer als 1,8 m über dem Fußboden). Fensterflügel sollen in Wohnräumen nicht unter 40 cm breit und nicht breiter als 70 cm sein. Große ungeteilte Scheiben sind erheblich teurer als die gleichen Flächen in kleineren Scheiben. Drehflügel sollen nicht wesentlich höher als 150 cm sein, da sie sich sonst leicht verziehen.

Jalousien dürfen in hochgezogenem Zustand die oberen Teile der Fensterfläche nicht verdekken. Das Fensterrahmenwerk soll stets möglichst hell gehalten werden; helle Wand- und Deckenfarben verbessern die Stärke der Gleichmäßigkeit der Beleuchtung; auch die Außenwände von Gebäuden (und stets bei Hofbebauung) sollen wegen der besseren Lichtreflektion so hell wie irgend möglich gehalten werden.

Die für Fensterscheiben verwendeten *Glassorten* sollen gut lichtdurchlässig sein. Ultraviolett-durchlässige Gläser haben für Fensterscheiben höchstens in besonderen Fällen (Krankenhäuser) einen Sinn und, da reflektiertes Tageslicht für gewöhnlich als Lichtquelle für Ultraviolettstrahlung nicht in Betracht kommt, nur dann, wenn viel direktes Sonnen- und Himmelslicht

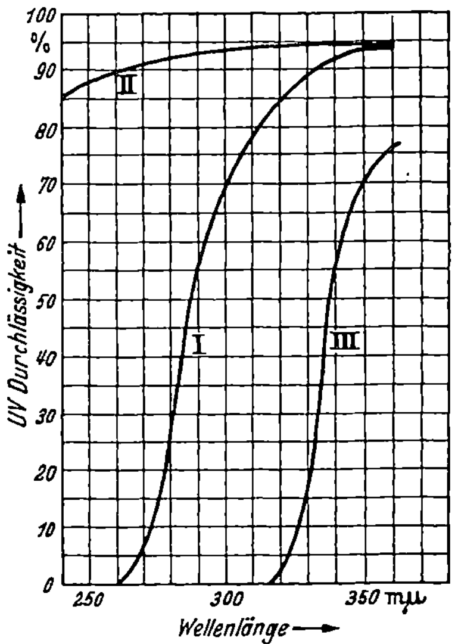

Abb. 5. Spektrale Durchlässigkeit von Glas im Ultraviolett. I Ultraviolett-Hartglas, II Quarzglas, III Fensterglas.

in den Raum eindringen kann. Für den Lichtmangel der Großstädter spielt die Verglasung der Fenster mit ultraviolett-undurchlässigem Glase jedenfalls die geringste Rolle. Der Dunst über den Großstädten setzt die mittelwellige UV-Strahlung von Sonne und Himmel um rund 10% herunter. Im Bereich des biologisch wichtigen langwelligen Ultravioletts (um 350 mμ) läßt gewöhnliches Fensterglas immerhin zwischen 50 und 70 % der auftreffenden Strahlen durch (Abb. 5). Die Durchlässigkeit der Spezialgläser, die nicht billig sind, wird überdies mit der Zeit geringer.

Wichtig ist, daß die Fenster in regelmäßigen Abständen *gereinigt* werden, weil die Beleuchtungsstärke mit zunehmender Verschmutzung der Fenster am Arbeitsplatz sehr erheblich abnimmt.

Wasserversorgung.

Von

GEORG WILDFÜHR-Leipzig [1].

Mit 3 Textabbildungen.

Jedes dem menschlichen Genuß dienende Wasser muß in erster Linie bestimmten hygienischen Anforderungen entsprechen. Auch in chemischer und physikalischer Hinsicht soll es einer Reihe von Bedingungen gerecht werden. Somit sind Hygieniker und Chemiker in gleichem Maße an der Beurteilung von Trinkwässern interessiert.

Über die Anforderungen, die an ein Trinkwasser zu stellen sind.

a) Es soll geruchlos sein. Die Geruchsprüfung erfolgt an Ort und Stelle im Anschluß an die Entnahme. Sie wird an einer besonderen Probe vorgenommen. Hierzu füllt man eine saubere Flasche (mit Glasstopfenverschluß) schnell etwa bis zur Hälfte mit dem Untersuchungswasser. Die Flasche wird verschlossen und kräftig umgeschüttelt. Nach dem Öffnen stellt man sofort den Geruch fest. Er ist deutlicher wahrnehmbar bei Erwärmen des Wassers auf höchstens 50° C.

Die Stärke der Wahrnehmung des genau zu kennzeichnenden Geruchs eines Wassers wird wie folgt angegeben: ohne besonderen Geruch, schwach nach . . ., stark nach . . . . Die Gerüche selbst werden gekennzeichnet als: aromatisch, gasolinartig, erdig, torfig, fischig, dumpfig, modrig, faulig, urinös, krautartig, fäkal, jauchig, widerlich-unangenehm.

Auch Kohlensäure besitzt bei vielen Mineralquellen, die unter starkem Kohlensäuredruck zutage treten (Sprudelquellen), einen ganz eigenartigen, an Ozon erinnernden, fast berauschenden Geruch.

Zweckmäßig ist es, die subjektive Geruchsprüfung von mehreren Sachverständigen gleichzeitig ausführen zu lassen.

b) Es soll keinen unangenehmen Geschmack aufweisen. Die Geschmacksprüfung setzt voraus, daß das Wasser nicht infektionsverdächtig ist.

Im allgemeinen ist sie vorzunehmen bei einer Wasserwärme von 8—12° C. Davon, daß der Geschmack eines Wassers bei erhöhter Temperatur deutlicher wird, etwa bei 30° C, ist nur in Ausnahmefällen Gebrauch zu machen. Die Geschmacksprüfung ist stets — wenn möglich von mehreren Sachverständigen — *nach* der Geruchsprüfung vorzunehmen.

Nach der Geschmacksstärke unterscheidet man 3 Grade:
1. Ohne besonderen Geschmack (geschmacklos), 2. schwach, 3. stark. Als wesentliche Geschmackseinheiten sind zu nennen: fad, salzig, säuerlich,

---

[1] Unter Mitwirkung von WALTHER FRIESE-Dresden. Für die Durchführung praktischer Arbeiten bin ich Frl. EDELGARD LESCHNER-Leipzig zu Dank verpflichtet.

laugenhaft, tintig, metallisch bitter, süß, torfig (moorig), modrig, faulig, leuchtgasartig, medikamentös. widerlich. Auf einen etwa auftretenden Nachgeschmack ist besonders zu achten.

Freie Kohlensäure in größeren Mengen (etwa über 300 mg im Liter) gibt dem Wasser einen angenehmen Geschmack; doch schon bei geringeren Anteilen (über 100 mg/l) wird die Geschmacksempfindung gegenüber anderen Substanzen bisweilen stark herabgesetzt oder ganz ausgeschaltet.

Von geringer Bedeutung sind für den Geschmack eines Wassers Härte und Gasgehalt (freie Kohlensäure und Sauerstoff). Härte wird erst bei 50° DH geschmacklich wahrnehmbar.

Die Geschmacksgrenze von gelösten Salzen ist am niedrigsten bei Ferro-, am höchsten bei Kalisalzen; im einzelnen liegt die Wahrnehmungsschwelle bei folgenden Werten:

für Natriumchlorid	bei	500,0 mg	im	Liter
Calciumchlorid	„	550,0 mg	„	„
Magnesiumchlorid	„	400,0 mg	„	„
Natriumsulfat	„	450,0 mg	„	„
Kaliumsulfat	„	935,0 mg	„	„
Ammoniumsulfat	„	275,0 mg	„	„
Calciumsulfat	„	140,0 mg	„	„
Magnesiumsulfat	„	625,0 mg	„	„
Aluminiumsulfat	„	25,0 mg	„	„
Natriumnitrat	„	205,0 mg	„	„
Kaliumnitrat	„	325,0 mg	„	„
Calciumnitrat	„	330,0 mg	„	„
Natriumbicarbonat	„	480,0 mg	„	„
Eisensulfat	„	4,8 mg	„	„
Eisen	„	0,4 mg	„	„
Mangan	„	1,5 mg	„	„
Kupfer	„	1,5 mg	„	„
Zink	„	0,6 mg	„	„

Für freies Chlor liegt die Geschmacksgrenze bei 0,2—0,3 mg im Liter. Sind aber außer diesem noch kleinste Mengen an Phenolen im Wasser vorhanden, dann geben noch unter 0,05 mg/l liegende Chlormengen einen äußerst unangenehmen Geschmack und Geruch nach Chlorphenolen bzw. Chlorkresolen (jodoformartig).

c) Das Wasser soll farblos sein. Gelöste anorganische Salze beeinflussen die Farbe eines Wassers nicht. Wässer aus Torf-, Humusoder Moorboden sind mehr oder weniger stark gelb gefärbt. Sie sind durch Behandlung mit Aluminiumsulfat, eventuell unter Nachbehandlung mit Soda zu entfärben. Auch das später angeführte Magnoverfahren wirkt entfärbend.

Für die Ermittlung der Farbe und des Farbgrades muß das Wasser vollkommen klar sein. Den Farbgrad stellt man am einfachsten fest, indem man das Wasser in einen Schauzylinder aus farblosem Glase mit plangeschliffenem Boden (Höhe über 40 cm, lichte Weite 2,5 cm) bis zur Marke in 40 cm Schichthöhe füllt, den Schauzylinder mit einer Papphülle umkleidet und ihn gegen eine weiße Unterlage von oben her betrachtet. Ein Kontrollrohr mit doppelt destilliertem, sicher farblosem Wasser ermöglicht die Feststellung feinster Farbtönungen.

Die Bestimmung der Farbtiefe (bei gelbgefärbten Wässern) geschieht mit einer Standardlösung, welche den Farbton 500 hat. Man erhält sie durch Lösung von 1,245 g Kaliumplatinchlorid ($= 0,5$ g Pt) und 1,01 g kryst. Cobaltchlorür ($= 0,25$ g Co) in 100 cm³ reinster Salzsäure ($D = 1,19 = 37\%$) und Auffüllung zu einem Liter mit doppelt destilliertem Wasser. Durch Verdünnen dieser Lösung mit Aqua bidest. Wasser werden Vergleichslösungen bereitet, deren Farbe mit 5—10—15—20—25—30—40 bis 50—60—70 bezeichnet wird. Die Zahlen entsprechen Milligrammen Platin im Liter. 1 cm³ der Standardlösung enthält 0,5 mg Platin. (Verfahren von Hazen und Whipple.)

Ausführung der Bestimmung: Einfüllen von 100 cm³ der Probe in einen farblosen Colorimeterzylinder, vergleichen mit den angegebenen Vergleichslösungen, von welchen in gleiche Zylinder je 100 cm³ eingefüllt wurden.

d) Das Wasser soll nicht zu hart sein. Unter Härte eines Wassers versteht man seinen Gesamtgehalt an gelösten Calcium- und Magnesiumsalzen. Sie wird in Härtegraden angegeben. Ein Deutscher Härtegrad ($°$ DH oder $°$ d) entspricht 10 mg CaO im Liter, einschließlich der äquivalenten Menge Magnesiumoxyd (MgO), die durch Multiplikation derselben mit 1,4 erhalten wird.

Ein Französischer Härtegrad $= 10$ mg/l $CaCO_3$.

Ein Englischer Härtegrad $\quad = 10$ mg $CaCO_3$ in 700 cm³ Wasser.

$$1,0° \text{ DH} = 1,25° \text{ englischer Härte}$$
$$= 1,79° \text{ französischer Härte}$$
$$0,8° \text{ DH} = 1,0° \text{ englischer Härte}$$
$$= 1,43° \text{ französischer Härte}$$
$$0,56° \text{ DH} = 0,7° \text{ englischer Härte}$$
$$= 1,0° \text{ französischer Härte.}$$

Kalk und Magnesia sind vorwiegend als Bicarbonate und Sulfate im Wasser vorhanden, in geringen Mengen bisweilen auch als Chloride und Nitrate.

Calciumbicarbonat zersetzt sich beim Kochen des Wassers, wobei kohlensaurer Kalk ausfällt *(vorübergehende oder Carbonathärte)*. Calciumsulfat fällt beim Kochen erst dann aus, wenn das Wasser so weit eingedampft ist, bis die Löslichkeitsgrenze dieses Salzes (2,0 g/l) erreicht ist *(bleibende Härte)*. Die Begriffe „vorübergehende Härte" und „Carbonathärte" (auch Bicarbonathärte genannt) sind jedoch nicht völlig gleichbedeutend, da auch Calciumcarbonat noch etwas (etwa 30 mg/l) löslich ist. Die Bicarbonathärte läßt sich demnach nicht völlig durch Kochen eines Wassers beseitigen. Die Summe der „Carbonathärte" und der „bleibenden Härte" ist die *Gesamthärte* eines Wassers[1].

Gesundheitsstörungen (vorwiegend Durchfälle) treten bei sehr harten Wässern (über 60° DH) nur vorübergehend und bei empfindlichen Personen auf. Meistens findet eine schnelle Gewöhnung an solche Wässer statt. Auch sehr weiche Wässer verursachen keine Schädigungen; allerdings sind in Gegenden mit weichem Wasser die Zähne der Bevölkerung im allgemeinen schlechter als in Gebieten mit hartem Wasser. Die Frage, inwieweit

---

[1] Bestimmungen der „Gesamthärte" nach Clark oder Blacher; außerdem Bestimmungen der „Carbonathärte" und „bleibenden Härte" nach besonderen Methoden.

Zahncaries durch abnorm weiches Wasser gefördert wird, ist noch nicht mit Sicherheit geklärt.

Über den Einfluß der Trinkwasserhärte auf die Cariesfrequenz gibt Röse folgende Werte an:

Durchschnittliche Gesamthärte des Wassers	Durchschnittszahl der erkrankten Zähne in %	Prozentsatz der völlig gesunden Zähne
unter 2,0° DH	37,0	1,3
2,0 bis 4,9° DH	33,7	3,4
5,0 „ 9,9° DH	29,7	4,3
10,0 „ 14,9° DH	27,4	6,5
15,0 „ 19,9° DH	26,7	6,4
20,0 „ 24,9° DH	23,9	9,8
25,0 „ 29,9° DH	18,9	14,5
30,0 „ 37,9° DH	17,1	17,9
über 38,0° DH	15,4	20,2

Für wirtschaftliche Zwecke ist hartes Wasser meistens ungeeignet:

1. Durch seine Neigung zur Kesselsteinbildung in Dampfkesseln, Kochgefäßen, Badeöfen und zur Bildung von Ablagerungen in Heißwasserrohren usw.

Die Kesselsteinbildung (Calciumcarbonat und Eisenoxyd) und die Inkrustierung der Heißwasserleitungsrohre läßt sich ohne Veränderung der Gesamthärte dadurch verhüten, daß durch entsprechende Salzsäurezugabe zum Rohwasser das Calciumbicarbonat in Calciumchlorid überführt wird. Dieser Zusatz darf nur soweit erfolgen, daß kein Salzsäureüberschuß vorhanden ist (Kontrolle des p_H-Wertes), da sonst das Kessel- und Rohrmaterial angegriffen wird. In vielen Fällen kann man den Kesselsteinansatz durch Einspritzen von Milch, Beimischung von Ruß oder von verschiedenen im Handel befindlichen Kesselsteinverhinderungsmitteln in den Kesseln verhindern. Dadurch fällt Calciumcarbonat in breiiger Form aus und bleibt im Wasser suspendiert.

2. Durch größeren Seifenverbrauch. 1 l Wasser benötigt für jeden Grad DH etwa 0,125 g einer guten Handelskernseife. Zum Beispiel erfordern, ehe das eigentliche Waschen beginnt, 100 l Wasser von 20° DH etwa 250 g Seife durch Ausfällen unlöslichen fettsauren Kalks, der im übrigen die Haut rissig macht. Wird nicht sehr gründlich nachgespült, setzt er sich außerdem in der Wäsche fest, macht sie grau und verursacht einen etwas ranzigen Geruch.

3. Bei der Bereitung von Getränken ist eine Trübung des Wassers, die nach längerem Kochen eintritt, unerwünscht und unappetitlich. Hülsenfrüchte sind in hartem Wasser schwer weich zu kochen.

Indirekt kann ein Ersatz von hartem Wasser durch weiches Oberflächenwasser, welches in vielen Fällen bakteriologisch nicht einwandfrei ist, zu mancherlei Schäden Anlaß geben. Vom hygienischen Standpunkt aus ist ein solcher Ersatz daher zu vermeiden.

Für einzelne technische Zwecke, z. B. zum Anfeuchten der Gerste in der Brauindustrie ist *weiches* Wasser unvorteilhaft.

Die Einteilung der Wässer nach Deutschen Härtegraden ist:

0— 4 sehr weich,	12—18 etwas hart,
4— 8 weich,	18—30 hart,
8—12 mittelhart,	über 30 sehr hart.

e) Trinkwasser darf Eisen, Mangan, Blei, Zink und Kupfer *nur in Mengen enthalten, welche allgemein angenommene Höchstgrenzen nicht überschreiten.*

Eisen findet sich im Grundwasser fast stets in Form von Eisenbicarbonat, bisweilen jedoch auch an Humussäuren oder Phosphorsäure gebunden. Das Bicarbonat geht an der Luft in Ferrihydroxyd über, das als brauner Niederschlag ausfällt:

$$2\,Fe(HCO_3)_2 + O + H_2O = Fe_2(OH)_6 + 4\,CO_2.$$

Solches Wasser ist zum Trinken ungeeignet und für die meisten wirtschaftlichen und gewerblichen Zwecke unbrauchbar. Gelöste Eisensalze setzen sich mit gerbsauren Salzen chemisch zu gerbsaurem Eisen um, das violettbraun gefärbt ist. Aus diesem Grunde werden z. B. Teeaufgüsse usw. mit eisenreichen Wässern mißfarbig.

Auch für Molkereien ist eisenhaltiges Wasser nicht brauchbar, desgleichen nicht eisen- und manganhaltiges für die photographische Industrie. Derartige Wässer können beim Wäschewaschen durch Ausscheidung unlöslicher Eisen- bzw. Manganverbindungen lästige gelbe Flecke auf den Wäschestücken verursachen. Außerdem veranlaßt ein erhöhter Eisengehalt die Ansiedlung von *Eisenalgen* (Crenothrix, Cladothrix, Galionella), die in Gestalt brauner Fäden und Flocken das Wasser durchsetzen.

In Trinkwasser soll der Gehalt an gelösten *Ferro-Ionen* 0,3 mg im Liter nicht übersteigen, an *Mangan* nicht mehr als 0,1—0,2 mg im Liter betragen.

Blei kommt äußerst selten als natürlicher Bestandteil des Wassers vor. Der noch zulässige Höchstgehalt ist nach internationaler Vereinbarung auf 0,3 mg im Liter festgelegt worden.

Als Maximalwert für *Kupfer* gilt 3,0 mg/l, für *Zink* 8,0 mg/l (Schädlichkeitsgrenze), doch sind Wässer mit viel niedrigeren Gehalten daran (0,5 bzw. 0,6 mg/l) wegen des unangenehmen Geschmacks bereits ungenießbar. Kupfersalze geben dem Wasser einen ausgesprochen bitteren Geschmack. Da derartige Wässer von vornherein für Genußzwecke abgelehnt werden, kommen Gesundheitsschädigungen damit kaum vor.

f) Das Wasser soll keine aggressiven Eigenschaften gegen Metalle und Baumaterialien aufweisen. Am bedenklichsten ist die Angriffsfähigkeit eines Wassers gegen Blei. Wässer mit niedriger Carbonathärte neigen besonders zu Bleiangriff, der durch den Gehalt des Wassers an gelöstem Sauerstoff noch verstärkt wird. Reine Bleirohre sind für solche Wässer nur nach besonderer chemischer Prüfung verwendbar. *Bleimantelrohre,* welche innen eine Zinnschicht besitzen, werden von aggressiven Wässern nicht angegriffen. Jedoch muß bei der Verlegung derartiger Rohre beachtet werden, daß bei den Lötstellen lediglich Zinn auf Zinn trifft und kein Blei mit dem Wasser in Berührung steht. Auch innen verzinnte Kupferrohre dienen unter der gleichen Bedingung demselben Zweck.

Die Angriffsfähigkeit eines Wassers gegen Metalle und Baumaterialien ist nicht einfach von der Menge der freien, d. h. der durch Titration mit n/10-Natronlauge bzw. n/10-Sodalösung bei Phenolphthalein als Indicator feststellbaren Kohlensäuremenge, sondern von der aggressiven Kohlensäure abhängig. Eine gewisse Menge Kohlensäure ist stets nötig, um die Bicarbonate in Lösung zu erhalten; der Überschuß wirkt angreifend und wird *„aggressive Kohlensäure"* genannt. *Die* Menge an Kohlensäure, welche zur Inlösunghaltung der Bicarbonate, der Erdalkalimetalle (Calcium und Magnesium) sowie des Eisens bzw. Mangans erforderlich ist, heißt *„zugehörige Kohlensäure"*. Die *„freie Kohlensäure"* setzt sich demnach zusammen aus zugehöriger und aggressiver Kohlensäure.

Zur Ermittlung der aggressiven Kohlensäure sind demnach zwei Titrationen nötig: 1. der freien Kohlensäure mit n/10-Lauge und 2. der gebundenen Kohlensäure mit n/10-Salzsäure bei Methylorange als Indicator. Die Kombination der bei diesen Titrationen gefundenen Werte liefert mit Hilfe von Tabellen die aggressive Kohlensäure (Tabellen von TILLMANNS mit graphischer Darstellung und von LEHMANN und REUSS),

Zur vorläufigen Orientierung, ob ein Wasser aggressiv ist, bestimmt man auf colorimetrischem Wege die Wasserstoffionenkonzentration (z. B. mit dem Universal-Indicatorpapier oder Lösung von E. Merck, Darmstadt, bzw. mit Lyphanpapier) oder genau mit dem Farbscheidenapparat der Firma Hellige & Co., Freiburg i.Br., bzw. dem großen Ionometer der Firma Lautenschläger, München, oder einem anderen p_H-Bestimmungsapparat. Bei einem p_H-Wert unter 7,0 (Neutralpunkt) ist mit der Wahrscheinlichkeit eines Metallangriffes zu rechnen.

Um zu erfahren, ob ein Wasser angreifend wirkt oder nicht, bedient man sich für besondere praktische Zwecke auf Grund der beiden genannten Titrationen und des p_H-Wertes rechnerisch der *„Stroheckerzahl"*.

Das Verhalten eines Wassers gegen Blei kann direkt geprüft werden, indem man ein etwa 1 m langes *neues* Bleirohr mit dem Wasser füllt und an beiden Enden verschließt. Das Wasser bleibt 24 Std im Rohr stehen und wird sodann auf Blei geprüft.

Prüfung auf Blei. 100 cm³ des Untersuchungswassers in einem zylindrischen Schauglas mit Essigsäure ansäuern und mit 1 cm³ gesättigtem Schwefelwasserstoffwasser oder der gleichen Menge einer 2%igen Schwefelnatriumlösung versetzen. Nach Umschütteln zeigt eine Braunfärbung das Vorhandensein von Blei an, doch kann auch ein Kupfergehalt des Wassers die gleiche Färbung ergeben. Ausschaltung der letzteren durch Zugabe von wenig Cyankalium. (Vorsicht, Blausäureentwicklung! Reaktion im Freien oder unter Abzug anstellen!)

Der Bleigehalt eines Wassers ist abhängig von dessen Temperatur, der Länge der durchflossenen Leitung und der Zeit, die das Wasser im Bleirohr gestanden hat. In erster Linie ist die chemische Beschaffenheit des Wassers hinsichtlich der Gesamthärte, der Carbonathärte, des Gehaltes an freier und aggressiver Kohlensäure sowie an Sauerstoff maßgebend für sein Bleiangriffsvermögen.

Besondere Vorsicht ist bei neuen Bleirohren nötig. Öfteres Leerlaufen der Leitung ist zu vermeiden. Lediglich als Behelfsmaßnahme dient ein Anschlag an den Zapfhähnen, welcher fordert, daß vor Verwendung eines Wassers, welches Bleirohre durchfließt, erst ein Quantum von etwa 20 l abzulassen ist.

Auch für den Angriff auf Eisen, Zink und Kupfer ist die Anwesenheit von aggressiver Kohlensäure und von Sauerstoff wichtig. Jedoch ist zu bedenken, daß der Gasgehalt eines Wassers, wie es zur Untersuchung kommt, völlig verschieden sein kann von dem, den es nach Fertigstellung der Fassung der Gewinnungsstelle und des Rohrnetzes zeigt. Eine erneute Prüfung des Wassers aus der fertigen Leitung ist deshalb notwendig. Gefördert wird der Angriff durch die Anwesenheit von reichlichen Mengen an Nitraten, Chloriden und besonders Sulfaten.

Prüfung auf Kupfer. 25 cm³ Wasser in einem mit Glasstopfen verschließbaren Reagensglas mit 30 cm³ 10%iger Rhodanammoniumlösung und 10 Tropfen Pyridin sowie 0,5 – 1 cm³ Chloroform versetzen und kräftig durchschütteln. Färbt sich die sich am Boden abscheidende Chloroformschicht grün, ist Kupfer zugegen. Diese sehr empfindliche Probe läßt sich mit Hilfe von Lösungen mit bekanntem Kupfergehalt auch quantitativ-colorimetrisch gestalten, ist einfach auszuführen und führt schnell und eindeutig zum Ziel.

Prüfung auf Zink. 100 cm³ Wasser aus innen verzinkten Leitungen in einem etwas mehr als diese Menge fassenden Colorimeterzylinder mit 1 cm³ 10%iger Salzsäure versetzen und 1 cm³ 0,5%ige Kaliumferrocyanidlösung (gelbes Blutlaugensalz) zugeben. Nach Umschwenken zeigt eine weiße Trübung die Anwesenheit von Zink an. In essigsaurer Lösung geben Zinksalze nach Zugabe von gesättigtem Schwefelwasserstoffwasser eine weiße Ausfällung bzw. Trübung durch Zinksulfid (ZnS) (Stehenlassen über Nacht).

Prüfung auf Eisen. 100 cm³ Wasser in einer Porzellanschale nach Zugabe eines Körnchens Kaliumchlorat und von 1 cm³ Salzsäure (10%ig) auf dem Wasserbade eindampfen. Die Zusätze bewirken eine Überführung der Ferrosalze in Ferrisalze. Dann Aufnehmen mit wenig Salzsäure und Hinzugeben von etwas 0,5%iger Kaliumferrocyanidlösung. Blaufärbung (Bildung von Berlinerblau) zeigt das Vorhandensein von Eisen an. Auch diese Reaktion läßt sich mit Eisenstandardlösungen quantitativ-colorimetrisch gestalten.

Prüfung auf Mangan nach VON KNORRE. 100 cm³ Wasser in einer Porzellanschale nach Beifügung von etwas konzentrierter Salpetersäure (zur Zerstörung reaktionshemmender Chloride) zur Trockne eindampfen. Rückstand mit einigen Tropfen Salpetersäure aufnehmen, mit Wasser auf etwa 25 cm³ verdünnen und 1 – 2 Tropfen 0,5%ige Silbernitratlösung beifügen. Hierauf zum Sieden erhitzen und Ammoniumpersulfat in Substanz zugeben, nochmals aufkochen. Rotfärbung läßt die Anwesenheit von Mangan durch Bildung von Permanganat erkennen. Auch diese Reaktion kann quantitativ-colorimetrisch verwendet werden.

Bezüglich des Angriffs gegen *Baumaterialien* (Mörtel, Zement, Beton) ist zu sagen, daß die Kohlensäuremenge, welche über die zur Inlösunghaltung der Bicarbonate erforderliche Menge hinausgeht, lösend auf Calciumcarbonat einwirkt. Am einfachsten wird die mörtelangreifende aggressive Kohlensäure mit dem HEYER-*Versuch* festgestellt:

Glasstopfenflasche von 250 – 500 cm³ Inhalt halsvoll mit dem Wasser füllen. 2 g gepulverten Marmor oder reinen krystallisierten kohlensauren Kalk zusetzen, Flasche durch Einfallenlassen des Stopfens verschließen, so daß sich keine Luftblase darin befindet, gut durchschütteln. Unter häufigem

Schütteln 2—3 Tage stehen lassen, 100 cm³ des Wassers abfiltrieren, darin die gebundene Kohlensäure durch Titration mit n/10-Salzsäure bei Methylorange als Indicator bestimmen. Vorher sind 100 cm³ des nicht behandelten Rohwassers, also unmittelbar vor Ansetzung des HEYER-Versuches, ebenso zu titrieren. (Beide Versuche sind möglichst an Ort und Stelle der Entnahme anzusetzen bzw. die zuletzt genannte Titration auszuführen.) Jeder Kubikzentimeter n/10-Salzsäuremehrverbrauch gegenüber dem Rohwasser entspricht 5 mg $CaCO_3$.

g) Die übrigen im Wasser vorkommenden Stoffe. Hierfür kommen in Betracht:

1. **Gebundenes Chlor** (Chloride), meist an Natrium gekettet, entstammt bisweilen menschlichem oder tierischem Harn. Größere Chloridmengen können daher ein Anzeichen von Verunreinigung sein, falls nicht der Bodenuntergrund an sich schon einen hohen Chloridgehalt besitzt, wie öfters in der Nähe von Salinen, Salzbergwerken, Kalibergwerken und des Meeres. Ein hoher Chloridgehalt eines Wassers braucht dieses deshalb nicht stets ungenießbar zu machen. Entstammt jedoch ein hoher Chloridgehalt menschlichen oder tierischen Abgangsstoffen, so läßt sich daraus zunächst noch nicht schließen, ob diese direkt in das Wasser gelangt sind oder ob sie vorerst in den Boden und von diesem aus durch Auslaugung in das Wasser kamen. So kann bei feinporigem, bakteriendichtem Boden oder wenn die Verunreinigung zeitlich lange zurückliegt ein hoher Chloridgehalt unbedenklich sein. Grundwasser von bewohnten Stätten weist oft einen solchen auf (bis 100 mg Chlorionen im Liter und mehr).

Nachweis der Chloride. a) Qualitativ: Wasser mit verdünnter Salpetersäure schwach ansäuern und mit einigen Tropfen Silbernitratlösung (0,5 bis 1,0%ig) versetzen. Opalescenz, weiße Trübung oder Abscheidung eines flockigen Niederschlages von Chlorsilber, der in Ammoniak löslich ist, zeigt die Gegenwart von Chloriden an. — *b) Quantitativ*: 100 cm³ Wasser in einer Porzellanschale mit 3 Tropfen (bei eisenreichen Wässern bis 1 cm³) 10%iger Kaliumchromatlösung versetzen und mit einer Silbernitratlösung titrieren, die 4,7940 g im Liter enthält. 1 cm³ davon entspricht 1 mg Chlor oder 1,647 mg NaCl. Die Einstellung der Silbernitratlösung erfolgt gegen eine Kochsalzlösung, die 1,6490 g reinstes NaCl im Liter enthält. Man titriert von Gelb auf Beginn einer Braunfärbung.

2. **Ammoniak** wird als natürlicher Bestandteil eines Wassers hauptsächlich in der Tiefebene in Wässern gefunden, wenn sie erheblicher Tiefe entstammen (als gebundenes Ammoniak in Form von Ammoniumverbindungen), ferner in Wässern aus Torf- und Moorgebieten. Es kann aber, ähnlich den Chloriden, aus Dung- und Jauchegruben usw. in das Wasser gelangen, bzw. durch Reduktionsprozesse in einem mit organischem Material durchsetzten Boden entstanden sein. *Wird Ammoniak in einem Wasser vorgefunden, so ist dies zunächst immer bedenklich, bis weitere Untersuchungen genaue Anhaltspunkte über seine Herkunft ergeben haben.*

Nachweis des Ammoniaks. Wasser mit NESSLERS Reagens versetzen. Braungelbfärbung zeigt Ammoniak an. Diese Reaktion kann quantitativ-colorimetrisch gestaltet werden.

Die Bestimmung des Proteidammoniaks geschieht zweckmäßig nach L. W. WINKLER. Mit dieser Methode lassen sich äußerst geringe Mengen desselben quantitativ sehr schnell ermitteln.

3. Salpetrige Säure und Nitrite sind wie Ammoniak zu beurteilen, kommen jedoch in nicht verunreinigten Wässern aus jungfräulichem Boden nur in Ausnahmefällen vor. Zu bedenken ist, daß Nitrite auch durch Reduktion von Nitraten entstehen können, z. B. in innen verzinkten Leitungsrohren, Windkesseln usw. Zuweilen ist zu beobachten, daß in gleicher Weise in frisch aus neuen Zementringen errichteten Schachtbrunnen Nitrite gebildet werden, welche nach reichlichem, langdauerndem Abpumpen mit der Zeit verschwinden und hygienisch kaum zu Bedenken Anlaß geben.

Nachweis der Nitrite. Zu 50 cm³ Wasser bei Zimmertemperatur 1 cm³ Jodzinkstärkelösung zugeben, mit 1 cm³ Schwefelsäure (1 + 3) ansäuern. Blaufärbung zeigt das Vorhandensein von Nitriten an. Auch freies Chlor, welches jedoch in natürlichen Wässern niemals vorkommt, bläut Zinkjodidstärkelösung. Die Reaktion ist also nicht eindeutig. Quantitativ läßt sie sich so gestalten, daß man die Zeit notiert (in Sekunden), innerhalb der die Blaufärbung eintritt (nur bis 10 Min. beobachten). Aus einer Tabelle wird dann der Gehalt an NO_2-Ionen abgelesen.

4. Salpetersäure und Nitrate. Letztere sind in fast allen Wässern anwesend und entstehen im Boden durch Oxydation organischer stickstoffhaltiger Substanzen. In frischen Fäkalien fehlen sie. Hygienisch bedeutungsvoll ist ihr Vorkommen im Wasser zumeist nicht.

Nachweis der Nitrate. In etwa 5 cm³ konz. Schwefelsäure einige Körnchen Diphenylamin lösen und damit vorsichtig 2 - 3 cm³ des zu untersuchenden Wassers unterschichten. An der Trennungsstelle der beiden Flüssigkeitsschichten entsteht bei Anwesenheit von Nitraten ein blauer Ring. Nitrite und salpetrige Säure geben jedoch die gleiche Reaktion.

Quantitativ ermittelt man den Nitratgehalt durch Titration mit einer genau gegen eine bekannte Kaliumnitratlösung eingestellte Indigolösung. Der blaue Indigofarbstoff wird durch Nitrate bzw. Salpetersäure in stark schwefelsaurer Lösung zu farblosem Isatin oxydiert.

5. Organische Substanzen. Unter dieser Bezeichnung werden alle im Wasser gelösten Stoffe zusammengefaßt, die nicht mineralischer (anorganischer) Art sind. Sie sind von sehr verschiedenartiger Zusammensetzung und Herkunft. Ihre summarische Bestimmung kann durch die Menge Kaliumpermanganat bzw. Sauerstoff geschehen, die zu ihrer Oxydation in schwefelsaurer Lösung verbraucht wird. (Methode nach L. W. WINKLER.) Große Mengen organischer Substanzen finden sich in Wässern aus Moorgebieten in Form von Humussäuren und in Oberflächenwässern.

Da die meisten Huminsäuren mit der Kieselsäure in salzsaurer Lösung beim Eindampfen wasserunlöslich zurückbleiben, bestimmt man beide zunächst gemeinsam. Darauf löst man die Huminstoffe mit 4%igem Ammoniak heraus und kann sie durch erneutes Eindampfen des ammoniakalischen Filtrats nach Trocknung bei 102°C wägen.

Sind in einem Wasser Eisenoxydulsalze gelöst enthalten, dann wird bei der Bestimmung der Oxydierbarkeit ein Teil des Kaliumpermanganats zu ihrer Überführung in die Oxydstufe benötigt, worauf besonders zu achten ist.

6. Sulfate sind natürliche Bestandteile von Wässern und geben in salzsaurer Lösung mit 10%iger Chlorbariumlösung eine weiße Ausfällung von unlöslichem Bariumsulfat.

Quantitativ wird deren Menge gewichtsanalytisch bestimmt. 1 mg Bariumsulfat entspricht 0,4115 mg SO_4-Ion. Enthält ein Wasser über 300 mg SO_4 im Liter, kann es angreifend auf Baumaterialien wirken. Calciumsulfat bedingt mit die bleibende Härte eines Wassers (Gipshärte).

7. Silicate finden sich gelöst besonders in Wässern der Sandsteinformation, aber auch sonst in den meisten Wässern, da alle Bodenschichten mehr oder weniger reich daran sind. Hygienisch sind die Silicate unbedenklich, spielen aber bei der Kesselsteinbildung eine Rolle. Über ihre Bestimmung siehe oben bei den Huminsäuren.

8. Phosphate sind in einwandfreien Trinkwässern selten vorhanden. Werden solche aber nachgewiesen, können sie auf eine Verunreinigung des Wassers durch Harnsubstanzen hindeuten.

Es genügt zumeist der qualitative Nachweis, der so geführt wird, daß man ein größeres Wasserquantum (mehrere Liter) auf wenige Kubikzentimeter eindampft, diese mit Ammoniummolybdat in salpetersaurer Lösung versetzt und leicht erwärmt. Sind Phosphate im Wasser vorhanden, entsteht oft erst nach Stehenlassen über Nacht eine krystalline gelbe Ausfällung, deren Menge gewichtsmäßig bestimmt werden kann, indem man die abfiltrierte Ausfällung in Ammoniak löst und die Phosphate aus dieser Lösung mit Magnesiamixtur als Magnesiumpyrophosphat ausfällt. Dieses abfiltrieren, trocknen, im Platintiegel über dem Gebläse veraschen und nach Abkühlen als $Mg_2P_2O_7$ wägen.

9. Lithium, Jod, Brom, Borsäure, Arsen und seltene Elemente haben insofern hygienische Bedeutung, als diese Elemente (wie auch Schwefel, Schwefelwasserstoff und Sulfied) fast immer in Mineral- und Heilwässern vorkommen und diesen ihren besonderen Charakter verleihen. Mengenmäßig sind sie in Spuren bis zu wenigen Milligrammen je Liter nachweisbar.

10. Alkalien besitzt jedes Wasser zumeist als Hauptbestandteil, wobei die Natriumsalze, insbesondere Natriumchlorid, mengenmäßig gegenüber den Kaliumsalzen überwiegen.

Die Bestimmung erfolgt gemeinsam in Form der Chloride, aus denen man mit Platinchlorid das Kalium als Kaliumplatinchlorid ausfällt. Das Natrium wird als Differenzwert dann rechnerisch ermittelt.

Bakteriologische Untersuchung und Beurteilung.

Von den Seuchenerregern, die den Organismus vom Magen-Darmkanal aus infizieren, werden durch Wasser hauptsächlich Typhusbakterien übertragen. Weiter ist die Übertragung von Keimen der Paratyphus-Enteritisgruppe, der Ruhrgruppe und der asiatischen Cholera durch Wasser möglich.

Ebenfalls werden durch Wasser übertragen: die Erreger der Weilschen Krankheit (Spirochaeta icterohaemorrhagica), der infektiösen Schwimmbadbindehautentzündung, des Trachoms usw., die Erreger von Tierkrankheiten wie Milzbrand, Rauschbrand, Schweinerotlauf, Schweineseuche, Maul- und Klauenseuche, Rotz, Hundestaupe, Geflügelcholera usw.

Die Erreger der obengenannten Seuchen stammen im allgemeinen von kranken Menschen oder Tieren, bzw. von Dauerausscheidern oder Keimträgern. Sie gelangen mit deren Ausscheidungen entweder durch Versagen der Bodenfiltration oder durch irgendeinen anderen Unglücksfall in die Wasserversorgungsanlage. Im Wasser selbst halten sich die Seuchenerreger nicht dauernd auf. Die Verhütung solcher Vorkommnisse ist die Hauptaufgabe der Wasserhygiene.

Der Nachweis der Seuchenerreger im Wasser gelingt infolge seiner Schwierigkeit selten. Auch verschwinden die Erreger verhältnismäßig schnell wieder aus dem Wasser. Es ist deshalb meistens zwecklos, im Wasser nach Krankheitserregern zu suchen. Ganz unsinnig ist es, die Prüfung auf Krankheitserreger als allgemeine Methode zur Wasserbeurteilung verwenden zu wollen.

Häufig lassen sich bindende Schlüsse auf die Herkunft des Wassers aus der Anzahl der Wasserkeime ziehen. Normales, d. h. durch feinporigen Boden filtriertes Grundwasser aus mehr als 4 m Tiefe ist keimfrei oder doch sehr keimarm. Versorgungsanlagen, die vor oberflächlichen Verunreinigungen geschützt sind und reichlich benutzt werden, liefern deshalb fast regelmäßig ein keimarmes Wasser. Als Grenzwert der Keimzahl (Koloniezahl) auf Nährgelatine gilt 100 je Kubikzentimeter Wasser.

Größere Keimzahlen im Wasser können auf ungenügende Wirkung der Bodenfiltration oder auf direkte oberflächliche Zuflüsse hindeuten. Außerdem ist der Keimgehalt von anderen Umständen abhängig, besonders von der Temperatur des Wassers, seiner Zusammensetzung sowie von der Intensität der Benutzung der Wasserversorgungsanlage. Wird die Anlage wenig benutzt, so vermehren sich die Keime im Wasservorrat; es finden sich dann hohe Keimzahlen, ohne daß ihnen eine Bedeutung zukommt.

Die übliche Keimzahl umfaßt *alle* Keime, die sich bei einer Bebrütungstemperatur von 22° C innerhalb von 48 Stunden auf Nährgelatine entwickeln. Die Keimzahlen auf anderen Nährsubstraten, wie Agar- oder Silicatnährboden und bei höherer Bebrütungstemperatur, z. B. 37° C, weichen von der „Gelatinekeimzahl" ab.

Die Keime, die sich bei einer Züchtungstemperatur von 37—46° C innerhalb von 24—48 Stunden entwickeln, bezeichnet man, *sofern sie nicht zur Coli-Aerogenesgruppe gehören*, der man aus Zweckmäßigkeitsgründen eine Sonderstellung einräumt, als „thermophile Keime". Zu ihnen rechnet man die Keime der Gruppe der Streptokokken, des Bact. fluorescens liquefaciens, Bact. proteus, die aeroben sporenbildenden Keime der Gruppen des Bac. subtilis, Bac. mesentericus, Bac. mycoides, die anaeroben sporenbildenden Keime der Gruppen des Bac. Welch-Fraenkel, Bac. enteritidis sporogenes, Bac. putrificus.

Der Begriff „*thermophiler Titer*" bezeichnet die geringste abgemessene Wassermenge, die bei Bebrütung in Nährbouillon bei
37° C noch thermophile Keime enthält.

Die *thermophilen Keime* finden sich in den oberflächlichen Erdschichten. Ihr Nachweis im Wasser in hoher Zahl zeigt somit entweder
eine Verunreinigung von der Erdoberfläche her bzw. durch aufgewirbelten Schlamm an, oder daß in Zersetzung befindliche organische Substanzen eingeschwemmt sind. Bei Verunreinigung von der
Erdoberfläche her überwiegen die Erdbakterien der Subtilis-Mesen-
tericus-Gruppe. Bei Verunreinigung durch in Zersetzung befindliche
organische Substanzen herrschen Fäulniserreger vor: Bact. proteus
vulgaris, Bact. fluorescens liquefaciens.

Von den *anaeroben Fäkalbakterien* ist der Bac. Welch-Fraenkel
von Bedeutung. Er findet sich fast regelmäßig im Darm der Warm-
blüter. Sein Vorkommen im Wasser zeigt ebenfalls eine Verunreinigung an. Da seine Sporen jahrelang lebensfähig bleiben, kann
sein Auftreten im Wasser auch auf einer Verunreinigung beruhen,
die längere Zeit zurückliegt. Das gleiche gilt vom Bac. enteritidis
sporogenes und Bac. putrificus.

Als bester Maßstab für eine Fäkalverunreinigung des Wassers,
die immer die Gefahr einer Infektion mit *pathogenen* Darmkeimen
(Typhusbact. usw.) mit sich bringt, gilt der Nachweis der *Bakterien
der Coligruppe.* Colibakterien finden sich regelmäßig im Kot von
Menschen und den meisten höheren Tieren. Sie werden oft von ihrem
eigentlichen Ursprungsort auf weite Strecken verschleppt (Pferdekot-
Düngung) und sind deshalb an der Erdoberfläche weit verbreitet.
Im Wasser können sie sich weder vermehren noch dauernd aufhalten.
Einwandfreie Versorgungsanlagen enthalten deshalb in der Regel kein
Coli. Findet sich Coli in einigermaßen beträchtlicher Menge, so
spricht das meistens für eine oberflächliche Verunreinigung, allerdings
durchaus nicht immer für eine direkte Verunreinigung mit Fäkalien.

Die Beurteilung des Coligehaltes eines Wassers erfolgt entweder
nach dem Colititer oder nach der Colizahl.

Colititer bedeutet diejenige Wassermenge (ausgedrückt in Kubikzentimetern), in welcher sich mindestens ein Colikeim befindet. Colititer 0,1 heißt: in 0,1 cm³ Wasser und mehr ist Bacterium coli enthalten, in 0,01 cm³ dagegen nicht mehr. Wässer mit einem Colititer
100 sind vom hygienischen Standpunkt durchaus nicht immer von
vornherein zu beanstanden. Bei relativ niedriger Keimzahl und
vor allem einwandfreiem Ergebnis der Ortsbesichtigung können solche
Wässer für menschliche Genußzwecke noch ausnahmsweise zugelassen werden. Ergibt die Ortsbesichtigung aber einen ungünstigen
Befund, so ist das Wasser für menschliche Genußzwecke unter allen
Umständen zu sperren. Wässer mit einem Colititer 50, 10, 1, 0,1 usw.
sind für den menschlichen Genuß grundsätzlich zu verbieten.

Genauere Werte als der Colititer ergibt die Bestimmung der
Colizahl, d. h. die direkte zahlenmäßige Bestimmung der Colibakterien einer bestimmten Wassermenge auf bzw. in elektiven

Spezialnährböden. Wässer mit mehr als 5 Colikeimen in 10 cm³ sind beträchtlich verunreinigt.

Von den coliähnlichen Keimen, die sich im menschlichen und tierischen Darm finden, ist das Bact. lactis aërogenes wichtig. Einen weiteren Indicator für fäkale Verunreinigungen stellt die Gruppe der Paracolibakterien dar; auch das coliähnliche, gelatineverflüssigende Bact. cloacae, das im Darm von Kaltblütern vorkommt, findet sich im Wasser.

Für das fäkale *Bact. coli* sind folgende Kennzeichen charakteristisch: Kurzes, plumpes, schwach bewegliches, gramnegatives Stäbchen; kulturelle Spaltung von Traubenzucker, Milchzucker und Mannit unter Bildung von Milchsäure, Wasserstoff und Kohlensäure; Gerinnung von Milch durch Caseinausfällung; Reduktion von Neutralrot zu einem gelben, grünlich fluorescierenden Farbstoff; Indolbildung in angedautes Eiweiß enthaltenden Nährlösungen; charakteristische dunkelrote Kolonien mit messingartigem Metallglanz auf Endoagar; weinblattartige Kolonien auf Gelatine ohne Gelatineverflüssigung.

Zur Unterscheidung zwischen Warmblüter- und Kaltblüter-Coli wird die Züchtung in zuckerhaltigen Nährsubstraten bei Temperaturen von $45-46°$ C vorgenommen. Bei Warmblüter-Coli tritt Gas- und Säurebildung auch bei diesen Temperaturen auf.

Zur Unterscheidung zwischen fäkalem Bact. coli und anderen Keimen der Aërogenes-Gruppe dienen folgende Versuche: Wachstumsprüfung in der Citratprobe, VOGES-PROSKAUER-Reaktion, Methylrotreaktion. Bei typischem fäkalem Bact. coli kein Wachstum in der Citratprobe, VOGES-PROSKAUER-Reaktion negativ, Methylrotreaktion positiv; bei den Keimen der Aërogenes-Gruppe Ausfall entgegengesetzt.

Rezept der Citratnährlösung nach KOSER:

1000 cm³ Aqua dest.
    5,0 g Natriumchlorid
    0,2 g krystallisiertes Magnesiumsulfat ($MgSO_4 + 7\ H_2O$)
    1,0 g sek. Ammoniumphosphat ($NH_4H_2PO_4$)
    1,0 g Dikaliumphosphat (zweibasisches phosphorsaures Kalium =
        K_2HPO_4)
    0,227 g krystallisiertes neutrales citronensaures Natrium
        ($Na_3C_6H_5O_7 + 5,5\ H_2O$).

In der Wärme lösen, Reaktion auf $p_H = 6,8$ einstellen, in sterile Reagensgläser abfüllen, 20 min im Autoklaven bei 1,5 Atü sterilisieren.

Rezept der Traubenzucker-Pepton-Phosphatlösung zur Anstellung der VOGES-PROSKAUER-Reaktion und Methylrotprobe:

400 cm³ Aqua dest.
    2,5 g Pepton Witte
    2,5 g Traubenzucker
    2,5 g Dikaliumphosphat (K_2HPO_4).

20 min im Wasserbad kochen, durch Faltenfilter filtrieren, auf 20° C abkühlen, mit Aqua dest. auf 500 cm³ auffüllen, in sterile Reagensgläser abfüllen, je 20 min im Dampftopf an 3 aufeinanderfolgenden Tagen sterilisieren.

Die beimpfte Nährlösung wird $4-5$ Tage im Thermostaten bei 37° C bebrütet.

VOGES-PROSKAUER-Reaktion:

1 cm³ der bebrüteten Kultur wird in ein Schälchen gegeben und mit 0,5 cm³ einer 45%igen Natronlauge versetzt. Die Reaktion ist positiv, wenn innerhalb einer halben bis einer Stunde eine eosinrote Färbung auftritt (Bildung von Butylenglykol aus Traubenzucker; bei alkalischer Reaktion und Sauerstoffzutritt geht dieses zunächst in Acetylmethylkarbinol und dann in Diacetyl über, welches bei Anwesenheit von Pepton Rosafärbung gibt).

Methylrotprobe:

Dem Rest der bebrüteten Kultur werden 5 Tropfen Methylrotlösung zugesetzt. Da innerhalb von 4—5 Tagen starke Säuerung der Nährflüssigkeit durch Bact. coli (p_H unter 5,2) eintritt, erfolgt durch Zusatz des Indicators Umschlag in Violettrot (positiv). Bei Bact. aërogenes Färbung der Nährlösung gelb (negativ).

Die Keime der Aërogenes-Gruppe, die in der Natur weit verbreitet sind, werden vielfach, insbesondere von amerikanischen Autoren, nicht als Zeichen fäkaler Verunreinigung angesprochen. Durch ihre Schleimkapsel sind sie den Umwelteinflüssen gegenüber widerstandsfähiger und somit lebensfähiger als die typischen Colikeime.

Grundsätzlich ist zu sagen: Der Bact. coli-Nachweis ist immer ein Warnungszeichen, die Coliprobe aber lediglich eine indirekte Methode zum Nachweis von Verunreinigungen. Das erfordert, daß colihaltige Wässer vorsichtig zu beurteilen sind, daß die hygienische Bewertung nie allein auf Grund des bakteriologischen Befundes, sondern zusammen mit den chemischen Untersuchungsergebnissen und den Befunden der Ortsbesichtigungen zu erfolgen hat.

Ausführung der bakteriologischen Wasseruntersuchung.

I. Bestimmung der Gesamtkeimzahl.

a) Mit Nährgelatine.

Je nach dem zu erwartenden Keimgehalt werden 0,1—1,0 cm³ des Wassers mit steriler Pipette in eine sterile Petrischale von 9 cm Durchmesser gebracht und mit etwa 10 cm³ durch Erwärmung auf 35° C verflüssigter Nährgelatine gut gemischt. Ist ein Wasser sehr keimreich, z. B. ungereinigtes Oberflächenwasser, so wird es vor Ausführung der Untersuchung mit sterilem Wasser entsprechend verdünnt. Hierzu füllt man in eine etwa 100 cm³ fassende glasgestöpselte Flasche, die 49,5 cm³ steriles Leitungswasser enthält, 0,5 cm³ des zu untersuchenden Wassers, schüttelt die gut verschlossene Flasche einige Minuten durch und erhält so eine Verdünnung 1:100. 0,1 cm³ des Flascheninhaltes entspricht nun 0,001 cm³ der zu untersuchenden Probe. Eine Verdünnung von 1:10000 erhält man, wenn man 0,5 cm³ der Verdünnung 1:100 abermals mit 49,5 cm³ sterilem Leitungswasser in der gleichen Weise verdünnt. Die beimpften Platten werden bei 22° C im Brutschrank aufbewahrt. Die Auszählung der Kolonien findet nach 48 Std statt. Bei Koloniezahlen bis etwa 500 wird am besten die ganze Platte ausgezählt, bei höherem Keimgehalt nur ein Bruchteil der Platte und der gefundene Wert entsprechend multipliziert. Die Auszählung kann mit bloßem Auge, am besten aber mit Hilfe einer Lupe vorgenommen werden, da mit bloßem Auge häufig kleine Kolonien übersehen oder auch Luftbläschen für Kolonien gehalten werden. Von den Zählapparaten, die bei der Auszählung Verwendung finden können, ist der geeignetste der von WOLFFHÜGEL.

Herstellung der Nährgelatine.

$$10,0 \text{ g Fleischextrakt Liebig}$$
$$10,0 \text{ g trockenes Pepton Witte}$$
$$5,0 \text{ g Natriumchlorid.}$$

In 1000 cm³ Wasser lösen, Lösung $^1/_2$ Std im Dampftopf kochen, nach Erkalten und Absitzenlassen filtrieren. Hinzufügen von 100 g Gelatine zu 900 cm³ dieser Lösung; nach Quellen und Erweichen der Gelatine bis zu $^1/_2$ Std im Dampftopf kochen, dann tropfenweises Hinzusetzen von n-Natronlauge, bis eine Probe auf Lyphanpapier Nr. L 669 ($p_H =$ 6,6—8,1) den Wert $p_H = 7,0$ anzeigt. Nach viertelstündigem Erhitzen im Dampfe Gelatinelösung nochmals auf ihren p_H-Wert prüfen und, wenn nötig, die neutrale Reaktion mit einigen Tropfen n-Natronlauge wiederherstellen. Dann solange n-Sodalösung hinzufügen, bis auf Lyphanpapier ein p_H-Wert von 7,4 erreicht ist. Nach Abkühlung der Gelatinelösung auf etwa 40° C zur Klärung 3,0 g mit wenig Wasser schaumig geschlagenes Eiweiß unter ständigem Rühren hinzugeben. Nochmaliges $^1/_2$—$^3/_4$stündiges Erhitzen im Dampfe und Filtrieren durch ein mit heißem Wasser angefeuchtetes, feinporiges Filterpapier. Eventuell nochmalige p_H-Kontrolle nach MICHAELIS. Gelatine für Wasseruntersuchungen besitzt einen gelblichen Farbton und ist vollständig klar. Ihr p_H-Wert muß 7,4—7,5 betragen. Abfüllen der filtrierten, noch warmen Gelatine in Mengen von je 10 cm³ in sterile Reagensgläser. 15—20 min im Dampfe sterilisieren. Rasches Abkühlen. Nach Erstarren der Gelatine Sterilitätskontrolle. Hierfür 48-stündige Bebrütung der Gelatineröhrchen bei 22° C. Aufbewahrung der sterilen Röhrchen im Eisschrank.

b) Mit Nähragar.

Neben Nährgelatine kann auch Nähragar für die Keimzahlbestimmung Verwendung finden. Es ist dann zweckmäßig, neben den Gelatineplatten eine Reihe Agarplatten ebenfalls bei 22° C für 48 Std zu bebrüten, außerdem eine zweite Reihe Agarplatten bei 37° C zu halten. Der Keimzahlbestimmung auf Agarplatten kommt insbesondere dann eine Bedeutung zu, wenn durch das Vorhandensein verflüssigender Keime der Gelatinenährboden teilweise oder ganz verflüssigt ist und eine Zählung der Kolonien somit unmöglich wird. Die Keimzahlbestimmung gelingt dann mit Hilfe der Agarkultur. Jedoch ist zu bedenken, daß auf Agar auch bei 22° C weniger Kolonien wachsen als auf Gelatine, daß also die „Agarkeimzahl" unter gleichen Versuchsbedingungen niedriger ist als die

„Gelatinekeimzahl". Die Technik der Agarkeimzahlbestimmung ist die gleiche wie bei der „Gelatinekeimzahl".

Herstellung des Nähragars, 2—3% ig.

80—120 g Agar-Agar
4 l Fleischwasser
40 g trockenes Pepton Witte
12 g Natriumchlorid
8 g Natriumphosphat (sekundär).

1 kg fett- und sehnenfreies Rind- oder Pferdefleisch in kleine Stücke schneiden und durch den Fleischwolf drehen. Zusatz von 2000 cm³ Wasser, gut durchrühren, 2—3 Std stehen lassen, 2—3 Std im Dampftopf kochen, durch Papierfilter filtrieren, dem Filtrat Pepton und Salze hinzufügen, nochmals 15 min kochen, Hinzusetzen des zerkleinerten Agar-Agars, wiederum 1 Std im Dampftopf kochen. p_H auf 7,4—7,6 einstellen. Agar mit Hühnereiweiß klären (s. unter Nährgelatine, S. 148), filtrieren, abfüllen, an 3 aufeinanderfolgenden Tagen je ½ Std im Dampftopf sterilisieren.

c) Mit Silicatnährboden.

Den „Gelatinekeimzahlen" nahekommende Ergebnisse werden mit dem Silicatnährboden nach OLSZEWSKI und KÖHLER erzielt. Nach eigenen Untersuchungen liegen die „Silicatkeimzahlen" höher als die „Agarkeimzahlen", aber nur etwa 5—10% niedriger als die „Gelatinekeimzahlen"[1]. Die Vorzüge dieses Nährbodens sind folgende:

1. die verflüssigenden Keime verändern das Nährsubstrat nicht, so daß die Keimzahl immer bestimmt werden kann,

2. der Silicatnährboden kann außer bei 22° C auch bei 37° C bebrütet werden,

3. das Ansetzen der Kulturplatten an Ort und Stelle ist einfach.

Herstellung der Silicatnährböden.

Originalvorschrift für die Herstellung des Silicatnährbodens, für die Vorbereitung der Kulturschalen, für das Ansetzen und für die Weiterverarbeitung der Kulturen nach OLSZEWSKI und KÖHLER:

A. Herstellung des Wasserglasdialysates. 40 cm³ Natronwasserglas (Liquor natrii silicici), das den Vorschriften des Deutschen Arzneibuches VI entspricht, werden mit 310 cm³ destilliertem Wasser gemischt. Die Mischung soll ein spezifisches Gewicht von 1,045 haben. Sie wird unter Umrühren in 150 cm³ 25%ige Salzsäure (Deutsches Arzneibuch VI) geschüttet und durch ein Kreppapier-Faltenfilter filtriert. Das Filtrat wird dialysiert.

Als Dialysator dient ein einfaches, weißes, nach Art eines Faltenfilters zusammengelegtes Pergamentpapier, das in einen Trichter gelegt wird, dessen Abfluß sich durch einen am unteren Rande des Trichterhalses angebrachten Schraubenquetschhahn verschließen läßt. Das Salzsäure-Wasserglasgemisch wird in das Pergamentfilter geschüttet und zugebunden. Nach einer Viertelstunde wird außerhalb des Filters durch den Trichter ein schneller Strom von Leitungswasser geschickt (annähernd 300 cm³/min). Durch den Quetschhahn wird die Abflußgeschwindigkeit so geregelt, daß

---

[1] WILDFÜHR: Z. Hyg. **127**, H. 5, 1947, S. 425—429.

sie nicht größer als die Zuflußgeschwindigkeit, und daß der Wasserstand der gleiche wie der der Wasserglaslösung im Beutel ist. Von Zeit zu Zeit prüft man mit Lyphanpapier L 620. Wenn der p_H-Wert ungefähr 2,2 beträgt, werden 10 cm³ herausgenommen und mit n/$_{10}$-Natronlauge unter Zusatz von Methylorangelösung als Indicator titriert. Die Dialyse wird abgebrochen, wenn nur noch 0,9—0,8 cm³ verbraucht werden. Die Lösung wird dann in 20-cm³-Röhrchen zu je 10 cm³ und in 100-cm³-Flaschen zu je 50 cm³ abgefüllt und im Dampftopf eine $^1/_4$ Std sterilisiert.

Zweckmäßig stellt man soviel Dialysat her, daß ein Wochenbedarf gedeckt ist. Eine längere Aufbewahrung als 2 Wochen empfiehlt sich nicht, da sonst ein Verdicken und schließlich Erstarren eintritt.

B. Herstellung der Nährflüssigkeit. Verwendung findet eine 30%ige Pepton-43-Lösung (weit abgebautes Pepton der Firma Witte, Rostock), der 5% Natriumchlorid zugesetzt wird.

Einstellung des p_H-Wertes: Die Einstellung erfolgt mit Bromthymolblau auf den p_H-Wert 7,4 entweder gegen Standardfarben oder Standardlösungen — erforderlich 2 Stammlösungen: a) Citronensäure $^1/_{10}$ molar (21,008 g unverwitterte Krystalle werden zu 1 l gelöst) und b) (Di)-Natriumhydrogenphosphatlösung $^2/_{10}$ molar (35,62 g sekundäres Natriumphosphat [$Na_2HPO_4 + 2 H_2O$] werden in kohlensäurefreiem destilliertem Wasser zu 1 l gelöst.) Für den p_H-Wert 7,4 müssen 1,83 cm³ Lösung a mit 18,17 cm³ Lösung b gemischt werden —, die den gleichen Zusatz Bromthymolblaulösung wie die Untersuchungsprobe erhalten haben. Da durch den Zusatz von Nährlösung eine gelbbraune Färbung des Nährbodens eintritt, muß eine solche Lösung der Standardfarbe vorgeschaltet werden. Am einfachsten ist die Verwendung des Komparators.

5 cm³ Dialysat werden mit 5 cm³ neutralisiertem destilliertem Wasser (p_H-Wert 7,0) gemischt und mit 0,5 cm³ 30%iger Pepton-43-Lösung, die 5% Natriumchlorid enthält, versetzt, in die 26 mm-Cuvette gebracht und 0,25 cm³ Bromthymolblaulösung hinzugegeben. Dann gibt man solange in Mengen von 0,1 cm³ n/$_5$-Natronlauge hinzu, bis der p_H-Wert 7,4 erreicht ist. Zum Vergleich setzt man vor die Farbscheibe eine Cuvette mit einer Mischung von 10 cm³ destilliertem Wasser und 0,5 cm³ Pepton-43-Lösung.

Zur Feineinstellung gibt man zu 10 cm³ Dialysat 0,5 cm³ Pepton-43-Lösung, die doppelte Menge der im vorigen Versuch benötigten n/$_5$-Natronlauge und 0,25 cm³ Bromthymolblaulösung. Eventuell macht sich noch eine kleine Zugabe von Natronlauge erforderlich, um den p_H-Wert 7,4 zu erreichen.

Bereitung der Nährlösung: 10 cm³ 30%ige Pepton-43-Lösung, die 5% Natriumchlorid enthält, werden mit der 20fachen Menge der bei der Feineinstellung des p_H-Wertes benötigten n/$_5$-Natronlauge versetzt, mit neutralisiertem destilliertem Wasser auf 40 cm³ aufgefüllt und dann in 20 Röhrchen zu je 2 cm³ abgefüllt und sterilisiert. Die sterilisierten Röhrchen können ungefähr 1 Woche aufbewahrt werden.

C. Vorbereitung der Kulturschalen. Das durch Vergrößerung der Kolloidteilchen aus dem Nährboden austretende Wasser (Quetschwasser) muß beseitigt werden.

Nach HETTCHE und MÜNCH wird Bierfilzpappe von 2 mm Dicke so zugeschnitten, daß sie unter Abschrägung der Ecken in dem Deckel der Petrischale festhaftet. Die Bierfilzpappe wird zunächst 1 Std in 10%ige Calciumchloridlösung, die aus gekörntem Calciumchlorid Merck hergestellt wurde, gelegt und dann im Trockenschrank 1 Std auf 100° C erhitzt. Ein Vorrat an präparierten Filzen wird im Exsiccator aufbewahrt. Nach dem Gebrauch können die Filze 20 min bei 100° C nachgetrocknet und ungefähr 2—3mal wieder benutzt werden.

Bei der Arbeit im Laboratorium wird der Filz erst nach dem Erstarren des Nährbodens eingelegt und die Platte umgedreht. Beim Arbeiten an Ort und Stelle ist es aber doch praktischer, wenn schon Schalen mit eingelegtem Filz mitgenommen und verwendet werden.

D. Ansetzen der Kulturen. Erforderlich: 2 Petrischalen von 9 cm Durchmesser mit mattiertem Schild auf der oberen Schale (zur Kennzeichnung der Probe) und mit eingelegtem Filz, Büchse mit sterilisierten Pipetten zu 1 cm³ mit Einteilung in $^1/_{10}$ cm³, Röhrchen mit Wasserglasdialysat und Röhrchen mit Nährlösung.

Ausführung: Von der in sterile Flasche entnommenen Wasserprobe gibt man je 1 cm³ in 2 Petrischalen (bei voraussichtlich hoher Keimzahl, ungefähr über 500, wird entsprechend weniger genommen). Dann wird das Wasserglasdialysat in das Röhrchen mit Nährlösung gegeben, umgeschüttelt, das Gemisch in eine der Petrischalen gegossen und vorsichtig mit der Wasserprobe gemischt. Mit der 2. Platte wird in gleicher Weise verfahren. Die Platten werden auf eine waagerechte Unterlage gestellt, dann läßt man den Inhalt langsam erstarren. Meist werden 4—10 min dazu benötigt. Nach dem Erstarren wird die Schale umgedreht, so daß der Deckel mit der Filzpappe nach unten kommt. Das austretende Quetschwasser fließt dann in den präparierten Filz.

E. Weiterbearbeitung der Kulturen. Die Platten werden unter Eiskühlung ins Laboratorium gesandt. Dort werden sie 48 Stunden bei 22° C im Thermostaten bebrütet und eine 2. Platte der gleichen Wasserprobe 24 Std bei 37° C.

II. Nachweis der Bakterien der Coligruppe.

A. Bestimmung des Colititers nach EIJKMANN.

Zur Feststellung des Colititers werden abgemessene fallende Wassermengen mit etwa $^1/_3$ Volumen einer 10%igen Traubenzucker-Pepton-Stammlösung nach EIJKMANN versetzt. Als Gefäße verwendet man hierzu EIJKMANNsche Gärkölbchen oder V-förmig gebogene Glasröhren, deren offener Schenkel länger als der geschlossene ist. Für die Menge des zu untersuchenden Wassers sowie für die Menge der erforderlichen Stammlösung sind Marken eingeätzt. Bei wenig verunreinigtem Wasser werden Gärproben mit 100, 20 und 10 cm³ angesetzt. Nachdem die Wattestopfen von den sterilen Gärröhrchen entfernt sind, wird deren Öffnung kurz abgeflammt. Nachfolgende Mengen EIJKMANNscher Stammlösung und der zu untersuchenden Wasserprobe werden eingefüllt:

12,5 cm³ EIJKMANNsche Stammlösung + 100 cm³ Wasser
  2,5 „   „   „   + 20 „   „
  1,25 „   „   „   + 10 „   „

Die Röhrchen werden vorsichtig geneigt, bis die Luft aus ihnen entfernt ist. Die Öffnung der Gärröhrchen wird abgeflammt und wieder verschlossen.

R e z e p t   d e r   EIJKMANNschen   Stammlösung.
Für größere Wassermengen:

> 1000 cm³ Aqua dest.
> 100,0 g Pepton Witte
> 50,0 g Natriumchlorid.

2 Std im Dampftopf kochen. Hinzufügen von 100 g Traubenzucker; nochmals 20 min kochen, heiß filtrieren, auf Kölbchen abfüllen; 20 min sterilisieren im Dampftopf.

Dadurch, daß $^1/_8$ des Volumens dieser Stammlösung der zu untersuchenden Wassermenge hinzugesetzt wird, entsteht eine 1%ige Traubenzucker-Peptonlösung.

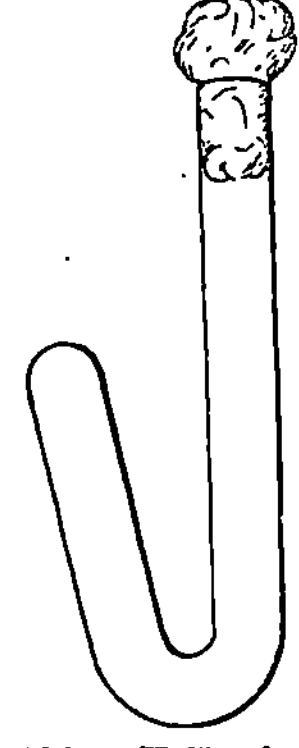

Für kleinere Wassermengen (von 1,0 cm³ an abwärts):

Hierzu verwendet man keine konzentrierte Traubenzucker-Peptonlösung, da infolge der geringen Wassermengen die entsprechenden Verdünnungen fehlen. Verwendet wird eine 1%*ige* Traubenzucker-Peptonlösung. Sie wird in der gleichen Weise wie die unter a angeführte Stammlösung angesetzt, nur mit 1% Traubenzucker, 1% Pepton Witte und 0,5% Natriumchlorid.

Trübung und Gasbildung in den Gärproben spricht für Bact. coli.

An Stelle der 1%igen Traubenzucker-Peptonlösung kann auch Neutralrot-Mannitlösung nach BULIR gebraucht werden.

R e z e p t   d e r   BULIRschen   Lösung.

> 1000 cm³ Aqua dest.
> 10,0 g Fleischextrakt Liebig
> 25,0 g Pepton Witte
> 15,0 g Natriumchlorid
> 30,0 g Mannit.

Abb.1. V-förmig gebogenes Gärröhrchen.

1 Std im Dampftopf kochen, filtrieren; falls erforderlich Lösung mit Sodalösung neutralisieren. Ein Teil dieser Mischung wird mit 2 Teilen sterilem Aqua dest. verdünnt. Dann Hinzusetzen von 2% einer sterilen wäßrigen 0,1%igen Neutralrotlösung, Abfüllen der Nährlösung in DURHAMsche Röhrchen. Danach 30 min sterilisieren im Dampftopf.

Für Bact. coli ist charakteristisch: Diffuse Trübung der Lösung; Gasentwicklung infolge Zersetzung des Mannits; Gelbfärbung und Fluorscenz der Lösung; Säurebildung, die durch Zusatz von alkalischer Lackmuslösung (100 cm³ Lackmuslösung + 2 cm³ n-Natronlauge) nachgewiesen wird, hierbei erfolgt Umschlag der Gelbfärbung der Lösung in Rot.

Ist das Wasser stärker verunreinigt, so untersucht man noch geringere Wassermengen — 1,0, 0,1, 0,01, 0,001, 0,0001 cm³ — auf Coligehalt, die, wie vorstehend beschrieben, entsprechend mit sterilem Leitungswasser verdünnt werden. Zur Untersuchung dieser kleinen Wassermengen werden DURHAMsche Gärröhrchen verwendet, welche aus einem Reagensglas und einem kleinen, im Inneren desselben befindlichen, mit der Öffnung nach unten gerichteten Gärröhrchen (Schwimmer) bestehen. Im Reagensglas und Schwimmer befindet sich Stammlösung. Der Schwimmer selbst darf keine Luft enthalten; sie wird beim Sterilisieren ausgetrieben. Tritt nach Zusatz der

Wasserprobe und anschließender Bebrütung Gasbildung auf, so sammeln sich die Gasmengen in der Kuppe des Schwimmers.

Grundsätzlich werden von jeder Probe 2 Parallelreihen angesetzt, von denen die eine Reihe bei 37° C, die andere bei 45—46° C im Thermostaten für 48 Std bebrütet wird.

Die Gärproben mit EIJKMANNscher Lösung, die Trübung und Gasbildung oder auch nur Trübung zeigen, werden kulturell weiter auf Bact. coli untersucht, ebenfalls die Gärproben mit BULIRscher Lösung, welche die für Coli charakteristischen Veränderungen aufweisen. Hierzu bringt man Material aus den betreffenden Proben auf einen der folgenden drei Nährböden:

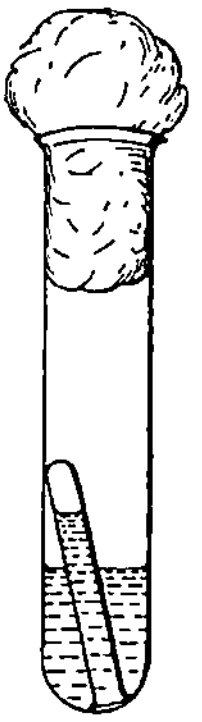

1. Milchzucker-Fuchsin-Agar nach ENDO.

Rezept: 1000 cm³ Nähragar $p_H = 7,5$ (s. S. 149)
15,0 g Milchzucker
5 cm³ alkoholische gesättigte Fuchsinlösung
25 cm³ 10%ige Natriumsulfitlösung.

Nähragar durch 1stündiges Kochen im Dampftopf verflüssigen, nacheinander hinzusetzen: die obengenannte Menge Milchzucker, welche in etwa 30 cm³ Aqua dest. 3mal kurz aufgekocht ist, Fuchsinlösung und Natriumsulfitlösung. Nach jedem Zusatz gut durchschütteln. Der durch die Fuchsinlösung tiefrot gewordene Agar wird nach Zusatz der Natriumsulfitlösung wieder fast farblos. 10—20 min Sterilisieren des fertigen Nährbodens im Dampftopf, Ausgießen in Petrischalen, dunkel aufbewahren. Bact. coli wächst in charakteristischen dunkelroten Kolonien mit messingartigem Metallglanz.

Abb. 2.
DURHAM-
Röhrchen.

2. Bromthymolblau-Agar.

Rezept: 1000 cm³ Nähragar $p_H = 7,5$ (s. S. 149)
15,0 g Milchzucker
25 cm³ 0,1%ige wäßrige Bromthymolblaulösung.

Nähragar im Dampftopf verflüssigen, den in 30 cm³ Aqua dest. gelösten Milchzucker 3mal kurz aufkochen; 1,0 g Bromthymolblau zunächst in etwas absolutem Alkohol auflösen, dann mit sterilem Aqua dest. auf 1:1000 verdünnen; vor Gebrauch 10 min im Dampftopf sterilisieren; Milchzucker und Bromthymolblau dem Agar zugeben, gut durchmischen, in Petrischalen ausgießen. Farbe des fertigen Nährbodens grünblau.

Pathogene Darmbakterien verursachen keine Veränderung des Nährbodens; Coli wächst in gelben Kolonien.

3. Eosin-Methylenblau-Metachromgelb-Agar nach OLSZEWSKI und KÖHLER.

Rezept: 1000 cm³ Aqua dest.
10 g Pepton Witte
2 g sekundäres Kaliumphosphat
30 g Agar-Agar.

Kochen bis zur Lösung der Zusätze, Wasserverlust ersetzen, p_H auf etwa 7,0 einstellen; Lösung heiß durch steriles Wattefilter filtrieren, Filtrat in sterile Kolben zu je 200 cm³ abfüllen, 15 min sterilisieren. Zum Gebrauch

Inhalt der Kolben verflüssigen und unter Umschütteln zu 200 cm³ Agar hinzufügen:

> 10 cm³ einer 20%igen sterilen Milchzuckerlösung
> 0,5 cm³ Metachromgelb-Stammlösung
> 4 cm³ einer 2%igen wäßrigen Eosinlösung
> 4 cm³ einer 0,5%igen wäßrigen Methylenblaulösung.

Nach Mischen Nährboden in Petrischalen ausgießen; Farbe leicht bräunlich-violett.

Bact. coli wächst in kleinen, flachen, grünlichbläulichen, nicht konfluierenden Kolonien, die im auffallenden Licht einen messingartigen Metallglanz zeigen.

Herstellung der Metachromgelb-Stammlösung.
> 15,0 g Metachromgelb II RM (Hollborn & Söhne, Leipzig)
> 1000 cm³ neutralisiertes Aqua dest.

Mehrfaches Umschütteln bis zur Lösung, 2 Tage stehen lassen, filtrieren, sterilisieren.

Von coliverdächtigen Kolonien wird die „bunte Reihe" angelegt:
1. Neutralrot-Mannitlösung nach BULIR (s. S. 152).
2. BARSIEKOW-*Traubenzucker-Lackmus-Nährboden.*
3. BARSIEKOW-*Milchzucker-Lackmus-Nährboden.*

Rezept der BARSIEKOW-Nährböden.

1000 cm³ Leitungswasser
> 10 g Pepton Witte (anstatt Nutrose)
> 5 g Natriumchlorid
> Lackmuslösung   } wie nachstehend
> Traubenzucker bzw. Milchzucker   } angegeben.

Pepton und Natriumchlorid dem Wasser hinzugeben, gut durchschütteln, 30 min im Dampftopf kochen, durch doppeltes Faltenfilter filtrieren, Filtrat 30 min im Dampftopf sterilisieren. Hinzufügen von 1 g Traubenzucker bzw. Milchzucker zu 100 cm³ dieser Stammlösung. Zucker vorher in etwas Wasser lösen und 2mal kurz aufkochen. Dann Zusatz von 5 cm³ Lackmuslösung. Abfüllen zu je 5—6 cm³ in Reagensgläser, je 20 min im Dampftopf an 2 aufeinanderfolgenden Tagen sterilisieren.

Bact. coli verursacht Säurebildung aus Trauben- und Milchzucker, infolgedessen Rötung der violetten Nährböden.

4. Künstliche Lackmusmolke nach SEITZ.

Rezept: 1000 cm³ Aqua dest.
> 20,0 g Milchzucker
> 0,4 g Traubenzucker
> 0,5 g Dinatriumphosphat (zweibasisches phosphorsaures Natrium)
> 1,0 g Ammoniumsulfat
> 2,0 g dreibasisches Natriumcitrat
> 5,0 g Natriumchlorid
> 0,05 g Pepton Witte
> 0,25 g Azolithmin Kahlbaum.

Einfüllen in sterilen Zweiliterkolben, tüchtig schütteln. Das völlig gelöste Gemisch durch Faltenfilter filtrieren, Filtrat in sterile Reagensgläser abfüllen, ½ Std sterilisieren.

Anmerkung. Die Herstellung der Lackmusmolke ist schwierig. Es empfiehlt sich, dieselbe fertig von der Firma Schering A.-G., Berlin-Adlershof, zu beziehen.

Bei Anwesenheit von Bact. coli wird die violette Lackmusmolke infolge von Säurebildung gerötet.

5. *Trypsinbouillon.*

Rezept: 1000 cm³ Aqua dest.
10,0 g Pepton Witte
10,0 g Fleischextrakt Liebig
5,0 g Natriumchlorid.

$^1/_2$ Std im Wasserbad kochen, filtrieren, bis zum Lackmusneutralpunkt neutralisieren. Darauf Zugabe von 7 cm³ n-Sodalösung, nochmaliges Aufkochen. Abkühlen auf 40° C, die Lösung in eine Glasstopfenflasche bringen und 0,2 g Trypsin Grübler, 10 cm³ Chloroform und 5 cm³ Toluol hinzusetzen, tüchtig umschütteln. Lösung 24 Stunden im Thermostaten bei 37° C unter mehrfachem Umschütteln stehen lassen, durch Faltenfilter filtrieren, sterilisieren. Zum Gebrauch einen Teil der Lösung mit drei Teilen physiologischer Kochsalzlösung verdünnen, in Reagensgläser abfüllen und 1 Std im Dampftopf sterilisieren.

Bact. coli verursacht in Trypsinbouillon — mit Ausnahme einiger atypischer Stämme — Indolbildung. Nachweis des Indols durch Zusatz von 5—10 Tropfen Indolreagens. Es erfolgt Rotfärbung. Durch Erhitzen der Probe wird die Reaktion deutlicher.

Rezept für Indolreagens:

5,0 g p-Dimethylamidobenzaldehyd
50 cm³ konzentrierte 25%ige reine Salzsäure
50 cm³ reiner Äthyl- oder Methylalkohol.

In brauner Flasche aufbewahren!

6. *Neutralrot-Traubenzucker-Agar, Modifikation nach* OLDEKOP.

Rezept: 1000 cm³ Aqua dest.
10,0 g Fleischextrakt Liebig
10,0 g Pepton Witte ·
5,0 g Natriumchlorid.

1 Std kochen, abfüllen, Zusatz von 10 g Agar-Agar, abermals 1 Std kochen, neutralisieren, heiß filtrieren, dann Zusatz von 3 g Traubenzucker und 10 cm³ gesättigter wäßriger, frisch hergestellter, sterilisierter Neutralrotlösung, eventuell nochmals filtrieren. Abfüllen in Mengen von 5 cm³ in Reagensgläser (hohe Schicht). $1^1/_2$ Std im Dampftopf sterilisieren.

Beimpfung der Röhrchen: Stichkultur oder Schüttelkultur. Für letztere wird der Agar durch Erwärmung verflüssigt. Die Beimpfung wird dicht vor dem Erstarren des Agars vorgenommen und dieser sofort gut durchgeschüttelt.

Sprengung des Agars durch Gasbildung des Bact. coli, Umwandlung des Neutralrots in einen gelben, grünlich schimmernden fluorescierenden Farbstoff.

B. Die unmittelbare Bestimmung der Colizahl.

Plattenverfahren. Die Feststellung der Colizahl geschieht ähnlich der Gesamtkeimzahlbestimmung, d. h. kleine, bestimmte Wassermengen — bei größerem Coligehalt eventuell verdünnt — werden mit steriler Pipette in sterile Petrischalen gebracht und dort mit etwa 10 cm³ verflüssigtem handwarmem Spezialnährboden versetzt und gemischt. Durch sofortiges Abkühlen erstarrt das Nährsubstrat. Die Bebrütung erfolgt für 4—5 Tage im Thermostaten bei 22° C. Die zu Kolonien ausgewachsenen Colikeime können dann gezählt werden. Da es sich um Gelatinenährböden handelt, kann durch zu starke Verflüssigung der Gelatineplatte infolge zu schnellen Wachstums gelatineverflüssigender Bakterien das Gesamtergebnis auf der Kulturplatte gestört werden. Betupft man die Ränder solcher Kolonien mit einem Höllensteinstift, so wird ihr allzu schnelles Wachstum gehemmt.

Rezepte der Spezialnährböden.

1. Einfache (10%ige) Eosin-Methylenblau-Metachromgelb-Gelatine.

Rezept: 1000 cm³ Aqua dest.
                10,0 g Pepton-43-Witte
                2,0 g sekundäres Kaliumphosphat.

Bis zur völligen Lösung im Dampftopf kochen, Hinzufügen von 100 g Gelatine, Wasserverlust ersetzen, Lösung $^1/_2$ Std erhitzen, p_H auf 7,0 einstellen, die heiße Flüssigkeit durch ein mit heißem Wasser angefeuchtetes gehärtetes Papierfilter filtrieren. Filtrat zu je 200 cm³ in sterile Kölbchen abfüllen, 15 min sterilisieren.

Gebrauchsfertig wird der Nährboden gemacht, indem man die Gelatine eines Kölbchens schmilzt und unter Umschütteln nacheinander folgendes hinzusetzt:

      10 cm³ einer 20%igen sterilen Milchzuckerlösung
      0,5 cm³ Metachromgelb-Stammlösung (s. unter Eosin-Methylenblau-
           Metachromgelb-Agar, S. 154)
      4 cm³ einer 2%igen wäßrigen Eosinlösung
      4 cm³ einer 0,5%igen wäßrigen Methylenblaulösung.
Nährboden zu je 10 cm³ in Reagensgläser füllen, kurz sterilisieren.

2. $2^1/_2$fache (25%ige) Eosin-Methylenblau-Metachromgelb-Gelatine (für größere Wassermengen).

Herstellung dieses Nährsubstrates in gleicher Weise wie bei der einfachen Eosin-Methylenblau-Metachromgelb-Gelatine, jedoch wird $2^1/_2$fache Gelatine verwendet und die übrigen Zusätze ebenfalls $2^1/_2$fach hinzugesetzt.

Herstellung der $2^1/_2$fachen Gelatine:

Rezept: Zu 750 cm³ Nährbouillon, die
           2,5% Pepton Witte
           2,5% Fleischextrakt Liebig
           1,25% Natriumchlorid

enthält, 250 g Gelatine hinzusetzen. Alkalisieren durch 2,5 g Soda in Substanz. Klären mit Hühnereiweiß. Farbe der Eosin-Methylenblau-Metachromgelb-Gelatine bräunlich-violett.

Bact. coli bildet nach 4—5tägiger Bebrütung im Thermostaten bei 22° C grünlich-bläuliche Kolonien; die an der Oberfläche liegenden Kolonien zeigen Metallglanz.

3. Einfache (10%ige) Milchzucker-Fuchsin-Gelatine nach BÜRGER.
Rezept: 100 cm³ verflüssigte Nährgelatine (s. S. 148)
  1,0 g Milchzucker
  0,5 cm³ einer 10%igen alkoholischen Fuchsinlösung
  2,5 cm³ einer frischen 10%igen wäßrigen Natriumsulfit-
    lösung.

Abfüllen in Reagensgläser, sterilisieren. *Nur frisch hergestellten Nähr-boden verwenden.*

4. 2¹/₂fache (25%ige) Milchzucker-Fuchsin-Gelatine nach BÜRGER.
Herstellung der 2¹/₂fachen Gelatine wie unter 2.
Rezept: 100 cm³ verflüssigte 2¹/₂fache Gelatine
  2,5 g Milchzucker
  1,25 cm³ einer 10%igen alkoholischen Fuchsinlösung
  2,5 cm³ einer frischen 25%igen wäßrigen Natriumsulfit-
    lösung.

Abfüllen zu je 10 cm³ in Reagensgläser, kurz sterilisieren. Nährboden in der Kälte fast farblos.

Bact. coli wächst nach 4—5tägiger Bebrütung im Thermostaten bei 22° C in dunkelroten Kolonien; die an der Oberfläche liegenden Kolonien zeigen Metallglanz.

Sind Wässer, die stärker keimhaltig sind, zu untersuchen, so versetzt man die Milchzucker-Fuchsin-Gelatine-Nährböden zwecks Wachstumshemmung gelatineverflüssigender Keime mit 5%iger Carbolsäurelösung in folgenden Mengen:

  1,35 cm³ Carbolsäurelösung zu 100 cm³ einfacher Gelatine,
  3,4 „   „   „ 100 „ 2¹/₂facher   „

Eine Behinderung des Wachstums der Colikeime tritt durch diesen Zusatz nicht ein.

Mit 10 cm³ dieser konzentrierten Nährböden (Nr. 2 und 4) können 15 cm³ Wasser zu Platten verarbeitet werden.

Verdunstungsverfahren nach MARMANN. 2—10 cm³ des zu untersuchenden Wassers werden auf die Oberfläche erstarrter Endoplatten gebracht und dort entweder durch einen elektrischen Ventilator und erwärmte Luft oder im Schnelleindampfungsapparat nach FAUST-HEIM verdunstet. Notfalls kann auch ein gewöhnlicher Föhnapparat als Verdampfungsgerät benutzt werden. Nach 24stündiger Bebrütung bei 37° C werden die aus den einzelnen Colikeimen entstandenen Kolonien gezählt.

Vorteil dieses Verfahrens: Vorläufige Ergebnisse liegen bereits innerhalb von 24 Std vor.

Membranfilterverfahren nach SCHUSTOWA. Bei diesem Verfahren wird das zu prüfende Wasser durch ein steriles Membranfilter Nr. 5 — einem 0,1 mm dicken Nitrosecellulosehäutchen — mit einer Porengröße von 1,2 filtriert. Die Sterilisation der Membranfilter, die durch die Membranfiltergesellschaft in Göttingen bezogen werden können, erfolgt durch zweimaliges 15 min langes Auskochen. Die Filtration wird am zweckmäßigsten im Filtrierapparat „STEFI" der Membranfiltergesellschaft Göttingen vorgenommen (s. Abb. 3).

Die sterilen Membranfilter werden mit ihrer matten Seite nach oben auf die Filterplatte des sterilisierten Filtrierapparates gelegt.

Nach erfolgter Filtration werden die benutzten Membranfilter — wiederum mit ihrer matten Seite nach oben — auf erstarrte Endoplatten oder andere feste Spezialnährböden gebracht und im Thermostaten bei 37° C bis zu 24 Std bebrütet. Das Nährmaterial diffundiert durch die Filterporen, so daß auf der matten Oberfläche der Membranfilter die zurückgehaltenen Colikeime zu Kolonien auswachsen, die dann ausgezählt werden.

Vorteile dieses Verfahrens: Einfach in der Durchführung; vorläufige Untersuchungsergebnisse innerhalb von 24 Std.

Das Membranfilterverfahren ist geeignet für Wässer mit wenig Schwebestoffen (kolloidale huminartige Bestandteile, Eisen, Mangan usw.). Wassermengen von 50 cm³ und höher können mit dieser Methode untersucht werden.

Bei den vorstehenden Verfahren ist es erforderlich, die ausgezählten auf Coli verdächtigen Kolonien zur Feststellung der endgültigen Diagnose auf die „bunte Reihe" weiter zu verimpfen.

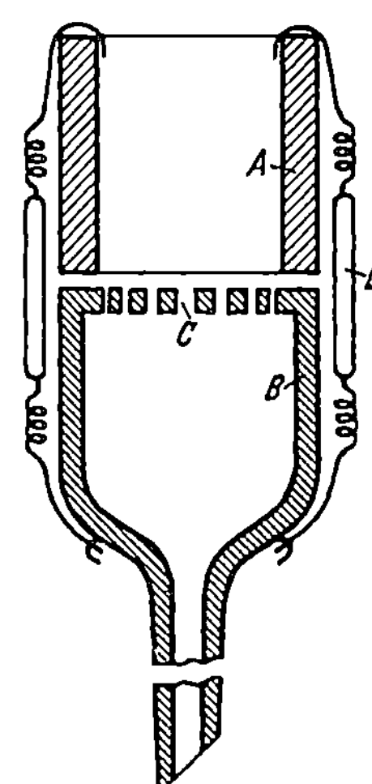

Abb. 3. Apparat wird mit einer Saugflasche verbunden, welche an eine Vacuumpumpe angeschlossen ist. *A* Zylinderförmiger Oberteil; *B* trichterförmiger Unterteil; *C* siebförmige Filterplatte im Unterteil; *D* feste Verbindung von Ober- und Unterteil durch Spiralfedern.

III. Bestimmung des thermophilen Titers.

Die Bestimmung des thermophilen Titers geschieht in folgender Weise: Ergibt sich bei der Bestimmung des Colititers (s. S. 151) mit Hilfe der EIJKMANNschen und BULIRschen Lösung und bei Bebrütungstemperaturen von 37 bzw. 46° C durch die weitere kulturelle differential-diagnostische Untersuchung, daß das Wachstum nicht auf Bact. coli zurückzuführen ist, so ist es durch die Gruppe der thermophilen Bakterien verursacht. *Die* Wassermenge, in welcher noch thermophile Keime festgestellt werden, ergibt dann den thermophilen Titer.

Untersuchung auf Keime der Typhus-, Paratyphus-, Enteritis- und Ruhrgruppe.

Zunächst Anreicherung der Keime durch Ausfällung. Nach dem Verfahren von P. TH. MÜLLER gibt man zu 2 l des zu untersuchenden Wassers, welches mit 8 cm³ steriler 10%iger Sodalösung alkalisiert ist, 5 cm³ Liquor ferri oxychlorati; Umrühren mit sterilem Glasstab. Es bildet sich ein flockiger, gelbbrauner Niederschlag von Eisenhydroxyd; Lösung desselben durch Zugabe des halben Volumens einer 25%igen neutralen weinsauren Kalilösung. Verdünnung des gelösten Niederschlages mit 2 Teilen steriler Bouillon. Weitere Verarbeitung durch Verimpfung auf Differentialnährböden zur Typhus-Paratyphus-Enteritis-Ruhrdiagnose (vgl. bakteriologische Lehrbücher).

Anreicherung dieser Krankheitserreger ist auch durch Filtration durch bakteriendichte Membranfilter möglich (Technik s. S. 157 unter „Membranfilterverfahren nach Schustowa"). Das gebrauchte Filter bringt man in 100 cm³ sterile Rindergalle und bebrütet es 24 Std im Thermostaten bei 37° C. Weitere Verarbeitung auf Differentialnährböden.

Untersuchung auf Choleravibrionen.

Untersuchung erfolgt nach den amtlichen Vorschriften zur Bekämpfung der Cholera.

1 l des zu untersuchenden Wassers mit 100 cm³ Pepton-Stammlösung versetzen und gründlich durchschütteln, in Kölbchen zu je 100 cm³ abfüllen und nach 8—24stündiger Bebrütung bei 37° C in *der* Weise untersuchen, daß man mit dem aus der obersten Schicht entnommenen Material mikroskopische Präparate anfertigt und von den verdächtigsten Kölbchen Dieudonné- und Agarplatten anlegt und untersucht. Über den Gang der weiteren differential-diagnostischen Untersuchung siehe bakteriologische Lehrbücher!

Rezept für *Pepton-Stammlösung.*

    10,0% Pepton Witte
    10,0% Natriumchlorid
     0,1% Kaliumnitrat
     2,0% krystallisiertes kohlensaures Natrium.

Warm in Wasser lösen, Lösung filtrieren, in Kölbchen zu je 100 cm³ abfüllen, sterilisieren.

Entnahme der Wasserproben.

Die Entnahme der Wasserproben zur bakteriologischen Untersuchung muß so geschehen, daß keine sekundäre bakterielle Verunreinigung stattfindet. Entnahme- und Versandgefäße (einschließlich Stopfen) müssen keimfrei sein (zweistündige Sterilisation im Heißluftsterilisator bei 160—180° C). Den Stopfen darf man beim Öffnen der Flasche nur am oberen Ende mit den Fingern berühren. Sterile Gefäße sind von den bakteriologischen Untersuchungsämtern zu beziehen. Zu fordern ist, daß die Wasserprobe für die bakteriologische Untersuchung sofort an Ort und Stelle angesetzt wird. Ist dieses nicht möglich, so geschieht der Versand am zweckmäßigsten in einer Blechkiste oder in einer mit Blech ausgeschlagenen Holzkiste, welche mit Sägespänen und reichlich dazu gemischten, etwa walnußgroßen Eisstückchen versehen ist. Auch doppelwandige, eisgefüllte Behälter können als Transportkästen verwendet werden. In solchen eisgefüllten Versandkästen hält sich das Wasser mindestens 24 Std lang genügend kalt.

Die vielfach aufgestellte Forderung, daß man überhaupt keine *eingesandten* Wasserproben bakteriologisch untersuchen soll, ist praktisch nicht durchzuführen. Es hat sich herausgestellt, daß bei einer zweckmäßigen Versendung des Wassers Keimgehalt und besonders Colizahl während 48 Std keine wesentliche Veränderung erleiden. Dagegen ist eine bakteriologische Untersuchung unbrauchbar, wenn das Wasser ohne Eispackung längere Zeit unterwegs war.

Bei der Entnahme selbst sind folgende Vorschriften zu beachten:
Wenn eine *Leitung* besteht, wird das Wasser aus dem vorher mit Spiritusbrenner oder Lötlampe abgeflammten Leitungshahn

entnommen. Nachdem das Wasser mindestens 20 min lang abgelaufen ist, wird die Entnahmeflasche, deren Rand mit einem Spiritusbrenner abgeflammt wurde, vorsichtig gefüllt. Bei *Brunnen mit Pumpe* wird 20 min lang abgepumpt. Das Abpumpen ist zu unterlassen, wenn das Wasser auf bestimmte Krankheitserreger untersucht werden soll. Bei *Ziehbrunnen* oder *Brunnen ohne Pumpe* kann das Wasser mit dem Entnahmegefäß selbst entnommen werden, indem man dieses an einem sauberen Bindfaden vorsichtig in den Brunnen hinunterläßt. Von den zur Entnahme konstruierten Vorrichtungen ist der sog. Taucher von KRUSE (zu beziehen durch Dr. Geisler Nachf., Bonn) geeignet. Andere Entnahmeapparate sind von BEGER bzw. von OLSZEWSKI konstruiert. Aus *Flüssen und Teichen* kann das Wasser ebenfalls mit einem dieser Entnahmegeräte entnommen werden. Schwierigkeiten machen häufig die *Quellen.* Wenn irgend möglich, sollte man durch eine einfache Vorrichtung, eine Rinne oder ein Rohr, die Entnahme bewerkstelligen. Besonders geeignet ist dieses Verfahren für *Quellen an einem Abhang.* Man bringt das Rohr oder die Rinne so an, daß das Wasser in freiem Strahle ausläuft und füllt unter diesem Strahle die Flasche. Ist dieses unmöglich, so muß aufs Sorgfältigste darauf geachtet werden, daß keine Erdteilchen mit in das Wasser gelangen; vermeiden läßt sich dies nicht immer. Deshalb sind stets bakteriologische Untersuchungen von ungefaßten Quellen unzuverlässig. Jedenfalls ist der Untersucher, wenn er die Entnahme nicht selbst ausführen konnte, aufs genaueste über deren Durchführung zu unterrichten.

Richtlinien für die Ortsbesichtigung.

Von entscheidender Bedeutung für die hygienische Beurteilung des Wassers sind die Ergebnisse der Ortsbesichtigung, die ein Bild über die örtlichen Verhältnisse geben. *Die Ortsbesichtigung stellt keine Ergänzung der Analysenergebnisse dar; sie ist vielmehr der ausschlaggebende Faktor bei der Wasserbegutachtung.*

Bei der *Besichtigung von Oberflächenwässern* ist zu prüfen auf:

1. das gesamte Bild der Umgebung (inwieweit sich sofort auffallende Mängel bemerkbar machen),

2. die umgebende Pflanzenwelt, welche Hinweise auf die Art des Bodens gibt und Verunreinigungen des Bodens oder Wassers anzeigen kann,

3. unmittelbare Verunreinigungsquellen am Ufer (Aborte, Badeanstalten, Abläufe aus Häusern, Gehöfte, Gasthöfe, Fabriken),

4. die Speisungs- und Einzugsgebiete von Bachläufen, welche in Seen und Sperren ausmünden.

5. Bezüglich städtischer Abwässer ist festzustellen: Die Einwohnerzahl und der Wasserverbrauch je Kopf, ob Trenn- oder Mischwasserleitung vorliegt, deren Länge, Leitungsquerschnitt und Abflußquerschnitt, die Abflußmenge, Wasserstand oder Wassertiefe, Abflußgeschwindigkeit oder Fließzeit, die Durchsickerung und das eventuelle Vorhandensein schlecht durchspülter Räume (betr. Anfaulen des Wassers), sowie Menge und Beschaffenheit zufließender *gewerblicher* Abwässer. Weiter ist die Möglichkeit sekundärer Verunreinigungen (wie z. B. die Entwicklung von Organismen) zu prüfen.

Die *Besichtigung von Brunnen und Quellen* hat die Fragen nach Wasserart, Wasserfassung und ursprünglicher Unverdächtigkeit des Wassers zu klären. Weiter, ob ein ursprünglich unverdächtiges Wasser sekundär durch schlechte Wasserfassung oder eine Infektionsquelle in der Umgebung bedroht ist, desgleichen ob Mängel in der Wasserleitung bestehen.

Bezüglich der Anforderungen, die an Brunnen und Quellen zu stellen sind, siehe entsprechende Kapitel.

Über die Herkunft des Wassers.

Im allgemeinen unterscheidet man 4 Arten: 1. Quellwasser, 2. Grundwasser, 3. Oberflächenwasser und 4. Meteorwasser (zu diesem zählen Regenwasser, Schneeschmelzwasser, Hagelschmelzwasser).

1. Quellwasser. Für die Vorgänge des Zutagetretens von Wasser aus der Erde als Quelle sind drei physikalische Faktoren maßgebend: 1. die Schwere, 2. der hydrostatische Druck und 3. der durch Gase vermittelte Auftrieb.

Zu 1: Alle in den oberen Erdschichten zirkulierenden Wässer folgen dem Gesetz der Schwere, indem sie aus höheren in tiefere Gebiete absinken. Ist die Neigung der Erdoberfläche größer als die Schicht, in der sich Wasser abwärts bewegt und wird diese mit der Erdoberfläche angeschnitten, so tritt das Wasser als Quelle zutage.

Zu 2: Wechseln in einem muldenförmigen Erdschichtensystem durchlässige mit undurchlässigen Schichten (Ton- oder Lehmbänke) ab, so wandern die Wässer *nur in den durchlässigen* Schichten nach unten. Dort stauen sie sich nach dem Prinzip der kommunizierenden Röhren. Diese Wässer stehen unter dem Druck der darüberliegenden Wassersäule. Falls ein derartiges Schichtensystem irgendwo angeschnitten wird, so treten wasserführende durchlässige Schichten hervor, denen das Wasser als Quelle entströmt. Auch bei geneigten derartigen Abwechslungsschichten kann es unter geeigneten Bedingungen durch Bloßlegung des Schichtensystems zur Quellbildung kommen.

Zu 3: Die Auftriebskraft von Gasen zur Beförderung von Wässern ins Freie ist vulkanischen Ursprungs. Wasserdampf und Kohlensäure spielen die Hauptrolle (viele Mineralwassersprudel).

Auf ihrem Wege durch die Erdschichten beladen sich die Wässer mehr oder weniger mit mineralischen Bestandteilen, welche sie aus dem Bodenuntergrund herauslösen, und mit Gasen, die in den Poren desselben vorhanden sind (Kohlensäure, Luft, Schwefelwasserstoff, Kohlenwasserstoffe).

Viele Quellen besitzen eine auffällige Gleichmäßigkeit der Temperatur, der Ergiebigkeit des Gasgehaltes und der chemischen Zusammensetzung, so daß jeder Zufluß von Oberflächenwasser ausgeschlossen ist. Das ist bei den meisten Mineralquellen der Fall.

Man unterscheidet zwischen Hangquellen, Wanderquellen, Tiefenquellen, artesischen Quellen.

Die Verwendbarkeit einer Quelle als Ausgangspunkt für die Trinkwasserbeschaffung eines Ortes hängt hauptsächlich von drei Faktoren ab:

1. von der Ergiebigkeit,
2. von der Sicherung gegen Infektionsgefahr,
3. von ihrer chemischen Zusammensetzung.

Zu 1: Die Messungen der Ergiebigkeit haben sich über alle Jahreszeiten durch wiederholte Prüfungen zu erstrecken. Spätere Erweiterungen
von Quellwasserversorgungen zur Heraufsetzung ihrer Ergiebigkeit sind
möglich, doch meistens nur schwierig und mit hohen Kosten auszuführen.
Starke und rasch wechselnde Schwankungen der Ergiebigkeit einer Quelle
unter verschiedenen meteorologischen Verhältnissen lassen fast immer auf
eine Beeinflussung durch oberflächliche Zuläufe schließen.

Zu 2: Die Sicherung gegen Infektionsgefahr hängt von der Beschaffenheit der filtrierenden Bodenschichten im Niederschlagsgebiet der Quelle
ab, von dem sie einen Teil dauernd entwässert.

Die Beobachtungen hinsichtlich der Sicherung gegen Infektionsmöglichkeiten erstrecken sich auf die Feststellung der Ergiebigkeitsschwankungen,
der Temperatur, das Eintreten von Trübungen, die Ermittlung der Keimzahl, des Colititers, der Colizahl und auch des Thermophilentiters. Bisweilen treten Trübungen bei Quellen nach längeren Regenfällen, Gewittern,
Wolkenbrüchen und nach Schneeschmelze ein. Oftmals sind sie mineralischer Natur (Ton, Lehmstoffe u. dgl. m.) und ein Zeichen für oberflächliche Beimengungen, die je nach den herrschenden Verhältnissen
noch verunreinigt sein können.

Schwankt die chemische Zusammensetzung und elektrische Leitfähigkeit eines Wassers, so gibt dies fast stets bestimmte Anhaltspunkte für eine
ungünstige Beeinflussung der Quelle durch fremde Wasserzuflüsse. Auch
lassen sich solche an einer Veränderung des p_H-Wertes erkennen. Plötzliches Auftreten von Ammoniak, Nitriten und Phosphaten spricht ebenfalls
für Veränderungen des Versorgungsgebietes.

Die *Ortsbesichtigung* der näheren und weiteren Umgebung eines
Quellzuflusses ergibt wichtige Aufschlüsse über die Ursachen solcher
Schwankungen. Zweckmäßig ist die Zusammenarbeit mit einem
Brunnenbaumeister, der durch Probebohrungen die Mächtigkeit der
filtrierenden, wasserführenden und wasserundurchlässigen Bodenschichten feststellt. Hierdurch werden Bodenprofile gewonnen, die
nach der erbohrten Schichtenfolge entweder in großen Schaurohren
oder in Bodenprofilkästen mit Fächereinteilung aufbewahrt werden
(jedes Fach enthält eine bestimmte Gesteinsart und ist durch entsprechende Vermerke über die Dicke und Art zu kennzeichnen).

Bei der Ortsbesichtigung stellt man fest, ob Ansiedelungen im
Niederschlagsgebiet liegen, wie weit sie von der Quelle entfernt
sind, ob von diesen aus eine Infektion der wasserführenden Schichten
möglich ist. Die Lage, Beschaffenheit und Entfernung von Abortgruben, Ställen, Schleusen, Dunglagerstätten, Silos für Futtermittel,
Bächen, Teichen, Gräben, Drainageleitungen usw. sind genau zu
ermitteln.

Fassung der Quellen. Zweck der Fassung ist, die Benutzung der
Quelle zu erleichtern, den Ausfluß des Wassers vor Beschädigung,
Vermischung mit Grund- und Oberflächenwasser und vor Verunreinigung zu schützen, sowie die Menge des ausfließenden Wassers
zu regulieren bzw. zu steigern.

Eine einwandfreie Quellfassung geschieht durch Anlage eines Quell-
schachtes aus fugenlos in fettem Zement übereinander gesetzten Zementringen oder aus Steinmauerwerk mit innerer und äußerer Fugendichtung

aus Zement, eventuell mit völligem Innenputz aus Spiegelzement. Vorteilhaft ist es, die Fassung der Quellen bei ihrem Austritt aus massivem Gestein vorzunehmen, was jedoch nur in Ausnahmefällen möglich ist. Die Anlage von Brunnenstuben (Quellkammern) ist aus hygienischen Gründen abzulehnen. Die unmittelbare Umgebung der Fassung ist durch äußere Anstampfung von Ton oder Lehm gegen Verunreinigung durch Oberflächenwasser zu schützen.

Die von den Länderregierungen erlassenen amtlichen Brunnenbauverordnungen nehmen auch auf die Fassung von Quellen Bezug.

Ein Vorteil der Quellwasserversorgung ist die günstige Temperatur des Wassers, die meist zwischen 8 und 12° C liegt. Befindet sich die Quellfassung höher als der durch die Quelle mit Trinkwasser zu versorgende Ort, so ist keine besondere Wasserhebevorrichtung nötig; das Wasser läuft ohne eine solche in das Rohrnetz (Gravitationsleitung). Nachteile sind die oft sehr langen Leitungen mit der Gefahr eines Materialangriffs durch Lösen und Wiederansetzen unlöslich gewordener Eisenverbindungen (Inkrustierung), was eine Querschnittsverringerung der Rohre bewirkt und infolgedessen den Zulauf verringert. Auch die Infektionsgefahr ist nicht sicher auszuschließen.

Die Fassung von Mineralquellen ist ein Spezialgebiet.

2. Grundwasser. Bei Grundwasser-Versorgungsanlagen ist zwischen zentralen Wasserwerken und Einzelbrunnen zu unterscheiden. Die Brunnen der Wasserwerke liegen im allgemeinen in wenig bewohnter Umgebung, sie sind einer Infektionsgefahr wenig ausgesetzt. Bei Einzelbrunnen ist dies nicht immer der Fall. Von den Brunnen wird den Verbraucherstellen das Versorgungswasser zentraler Werke durch gut abgedichtete Sammelleitungen, meist unter Zwischenschaltung eines Hochbehälters oder Wasserturms, zugeleitet. Bei der Besichtigung solcher Brunnen sind Tiefe, Wandung, Lage, Bedeckung und Umgebung, Art des Bodens, Temperatur des Wassers zu berücksichtigen. Jeder einzelne Brunnen ist durch eine Schutzzone von 10 m Halbmesser (Mindestmaß) vor jeder Verunreinigung von außen her zu sichern. Er darf nur Wasser erschließen, das sich in einem Erdboden aus feinporigem scharfem Sand oder Kies in wenigstens 4—5 m Tiefe befindet, um Bakterien zurückzuhalten.

Bei der *Besichtigung*, die wie bei den Quellen stattfindet, ist in der Nähe von Flußläufen darauf zu achten, wo der Stromstrich zieht, ob sich Fährten von Bisamratten vom Fluß her ins Gelände erstrecken oder ob dieses stark von Maulwürfen bzw. Wühlmäusen durchgraben ist. So sind Gänge und Bauten dieser Nager für die Brunnenwässer eine gewisse Gefahr, wenn bei starken Regenfällen Wässer durch diese bodenunfiltriert tief ins Erdreich eindringen und verunreinigt ins Brunnenwasser einfließen.

Versickerndes Regenwasser wird im Erdboden nicht nur filtriert, sondern auch destilliert, weil dort, wo im feuchten Boden ein Hohlraum vom Wasser nicht gänzlich ausgefüllt ist, ein Teil der Feuchtigkeit in Wasserdampf übergeht (im Sommer erheblicher als im Winter), der sich anderenorts wieder kondensiert. Durch diese Bildung destillierten Wassers erfährt das im Boden versickernde Wasser eine weitaus gründliche Reinigung.

Man unterscheidet: *Schacht- oder Kesselbrunnen* und *Bohr- oder Rammbrunnen* (Abessinier).

Schachtbrunnen besitzen ein Saugrohr, das in einem mehr oder weniger weiten, bis ins Grundwasser reichenden gemauerten Schacht (auch aus Zementringen bestehend) hochgeführt ist. Im unteren Teil des Schachtes befindet sich ein ausreichender Wasservorrat. Die Schachtsohle beschüttet man mit einer Lage walnußgroßer gewaschener Kiesel- oder Granitbrocken in einer Schichthöhe von 10—20 cm, um zu verhindern, daß mineralische Sinkstoffe beim Absaugen des Wassers mit hochgerissen werden und in die Leitung kommen. Sie sinken zwischen den Lücken des Beschickungsmaterials völlig zu Boden und werden bei einer Brunnenreinigung beseitigt.

Bei dem Bohrbrunnen ist das Saugrohr direkt in die Erde geschlagen; es fehlt also ein Wasservorrat außerhalb desselben.

Brunnen müssen den Anforderungen der Brunnenbauverordnungen der Länder genügen. Hauptbedingung ist, daß jeder Brunnen gegen Oberflächenwasser oder Wasser aus oberen Bodenschichten einwandfrei gesichert ist (Anbringung von Lehm- oder Tonanstampfungen außen rund um den Schacht, Abriegelung eines nicht einwandfreien Bodenhorizonts durch Anlage einer Lehm- oder Tonschürze, die oft bis in erhebliche Tiefen reicht und sich viele Meter in die Länge erstreckt).

1. **Schachtbrunnen.** Innere Weite des Schachtes fast immer 1 m. Auf dieses Maß sind auch die üblichen Schachtbau-Zementringe normiert. Bezüglich des Baumaterials siehe bei „Fassung von Quellen". Bei Schachtbrunnen muß die Wandung bis zum Grundwasser, wenigstens bis zu einer Tiefe von 3—5 m undurchlässig sein. Der obere Teil ist außen bis zu einer Tiefe von 1—2 m mit einer dichten Lehm- oder Tonanstampfung in einer Stärke von 30—50 cm zu versehen. Diese ist an dem $1/_2$ m über den Erdboden ragenden freien Schachtteil bis 0,25 m hochzuführen und nach allen Seiten hin mit abfallender Neigung zu gestalten. So wird Oberflächenwasser mit Sicherheit vom Eindringen in das Brunnenwasser abgehalten. Ist eine Erhöhung des Brunnenschachtes über Terrain ausnahmsweise nicht möglich, so ist seine Umgebung in einem Umkreis von mindestens 1,5 m fugenlos und an die Schachtwand anschließend mit leichter Neigung vom Brunnen abfallend sorgfältig abzupflastern oder zu betonieren.

Zur Abdeckung des Schachtes dienen entweder eine kreisförmige Betonplatte mit übergreifendem Rand oder 2 Beton-Halbmondplatten, deren Stoßfuge mit fettem Zement verstrichen ist. Steinplattenabdeckung ist unzuverlässig. Eisenplatten müssen gut rostgeschützt sein.

Die Pumpe soll sich gesondert neben dem Schacht befinden. Wo dies nicht möglich ist, muß die Rohreinführungsstelle der Deckplatte sorgfältig durch Zement gedichtet sein. Oder es wird (z. B. bei hölzernen Brunnenrohren) eine sich nach unten erweiternde Zinkblechtülle (Tüte) mit gewachstem Hanfstrick oder Gummi eng am Rohr anliegend befestigt. Die obere Öffnung des hölzernen Brunnenrohres ist mit einer Haube aus Holz oder Blech abzudecken.

Der Abfluß des Planschwassers ist derart auszuführen, daß das abgepumpte Wasser nicht in den Brunnen zurückfließen kann. Es ist in geschlossener Tonrohrleitung oder fugendichter Steinrinne schnell und sicher abzuleiten in einen Bach, Straßengraben oder in eine etwa 20 m vom Brunnen entfernt liegende Sickergrube.

Ist bei der Besichtigung von Schachtbrunnen ein Einsteigen erforderlich, so ist vorher durch Herabsenken eines brennenden Lichtes zu prüfen, ob sich Kohlensäure über dem Wasserspiegel als schweres Gas angesammelt hat (Kohlensäurekissen). Verlischt das Licht, so muß die dadurch nachgewiesene Kohlensäure aus dem Schacht entfernt werden, indem man z. B. einen aufgespannten Schirm an einem Strick bis zum Wasserspiegel hinunterläßt und durch rasches Auf- und Abziehen des Schirmes das Gas herauspumpt. Schmutzstreifen an der Schachtwand deuten auf Eintrittsstellen von Oberflächenwasser hin. In Zweifelsfällen gibt die chemische und bakteriologische Untersuchung des vorschriftsmäßig entnommenen Wassers Aufschluß. Ist in 20 cm³ Wasser kein Bacterium coli nachweisbar, so ist zur Zeit der Entnahme ein Oberflächenwasserzufluß nicht sehr wahrscheinlich. Bei neuen Brunnen sind zahlreiche bakteriologische Prüfungen des Wassers in regelmäßigen Zeitabständen nach ausgiebigem Abpumpen erforderlich. Auch längere Zeit nicht benutzte Brunnen sind bakteriologisch zu kontrollieren.

Rohrbrunnen sind Kesselbrunnen mit sehr engem Schacht. Bei ihnen steckt das Saugrohr in einem zweiten Rohr, das meist aus glasiertem Ton besteht (auch dient Glas neuerdings im unteren Teil als Umgebung des Saugkorbes) oder Eisen, welches gegen Metallangriff durch entsprechenden Anstrich zu schützen ist.

2. **Bohr- oder Rammbrunnen** (Abessinier). Bei diesen ist ein Rohr mit Spitze und Saugteil in die wasserführende Schicht gebohrt oder gerammt; auf dieses wird die Pumpe (eiserne Schwengel- bzw. Flügelpumpe) aufgeschraubt und an einem ins Erdreich getriebenen Pfosten befestigt, damit die Pumpvorrichtung Halt gegen Erschütterungen beim Abpumpen hat. Es gibt Konstruktionen, bei denen ein derartiger Pfosten überflüssig ist. Der untere Teil der Pumpe ist dann mit einer Eisenplatte versehen, die durch 3 Mutterschrauben mit der Abdeckung fest verbunden wird.

Um die Bohrbrunnen, Schachtbrunnen und Quellfassungen sind Schutzzonen zu schaffen, in welchen nicht mit natürlichem Dung oder Jauche gedüngt werden darf. Düngung mit Kunstdünger ist erlaubt.

Die Vorarbeiten bei der Errichtung zentraler Wasserversorgungsanlagen mit Grundwasser haben sich auf die Beschaffenheit und Filtrierfähigkeit des Bodens sowie auf die chemische Zusammensetzung, Ergiebigkeit und Fließrichtung des Grundwasserstromes zu erstrecken. Wird die Grundwasser führende Bodenschicht von einer mehrere Meter dicken feinkörnigen oder einer wasserundurchlässigen Lehm- bzw. Tonbank überlagert, so wird das zu fördernde Wasser auf die Dauer keimfrei sein, falls auch seine Temperatur innerhalb der bereits angegebenen Grenzen liegt.

Da Pflanzenwurzeln sich bis in große Tiefen (gewöhnlich bis zu 4 m, bei Luzerne sogar bis über 10 m) im Erdreich ausbreiten, können sie gröbere Wege für einsickerndes Wasser schaffen. Weiden, Erlen, Pappeln, Haselnuß-, Kastanien-, Walnußbäume schieben bisweilen ihre Wurzeln als Wurzelzöpfe durch undichte Schachtwände oder Sickerrohre in das Wasser der Brunnen vor, wodurch dieses ungünstig beeinflußt wird. Wurzelzöpfe von Nußbäumen färben Wasser bisweilen grün und geben diesem einen bitteren

Geschmack. Manche Wurzelzöpfe werden schenkelstark. Da die Entfernung solcher Wurzelzöpfe oft sehr schwierig ist, wird man Bäume dieser Arten in der Umgebung von Brunnen nicht dulden. Nadelbäume bilden keine Wurzelzöpfe.

Vor dem Brunnenbau sind chemische und bakteriologische Untersuchungen des Grundwassers nötig; sie können mit der Bestimmung der Richtung des Grundwasserstroms sinngemäß verbunden werden.

Diese wird durch Vergleichung der Grundwasserspiegel dreier in einem Dreieck gelegener Punkte so ausgeführt, daß drei Rohre bis zum Grundwasser in den Boden getrieben werden. Die Messung des Standes des Grundwasserspiegels unter Tag geschieht mit Hilfe des Pettenkoferschen Schälchenapparates oder eines Pfeifkopfes. Hygienisch ist die Ermittlung der Richtung des Grundwasserstroms von großer Bedeutung für die Beurteilung von auf dem Gelände befindlichen Infektionsmöglichkeiten.

Die Fließgeschwindigkeit des Grundwasserstroms in horizontaler Richtung hängt vom Gefälle, der Durchlässigkeit und dem Porenvolumen des Bodens ab. Sie ist meist gering (1 bis wenige Meter in 24 Std). Keime werden daher meist nur auf kurze Strecken vom Grundwasserstrom weitertransportiert.

Für die Ermittlung der Fließgeschwindigkeit des Grundwasserstroms gibt es mehrere Methoden. Die eine wird so ausgeführt, indem man in einen niveaumäßig höher gelegenen Brunnen eine größere Menge Kochsalz (100 bis 200 kg) einschüttet und periodische Kochsalzbestimmungen im Wasser des tiefer gelegenen Brunnens in Zeitabständen von je 10 Min. durchführt. Man notiert die Zeit der Einschüttung des Kochsalzes in den erstgenannten Brunnen und die des Auftretens des höchsten Chloridgehaltes in dem anderen. Die Zeitdifferenz ergibt die durchschnittliche Geschwindigkeit des Grundwasserstroms. Andererseits kann man diese auch durch Beigabe stark färbender oder Fluorescenz auslösender ungiftiger Chemikalien in den höher gelegenen Brunnen ermitteln. Man mißt ebenfalls die Zeit, welche verstreicht, bis in dem tiefer gelegenen Brunnen die Färbung bzw. Fluorescenz des Wassers beobachtet wird. Geeignet für diese Methode ist Uraninkalium, welches in schwach alkalischer Lösung ein Maximum an Fluorescenz gibt. (Diese Methode dient auch dem Zwecke der Nachweisführung, ob eine Abortgrube die direkte Ursache einer Brunnenverseuchung ist.) Bei Anwendung anderer organischer Farben ist zu bedenken, daß es Bodenarten gibt, welche auf solche Farben stark adsorbierend einwirken können. Deshalb ist die Farbe bisweilen im tiefer gelegenen Brunnen nicht nachweisbar.

Der Bau der Grundwasserbrunnen für zentrale Anlagen unterscheidet sich im wesentlichen nicht von dem der Brunnen für Einzelversorgungen. Meistens führt man in das Bohrloch ein eisernes etwa 30 cm weites Rohr ein, das an seinem unteren Ende, soweit es sich in der wasserführenden Schicht befindet, Schlitze oder Löcher und Filter aus Metallgewebe besitzt. Das beste Material für den Saugteil (Saugkorb) ist verzinntes Kupfer oder Bronze, auch gut asphaltiertes oder emailliertes Gußeisen (weniger gut ist verzinntes Schmiedeeisen). Neuerdings wird Glas, glasiertes Tonmaterial, Porzellan verwendet. Das Filtergewebe besteht gewöhnlich aus verzinntem Kupfer. An Stelle des Metallgewebes können konzentrische, nach außen hin feiner werdende Kiesschichten um den Saugteil angebracht werden. Zur Sicherung gegen einwachsende Wurzelzöpfe dient die Einbringung scharfkantiger Glasscherben. Man erreicht hierbei, daß Wurzelstränge bei ihrem Wachstum zerschnitten werden. Diese sehr zweckmäßige Maßnahme ist wenig bekannt.

Zu erwähnen sind auch die Spezial-Taschenfilter, bei denen das Wasser die Filterschichten schräg von oben nach unten durchfließt.

Bisweilen reichen die natürlichen Grundwasser-Vorkommen nicht aus, um aus deren knappem Vorrat den Bedarf bei zentralen Anlagen zu decken (verursacht durch lange anhaltende Trockenheitsperioden, regelmäßige große Wasserentnahmen durch Industrieunternehmen, besonders wenn diese neu angesiedelt sind u. dgl.). In solchen Fällen ist es möglich, *einwandfreies Grundwasser künstlich zu erzeugen*, welches in den hygienisch wichtigsten Eigenschaften (Temperatur, Klarheit, Bakteriengehalt und chemische Beschaffenheit) dem natürlichen sehr nahekommt.

Die Großverfahren hierfür sind *Berieselung* und *horizontale Filtration* durch natürlichen Boden.

a) Für die Berieselung müssen große Flächen feinkörnigen wasserdurchlässigen Bodens zur Verfügung stehen. Auf der Berieselungsfläche wird Oberflächenwasser (z. B. sauberes Flußwasser) durch Verregnung oder Düsenversprayung gleichmäßig verteilt. Da das Verrieselungswasser meist mehr oder weniger viel suspendierte Stoffe enthält, welche die Verschlammung der Filteroberfläche und eine Verstopfung der Bodenporen (Verringerung des Porenvolumens) mit verursachen, wodurch die Ergiebigkeit der Anlage eingeschränkt wird, geschieht die Filtration intermittierend. So kann auch nach längerer Beschickungszeit die Bodenoberfläche mechanisch aufgelockert werden. Als unbedingt erforderliche Filtrationsfläche hat GÄRTNER etwa 1 ha für 500 m³ Wasser je Tag errechnet. Die Versickerungsgeschwindigkeit soll 100 mm in der Stunde nicht überschreiten. Vor Errichtung einer solchen Anlage sind daher genaue Erhebungen über die Bodenbeschaffenheit in bakteriologischer, chemischer und hygienischer Hinsicht anzustellen.

Statt der Verteilung des Rohwassers auf der Bodenoberfläche können auch Infiltrationsgalerien angelegt werden, durch die das Wasser unter die Erdbodenoberfläche gebracht wird.

b) *Die horizontale Filtration durch natürlichen Boden.* Das hierfür erforderliche Verfahren bedingt die Nähe von Flüssen oder größeren Süßwasseransammlungen. In Abständen von 50—100 m werden Brunnen oder Sammelgalerien parallel zum Flußlauf angelegt. Diese liefern das zum Flusse hinströmende Grundwasser. Sinkt der Grundwasserspiegel stark ab, so fließt den Fassungsanlagen Rohgrundwasser (Flußwasser) zu, welches durch die zwischenliegenden Bodenschichten filtriert wird. Die Entscheidung über die Herkunft des Wassers ist möglich durch Temperatur und chemische Zusammensetzung. So ist eine starke Beimischung von Flußwasser zum Grundwasser im Sommer durch Erhöhung, im Winter durch Erniedrigung der Temperatur kenntlich. Die Unterscheidung durch die chemische Zusammensetzung gelingt, wenn zwischen Fluß- und Grundwasser genügend diesbezügliche Unterschiede bestehen.

Ob Bakterien des Flußwassers sicher zurückgehalten werden, hängt von der Entfernung der Brunnen bzw. Sammelgalerien vom Flusse und der

Struktur der dazwischenliegenden Bodenschichten ab. Vorversuche, die bei der vollen, später verlangten Beanspruchung anzustellen sind, müssen darüber entscheiden. Bei Hochwasser tritt sehr häufig ein Durchtritt von Flußbakterien ein. Auch bei diesem Verfahren erfolgt öfters in kurzer Zeit eine Verschlammung des Filtrationsbodens durch Zusetzen der Poren.

Die quantitative Leistungsfähigkeit läßt sich durch Anreicherungsgräben erheblich steigern. Hierbei wird das Wasser in Gräben geleitet, die parallel zum Flußlauf angelegt werden. Die Breite derartiger Gräben kann bis zu 20 m, die Tiefe 4—5 m betragen. Die Entnahmebrunnen stehen dann etwa 50 m vom betreffenden Graben und Fluß (so an der Ruhr und in Hamburg). Um eine Verschlammung der Gräben zu verhüten, wird eine Sandschicht auf die Grabensohle gebracht, die sich nach Bedarf entfernen und reinigen läßt.

Die bakteriologische Beschaffenheit so gewonnener Wässer ist durch sehr kurzfristig aufeinander folgende Untersuchungen laufend zu überwachen. Der Grund hierfür besteht darin, daß bei einem tiefen Einschnitt des Grabens (beispielsweise 5 m), die eingeschnittene Bodenschicht in ihrer Mächtigkeit als Filtrierschicht in Wegfall kommt. Oberflächliche Verunreinigungen der Gräben können sich dann leicht ungünstig auf die Beschaffenheit des zu gewinnenden Wassers auswirken.

3. Oberflächenwasser. Bei Heranziehung desselben zur Trinkwasserversorgung ist zu bedenken, daß jederzeit eine Verunreinigung mit pathogenen Keimen stattfinden kann. Zwar gibt es Oberläufe von Gebirgsbächen, bei denen diese Wahrscheinlichkeit kaum bestehen dürfte, da Ansiedlungen in deren Nähe fehlen und unbebautes, kaum begangenes Gebiet von ihnen durchflossen wird. Aber dennoch können auch derartige Wasserläufe durch Hochgebirgswild und andere Tiere vorübergehend arg verschmutzt werden. Zieht man solche Gebirgsbäche zur Trinkwasserbeschaffung heran, ist stets eine sehr sorgfältige Ortsbesichtigung nötig, welche durch kurz aufeinander folgende bakteriologische und chemische Untersuchungen ergänzt wird.

Prinzipiell brauchen unaufbereitete Oberflächenwässer für die Benutzung als Trinkwasser nicht abgelehnt zu werden, nur ist ein zeitlich strenger Maßstab bei der Beurteilung von Fall zu Fall anzulegen. Man kann sagen, daß Gebirgsbäche und -seen, Wässer aus großen Seen ohne Schiffsverkehr unter gewissen Bedingungen (Entnahme aus der Mitte und größerer Tiefe bzw. weit vom Ufer entfernt), sowie das Wasser einzelner Talsperren ohne schwerwiegende hygienische Bedenken dem menschlichen Genuß direkt dienen können.

Bekannt ist, daß z. B. das Wasser des Bodensees für viele anliegende größere und selbst große Ortschaften zur Wasserversorgung seit langer Zeit dient. Für eine gewisse Ausreinigung scheint der den See durchfließende Rhein mit zu sorgen. Er setzt dabei seine reichlich vorhandenen mineralischen Schwebestoffe durch Sedimentierung ab. Dadurch werden anderer Detritus und Bakterien mit zu Boden gerissen.

Die Benutzung von Oberflächenwasser zur Trinkwasserbeschaffung bietet manche Vorteile. So steht es zumeist in unbegrenzter Menge zur Verfügung, ist relativ billig und liefert weiches Wasser; aber auch Nachteile gibt es. So treten ab und zu unliebsame

Trübungen auf; der Geruch und Geschmack derartiger Wässer ist gelegentlich fad und unangenehm; die Temperatur ist stark wechselnd, so daß nicht selten die für Trinkwässer zu fordernde Wärme von 8 bis 12° C erheblich überschritten wird.

Talsperren. Unter der Voraussetzung, daß die orographischen Verhältnisse es zulassen, empfiehlt sich deren Anlage als Trinkwassersperren, grundsätzlich aber nur dort, wo Grundwasser oder natürlich filtriertes Flußwasser gar nicht oder in unzureichender Menge für die Wasserversorgung vorhanden ist. Im übrigen gleicht Talsperrenwasser dem Wasser von Binnenseen. So schwankt z. B. die Temperatur mit der Jahreszeit stark an der Oberfläche, weniger in der Tiefe, wo jahraus jahrein eine ziemlich gleichmäßige Wasserwärme herrscht, vorausgesetzt, daß nicht durch langdauernde Trockenheitsperioden der Wasserspiegel längere Zeit erheblich abgesunken ist. Staubecken zwischen 10 und 80 m Tiefe bieten den Vorzug, daß in 8—10 m Tiefe bereits eine hinreichend gleichmäßige Temperatur besteht.

Durch Zuflüsse eingeschwemmte Schwebestoffe werden in den Talsperren durch Absitzen weitgehend beseitigt. In den größeren Staubecken finden sich auch die günstigsten Bedingungen für die *Selbstreinigung des Wassers*: monatelanger Aufenthalt und intensive Besonnung, weiter die Zerstörung saprophytischer und pathogener Keime durch im Plankton vorkommende Organismen. Die Anlage einer kleinen Talsperre (Vorsperre) vor der eigentlichen großen ist derartigen Wirkungen sehr förderlich und wird vielfach durchgeführt.

Eine entsprechende Nachbehandlung von Talsperrenwasser ist schon aus rein prophylaktischen Gründen allgemein üblich. Für einzelne besonders gelagerte Fälle reicht eine einfache Sandfiltration aus.

Das staatliche Aufsichtsrecht über die Talsperren ist im Wassergesetz verankert: Talsperren dürfen nur auf Grund eines Planes errichtet werden, der genaue Angaben über die gesamte Anlage, deren Bau und Betrieb enthalten muß und auch alle Einrichtungen zu berücksichtigen hat, durch welche Nachteile und Gefahren verhütet werden können. Der Plan bedarf, sofern nicht für die Talsperre die Verleihung oder die gewerbepolizeiliche Genehmigung erforderlich ist, der Genehmigung des Regierungspräsidenten. Dasselbe gilt bei *wesentlichen* Veränderungen an Talsperren.

Natürlich schützt man reine Trinkwassersperren vor Verunreinigungen dadurch, daß menschliche Ansiedlungen unmittelbar an den Ufern nicht zugelassen werden (Wirtschaften, Wochenendhäuser, Badeanstalten u. dgl. mehr).

Talsperrenwässer weisen meist eine geringe Härte auf, weil das Calciumbicarbonat durch Entweichen der Kohlensäure in unlöslichen kohlensauren Kalk umgesetzt wird, der dann ausfällt. Im Verlauf seiner Sedimentierung werden auch andere unlösliche Stoffe mit zu Boden gerissen. Die Gesamthärte der deutschen zur Trinkwasserversorgung dienenden Talsperrenwässer schwankt zwischen 1 und 5° DH. Häufig ist in Lösung befindliches Eisen und Mangan in solchen Mengen vorhanden, daß es durch besondere Aufbereitung des Wassers beseitigt werden muß. Besonders ist dies der

Fall bei Talsperrenwässern, welche Torf-, Moor- oder Hochmoorgegenden als Einzugsgebiet besitzen. Der Gehalt an gelösten organischen Stoffen ist bei Talsperrenwässern meist erheblich. Bei Wässern aus den genannten Einzugsgebieten herrschen Humussäuren vor, welche auf das Rohrmaterial angreifend einwirken. Humussäuren sind ebenfalls durch Aufbereitung zu entfernen.

4. Regenwasser. Die Verwendung desselben zu Trinkzwecken kommt nur dort in Frage, wo kein anderes einwandfreies Wasser zur Verfügung steht. Regenwasser ist sehr weich und enthält infolge des Tropfenfalles durch große Luftschichten Gase gelöst, so Sauerstoff, Stickstoff und Kohlensäure (Luft). Es besitzt infolgedessen stark metallangreifende Eigenschaften. Ein weiterer Bestandteil von Bedeutung ist salpetrige Säure (0,01—1,7 mg/l als N_2O_3 berechnet), wodurch die Angriffsfähigkeit des Wassers noch gesteigert wird. In Gewitter-Regenwässern findet man, durch die elektrischen Entladungen verursacht, stets mehr an salpetriger Säure als in gewöhnlichen Regenwässern.

Die Gewinnung des Regenwassers erfolgt dadurch, daß man das auf die Dächer der Häuser auffallende Wasser mit Regeneimern auffängt und Zisternen zuleitet. (Zinkrinnen werden mit der Zeit stark angegriffen.) Stroh- und Dachpappendächer sind unzweckmäßig, weil das darüber abfließende Wasser organische Stoffe aufnimmt, die sich im Geruch und Geschmack bemerkbar machen. Die Forderung, daß die zur Regenwassergewinnung dienenden Dächer keine Fenster haben sollen, ist übertrieben. Es werden etwa höchstens 70% der nach der Größe der Auffangfläche und der jährlichen Regenmenge zu erwartenden Menge gewonnen. Besondere Gebirgs-Regenkarten geben hierüber Aufschluß.

Die Ausmaße von Sammelzisternen werden so gewählt, daß etwa ein Viertel des Jahresbedarfs darin erfaßt werden kann. Selbstverständlich ist eine Zisterne nach den gleichen Grundsätzen wie Quellen und Brunnen gegen Infektionsgefahr zu schützen. So unterliegen der Bau, die Lage und Beschaffenheit der Umgebung den allgemeinen Bestimmungen der Brunnenbauverordnungen. Zisternen sind also aus gutem, mit Zement gefugtem Mauerwerk oder aus Stampfbeton herzustellen. Fugendichte Abdeckung mit Beton (Gewölbe) ist Grundbedingung, weil die Zisternen fast immer unter dem Erdboden liegen (Oberkante $1/2$—1 m unter Terrain). Für die Anbringung von Pumpeinrichtungen gilt das gleiche wie bei Schachtbrunnen. Zisternen versieht man mit Einsteigeschächten, welche $1/2$ m über den Erdboden hochzuführen und mit festem Deckel zu versehen sind. Überlaufrohre sind so anzulegen, daß kein Wasser in die Zisterne zurückfließen kann. An der Stelle, wo ein solches Rohr in einen Vorfluter ausmündet, bringt man eine Froschklappe an, um Tiere vom Eindringen in die Zisterne abzuhalten. Außer dem Überlauf kann noch ein Schwimmer angebracht werden, der nach Vollaufen der Zisterne das Zuflußrohr automatisch abschließt und das weiter zufließende Regenwasser nach außen ableitet (am besten in geschlossener Tonrohrleitung). Vor der Einmündung des Zuleitungsrohres soll sich ein Schlammfang befinden, um grobe Verunreinigungen (tote Vögel, Sand, Laub, Nadeln usw.) zurückzuhalten.

Eine Filtration des Wassers ist außerdem noch nötig. Zweckmäßig ist es, das Filter am Zulauf anzubringen. Saugrohrkonstruktionen mit Filtern haben sich kaum bewährt. Die Zuflußfilter werden den für Flußwasserfiltration gebräuchlichen Filtern nachgebildet. Man kann das Filterbecken vor der Zisterne anbringen oder in derselben einbauen. In diesem Falle wird eine besondere, etwa 60 cm im Quadrat messende Abteilung gemauert, die unten durch Schlitze mit dem Zisternenraum kommuniziert. Auf den Boden schichtet man nußgroße Steine (Granitklarschlag, Kiesel), dann groben Kies, darauf Feinkies und schließlich eine hinreichend starke Schicht von grobem Sand. Um ein Aufwirbeln desselben zu verhindern, wird das Wasser in einen großen, zylindrischen, glasierten Topf geleitet, der auf einer Steinplatte über dem Sand steht. Das Wasser läuft über den Rand dieses Topfes auf die Platte und tropft von dieser auf das Filter.

Andere Meteorwässer, wie *Hagelschmelzwasser* und *Tau* kommen für die Trinkwasserversorgung nicht in Frage. Versuchsweise sind *Schneeschmelzwässer* benutzt worden, welche ebenfalls in Zisternen aufgefangen werden. Solche Wässer sind reich an suspendierten Stoffen (feinster Mineralstaub, Ruß, pflanzliche Organteile usw.), weil die scharfkantigen Schneekrystalle solche Substanzen schnell und dauernd festhalten und sich damit während der Lagerzeit anreichernd beladen. Die große Aufnahmefähigkeit des fallenden Schnees ist noch dadurch bedingt, daß die einzelnen Flocken sich sehr lange in der Luft flugfähig erhalten.

Meteorwässer sind ausnahmslos bleilösend. Für Leitungszwecke derselben dürfen deshalb reine Bleirohre nicht verwendet werden. Für häusliche Zwecke (Wäschewaschen) und für die Erfüllung photographischer Belange sind sie jedoch wegen ihrer äußerst geringen Härte sehr geeignet.

Allgemeines über Wasserleitungen.

Wasserbedarf. Der Wasserverbrauch ist abhängig:

a) von der Verkaufsart (Abgabeart) des Wassers (es ist durchaus nicht gleichgültig, ob dasselbe nach Pauschalbetrag oder nach Wassermesseranzeige abgegeben wird);

b) vom Preise (je billiger es ist, desto weniger wird haushälterisch damit umgegangen);

c) von der Lebensweise und den Gewohnheiten der Bevölkerung (in großen Städten wird im allgemeinen je Kopf mehr Wasser verbraucht als in kleinen; größere Gartenflächen [Gemüse-Erzeugungsgebiete] sind große Wasserverbraucher);

d) von dem Bedarf der Industrie an Wasser (ausgesprochene Industriestädte haben einen besonders hohen Wasserbedarf [etwa 400 l je Kopf und Tag]);

e) vom Vorhandensein einer Schwemm-Kanalisation;

f) von der Viehhaltung (so haben ländliche Gemeinden oft einen erhöhten Wasserverbrauch);

g) vom Wasserverlust, der bis 25% der Gesamtwassermenge betragen kann.

Im allgemeinen kann man bei Abgabe nach Wassermesseranzeige mit folgenden Zahlen rechnen:

Großstädte über 100 000 Einwohner	150—200	Liter je Kopf und Tag
Mittelstädte 40 000—100 000 „	120	„ „ „ „ „
Kleinstädte 10 000— 40 000 „	100	„ „ „ „ „
„ 3 000— 10 000 „	80	„ „ „ „ „

Spezielle Wasserverbrauchszahlen sind:

a) für gewerbliche Zwecke:

Dampfkesselanlagen je Kilogramm Dampf . . . . etwa 1,05— 1,1 Liter
Lokomotiven je PS . . . . 12— 15 „
Für Gasomotoren je PS-Stunde . . . . 40— 60 „
Für Dieselmotoren je PS-Stunde . . . . 20— 30 „
Brauereien für 1 Liter gebrautes Bier . . . . 5 „
Molkereien für 1 Liter behandelte Milch . . . . etwa 3— 6 „
Zellstoffabriken je Kilogramm Zellstoff . . . . 20— 50 „
Papierfabriken für 1 kg Druckpapier . . . . 40— 60 „
      „   „ 1 kg Feinpapier . . . . 90—110 „
Acetatkunstseidefabriken je Kilogramm . . . . 8 m³
Viscoseseidefabriken je Kilogramm (Gesamtbedarf) . . 1 „
      „   „   „ (Weichwasser) . . 0,5 „
Zellwollfabriken   „   „ . . . . 0,5 „
Wäschereien für 100 kg trockene Wäsche (Gesamtwasser) 6— 8 „
      „   „ 100 „   „   „ (Weichwasser) 4— 6 „
Tuchfabriken für 1 kg verarbeitete Wolle . . . . . . 1 „
Zuckerfabriken für je 100 kg verarbeitete Rüben . . 1,5 „

b) für häusliche Zwecke:

Zum Trinken, Kochen und Reinigen je Tag und Kopf 20— 40 Liter
Zur Wäsche . . . . 10— 15 „
Für 1 Klosettspülung . . . . 9— 10 „
  „ 1 Wannenbad . . . . 150—250 „
  „ 1 Brausebad . . . . 50 „
Gartenbesprengung an trockenen Tagen für 1 m² täglich 1,5 „
Für 1 Pferd oder 1 Stück Großvieh täglich . . . . . 50 „
  „ 1 Stück Kleinvieh (Kalb, Ziege, Schaf, Schwein)
    täglich . . . . 10 „
Für einmalige Reinigung eines Kraftwagens . . . . . 200 „

c) für öffentliche Zwecke:

Schulen je Schüler und Tag . . . . 3— 5 Liter
Schlachthäuser je Schlachtung . . . . 300—400 „
Markthallen je Markttag und 1 m² Fläche . . . . . 5 „

Der Wasserverbrauch steigt, je mehr sich die Bevölkerung an die Annehmlichkeiten und Benutzungsmöglichkeiten der Wasserleitung gewöhnt hat (Verbreitung der Badeeinrichtungen, Wasserklosetts, automatischen Viehtränken usw.). So sehr der steigende Wasserverbrauch vom Hygieniker zu begrüßen ist, so muß vor Wasservergeudung gewarnt werden (namentlich in Gegenden, in denen eine Grundwassersenkung zu beobachten ist).

Der Wasserbedarf schwankt nach Tages- und Jahreszeiten. In Prozenten des *mittleren Monatsverbrauches* kann er angenommen werden:

Januar	88	Mai	115	September	106
Februar	80	Juni	119	Oktober	94
März	89	Juli	115	November	92
April	96	August	115	Dezember	91

Der größte Tagesverbrauch liegt in den Vormittagsstunden bis 12 Uhr, der geringste in den Nachmittagsstunden von 13—17 Uhr. Die Schwankungen werden geringer, wenn sie durch relativ hohen industriellen Wasserverbrauch ausgeglichen werden.

Der größte Tagesverbrauch kann zu dem 1,6—2fachen des durchschnittlichen, der größte Stundenverbrauch zu $^1/_{10}$ des Tagesverbrauches angenommen werden. Für einen durchschnittlichen Verbrauch von 100 l ergibt sich also als größter Tagesverbrauch 160—200 l, als größter Stundenverbrauch am Tage des größten Tagesverbrauches 16—21 l.

Reinwasserbehälter. Ein Wasserwerk dient hauptsächlich zwei Zwecken. Es stellt eine Pumpstation dar, die Wasser unter Ausnutzung von Einzelbrunnen sammelt, also dem Boden entnimmt und entweder dem Leitungsnetz direkt oder, falls erforderlich, den Aufbereitungseinrichtungen zuführt. Weiter hat es die Aufgabe, durch Einschaltung von Aufspeicherungsvorrichtungen dafür zu sorgen, daß im Absatzgebiet stets genügend Wasser zur Verfügung steht.

Die Größe eines Wasserspeichers ist nach den Schwankungen im Verbrauch zu bemessen.

Als kleinste derartige Einrichtung ist ein Windkessel anzusehen (zur Versorgung von Einzelanwesen, Gehöften, Villen), aus dem unter Luftdruck bei Vorschaltung einer elektrischen Pumpanlage das Wasser in die Leitung getrieben wird. Ein Luftüberschuß macht sich bei solchen Anlagen zumeist dadurch bemerkbar, daß das Wasser aus den Zapfhähnen milchig getrübt läuft. Diese Trübung verschwindet nach kurzem Stehenlassen des Wassers und ist hygienisch ohne Bedeutung. Jedoch kann aus dem Material des Windkessels Zink in erheblichen Mengen vom Wasser gelöst werden und dieses ungünstig beeinflussen. Bei sinkendem Druck im Windkessel wird die elektrische Pumpe automatisch eingeschaltet.

Für größere und größte Versorgungsanlagen sind die Wasserspeicher große Behälter aus Mauerwerk oder Eisenbeton. Sie dienen dazu: einerseits zeitliche Unterschiede zwischen Zulauf und Verbrauch des Wassers auszugleichen, andererseits beim Versagen des Zulaufs eine Wasserreserve zu schaffen und ständig zur Verfügung zu halten.

Die erforderliche Größe eines Behälters ist daher von der mehr oder weniger großen Regelmäßigkeit der gelieferten und verbrauchten Wassermenge direkt abhängig. Die Größe des Behälters kann etwa gleich der Hälfte des größten Tagesverbrauchs angenommen werden. Bei großen Städten genügt meist ein Drittel; bei ländlichen Gemeinden beträgt sie oft bis zum Doppelten des Tagesverbrauchs. Keinesfalls darf der Behälter unter 60 m³ liegen, weil er sonst selbst für Feuerlöschzwecke zu klein wäre. Im einzelnen ist die erforderliche Größe des Behälters von der Regelmäßigkeit der Wasserzufuhr abhängig.

Man unterscheidet *Erdbehälter* und *Turmbehälter (Wassertürme)*. Die ersteren liegen unter Terrain. Sie werden angewendet, wenn die örtlichen Verhältnisse eine genügende Druckhöhe erzielen lassen, z. B. in bergigen und hügeligen Gegenden. Wenn — wie in der Ebene — eine natürliche Höhenlage eines Behälters nicht möglich ist, müssen solche Speichereinrichtungen auf Zementbauten aufgestellt werden oder man ordnet sie mantelförmig um Fabrikschornsteine an. Wegen der hohen Baukosten und aus Stabilitätsgründen muß bei ihnen der Inhalt bedeutend kleiner gewählt werden als bei Erdbehältern.

Der Nachteil der Wassertürme liegt in der Ungleichmäßigkeit der Temperatur des Wassers, die je nach den meteorologischsn Verhältnissen schwankt.

Bei Erdbehältern ist das nicht der Fall, denn sie werden zum Schutze des Wassers vor Temperaturschwankungen mit Erde eingedeckt, deren Schichthöhe mindestens 1 m betragen soll. Die Erddecke ist mit Bäumen zu bepflanzen, damit das Gelände über dem Behälter beschattet ist. Wurzelzöpfe bildende Bäume sind grundsätzlich auszuschließen.

Die Wassertiefe der Behälter beträgt je nach ihrer Größe 2,5 bis 5 m. Zweikammer-Einteilung ist wegen Reparatur- und Desinfektionsnotwendigkeiten von Vorteil. Die Innenflächen müssen mit gutem Zement-Spiegelputz ausgekleidet sein, den man zum Schutz gegen aggressive Wässer mit einem doppelten Anstrich von Inertol, Siderosten, Preolit u. a. versieht. Alle derartigen Schutzmittel sind auf den vorher vollkommen ausgetrockneten Zement aufzutragen, weil sonst ein Abblättern erfolgt. Meist nimmt das Wasser in der ersten Zeit nach der Anbringung eines derartigen Schutzanstriches einen unangenehmen teerartigen Geruch und Geschmack an, der aber bald verschwindet. Nach dem Anstrich kann auch eine Erhöhung des Keimgehaltes des Wassers eintreten, die hygienisch unbedenklich ist. Nach kurzer Zeit sinkt die Keimzahl wieder auf die Norm ab.

Bei Erdbehältern ist darauf zu achten, daß bei starken Regengüssen kein Oberflächenwasser durch die Tür eindringt. Die Türschwelle soll deshalb mindestens $^{1}/_{2}$ m über dem Erdboden liegen und durch Stufen erreichbar sein. Die Tür eines Behälters wird aus rostgeschütztem starken Eisenblech hergestellt und ist durch Spezialschlösser zu sichern.

Wichtig ist ein Lüftungsrohr, welches aber nicht sehr weit dimensioniert zu sein braucht. Seine obere Öffnung ist so einzurichten, daß keine Tiere (Schnecken, Frösche, Mäuse, Vögel, Insekten usw.) hineingelangen können. Das Wasserzuleitungsrohr mündet in den meisten Fällen etwa 20 cm über der Sohle unter Wasser ein. Es gibt aber Behälter, bei denen das Zuflußwasser aus einem nach unten gekrümmten Rohr in freiem Fall über dem Spiegel einströmt. Die dem Zufluß gegenüberliegende Abflußleitung liegt an der tiefsten Stelle des Behälters. Um dorthin zu gelangen, muß das Wasser den Behälter durchfließen. Bei größeren Behältern können Gleitwände, die das Wasser zum Durchströmen des gesamten Behälters veranlassen, zweckmäßig sein. Erforderlich ist weiter ein Überlauf, insbesondere bei Zufluß aus gefaßten Quellen; ferner ein Entleerungsrohr, das eine rasche Leerstellung des ganzen Behälters (bei Zweikammerbehältern 2 Entleerungsrohre, die als Einstrang gekoppelt sind) zu Reinigungs- oder Reparaturzwecken ermöglicht. Der Auslauf des Entleerungsrohres ist durch eine Froschklappe zu sichern. Bei Pumpwasserwerken ist es zweckmäßig, durch elektrische Fernwasserstandsanzeige die Pumpstation mit dem Behälter zu verbinden.

Die Höhenlage des Behälters ist so zu wählen, daß der Druck in der Leitung mindestens 2,5 und höchstens 7 Atm. beträgt. Gewöhnlich wird aus technischen Gründen nicht über 5 Atm. hinausgegangen.

Lassen sich bei sehr hügeligem Terrain diese Grenzen nicht einhalten, so werden mehrere Druckzonen mit verschieden hoch liegenden Behältern oder Druckregulierungseinrichtungen angelegt.

Ein Einfluß des Hochbehälters auf die Keimzahl des Wassers ist nicht zu unterschätzen, denn ein von Natur aus keimarmes Wasser nimmt beim Aufspeichern durch schnelle Vermehrung der Bakterien in seinem Keimgehalt zu. Ist im Hochbehälter Gelegenheit zu einem Stagnieren des Wassers gegeben, so kommt es an jenen Stellen zur Steigerung des Bakteriengehaltes. Die entstandenen Keime können später durch stärkere Wasserstöße wieder ausgespült werden, und es fließt nun an Stelle des keimarmen Wassers vorübergehend ein keimreiches ab. Auch nach Reinigung eines Behälters können derartige Zustände auftreten, da nach dem Ablassen des Wassers die Behälterwände feucht bleiben. In diesen an den Wänden anhaftenden Wasserresten vermehren sich die Bakterien stark. Ebenfalls kann es zu Keimzahlerhöhungen kommen, wenn der Wasserstand in einem Behälter schnell absinkt. Beim Einströmen des Wassers bis zum Hochstand werden die an den Wandungen haftenden Bakterien abgespült. Das erste ausfließende Wasser ist dann sehr keimreich.

Bei jeder Wasserprobeentnahme aus Behältern muß man sich nach derartigen Verhältnissen erkundigen, will man als Gutachter nicht Gefahr laufen, ein Fehlurteil zu fällen.

Ferner können bakteriell ungünstige Beeinflussungen des Behälterwassers dadurch ausgelöst werden, daß die Werkarbeiter bei Reparaturarbeiten mit ihren Schuhen Keime einschleppen. Daraus ergibt sich die Forderung, daß in den Vorräumen der Behälter *saubere*, auf Gummimatten stehende Gummistiefel bereitstehen. Diese werden von den Arbeitern über dem üblichen Schuhwerk getragen. Gegebenenfalls lassen sich die Gummistiefel durch Waschen mit einer Chloraminlösung gebrauchsfähig machen.

Um Insekten (besonders Fliegen) vom Behälter fernzuhalten, versieht man in größeren Werken alle Fenster der Vorräume mit blauem Glas.

Diese möglichen bakteriellen Verunreinigungen eines Hochbehälterwassers mahnen zur Vorsicht. Bei der bakteriologischen Begutachtung des Wassers einer zentralen Anlage darf man sich daher nicht einseitig auf *die* Ergebnisse stützen, die an Einzelproben aus dem Hochbehälter ermittelt wurden. Wesentlich ist die Untersuchung des Wassers aus dem Behälter *und* aus den Fassungsstellen bei gleichzeitiger Entnahme der Proben.

Das Rohrnetz. *Rohrmaterial* und *Rohrverbindung.* Für Hauptrohre, deren Material großen Druck auszuhalten hat, dient fast ausschließlich Eisen.

Am gebräuchlichsten sind Rohre aus *Gußeisen*, die sowohl im Sandguß- als auch im Schleudergußverfahren hergestellt werden. Sandgußrohre für einen Betriebsdruck bis zu 10 Atm. werden mit einer lichten Weite von 40—1200 mm und einer Länge von 2—4 m, Schleudergußrohre für einen Betriebsdruck bis zu 15 Atm. von 80 bis 400 mm lichter Weite und einer Länge von 8—13 m fabriziert. Da Schleudergußrohre ein gleichmäßigeres Gefüge gegenüber den Sandgußrohren haben, weisen sie eine erhöhte Bruchfestigkeit auf. Das ist wichtig, weil in *den* Fällen, wo großdimensionierte Rohre unter einer stark durch Verkehr beanspruchten Straße durchgeführt werden müssen, mit großen Erschütterungen (z. B. durch Großkraftwagen) zu rechnen ist.

Die einzelnen Rohre werden meistens durch Muffen verbunden, seltener durch Flanschen; die Dichtung der Muffen erfolgt mit Teerstrick und nachfolgendem Vergießen und Feststemmen von Blei. An Stelle des Vergießens kann auch Bleiwolle oder Riffelblei eingestemmt werden. Flanschen werden durch Gummischeiben mit Gewebeeinlage oder durch Bleischeiben gedichtet. Zu beachten ist, daß das Blei nirgends mit dem Wasser in direkter Berührung steht. Ausführung demzufolge nur durch Spezialarbeiter.

Schmiedeeiserne Rohre sind parallel ihrer Längsachse geschweißt; im Gegensatz zu den nach dem Mannesmann-Verfahren *nahtlos gewalzten Stahlrohren* besitzen sie eine Schweißnaht. Die Festigkeit der Stahlrohre ist somit erheblich höher. Mannesmann-Rohre werden in einer Länge bis zu 20 m mit einer lichten Weite von 40—500 mm geliefert. Zum Schutze gegen chemische Einwirkungen sind alle Eisenrohre innen und außen mit einem unangreifbaren festhaftenden Überzug zu versehen, was z. B. durch Eintauchen in eine heiße Mischung von Teer und Asphalt geschieht. Von der Güte dieser Schutzschicht hängt die Lebensdauer der Rohre ab. Eisenrohre werden zum Schutze gegen Einwirkungen vom Erdboden aus vor dem Eintauchen mit Jutegewebe umwickelt.

Benutzt werden können alle Sorten Eisenrohr. Bei besonderen Anforderungen an die Bruchsicherheit (z. B. bei beweglichem Bodenuntergrund und Unterquerung von Straßen) sind Stahlrohre und schmiedeeiserne den Gußeisenrohren vorzuziehen. Andererseits sind Gußeisenrohre widerstandsfähiger gegen chemische Einflüsse, so daß bei aggressiven Wässern Gußeisenrohre vorteilhafter sind.

Andere Rohrmaterialien kommen seltener in Frage. *Rohre aus Eisenbeton*, wie auch *Eternitrohre* (Portlandzement und Asbestfasern) eignen sich nur für niedrige Drucke (höchstens 5 Atm.). Für ganz niedrige Drucke können auch Rohre aus glasiertem Steinzeug benutzt werden. Solche sind sehr bruchempfindlich; weil die Einzelstücke recht kurz sind, häufen sich die Muffenverbindungsstellen, was für die Dichtigkeit der Leitungen nachteilig ist. Gegen chemische Einflüsse sind sie absolut widerstandsfähig. Für Spezialzwecke sind auch emaillierte Eisenrohre in Gebrauch (z. B. für Weiterleitung radioaktiver Wässer). In Einzelfällen versuchte man, Glas als Rohrmaterial heranzuziehen.

Holzrohre haben sich bisher in Deutschland nicht eingebürgert. Weniger kommen hierbei *gebohrte Rohre* in Betracht, weil die Aneinanderdichtung der einzelnen Rohrelemente schwierig ist. Die Dichtigkeit einer Leitung aus gebohrten Holzrohren ist somit nicht immer einwandfrei. *Daubenrohre,* die aus einzelnen Form-Daubenstücken auf Nut und Feder zusammengesetzt sind, gebraucht man besonders in Amerika (für Rohre größten Innendurchmessers). Da sie ohne Muffen oder Flanschen sind, bieten sie als „Leitung aus einem Stück" viele Vorteile. Ein schützender Innenanstrich kommt für sie nicht in Frage. Sie werden vorzugsweise aus Lärchen-, Pitchpine- oder anderem geeigneten Koniferenholz fabriziert und halten selbst große Drucke aus. Ihre Verlegung kann nur durch besondere Facharbeiter erfolgen. Anfangs weist das in solchen Rohren geleitete Wasser einen geringen Harzgeschmack auf, der bald verschwindet.

Hausleitungen werden vom Straßen-Hauptstrang abgezweigt. Sie versorgen die einzelnen Gebäude mit Trink- und Wirtschaftswasser. Gewöhnlich liegen bis zur Hausgrenze ebenfalls gut angriffsgeschützte Gußeisen-, Stahl- oder Schmiedeeisenrohre. In den Gebäuden selbst werden Rohre meist aus anderem Material verlegt. Reine Bleirohre dürfen nur da Verwendung finden, wo die chemische Untersuchung des Wassers einwandfrei erwiesen hat, daß dieses nicht bleilösend wirkt. Neuverlegte Bleirohre bieten dennoch eine gewisse Gefahr (bis zur Bildung einer aus dem Wasser stammenden Schutzschicht). Geschwefelte Bleirohre verfehlen zumeist den gewünschten Effekt. Sicherheit bieten indessen Zinnmantelrohre (auch Bleimantelrohre genannt). Das sind Bleirohre mit einem etwa 1 mm starken inneren Mantel aus Zinn. Solche Rohre sind äußerlich kenntlich gemacht durch vier bzw. drei vorstehende Nähte. Auch innen verzinnte Kupferrohre sind für Hausleitungen geeignet. Bei Zinnmantelrohren und innen verzinnten Kupferrohren darf an den Lötstellen nur Zinn auf Zinn stoßen, da sonst durch Auftreten schwacher elektrischer Ströme bei der Berührung verschiedenartiger Metalle ein Blei- bzw. Kupferangriff gefördert oder ausgelöst wird. Diese Rohre dürfen deshalb niemals mit Lötlampe, sondern nur mit Kolben gelötet werden. Verzinnte Kupferrohre werden fast niemals unter Putz verlegt.

Metallisches Blei ist in völlig luftfreiem, kohlensäurefreiem destilliertem Wasser praktisch unlöslich. Eine Bleilösung kommt durch gemeinsame Einwirkung von Kohlensäure und Sauerstoff (Luft) zustande, wobei die Kohlensäure den Hauptanteil bestreitet. Bei Kupferlösung wirkt in erster Linie der Sauerstoffanteil des Wassers. In jedem Falle ist anzustreben, die Beschaffenheit eines natürlichen Wassers chemisch derart zu verändern, daß es entweder zur schnellen Bildung der oben erwähnten Schutzschicht in Bleirohren befähigt wird oder die angreifenden Gase aus demselben vorher entfernt werden. Dauernd bleiaggressiv bleiben lufthaltige, an aggressiver Kohlensäure reiche Wässer mit niedriger Carbonathärte.

Vielfach in Gebrauch sind innen verzinkte Eisenrohre. Man unterscheidet zwischen feuerverzinkten und galvanisch verzinkten Rohren. Jedoch hat sich herausgestellt, daß bei beiden Arten zunächst das Zink von aggressiven Wässern herausgelöst wird. Das freigelegte Eisen ist dann dem Angriff des Wassers schutzlos ausgesetzt. Zink wird sowohl von sauer als auch alkalisch reagierenden Wässern angegriffen; infolgedessen gibt es nur sehr wenige Wässer mit bestimmtem p_H-Wert, wo dies nicht der Fall ist. Gesundheitsschädigungen sind durch Zinklösung aus Leitungsrohren mit Sicherheit noch nicht beobachtet worden. Doch werden durch eine Rohrverzinkung die Schäden, welche durch Angriff und folgende Inkrustierung an anderer Stelle durch unlöslich gewordene Eisenverbindungen auftreten, nicht ausgeschaltet; sie können sogar noch vergrößert werden.

In den meisten Fällen ist das einzige Mittel zur Verhütung des Rohrangriffs eine entsprechende Aufbereitung des natürlichen Wassers (Entsäuerung, Entgasung, Härtung u. dgl.).

Esmarchs Hygien. Taschenbuch. 6. Aufl.   12

Beobachtet wurde, daß in bestimmten Fällen eine Reduktion von in Wasser gelöstem Nitrat zu Nitrit durch Zink eintreten kann, was hygienisch nicht unbedenklich ist.

Von den *Einrichtungen der Wasserleitungen* beanspruchen die Hydranten, öffentlichen Brunnen und Trinkbrunnen besonderes Interesse.

Hydranten sind von der Straße aus zugängliche Wasserentnahmeeinrichtungen, die zur Lieferung größerer Wasserquantitäten (für Feuerlöschzwecke, Füllung von Sprengwagen, Kanalspülungen, Ablassen von Wasser aus Leitungsendsträngen) in das Rohrnetz eingebaut werden. *Unterflurhydranten* liegen unter dem Straßenniveau, nach oben durch einen eisernen Deckel abgeschlossen. Sie benötigen zur Wasserentnahme ein aufschraubbares Standrohr. Zumeist sind sie in großen Städten in Anwendung. Bei den *Überflurhydranten* liegt die Wasserauslaufsöffnung an einem etwa 80 cm über die Straße herausragenden Rohrständer.

Die Unterflurhydranten sind billiger in der Herstellung, im Winter bei Eis- und Schneebedeckung aber schwer auffindbar. Deshalb sind zur Orientierung Schilder an den Häusern angebracht. Die Deckel schützt man vor Einfrieren durch Aufstreuen von Viehsalz oder anderen Mitteln (z. B. ist neuerdings das Präparat „Arktis" dafür in Anwendung). Beide Arten der Hydranten sind zur Verhütung des Einfrierens zu entleeren. Die Entleerung erfolgt meistens selbsttätig. Ein gewisser Einfrierungsschutz bei Überflurhydranten wird auch durch dichtes Umwinden derselben mit Strohseilen erreicht. Neuere Konstruktionen beider Hydrantenarten verhüten auch das Eindringen von Schmutz.

Öffentliche Brunnen werden als *Ventilbrunnen* mit selbsttätigem Verschluß des Ventils eingerichtet. Das entleerte Wasser (bei Frostgefahr) fließt in das Gehäuse des Brunnens zurück und wird von da aus durch die Ejektorwirkung des austretenden Wasserstrahls wieder angesaugt.

Trinkbrunnen werden *ohne Trinkbecher* als kleine Springbrunnen mit schräg gerichtetem Strahl ausgeführt. Der Auslauf wird zweckmäßig mit einem verchromten oder vernickelten Stabkorb umgeben, um zu verhindern, daß die Auslauföffnung mit dem Munde berührt wird. Selbstverständlich dürfen Tiere (z. B. Hunde) keinesfalls direkt aus solchen Brunnen mit Wasser versorgt werden.

Wo Wasser sehr reichlich zur Verfügung steht, sind Brunnen mit dauernd laufendem Wasser das Gegebene. Durchfließt das Wasser ein Becken, muß unbedingt dafür gesorgt werden, daß aus diesem für Trinkzwecke nicht geschöpft wird, weil eine Verunreinigung des Beckens nicht verhütet werden kann. In „Laufbrunnen", die man in Gehöften des Hochgebirges oft antrifft, wird diese Forderung allerdings niemals erfüllt, weil die Steinbecken (Tröge) hier auch als Viehtränke dienen.

Dichtigkeit des Rohrnetzes. Auch hier besteht hygienisches Interesse, weil bei größeren Undichtigkeiten empfindlicher Wassermangel eintreten kann (Rohrschäden) und bei Leerlaufen der Leitung Verunreinigungen durch die undichten Stellen eingesaugt werden können (besonders bei gebohrten Holzrohren). Schutzmaßnahmen gegen

Undichtigkeiten sind: Sorgfältige Auswahl des Rohrmaterials, sorgfältige Verlegung der Rohre (bis 1,30 m unter Terrain gegen Frostbrüche), Einbau von Distriktswassermessern zur Auffindung der undichten Stellen, Abhorchen der Leitung mit Spezial-Horchgeräten.

Eine Möglichkeit der Verunreinigung ist auch gegeben, wenn bei eintretendem negativem Druck verschmutztes Wasser angesaugt wird. Die Leitung darf somit niemals mit solchen Wasservorräten in direkter Verbindung stehen. (Wiederinbetriebsetzen von Teilsträngen in zerbombten Städten.)

Für Klosettspülungen müssen Spülkästen oder Rohrunterbrecher (Druckventilablässe) angeordnet sein, die meist polizeilich vorgeschrieben sind. Bei Badewannen darf der Zufluß nicht unter dem Wasserspiegel liegen. Auch die Überläufe bei Wasserbehältern und Quellfassungen dürfen nicht so eingerichtet sein, daß Wasser (z. B. bei Hochwasser) rückläufig in den Behälter gelangen kann.

Reinigung und Verbesserung des Wassers. „Aufbereitung."

Beseitigung der Bakterien. Wässer, bei denen eine Infektionsmöglichkeit besteht, müssen vor Verwendung als Trinkwässer von Infektionserregern befreit sein. Die Reinigung geschieht durch

Filtration. Im Großbetrieb erfolgt sie am häufigsten durch *langsame Sandfiltration* entweder in offenen Becken oder in geschlossener Apparatur.

Die Konstruktion der offenen Sandfilter ist so, daß große Behälter aus Mauerwerk oder Stampfbeton vollständig wasserdicht hergestellt werden. Die Oberfläche beträgt je nach der Größe der Anlage 1000—6000 qm (am gebräuchlichsten 2000 qm). Die Sohle verläuft etwas geneigt nach dem Ablauf hin, in ihr verläuft ein Sammelkanal, von dem bei Großanlagen Nebenkanäle oder Drainrohre abzweigen.

Schichtenfolge und Korngrößeneinteilung der Sandfilter.

Korngröße	Schichtenfolge	Schichthöhe
über 50 mm	Steine und sehr grober Kies	60—80 cm
30 —50 „	Grobkies	10 „
10 —15 „	Mittelkies	10 „
4 — 6 „	Feinkies	10 „
5 —10 „	Grobsand	60 „ (mindestens 30 cm)
0,2— 2 „	Feinsand	etwa 30 cm

Das Filtergut muß sorgfältig gesiebt, staubfrei und in bezug auf die Korngröße der einzelnen Schichten von möglichster Gleichmäßigkeit sowie frei von organischen Beimengungen und tonigen bzw. lehmigen Bestandteilen sein. In kälterem Klima sind die Filter abzudecken, weil sonst der Betrieb durch Frosteinwirkung äußerst erschwert oder unmöglich gemacht wird. Die Mündung des Rohwasser-Einlaufrohres wird nach oben gerichtet und ist trichterförmig erweitert, um ein Aufrühren des Sandes zu verhüten. Jedes Filter ist mit einem Rohwasserüberlauf, einem Entleerungsrohr und einer Kontrolleinrichtung zur Regulierung der Filtriergeschwindigkeit und des Filterdruckes versehen. Letztere werden heute automatisch betrieben.

Die Größe der Gesamtfilterfläche wird nach dem größten Tagesbedarf errechnet, der zum 1,5fachen des durchschnittlichen Tagesverbrauchs anzunehmen ist. Als Reserve ist bei größeren Anlagen 10 bis 20% der gesamten Filterfläche vorzusehen, bei kleineren mehr. Der Reinwasserbehälter soll mindestens $^1/_5$ des Tagesbedarfs fassen, bei kleineren Anlagen mehr.

Betrieb der Filter. Die Füllung erfolgt zunächst mit Reinwasser von unten her durch den Sammelkanal mit einer Geschwindigkeit von höchstens 12 cm in der Stunde, um die Luft in den Poren des Filtergutes restlos auszutreiben. Wenn das Wasser 20 cm über der Sandoberfläche steht, wird der Reinwasserzulauf abgestellt, worauf Rohwasser bis zur vollständigen Füllung des Filters zugelassen wird. Die Wasserhöhe über der Sandschicht muß bei geschlossener Apparatur mindestens 60 cm, bei offenem Filter etwa 1,5 m betragen. Das so beschickte Filter bleibt 12—48 Std stehen, oder man regelt unter schwachem Rohwasserzulauf den Ablauf sogleich so. daß die Filtrationsgeschwindigkeit höchstens 30 mm je Stunde beträgt. Unter *Filtrationsgeschwindigkeit* versteht man die Senkung des Wasserspiegels in der Zeiteinheit. (Die wirkliche Geschwindigkeit des Wassers im Filter ist etwa dreimal so groß.)

Neu in Betrieb genommene oder gereinigte Filter halten anfangs die Bakterien und Schwebestoffe nur ungenügend zurück. Die normale Filtration setzt erst ein, wenn sich auf dem Filter und in dessen obersten Schichten ein Teil der suspendierten Stoffe des Wassers (Algen, Protozoen und Bakterien) abgesetzt und dadurch die eigentliche Filterwirkung geschaffen haben. Die Wirkung beruht teils auf der Verlagerung der Poren. teils auf der Adhäsion an den mit einer schleimigen Hülle überzogenen Sandkörnern, teils auch auf biologischen Vorgängen, so auf der Freßtätigkeit von Protozoen, die sich in den obersten Schichten des Filters ansiedeln. Die Einspielung eines Filters dauert gewöhnlich einige Tage, kann jedoch auch mehr Zeit erfordern (bis zu Wochen).

Das vor der Entwicklung der eigentlichen Filterschicht entstehende noch nicht einwandfreie Filtrat darf keinesfalls in das Rohrnetz eingeführt werden, sondern ist durch das Entleerungsrohr abzulassen. Zweckmäßig wird dieses Wasser noch auf ein zweites, bereits eingespieltes Filterelement geleitet. Dazu müssen die Filter mit einem Heberohr, das vom Reinwasserbehälter des einen in den Rohwasserbehälter des anderen Elementes führt. verbunden sein. Die gleiche Einrichtung läßt sich auch verwenden, wenn bei schlecht filtrierbarem Rohwasser die einmalige Filtration nicht genügt.

Um ein einwandfreies Filtrat zu erhalten, ist eine möglichst gleichmäßige und nicht zu große Filtergeschwindigkeit einzuhalten. Deshalb muß das Reinwasserreservoir groß genug sein, um den Schwankungen des Verbrauches auch ohne Erhöhung der Filterleistung folgen zu können.

Die passende Filtriergeschwindigkeit ist für jedes Rohwasser durch Vorversuche zu erproben (Versuchsanlage). In den meisten Fällen gilt 100—125 mm je Stunde als zulässige Geschwindigkeit, was einer Tagesleistung von 2,4—3 m^3 je Quadratmeter Filterfläche entspricht. Da die Filterhaut im Laufe der Zeit stärker wird und die Ausfüllung der Poren der obersten Filterschichten dabei zunimmt, erhöht sich der Widerstand im Filter. Dies bedingt eine allmähliche Steigerung des Filterdruckes, um die gleiche Leistung zu erzielen. Steigt schließlich der erforderliche *Filterdruck* auf etwa 75 cm an (höchstens 1 m), muß das Filter gereinigt werden. Keinesfalls darf eine weitere Steigerung des Filterdruckes stattfinden, da sonst Bakterien durchtreten könnten. Die Dauer einer *Filterperiode* ist nach der Beschaffenheit des Rohwassers verschieden; sie kann nur wenige Tage, bei verhältnismäßig sauberem Rohwasser sogar einige Monate betragen.

Zur Reinigung wird das Filter so weit entleert, bis das Wasser 30 bis 50 cm unter der Sandschichtoberfläche steht. Die oberste verschlammte Sandschicht wird in einer Stärke von etwa 2 cm abgetragen, die Oberfläche geglättet und neues Wasser darauf gebracht. Die Reinigung des Filters kann wiederholt werden bis die Stärke der Sandschicht auf 40 cm zurückgegangen ist. Dann muß das Filter mit neuem Sand beschickt werden. Der abgetragene Sand kann in besonderen „Sandwaschvorrichtungen" gewaschen und wieder verwendet werden. Auch gibt es Filter mit Rückspülvorrichtung.

Die Kontrolle der Wirksamkeit eines Filters erfolgt durch Bestimmung des Keimgehaltes im Filtrat, welches nicht mehr als 100 Keime je Kubikzentimeter enthalten darf; der Colititer soll über 100 cm³ liegen. Grundsätzlich soll selbst in kleinen Werken jedes Filter täglich bakteriologisch kontrolliert werden. Auch für die Feststellung der Einarbeitszeit der Filter ist die bakteriologische Untersuchung des Filtrates unerläßlich.

Bei manchen Rohwässern ist eine Vorreinigung vor die Filtration zu schalten. Die Filtrationswirkung des eigentlichen Reinigungsfilters wird dadurch vollkommener. Die Filterperiode kann so erheblich verlängert werden, was eine Betriebskostenverminderung bedingt. Die Vorreinigung kann geschehen:

1. Durch *Absitzbecken*, bei denen kontinuierlicher oder intermittierender Betrieb in Anwendung ist. Die Strömungsgeschwindigkeit in den Absitzbecken soll 2—3 mm in der Sekunde betragen. Die Länge des Beckens wird so gewählt, daß es vom Wasser in 24 Std durchflossen wird; bei 2 mm Sekundengeschwindigkeit sind das ungefähr 173 m.

Die Klärung läßt sich durch Zusatz von Chemikalien beschleunigen. Von Vorteil ist dies bei stark tonhaltigen, getrübten Wässern. Hierzu wird Aluminiumsulfat angewendet; Eisenchlorid oder Eisensulfat dienen dem gleichen Zweck. Es entstehen voluminöse Hydroxyde, welche die Verunreinigungen einschließen und zur Abscheidung bringen. Je nach der Höhe des Gehaltes an kolloiden Stoffen genügt im allgemeinen ein Zusatz von 10—40 g je Kubikmeter. Der Verbrauch ist am geringsten, wenn man das Wasser unmittelbar nach dem Zusatz des Fällungsmittels durch besonders gebaute Schnellfilter leitet (Direktfilterungsverfahren).

Die Wirkung des gebildeten Aluminiumhydroxyds bezüglich der Ausflockung hängt in erster Linie vom p_H-Wert des Rohwassers ab, wobei Werte zwischen 6,0—7,0 am günstigsten sind. Eisensalze flocken am besten bei p_H-Werten zwischen 6,0 und 8,0 aus. Die Flockung mit Eisensulfat setzt niedrige Wassertemperatur voraus.

Die Fällung mit Aluminiumsulfat verläuft nach folgender Gleichung:

$$Al_2(SO_4)_3 + 3\,Ca(HCO_3)_2 = 3\,CaSO_4 + Al_2(OH)_3 + 6\,CO_2.$$

Die Bicarbonathärte des Wassers geht in bleibende Härte (Sulfathärte) über, ohne daß sich die Gesamthärte ändert, weil das entstehende Calciumsulfat in Lösung bleibt.

Die Dosierung des Fällungsmittels geschieht durch Abwägung der erforderlichen Menge und Lösen derselben in einem bestimmten Quantum Wasser, wovon dann intermittierend oder kontinuierlich die errechnete Menge zugesetzt wird, möglichst bei Einschaltung einer entsprechenden Mischeinrichtung (Mischrinne, Rührer). Das Aluminiumsulfat ist vorher auf Arsen zu prüfen.

Auch durch Zugabe von Kalkmilch (bzw. Kalkwasser) wird Wasser vorgereinigt, wobei sich der Kalk mit dem Calciumbicarbonat des Wassers zu unlöslichem Calciumcarbonat umsetzt. Die erforderliche Kalkmenge ist gleich der vorübergehenden Härte des Wassers.

Da die Absitzbecken von dem ausgeschiedenen Schlamm zu reinigen sind, wendet man vorteilhaft *zwei* Absitzbecken — eines zur Reinigung, das andere zum Betrieb — an.

Heute erfolgt die Zugabe der Fällungs- und Ausflockungsmittel vollautomatisch.

Einer Carbonathärteabnahme von 1° DH entspricht z. B. ein Zusatz von:

      39,7 mg/l $Al_2(SO_4)_3 + 18\,H_2O$ (Aluminiumsulfat wasserhaltig)

oder 20,5 ,, $Al_2(SO_4)_3$ (,,   wasserfrei)

 ,,   32,2 ,, $FeCl_3 + 6\,H_2O$ (Eisenchlorid   wasserhaltig)

 ,,·   19,3 ,, $FeCl_3$ (,,   wasserfrei)

 ,,   49,7 ,, $FeSO_4 + 7\,H_2O$ (Eisensulfat   wasserhaltig)

 ,,   27,0 ,, $Fe_2(SO_4)_3$ (,,   wasserfrei)

 ,,   17,1 ,, Na_3AlO_3 (Natriumaluminat).

2. durch *Vorfiltration*. Diese kann durch große Sandfilter erfolgen. Die Filter sind ähnlich konstruiert wie Feinfilter, haben aber gröberes Korn (1—3 mm) und entsprechend größere Filtriergeschwindigkeit (1—2 m je Stunde). An Filterfläche ist deshalb nur 5—10 % der Sandfilterfläche erforderlich. Die Reinigung der Vorfilter geschieht durch *Rückspülung* bei gleichzeitigem Einleiten von Preßluft.

Kaskaden-Stufenvorfiltration leistet ebenfalls gute Dienste, erfordert räumlich jedoch ziemliche Ausdehnung. 4 Grobfilter von abgestufter Korngröße sind so angeordnet, daß zwischen je zwei Filtern Kaskaden vorhanden sind, um das Wasser innig mit Luft in Berührung zu bringen. Nach den Grobfiltern kommt das eigentliche Vorfilter mit 4 mm Korngröße und 40—80 mm Filtriergeschwindigkeit, dann erst das eigentliche Feinfilter. Die Durchlüftung bezweckt eine beträchtliche Abnahme der gelösten organischen Substanzen und verbessert das Wasser in Geruch und Geschmack.

Die *Schnellfiltration* dient gleichzeitig dem Vorreinigungsprozeß und der Gesamtfiltration. Dabei müssen Filterhaut und wirksame Filterschicht, die sich bei langsam wirkenden Sandfiltern erst allmählich bilden, schnell erzeugt werden. Erreicht wird dieses, indem durch Chemikalienzugabe (Aluminiumsulfat) ein flockiger Niederschlag gebildet wird, der sich schnell auf der Sandfläche absetzt und die eigentliche Filterschicht bildet. Die Filtriergeschwindigkeit ist erheblich (4—6 m in der Stunde). Dementsprechend ist die erforderliche Filterfläche kleiner; sie beträgt nur $1/40$—$1/60$ derjenigen bei langsamer Sandfiltration. Die Reinigung erfordert etwa 15 min und das Einspielen $1/2$ Std. Der Betrieb muß sorgfältig überwacht und die Filtriergeschwindigkeit möglichst gleichmäßig eingehalten werden. Die Reinigung geschieht durch Rückspülung.

Schnellfilter werden als offene Anlagen und in geschlossener Form ausgeführt. Die geschlossene besitzt meist zylindrische Behälter aus Schmiedeeisen von 1—6 m Durchmesser, die offene rechteckige aus Eisenbeton hergestellte Becken mit einer Oberfläche bis zu 100 qm.

Vergleich zwischen Langsam- und Schnellfiltration. Die Langsamfilter sind älterer Konstruktion. Ihre Nachteile sind großer Platzbedarf, hohe Anlage- und Betriebskosten, umständliche Reinigung. Ein Vorteil ist, daß die Bedienung des eingearbeiteten Filters während einer Arbeitsperiode nur geringe Arbeitsleistung erfordert. Vorteile des Schnellfilters sind geringer Raumbedarf, geringere Anlagekosten, einfache Reinigung, die Möglichkeit der Anpassung der Leistung an die wechselnde Rohwasserbeschaffenheit.

Filter für Einzelversorgung. Kleinfilter. Diese können in Fällen, wo eine zentrale Reinigung des Wassers nicht möglich ist, aushilfsweise benutzt werden. Als filtrierendes Material dienen poröser Stein, Kohle, Asbest, unglasiertes Porzellan, gebrannte Infusorienerde und Membranen aus Nitrocellulose. Kohlefilter halten nur grobe Teilchen zurück, jedoch nicht feinste Tontrübungen und Bakterien. Sie desodorisieren aber das Wasser und absorbieren gewisse Färbungen desselben. Filter aus Porzellan sind als *Chamberlandfilter* im Handel in Form von 15 cm langen Kerzen mit einem Durchmesser von 3 cm. Sie sind in metallenen Gehäusen so angebracht, daß der Druck des Wassers dieses von außen nach innen filtriert. Sie filtrieren keimfrei. Ihre Ergiebigkeit ist gering (etwa 1 l je Stunde) und nimmt rasch ab.

Filter aus Infusorienerde (Kieselgur), *Berkefeldfilter*, filtrieren anfangs ebenfalls keimfrei, liefern 1—2 l in der Minute, lassen aber in der Ergiebigkeit schnell nach. Sie können durch mechanisches Abbürsten gereinigt werden. Nach einiger Zeit wachsen einzelne Bakterienarten durch die Filterwand hindurch und gelangen ins Filtrat, welches nun keimreicher werden kann als das Rohwasser. Dieser Mangel läßt sich ausschalten durch Auskochen der Filter in Abständen von 3 Tagen. Die Filter sind empfindlich und bekommen leicht Sprünge, es erfordert dieses eine ständige bakteriologische Überwachung des Filtrats.

Bakteriendicht und ergiebig sind die *Membranfilter* aus Nitrocellulose nach BACHMANN und ZSIGMONDY. Durch Abwischen mit einem Wattebausch läßt sich die quantitative Leistungsfähigkeit wiederherstellen.

Ähnlich in der Leistung sind die *Seitzfilter* mit auswechselbarer Asbestplatte als Filterschicht.

Andere Methoden der Aufbereitung des Wassers zum Zwecke der Bakterienvernichtung. Entkeimung.

a) Abkochen des Wassers dient dann als Sicherungsmaßnahme, wenn bei zentralen Versorgungen eine plötzliche, nicht sofort zu beseitigende Verschlechterung des Wassers, die mit Infektionsgefahr verbunden ist, auftritt. Diese Maßnahme unterliegt der Anordnung der zuständigen Gesundheitsämter. Das Wasser ist dabei einige Zeit im Sieden zu halten. Bei Wässern mit hoher Carbonathärte wird zuweilen eine Trübung des gekochten Wassers beobachtet, die durch Ausfällung von unlöslichem Calciumcarbonat verursacht wird. Sie ist hygienisch bedeutungslos. Auch bei Einzelbrunnen ist zeitweise eine Abkochung des Wassers notwendig. Solche Brunnen sind mit einer Beschriftung zu versehen, die auf diese Forderung hinweist. Sie entlastet aber den Brunneneigentümer rechtlich nicht von den Folgen, welche eventuell durch den Genuß des ungekochten Wassers eintreten können. Völlig unsinnig ist das oft beobachtete Vorbinden eines Leinwandsäckchens vor das Brunnenauslaufrohr, um Verunreinigungen zurückzuhalten.

Keinesfalls darf das Abkochen des Wassers zu einem Dauerzustand werden. Wird die Forderung einmal gestellt, so sind umgehend alle zur Verfügung stehenden Mittel und Wege anzuwenden, um das Wasser wieder ohne Abkochung trinkfähig zu machen.

Bakteriologische und chemische Untersuchungen geben darüber Aufschluß. Gelingt dies nicht, ist das Wasser des betreffenden Brunnens für die Trinkwasserbenutzung zu sperren. Die Anordnung hierzu gibt das zuständige Gesundheitsamt.

b) Zusatz von Chemikalien. Bei zentraler Handhabung kommt in den meisten Fällen der Zusatz von Chlor in Frage. Eine Chlorierung des Wassers soll aber nur dort angewendet werden, wo sich kein einwandfreies Wasser beschaffen läßt. Dort wird sie ständig in Betrieb sein, wo Talsperrenwasser oder Grundwasser großer Flüsse (in Einzelfällen auch Quellenwasser) mit wechselnder bzw. unsicherer bakteriologischer Beschaffenheit vorliegt. Keinesfalls ist zu billigen, daß im Vertrauen auf die Chlorierung hygienisch bedenkliche Wässer zur Trinkwasserversorgung benutzt werden.

Als Ergänzungsmaßnahme kann eine Chlorierung dann von Bedeutung sein, wenn die angewendeten Aufbereitungsverfahren nicht mit Sicherheit zum Erfolg führen (z. B. nach der Filtration durch gröbere Schnellfilter). Eine Chlorierung langsam filtrierter Wässer ist meist nicht erforderlich. Auch als zeitweise Maßnahme bei einer plötzlichen Verunreinigung des Wassers erübrigt sich in vielen Fällen eine Chlorierung. Bei Wasserwerken, die in Beziehung auf wechselnde Wasserbeschaffenheit unsicher sind, ist eine Chlorierungsanlage in ständiger Bereitschaft zu halten.

Das Chlor zersetzt organische Stoffe durch Oxydationswirkung. Das Endprodukt jeder Oxydation ist Kohlensäure. Daher wird auch bei der Chlorierung ständig Kohlensäure gebildet, außerdem Salzsäure:

$$Cl_2 + H_2O = HOCl + HCl \quad (= \text{Chlor} + \text{Wasser} = \text{unterchlorige Säure} +$$
Salzsäure); $HOCl = HCl + O$ (= unterchlorige Säure = Salzsäure + Sauerstoff); $C + 2 O = CO_2$ (organische Substanz + Sauerstoff = Kohlensäure).

Sind im Wasser Magnesiumsalze enthalten, setzen sie sich zum Teil mit der entstandenen unterchlorigen Säure unter Bildung von Magnesium-hypochlorit (unterchlorigsaures Magnesium) um, welches seinerseits lang-sam chlorierend wirkt.

Je größer die Carbonathärte eines Wassers ist, um so geringer ist die Gefahr, daß die bei der Chlorierung entstehende Salzsäure einen schädigen-den Einfluß auf Rohrmaterial oder Beton ausüben kann. Eine unmittelbare Folge der Chlorierung ist also die Verminderung der Carbonathärte eines Wassers. An der Stärke der Abnahme der Carbonathärte kann man sowohl die Einwirkung des Chlors als auch die Menge des Frischwassers erkennen.

Die Chlorierungsverfahren sind folgende:

Meistens wird reines Chlor zugeführt, welches in flüssiger Form in Stahlflaschen von 45 kg, in Behältern von 500 kg und für ganz großen Bedarf in Tankwagen von 5000—13 500 kg Inhalt geliefert wird. Der Druck innerhalb der Behälter beträgt 6—8 Atm. Für die Anwendung gibt es zwei Möglichkeiten:

1. das direkte Einleitungsverfahren, bei dem das Chlor gasförmig dem Wasser beigemengt wird,

2. das indirekte, bei dem das Chlor zunächst in einer kleinen Wassermenge gelöst und mit dieser dem Rohrwasser zugesetzt wird.

Das letztgenannte Verfahren ist das übliche.

Beide Verfahren sind bei sachgemäßer Überwachung zuverlässig, wenn die Chlorzuführung keine Unterbrechung erleidet. Die Menge des zuzusetzenden Chlors schwankt zwischen 0,1 und 2,0 g je Kubik-meter Wasser. Sie hängt im Einzelfalle von dem *Chlorbindungs-vermögen* des betreffenden Wassers ab, ist ihm aber keineswegs pro-portional. Deshalb muß sie für jedes Wasser gesondert ermittelt werden.

Eine sichere Dosierung des Chlors kann durch eine bakterio-logische Wasseruntersuchung ermöglicht werden, weiter läßt sie sich auch auf chemischem Wege mit hinreichender Genauigkeit fest-setzen. (In $^1/_2$ l Wasser darf eine nach Zugabe von Zinkjodidstärke-lösung entstehende schwache Blaufärbung innerhalb von 5 min nicht verschwinden.)

Neben Jodzinkstärke kann als Reagens auf freies Chlor auch Ortho-tolidin, Benzidinlösung nach OLSZEWSKI oder das von HAHN angegebene α-Naphtholflavon dienen, das unter der Bezeichnung „Chlortest-Kahl-baum" zu beziehen ist. Für die Anwendung des letzteren gibt es einen automatisch wirkenden Apparat, welcher die Reaktion selbsttätig in be-liebigen Zeitintervallen einleitet (Patent OLSZEWSKI-SPERLING).

Zur Prüfung auf freies Chlor nach L. W. WINKLER versetzt man 500 cm³ Wasser mit 1 Tropfen einer Methylrotlösung und säuert mit 1—1,5 cm³ Salzsäure (spez. Gew. 1,12) an. Enthält das Wasser freies Chlor, wird die Probe sofort oder innerhalb kürzester Zeit entfärbt, während die Ver-gleichslösung rosenrot gefärbt bleibt. Herstellen der Methylrotlösung durch Lösen von 0,01 g des Farbstoffes in 1 cm³ n/10-Natronlauge; ver-dünnen auf 100 cm³ mit destilliertem Wasser. Flüssigkeit muß goldgelb sein, andernfalls kann man diese Färbung durch tropfenweise Zugabe von

Natronlauge bewirken. Probe ist sehr empfindlich. Läßt sich quantitativ gestalten.

Enthält das Rohwasser Phenole oder Kresole, so ist eine Chlorierung nicht zu empfehlen, weil dabei äußerst unangenehm riechende und schmekkende Chlorphenole bzw. Chlorkresole entstehen. Andererseits kann ein durch organische Stoffe bedingter übler Geschmack eines Wassers durch Chlorierung behoben werden.

Sollte nach Verlassen des Hochbehälters das gechlorte Wasser deutlich nach Chlor riechen oder schmecken, so kann dieses auf chemischem Wege durch Beigabe von *Natriumthiosulfat (Antichlor)* beseitigt werden. Der Zusatz des Chlors erfolgt vorteilhaft in der Druckleitung zum Hochbehälter, der des Chlorbeseitigungsmittels im Fallrohr.

An Stelle von Chlor kann auch *Natriumhypochlorit* (unterchlorigsaures Natrium) verwendet werden. Diese von chemischen Großbetrieben als Bleichlauge zu beziehende Flüssigkeit besitzt einen hohen Gehalt an wirksamem Chlor. Die Dosierung ist einfach, doch ist der Chlorgehalt der Bleichlauge regelmäßig nachzukontrollieren (frische Bleichlauge enthält etwa 150—160 g wirksames Chlor im Liter).

Calciumhypochlorit [$Ca(OCl)_2$], das unter dem Namen *Caporit* bekannt ist (auch Perchlorol genannt) und einen Gehalt an wirksamem Chlor von 70—75% des Gewichtes des festen Caporits besitzt, ist wegen seiner guten Dosierbarkeit als Wasserchlorungsmittel empfehlenswert.

Chlorkalk $\left(Ca{<}^{Cl}_{OCl}\right)$, der etwa 30% wirksames Chlor enthält, wird jetzt nur noch vereinzelt angewendet, weil er bei längerer Lagerung an Wirksamkeit stark einbüßt. Man setzt ihn als 1—2%ige Lösung zu, welche in Holzbottichen angerührt wird. Sie darf nur benutzt werden, wenn sich das Unlösliche abgesetzt hat und die darüberstehende Flüssigkeit völlig klar geworden ist. Die Zugabe der klaren Lösung zum Wasser geschieht durch eine Pumpe, deren Förderungskapazität in bestimmtem Verhältnis zur Hauptwassermenge steht.

Nach dem *Ferrochlorverfahren* gibt man eine Lösung von Chlorkalk und Eisenchlorid zum Wasser. Es bildet sich neben Calciumchlorid Eisenoxyd, welches ausfällend wirkt, und unterchlorige Säure (desinfizierende Wirkung). Danach wird das Wasser entweder direkt oder nach Zwischenschaltung einer Absitzvorrichtung über Schnellfilter filtriert.

Die Verwendung keimtötender Zusätze im Einzelfalle zur Desinfektion kleiner Wassermengen hat besondere Bedeutung, z. B. für Schiffsbesatzungen (als Ausnahme), sowie für Reisen und Expeditionen in wenig kultivierten Ländern, in denen mit dem Vorhandensein von Krankheitserregern im Wasser gerechnet werden muß. Die Anwendung wird erschwert durch die Forderung, daß die anzuwendenden Mengen der Entkeimungsmittel in jedem Falle ausreichen müssen, um (auch bei sehr unreinem Wasser) den gewünschten Erfolg zu haben. Man muß deshalb mit sehr großem Überschuß arbeiten. Bei Chlor ist der nachfolgende Zusatz von chlorbindenden Mitteln nicht zu umgehen. Geschmack und Aussehen des Wassers leiden durch diese Maßnahme. Bewährt mit dieser Einschränkung hat sich das Caporit mit *Ortizon* als Wirkstoff zur Beseitigung des Chlors. Ortizon ist an Harnstoff gebundenes Wasserstoffsuperoxyd. Das Präparat zur Chlorung wird in abgeteilten Dosen hergestellt.

c) Ein keimtötendes Mittel ist **Silbernitrat,** welches (nach OLSZEWSKI) in Mengen von 0,2—0,3 g je Kubikmeter dem Wasser zugesetzt wird.

In dieser Dosierung ist die Bildung von Chlorsilber oder Silbercarbonat als unlösliche Verbindungen im Wasser noch nicht augenfällig.

In neuester Zeit werden zwei Präparate „*Mikropur 60*" und „*Mikropur 1000*" zur Wasserdesinfektion mit Erfolg angewendet. Es sind Silberverbindungspräparate, welche oligodynamische Wirkung haben. „Mikropur 60" eignet sich für schnelle Entkeimung, während „Mikropur 1000" für Dauerentkeimung größerer Wassermengen angewendet wird. (Hersteller: Katadyn-Gesellschaft Berlin.) Es ist ein in Wasser lösliches Silberpräparat auf NaCl-Basis mit einem Silbergehalt von etwa 1%. Die Wirkung tritt in einer Konzentration von 0,01% bei 12° in 20 Std ein.

Von KRUSE stammt das auf dem gleichen Prinzip beruhende „*Cumasina-Verfahren*" (Cumasin-Estosa).

Zur Keimtötung in kleinen Wassermengen dient das „*Katadyn-Verfahren*". In einem Porzellangefäß befinden sich aneinandergereihte Glas- oder Porzellanperlen, die mit einem Überzug von metallischem Silber versehen sind. Eine Entkeimung auf oligodynamischem Wege findet bereits statt, wenn Wasser kurze Zeit in einem solchen Gefäß steht oder sehr langsam durchläuft.

Auch mit Kupferionen gekuppeltes Silber findet Anwendung in der Wasserentkeimung, sowie auch das *Magno KV* [$CaCO_3 + MgO + Cu(OH)_2$]. Handelt es sich dabei um Wasser, welches geruchlich und geschmacklich nicht einwandfrei oder leicht gefärbt ist, dann ist eine Filtration durch Aktivkohlefilter vor die eigentliche Silberbehandlung zu setzen.

d) Ozon, aus dem Sauerstoff der Luft durch elektrische Entladungen gewonnen, wird im Rieseler mit dem Wasser in innige Berührung gebracht. 1 m³ Luft liefert etwa 2 g Ozon; die verbrauchte Luftmenge ist ungefähr gleich der zu entkeimenden Wassermenge. 1 kg Ozon erfordert 17—24 Kilowattstunden zu seiner Darstellung. Die Desinfektionswirkung ist ausgezeichnet; auch Färbungen des Wassers (z. B. durch Huminstoffe), sowie unangenehmer Geruch und Geschmack werden durch Ozon meist mit beseitigt. Der Gehalt an Eisen und Mangan wird stark vermindert. Sehr eisenhaltige Wässer müssen indessen vor der Ozonbehandlung enteisent werden, weil sonst der Ozonverbrauch zu groß wird und die Trübung durch ausfallende Eisen- bzw. Mangansalze ein Absitzen von Bodensatz verursacht.

e) Ultraviolettes Licht ist ebenfalls zur Wasserentkeimung in Gebrauch. Hierbei ist eine Quecksilber-Dampflampe entweder im Wasser selbst oder dicht über dessen Oberfläche angebracht. Die Wirkung ist gut, der Betrieb jedoch teuer (auch infolge der leichten Zerbrechlichkeit der Lampen). Das Verfahren eignet sich besonders für kleine Wassermengen. Die Lampen dürfen nicht mit den Fingern berührt werden.

Entsäuerung.

Zur Entsäuerung natürlicher Wässer dienen *mechanisch-physikalische* oder *chemische* Verfahren. Ziel jeder sachgemäßen Entsäuerung ist, in den Leitungsrohren allmählich eine sehr dünne, gut anhaftende Hautschicht (vorwiegend aus Calciumcarbonat bestehend) lückenlos abzulagern, die einen Metallangriff unterbindet. Es ist deshalb für jede derartige Anlage erforderlich, daß sie kontinuierlich läuft. Wird diese Kontinuität selbst auf nur kurze Zeit unterbrochen, wird eine bereits entstandene oder im Entstehen begriffene Schutzschicht wieder aufgelöst, worauf der Rohrangriff ungehindert wieder einsetzt.

Als mechanisch-physikalisches Entsäuerungsverfahren dient in vielen Fällen die *Belüftung* des Wassers, welche aber nur für bestimmt chemisch zusammengesetzte Wässer anwendungsfähig ist.

Die *Belüftungsentsäuerung* im offenen Verfahren beruht auf dem physikalischen Vorgang der Auswaschung der freien Kohlensäure des Wassers durch Luft. Es stellt sich bei dem Verfahren zwischen dem Gasgehalt des Wassers und der Luft ein Gleichgewichtszustand ein, der durch die Partialdrucke der Gase in den beiden Phasen bestimmt ist. Die praktische Leistung von Belüftungsanlagen bleibt aber hinter der Theorie zurück, so daß belüftetes Wasser noch etwa 5—7 mg im Liter freie Kohlensäure behält. Derartige Wässer besitzen immer noch aggressive Eigenschaften, weil erst Wässer von etwa 7,5° DH an Carbonathärte mit dem erzielbaren Restkohlensäuregehalt im Gleichgewicht stehen. Daraus folgt, daß nur Wässer mit mindestens etwa 7° DH an Carbonathärte durch Belüftung ausreichend entsäuert werden können.

Außer der Entfernung der Kohlensäure erzielt die Belüftung eine gleichzeitige Anreicherung an Sauerstoff, was bei sauerstoffarmem Grundwasser notwendig ist (wegen der Entfernung von Eisen und Mangan). Der Sauerstoffgehalt soll demzufolge nicht unter 6,0 mg im Liter betragen. Bei weichen Wässern bewirkt jedoch ein erhöhter Sauerstoffgehalt meist eine stärkere Rostbildung. Je größer die Fallhöhe des Wassers bei der Belüftung ist und je feiner die Wasserstrahlen sind, um so vollständiger ist die Wirkung (Düsenzerstäubung). An die Belüftung schließt sich eine Rieselung über Koks, Ziegelsteine (Chamotteringe) oder Holzhorden an; häufig werden auch Prallteller angebracht.

Bei der offenen Berieselung ist es möglich, daß Luftverunreinigungsprodukte (Staub usw.) durch Wind in die Anlage geweht werden. Darauf ist besonders zu achten.

Die *geschlossene Belüftung* durch Einpressen von Luft in unter Druck stehendes Wasser reichert es zwar mit Sauerstoff an, entfernt jedoch nur einen unzureichenden Anteil an Kohlensäure. Der sich einstellende verhältnismäßig hohe Partialdruck der Kohlensäure in den Luftbläschen verhindert eine weitgehende Kohlensäureabgabe des Wassers.

Die *Vakuumentgasung*, bei welcher dem Wasser die gelösten Gase durch Unterdruck entzogen werden, befreit es aber von dem für den Rostschutz nötigen Sauerstoff (siehe oben). Für öffentliche Versorgungsanlagen ist dieses Verfahren heute bedeutungslos geworden.

Alle mechanischen Verfahren versagen, wenn die saure Natur eines Wassers nicht durch Kohlensäure bedingt, sondern durch freie Mineralsäuren (Ferrosulfat) verursacht ist (z. B. Grundwässer aus der Kohleformation, Moorwässer).

Die *Marmor-Filtrationsentsäuerung* wirkt als chemisches Verfahren durch die Bindung der freien Kohlensäure mit Marmor nach der Gleichung $CaCO_3 + CO_2 + H_2O = Ca(HCO_3)_2$. Das Wasser löst also Calciumcarbonat, wodurch die Carbonathärte ansteigt. In den Marmorfiltern muß eine Mindestberührungsdauer zwischen Marmor und Wasser eingehalten werden (im allgemeinen nicht unter 40 min). Maximal wird aber nur so viel an freier Kohlensäure chemisch gebunden, bis das gesamte in Lösung vorhandene Calciumcarbonat sich mit dem Rest der freien Kohlensäure eben im Gleichgewicht befindet, d. h. bis keine überschüssige freie Kohlensäure mehr vorhanden ist.

Weist ein weiches Wasser so wenig freie Kohlensäure auf, daß durch deren Abbindung eine Endcarbonathärte von 2° DH nicht wesentlich überschritten wird, ist das Marmorverfahren nicht anwendbar. Die Geschwindigkeit der Kohlensäureabbindung durch Marmor nimmt mit steigender Carbonathärte schnell ab, oberhalb 7—7,5° DH wird sie so gering, daß das Verfahren praktisch erfolglos ist.

Im Wasser gelöstes Eisen und Mangan schlägt sich auf dem Marmorfilter als festhaftender, verschmierender Überzug nieder, der selbst durch Rückspülung kaum wieder entfernt werden kann. Trübende und färbende Bestandteile des Wassers wirken ähnlich.

Der Anwendungsbereich des Marmor-Entsäuerungsverfahrens beschränkt sich auf weiche Wässer, bei denen die Summe aus gebundener und freier Kohlensäure zwischen 20 und 60 mg im Liter liegt.

Die Vorteile der Marmorentsäuerung liegen in der Einfachheit des Betriebes und der Wartung.

Als Filter kommen offene oder geschlossene in Betracht. Zum Maß für die Marmorschüttung sei folgendes Beispiel angeführt.

	Marmorschichten m	Korngröße mm
Unterste Schicht . . .	0,3	5—8
Mittlere Schicht . . .	0,3	3—5
Obere Schicht	0,2	1—3

Die *Natronlaugeentsäuerung* beruht auf der Bildung von Natriumbicarbonat aus Kohlensäure und Natronlauge nach der Gleichung $CO_2 + NaOH = NaHCO_3$, welches sich bei Anwesenheit eines weiteren Moleküls Natronhydrat zu Soda und Wasser umsetzt: $NaHCO_3 + NaOH = Na_2CO_3 + H_2O$. Die Natronlaugeentsäuerung wird heute fast nur noch für technische Wässer (Kesselspeisewässer) angewendet, weil eine alkalische Reaktion des Reinwassers hier erwünscht ist, bei Trinkwässern dagegen nicht, da der Geschmack derart entsäuerter Wässer infolge des absoluten Fehlens von freier Kohlensäure fad und bisweilen sogar laugenhaft wird.

Die *Sodaentsäuerung* vollzieht sich nach der Gleichung: $CO_2 + Na_2CO_3 + H_2O = 2 NaHCO_3$ (Bildung von Natriumbicarbonat), kommt jedoch aus dem oben genannten Grunde für Trinkwässer kaum in Frage, ebensowenig die *kombinierte Natronlauge-Sodaentsäuerung*.

Kalkwasserverfahren. Setzt man kohlensäurehaltigem Wasser freien Ätzkalk zu, so bildet sich je nach der zugegebenen Menge entweder Calciumbicarbonat oder Calciummonocarbonat:

$$2\,CO_2 + CaO + H_2O = Ca(HCO_3)_2$$
$$Ca(CHO_3)_2 + CaO = 2\,CaCO_3 + H_2O.$$

Die Entsäuerungswirkung entspricht der ersten Gleichung. Durch Kalkzusatz kann man die Bildung der Schutzschicht, die in einer langsamen Auskrystallisation des Calciumcarbonats an den Rohrwandungen besteht, beschleunigen und erzwingen. Das Kalkverfahren führt immer zu diesem Endziel, sofern die Summe des ursprünglichen und des neugebildeten Calciumcarbonats bei vollständiger Entsäuerung eine Überschreitung der Löslichkeitsgrenze von Calciumcarbonat ergibt. Da diese bei 13 mg im Liter liegt, ist das Kalkverfahren stets mit Erfolg anwendbar, wenn sich nach der Entsäuerung eine Calcium-Carbonathärte von mindestens 2° DH ergibt. Die durch den Kalkzusatz eintretende Härtezunahme ist nur halb so groß wie bei dem Marmorverfahren.

Die Abbindung von 10 mg freier Kohlensäure im Liter ergibt eine Härtesteigerung um 0,63° DH.

Die Zugabe des Kalks erfolgt entweder in Form von Kalkmilch oder gesättigtem Kalkwasser, welches zwischen 10 und 20° C rund 1300 mg CaO im Liter enthält.

Magno-Entsäuerung. In neuerer Zeit gibt es ein Verfahren, das auf der Filterung des Wassers durch „*Magnomasse*" beruht, die aus gebranntem und gekörntem *Dolomit* besteht ($CaCO_3 \cdot MgCO_3$).

Beim Erhitzen desselben dissoziieren dessen Bestandteile nacheinander thermisch, und zwar beginnt die Kohlensäureabspaltung beim Magnesiumcarbonat bereits bei etwa 230° C und ist bei 500° C beendet, während die Zersetzung des Calciumcarbonats erst bei etwa 800° C beginnt. Der Brennungsprozeß wird nun derartig geleitet, daß das Calciumcarbonat umgesetzt bleibt und die Masse Magnesiumcarbonat und -oxyd enthält, welche die eigentlichen Reaktionsträger gegen kohlensäurehaltiges Wasser sind.

Mit Hilfe offener oder geschlossener Magnofilter lassen sich Wässer mit sehr geringer bis mittlerer Carbonathärte mit Erfolg entsäuern. Dabei ist es gleichgültig, ob die Wässer sehr wenig oder viel freie Kohlensäure enthalten. Gleichzeitig wird Eisen und Mangan ausgeschieden und zurückgehalten, ohne Beeinträchtigung der Filterwirkung. Auch der Gehalt an organischen Stoffen (in größeren Mengen) kann wesentlich herabgesetzt werden, vielfach bis unter die Grenze der maximalen Zulässigkeit in Trinkwässern (bei Eisen 0,3 mg, bei Mangan 0,2 mg im Liter). Die Keimzahl wird meist erniedrigt. Die Schutzschichtbildung in den Rohren setzt bei Magno rasch und gleichmäßig ein.

Unbedingt nötig ist der Zusatz von Chemikalien, wenn die Säuerung des Wassers nicht auf freier Kohlensäure, sondern auf Huminsäuren oder Schwefelsäure, durch Spaltung von Ferrosulfat, beruht.

Enthärtung des Wassers.

Sie besitzt mehr wirtschaftliche als hygienische Bedeutung. Eine Enthärtung des Wassers kann erfolgen entweder durch Fällung mit Chemikalien (Fällungsverfahren) oder durch Filterung über einen *Basenaustauschstoff (Permutitverfahren, Wofatitverfahren)*.

Bei den *Fällungsverfahren* arbeitet man mit Kalk, Soda, Ätznatron, Trinatriumphosphat oder Barytsalzen. Die in besonderen Klärbehältern bei dem Prozeß nicht zurückgebliebenen Niederschläge werden bei der nachfolgenden Filterung über Kies aus dem Wasser entfernt. Die Anwendung der Chemikalien richtet sich nach der chemischen Zusammensetzung der Rohwässer. Einige Umsetzungsgleichungen mögen die Vorgänge bei der Enthärtung klarlegen:

$$\begin{aligned}
CaSO_4 + Na_2CO_3 &= \mathbf{CaCO_3} + Na_2SO_4 \\
Ca(HCO_3)_2 + 2\,NaOH &= \mathbf{CaCO_3} + Na_2CO_3 \\
MgSO_4 + Ca(OH)_2 &= \mathbf{Mg(OH)_2} + Na_2SO_4 \\
3\,CaSO_4 + 2Na_3PO_4 &= \mathbf{Ca_3(PO_4)_2} + 3\,Na_2SO_4 \\
CaSO_4 + \mathbf{BaCO_3} &= \mathbf{CaCO_3} + \mathbf{BaSO_4} \\
CaSO_4 + Ba(OH)_2 &= \mathbf{BaSO_4} + Ca(OH)_2
\end{aligned}$$

Die unlöslichen Stoffe sind fett gedruckt

Bei der *Basenaustausch-Enthärtung* wird Wasser über „*Permutit*", ein körniges anorganisches oder organisches Filtermaterial, filtriert. Die Permutite entsprechen in ihrer chemischen Zusammensetzung den in der Natur vorkommenden *Zeolithen* (Natrium-, Aluminiumsilicate).

Die Umsetzung bei der Enthärtung geschieht nach folgendem Schema:

$$Na_2\text{-Permutit} + \frac{Ca}{Mg}\text{-Salze} = \frac{Ca}{Mg}\text{-Permutit} + \text{Natriumsalze.}$$

Das entstandene $\frac{Ca}{Mg}$-Permutit läßt sich mit Kochsalz regenerieren:

$$\frac{Ca}{Mg}\text{-Permutit} + 2\,NaCl = \frac{Ca}{Mg}\,Cl_2 + Na_2\text{-Permutit.}$$

Eisen- und Mangansalze werden bei der Permutit-Enthärtung aus dem Wasser durch Austausch entfernt. Die Enthärtung ist vollständig, dafür ist das Wasser reicher an gelösten Salzen als beim Kalk-Soda-Verfahren, was neuerdings durch das *Wasserstoff-Permutit-Verfahren* vermieden wird.

Auch für Klein- und Kleinstanlagen gibt es brauchbare Permutit-apparaturen.

Das *Wofatitverfahren*, ebenfalls ein Basenaustauschverfahren, ist auf Kunstharzbasis aufgebaut. Es gestattet auch, z. B. Natrium-chlorid aus dem Wasser zu entfernen.

Die Enthärtungsverfahren haben nur in Einzel- und Spezialfällen hygienische Bedeutung.

Besitzt ein Wasser reichlich Carbonathärte, so kann es durch Kochen (etwa 5 min langes Sieden) und Absitzenlassen des ausgeschiedenen Calciumcarbonats erheblich weicher gemacht werden.

Enteisenung.

Wieweit ein eisenhaltiges Wasser zu enteisenen ist, hängt von seinem Verwendungszweck ab. Für Trinkwässer gilt ein Höchst-gehalt von 0,3 mg/l an Ferroionen. Ist der Wert höher, so ist eine Enteisenung nötig, denn schon bei einer Überschreitung dieses

Grenzwertes etwa um das Vierfache, beginnt das Wasser zusammenziehend (tintig) zu schmecken. Eisenhaltige Wässer bedeuten immer eine Gefahr für das Rohrnetz (Inkrustierung); in gewissen Fällen sogar Wässer, welche 0,3 mg Fe je Liter enthalten. Deshalb sollte die Enteisenung bis auf einen Ferro-Ionengehalt von 0,1 mg/l durchgeführt werden.

Bei allen gebräuchlichen Entsäuerungsverfahren findet gleichzeitig eine gewisse Enteisenung des Wassers mit statt. Infolgedessen sind zu diesem Zwecke Anlagen mit Chemikalieneinwirkung und Belüftungsanlagen im Gebrauch.

Belüftung. Hierzu dienen vielfach Holzgerüste, über welche das Wasser rieselt, wobei das darin gelöste Eisenbicarbonat durch Oxydation als Eisenoxydhydrat ausfällt. Der *offenen Enteisenungsanlage* muß ein Absitzbecken für das Absetzen der Eisenflocken nachgeschaltet werden.

Den *geschlossenen Anlagen* ist vom hygienischen Standpunkt aus unbedingt der Vorzug zu geben (siehe offene Entsäuerungsanlagen). Bei sorgfältiger hygienischer Überwachung der Arbeiter (Typhusbacillenträger usw.) kann jede Infektion der Anlage mit Sicherheit vermieden werden.

Bei geschlossenen Anlagen wird das Wasser in einem Filterkessel mit Druckluft durch Kiesschichten verschiedener Körnung getrieben, wobei das Eisen in den oberen Filterschichten abgeschieden wird. Durch Rückspülung mit Hilfe von Druckluft oder Druckwasser wird das Filter nach Bedarf regeneriert.

Die Filtriergeschwindigkeit beträgt etwa 10 m in der Stunde. Die erforderliche Luft wird dem Wasser durch Kompressionspumpen, bei einigen Systemen durch „Schnüffelventile" zugeführt. Bei den Kompressionspumpen kann die zugeführte Luftmenge beliebig gesteigert werden, was auch zur Entfernung von Kohlensäure und besonders Schwefelwasserstoff zweckdienlich ist.

Ist ein Teil des Eisens an Schwefelsäure gebunden und besitzt das Wasser dabei nur geringe Carbonathärte, so gelingt die Enteisenung durch Belüftung nur mangelhaft.

Bei der *chemischen Enteisenung* kommt das Wasser nicht mit der Außenluft in Berührung. Die Verwendung von Marmor oder gebranntem Magnesit als Filtermassen ist nachteilig, da sich diese schnell mit einer festhaftenden Schicht ausgefallener Eisenverbindungen überziehen, wodurch die Filter in ihrer Wirkung bald nachlassen. Bisweilen ist deren Reinigung durch Rückspülung äußerst schwer, wenn nicht gar unmöglich.

Zusatz von Alaun bzw. Kalk dient in vielen Fällen der Enteisenung. Das Magnowerk hat ein Präparat, die „*Magno-Verbundmasse*" für die Enteisenung herausgebracht, und zwar als „*Magno-Dol-E*" = mineralisches Material ($MgO + MgCO_3 + CaCO_3$) und „*Magno-Syn-E*" = synthetisches, aufgeschlossenes Material ($MgO + CaCO_3$). Mit Magno-Syn kann aus einem Wasser Eisen, Kupfer, Arsen und Zink restlos entfernt werden.

Sicher eisenfrei wird ein Wasser auch durch Behandlung mit Mangan-Permutit. Aber auch andere Permutite, welche der Enthärtung dienen, tauschen — wie bereits erwähnt — Eisen und Mangan mit aus.

Entmanganung.

Um einem Wasser seinen Mangangehalt zu entziehen, sind chemisch wirkende und biologische Verfahren in Gebrauch.

Kleine Mengen von Mangan, die in Form von Manganbicarbonat vorliegen, werden bei der Enteisenung mit entfernt. Koksriesler wirken hier am besten, müssen aber höher als lediglich für Enteisenung bemessen werden.

Mangankies und Kies, der durch Behandeln mit Kaliumpermanganat manganhaltig gemacht wurde, dienen als Filtermaterial bei der Entmanganung eines Wassers. Dieses Verfahren wird aber verdrängt durch *Mangan-Permutit* und *Magno-M* ($CaCO_3 + MgO + Mn(OH)_4$), Präparate, mit deren Hilfe Mangan einfach und sicher aus einem Wasser entfernt werden kann.

Bei dem *biologischen Entmanganungsverfahren* (Vollmarverfahren) dient Koks, der mit bestimmten manganfressenden Algen überzogen wird, als Filtermaterial. Es gelingt damit, z. B. Wasser mit 0,8 bis 1,4 mg Mangan je Liter in Lösung vollkommen zu entmanganen. Solche Algen, die in manganhaltigen Wässern wuchern, sind unter anderen gewisse Crenothrix- und Clonothrixformen.

Literatur.

ANGERER, v.: Die Methodik der bakteriologischen Wasseruntersuchung. Handbuch der biologischen Arbeitsmethoden, Lief. 295. Berlin-Wien 1929.

Anweisung zur Bekämpfung der Cholera. Amtl. Ausgabe. Berlin 1921.

Arb. Reichsgesdh.-Amt **51**, H. 3 (1919).

BEGER: Leitfaden der bakteriologischen Trinkwasseruntersuchung. Berlin-München-Wien 1946.

BEYER, NOLTE u. SPLITTGERBER: Untersuchungen des Wassers. In E. ABDERHALDENS Handbuch der biologischen Arbeitsmethoden, Abt. IV, Teil 15. Berlin-Wien: Urban & Schwarzenberg 1931.

BEYTHIEN, A.: Laboratoriums-Buch für den Lebensmittelchemiker. Dresden: Theodor Steinkopff 1947.

Deutsches Bäderbuch, herausgeg. vom ehemal. Kais. Gesundheitsamt Berlin 1907.

Die Pharmazie, Bd. 2. 1947.

Einheitsverfahren der physikalischen und chemischen Wasseruntersuchung, Bd. 1 u. 2. Berlin: Verlag Chemie, G. m. b. H.

FRISTER: Techn. Gem.-Bl. **32**, 156 (1929).

FUCHS, BRUNS u. HAUPT: Die Bleivergiftungsgefahr durch Leitungswasser. Dresden: Theodor Steinkopff 1938.

GÄRTNER: Hygiene des Wassers. Braunschweig: F. Vieweg & Sohn 1915.

Gas- und Wasserfach **81**, 45 (1938).

GOTSCHLICH: Handbuch der Hygienischen Untersuchungsmethoden, Bd. 1. Jena 1926.

GRÜNHUT: Trinkwasser und Tafelwasser. Leipzig: Akademische Verlagsgesellschaft 1920.
Grundzüge der Trinkwasserhygiene, 2. Aufl. Berlin: Laubsch u. Ewerth 1938.
HAASE, L. W.: Wasserhärte und Schwimmbeckenwasser. Das deutsche Badewasser, Sept.-Heft. Berlin: A. Staude 1938.
HEIDUSCHKA, A.: Lebensmittelchemisches Praktikum. Leipzig: Akademische Verlagsgesellschaft 1929.
HÖLL, K.: Wasseruntersuchungen, S. 66. Dresden: Theodor Steinkopff 1943.
Hygienische Leitsätze der Trinkwasserversorgung. Veröff. Med.verw. 1932.
Kleine Mitteilungen des Preußischen Landesamtes für Wasser-, Boden- und Lufthygiene. Berlin-Dahlem: Eigenverlag.
KLUT, H.: Untersuchung des Wassers an Ort und Stelle, 7. Aufl. Berlin: Springer.
KOLLE-KRAUS-UHLENHUTH: Handbuch der pathogenen Mikroorganismen, 3. Aufl. Jena 1929/30.
KORDATZKI, W.: Taschenbuch der praktischen p_H-Messung. München: Rud. Müller u. Steinicke.
KRUSE, H.: Wasser. Darstellung seiner chemischen, hygienischen, medizinischen und technischen Probleme. Hannover: Schmorl u. v. Seefeld Nachf. 1949.
KRAUS-UHLENHUTH: Handbuch der mikrobiologischen Technik. Berlin-Wien 1923/24.
LEHMANN u. REUSS: Z. Unters. Nahr.mitt. usw. 1923, 235.
LEICK: Das Wasser in der Industrie und im Haushalt. Dresden: Theodor Steinkopff 1942.
MEYER, H.: Härtebestimmung in Trinkwässern. Inaug.-Diss. Techn. Hochschule Dresden 1939.
NAUMANN, E.: Neuere Erfahrungen über Entsäuerung von Leitungswasser. Gas- u. Wasserfach 1936, Nr 11.
OHLMÜLLER-SPITTA: Untersuchung des Wassers. Berlin: Springer 1931.
Permutit-Taschenbuch, S. 5. Berlin: Eigenverlag der Permutit-AG. 1943.
SINGER: Die bakteriologische Untersuchung des Trinkwassers. Jena 1931.
SPITTA-REICHLE: Wasserversorgung. In Handbuch der Hygiene, Bd. 2, 2. Abt., 1. Hälfte, 2. Aufl. Leipzig 1924.
TIEMANN-GÄRTNER: Handbuch der Untersuchung und Beurteilung der Wässer, 4. Aufl. Braunschweig 1895.
TILLMANNS bei KLUT a. a. O.
WILDFÜHR: Über die Brauchbarkeit des Silicatnährbodens für die Keimzahlbestimmung im Wasser. Z. Hyg. 127, H. 5, (1947).
WINKLER, L. W. bei K. HÖLL a. a. O.

Die Abfallstoffe und ihre Beseitigung.

Von

Robert Weldert-Berlin-Dahlem.

Vorbemerkung.

Der Begriff „Abfallstoffe" umfaßt alles, was in der menschlichen Wirtschaft als am Entstehungsorte nicht recht verwertbar „abfällt". Diese Stoffe brauchen an sich nicht minderwertig zu sein, sie sind vielfach nur fehl am Platze. Sie werden, da ihrer Aufbewahrung im allgemeinen nicht viel Sorgfalt zugewendet wird, unansehnlich und — soweit sie organischer Herkunft — der Zersetzung durch Verschimmelung, Verwesung oder Fäulnis anheimfallen, dabei oft üble Gerüche entwickeln und auf normal empfindende Kulturmenschen ästhetisch abstoßend, ja ekelerregend wirken.

Die Abfallstoffe sind teils vorwiegend *flüssig*, wie die menschlichen Ausscheidungen, die Wirtschaftsabwässer, die zum Abfluß gelangenden Meteorwässer und die gewerblichen Abwässer, teils mehr *fest*, wie Tierkadaver, Schlachthofabgänge und Müll (Haus- und Straßenkehricht). Dieser Einteilung zu folgen ist um so mehr berechtigt, weil auch die Beseitigung der beiden Kategorien — wenigstens unter modernen städtischen Verhältnissen — grundverschieden ist und vielfach — zumal bei großen Kommunen — völlig getrennte Verwaltungen sich mit beiden Arten von Abfallstoffen und ihrer Beseitigung befassen (55, 63).

A. Vorwiegend flüssige Abfallstoffe = „Abwasser".

I. Die einzelnen Anteile des Abwassers und ihre hygienische Bedeutung.

1. Ausscheidungen von Menschen und Tieren, besonders Kot und Harn = Fäkalien oder Exkremente.

Zu den *Ausscheidungen des menschlichen und tierischen Körpers* rechnen auch die in die Außenwelt ausgeschiedenen bzw. normalerweise in sie gelangenden *Sekrete* bzw. *Exkrete* mancher Drüsen, wie *Auswurf* = Schleim, unter Umständen eitriger Schleim der Luftwege (Nase, Rachen, Luftröhre, Bronchien), sowie der Mundhöhle, des Schlundes (eventuell auch des Magens), auch von Wunden, Geschwürflächen (Schorfe, Borken) u. dgl., vor allem aber die Ausscheidungen der *Nieren* = *Harn*, sowie des *Magen-Darmkanals* einschließlich der Sekrete (Mund- und Bauchspeichel, Galle usw.) der zugehörigen drüsigen Organe (Speicheldrüsen, Leber) = *Kot*. Kot und Harn beanspruchen schon ihrer Menge wegen hier das Hauptinteresse.

a) Menschliche Ausscheidungen.

Menge. Die *Kotmenge* ist im allgemeinen größer bei vorwiegend vegetabilischer Kost (reichlichem Gemüseverbrauch besonders der Vegetarier), zumal bei hohem Cellulosegehalt derselben, geringer bei vorwiegend animalischer Nahrung (Fleisch, Fisch). Näheres siehe in den Untersuchungen besonders von RUBNER (45)[1], zusammengestellt bei SCHMIDT und STRASBURGER (49) (S. 12). Reichlicher Milchgenuß gibt ebenfalls ziemlich viel Kot, teils wegen des großen Wassergehaltes, besonders aber wegen der Menge nicht resorbierbarer Salze [HÖBER (21)].

Tabelle 1.

	Auf den Tag			Auf das Jahr	Nach FLÜGGE auf das Jahr
	Personenzahl				
	1	1000	100 000	1	1
Kot	90 g[2]	90 kg	9 t (m³)	33 kg	46 kg
Harn	1200 g	1200 kg	120 t (m³)	438 kg[3]	400 kg[3]

Die Menge des *Harns* hängt im allgemeinen unmittelbar von der aufgenommenen Flüssigkeitsmenge ab, wobei auch der Wassergehalt der *festeren* Nahrungsmittel erheblich ins Gewicht fällt, besonders bei wasserreichem Obst, manchen Gemüsen u. dgl.

Beschaffenheit und Zusammensetzung. Etwa 30—50% der Faeces bestehen aus lebenden oder — ganz überwiegend (IDZERDA (23) — abgestorbenen Bakterien [HÖBER (21), S. 56]; daneben findet sich Unverdauliches (besonders viel bei reichlichem Cellulosegehalt pflanzlicher Nahrung), Schleim aus den unteren Darmabschnitten (Dickdarm) usw. Die Eindickung des im Dünndarm breiigen Darminhaltes schreitet im allgemeinen bei der Weiterbeförderung im Dickdarm fort bis zu einem Trockengehalt von etwa 30—50% [HÖBER (21)].

Tabelle 2.

Nach RUBNER (45) enthält die Durchschnitts-Tagesmenge eines Menschen	Gewicht g	Trockensubstanz g	Davon zersetzlich (organisch) g
Kot	90	23,7	21,8
Harn	1200	56,3	17,1
Zusammen	1290	80,0	38,9

[1] Schrifttum s. S. 270.

[2] Vergleichende Zusammenstellung der Werte siehe bei THUMM.

[3] Die anfallende Jahresmenge verringert sich durch Zersetzungs-(Gärungs-)Vorgänge, Schwund u. dgl. auf etwa 250 kg je Kopf und Jahr (HOFFMANNsche Düngerfibel 1922).

Tabelle 3.

Nach HOFFMANN (22), zitiert nach BRIX (6) [ABEL (1), S. 247] enthalten im Durchschnitt	100 Teile Kot	100 Teile Harn
Wasser	77 Teile	95,5 Teile
Trockensubstanz	23 Teile	4,5 Teile
bestehend aus		
a) organischer Substanz	20,0	3,00
davon Gesamtstickstoff.	1,30	0,80
davon Phosphorsäure	1,15	0,15
b) Asche	3,0	1,50
davon Kalk.	0,40	0,20
davon Kali	0,60	0,30

Angaben über den Dungwert des Kotes nach der Lagerung in Abortgruben s. S. 206.

Die einseitige Art und die jahrelange Kargheit der Ernährung des deutschen Menschen haben auch die Zusammensetzung der menschlichen Ausscheidungen und damit auch des Abwassers zum Teil erheblich beeinflußt. Verhielt sich bei einem normalen mitteleuropäischen Lebensstandard der Gehalt des Abwassers an Stickstoff: Kali:Phosphorsäure etwa wie 4:3:1, nähern sich diese Werte jetzt einem Verhältnis von 4:2:2.

b) Tierische Ausscheidungen, besonders Stalldung, Jauche.

Menge. Ein Stück Rindvieh liefert — einschließlich Streu — im Mittel täglich etwa 0,04 m³ Dung, d. h. jährlich etwa 14—15 m³ Dung, ein Pferd im Jahr etwa 10 m³. Ein Stück Kleinvieh, etwa entsprechend seinem geringeren Körpergewicht weniger: ein Schwein 3,5 m³, ein Schaf 2,5 m³. Im Einzelfalle wird die Dungmenge stark beeinflußt durch Art und Menge der Einstreu [LUEGER (34), S. 157]. Nach BRIX (6) beträgt die Menge der Auswurfstoffe eines Pferdes jährlich rd. 5000 kg, eines Stückes Großvieh rd. 12 000 kg, eines Schweines rd. 1500 kg und eines Schafes 700 kg. Die Gesamtmenge der tierischen Ausscheidungen beträgt in kleineren Orten mit stärkerer Viehhaltung bzw. mit viel Landwirtschaft unter Umständen erheblich mehr als die der menschlichen. Hygienisch nicht zu unterschätzen (besonders bei starker Hundehaltung), aber schwer in Zahlen anzugeben, ist die Menge des — in den Städten größtenteils auf Straßen und Plätzen abgesetzten — Kotes und Harnes der ja vielfach frei umherlaufenden Hunde. *Hundehaltung* nach v. OTTO (39): 1928 in Berlin 187 519, in Deutschland 3 672 512 (nach anderen Quellen über 4¹/₂ Millionen „steuerlich erfaßte", insgesamt über 5 Millionen) Hunde.

Zusammensetzung. Hinsichtlich der Bestandteile der tierischen Auswurfstoffe liegt manches ähnlich wie bei den menschlichen, doch naturgemäß auch vieles anders. Genauere Zahlen und die *chemische*

Zusammensetzung z. B. des Stalldungs und der Jauche, die durch die Art der Streu und die sonstige Behandlung und Aufbewahrung erheblich beeinflußt wird, zu bringen, dürfte hier nicht am Platze sein, da sie mehr landwirtschaftlich als hygienisch von Bedeutung sind.

2. Wirtschaftsabwässer.

Hierhin gehören die Abwässer der Küche und die zum Abfluß gelangenden, zur Reinigung (Waschen, Baden) der Menschen und Haustiere, der Wäsche und des Hauses sowie sonstiger Gebrauchsgegenstände bzw. Einrichtungen verwandten Wässer. Ihre *Menge* ist im allgemeinen unmittelbar abhängig vom *Wasserverbrauch,* doch kommen zu den Wassermengen der zentralen Wasserversorgungsanlage hinzu die aus anderweitigen — öffentlichen und privaten — Versorgungseinrichtungen (Brunnen, Quellen, Oberflächenwässern) etwa hierfür bezogenen Wassermengen. Ihre Menge ist meist nicht genauer bekannt, nach BRIX (6) beträgt sie gewöhnlich zwischen 10 und 30 % des Wasserwerkswassers. Abzuziehen ist das nicht wieder zum Abfluß gelangende Wasser, also das, was versickert oder verdunstet, z. B. das zum Sprengen von Gärten, Straßen und Plätzen benutzte. Die Brauchwassermenge wird wie der Wasserverbrauch beeinflußt durch die Lebenshaltung (Wohlstand!) und Gewohnheiten (Lebensweise) der Bevölkerung, die leichte Erreichbarkeit bzw. das reichliche oder knappe Zurverfügungstehen des Wassers, den Wasserpreis und ähnliche Faktoren.

BAUMEISTER (3) errechnete auf Grund umfassender Erhebungen die durchschnittliche Schmutzstoffmenge der Brauchwässer deutscher Städte auf 100 g (Trockenmasse) je Kopf und Tag.

Beschaffenheit und Zusammensetzung. Aus neuerer Zeit liegen über die *Beschaffenheit* und *Zusammensetzung* dieser Wirtschaftsabwässer Zahlenangaben nicht vor. Sie gelangen fast stets zusammen mit den Fäkalien zur Ableitung und werden deshalb auf S. 227ff. zusammen mit dem übrigen Abwasser besprochen.

3. Niederschlags-(Meteor-)Wasser.

Die Menge des *Regenwassers,* soweit es von Dächern, Höfen, Straßen und Plätzen anfällt und zum Abfluß gelangt, ferner der Schmelzwässer von Schnee und Eis ist sehr verschieden. Als *Maximalmenge* unter gewöhnlichen Verhältnissen in Deutschland ist zu rechnen je Stunde 45 mm Regenhöhe, d. i. je Hektar und Sekunde 125 l; davon sind bei Kanalisation in den Kanälen ungefähr abzuführen je Hektar und Sekunde:

```
bei sehr dichter Bebauung . . . . . . . . . etwa  100 l
bei etwas weitläufiger Bebauung . . . . .   „     75 l
in Villenvierteln . . . . . . . . . . . .    „     50 l
von Gartenterrains, Parks usw. . . . .  etwa  12—25 l
```

Noch mächtigere Wolkenbrüche kommen nur etwa 1mal in 5 bis 15 Jahren vor.

Über die von diesen Regenmengen tatsächlich zum Abfluß gelangenden Abwassermengen (abzuziehen Versickerungsanteil, für Berechnung: Versickerungskoeffizient und Regendichtigkeitskoeffizient) und ihre Abflußzeiten s. Näheres in technischen Werken [BRIX, IMHOFF (dort auch Schrifttum)].

Tabelle 4. *Dauer und Häufigkeit der Regenfälle — für Orte mit etwa 500 bis 700 mm Regenhöhe, wie in Mitteleuropa meist* (nach BRIX (5) .

Bezeichnung	Auftreten	Regendauer	Regenhöhe je min mm	Regenmenge auf 1 ha in Litern je sec
Starke Landregen	öfter	etwa 3—10 Std	0,1	16,7
Sturzregen	häufiger	„ 1— 2 „	0,33	56
Bedeutende Sturzregen	etwa 2 bis 3mal im Jahre	„ 30—45 min	0,5	83
Sehr starke Sturzregen	etwa 1mal im Jahre	„ 15—30 „	bis zu 0,67	112
Wolkenbruchartige Regen	etwa 1mal in 1—2 Jahren	„ 10—20 „	bis zu 0,75	125
Wolkenbrüche	etwa 1mal in 2—4 Jahren	„ 5—15 „	bis zu rd. 1	167

Die Sorge für hinreichenden Abfluß des anfallenden Meteorwassers ist hygienisch deshalb wichtig, weil die Überflutung des Gebäudeinneren (Keller- und Erdgeschoßräume) leicht zu Durchfeuchtung des Fußbodens und Mauerwerks mit den daraus sich ergebenden gesundheitlichen Nachteilen führt. Am bedenklichsten ist der Rückstau aus der Kanalisation beim Mischsystem, weil dort das Meteorwasser mit Brauchwasser und Fäkalien gemischt und deshalb auch seuchenhygienisch besonders stark bedenklich ist (vgl. S. 221).

Zusammensetzung. Die Zusammensetzung der zum Abfluß gelangenden Meteorwässer wird weitgehend durch den jeweiligen — sehr wechselnden — Verschmutzungsgrad der durch die Meteorwässer abgeschwemmten Flächen, insbesondere der Höfe, Straßen, Plätze und durch die Menge bzw. die Dauer des Niederschlags beeinflußt. Dies sowie die in den städtischen Entwässerungsnetzen trotz aller Gegenmaßnahmen in Zeiten von Trockenheit gebildeten Schlammablagerungen, welche bei Regenwetter auf- und ausgespült werden, haben zur Erkenntnis geführt, daß das Mischabwasser aus Kanalisationen, besonders in der ersten Zeit des Regens, ebenso schmutzig ist wie der Ablauf bei Trockenwetter.

4. Gewerbliche (industrielle) Abwässer.

Menge und Zusammensetzung der *gewerblichen* Abwässer sind an den verschiedenen Orten ganz verschieden je nach Art der Industrie. Recht *konzentriert* sind z. B. gewöhnlich die Abwässer aus Gerbereien

(Lederfabriken), Zellstoff- und Zuckerfabriken, andererseits fallen manchmal größere Mengen *dünneren* Abwassers, z. B. *Kühl*wässer an, die oft nur durch mehr oder weniger beträchtliche Ölbeimengungen zu „Abwasser" geworden sind. Deshalb kann die Zusammensetzung des Abwassers eines Ortes durch die mehr oder weniger erhebliche Menge der ihm zufließenden — mehr oder weniger konzentrierten bzw. dünnen, auch nach ihrer sonstigen Art und Beschaffenheit sehr verschiedenen — gewerblichen Abwässer ganz erheblich beeinflußt werden.

Die bisher behandelten Einzelabwässer bilden — vereinigt bzw. gemischt — das *städtische Gesamtabwasser* und ohne Niederschlagswässer dessen „*Trockenwetterabfluß*".

5. Hygienische Bedeutung der Abfallstoffe.

Seuchenhygienisch. In den *Faeces der Menschen,* deren Masse zu 30—50% aus Bakterien besteht, allerdings meist abgestorbenen (s. S. 196), gehört die große Mehrzahl der Bakterien zu den Saprophyten; jedoch kann z. B. das gewöhnlich als unschädlich anzusehende Bact. coli commune unter Umständen — z. B. im bereits erkrankten Körper — Entzündungen, Eiterungen oder dgl. verursachen. Auch eigentlich pathogene Keime kommen in den Faeces häufig vor und gelegentlich wohl die Erreger der meisten Infektionskrankheiten, so von Eiterungen (Staphylo- und Streptokokken), von Erkrankungen der Luftwege wie der Bronchialkatarrhe, Lungenentzündungen, Tuberkulose, Diphtherie, doch dürften aus den Abfallstoffen bei diesen Krankheiten in der Praxis nicht gerade häufig die betreffenden Erreger auf den Menschen übertragen werden. Anders verhält es sich mit den Keimen der *infektiösen Magen-Darmerkrankungen,* die recht häufig in den Abfallstoffen vorkommen und nicht selten aus ihnen auf den Menschen übertragen werden und dann Erkrankungen auslösen. Wichtig sind für unser Klima hier vor allem die Typhus-, Paratyphus- und Ruhrbacillen, gelegentlich verhängnisvoll die Keime der asiatischen Cholera, nicht unwichtig auch die bisher in ihrer ursächlichen Bedeutung nicht klar erkannten Erreger einiger weniger scharf charakterisierter Darmkatarrhe. [Ausführliches mit Literatur s. bei KUTSCHER (29).]

Von *Infektionskrankheiten der Tiere* kommen naturgemäß ebenfalls mancherlei Erreger im Kot vor. Wichtig sind wieder wegen der — zumal beim Vieh — leicht vorkommenden Übertragung von Darminhalt auf das Futter die Erreger der infektiösen Darmkrankheiten, wobei die im Kot vorkommenden Erreger des Milz- und Rauschbrandes viel häufiger Erkrankungen auslösen als beim Menschen.

Von *tierischen Krankheitserregern* können auf Menschen und Tiere aus den Faeces die verschiedensten im Kot vorkommenden Darmparasiten übertragen werden; für das Vieh besonders wichtig sind die Erreger der Leberegel- und Lungenwurmseuche.

Die *Übertragung* der verschiedenen Krankheitskeime geschieht teils unmittelbar aus den Abfallstoffen, teils unter Vermittlung von

Insekten, Ungeziefer (Ratten), ferner auf dem Umwege über Erdboden, Wasser, Obst, Milch und andere Lebensmittel.

Ganz allgemein gesagt ist die Möglichkeit, daß durch die in menschlichen und tierischen Ausscheidungen etwa enthaltenen Krankheitserreger Erkrankungen ausgelöst werden, um so *größer*, je *frischer* die Abfallstoffe und damit die Krankheitskeime sind. Je älter sie werden, um so eher darf man auf ein Absterben der Infektionserreger rechnen (vgl. S. 209/210).

Nicht nur Kot und Harn, sondern auch die *Wirtschaftsabwässer* sind seuchenhygienisch keineswegs harmlos, sondern recht verdächtig. Denn sie enthalten nicht nur als Wasch- und Bade-, Spül- und Aufwischwässer usw. alle möglichen Krankheitserreger, sondern es werden ihnen auch in der Praxis des täglichen Lebens Kot und Harn in beträchtlicher Menge zugeführt, und zwar besonders oft von kranken Menschen. Sie sind also grundsätzlich hinsichtlich ihrer Infektionsgefahr etwa so anzusehen wie die Fäkalien enthaltenden Abwässer.

Die *Niederschlagswässer* kommen zwar in zunächst recht reinem, uns hygienisch somit kaum verdächtigem Zustand auf die Erde, nehmen aber dann bei der Abschwemmung der Höfe, Straßen, Plätze usw. allen möglichen Schmutz und mit ihm Infektionsstoffe auf, in besonders hohem Maße bei mangelnder Straßenreinigung bzw. nach längerer Trockenheit.

Gewerbliche Abwässer sind seuchenhygienisch im allgemeinen nur insofern bedenklich, als ihr Rohmaterial aus *tierischem* Körpermaterial (Knochen, Klauen, Häuten, Fellen u. dgl. — Milzbrandkeime!) oder Abfallstoffen des menschlichen Haushalts besteht.

Allgemein hygienisch bedeutungsvoll ist, daß die meist an organischen Stoffen reichen Abfallstoffe der fauligen Zersetzung stark ausgesetzt sind. Durch die dabei entstehenden üblen Gerüche (besonders nach H_2S) können sie — wie auch schon durch ihr meist recht abstoßendes Aussehen — leicht Unlust und Ekel, ja Brechneigung erregen und so direkt oder indirekt (durch eintretende Fliegen- oder Rattenplage) erhebliche Belästigungen hervorrufen. Hierdurch kann es mittelbar auch zu eigentlichen Gesundheitsschädigungen kommen, während eine direkte Giftwirkung nur bei größerer Anhäufung der entstehenden Gase in Betracht kommt.

Beseitigung. *Diese hygienische Bedenklichkeit der Abfallstoffe bedingt als wichtigste hygienische Forderung, daß man die Abfallstoffe rasch ohne Verstreuung aus der Umgebung bzw. dem Wohnbereich der Menschen entfernt und möglichst unschädlich endgültig beseitigt.* Dies Vorgehen bedeutet eine ganz erhebliche Förderung der Ortshygiene; es verringert nach den gemachten Erfahrungen die Häufigkeit der durch Abfallstoffe öfter vermittelten Krankheiten (s. oben) ganz erheblich, in Deutschland vor allem die des Typhus.

Die Entfernung aus dem Wohnbereich und endgültige Unterbringung muß möglichst unter Vermeidung gesundheitlicher Schädigungen und nennenswerter Belästigungen geschehen; andererseits sollen die dadurch entstehenden Kosten nicht zu hoch werden. Die hygienischen Gesichtspunkte sind den wirtschaftlichen voranzustellen, also insbesondere der Ausnützung der menschlichen Fäkalien bzw. der Spüljauche zu Düngezwecken.

II. Beseitigung der Abfallstoffe, besonders der menschlichen Ausscheidungen durch Abfuhr.

1. Gruben- und Tonnen-(Kübel-)System.

Gruben. Grundsätzlich zu fordern: Vermeidung von Verunreinigung des umgebenden Erdreiches (unbedingt wasserdicht!) und der Belästigung durch Gerüche und Fliegen (möglichst gasdichter Abschluß). (Behördliche Vorschriften siehe in der jeweiligen Bauordnung.)

Lage. Nicht innerhalb, sondern außerhalb der Hausmauern in ausreichendem Abstande (mindestens 0,2 m) von ihnen (durch besondere wasserdichte Mauer und Lehmschicht von ihnen getrennt) und von Nachbargrundstücken. Ausreichend entfernt besonders von *Wassergewinnungsanlagen* (Brunnen, Quellen usw.). Abstand je nach den örtlichen Verhältnissen: Gefälle, Bodenart, Grundwasserstand und Fließrichtung, Überlagerung durch undurchlässige oder durchlässige Schichten, Tiefe und Art des Brunnens (Rohr- oder Kesselbrunnen) usw. *Mindest*abstand im allgemeinen 10 m (vgl. die etwa erlassene Brunnenordnung), geringerer nur bei besonders günstigen Ausnahmeverhältnissen: z. B. sehr tiefen Bohrbrunnen, sicher völlig wasserundurchlässigen Bodenschichten ausreichender Mächtigkeit.

Größe. Zu berechnen nach der Menge der anfallenden Ausscheidungen (vgl. S. 197) und der Regelung der Abfuhr bzw. dem Entleerungsturnus; üblich bei halbjährlicher Entleerung etwa $1/3$ m³, bei vierteljährlicher Entleerung etwa $1/6$ m³ je Person, bei Klosettspülung erheblich mehr. Kommt auch Haushaltungswasser hinein, ist bei sparsamem Wasserverbrauch zu rechnen etwa 2,50 m³ je Kopf bei vierteljährlicher Entleerung. Je länger der Inhalt in der Grube verweilt, um so eher ist auf Absterben etwaiger Krankheitserreger zu rechnen, die in frischen Ausscheidungen am meisten infektiös sind. Dieser seuchenhygienische Gesichtspunkt ist dort zu beachten, wo bei der Abfuhr das Verspritzen von Grubeninhalt schwer zu vermeiden ist, ganz besonders aber bei Abortgruben für *Dauerausscheider* (Bacillenträger), zumal von Typhuserregern. *Diese* Gruben sollten deshalb *zweiteilig* angelegt und alles so eingerichtet werden, daß der gefüllte Teil der Abortgrube erst dann entleert wird, wenn der Inhalt hinreichend (etwa $1/2$ Jahr) alt ist [vgl. Fußnote 5 bei THUMM (55)]. Andererseits ist die Ansammlung großer Mengen von Abortgrubeninhalt in der Nähe von Wohnungen nicht gerade erwünscht, auch beeinträchtigt langes Lagern den Dungwert (Stickstoffverlust! S. 206).

Konstruktion. Wände, Sohle, Decke und Abdeckung (bzw. Mannloch) wasser- und gasdicht.

Wände. Doppelte hartgebrannte Backsteinschicht in hydraulischem Mörtel verlegt, mit 30 cm Zwischenraum für Ton- oder Lehmschlagfüllung, Innenwand zementiert, oder 1½ Stein starke (0,38 cm) Backsteinschicht in Zement, voll gefugt mit Lehmschlag an der Außenseite und innen zementiert. Ecken abgerundet.

Sohle. Aus mindestens doppelter (1 Roll-, 1 Flachschicht) Backsteinschicht mit Zement-Zwischen- und Auflage mit etwas Gefälle nach einer Seite oder nach der Mitte zu einem kleinen Schlammsumpf.

Decke. Am besten gewölbt mit Mannloch und Öffnung für die Entleerung durch Schlauch oder (besser!) ortsfestes eisernes Rohr. Eiserne Deckel mit dichtem Abschluß.

Weniger gut ist Grubenabdeckung aus Bohlen, jedenfalls gespundet und mit mindestens 30 cm Lehmschlag bedeckt.

Eiserne Gruben sind zuweilen für schlechten Baugrund und hohes Grundwasser empfehlenswert; bei Gußeisen Fugen verschraubt und mit Eisenkitt gedichtet, bei Schmiedeeisen Fugen genietet. Für Eisenteile Rostschutz durch geeigneten Anstrich wie Inertol, Siderosthen-Lubrose, Asphaltteer usw. [Näheres siehe bei KLUT (26).]

In besonders wichtigen Fällen, z. B. wenn größere Abortgruben nahe an Wassergewinnungsanlagen (Fassungs- oder Sammelbrunnen) von zentralen Wasserwerken angelegt werden müssen, empfiehlt es sich, einen derartigen eisernen Behälter von mindestens 7 mm Wandstärke innerhalb einer wasserdichten Grube freistehend auf Sockel in der Weise aufzustellen, daß ringsum ein ausreichend (mindestens 30 cm) breiter Kontrollgang freibleibt, so daß eintretende Undichtigkeiten sofort zu erkennen sind.

Dünger- und Jauchegruben innerhalb von Städten. Konstruktion wie die der Fäkalgruben, höchstens $^1/_{10}$ — $^1/_{15}$ der Hoffläche einnehmend, womöglich mit Eisenplatten abgedeckt. Nach v. TIEDEMANN (LUEGER) als Sohle — wo der Boden nicht an sich undurchlässig — 15—30 cm starke Schicht fetten Tones, darüber Steinpflaster, möglichst wasserdicht.

Von Hausmauern mindestens 1 m, von Fenstern mindestens 5 m, von Brunnen mindestens 10 m, je nach Bodenart und Grundwasser (siehe Brunnenordnung) entfernt.

Die Größe ist nach der täglichen Menge des Dungs (s. S. 196/197) zu berechnen, für rechtzeitige Entleerung ist zu sorgen.

Betr. Desinfektion von Abort- und Jauchegruben s. S. 200.

Tonnen und Kübel (Eimer). Material. Eisen, gut rostgeschützt durch geeigneten Anstrich. Verzinken weniger zu empfehlen, namentlich nicht galvanisches. Mit luftdicht schließendem Deckel, Ansatzstutzen für das Fallrohr, Überlaufrohr und Handgriffen.

Holz weniger gut, jedenfalls hartes Holz (Eiche) mit Karbolineum-, Teer- oder ähnlichem Anstrich im Innern. Eisenteile stark verzinkt oder sonst gut rostgeschützt. Luftdichter Deckelverschluß. Hand- bzw. Traggriffe.

Größe. Für 10 Personen bei 2mal wöchentlichem Wechsel etwa 50 l, bei 1mal wöchentlichem Wechsel etwa 100 l haltend (Normaltonne). Wenn auch Haushaltungswasser hineinkommt, ist bei wöchentlicher Entleerung ein Vielfaches (etwa 0,25 m³ je Kopf) zu rechnen.

Für Schulen, Kasernen, Restaurants u. dgl. sind größere Tonnen von 500—2500 l — am zweckmäßigsten direkt auf Rädergestell (Tonnenwagen) — zu empfehlen. Latrinenabfuhrwagen mit pneumatischer Einrichtung, geruchlos, 2- oder 4rädriger Wagen mit Behälter von 800—2000 l.

Aufstellung. Kellerraum, von den übrigen Kellern vollständig getrennt; besonderer Eingang zum Wechseln der Tonnen. Fußboden zementiert. Ventilationsrohr wenn möglich an einem Kaminrohr (Küche) in die Höhe zu führen und möglichst vor Frost zu schützen. Unterbringung in den einzelnen Wohngeschossen nur bei Maßnahmen zur Geruchseinschränkung, besonders Torfstreuklosetts (s. S. 207).

Für Schulen, Kasernen usw. isolierter Bau (Heizung vorsehen!).

Fallrohr für Gruben und Tonnen muß undurchlässig und innen möglichst glatt sein. Holz ist schlecht, fault und stinkt sehr bald. Eisen- oder gebrannte und glasierte Tonrohre. Dichtung mit Teerstrick und Blei bzw. Kitt.

Lichte Weite 20—25 cm, bei Wasserspülung 10—15 cm.

Fallwinkel höchstens 25—28° zur Senkrechten, besser ganz senkrecht (siehe auch bei Ventilation).

Einrichtung für luftdichten Anschluß an die Tonnen (Wasserverschluß) ist nicht zu vergessen.

Klosettraum bei Gruben- wie Tonnensystem.

Grundfläche mindestens 1 m² bei 0,80 m Breite, Wände hell gestrichen, am besten mit Ölfarbe.

Abortsitz aus hartem, geöltem oder poliertem Holz oder modernem fugenlosem Material, möglichst mit luftdicht schließendem Deckel. Besonders bei Aborten für den öffentlichen Gebrauch (z. B. in Gasthäusern, auf der Eisenbahn usw.) empfiehlt sich für den Sitz die Wulstform, die das leicht zu Verunreinigungen führende Stehen auf dem Sitz sehr erschwert.

Trichter aus emailliertem Eisen, glasiertem Ton oder Porzellan. Rückwand, wenn nicht Wasserspülung vorhanden, senkrecht oder überhängend.

Ventilation 1. des Klosettraums ist stets wünschenswert, sie ist aber nur ratsam, wenn zugleich für Ventilation des Kanalsystems gesorgt ist oder ein Austreten von Luft aus den Abortkanälen in den Klosettraum unmöglich gemacht ist, am besten durch Kanal, dem Küchenschornstein angelagert oder durch Lockflamme erwärmt (kalte Kanäle sind meist unwirksam);

2. des Kanalsystems ist stets nötig und in mehrfacher Weise möglich:

a) Verlängerung des Fallrohres in gleicher Weise über Dach, womöglich auch mit Erwärmung der Dunstrohrluft (zu vermeiden Nachbarschaft von Dachwohnungsfenstern, Abstand mindestens 3 m).

b) Besonderes Dunstrohr vom Scheitel der Grube aus in Weite des Fallrohres; nur empfehlenswert, wenn die Luft dauernd erwärmt wird (Anlagerung an Küchenschornstein, besondere Lockflamme) oder bei Anwendung von guten und permanent wirkenden Ventilatoren.

c) Bei Tonnensystem auch Ventilation des Tonnenraumes erwünscht, ähnlich wie bei Grubenventilation.

3. Verhinderung des Rückströmens von Gasen ist auch möglich durch Kotverschlüsse zur Absperrung der Gerüche, und zwar entweder durch Umbiegen des unteren Fallrohrendes oder durch Verlängerung des Fallrohres bis nahe an den Boden der Grube. Etwaige Verstopfungen sind durch Eingießen von Wasser zu beseitigen. Bei Pissoiranlagen Ölverschluß oder Saprolschicht in Siphons unter dem Becken.

Heizung des Klosettraumes ist stets wünschenswert; bei Zentralheizung leicht zu ermöglichen, bei isoliertem Bau (Schulen, Kasernen, Bahnhöfe): Ofen mit Dauerbrand. Die Schornsteinwärme kann zugleich für Ventilationszwecke benutzt werden.

Leerung der Gruben, Wechsel der Tonnen (Kübel). Ein Ausschöpfen mit Eimern oder Kellen ist unzulässig (Gestank, Verunreinigung des Bodens) und nur bei Torfstreu (s. S. 207) anzuwenden. Feststehende Jauchepumpe ist nicht zu empfehlen (Gestank, Verstopfung, rasche Abnutzung). Pneumatische Entleerung in eiserne Behälter auf Rädern ist bedeutend besser; am besten ist es, ein festes eisernes Saugrohr in der Grube einzumauern, an welches der Tonnenschlauch anzuschrauben ist. Bei Städten über 30000 Einwohnern empfiehlt sich Entleerung mit Dampfbetrieb in festem Turnus. Die aspirierten Grubengase sind unter Koksfeuerung zu verbrennen, der letzte Schlamm der Grube mit Wasser auszuspülen; dann eventuell Desinfizieren der Grube (s. unten); dabei Prüfung der Grube auf Dichtigkeit (Risse, Durchsickern), jährlich mindestens einmal.

Eine Entleerung außer der Zeit ist angebracht:

a) bei Verdacht von Infektion benachbarter Brunnen von der Grube aus;

b) bei Herannahen von Epidemien (Cholera, Typhus, Ruhr);

c) nicht dagegen bei erfolgtem Auftreten von Epidemien am Orte selbst.

Tonnen-(Kübel-)Wechsel ist unter luftdichtem Deckelverschluß auf besonderen Wagen 1—2mal wöchentlich vorzunehmen. Nach Entleeren jeweils Reinigen der Tonnen, z. B. mit Wasserdampf, nach Greifswalder System durch Dampfwassergemisch von 115° und Druck von 0,8 Atm.; in wenigen Minuten wird ausreichende Desinfektion der Tonnen erzielt. Wasserverbrauch etwa 30 l je Tonne.

Desinfektion der Behälter auch mit chemischen Desinfektionsmitteln, soweit sie das Material der Tonnen, Kübel oder Eimer nicht angreifen.

Desinfektion des Gruben- und Tonneninhaltes ist im allgemeinen nur bei besonderen Verhältnissen nötig, z. B. bei Vorkommen *infektiöser Darmerkrankungen*, bei *Dauerausscheidern (Bacillenträgern)* u. dgl. Zu bewirken durch Einbringen ausreichender Mengen von Ätzkalk (Kalkmilch), Chlorkalk bzw. anderer geeigneter Chlorpräparate, unter Umständen auch von Mineralsäuren. Möglichst lange Zeit einwirken lassen, bei Tonnen im allgemeinen mindestens 2 Std.

Desodorisierung wird durch manche Desinfektionsmittel, z. B. durch Chlorpräparate erreicht (siehe besondere Verfahren S. 207).

Verwertung des Gruben- und Tonneninhaltes. Der *Dungwert* der unverdünnten Ausscheidungen (Fäkalien) ist an und für sich wohl beachtlich, aber vielfach von lokalen Verhältnissen abhängig.

Nach RUBNER (45) enthält:

Kot etwa 3,5% Phosphate und 2,2% Stickstoff
Harn „ 0,5% „ „ 1,4% „

In 1000 kg Abortgruben- und Tonneninhalt sind rd. 4—7 kg Stickstoff, 1,3—2,15 kg Phosphorsäure, 1—2,8 kg Kali enthalten. Vgl. auch S. 196 sowie bei W. SOHLER, S. 274—276 im Gesundheitsingenieur, 1929. Sonderheft 16.

Der Wert wird herabgesetzt:

1. durch langes Lagern in Gruben und Depots;

Stickstoffverluste von Kot (nach RAUTENBERG)

bei 7tägiger Lagerung 3—10%
„ 14 „ „ 23—36%
„ 50 „ „ 84—92%

In der (nach S. 196) verbleibenden Jahreskopfmenge von 250 kg Abortinhalt sind enthalten etwa 1 kg Stickstoff und 0,5 kg Phosphate (HOFFMANNsche Düngerfibel 1922);

2. durch Verdünnung mit Wasser (besonders bei Spülklosetts, Einleiten von Brauchwasser);

3. durch Zusatz von Desinfektionsmitteln, Säuren, Eisenvitriol (Fäkalien mit Eisensulfat vermischt müssen vor Verwendung als Dünger erst länger an der Luft liegen);

4. durch die Kosten eines etwa nötig werdenden Transportes (größere Städte, wenig Landwirtschaft in der Nähe derselben).

Unmittelbare Abfuhr auf das Land: Dabei ist etwa 1 ha auf 25 Einwohner zu rechnen. 1 ha verträgt etwa 20 m³ Fäkaljauche jährlich; außerdem noch Phosphorsäure (Superphosphat, Thomasschlacke), Kali (Kainit) und Kalk (Mergel) nötig; dies Vorgehen ist wegen des wechselnden Bedarfes der Landwirtschaft (Hauptverwendungszeiten sind Frühjahr und Herbst, zuweilen auch Winter) meist nicht das ganze Jahr möglich, dann nötig:

Sammelgruben, gemauert, 2—3 m tief, überwölbt oder wenigstens gedeckt (Frost, Geruch). Größe nach Bedarf, etwa 10% der jährlich produzierten Fäkalienmenge entsprechend. Lage hinreichend weit (etwa 3—8 km) von der Stadt entfernt, von kleineren Ortschaften etwa 500—1000 m; zu berücksichtigen Geruch, vorherrschende Windrichtung, Nachbargrundstücke, Brunnen; diese sollten wenigstens 300 m davon entfernt sein; gute Zufahrtstraße. Sind Wiesen in der Nähe, so können diese zeitweilig mit dem flüssigen Inhalt der Sammelgruben berieselt werden.

Die Kosten der überwölbten Sammelgrube sind verschieden je nach Ausführung, Fassungsraum und den örtlichen Verhältnissen.

Transport der Fäkalien auf weitere Entfernung (20—40 km und darüber) durch Eisenbahn oder Schiffe kann für größere Städte unter Umständen erforderlich werden. Dazu sind dann nötig eiserne Behälter für etwa 9—10 m³ mit Schutz (Holzverkleidung) gegen Frost, auf einzelnen Stationen ferner Fäkalsammelgruben für ländliche Abnehmer.

Etwa möglicher Transport auf dem Wasserwege ist im allgemeinen billiger als Eisenbahntransport; dabei sind aber unter Umständen Betriebsstörungen im Winter zu berücksichtigen.

2. Besondere Behandlung der Ausscheidungen.

a) Geruchsverringerung (Desodorisierung):

Durch trockene, die Feuchtigkeit aufsaugende und auch die übelriechenden Gase bindende Stoffe.

Erdklosett. Lehmige Erde (etwa $^3/_4$—1 kg für eine Entleerung von durchschnittlich etwa 90 g Kot + 300 g Harn), völlig trocken, mit den Ausscheidungen vermengt; Abbau durch Verwesung und Mineralisierung. Statt ihrer beim

Aschenklosett. Gesiebte Asche, der etwas gepulverte Kohle zugegeben ist. Mineralisierung weniger weitgehend als bei der Erde.

Beim Torfstreuklosett wird trockener Torfmull verwandt: kann etwa das Achtfache seines Gewichtes an Flüssigkeit aufnehmen; Bedarf für eine Entleerung (s. oben) etwa 50 g (also rd. 15—20mal weniger Masse als bei Erde), für eine Person und Tag (150 g Kot + 1200 g Harn) etwa 155 g Torfmull. Zugabe entweder jeweils von Hand (durch Aufstreuen) oder automatisch bei jeder Klosettbenutzung. Die bakterientötende Wirkung des (sauren!) Torfmulls ist selbst auf die wenig widerstandsfähigen Choleravibrionen gering. Zusatz von Schwefelsäure oder sauren Salzen (Kainit) gibt ihm aber gute Desinfektionswirkung, ohne seine entgeruchende Wirkung zu verringern (FRÄNKEL); Carbolzusatz nicht zu empfehlen! Torfmullzusatz besonders geeignet für häufig gewechselte Kübel (Eimer).

Durch Chemikalien. Eisenvitriol, Chlor, Kaliumpermanganat, Abort-Saprol, sämtlich zugleich entwicklungshemmend für Bakterien. Carbolsäure ungeeignet! [FLÜGGE (14).]

b) Kompostierung ist im allgemeinen nur für kleinere Gemeinwesen geeignet. Mischung der Fäkalien mit Viehdünger, Kehricht, Pflanzenresten und Erde in Gruben oder offenen Dungstätten, fern

von menschlichen Wohnstätten und besonders auch Brunnen. (Vgl.
bei Sammelgruben S. 206.) Torfmullfäkalien, ebenso Fäkalien mit
Kehricht versetzt mischt man zweckmäßig mit Kainit (20 g auf
1 m³) und läßt sie kurze Zeit gären.

c) **Poudrettierung.** Die Fäkalien werden bei hoher Temperatur
(120—140°) unter Zusatz von 2% Schwefelsäure zur Bindung des
sonst entweichenden Stickstoffes in geschlossenen Gefäßen bis zur
vollkommenen Pulverform getrocknet. Die trockene Masse ist vollkommen sterilisiert und hat nicht unerheblichen Dungwert; jedoch
hat das Verfahren sich im allgemeinen nicht als rentabel erwiesen.

3. Sonder-Einrichtungen bei Beseitigung der Fäkalien allein.

Zweck. Vor allem Verringerung der Abfuhrkosten durch Verminderung der abzufahrenden Jauchemenge (bei Aufnahme von Wirtschafts-
abwässern, vor allem bei Spülabort-Einrichtung).

Trennung der festen von den flüssigen Fäkalstoffen.

a) Im **Klosettbecken oder im Abfallrohr,** z. B. im schwedischen Luft-
klosett (Marino & Comp., Stockholm), spiralig im Abfallrohr herab-
laufende Zunge und ähnliche Konstruktionen (nur wenig angewendet).

b) In der **Grube, durch filtrierende Schichten,** Diviseure, tinette
filtrante, MÜLLER-SCHÜRsches Klosett, Scheidewand aus Torfgrus und
Magnesiumsulfat (ebenfalls nur wenig in Gebrauch).

c) **Gruben mit Überlauf und Versuch einer Desinfektion** der Fäkalien, z. B. SÜVERNsches Verfahren (Desinfektionsmasse aus 100 Tln.
Ätzkalk, 8 Tln. Teer, 33 Tln. Chlormagnesia), FRIEDRICHsches Verfahren
(Tonerdehydrat 3%, Eisenoxydhydrat 15%, Kalkhydrat 15%, Carbolsäure 12%) und ähnliche Methoden sind als *veraltet* anzusehen und
im allgemeinen nicht zu empfehlen.

d) **Gruben mit Überlauf ohne Desinfektion.** Meist Gestank nicht
zu vermeiden und Gefahr der Infektion öffentlicher Wasserläufe. Bei
geeignetem Untergrunde einzurichten mit *Untergrundverrieselung*
(s. S. 239).

e) **Gruben mit durchlässiger Sohle** *(Versitz-* oder *Schwindgruben)*
zur Versickerung des flüssigen Grubeninhaltes in den — gut durchlässigen — Untergrund geben (besonders bei flach anstehendem
Grundwasser und Wasserversorgung aus Hausbrunnen) leicht Anlaß
zur *Verseuchung* des Grundwassers, sind also im allgemeinen *unzulässig.*

**Sammlung der Fäkalien durch ein besonderes unterirdisches Röhren-
netz,** als „unterirdische Abfuhr" zum Ersatz der oberirdischen bezeichnet [METZGER (36)], Vorläufer der heutigen Vollkanalisation. Die
Fäkalien werden pneumatisch nach Zentralstationen abgesogen.
Differenzier-System Liernur, Shone (Allenstein) und Berlier (Amsterdam, Leyden). Für Fortleitung des Wirtschaftswassers ist ein zweites

Kanalnetz nötig, eventuell sogar ein drittes für Regenwasser (sehr teuer!). Seit langen Jahren nicht mehr neu eingerichtet; immerhin sind nach METZGER (36) Fälle ihrer zweckmäßigen Anwendung „denkbar". Dem System „Waring" [ausgeführt in Memphis — Amerika, Oxford (1876) und teilweise in Paris] gebührt nach METZGER (36) der erste Rang unter diesen Verfahren.

Tabelle 5. *Kosten der Abfuhrsysteme vor dem 1. Weltkriege* [nach BRIX (5)].

	Je Kopf und Jahr Mk.	Je Kubikmeter Mk.
Grubensystem mit Abfuhrwagen	0.80—1.70	1.60—3.50
„ „ Torfstreuklosetts	1.70—2.75	3.30—5.50
Tonnensystem	1.30—2.20	2.60—4.40
„ mit Torfstreu	1.70—2.60	3.40—5.20

Anwendung und Auswahl der verschiedenen Fäkal-Abfuhrsysteme.

1. *Grubensystem* ist geeignet für einzelne Gehöfte, kleinere Ortschaften und Städtchen ohne Wasserleitung, dabei ist sorgfältige Ausführung der Gruben (Verunreinigung des Untergrundes!) und geregelte — womöglich pneumatische — Entleerung derselben zu fordern.

2. *Tonnensystem* ist wie Grubensystem anwendbar, nur meist etwas teurer im Betrieb; zwar ist die Verunreinigung des Untergrundes weniger zu besorgen, aber etwaige Verstreuung von Tonnen- (Kübel-)Inhalt ist seuchenhygienisch besonders bedenklich, weil die Fäkalien im allgemeinen *frisch* sind und deshalb etwa darin enthaltene Infektionskeime leichter zu Ansteckungen führen als bei längere Zeit abgelagertem Grubeninhalt (vgl. S. 202). Zudem werden bei diesem System die *durchaus nicht unbedenklichen* (s. S. 202) *Hausabwässer* ganz überwiegend oder völlig *oberirdisch*, also hygienisch im allgemeinen unbefriedigend bzw. bedenklich abgeführt.

3. Gruben und Tonnen mit *Torfstreu*einrichtung sind wie 1 und 2 anwendbar, besonders für einzelne Anwesen, Villen, kleine Krankenhäuser usw. Vorteil der Geruchlosigkeit, dagegen etwas größere Abfuhrkosten.

4. Gruben mit *Überlauf* und Versuch einer fortlaufenden *Desinfektion*, überhaupt die „Differenziersysteme" sind als *veraltet* zu bezeichnen; Versitzgruben und Gruben mit Überlauf bedingen die Gefahr der Infektion des Grundwassers bzw. von oberirdischen Wasserläufen.

5. Gruben mit ordnungsmäßiger *Untergrundverrieselung* (mit Aufnahme des Brauchwassers) kommen für Einzelhäuser und nicht zu große Siedlungen bei geeignetem Untergrund in Betracht (s. S. 239).

III. Beseitigung der Abfallstoffe durch Abschwemmung aus den Wohnbezirken[1].

1. Abschwemmung in Entwässerungssystemen. (Kanalisation.)

Im Wohnbereich anfallende flüssige Abgänge wie Küchenwässer, Waschwasser, Badewasser, Abschwemmungen der Spülklosetts usw. sind so zu entfernen und abzuleiten, daß eine Belästigung oder gar Gefährdung von Menschen dadurch nicht eintritt.

Dieser Zweck wird am besten und sichersten durch eine geordnete *Schwemmkanalisation* erreicht, mittels deren die flüssigen, abschwemmbaren Stoffe möglichst unmittelbar an der Entstehungsstelle durch die Hauskanalisation dem Straßenkanalnetz und der zentralen Reinigungsanlage bzw. dem Vorfluter zugeführt werden.

2. Hauskanalisationseinrichtungen.

Vorschriften über Bau und Betrieb von Entwässerungsanlagen.

Maßgebend sind die technischen Vorschriften DIN 1986 und die Grundsätze für rechtliche und verwaltungstechnische Vorschriften DIN 1987 sowie die jeweiligen Ortsstatute und besonderen baupolizeilichen Bestimmungen.

Allgemeines. Innerhalb eines mit öffentlicher Kanalisation versehenen Stadtgebietes ist jedes bebaute Grundstück mit Einrichtungen zur ordnungsmäßigen Entwässerung zu versehen. Vom Anschluß an die Entwässerungsleitung kann nur abgesehen werden, wenn ein ausreichend großer Nutzgarten für die Unterbringung der Abwässer vorhanden ist. (Berlin z. B. fordert bei Häusern mit Wasserklosetts 800 m² und bei Aborten ohne Wasserspülung 400 m² für jede Wohnung.)

Vor Ausführung von Hausentwässerungsanlagen ist die Aufstellung eines genauen Kanalisationsplans erforderlich. Bereits beim Entwerfen von Neubauten ist auf richtige Anordnung der Ableitungen Rücksicht zu nehmen; für jedes Stockwerk oder jede selbständige Wohnung ist eine Ablaufstelle unter einer Wasserzapfstelle und ein Abort vorzusehen. Bade- und Aborträume sind möglichst zwischen im Winter erwärmten Räumen anzulegen; die einzelnen mit Ableitung zu versehenden Räume sollten möglichst übereinander angeordnet sein (Installationszelle).

Abwässer sind auf kürzestem Wege von der Anfallstelle zum Straßenkanal abzuführen, die Ableitungen sind möglichst geradlinig zu verlegen.

Das verfügbare Gefälle ist tunlichst gleichmäßig zu verteilen.

Es soll nur anerkannt gutes Material verwendet werden.

Die Rohrleitungen sind möglichst leicht zugängig, ganz besonders bei Krümmungen, und, wo besondere Gründe nicht entgegenstehen, sichtbar von der Wand zu verlegen. Sie sollen überall vollkommen wasser- und luftdicht sein. Weißer Anstrich der Röhren macht

---

[1] Abschnitt III ist bearbeitet von H. KISKER, Techniker in der Reichsanstalt für Wasser- und Lufthygiene (Techn. Abteilung).

Undichtheiten leicht erkennbar. Die Rohre sind frostfrei anzulegen, im Freien Röhrenscheitel mindestens 1 m unter Gelände, bei freiliegenden Wassereinläufen Wasserspiegel mindestens 0,75 m unter Gelände. Im Innern der Gebäude sind Röhren nicht an die Außenwände zu legen; wenn dies nicht zu vermeiden oder die Röhren nicht frostfreie Räume passieren müssen, sind dieselben durch schlechte Wärmeleiter ausreichend zu isolieren.

Ein Rohr darf in der Ablaufrichtung nie in ein engeres übergehen. Die Röhren sind stets in spitzem Winkel miteinander zu verbinden.

Reinigungsöffnungen sind so zahlreich als möglich anzubringen, besonders beim Übergang der Fallrohre in die Grundleitung und bei eingemauerten Anschlußleitungen.

Kontrollschächte innerhalb der Gebäude sollen mindestens 92 cm lichten Durchmesser haben; die Rohrleitungen sind geschlossen durchzuführen, im Gelände ist offene Durchführung der Sohle mit glatten Rohrschalen für die Reinigung besser, anschließender Sohle zur Verhinderung von Schlammablagerungen Neigung von etwa 45° geben.

Alte Kanäle (Schlammfänge) sind bei Neukanalisierung, wenn sie nicht mehr brauchbar sind, zu entfernen oder, wenn dies nicht möglich, mit Kalkmilch gründlichst auszuspülen, mit reinem Boden auszufüllen und an den Enden zu vermauern.

Verjauchter Boden ist dabei zu entfernen und durch neuen zu ersetzen.

Material der Rohrleitungen. Innerhalb der Gebäude sind gußeiserne Rohre, innen und außen asphaltiert oder emailliert, Flußstahlrohr, Porzellanrohr oder Bleirohr von mindestens 2 mm Wandstärke zu verwenden. Soweit die Rohrleitungen nicht Stoß und Druck ausgesetzt sind und zugleich mehr als 30 cm Überdeckung vorhanden ist, kann auch Steinzeugrohr oder ein anderer gleichwertiger keramischer Baustoff zugelassen werden. Außerdem kann Steinzeugrohr bei Spülaborten für Fallrohre in Gebäuden mit Kellergeschoß, 2 Vollgeschossen und ausgebautem Dachgeschoß Anwendung finden. Gußeiserne Rohre sind mit bituminiertem Hanfstrick oder Holzwollestrick, darauffolgendem verstemmbarem Bleiverguß, Aluminium- oder Bleiwolle, ferner mit Sinterit, Mundit oder einer anderen geprüften Vergußmasse zu dichten. Bei stehenden Rohren kann in besonderen Fällen Asphaltdichtung zugelassen werden. Zementdichtung ist für jede Rohrart ungeeignet und besonders für die Dichtung von Steinzeugleitungen und Leitungen aus sonstigen keramischen Stoffen verboten. Schleuderbetonrohre nach DIN 4032 und 4033 dürfen in allen Fällen für liegende Leitungen verwendet werden, wo auch Steinzeugrohre zugelassen sind. Die Glockenmuffenrohre aus Beton müssen mit einer Bitumenmasse gedichtet werden, welche den Richtlinien für die Dichtung von Abflußrohren aus Porzellan und ähnlichen keramischen Werkstoffen entspricht. Bleirohr ist nur frei vor der Wand zu verlegen. Bleirohrverbindungen sind durch Lötung herzustellen, für die Verbindung mit Eisenrohr und keramischen

Rohren sind besondere Formstücke mit Flanschverbindung oder Lötstücke aus Metall zu verwenden. Außer dem Hause sind Steinzeugrohre mit Asphalt oder Spezialvergußmasse, nur in besonderen Fällen mit nicht treibendem Zement zu dichten. Lüftungsrohre außerhalb der Gebäude werden aus Zink- oder Kupferrohr hergestellt. Bleirohr sollte im Hause indessen nur möglichst selten angewendet werden, da es leicht Beschädigungen ausgesetzt ist, auch die Dichtungen viel schwieriger gut herzustellen sind.

Bei Durchbrechungen der Grundmauern sollen stets eiserne Röhren verwendet werden, ebenso außerhalb des Hauses eiserne Röhren und nicht Tonröhren in der Nähe von Brunnen und in schlechtem, aufgefülltem Boden. Im Hause empfehlen sich auch schmiedeeiserne oder Stahlrohre mit Schraubenverbindungen; die Rohre sind dann durch Asphaltieren oder Verzinken bzw. durch Einbetten in Zement bei Durchführungen der Zwischendecken gegen Rost zu schützen. Bleirohre werden dagegen vom Zement angegriffen und sind in diesem Falle besser in Gips zu verlegen.

Dimensionen der Kanäle, im Lichten. Hauptleitung 15 cm, Nebenleitungen 10—12$^1/_2$ cm, Regenrohre 10—15 cm, und zwar 1 cm^2 je 1 m^2 Dachfläche, Balkonregenrohre 5 cm, Küchen 7 cm, Aborte 10—12,5 cm.

Als Mindestmaße können gelten:

Tabelle 6.

	Bei senkrechten Rohren mm	Bei liegenden Rohren mm
für 1—4 Waschgelegenheiten	50	70
„ 1—2 Küchenausgüsse	50	50—70
„ 3 und mehr Küchenausgüsse	70	100
„ 1—4 Wasserklosetts	100	100—150
„ 5 und mehr Wasserklosetts	125	125—150

Vom Deutschen Normenausschuß sind Normen für deutsche Abflußröhren aufgestellt worden (DIN 364 und 540—544), welche nur Abflußröhren von 50, 70, 100, 125, 150 und 200 mm Durchmesser zulassen und neuerdings fast ausschließlich angewendet werden. Für Steinzeugrohre gelten DIN 1203—1206.

Bei Verbindung zweier Rohre von verschiedener Weite sind besondere Übergangsformstücke notwendig. Die Wandstärke von eisernen Kanalisationsröhren soll betragen: bei einem Durchmesser von 50—100 mm mindestens 5 mm, bei 125 mm mindestens 6 mm, bei 150 mm mindestens 7 mm und bei 200 mm 8 mm.

3. Wasserspülklosetts. Raumgröße mindestens 1 m^2 bei 0,8 m geringster Abmessung. Kloseträume sollen nicht unmittelbar von Wohnräumen und Küchen zugänglich sein, Tageslicht und direkte Luftzufuhr haben.

Becken. Siphonklosetts mit Holzumkleidung, Zungenbecken, Pfannenklosetts mit Stinktopf und sonstige Klappen und Hebetätigungen kommen nicht mehr zur Anwendung.

Grundformen (DIN 1381—1384).

Freistehendes Trichterbecken mit direkt am Boden angeordnetem Geruchverschluß oder zur Erzielung frostfreier Lage durch Zwischenrohr mit unter Decke oder Fußboden liegendem Geruchverschluß (Hofklosetts) verbunden.

Flachspülbecken werden in Deutschland am meisten angewendet, im Ausland sind sie weniger beliebt. Die Fäkalstoffe fallen in eine flache, mit Wasser gefüllte Schale. Geruchbelästigungen sind, da die Fäkalien nicht vom Wasser bedeckt werden, nicht zu vermeiden. Als Hauptgrund für die Bevorzugung dieser Beckenform wird hervorgehoben, daß bei ihr der Inhalt des Beckens leichter zu überwachen ist.

Tiefspülbecken, Trichterform mit angeformtem Geruchverschluß, haben den Vorteil, daß die Abfallstoffe schnell unter Wasser gelangen und dadurch die Geruchbildung vermindert wird. Nachteilig ist, daß bei ihrer Benutzung das Wasser des Geruchverschlusses leicht spritzt und zur einwandfreien Spülung eine größere Wassermenge benötigt wird.

Absaugebecken. Auffangöffnung wie beim Tiefspülbecken trichterförmig. Die Spülwirkung des Wassers wird durch Anordnung eines besonders geformten Kanals zwischen Becken und Geruchverschluß unterstützt. Durch die beim Spülen hervorgerufene Heberwirkung wird eine vollkommene und zuverlässige Spülung des ganzen Beckens auch bei langsamerem, nahezu geräuschlosem Wasserzulauf aus einem tiefhängenden Spülkasten erreicht.

Grundforderung für ein jedes Spülabortbecken ist, daß der gesamte Innenraum der Auffangschüssel, auch die Seitenflächen, durch die Spülung einwandfrei gereinigt wird. Die in das Becken gelangenden Abfallstoffe müssen mit Sicherheit aus dem Becken und dem Geruchverschluß in das Abflußrohr gespült werden, ohne daß im Geruchverschluß gelöste Bestandteile zurückbleiben. Es sollen nur Becken Verwendung finden, bei denen der Geruchverschluß als geschlossener Schlauch mit möglichst kreisförmigem Querschnitt ohne plötzliche Richtungsänderung ausgeführt ist. Je kürzer der Wasserweg, um so schneller wird der Beckeninhalt durch den Geruchverschluß hindurchgespült.

Die Abgangstutzen sollen bei allen Becken frei sichtbare Verbindungen mit der Abflußleitung geben, unter dem Becken liegende Abflußverbindungen sind schlecht zu dichten und zu kontrollieren.

Für besondere Fälle dient das Kauer- oder Hockklosett, dessen Benutzung direkte Körperberührung ausschließt.

Sitzflächen als Sitzringe werden aus poliertem Hartholz, Sperrholz oder nach patentiertem Verfahren fugenlos gepreßtem Material, für besondere Ausführungen auch mit celluloidartigen weißen glatten Überzügen aufklappbar eingerichtet, so daß das Klosett zugleich als Pissoir und eventuell als Ausguß benutzt werden kann. Ein gut schließender Deckel verhindert während der Spülung ein Verspritzen kleinster Tröpfchen und dadurch unter Umständen bedingte Infektion des Klosettraumes. Für Fabriken, Bahnhöfe, Schulen usw. sind vielfach in den Beckenrand eingelegte Holzsitzbacken oder wulstartige Verbreiterung des Beckenrandes angebracht, die eine leichte Reinigung ermöglichen und Auftreten auf die Sitzfläche verhindern.

Als Material der Becken kommt emailliertes Gußeisen, glasiertes Ton- oder Steinzeug, Hartsteingut, Porzellan und Feuerton zur Anwendung. In der Notzeit sind auch Becken aus Beton eingebaut worden, die aber nicht allen Anforderungen genügen.

Klosettspülung. Die Erzielung einer guten Spülung ist nur dann zu erreichen, wenn Abortspülbecken, Spüleinrichtung, Wasserleitung (Druck und Leistung) und Abwasserleitung gegeneinander abgestimmt sind. Der Spülrand des Beckens soll gleichmäßig, der Spülschlitz eng gehalten sein und zur Erzeugung wirksamer Druckstrahlen Spritzlöcher (Perforierung) erhalten. Der Geruchverschluß soll nicht zu weit sein und keinen zu großen Wasserinhalt besitzen; zu seiner Reinigung ist Druck weniger wichtig als eine große Durchflußmenge je sec (besonders bei Beginn der Spülung) (DIN 3265 Bau- und Prüfgrundsätze für Abortspülbecken).

Spülkästen aus Gußeisen, innen emailliert, Hartsteingut oder Eisenbeton, mit Heberglocke oder Standventil, $1-1^1/_2$ l je sec bei 6—10 l Gesamtspülmenge. Füllung durch Schwimmkugelhahn, auch bei geringem Leitungsdruck und kleiner Lichtweite der Zuleitung anwendbar. Nachteilig ist das Geräusch bei der Spülung und die häufige Reparaturbedürftigkeit.

Spülhähne (Selbstschlußhähne) benötigen wenig Raum, Bedingung rückschlagfrei, vorteilhafte Ausnutzung der Spülkraft der Wasserleitung bei ausreichendem Druck. Einfacher Einbau.

Zeitspüler (Aqua, Benkiser, Pollux, Sundo u. a.) sind für bestimmte Spülmenge und Spülstärke (1—1,5 l je sec) regelbar. Dadurch ist Ersparnis an Spülwasser möglich: sie benötigen aber stärkere Zuleitungen und größere Wassermesser.

Windkesselspüler sind auch bei engem Anschluß verwendbar und durch Bemessung des Kesselinhalts auf eine große sekundliche Spülmenge einstellbar.

Direkter Anschluß des Beckens durch ein Zweigrohr der Wasserleitung ist nicht statthaft wegen Gefahr eines gelegentlichen Rücksaugens aus dem Klosett, besonders bei schwachem Leitungsdruck und Entleerung der Leitung; zur Beseitigung dieser Gefahr sind Rohrunterbrecher einzuschalten. Diese — meist mit dem Spülhahn verbunden — sind mindestens 20 cm über Beckenoberkante anzuordnen; die Luftöffnungen sollen der Durchlauföffnung entsprechen, in ihrer Gesamtheit so groß sein, daß jede Saugwirkung durch ausreichenden Lufteinlaß zuverlässig aufgehoben wird.

Klosetts für öffentlichen Gebrauch. Für bessere Anlagen sind freistehende Becken mit guter Spülung zu nehmen. Kontinuierliche oder periodische Spülung ist gut, beansprucht aber meist viel

Wasser. Auslösen der Wasserspülung durch Erheben vom Sitze oder durch automatische Zeitspülung, die dem Bedarf anzupassen ist, bringen Wasserersparnis und sichern die Spülung, werden aber nur noch selten angewandt. Für einfachere Anlagen (Fabriken usw.) können Siphonklosetts mit periodischer gemeinsamer Spülung genommen werden (Trogklosetts). Regulierautomaten mit periodischer Spülung sind zweckmäßig.

Reihenaborte mit Steingut- und eisernen emaillierten Trichtern, unten weiter werdend und daher im Trichter keine Spülung benötigend, mit Sammelrohr und gemeinsamem Siphon werden für Fabriken, Schulen usw. benutzt.

Stehen Wasserklosetts in nicht frostgeschützten Räumen, müssen die Geruchverschlüsse durch ein Zwischenrohr mit dem Becken verbunden und etwa 1 m tief in den Boden verlegt werden, oder das Abortgebäude ist bei Frost durch eine Dauerbrandheizung zu erwärmen. Frostsichere Spülkästen für periodische Spülung sind nur dann brauchbar, wenn auch Zuleitung und Spülleitungen frostfrei gelegen sind.

Pissoirs. Stets ist für gute Beleuchtung (Tag und Nacht) und Lüftung zu sorgen.

Becken am besten freistehend, als Schnabelbecken aus Steingut, Feuerton, Porzellan, emailliertem Eisen, auf undurchlässiger glatter Wandbekleidung (Fliesen, Glasursteine usw.). Standbreite 70—80 cm.

Rinnen sind aus emailliertem Eisen und Steinzeug, nicht aus Holz oder Zinkblech herzustellen, besser sind glatte, möglichst fugenlose Wandbekleidungen aus Glas, Marmor, Schiefer. Fliesen, Glasursteine mit Rinne am Fußboden. Gefälle der Rinne 1:40. Fußboden und Wand (1,50 m hoch) sind wasserdicht herzustellen. Lüftung des Raumes ist stets vorzusehen.

Spülung, kontinuierliche, braucht sehr viel Wasser, intermittierende Spülung nach je 5—10 min $^1/_2$ min lang, ist meist genügend.

Öffentliche Pissoirs werden als Reihenstände mit Schiefer-, Marmor- oder Fliesenbekleidung ausgeführt; besser, aber auch teurer sind Feuertonstände, wegen der glatten fugenlosen Fläche leicht reinigungsfähig. Spülung durch Zeitspüler und besondere Spritzdüsen.

Ölpissoirs haben sich für nicht geschlossene Räume in der Praxis gut bewährt und ersparen die Kosten der Wasserspülung. Als besonderes Wandmaterial für Pissoirstände, welches keiner ständigen Reinigung durch Wasser bedarf, ist das „Torfit" von der Chemischen Fabrik L. Schwarz & Co., Hemelingen bei Bremen, viel angewandt. Es desinfiziert den Urin nicht, macht aber das Pissoir bei richtiger Behandlung bis zu einem gewissen Grade geruchlos.

Siphonöl wird von verschiedenen chemischen Fabriken geliefert.

4. **Badeeinrichtung.** Badewannen, aus Holz für Wohnungen nicht zu empfehlen, sie werden meist schnell undicht oder faulen und riechen dann. Wannen aus Zinkblech werden viel gebraucht und sind für einfache Ausstattung genügend. Wannen aus Gußeisen oder Stahlblech, emailliert, aus Steingut oder Feuerton sind besonders sauber

zu halten, erfordern aber wegen der größeren Wärmeaufnahme des Materials mehr Heizmaterial für Erwärmung des Badewassers.

Die Badewanne, falls sie nicht im undurchlässigen Fußboden versenkt wird (Eisenkasten mit Fliesenauskleidung oder Marmor), steht am besten ganz frei oder wird vollkommen eingemauert und erhält dann äußere Fliesenbekleidung. Freistehende Wannen sollen für die leichtere Raumreinigung auch nicht dicht auf dem Fußboden aufruhen. Ganz bewegliche Badewannen ermöglichen eine bequeme Reinhaltung des Fußbodens; in diesem Fall muß Ablauf und Überlauf der Badewanne mit dem Ablauf am Fußboden bei richtiger Stellung der Wanne korrespondieren.

Brausebäder für Wohnungen weniger gebräuchlich, aber als raumsparend für Siedlungshäuser gut geeignet.

Wasserbedarf. Wannenbäder 150—250 l, mit Brause 250—300 l. Brausebäder 30—40 l. Wassertemperatur 37—40° C.

Baderaum. Derselbe soll von den Schlafzimmern aus bequem erreichbar sein, er soll zur Vermeidung von Schwitzwasser ferner möglichst wenig kalte Außenwände haben. Der Fußboden besteht am besten aus Asphalt, Zement, Terrazzo oder anderem fugenlosem Fußbodenmaterial wie Torgament oder dgl. Bei Holzfußboden ist unter der Wanne eine dichte Tropfschale aus Zink- oder Bleiblech anzubringen, zweckmäßig etwas versenkt. Die Wände müssen für Wasser undurchlässig sein, Zementputz, Ölfarbe oder Kachelbelag erhalten, jedenfalls stets hinter der Badewanne; dort auch keine Paneelleisten (Scheuerleisten), sondern wasserdichten Übergang zum Fußboden anbringen. Bei kaltem Fußboden ist leicht beweglicher Holzlattenrost, eventuell Korkdecke nötig. Keine dunklen Winkel im Baderaum. Ventilation zweckmäßig, aber nur erwärmte Luft einführen. Besondere Erwärmung ist nötig, wenn der Badeofen nicht zugleich heizt. Als Vorsichtsmaßnahme zur Verhütung von Unfällen: Rufmöglichkeit an der Wanne; breiter Schlitz im unteren Teil der Badezimmertür für den Luftausgleich und die Abführung schlechter Luft; jederzeitige Zugänglichkeit des Badezimmers durch von innen und außen gleicherweise zu bedienenden Umlegehebel.

Abfluß des Badewassers durch nicht zu enges Abflußrohr (50 mm), Bodenentwässerung (DIN 592) stets mit Geruchverschluß und Sicherung gegen Bruch desselben. Überlauf zugänglich und leicht reinigungsfähig ausbilden (Standrohr außerhalb der Wanne in Verbindung mit dem Ablaufventil).

Erwärmung des Badewassers. Viel gebraucht Kohlenbadeöfen in Zylinderform und als Wandofen, heizen zugleich den Baderaum, daher oft im Sommer lästig; Anheizdauer lange. Gasbadeöfen wärmen Wasser schnell und zweckmäßig. (Gasverbrauch je Bad etwa 1,5—2 m³.) Stets sind dabei die Verbrennungsgase abzuführen. Anordnung des Gaswarmwasserbereiters (Junkers, Askania usw.) am besten in einem Nebenraum, z. B. der Küche, wo Überwachung erfolgt. Zirkulationsbadewannen sind billig, aber schlecht zu regulieren und zu reinigen, daher wenig empfehlenswert; besser sind besonders für

Siedlungsbauten Kesselöfen, die gleichzeitig als Waschkessel dienen (siehe auch Brausebäder für Schulen).

5. **Waschbecken** werden aus emailliertem Gußeisen, Porzellan oder Fayence, Hartsteingut und Feuerton entweder fest mit Siphon oder, besonders als Arbeiterwaschanlagen in Fabriken, Waschkauen usw., mit Kippschale in sehr verschiedener Ausstattung angefertigt.

Stets ist für leichte Zugängigkeit aller Teile zu sorgen, ganz besonders wenn die Becken in Schlafzimmern untergebracht werden. Sammelkasten der Kippschalen in Fabriken usw. aus emailliertem Gußeisen. Die Schalen sollen leicht herausnehmbar sein. Feste undurchlässige Rückwand ist notwendig. In neuerer Zeit kommen für Sammelwaschräume vorwiegend freistehende Waschbrunnen mit 5—10 Ausläufen für fließendes Wasser aus Steinzeug, Gußeisen, Beton, Terrazzo zur Verwendung.

Feste Waschbecken mit Stopfenverschluß am Boden haben den Nachteil, daß das Überlaufrohr zu wenig gespült wird; letzteres soll daher möglichst kurz und so geformt sein, daß es leicht gereinigt werden kann. Versteckte, versenkte Verschlüsse sind nicht zu empfehlen, da sie nicht gut rein zu halten sind. Eiserne Waschtische für Lager, Seminare und ähnliche Anstalten, meist zu mehreren vereinigt.

Waschtische für Hotels, Bahnhöfe, Bedürfnisanstalten usw., bei denen Gewähr einwandfreier Benutzung und Reinigung nicht besteht, sollen inbezug auf Material, Form, Ausbildung der Ab- und Überläufe leichte Reinigung ermöglichen. Am besten erfolgt hier die Benutzung bei fließendem Wasser; Überläufe und Abflußverschlüsse für Wasseranstau können, wenn Zuflußeinrichtungen für fließendes temperiertes Wasser vorhanden sind, wegfallen, das benutzte Wasser kann sofort durch den Ablauf abgeleitet werden. — Ein besonderes Speibecken ist gerade hier besonders erwünscht.

6. **Ausgußbecken** in halbrunder Form mit niedriger und hoher Rückwand (DIN 4491 und 4492), viereckige Ausgußbecken (DIN 4493), Spülbecken, kombinierte Spülausgußbecken und sonstige Einläufe für Abwasser aus Küchen usw. sind aus Porzellan, Feuerton, Steinzeug und emailliertem Gußeisen im Gebrauch. Spülsteine, besonders in Süddeutschland üblich, werden aus natürlichem Gestein, aus Terrazzo oder Kunststein hergestellt. Aufwaschtische mit Einsätzen aus emailliertem Gußeisen, emailliertem Stahlblech, Zinkblech oder anderem Metall sind als freistehende Becken und mit schrankartigen Umbauten erhältlich.

Sie müssen feste Siebplatte mit Löchern von höchstens 10 mm Durchmesser oder Metallkreuz am Auslauf haben. Der Geruchverschluß soll 7 cm Wassertiefe haben.

Bei der Einrichtung von Betrieben, in denen durch fetthaltige Abwässer größere Mengen von Fettschlamm anfallen, wie bei Fleischereien, Gastwirtschaften, Krankenhausküchen, Sanatorien, Erholungsheimen und sonstigen Gewerbebetrieben sind Fettfänge in der Ableitung vorzusehen.

Fettabscheider (DIN 4040/41) sollen mindestens 92% der im Abwasser enthaltenen Fettstoffe abscheiden. Sie sind im allgemeinen so ausgebildet, daß die fetthaltigen Abwässer durch eine besondere Einlaufkammer in den Abscheideraum gelangen, in dem die Leichtstoffe durch Auftrieb bei verringerter Durchflußgeschwindigkeit und durch Abkühlung zur Wasseroberfläche steigen. Die Größenbemessung ist dem Wasserzulauf anzupassen. Durchflußgeschwindigkeit 3—5 min Dauer. Abgeschiedene Fettstoffe dürfen nicht von neuen Zuflüssen aufgerührt werden. Ausführung in Gußeisen, Steinzeug, Beton, Mauerwerk. Fettabscheider sollen für die Reinigung leicht zugänglich sein, dichte Abdeckung und Geruchverschluß mit 7 cm Wassertiefe am Auslauf haben. Bei größerem Wasseranfall mit höherer Temperatur (Kochkesseln usw.) muß dem Fettfang unter Umständen ein besonderes Kühlbassin vorgeschaltet werden.

7. Hofsinkkästen. Einläufe für Höfe und Straßen, aus Gußeisen, Steinzeug, gemauert oder aus Beton, mit Eimer, sollen wasserdicht sein. Im Freien soll der Wasserstand mindestens 1 m, in nicht frostfreien Räumen 0,5 m unter der Oberkante liegen. Abfluß mit Wasserverschluß 0,5 m über der Sohle des Sinkkastens. Abschluß nach oben durch einen aufklappbaren Rost, Stäbe 1 cm voneinander. Im Kasten zur bequemen Reinigung ein herausnehmbarer, auf einem Falz ruhender Schlammeimer zweckmäßig. Besonders sorgfältige Ausführung in der Nähe von Brunnen, niemals direkt über Brunnenkesseln einbauen. Straßensinkkästen sind ähnlich, nur größer (DIN 4052).

8. Gruben für gewerbliche und ähnliche Abwässer. Abwässer, die einer besonderen Behandlung bedürfen (z. B. Neutralisation, Verdünnung, Abkühlung usw.), sind vor Eintritt in die Hausentwässerung in Behälter oder Gruben zu führen, deren Abfluß mit Geruchverschluß zu versehen ist. Der Abfluß darf nicht mehr als $^1/_{20}$% freie Säure enthalten. Wassertemperaturen über 35° C sind nicht zulässig. Feuer- und explosionsgefährliche Leichtflüssigkeiten wie Benzol, Benzin, Petroleum, Öl und Fett aus Betrieben sind durch besondere Abscheider zurückzuhalten (DIN 1999).

9. Regenröhren sind meist aus Zinkblech und bei Abschluß an die Kanalisation ohne Wasserverschluß nur anzulegen, wenn die obere Öffnung mindestens 3 m von Fenstern bewohnter Räume entfernt ist, sonst Wasserverschluß mit Geröll- oder Laubfang; letzterer auch bei Holzzement- und schlechten Schieferdächern oft nötig. Krümmungen der Regenröhre („Sprünge") befördern die Gefahr des Einfrierens im Winter, ebenso frei über Regeneinlässen mündende Regenrohre, sie sind also bis in frostfreie Tiefe (1,40—1,50 m) ohne Sprung in den Erdboden fortzuführen. Ein Zersprengen der Röhren beim Frieren des Inhalts kann durch Wellblechröhren meist vermieden werden. Regenrohre im Hause verlaufend nur aus Guß- oder Schmiedeeisen. Regenrohrsinkkasten mit Roste oder Gerölleimer.

Eisschränke, Fischkästen, Speiseschränke und ähnliche Behälter für Nahrungsmittel sollen nicht unmittelbar mit der Abflußleitung verbunden werden; besser ist es stets, sie frei über einen Ausguß oder einen Bodeneinlauf sichtbar münden zu lassen.

10. Wasserverschlüsse, Siphon, Trap, Topf mit Scheidewand.

Grundsatz. Jeder Wasserablauf oder Anschluß an die Entwässerungsleitung muß zur Verhinderung des Austritts von Gasen durch einen besonderen, festen und gegen Einfrieren geschützten Wasserverschluß gesichert werden (ausgenommen nur Regenrohre, siehe dort). Die Höhe des Wasserverschlusses soll mindestens 7 cm, bei Spülaborten 5 cm, bei Hofsinkkästen, Sand- und Fettfängen 10 cm betragen. Jeder Wasserverschluß muß eine Reinigungsöffnung (Putzschraube) haben.

Rohrweite der Geruchverschlüsse, für kleinere Ausgüsse, Waschbecken u. dgl. mindestens 30 mm, für Küchenausgüsse, Pißanlagen, fest angeschlossene Bäder und Fußbodeneinläufe 50 mm, für Bäder 70 mm, für Spülaborte, Massenspülaborte und Hofeinläufe mindestens 100 mm.

Die Geruchverschlüsse sind durch glatte U- oder S-förmig gebogene Röhren oder feste Tauchplatten oder Knie, die einen einfachen Wasserabschluß gewährleisten, aus Messing, Blei, Kupfer, Gußeisen, Porzellan, Steinzeug oder gleich gutem Material herzustellen; Zink und Aluminium sind nicht geeignet.

Um das „Brechen" (Leersaugen) der Wasserverschlüsse zu verhindern, soll der Geruchverschluß möglichst nahe der Ablaufstelle angebracht und mit seinem Ableitungsschenkel möglichst unmittelbar an das Fallrohr oder die Ableitung angeschlossen werden. In besonderen Fällen ist der Scheitel derselben durch ein besonderes Rohr zu entlüften (s. weiter unten). Diese sekundäre oder Siphonlüftung ist nötig, wenn:

1. die Beckengeruchverschlüsse weniger als 7 cm, die Abortgeruchverschlüsse weniger als 5 cm tief sind;

2. die Fallrohrquerschnitte nicht größer als die Siphonquerschnitte sind;

3. die Ablaufstellen oder Aborte mehr als 3 m vom Fallrohr entfernt liegen;

4. die Siphons an Fallröhren liegen, durch welche zeitweise größere Wassermengen (z. B. Regenwasser) entleert werden, sofern die Siphons nicht über 10 cm Durchmesser haben;

5. mehrere Becken durch eine Schrägleitung an ein Fallrohr angeschlossen sind; doch kann auch dann die Schrägleitung selbst entlüftet werden.

Ebenfalls gegen das Brechen (Leersaugen) der Wasserverschlüsse sind noch einige andere Einrichtungen empfohlen, z. B. Geruchverschlüsse, bei denen durch besondere Einbauten oder Erweiterungen ein mehr oder weniger großer Widerstand bei Saug- und Druckwirkung erreicht werden kann; sie sind auch nachträglich noch anzubringen. Genannt seien der Focktrap D.R.P. 215087, der Kugeltrap, der Verschluß Kesselring D.R.P. 112645, eine Reihe verschiedener Konstruktionen der Firma Torrey, Berlin usw. Besser wird es aber jedenfalls sein, wenn man die Siphonlüftung überhaupt entbehrlich macht, indem man zu den Fallröhren mindestens 70 mm weite und zu den Seitensträngen höchstens 50 mm weite Röhren nimmt.

Bei längerem Nichtgebrauch der Leitung (Reisen, Leerstehen der Wohnung) ist durch Eingießen von Öl oder Glycerin ein Verdunsten des Wasserverschlusses zu verhindern. Ein Wasserverschluß am Stammsiel des Hauses ist unnötig und teilweise sogar der Entlüftung direkt hinderlich.

11. Lüftung der Hausleitung. Sämtliche Fallrohre sind über Dach als Dunstrohre zu verlängern, und zwar in voller Weite und möglichst ohne Krümmung. Das Entlüftungsrohr der Wasserverschlüsse wird ebenfalls über Dach geführt oder mündet auf dem Dachboden in das Fallrohr. Dasselbe sollte wenigstens 5 cm Durchmesser haben und ebenso sollten die Siphonabzweigungen höchstens 1 cm enger als die Siphonquerschnitte sein. Eine Entlüftung der Siphons direkt in das Fallrohr ist nur bei Anschluß von höchstens 1—2 Becken an das Fallrohr zu erlauben. Zweckmäßig sind ferner alle Dunst- und Entlüftungsrohre, besonders natürlich die engeren, von 50 cm unter Dach an, nach oben etwas zu erweitern. Eine aufgesetzte Schutzhaube darf die Öffnung nicht verengen.

12. Besondere Einrichtungen der Hauskanalisation. Revisionskästen (Inspektionsgruben) sind am Ende des Hauskanals und bei Zusammenführung mehrerer Leitungen, bei sehr langen Leitungen im Abstand von 20—25 m empfehlenswert. Sicherungen gegen *Rückstau* sind oft bei tiefen Kanälen in Kellern und allen unter Straßenhöhe liegenden Einläufen nötig; selbsttätige Einrichtungen durch Klappen- und Kugelverschlüsse sind nicht immer zuverlässig; oft ist Hochlegen des Ausgusses möglich und genügend, sonst sind die gefährdeten Teile der Leitung durch Schieber oder Hähne abzuschließen, welche nur bei Gebrauch (Waschküchen) geöffnet oder bei Gefahr (Regen, Überschwemmung) geschlossen werden. In Ortsstatuten ist für die gefährdeten Leitungen ein selbsttätiger *und* ein von Hand zu bedienender Verschluß vorzuschreiben, der jedoch niemals die Hauptleitung des Hauses verschließen darf.

Prüfung der Abflußleitungen ist bei neuen Leitungen stets vor Ingebrauchnahme nötig und im ferneren Betriebe zeitweilig zu wiederholen (mindestens alle 10 Jahre); durch Ortsstatut vorzuschreiben.

Wasserdruckprobe. Füllen der Leitung nach Abschluß derselben am tiefsten Punkt bis zu 1—2 m Wasserdruck und Beobachten des Wasserniveaus; am besten vor Anschluß der Ausgußgefäße und nur bei eisernen Leitungen oder Grundleitungen.

Rauchprobe. Einleitung von Rauch in die Leitung durch Kohlenfeuerung und Gebläse nach vollständiger Vollendung der Leitung. Sie kann auch so angestellt werden, daß ein tragbarer Ofen unten an die Leitung angeschlossen wird; in dem Ofen ist Papier oder anderes rauchentwickelndes Material zu verbrennen oder zu verschwelen, der Rauch ist durch Handblasebalg in das Kanalnetz einzutreiben.

Geruchprobe. Einige Tropfen Pfefferminzöl mit heißem Wasser werden in den obersten Teil der Leitung eingegossen.

13. Ortsentwässerung. Schwemmkanalisation. a) Fäkalien, Wirtschafts- und Regenwasser zusammen (Mischsystem) in einer Röhrenleitung, geeignet für größere Städte und wenn die Abführung und endgültige Beseitigung der Wässer keine besonderen Kosten oder Schwierigkeiten macht (freies Gefälle zum Vorfluter, Möglichkeit und Zulässigkeit von Notauslässen).

b) Fäkalien und Wirtschaftswasser allein (Trennsystem), geeignet für Städte oder für Teile derselben, wenn ein geordnetes Ableiten des Regenwassers in nahe Wasserläufe keine Schwierigkeiten macht. Oft werden auch Rückhaltebecken zum Aufspeichern plötzlich andrängender großer Regenmengen als Teiche oder gemauerte Becken vor der Kanalisation eingeschaltet, die von großem Nutzen sein können. Das doppelte Leitungsnetz der Trennkanalisation belastet den Straßenkörper und die anzuschließenden Grundstücke mehr als das des Mischsystems.

Vorteile gegenüber von a) sind: Billigere Rohrleitungen, wenn das Regenwasser teils oberirdisch in Straßenrinnen, teils durch kurze Stichkanäle zum Vorfluter gebracht werden kann; billigerer und gleichmäßigerer Betrieb, falls Pumpstationen nötig sind, unter Umständen Fortfall des Nachtbetriebes bei Einschaltung von Sammelbecken oder Brunnen; beim Trennsystem wird der Vorfluter mit „Schmutzwasser" nicht belastet, während beim Mischsystem bei stärkeren Regenfällen mehr oder weniger verdünntes Schmutzwasser durch Notauslässe abfließt. Leichtere einwandfreie Beseitigung der Schmutzwässer.

c) Fäkalien und Wirtschaftswasser mit beschränkter Aufnahme von Regenwasser bei Ortsteilen, denen natürliche Ableitung zum Vorfluter fehlt (Übergangsform vom Trennsystem zum Mischsystem).

d) Wirtschaftswasser und Regenwasser allein, auch wohl als Spülkanalisation bezeichnet; angebracht wohl nur, wenn die betreffende Ortschaft eine gute und bewährte Einrichtung für Abfuhr der Fäkalien bereits besitzt und Verwertungsmöglichkeit für dieselben besteht. (Zu achten ist auf verbotene Anschlüsse.) Zu beachten ist stets, daß Wirtschaftswasser mit und ohne Fäkalien hygienisch ziemlich gleich zu beurteilen ist, d. h. daß auch in letzterem Falle ein Einleiten in öffentliche Wasserläufe nur unter den später angeführten Bedingungen statthaft erscheint (vgl. S. 201 bzw. 236).

Vorarbeiten zur Aufstellung eines Kanalisationsprojektes umfassen:

1. Bodenverhältnisse, Nivellement, tiefster zu entwässernder Punkt, Vorfluter, geognostische Beschaffenheit des Bodens, höchster, niedrigster und mittlerer Grundwasserstand, Frostgrenze, Wasserstände im Vorfluter, Feststellung der Benutzung des Flußlaufs bis i. a. etwa 15 km unterhalb.

2. Regenwasser (s. S. 198). Die Maximalmenge ist bei größeren Anlagen durch möglichst lange Beobachtungen an Regenmessern genauer zu ermitteln. Auskunft erteilen die Wetterwarten und die meteorologischen Institute.

3. Gesamte Menge der flüssigen Abfallstoffe (s. S. 227). Abwässer größerer Fabriken sind besonders zu berücksichtigen.

4. Bevölkerungsdichte und Anwachsen der Bevölkerung (s. S. 222). Bebauungsplan neuer Stadtteile.

5. Weiteres Schicksal der abgeleiteten Wässer (s. S. 255ff.).

6. Erlaß von Vorschriften (Ortsstatuten) über Herstellung und Betrieb der Grundstücksentwässerungsanlagen.

Einen guten Anhaltspunkt zur Aufstellung solcher Vorschriften geben die vom Deutschen Normenausschuß herausgegebenen Normblätter DIN 1986 und 1987 (Beuth-Verlag G.m.b.H., Bln.-Wilmersdorf).

Allgemeines Schema der Anlage.

Verzweigtes Kanalnetz mit größeren Sammelkanälen oder Stammsielen. Letztere gehen entweder parallel einem Flußlauf, Abfangsystem, oder nach einem bzw. mehreren tiefsten Punkten, Fächersystem, oder sie führen die Abwässer nach einzelnen Pumpstationen, Radialsystem. Häufig sind auch Kombinationen verschiedener Systeme nötig, Zonensystem. Soweit möglich, ist das vorhandene Gefälle stets auszunutzen. Wenn kein Gefälle vorhanden ist, werden Überpumpstationen nötig. Die Hebung der Abwässer kann durch Pumpen und, was häufig von Vorteil sein kann, durch Luftdruck-Hebewerke geschehen. (Siebkesselpumpwerk der Kremer-Klärgesellschaft, Berlin; Maschinenfabrik Hölscher, Berlin.)

Material der Straßenkanäle.

Steinzeug, glasiert, aus gut sinterndem, dicht brennendem Ton. Die Rohre sind zur Sicherung gegen Erddruck von 60 cm lichtem Durchmesser an mit Magerbeton zu umstampfen. Kreisförmiges Profil ist besser als eiförmiges, da letzteres oft ungleich ist und die Röhren teurer sind. Gute Röhren sind säurefest.

Die Dichtung der Muffen wird hergestellt durch Teerstrick und ein heißes Gemisch von Teer und Asphalt mit besonderen Zusätzen, z. B. Ziegelmehl; zum Einbringen der flüssigen Masse sind Gießringe aus Gummi oder Juteschlauch mit Korkeinlage nötig. Nach Erhärten der Vergußmasse werden die Gießringe entfernt. Asphaltdichtungen sind vollkommen undurchlässig für Flüssigkeiten und elastisch, sie erweichen bei Temperaturen unter etwa 50° C nicht und sind säurebeständig. Zement ist nicht zu empfehlen, weil dabei infolge der starren, unnachgiebigen Dichtung häufiger Rohrbrüche vorkommen, wenn die Röhren nicht sehr sorgfältig gelagert sind.

Anforderungen, welche an Rohre für die Kanalisation gestellt werden müssen, sind: Scharfer Brand, kreisrunde Form, gleichmäßige Wandstärke, gute Glasur, genügende Festigkeit (durch Druckproben festzustellen), heller Klang beim Anschlagen; ein Scherben, in Wasser gelegt, darf nicht mehr als 3 % Wasser aufnehmen (DIN 1203—1206).

Zementrohre, aus 1 Tl. Zement und 6—12 Tln. Sand (Kies), die Sohle und eventuell der innere Verputz im Verhältnis von 1:1 gemischt. Die inneren Flächen der Rohre sollen glatt, hart und für Flüssigkeiten undurchlässig sein; bei sauren oder sonst angreifenden Wässern ist Bekleidung des Gerinnes mit Steinzeugplatten, Basaltplatten oder ähnlich widerstandsfähigem Material bzw. Schutzanstrich erforderlich. Bei saurem oder stärker salzhaltigem Grundwasser und Boden dürfen Zementrohre nicht verwendet werden. Die Dichtung der Fugen wird mit Zement hergestellt (DIN 1201).

Ziegelsteine für begehbare Kanäle geeignet, aber nur beste Kanalklinker, in gutem Zementmörtel. Die Fugen sind mit Zement gut zu glätten oder mit besonderem, gegen Angriffe widerstandsfähigem Dichtungskitt auszufüllen.

Hausteine, harte, aus Granit, Basalt, sind zu Sohlstücken sehr geeignet, aber nicht billig.

Gußeisen, Schmiedeeisen und Stahlrohr ist zu empfehlen für Fälle mit besonderen Anforderungen, z. B. Unterführungen von Wasserläufen, Eisenbahnen, Nähe von Wassergewinnungsanlagen (vgl. S. 212) u. dgl., für Hauskanäle sowie für oberflächliche und in schlechtem Boden liegende Leitungen. Sie sind gegen Rost durch geeigneten Anstrich zu schützen.

Asphaltröhren sind nur noch wenig als Klosettfallröhren in Gebrauch. Geringes Wärmeleitungsvermögen, daher Einfrieren weniger leicht zu befürchten.

Monierröhren aus Zement mit Eiseneinlage und *Schleuderbetonrohre* sind in neuerer Zeit mehrfach angewendet. Schleuderbetonrohre zeichnen sich durch große Festigkeit aus, die Innenhaut ist wegen des dichten Gefüges besonders widerstandsfähig gegen chemische Einflüsse. In besonderen Fällen kann wie beim Zementrohr Plattenbelag und Schutzanstrich in Frage kommen.

Porzellanrohr und andere dichte keramische Werkstoffe kommen für Rohrleitungen innerhalb der Gebäude zur Anwendung.

Drainage des Untergrundes durch Straßenabwasserkanäle. Eine Senkung des Grundwasserspiegels durch die Kanalisation ist besonders erwünscht bei hohem Grundwasserstand, sie kann herbeigeführt werden durch:

a) Öffnungen in den Kanalschächten, was aber wegen gelegentlichen Rückstaues und Verunreinigung des Untergrundes dadurch nur anzuwenden ist, wenn die Kanäle so tief liegen, daß die Kanalhochwasserlinie tiefer als der Grundwasserspiegel ist;

b) hohle Sohlstücke der Kanäle aus Steinzeug. Sie brechen leicht, können sich verstopfen und erschweren die Dichtung der Kanalfugen;

c) Ausfüllen der Baugrube mit porösem Material, wie Kies, Sand. ist in der Regel vorteilhaft anzuwenden;

d) Drainierung in gewöhnlicher Weise durch Drainröhren neben den Kanälen. Die Röhren können auch etwaiges Grundwasser aus niedrig gelegenen Kellern aufnehmen und diese dadurch trocken erhalten.

Das Grundwasser ist bis zu einer tieferen durchlässigen Schicht oder in einen Wasserlauf zu führen, kann in die Kanäle aufgenommen oder durch Pumpen in den nächsten Wasserlauf gefördert werden.

Tiefe der Kanäle. Die Kanäle sind frostfrei zu verlegen, wenigstens also je nach den örtlichen Temperaturverhältnissen mit ihrem Scheitelpunkt 0,80—1,50 m in Orten, wo die Temperatur im Winter bis —15° C sinkt, ferner möglichst so tief, daß alle angeschlossenen Keller entwässert werden können. Besonders ist dies nötig bei Keller-*wohnungen* und hohem Grundwasserstand. Es ist aber nicht immer möglich in kleinen Städten, in flach gelegenen Städten und bei plötzlichen Niveauveränderungen der Erdoberfläche. Besonders tiefe Keller können zuweilen durch hochgelegte Ausgußbecken oder durch kleine automatische Abwasserhebeanlagen entwässert werden.

Tabelle 7. Gefälle der Kanäle.

	Mittelwerte	Grenzwerte
Hauskanäle von 100— 150 mm l. Weite	1: 50	1: 15—1: 100
Straßenkanäle bis 300 „ „ „	1: 75	1: 20—1: 300
„ von 400— 600 „ „ „	1: 150	1: 30—1: 400
Nebensammler 600—1000 „ „ „	1: 200	1: 30—1:1000
Hauptsammler 1000—2000 „ „ „	1:1000	1:100—1:4000

Größte Abflußgeschwindigkeit in den Kanälen 2,0—3,0 m je sec; geringste Geschwindigkeit 0,60 m je sec, bei wenigstens 2 cm Wasserhöhe, bei Kanaldükern mindestens 1 m je sec.

Profil der Kanäle bis zu 50 cm Durchmesser rund, bei größeren Röhren meist eiförmig (Höhe zu Breite 3:2), bei ganz großen Kanälen häufig Seitenbankett empfehlenswert.

Für Regen-Notauslässe Eiprofile oder Halbkreisprofile mit ebener Sohle.

Auf je 25—70 ha Entwässerungsfläche ist ein *Notauslaß* vorzusehen; Verdünnung meist 5fach, bei dünnem Abwasser (Wasserverbrauch je Kopf mehr als 200 l) entsprechend geringer. Mündungsstellen der Notauslässe sind wie Kanalwassermündungen auszuwählen, d. h. abseits von Wasserentnahmeplätzen, Badeanstalten u. dgl. Für die Ablenkung von Schwimmstoffen Tauchbretter oder besser Tauchgitter vor den Überfallschwellen anordnen (GEIGERscher Schwimmstoffablenker. Zentrisieb der *Passavantwerke*).

Spezielle Einrichtungen der Straßenkanalisation.

Kanalverbindungen sind stets tangential, nicht im rechten Winkel auszuführen, Anschlüsse von Hausleitungen durch besondere Abzweige oder Einlaßstücke.

Revisions-(Einsteige-)Schächte gemauert bzw. über Rohrscheitel aus Betonringen, bei kleinen Kanälen direkt auf dieselben, bei großen seitlich derselben an allen Vereinigungspunkten der Kanäle, sowie in Abständen von 50—70 m. Zwischen zwei Einsteigeschächten sind nur gerade Rohrstrecken und gleiches Gefälle zulässig, wenn die Kanäle nicht begehbar sind. Kleinere Lampenrevisionsschächte zwischen den Einsteigeschächten sind nicht sehr empfehlenswert. Sohle durchgehend ohne Schlammfang. Kleinster Durchmesser der Abdeckung 60 cm, um Hilfe bei Gefahr zu erleichtern (Abdeckung genormt DIN 1215—1224).

Ventilation des Kanalnetzes ist nötig zur Beseitigung stinkender Gase und zum leichten Entweichen der Kanalluft bei plötzlicher Füllung der Kanäle durch Regenwasser.

Lüftung durch die durchbrochenen Abdeckungen der Einsteigschächte, besondere Lufteinlaßöffnungen, Fallrohre der Hauskanalisation und Regenrohre; Gasbeseitigung aus Kanälen von Benzin, Benzol und anderen explosiblen Leichtflüssigkeiten herrührend, durch Kanal-Entgaser *Siemens-Schuckert.*

Reinigung der Kanäle.

a) Durch Spülung mittels Kanalwasser, Aufstau durch Klappen oder Spültüren, je 100—200 m eine, Spülschieber oder Spülgalerien, welche mit Fluß-, Regen- oder Leitungswasser spülen; in letzterem Fall ist eine Abzweigung der Wasserleitung direkt bis in die Kanäle praktisch. Automatisch wirkende Spüler (Selbstspüler) sind besonders angebracht an den oberen Strecken von Kanälen mit schwachem Gefälle, sie brauchen im allgemeinen viel Wasser und öftere sorgfältige Revisionen.

Kippspüler für kleinere Kanäle brauchbar, große Kippspüler werden leicht schadhaft.

Heberspüler sind besser für größere Spülwassermengen; Konstruktionen von *Geiger,* Karlsruhe; *Wurl,* Berlin; *Passavantwerke,* Michelbacherhütte u. a.

b) Durch Bürstenreinigung; ist neben der Spülung stets nötig. Bei schlechtem Gefälle alle 2—6 Wochen, bei gutem alle 2—6 Monate vorzunehmen mittels Bürsten, die an Seilen durchzuziehen sind, oder in großen Kanälen durch Reinigungswagen, Schiffe oder Schilder (Spülbürste „Iltis", „Kanalratte", *Panse,* Wetzlar usw.). Zur Beseitigung von Verstopfungen, namentlich in engeren (Haus-) Kanälen, werden die biegsamen Wellen von *G. Pickhardt* in Bonn oder besondere Reinigungsapparate verschiedener Art empfohlen.

Straßensinkkasten (Gullies) sind alle 30—50 m einzuschalten, aus Mauerwerk 50 cm Lichtweite, Steinzeug oder Zementbeton, etwa 50 cm im Durchmesser, mit Einlaufschlitzen (40—70 cm lang, 8 bis 15 cm hoch) oder Roste, mit herausnehmbarem Eimer (40—60 l), zweckmäßig auf einem Wulst im Schacht aufgehängt, endlich mit Wasserverschluß, 10—20 cm hoch, 15 cm weit. Bei Trennsystem

Trockensinkkasten mit Sohlenentwässerung, Geruchverschluß entbehrlich (Abdeckungen genormt DIN 593 und 1207).

Sandfänge sind nötig bei plötzlicher Verringerung der Wassergeschwindigkeit in den Kanälen (Dükern), Pumpstationen, Verlangsamung der Durchflußgeschwindigkeit der maximalen Wassermenge auf 0,30 m je sec; danach sind die Dimensionen zu wählen.

14. Normen auf dem Gebiete der Grundstücksentwässerung und der Stadtentwässerung (10), aufgestellt vom Deutschen Normenausschuß, Berlin W 15, Uhlandstraße 175. Nebenstelle in Langewiesen bei Ilmenau. Vertrieb: Beuth-Vertrieb, Berlin.

DIN 1986. Technische Vorschriften für Bau und Betrieb von Grundstücksentwässerungsanlagen.

DIN 1987. Bau und Betrieb von Grundstücksentwässerungsanlagen, Grundlagen für rechtliche und verwaltungstechnische Vorschriften.

DIN 1201. Kanalisationsrohre, Beton.

DIN 4032—4037. Betonrohre, Bedingungen für Lieferung, Prüfung, Beförderung und Ausführung von Eisenbeton-Druckrohrleitungen.

DIN 1230. Kanalisations-, Steinzeugwaren, Abmessungen, technische Lieferbedingungen.

DIN 1213. Baugrundsätze für Aufsätze von Straßen- und Hofabläufen.

DIN 1214—1229, 4290. Schachtabdeckungen für Fahrbahnen und Gehbahnen nebst Baugrundsätzen.

DIN 1172—1178. Leichte Normal-Abflußrohre.

DIN 364, 538—545. Normal-Abflußrohre.

DIN 590—595, 597—598, 1207, 4052—4053. Kellersinkkästen, Deckensinkkästen, Badabläufe, Hofabläufe, Straßenabläufe.

DIN 1997. Absperrvorrichtungen für Grundstücksentwässerungsanlagen. Baugrundsätze.

DIN 1999. Benzinabscheider, Baugrundsätze, Grundsätze für Einbau, Größe und Betrieb, Prüfverfahren (43).

DIN 4040—4042. Fettabscheider, Baugrundsätze, Vorschriften für Einbau, Größe und Betrieb. Prüfverfahren.

DIN 4250—4256. Abflußrohre aus keramischen Werkstoffen, Bogen, Abzweige und andere Formstücke, Geruchverschlüsse und Reinigungsrohre.

DIN 1209 und 1210. Geruchverschlüsse aus Gußeisen.

DIN 1980. Be- und Entwässerungsanlagen, Gasleitungen (innerhalb der Grundstücke), Ziffer 9 Dichtungsstoffe.

DIN 4051. Kanalklinker.

DIN 1202. Brunnenringe aus Beton.

DIN 4135. Bauausführung der Stadtentwässerungsleitungen.

DIN 4091—4093. Ausgußbecken.

DIN 1203—1206. Steinzeugrohre.

DIN 3265. Bau- und Prüfgrundsätze für Abortspüler. Bau- und Prüfgrundsätze für Abortspülkästen. Bau- und Prüfgrundsätze für Porzellan-Ausgußbecken mit angeformtem Geruchverschluß.

IV. Das Abwasser und seine Reinigung.
1. Das städtische Abwasser.

Menge. Die Menge des anfallenden Abwassers (Trockenwetterabfluß) ist im allgemeinen unmittelbar abhängig vom Wasserverbrauch.

· *Durchschnittlicher Wasserbedarf* in Deutschland (vor dem 1. Weltkriege) je Kopf und Tag für

Orte ohne Wasserleitung: etwa 30 l;

ländliche Orte sowie *kleinere Städte mit Wasserleitung* 30—50—80 l (dazu der Bedarf für das Vieh: Großvieh etwa 30—50 l je Stück und Tag, Kleinvieh entsprechend weniger);

größere Städte, Kurorte bzw. bei besonders wohlhabenden Bewohnern (von Villenorten u. dgl.) 80—100—120 l, unter besonderen Verhältnissen, z. B. in Irrenanstalten (Bäderbehandlung!) unter Umständen erheblich höher;

Industrieorte sehr verschieden, unter Umständen sehr erhebliche Mengen; der Bedarf an Betriebswasser übersteigt den häuslichen Bedarf manchmal um das Mehrfache.

Der Wasserbedarf steigt am Tage des größten Wasserverbrauchs um rd. 50 % und eventuell noch mehr.

Der Wasserverbrauch ist in den letzten Jahren bei uns stark gestiegen (fließendes warmes Wasser, Badeeinrichtungen u. dgl. „Komfort" auch in den kleinen Wohnungen); er liegt aber noch weit unter dem nordamerikanischen (USA.), der in Großstädten durchschnittlich zwischen 400 und 600 l/Tag, teilweise (Chikago!) über 1000 l/Tag beträgt und naturgemäß die Konzentration des Abwassers stark beeinflußt.

Die *Menge* der täglich anfallenden *Gesamtabwässer*, die SCHMIDTMANN, THUMM und REICHLE (50) 1911 noch auf 80—100 l je Kopf für mittlere und größere Städte annahmen, gibt LANGBEIN (17) 1929 für die rund 18 Millionen Menschen, die in Deutschland zur Zeit in *Groß*-städten leben, nach ungefährer Schätzung auf etwa 3 000 000 m³ an. Danach entfiele auf jeden Einwohner dieser Städte täglich $^1/_6$ m³ = 166 l Abwasser.

Auf die *Fläche des bebauten Ortsgebietes* übertragen berechnete BRIX (5) 1913 den *größten* Brauchwasserabfluß je nach der *Bevölkerungsdichte (Besiedlungsziffer)* folgendermaßen:

Tabelle 8.

Bebauung	Einwohnerzahl auf den ha	Größter Brauchwasserabfluß in der Sekunde
Sehr dicht	800	2,4 l
Dicht	400	1,2 l
Weitläufig	250	0,75 l
Landhausmäßig . . .	100	0,3 l

Die *durchschnittliche* Abflußmenge beträgt etwa die Hälfte dieser Zahlen. Sind Wasserklosetts nicht vorhanden, so sind beträchtliche Mengen abzuziehen.

IMHOFF (24a) (1928) gibt folgende Tabelle:

Tabelle 9.

Klasse	Bebauungsart	Einwohner auf 1 ha	Trockenwetterabfluß	
			Brauchwasserabfluß l/sec/ha	Dazu Bachwasserabfluß l/sec/ha
I	sehr dicht	350	1,11	0,06
II	dicht	250	0,87	0,06
III	geschlossen	150	0,52	0,06
IV	weitläufig	100	0,35	0,06
V	unbebaut	0	0,00	0,06

Bevölkerungszunahme. Wichtig ist bei der Planung einer Anlage zur Beseitigung der Abfallstoffe, und zwar besonders für die Bemessung der Kanäle auch die voraussichtliche *Bevölkerungszunahme.* Für gewöhnlich richtet man eine *Neukanalisation* sogleich für den in den nächsten 40 Jahren zu erwartenden Bevölkerungszuwachs ein, in Bergbaugebieten — nach IMHOFF (24a) (S. 2) — auf 10—25 Jahre. Die Zunahme ist zu schätzen nach den *besonderen* örtlichen Verhältnissen und Erfahrungen, unter Berücksichtigung der *allgemeinen* Erfahrungswerte, die allerdings in den außergewöhnlichen Zeiten der letzten 15 Jahre (Krieg, Nachkriegs-[Inflations-]Zeit) gegenüber der Zeit vor dem Kriege weniger konstant sind.

Jährliches Anwachsen der Bevölkerung in Deutschland.

Durchschnitt von 1900—1905

Großstädte . . . . . 2,7 %
Mittelstädte 2,72%
Kleinere Städte . . 2,17%
Kleine Orte 0,72%

Nach IMHOFF (24a) (1928, S. 2)

Großstadt 3%
Kleinstadt 1%
Industriestadt . . bis 10 %

Bei 100 l/Tag und Kopf Brauchwasserabfluß beträgt der *gemittelte Stundenabfluß* 4,16 l (bei Höchsttagesverbrauch 6,24 l), jedoch ist die *Verteilung* auf Tag (mehr) und Nacht (weniger) ungleich; die Menge schwankt auch für die einzelnen Tagesstunden (verschiedene „Wellen"); *größter Stundenabfluß* etwa gleich $^1/_{12}$—$^1/_{10}$ der 24stündigen Menge, bei 100 l/Tag und Kopf Brauchwasserabfluß also etwa 8—10 l (10 l Stundenabfluß = 0,0028 l/sec).

Die möglichst genaue Kenntnis der *Gesamtabwassermenge* ist erforderlich für die richtige Auswahl, Einrichtung und Bemessung der Reinigungsanlagen; deshalb ist sie tunlichst fortlaufend täglich festzustellen, zweckmäßig durch selbstschreibende Meßeinrichtungen am Ende des Hauptsammlers bzw. in der Reinigungsanlage. Daraus erhält man durch Vergleich mit der Wassermenge der Zentralwasserversorgung zugleich Aufschluß über den Zustrom von Grundwasser zur Kanalisation und die den sonstigen Wasserbezugsstellen entstammenden Wassermengen.

Der Einfluß der *Niederschläge* auf die Menge des Gesamtwassers ergibt sich aus den Darlegungen auf S. 198/199.

Zusammensetzung des Trockenwetterabflusses. In der durchschnittlichen Tagesmenge eines Menschen an Kot (90 g) und Harn (1200 g) beträgt die Trockenmasse 23,7 + 56,6 = 80,3 g = rd. 80 g, aus den sonstigen Abwässern (Abfallstoffen) stammen nach

BAUMEISTER (3) je Kopf und Tag . . . . 100 g
zusammen feste Bestandteile (Trockenmasse). 180·g

Die Aufnahme der Fäkalien in die Kanalisation vermehrt demnach die Gesamtschmutzmenge des Abwassers um etwa 80 % (Trockenmasse), also sehr erheblich; dies wird in der Praxis manchmal in seiner Bedeutung unterschätzt. Allerdings vermehrt sich andererseits die Gesamtmenge des Abwassers bei Vorhandensein von Spülaborten durch die große Spülwassermenge. Nach DUNBAR (11) ist die Gesamtschmutzstoffmenge des häuslichen Abwassers (180 g) je Kopf und Tag im großen Durchschnitt recht konstant, bei hohem Wasserbrauch allerdings etwas höher, wie DUNBAR glaubt infolge vermehrten Seifenverbrauchs.

Die *Konzentration* des städtischen Abwassers (Trockenwetterabfluß) hängt also hinsichtlich des häuslichen Abwassers unmittelbar vom *Wasserverbrauch* der Einwohner ab, daneben auch von der mehr oder weniger großen Menge des in die Kanäle aufgenommenen *Grundwassers*. Unter Umständen nicht unwesentlich beeinflußt wird die Konzentration des Abwassers durch die Zusammensetzung des betreffenden Leitungs- und Grundwassers, dessen Trockenrückstand ja recht bemerkenswert sein kann. Da außerdem Menge und Zusammensetzung der in das Grundwasser aufgenommenen *gewerblichen* Abwässer in den einzelnen Orten ganz verschieden sind, schwankt die *Zusammensetzung des städtischen Gesamtabwassers* der einzelnen Städte in weiten Grenzen. So wurde seinerzeit der Gehalt der Kanalwässer an suspendierten Bestandteilen (Schwebestoffe, Ungelöstes) angegeben für Paris auf 1500, Frankfurt a. M. 1300, Berlin 670, London 614, Danzig 600, Köln 240 mg/l.

Als *mittlere* Zusammensetzung der Spüljauche werden folgende Zahlen gegeben:

Stickstoff . . . . 100 mg/l
Kali . . . . 40 „
Phosphorsäure . . . . 30—40 ,.
Magnesia . . . . 15—20 „
Kochsalz . . . . 200—250 „

und eine Fettmenge (1) von 20—35 g je Kopf und Tag, doch kommen solchen „Durchschnittszahlen" gegenüber ganz erhebliche Abweichungen nach oben und unten vor. Deshalb ist es besser, die Zahlen in Beziehung zu setzen zum Wasserverbrauch.

Für mittleres Abwasser einer deutschen Stadt (150 l Wasserverbrauch je Kopf/Tag) ohne wesentliche gewerbliche Abwasserbeimengung gibt IMHOFF (24) im 24-Stundenmittel nachstehende durchschnittliche Zusammensetzung an:

mg/l	Mineralisch	Organisch	Gesamt	Biochemischer Sauerstoffbedarf
Absetzbare Schwebestoffe .	130	270	400	130
Nicht absetzbare Schwebestoffe	70	130	200	80 ⎫ (233)
Gelöste Stoffe	330	330	660	150 ⎭
Zusammen	530	730	1260	360

Auf den Einwohner berechnet sind die nach den Lebensgewohnheiten und dem Bevölkerungswohlstande verschiedenen täglichen Schmutzmengen in folgenden Mittelzahlen gegeben (mg/l):

mg/l	Mineralisch	Organisch	Gesamt	Biochemischer Sauerstoffbedarf
Absetzbare Schwebestoffe .	20	40	60	19
Nicht absetzbare Schwebestoffe	10	20	30	12 ⎫ 35
Gelöste Stoffe	50	50	100	23 ⎭
Zusammen	80	110	190	54

Nach THUMM (55) haben häusliche Abwässer durchschnittlich etwa folgende Zusammensetzung (mg/l):

Konzentration der Abwässer	Ungelöste Stoffe gesamt	Abdampfrückstand gesamt[1]	Chlor[1]	Ammoniak-Stickstoff[1]	Organischer Stickstoff[1]	Kaliumpermanganatverbrauch
Dünne ..	bis 500	bis 500	bis 100	bis 30	bis 10	bis 200
Mittlere..	„ 1000	„ 1000	„ 150	„ 50	„ 30	„ 300
Konzentrierte ..	über 1000	über 1000	über 150	über 50	über 30	über 300

Die Zahlen gelten auch für Abwässer, die nicht stärker durch gewerbliche Abwässer beeinflußt sind.

Niederschläge beeinflussen wie die Menge so auch die *Zusammensetzung* des Gesamtabwassers (bei Mischkanalisation, s. S. 221) je nach der jeweiligen Verschmutzung der abgeschwemmten Flächen (Höfe, Straßen, Plätze) mehr oder weniger stark. Besonders nach längerer Trockenheit gelangen dadurch oft große Schmutzstoffmengen in die Kanäle, und zwar vor allem viel Ungelöstes, zum Teil anorganischer Natur. Namentlich zu Beginn des Regens kann dann der Abfluß

---

[1] Im filtrierten Abwasser.

recht konzentriert sein und bei Intätigkeittreten der Regen-Notauslässe eine weitgehende, hygienisch nicht zu unterschätzende Belastung der Vorfluter bewirken.

Städtisches Abwasser, Beschaffenheit. Die Fäkalstoffe sind beim Anfallen zunächst noch weniger zerteilt; beim Durchgang durch die Straßenkanäle werden sie nach und nach zerrieben, ihr Farbstoff wird mehr oder weniger ausgezogen und teilt sich dem Abwasser mit, das hinsichtlich Farbe und sonstiger Beschaffenheit für gewöhnlich unterwegs immer gleichmäßiger wird. Allmählich geht ein Teil der ungelösten Stoffe in kolloiden (teilgelösten) Zustand über.

Frisches Abwasser. Als *frisch* wird Abwasser bezeichnet, so lange es noch nicht nennenswert durch Fäulnis zersetzt ist.

Geruch. Fade, nicht stinkend, obgleich meist schon etwas Schwefelwasserstoff darin vorhanden ist.

Farbe. Meist grau bis gelblichgrau.

Trübung. Mehr oder weniger stark, je nach der Konzentration; hauptsächlich durch *ungelöste abfiltrierbare* Stoffe bedingt.

Faules Abwasser. Besonders beim Zutritt in Zersetzung befindlichen, *fauligen* Abortgrubeninhaltes (aus Abortgruben mit Überlauf, von früher her mancherorts noch vorhanden), aber auch schon bei längerem Verweilen in den Kanälen (verzögerter Abfluß, z. B. durch geringes Gefälle u. dgl.) tritt im Abwasser *Fäulnis* der gelösten und ungelösten Schmutzstoffe mit Schwefelwasserstoffentwicklung auf: Seine *Farbe* wird grau-bräunlich und schließlich grau-schwärzlich infolge Bildung von Schwefeleisen durch Schwefelwasserstoffeinwirkung auf die stets vorhandenen Eisenverbindungen. Der *Geruch* wird jauchig nach Schwefelwasserstoff, da meist nicht aller H_2S durch das Eisen gebunden wird, also ein Teil frei bleibt.

Dabei wird der im frischen Abwasser im allgemeinen noch vorhandene — aus dem Wasser herrührende — Sauerstoff völlig verbraucht.

Trübung. Außer durch ungelöste auch durch teilgelöste „kolloide" Stoffe bedingt, im allgemeinen nicht durch Papierfilter zu entfernen.

Angefaultes Abwasser. Geringe Schwefelwasserstoffbildung tritt normalerweise fast stets im Abwasser auf, ein „Anfaulen", d. h. etwas deutlichere H_2S-Entwicklung unter Umständen schon bei Zurücklegen längerer Kanalstrecken, bei wärmerem Abwasser (wegen der Begünstigung der Vermehrung fäulniserregender Bakterien) im allgemeinen rascher als bei kühlerem. Das Anfaulen tritt besonders leicht ein, wenn die Kanalwände infolge unzureichender Durchspülung mit einer faulenden Schmutzschicht überzogen sind oder wenn streckenweise (z. B. bei geringem Kanalgefälle) Schlamm im Kanal liegen bleibt, in Fäulnis übergeht und das mit ihm in Berührung kommende Abwasser faulig infiziert.

Auf die *Frischerhaltung* des Abwassers in den Kanälen ist größtes Gewicht zu legen, weil dadurch manche Mißstände bei der Abwasserreinigung vermieden werden.

Reaktion. Temperatur. Die *Reaktion* städtischen Abwassers
hält sich meist in den Grenzen von 5,5—8,0 p_H. Seine *Temperatur*
liegt gewöhnlich zwischen $+$ 10 und $+$ 20° C; beim Mischsystem tritt
im Winter bei Schneeschmelze ein Absinken der Temperatur ein,
unter Umständen bis herab auf etwa $+$ 2 bis $+$ 3° C. Bei Aufnahme
größerer Mengen warmer Zuflüsse, z. B. mancher gewerblicher Abwässer, besonders Kondenswässer, kann die Temperatur des Misch-
abwassers erheblich steigen. Dies ist nicht gleichgültig; zu warme
Abwässer schädigen die Kanäle, verschlechtern die Sielluft, erschweren
Reinigungsarbeiten in den Kanälen. Die Höchsttemperatur der eingeleiteten Wässer sollte 30° C in der Regel, 40° überhaupt nicht überschreiten.

2. Reinigung des städtischen Abwassers.

Einteilung der Anlagen zur Abwasserreinigung.

a) Absiebungsanlagen. Ausscheidung der ungelösten Stoffe (Sink-
und Schwebestoffe) nach ihrer Korngröße.

b) Absetzanlagen. Ausscheidung der ungelösten Stoffe durch ihre
spezifische Schwere.

c) Chemische Kläranlagen. Durch Zusatz ausfällend wirkender
Chemikalien werden gelöste Stoffe ausgefällt und zusammen mit
dem Ungelösten in Absetzanlagen ausgeschieden.

d) Biologische Anlagen. Ausscheidung und Abbau der durch a und
b nicht beeinflußbaren, mehr oder weniger gelösten organischen Stoffe
vorwiegend durch biologische Vorgänge.

e) Entkeimung von Abwasser.

f) Behandlung und Entwässerung des bei den Verfahren a—d entstehenden *Schlammes.*

Abwasser, das Anlagen der Ausführungsarten a und b durchlaufen hat, ist *mechanisch* gereinigt; das in Anlagen nach d behandelte
Abwasser ist *biologisch* gereinigt. Die Leistung der chemischen Kläranlagen liegt zwischen a, b und d. Mechanisch gereinigtes Abwasser
ist noch fäulnisfähig (bildet also bei Aufbewahrung in geschlossener
Flasche noch Schwefelwasserstoff). Charakteristisch für biologisch
behandeltes Abwasser ist seine Fäulnisunfähigkeit.

Je nach der „zulässigen Belastung des Vorfluters" im Sinne der
weiter unten gemachten Ausführungen (s. S. 256 ff.) werden die genannten Arten der Abwasserreinigung entweder als selbständige Anlagen oder aber hintereinander geschaltet stufenweise verwendet.

Da die Grenze der „zulässigen Belastung" selbst bei eingehender
Prüfung der örtlichen Verhältnisse vielfach nur schwer zu ermitteln
ist, empfiehlt sich in zahlreichen Fällen ein schrittweises Vorgehen in
der Weise, daß die Möglichkeit einer weitgehenden Abwasserreinigung
vorgesehen (Geländegröße, Gefälle), die Ausführung aber schritt-
weise von den Betriebsergebnissen bzw. von der Einwirkung auf den
Vorfluter abhängig gemacht wird.

Entsprechend der vorwiegend die Belange des Gesundheitsdienstes
herausstellenden Darstellung an dieser Stelle sei weniger auf die
technische Gestaltung der hier zu besprechenden Anlagen eingegangen,

die stets Sache des ausführenden Fachtechnikers bleiben muß, als vielmehr auf die in der Praxis erreichten Leistungen.

a) Absiebungsanlagen.

1. Grobrechen, Gitter.

Die erste Stufe der Abwasserreinigung (Vorreinigung) bilden meist feststehende Stabrechen mit einem Stababstand von über 10 mm zwecks Zurückhaltung der gröbsten Sperrstoffe (Holzstücke, Konservenbüchsen, Putzlappen u. dgl.). Die Abstreifung des Rechengutes erfolgt bei großen Anlagen maschinell, teils unter, teils über Wasser, in kleineren aber im Handbetriebe. Die Menge des Siebgutes beläuft sich auf 2—3 l je Kopf und Jahr. Die Beseitigung dieser Rückstände erfolgt grundsätzlich in der gleichen Art wie bei Feinrechen (s. dort).

2. Feinreiniger (Feinrechen, Siebscheiben, Siebbänder usw.).

Die Wirkung solcher Absiebanlagen wird bedingt durch die Größe der Sieböffnungen und die Art der Abstreifung des Siebgutes.

Infolge ihres meist geringen Wirkungsgrades — der auch bei einer Absiebung der ungelösten Schmutzstoffe bis zu einer Korngröße von etwa 3 mm nur etwa $^1/_3$ der nachher zu besprechenden Absetzanlagen erreicht — gelten solche Anlagen — von gewissen Einzelfällen abgesehen — für städtisches Abwasser als *selbständige* Anlagen als unwirtschaftlich.

Der geringe erforderliche Raumbedarf ist ein gewisser Vorteil. Eine in hygienischer Hinsicht bei solchen Anlagen besonders wichtige Forderung ist die der raschen und einwandfreien Beseitigung des leicht der faulenden und stinkenden Zersetzung unterliegenden Rechengutes (Rattenplage).

Die Menge des Siebgutes solcher Anlagen (Feinrechen, -siebe) wird stark beeinflußt von der Konstruktion dieser Maschinen. Dabei ist die Art der Abstreifung des Rechengutes vom Rechen von Bedeutung. Bei der Abnahme unter Wasser wird häufig ein Teil — besonders weiche Stoffe — zerdrückt und tritt dann in diesem Zustande durch die Absiebungsfläche hindurch, gelangt also in den Ablauf.

Bei einer Absiebung bis zu 3 mm Korngröße beträgt die Siebgutmenge im allgemeinen 10—25 l des absiebbaren Ungelösten, etwa 15—20 l je Kopf und Jahr. Bei kleineren Anlagen wird das Siebgut meist auf dem Kläranlagengelände vergraben; bei größeren Anlagen kommt Kompostierung mit Straßenkehricht, Ausfaulen in besonderen Faulräumen oder auch zusammen mit dem übrigen Schlamm (s. dort) zur Anwendung nach Zerkleinerung in besonderen Quetschvorrichtungen. Auch eine Verbrennung dieser Stoffe in besonderen Öfen ist durchgeführt worden.

Der endgültigen Unterbringung des frischen, leicht der fauligen Zersetzung unterliegenden Siebgutes ist auch deshalb besondere Aufmerksamkeit zu schenken, weil ihm etwaige Krankheitserreger in relativ *frischem*, also wohl recht virulentem Zustande beigemengt sein können.

b) Absetzanlagen.

Das von dem Abwasser bei seiner gewöhnlichen Fließgeschwindigkeit, wie sie z. B. in den Kanalisationsrohren eingehalten wird, mitgeführte Ungelöste setzt sich bei Verlangsamung der Strömung ab. Dies ist das Grundprinzip aller Absetzanlagen.

Die Praxis hat nun gelehrt, daß es den Betrieb der Absetzanlagen, besonders die Behandlung des sich bildenden Schlammes, merklich vereinfacht, wenn durch Ausnutzung des verschiedenen spezifischen Gewichtes der an dem Absetzvorgange beteiligten Stoffe ein fraktionierter Absetzvorgang benutzt wird. Aus diesem Grunde werden je nach den örtlichen Verhältnissen und den besonderen Erfordernissen den eigentlichen Absetzbecken Spezialkonstruktionen vorgeschaltet, in welchen eine weitgehende Abscheidung des spezifisch schwersten Abwasserbestandteiles, nämlich des Sandes, ferner des Fettes und Öles stattfindet.

Bei solchen „Sandfängen" sollte die durch Vertiefung und Verbreiterung des Abwasserzuleitungskanales bewirkte Fließverlangsamung 20—30 cm/sec nicht unterschreiten. Sonst tritt ein unerwünschtes Absetzen zersetzlicher organischer, fäulnisfähiger Stoffe ein, also eine Verunreinigung des Sandes.

Je nach dem Sandgehalte des Abwassers, der weitgehend von der Art und dem Zustande der Straßen in dem Entwässerungsgebiete abhängt, schwankt die anfallende Sandmenge zwischen etwa 2 und 12 l/Kopf/Jahr.

Der abgesetzte Sand wird bei kleinen Anlagen meist mit der Hand, bei größeren mittels maschinell angetriebener Bagger oder ähnlicher Maschinen aus dem Sandfange herausgehoben und anderweitig — mitunter nach besonderer Wäsche — verwendet.

Entsprechend den örtlichen Verhältnissen und Anforderungen sowie der Abwasserbeschaffenheit (gewerbliche Abwasserbeimischung) kann es sich als praktisch erweisen, ebenso wie einen Sandfang einen Öl- oder Fettfänger der eigentlichen Absetzanlage vorzuschalten. Auf dem Prinzipe der Absetzbecken beruhend, wird das Öl bzw. Fett in Spezialkonstruktionen zur Abscheidung gebracht ohne oder mit Zusatz von Flockungs- oder Flotationsmitteln. Je nach dem spezifischen Gewichte der Abscheidung und der Art der Fängerkonstruktion sammelt sich das Öl bzw. Fett als Bodensatz oder als Schwimmdecke.

Die Rückstände solcher Fettfänge sind nur ausnahmsweise verwertbar, da sie zu sehr verschmutzt sind. Wenn mineralisches Öl vorherrscht, werden die Rückstände am besten mit dem Siebgut der Grobrechen verbrannt. Organisches Fett wird in die Schlammfaulräume gebracht, weil hierdurch dort eine gewisse Steigerung der Gasbildung erreicht wird.

Soll Fett bzw. Öl des Abwassers gewonnen und verwertet werden, so sind diese Vorrichtungen möglichst unmittelbar, jedenfalls bevor eine Mischung mit häuslichem Abwasser eintreten kann, also in direktem Anschluß an dem Ort des Anfalls anzubringen. Aus solchen Abscheidern sind die Rückstände gut verwertbar. Groß sind die

angefallenen Fettmengen aber nur im Anschluß an Schlachthöfe
(s. auch S. 229).

Die Ausscheidung der Hauptmenge des Ungelösten des Abwassers
erfolgt nach einer derartigen Vorbehandlung des Abwassers (durch
Grobrechen und Sandfang) in Absetzbecken mit einer Bemessung,
daß die Fließgeschwindigkeit bis auf 15 mm und weniger je sec
herabgesetzt und dieser Zustand etwa $1^1/_2$—2 std beibehalten wird.
Die Praxis hat gezeigt, daß bei richtiger konstruktiver Durchbildung solcher Becken und bei Einhaltung dieser Bedingungen der
weitaus größte Teil des absetzbaren Ungelösten zur Abscheidung zu
bringen ist (über 90 %) entsprechend etwa 60—70 % der durch Filterung — etwa durch Filtrierpapier — nachweisbaren ungelösten
Stoffe. Dieser Unterschied der Prozentzahlen ist daraus zu erklären,
daß alle ungelösten Stoffe abfiltrierbar, nicht aber absetzfähig sind.

Bestanden die Absetzanlagen zunächst aus Becken mit hori-
zontalem Durchlaufe oder Brunnen mit vertikalem Durchlaufe, aus
denen der abgesetzte mehr oder weniger in Fäulnis übergegangene
Schlamm periodisch, sei es durch Wasserüberdruck oder nach Ablassen des überstehenden Abwassers in mehr oder weniger primitiver
Weise mit Hilfe menschlicher Arbeitskraft entfernt wurde, so werden
in modernen Absetzanlagen Konstruktionen der Becken und Brunnen
verwendet, in welchen die Schlammabtrennung mehr oder weniger
selbsttätig oder maschinell erfolgt.

Man unterscheidet *einstöckige* und *zweistöckige* Anlagen.

Bei den *einstöckigen* Anlagen sammelt sich der Schlamm infolge der
Gestaltung der Sohle des Absetzraumes oder durch Anwendung von
maschinell betriebenen Kratzern an einem Tiefpunkte und wird von
dort — meist durch Wasserüberdruck oder auch durch Hebeanlagen —
in besondere Schlammzersetzungsbehälter gebracht.

Bei *zweistöckigen* Anlagen gleitet der sich absetzende Schlamm
auf den stark geneigten Flächen der Sohle des Absetzraumes ab und
rutscht selbsttätig durch einen Schlitz in den unter dem Absetzraume
liegenden Schlammzersetzungsbehälter ab (als typisch für diese Anordnung sei der Emscherbrunnen genannt).

Abwasser-Ein- und -Abläufe in solchen Anlagen werden mit
Tauchwänden u. ä. ausgestattet, um einen ruhigen, gleichmäßigen
Zu- und Ablauf sicherzustellen.

Die konstruktiven Ausgestaltungen der Absetzanlagen bedeuten
in der Klärtechnik einen wichtigen Fortschritt, da sie bei ordnungs-
gemäßem Betriebe verhindern, daß der sich abscheidende Schlamm —
ein besonders bei entsprechender Witterung überaus rasch in stinkende
Zersetzung (Fäulnis) übergehendes Material — das von seinem Ungelösten befreite Abwasser infiziert, also zum Faulen bringt. Auf diese
Weise wird erreicht, daß das schwebestofffreie Abwasser, obwohl es
an sich fäulnisfähig ist, bei dem Durchflusse durch die Absetzanlage
frisch bleibt, also keine für die Ableitung oder die nachfolgende
weitere Behandlung nachteilige Änderung erfährt. (Daher der nicht

gerade sehr glücklich gewählte Name „Frischwasserkläranlagen“, der besonders anfangs zu Mißverständnissen führte.)

Ein weiterer sehr wesentlicher Vorteil solcher Anlagen ist es, daß der von solchen Absetzanlagen ausgehende Geruch bei sorgfältigem und richtigem Betriebe besonders auch der Schlammzersetzungsanlage (s. S. 249) auf ein Mindestmaß herabgedrückt werden kann.

Die in den Absetzanlagen ausgeschiedene Schlamm*menge* beträgt bei normaler Abwasserbeschaffenheit etwa 1,5—2 l je Kopf und Tag.

Die Zahl der Einzelkonstruktionen derartiger moderner Absetzanlagen ist überaus groß. Ein Eingehen auf Einzelheiten erscheint untunlich, schon mit Rücksicht darauf, daß die Entscheidung, welche Ausführungsart im Einzelfalle vorteilhaft Verwendung finden kann, dem Fachtechniker vorbehalten bleiben muß.

Ist bei einer Stadt die Kanalisation nach dem *Trennsystem* durchgeführt (s. S. 221), führt also das Schmutzwasser nur verhältnismäßig wenig Regenwasser ab (etwa 10—20 %), kann die nach den angegebenen Zahlen gebaute Kläranlage diese Menge ohne weiteres bewältigen.

Bei Entwässerung nach dem *Mischsystem* (s. S. 221) werden zur Entlastung des Kanalnetzes an geeigneten Stellen Regenwasserauslässe (s. S. 221) eingerichtet, die zu Regenzeiten rechnerisch meist bei fünffacher Verdünnung durch Regenwasser (1 Abwasser + 4 Regenwasser) in Tätigkeit treten, also verdünntes Abwasser dem Vorfluter direkt zuführen. Nach den praktischen Erfahrungen führt das Regenwasser, besonders bei Anfang des Regens, kaum geringere Schmutzmengen wie das Abwasser; der Ablauf solcher Regenwasseroder Notauslässe wird also dem Vorfluter nicht unerhebliche Schmutzmengen zuführen. Dies kann eine erhebliche Belastung für den Vorfluter bedeuten und auch vom gesundheitlichen Standpunkt aus je nach den örtlichen Verhältnissen von wesentlicher Bedeutung sein (Badeplätze).

Man hat daher in solche Notauslässe (Regenwasserauslässe) Vorrichtungen eingebaut zur Zurückhaltung des Ungelösten (Notauslaßkläranlagen), wie Abweißwände vor der Überfallschwelle, Sieb- oder Rechenvorrichtungen. Diese Vorrichtungen haben bisher nicht befriedigend gearbeitet, die Wirkung war unvollkommen, und es bedarf noch weiterer Versuche. Aussichtsreicher erscheint die Benutzung von besonders zu diesem Zwecke gestalteten Absetzanlagen mit kurzem Aufenthalte (Regenwasserkläranlagen). Mangel an Platz und Gefälle sind hierbei Fragen, die nur örtlich zu lösen sind.

Das zu Regenzeiten aus dem durch die Notauslässe entlasteten Kanalnetze bis zum Fünffachen des Trockenwetterzulaufes der Kläranlage zulaufende Abwasser bereitet in deren Betriebe meist Schwierigkeiten, und besonders bei knapp bemessenen derartigen Anlagen wird ein Teil dieser Abwassermenge auch dort dem Vorfluter ungereinigt oder teilgereinigt zufließen. Bei den erhöhten Reinigungsansprüchen, die infolge der starken Inanspruchnahme des Wasserschatzes in Deutschland wegen der Zusammendrängung unseres Volkes auf stark verkleinertem Raume gestellt werden müssen, wird der Frage der

Reinigung dieser Abwassermenge in Regenwasserkläranlagen auch in hygienischer Hinsicht erhöhte Wichtigkeit zuzumessen sein.

Eine Abart des Absetzbeckenbetriebes ist das Faulverfahren, nebenbei bemerkt das älteste Abwasserreinigungsverfahren. Hierbei wird das Abwasser durch 3 oder mehr hintereinander geschaltete Becken geleitet, wo es sich mindestens einen Tag, besser länger aufhält. Das I. Becken besitzt etwa die Hälfte des gesamten Fassungsraumes, weil dort der Großteil des Schlammes sich ausscheidet. Das gesamte Abwasser fault. Etwaige in ihm enthaltene pathogene Keime werden nicht mit Sicherheit getötet, jedoch geschädigt.

Die Leistung solcher Anlagen besteht in einer weitgehenden Absetzwirkung, nur bei sehr langer Aufenthaltsdauer (10 Tage und länger) kann aber das Abwasser bis zur Fäulnisunfähigkeit ausgefault werden. Der Ablauf solcher Anlagen riecht nach Schwefelwasserstoff und ist sauerstofffrei gemäß den anaeroben Zersetzungsvorgängen im Faulraume. Vor Einleitung in den Vorfluter empfiehlt sich *Belüftung* etwa durch Kaskaden. Solche Faulanlagen sind gute Vorreinigungsanlagen für Bodenfilter und Untergrundberieselung usw., also für kleine (Haus- und Anstalts-) Kläranlagen (s. auch dort).

c) Chemische Kläranlagen.

Durch Zusatz eines Fällungsmittels wurde versucht, die Wirkung von Absetzanlagen zu verbessern. Die meist angewendeten Chemikalien sind Eisensalze, Kohlebrei, Aluminiumsulfat und Kalk. Sie bewirken eine teilweise Ausflockung der halbgelösten (kolloiden) Abwasserstoffe, womit auch eine über den reinen Absetzeffekt hinausgehende Ausscheidung des nicht absetzbaren Ungelösten verbunden ist. Der Verbrauch an Fällungsmitteln wächst im allgemeinen mit der Abwasserkonzentration und wird am sichersten durch entsprechende Versuche ermittelt. Abwassermenge und Menge des Fällungsmittels müssen einander angepaßt werden, damit das Ausfällungsoptimum eingehalten werden kann. Eine ständige Beaufsichtigung solcher Anlage ist — schon mit Rücksicht auf die dabei vor sich gehenden chemischen Vorgänge — erforderlich, auch im Hinblick auf den Verbrauch der nicht billigen Fällungsmittel. Die in den Fällungsbecken sich ausscheidenden Schlammengen werden durch die Fällungsmittel stark vermehrt und betragen etwa das 3—5fache des ohne sie anfallenden Schlammes.

Die früher in Deutschland in verhältnismäßig großem Ausmaße durchgeführte chemische Klärung ist durch die biologische Abwasserreinigung weitgehend ersetzt worden. Geeignet für sie sind vor allem die Fälle, wo infolge starker Beimischung gewerblicher Abwässer die biologische Reinigung des Mischwassers auf Schwierigkeiten stößt. Unter Verwendung der verfeinerten Fällungsverfahren, wie sie für die Wasseraufbereitung ausgearbeitet worden sind, eröffnen sich aller Voraussicht nach auch für die Abwasserreinigung gewisse Aussichten. Das eigentliche und umfangreichste Gebiet für die chemische Abwasserreinigung sind die gewerblichen Abwässer und deren Reinigung

d) Biologische Anlagen.

Während die vorstehend aufgeführten Einrichtungen (Absieb-, Absetzanlagen) im wesentlichen der Ausscheidung des Ungelösten aus dem Abwasser dienen, bewirken die *biologischen* Anlagen die bis zur Fäulnisunfähigkeit weitergehende Reinigung des Abwassers von Fremdstoffen unter Mitwirkung der Kleinlebewesen und des Sauerstoffs der Luft. Bakterien, auch Krankheitserreger, werden zum Teil weitgehend vermindert, jedoch nicht sicher abgetötet. Es werden also bei diesen Anlagen die Vorgänge benutzt, die in der freien Natur sich überall abspielen, sei es im Boden, sei es im Wasser. Die Art und Weise dieser Vorgänge ist in seiner Stufenfolge an dem Beispiele der „Selbstreinigung des Wassers" (s. S. 256ff.) geschildert. Im Boden verlaufen sie durchaus ähnlich und in ihrer Wirkung durchaus gleichartig. Diese an das Leben geknüpften Vorgänge werden bei den biologischen Kläranlagen räumlich und zeitlich zusammengedrängt, also intensiviert. Diese technischen Einrichtungen sind 1. Verrieselung auf Land (Rieselfelder), 2. Abwasserfischteiche, 3. Füll- und Tropfkörper und 4. Belebungsanlagen.

Rieselfelder und Füll- sowie Tropfkörper arbeiten mehr mit Kleinlebewesen des Bodens, Abwasserteiche und Belebungsanlagen mit solchen des Wassers. Rieselfelder und Abwasserfischteiche werden als natürliche biologische Verfahren angesehen, Füll- und Tropfkörper sowie Schlammbelebungsanlagen sind künstliche biologische Verfahren, die — auf geringere Fläche zusammengedrängt — etwa das gleiche leisten.

1. Abwasserverrieselung auf Land (Rieselfelder) ist die älteste Art der biologischen Abwasserreinigung. Die Wirkung besteht darin, daß bei dem Durchfließen durch den Boden die Schmutzstoffe des Abwassers an diesem haften bleiben, wo sie durch Kleinlebewesen abgebaut werden.

Tritt bei solchen Anlagen die Frage der *Reinigung des Abwassers* auf möglichst *kleiner* Fläche in den Vordergrund, so kann bei geeignetem Boden mit einer Belastung von 250—500 Einwohnern je Hektar und Tag gerechnet werden, wobei die landwirtschaftliche Nutzung des Geländes in Einklang mit der Abwasserreinigung gebracht werden muß. Da jeder Boden erfahrungsgemäß auf die Dauer nur eine seiner Beschaffenheit entsprechende Menge Abwasser verarbeiten kann, muß die Rieselfläche mit einem entsprechend dicht und in mindestens 1 m Tiefe verlegten Netz von Sickerleitungen versehen werden. Diese führen das durch den Boden gesickerte Abwasser zum Vorfluter ab, halten den Grundwasserstand entsprechend tief und unterstützen eine intensive Durchlüftung des Bodens, sorgen also dafür, daß der zum Abbau der organischen Abwasserstoffe erforderliche Sauerstoff in möglichst großer Menge im Boden vorhanden ist.

Bei Verzicht auf die *landwirtschaftliche Ausnutzung* derartig hergerichteter Landflächen kann bei durchlässigem Boden die Belastung mit Abwasser soweit gesteigert werden, daß je Hektar das Abwasser von 2000 Einwohnern je Tag zugeführt wird *(Bodenfilter)*.

In der Praxis werden solche Bodenfilter bei allen Rieselfeldern eingerichtet, um das Abwasser zu den Zeiten, in denen die landwirtschaftlich genutzten Flächen das Abwasser nicht aufnehmen können (z. B. vor der Ernte, bei starkem Regen), unterzubringen und zu reinigen.

Sandboden und leichter Lehmboden sind für die Anlage von Rieselfeldern am geeignetsten; Grundwasser sollte mindestens 1,5 m unter Gelände stehen. Da solche Anlagen nicht geruchlos betrieben werden können, sind sie abseits belebter Gegenden anzulegen. Der Beeinflussung des Grundwassers ist Rechnung zu tragen (Brunnen).

Gute Vorreinigung des Abwassers vor Verrieselung (Erdbecken) entlastet die Rieselflächen, die Böden bleiben länger luftdurchlässig. Gefaulte Abwässer versickern leichter (Geruchsbelästigung). Im Schlamm bleiben Krankheitserreger, z. B. Tuberkulosebacillen, mehrere Monate virulent.

Im Sommer ist die Wirkung der Rieselfelder besser als im Winter. Das Ungelöste des Abwassers wird bei richtig geleitetem Betriebe vollständig, Bakterien weitgehend bis 99% entfernt. Die organischen Abwasserstoffe werden bis 90% ausgeschieden. Da die Pflanzennährstoffe, die im Abwasser enthalten sind (Stickstoff, Kali, Phosphorsäure), bei den Rieselfeldern nicht restlos ausgenutzt werden, sind deren Abläufe nährstoffreich. Verkrautung von Ablaufgräben, Wucherungen von Abwasserpilzen und sekundäre Verschmutzungserscheinungen sind die Folgen. Zweckmäßig ist, wo erforderlich, die Doppelberieselung oder Anlage von Fischteichen zur Nachbehandlung.

Eine weitere Art der Verwendung des Bodens bei der Abwasserreinigung ist die *Untergrundverrieselung*. Voraussetzung dafür ist ein Grundwasserstand von mindestens 2 m unter Gelände, durchlässiger Boden und hinreichend große Fläche. Das bei diesem Verfahren am besten durch Faulräume (s. dort) vorgereinigte Abwasser wird in ein etwa 0,5—1 m tief in den Boden eingelegtes Netz von Sickerrohren, die zwecks Vergrößerung der Sickerfläche mit grobem Material (etwa Steinschlag, Ziegelbrocken) umpackt wurden, stoßweise eingeleitet und im Untergrund versickert.

Das Verfahren wird überwiegend für kleinere Anlagen (Haus-, Siedlungs- und Kleinkläranlagen) verwendet. Bei mittleren Böden sind an Fläche je Kopf der angeschlossenen Bevölkerung etwa 50 m², an Sickersträngen mindestens je 15 m erfahrungsgemäß erforderlich. Eine gewisse Ausnutzung der Abwasserdungstoffe bei diesem Verfahren ist vorhanden.

Da in Deutschland bei der bestehenden Ernährungslage die landwirtschaftliche Verwertung bzw. Ausnutzung der in dem Abwasser vorhandenen Dungwerte in Verbindung mit dem Befeuchtungswerte als im Vordergrunde stehend anzusehen ist, so scheint einer Belastung der zu berieselnden Flächen eine gewisse Grenze gesetzt. Unter diesen Umständen ist die Belastung je Hektar auf etwa 100 Einwohner herabzusetzen. Bei sehr günstigen örtlichen Verhältnissen (z. B. tiefer

Grundwasserstand bei gut durchlässigem Boden) kann auf die Verlegung von Sickerleitungen dann verzichtet werden.

Am weitgehendsten kann die landwirtschaftliche Nutzung des Abwassers durch die *Verregnung des Abwassers* erfolgen. Hierbei wird mit einer Belastung von 50 Einwohnern je Hektar gerechnet. Die Verregnung kommt im wesentlichen nur zu Zeiten der Vegetationsentwicklung in Frage. Für anderweitige Unterbringung des Abwassers außerhalb dieser Zeit muß daher gesorgt werden (Bodenfilter).

Das städtische Abwasser stellt ebenso wie die menschlichen Exkremente an sich keinen ausgeglichenen Dünger dar; es enthält z. B. Stickstoff im Übermaße im Verhältnis zu Kali, Phosphorsäure und Kalk. Auch der Humusgehalt ist zu gering. Alle Rieselflächen bedürfen daher einer entsprechenden Ergänzungsdüngung (besonders Kalk).

Die vorteilhafteste landwirtschaftliche Abwasserausnutzung liegt wohl in der Linie der weiträumigen Berieselung oder Verregnung des Abwassers auf Grünland (Wiesen, Weiden), da das gewonnene Viehfutter besonders zu gewissen Vegetationszeiten neben erhöhten Mengenerträgnissen einen erhöhten Eiweißgehalt aufweist.

Da im städtischen Abwasser eine gewisse Menge von infektiösen Keimen vorhanden ist, und da deren Unschädlichmachung nach den vorliegenden Erfahrungen weder im Abwasser selbst noch auch im Boden in kürzester Zeit mit Sicherheit vor sich geht, hat man der Frage der *Verbreitung von Infektionen* durch *Rieselfelder* oder deren Erträgnisse von jeher besondere Aufmerksamkeit zugewendet. Die statistischen Untersuchungen bei den auf Rieselfeldern Beschäftigten ebenso wie bei den Kanalarbeitern hinsichtlich des erhöhten Vorkommens von Infektionskrankheiten haben bisher kein eindeutiges Ergebnis gehabt.

Die Untersuchungen hinsichtlich der Einwandfreiheit der bei der landwirtschaftlichen Abwasserverwertung gewonnenen Erträgnisse haben gezeigt, daß *Infektionsfälle* eingetreten sind. Jedenfalls sollte bei Feldfrüchten, die in ungekochtem Zustande zum menschlichen Genuß gelangen, eine Kopfdüngung, wie sie z. B. die Abwasserverregnung darstellt, oder wie sie bei der Staurieselung eintreten kann, zum mindesten in den letzten Wochen vor der Ernte unterbleiben. Hinsichtlich der *Verwurmung der Bevölkerung* durch Erträgnisse der landwirtschaftlichen Abwasserverwertung liegen positive Feststellungen vor. Die Verhältnisse aber bedürfen zur allgemeinen Übertragung noch weiterer Klärung.

2. Fischteiche. Der Vorgang der Abwasserreinigung in Teichen entspricht weitgehend dem der Selbstreinigung in Gewässern (siehe S. 256). Soll eine landwirtschaftliche Nutzung solcher Abwasserteiche durch *Fischzucht* erfolgen, so muß die polysaprobe Zone (s. dort) so gut wie vollständig vermieden und die der α-mesosaproben Zone auf ein Mindestmaß beschränkt werden, da die ungenügenden und unsicheren Sauerstoffverhältnisse in diesen Zonen eine Fischzucht ausschließen. Sowohl hinsichtlich der Abwasserreinigung als auch der Fischzucht liegt dann ein erfolgversprechendes Verhältnis vor, wenn das Abwasser vor Einleitung in die Teichanlage *weitgehend* vom Ungelösten befreit ist durch Vorbehandlung in Absetzanlagen, wenn das so vorbehandelte Abwasser jederzeit und dauernd mit der vierfachen Menge normalen Bach- oder Flußwassers vor der Einleitung gut vermischt wird, wenn die Mischwassereinleitung nicht an einer Stelle, sondern an möglichst vielen Stellen erfolgt (zur Verhinderung der Ausbildung von Schmutzwasserzonen) und der Aufenthalt des Mischwassers in der durchschnittlich etwa 1 m tiefen Teichanlage etwa 48 std beträgt (sachverständige Aufsicht eines solchen Betriebes).

Der Teichflächenbedarf wird auf 1 ha je 2000 an die Kanalisation angeschlossener Einwohner angegeben, der Ertrag an Fischfleisch (Karpfen, Schleie, Regenbogenforellen) bei normalem Abwasser und sorgfältigem Betriebe beträgt im Mittel 500 kg je Hektar und Jahr.

3. Füll- und *Tropfkörper.* Dieses Verfahren — auch Oxydationsverfahren (Oxydationskörper) genannt — verwendet nach Möglichkeit großporiges Material, das eine rauhe Oberfläche besitzt und möglichst verwitterungsbeständig ist (harter sog. Hüttenkoks, Schmelzkoks, zerkleinerte Klinker oder sonstige Steine oder Schlacken mit muscheligem Bruch). Es wird aufgeschüttet auf wasserundurchlässiger, geneigter Sohle, die das auf der Brockenschüttung aufgeleitete Abwasser glatt ablaufen läßt. Bei der Abwasserüberrieselung überziehen sich die Brocken des Materials innerhalb einer, je nach den Witterungsverhältnissen zwei bis mehrere Wochen dauernden Reifung (Einarbeitungszeit) mit schleimigen organischen Häuten, in denen unter Mitwirkung von Kleinlebewesen die Abwasserreinigung vor sich geht.

Ursprünglich baute man die biologischen Körper in wasserdichte Becken ein in Anlehnung an die Herstellungsart von Sandfiltern bei der Wasserreinigung, die abwechselnd gefüllt und dann zur Belüftung entleert wurden in etwa zweistündigem Turnus (Füllkörper). Derartige Anlagen werden — abgesehen von Ausnahmefällen — wohl kaum noch erbaut.

In weiterer Entwicklung verzichtete man auf diesen intermittierenden Betrieb und den Einbau des Materials in wasserdichte Becken, ließ Abwasser den Körper bei stets geöffnetem Ablaufe dauernd durchlaufen, in gleichmäßiger Menge bei tunlichst gleichmäßiger Oberflächenverteilung. Diese Anforderung hat zu einer großen Zahl teils feststehender, teils beweglicher Verteiler geführt. Das auf diese Weise mehr oder weniger in Tropfen versprengte Abwasser (daher Tropfverfahren) rieselt durch das von Luft umspülte Brockenmaterial bis zur wasserdichten Sohle, von der es abläuft. Das Durchtropfen — je nach dem Korne des Materials verschieden — dauert weniger als 1 std. Das Abwasser wäscht stets einen Teil des lebenden oder abgestorbenen Kleinlebens und der abgebauten verbrauchten Stoffe aus und führt sie als flockigen Schlamm im Ablaufe mit fort. Bei richtiger Bauart — besonders wichtig ist das ausreichende Gefälle der Sohle (keine Schlammablagerung) und ein

genügender Luftraum über der Sohle und dem eigentlichen Körpermaterial — und richtigem Betriebe halten sich solche Körper dauernd
rein und verschlammen nicht.

Die Korngröße des Materials kann 2 bis etwa 8 cm betragen. Je
kleiner das Korn, desto größer die wirksame Oberfläche, aber um so
schlechter die Belüftung. Hohe Tropfkörper (über 2,5 m) müssen
deswegen grobkörniger gebaut werden als niedrige. Die Schichthöhe
des Materials sollte im allgemeinen 2 m nicht unterschreiten.

Für die vollständige biologische Reinigung ist ein brauchbares
Maß für die Belastung eine solche mit durch Absetzbecken vor-
gereinigtem Abwasser von 4 Personen je Kubikmeter Körpermaterial.
Bei einem Wasserverbrauche von 150 l/Kopf/Tag entspricht dies einer
Abwassermenge von 0,6 m³ je 1 m³ Körpermaterial. Die Körper-
berechnung gilt für mittleres Abwasser und bedarf bei Abweichungen
in der Abwasserkonzentration gewisser Korrekturen.

Die Belastung der Tropfkörper kann z. B. bei Regenwetter vorübergehend auf das 1¹/₂—2fache gesteigert werden.

Wenn ein Tropfkörper normaler Bauart dauernd befriedigend
arbeiten soll, muß das Abwasser gut vorgereinigt werden (Absetzanlage), also von dem Ungelösten befreit sein.

Der aus den Tropfkörpern ausgewaschene Schlamm sollte in allen
Fällen in einer nachgeschalteten Absetzanlage mit etwa 1—2 std
Durchflußzeit zurückgehalten werden. Denn dieser Schlamm, das
Produkt der Tätigkeit des Kleinlebens in dem Körper, ist fäulnis-
fähig, bedeutet also, in den Vorfluter abgeleitet, dessen Verunreini-
gung.

Wird das Abwasser derartigen Körpern in frischem Zustande
(also nicht gefault) zugeführt, gibt es zu keiner Geruchbelästigung
Anlaß. Schon wegen des schlechten Geruches, in dem eo ipso von
vornherein Kläranlagen zu stehen pflegen, empfiehlt es sich, durch
Anpflanzungen nach Art der Vogelschutzgehölze solche Anlagen dem
Blicke der Bevölkerung zu entziehen. Diese Tatsache ist schon bei
der Auswahl für das Gelände der Kläranlage neben anderen Faktoren
(Größe, Gefälle usw.) zu berücksichtigen.

Die weitere Entwicklung der Tropfkörper hat zur Erkenntnis
geführt, daß sich die Leistung solcher Anlagen mengenmäßig erheblich
steigern läßt durch künstliche Belüftung unter Umbauung und durch
Änderungen in der Betriebsweise (Umpumpen). Eine solche Umbauung sichert jedenfalls eine radikale Bekämpfung eventueller
Geruchbelästigungen und bietet auch ein Mittel gegen auftretende
Fliegenplage. Wieweit die Leistung solcher sog. *Hochleistungstropf-
körper* in der Praxis in dauerndem Betriebe gesteigert werden kann,
bedarf noch weiterer Erfahrungen. Der Betrieb derartiger Hoch-
leistungsanlagen bedarf jedenfalls einer sorgfältigen dauernden Überwachung durch sachverständige Kräfte.

4. Belebungsanlagen. Die nach dem Verfahren der Schlammbelebung arbeitenden Anlagen stellen eine künstlich verstärkte, auf
kleinem Raume und zeitlich zusammengedrängte „Selbstreinigung“

dar. Dabei wird durch die künstliche Luftzufuhr mittels Einblasen oder Umwälzung zum Abwasser dafür gesorgt, daß das Kleinleben trotz seiner Anhäufung auf kleinem Raume stets genügend Sauerstoff zur Erhaltung seines Lebens findet und gleichzeitig im aufgewirbelten Wasser immerfort mit neuen im Abwasser enthaltenen Nährstoffen in innige Berührung kommt.

Es handelt sich also grundsätzlich um den gleichen Vorgang wie bei den anderen biologischen Anlagen, nur daß die in einer gewissen Reifungszeit sich bildenden biologischen Häutchen nicht auf Material festsitzen, sondern von der eingeblasenen Luft oder mechanisch aufgewirbelt werden.

Belebungsanlagen sind frei von Geruch sowie von der Fliegenbelästigung und brauchen verhältnismäßig wenig Platz.

Bei Belebungsanlagen ist eine möglichst weitgetriebene gute Vorreinigung des Abwassers durch Absetzbecken erforderlich. Die Menge Schlamm, die sich bei der Schlammbelebung bildet, ist erheblich und beträgt je nach Art und Wirkung der Vorreinigung je Kopf der an die Anlage angeschlossenen Bevölkerung 2—5 l täglich mit einem Wassergehalte von etwa 98%.

Bei allen Belebungsanlagen ist der Gang der Reinigung derart, daß das vorgereinigte Abwasser dem Belebungsbecken zuläuft. Auf diesem Wege wird dem Abwasser eine gewisse Menge des Flockenschlammes zugesetzt, der aus dem Ablaufe des Belebungsbeckens in dem nachgeschalteten Absetzbecken gewonnen wird. Die Mischung von Abwasser und belebtem Schlamm bewegt sich — von mechanischen Rührvorrichtungen oder durch das Einblasen von Luft in ständiger Bewegung gehalten — durch das Belebungsbecken und gelangt dann zum schon genannten Absetzbecken für den belebten Schlamm. Dort trennt sich das nunmehr gereinigte Abwasser von dem gebildeten Schlamme. Das Wasser läuft zum Vorfluter, der ausgeschiedene Schlamm gelangt zum Teil als sog. Rücknahmeschlamm zum Belebungsbecken zurück. Da aber die gebildete Belebtschlammmenge naturgemäß immer mehr sich anhäuft, so wird der Überschußschlamm dem Abwasser vor der Vorreinigung zugesetzt, was sich als vorteilhaft (ausfällende Wirkung) erwiesen hat, da er die Schlammabscheidung begünstigt. Er scheidet sich dort ab und wird mit dem Schlamme der Vorreinigung beseitigt (s. dort). Der Fassungsraum der Schlammzersetzungsanlage muß dann allerdings erheblich erweitert werden bis auf etwa 50 l/Kopf der angeschlossenen Einwohner. Bei Faulraum-Gasgewinnung (s. S. 252) wird unter solchen Verhältnissen eine erhebliche Steigerung der Gasausbeute beobachtet.

Der von den Belebungsbecken beanspruchte Raum hängt anscheinend in hohem Maße ab von der Art der Belüftung, der Abwasserart und -konzentration. Eine Berechnung der Belüftungsanlagen bietet gewisse Schwierigkeiten. Die im Schrifttum angegebenen Aufenthaltszeiten in den Becken der Belebungsanlagen schwanken zwischen 6 und 24 std.

Die Wirkung von Belebungsanlagen ist sehr gut bei sorgfältig und sachgemäß durchgeführtem Betriebe (8). Empfindlich ist das Verfahren vor allem gegen plötzliche Konzentrationsänderungen des Abwassers und Temperaturschwankungen. Gegen Fehler in der Betriebsführung ist dies Verfahren empfindlicher als Tropfkörper und führt häufig zur Bildung von Blähschlamm, einer für den Betrieb sehr lästigen Erscheinung.

Dies sowie unter anderem auch die Notwendigkeit der sachverständigen Leitung und Überwachung solcher Betriebe hat in der Praxis ergeben, daß dies Verfahren normalerweise nur für große Anlagen in Betracht kommt.

Die Kosten solcher Anlagen sind erheblich infolge des erforderlichen Fassungsvermögens der Beckenanlage, des Kraftbedarfs für Lüftung und der Beseitigung der großen Schlammenge (s. S. 254).

e) Entkeimung des Abwassers.

Eine vollständige und sichere Entkeimung des Abwassers, insbesondere der Krankheitserreger, vermag keines der genannten Verfahren der Reinigung des Abwassers zu bewirken. Sie erstreben Entfernung oder Abbau der Schmutzstoffe bis zur Fäulnisunfähigkeit aus dem Abwasser. Desinfektion des Abwassers aber soll dem Abwasser seine Infektionsgefährlichkeit nehmen, also die Krankheitserreger abtöten. Nur nebenbei ergibt sich eine — meist geringgradige — Einwirkung auf die toten Schmutzstoffe im Sinne einer chemischen Umwandlung, und zwar einer Oxydation bei der zur Zeit vor allem in Betracht kommenden *Chlor*desinfektion. Reinigung des Abwassers durch Oxydation der Schmutzstoffe bis zur dauernden Fäulnisunfähigkeit mittels Chlorbehandlung kommt praktisch nicht in Betracht wegen der Kosten und der Schädigung des biologischen Lebens im Vorfluter. Sie ist erforderlichenfalls durch die Verfahren der biologischen Abwasserreinigung besser und billiger zu erreichen.

Dagegen verhindert Chlorung — auch bei an sich fäulnisfähigem Abwasser — insofern *vorübergehend* das Eintreten oder Fortschreiten von Fäulnis, als das Chlor die Fäulniserreger ebenso wie die übrigen Bakterien abtötet oder in Entwicklung und Betätigung hemmt. Fällt diese Wirkung des Chlors weg, weil es aufgebraucht ist durch Bindung an die Schmutzstoffe des Abwassers oder chlorzehrende Stoffe des Vorfluters, so tritt im allgemeinen alsbald Fäulnis der zersetzungsfähigen Bestandteile des Abwassers ein, entweder durch die nicht abgetöteten Fäulniserreger des Abwassers selbst oder durch hinzugetretene aus der Umwelt, besonders dem Vorfluter, es sei denn, daß anderweitige Momente, z. B. ausreichende Verdünnung, es verhindern.

Hieraus ergibt sich die *Anwendbarkeit der Desinfektion (mittels Chlor)* für die Praxis:

Hauptaufgabe · und -wirkung: Unschädlichmachen infektiöser Keime des Abwassers. Auch bei guter Durchführung der Desinfektion der Abgänge am Krankenbett enthält städtisches Abwasser stets zahllose lebende Krankheitserreger (vgl. S. 200), z. B. Eiterkokken, Diphtherie-, Tuberkulose-, Typhus- u. dgl. Bakterien, herstammend von „gesunden" Bacillenträgern bzw. Dauerausscheidern (entdeckten wie nichtentdeckten), chronisch Kranken und noch unerkannten frischen Fällen. Alle diese Krankheitserreger sind gar nicht oder nicht ausreichend mit Desinfektionsmitteln behandelt. Ob deshalb eine Desinfektion des Gesamtabwassers — vorübergehend oder dauernd — nötig wird, ist nach Lage der örtlichen Verhältnisse durch hygienisch geschulte Ärzte zu entscheiden. Für die Beurteilung wichtig: Außer Verdünnung Benutzung des Vorfluterwassers für Trink-, Bade-, sonstige Hausgebrauchs- und Tränkzwecke u. dgl., vor allem Häufung infektiöser Fälle in dem Entwässerungsbezirk. Desinfektion notwendig im allgemeinen besonders für die Abwässer von Krankenanstalten (besonders Infektionsabteilungen) und Sektionsräumen.

Desinfektionsmittel. Für Abwasser mit viel ungelösten Stoffen sowie für Schlamm besonders Kalk, sonst fast ausschließlich aktives Chlor, für vorübergehende Anwendung als Chlorkalk, Caporit, Chloramin usw., für Dauerchlorung besonders Chlorgas: Apparatur der Chlorator-Ges. (Dr. ORNSTEIN) oder der BAMAG.

Die *Chlormenge* hängt von der Abwasserbeschaffenheit, besonders dem Gehalt an ungelösten Stoffen, praktisch gesprochen also meist von der mehr oder weniger weitgehenden Vorreinigung ab. Meist erforderlich für biologisch gut gereinigtes Abwasser etwa 10—15 g und für mangelhaft (nur durch Siebanlagen) gereinigtes etwa 20 bis 30 g aktives Chlor auf 1 m³. Anhalt gibt: Bestimmung des Chlorzehrungs- (-bindungs-) Vermögens sowie Feststellung, ob nach hinreichend langer Chloreinwirkung (etwa $^1/_2$ Std) noch überschüssiges freies Chlor nachweisbar ist. Bakteriologische Prüfung des Desinfektionserfolges ist jedoch außerdem nötig; Verminderung von Gesamtkeim- und Colizahl als Maßstab. Sachverständige Leitung und Überwachung erforderlich.

Schlammdesinfektion wohl nur ausnahmsweise nötig, falls keine hinreichend lange Lagerung stattgefunden hat, zumal nicht bei völlig ausgefaultem Schlamm, wohl aber bei (milzbrandverdächtigem) Gerbereischlamm u. dgl.

Falls nur *Aufschub der Fäulnis des Abwassers* beim Lauf durch einen zu kleinen Vorfluter bis zur ausreichenden Verdünnung, *Entgeruchung* oder Bekämpfung mancher sonstiger Mißstände angestrebt wird, reichen meist geringere Chlorgaben aus.

Vorzüge. Schnell einzurichten, auch behelfsmäßig; keine „Einarbeitungszeit" der Anlage.

Eignung. Besonders für zeitweilige bzw. vorübergehende Anwendung.

Vorreinigung von den gröberen ungelösten Stoffen nötig, wenigstens durch Siebe möglichst bis herab auf 1 mm Korngröße.

Kosten. Für Bau und Apparatur gering; fast nur durch den Chlorpreis beeinflußt: zur Zeit etwa 1 kg = 0,48—0,50 DM.

Bei dauernder (ununterbrochener) Anwendung nach Imhoff fast ebenso teuer wie die biologische Reinigung.

f) Hauskläranlagen (Grundstückskläranlagen).

Hauskläranlagen sollten grundsätzlich nur dann angelegt werden, wenn ein gemeinsames Kanalnetz nicht vorhanden, in absehbarer Zeit nicht zu erwarten oder nicht erreichbar ist (also alleinstehende Landhäuser, Kurhäuser, Erziehungsheime, Fabriken u. dgl.). In solchen Fällen muß der Hausbesitzer die Abwasserfrage lösen, er muß Kot, Harn, Küchenwässer, Waschwasser der Hausbewohner irgendwie und irgendwo unterbringen (44).

Das Einfachste ist die Anlegung eines Trockenabortes unter Verteilung der Küchen- und Waschwässer aufs Land. Man deckt die Abortgrube oben zu, läßt die Sohle durchlässig. Harn versickert, und nur die Kotstoffe sammeln sich an. Als Menge für Kotstoffe rechnet man jährlich 40 l/Einwohner für Erwachsene, für Kinder die Hälfte. Kleine Gruben reichen dann aus. Soll der Trockenabort geruchfrei sein, kann Streutorf verwendet werden. Die Rückstandsmenge wird dadurch aber vermehrt.

Muß die Grube z. B. zum Schutze in der Nähe liegender Brunnen wasserdicht sein, so muß auch für den Harn Platz in der Grube geschaffen werden. Je 1,5 l und Einwohner tägliches Fassungsvermögen werden dann benötigt.

Sobald ein Haus an eine Wasserleitung angeschlossen wird, folgt unweigerlich der Spülabort. Dann werden aber die Wassermengen so groß, daß man mit Gruben, der Entleerung und Abfuhr in der Praxis nicht mehr auskommt. Ein Überlauf zum nächsten Graben oder Gewässer ist schon mit Rücksicht auf die Kostenersparnis die Folge. Die Grube mit Überlauf ist die Urform der Hauskläranlage. Diese Einrichtung führt, sobald die Häuser nicht mehr vereinzelt liegen, zu einer auch gesundheitlich bedenklichen Lage. Die größte Schwäche der Hauskläranlagen ist es, daß sie nicht bedient werden.

Da die Abwassermenge für solche Anlagen unberechenbar ist, bemißt man sie nach der Bewohnerzahl. In Schulen kann man rechnen 1 Einwohner: = 10 Schüler; = 3 Betriebsangehörige oder Gäste (24c). Regenwasser ist von solchen Anlagen unbedingt fernzuhalten, da der Wasserstoß durch das Regenwasser den angesammelten Schlamm in den Ablauf spült. Die Bauarten für solche Anlagen sind überaus mannigfaltig. Meist sind es Verkleinerungen der vorstehend besprochenen Absetzanlagen (sog. Frischwasserkläranlagen) oder biologische Anlagen, ohne daß aber die erreichte Wirkung schon wegen der meist fehlenden regelmäßigen Bedienung das Vorbild auch nur annähernd erreicht. Eine Zusammenstellung der Bauarten von Hauskläranlagen, die bestehenden Vorschriften s. Lit. (56) bzw. (14) und (24c).

g) Gewerbliche Abwässer.

Zeigt bei städtischem Abwasser die Art und Menge der darin enthaltenen Fremdstoffe eine gewisse durchschnittliche Konstanz, findet sich im gewerblichen Abwasser keine solche Regelmäßigkeit. Maßgebend ist hier die Art des Gewerbebetriebes, die Art, Beschaffenheit und Menge der jeweils verarbeiteten Rohstoffe sowie der Gang der Fabrikation. In noch höherem Maße als bei der Behandlung der Abwasserreinigung von Städten ist daher in Fragen der Abwasserbeseitigung gewerblicher Betriebe der Rat des Fachmannes unentbehrlich, da unter Umständen — was auch heute noch nicht zur allgemeinen Erkenntnis auch in beteiligten Kreisen gekommen ist — die Gesamtplanung der Fabrik von der Abwasserbeseitigung geradezu ausschlaggebend abhängt.

Der Anschluß gewerblicher Betriebe an städtische Entwässerungsanlagen sollte stets erfolgen, wenn sie keine Stoffe mit ihrem Abwasser ablaufen lassen, die die Kanäle schädigen können oder deren Betrieb oder den der Kläranlage unverhältnismäßig erschweren oder verhindern. Schädliche Stoffe in dieser Hinsicht sind z. B. Kohlenschlamm, Teer, Öle, Fette, Phenole, gewisse anorganische Salze, freie Säuren oder Alkalien, wenn sie mengenmäßig hervortreten. Die Prüfung der besonderen Verhältnisse muß stets vorher sorgfältig erfolgen unter Zuziehung fachkundiger Berater, nicht zuletzt auch deshalb, weil für viele gewerbliche Abwässer die Mischung mit ausreichenden Mengen häuslicher Abwässer die einfachste und billigste Art ihrer Behandlung darstellt. Hierbei ist auch zu prüfen, ob gegebenenfalls eine Vorreinigung des industriellen Abwassers notwendig ist vor Ableitung in die städtischen Kanäle, ob die getrennte Ableitung des meist nur wenig verschmutzten Kühlwassers durchführbar ist, ob Mischung der einzelnen Abwasserarten zwecks gegenseitiger Ausfällung der Fremdstoffe sowie Wiederverwendung des Abwassers mit oder ohne Vorbehandlung genutzt werden kann.

Ein grundlegender Unterschied der gewerblichen Abwässer von den städtischen liegt darin, daß diese in hygienischer Hinsicht mit Ausnahme derjenigen, die als Rohstoff infektionsverdächtiges Rohmaterial verarbeiten, wie Gerbereien (Milzbrand), Lederfabriken, Schlächtereien, Abdeckereien u. a., frei sind von seuchenerregenden Bakterien.

Im Vorfluter werden die Abflüsse der Industrie je nach Art und Menge der abgeleiteten Stoffe aber ähnliche Schäden (Schlammbildung, Fäulnis, Fischsterben) anrichten können wie städtisches Abwasser. Bei der überaus großen Zahl der in den gewerblichen Betrieben anfallenden Abwasserarten erscheint eine Einzeldarstellung an dieser Stelle untunlich schon im Hinblick auf den zur Verfügung stehenden Raum. Bei der Reinigung der industriellen Abwässer tritt die Behandlung mit chemischen Fällungsmitteln in den Vordergrund.

In vielen Fällen löst die Frage der Reinigung des gewerblichen Abwassers und seine Wiederverwendung im Kreislaufe ganz oder wenigstens teilweise die der Abwasser- und Betriebswasserversorgung.

Dieser Weg scheint weit häufiger gangbar, als bisher angenommen wurde. Fällungsmittel, Chlor und Filter u. a. sind Hilfsmittel. bei diesem Vorgehen.

Bei der überaus großen Zahl der in gewerblichen Betrieben anfallenden Abwasserarten ist an dieser Stelle eine Einzelbesprechung ausgeschlossen, weshalb auf das Spezialschrifttum verwiesen sei (s. Nr. 5, 40, 62 des Verzeichnisses). Es sei nur angeführt, daß für die Reinigung der gewerblichen Abwässer die gleichen Einrichtungen verwendet werden wie bei der Behandlung der städtischen Abwässer mit Abwandlungen, die der Art des Abwassers entsprechen.

Wie bei städtischem Abwasser wird auch bei der Beseitigung der gewerblichen Abgänge die Landbehandlung in erster Linie zu prüfen sein. In Betracht kommen dabei solche Abwässer, die als Pflanzennährstoffe anzusehende organische oder anorganische Stoffe enthalten, wie z. B. Abflüsse aus Stärkefabriken, Molkereien, Brauereien, Flachsrösten und ähnlichen Betrieben.

Ganz allgemein kann noch darauf hingewiesen werden, daß alle gewerblichen Abwässer, die fäulnisfähig sind oder zur Fäulnis durch irgendeine Vorbehandlung gebracht werden können, sich auch durch eines der biologischen Verfahren (s. dort) reinigen lassen. Welches dabei am vorteilhaftesten angewendet wird, kann nur der Versuch bzw. die Erfahrung erweisen.

h) Behelfskläranlagen.

Die Durchführung einer geordneten Stadtentwässerung mit Spülaborten darf und braucht an den Kosten der Kläranlage niemals scheitern, ein Grundsatz, der unter den heutigen Lebensbedingungen in Deutschland besonders auch im Hinblick auf die zur Zeit bestehenden hygienischen Zustände sehr zu beachten ist. Dies gilt auch für solche Anlagen, deren Vergrößerung infolge der Zusammendrängung unseres Volkes, besonders in Klein- und Mittelstädten notwendig geworden ist. Für alle Reinigungsstufen lassen sich billige Behelfslösungen finden, die zwar nicht so bequem und geruchlos sind, die aber durchaus Gleichwertiges leisten, wie endgültige Bauwerke.

Sie sind daher bei richtiger Anpassung an die örtlichen Verhältnisse nicht nur als billige Notlösungen zu betrachten, sondern sie werden für lange Zeit ausreichen. Wo Schwierigkeiten bei der Geldbeschaffung oder Hemmungen in den Baustoffen vorliegen, sollten solche Notlösungen zur Anwendung kommen. Die Behelfsanlagen können auch an der Aufgabe mithelfen, dem Überhandnehmen der Hauskläranlagen allmählich einen Riegel vorzuschieben.

Sickerbecken. Wie Schlammtrockenplätze (S. 252), aber mit verschließbarer Drainage erbaut, werden sie von dem Abwasser durchflossen bei geschlossener Sickerleitung. Diese wird erst geöffnet, wenn das Becken abgestellt wird und der Schlamm trocknen soll. Jedes Becken wirkt also abwechselnd als Absetzbecken und dann als Schlammtrockenplatz. Für Schlamm aus städtischem Abwasser müssen solche Becken sehr flach gehalten werden (0,4 m), da sonst der Schlamm nicht trocknet. Solche Anlagen kommen besonders bei Abwasser mit viel Mineralstoffen in Betracht, also wenig zur Fäulnis neigendem Schlamm.

Absetzbecken in der Ausführung der Erdbecken angelegt, z. B. in Geländesenkungen oder zwischen Erddämmen. Mit verhältnismäßig geringen Kosten können auf diese Weise große Faulräume mit vieltägigen Durchlaufzeiten hergestellt werden. Sie können zu Geruchsbelästigungen Anlaß geben. Man kann hier Besserung schaffen durch Einrichtung von Vorbecken mit etwa 1tägiger Durchlaufzeit, in denen durch Schwimmbalken oder ähnliche Einrichtungen der sich ansammelnde aufschwimmende Schlamm festgehalten wird und sich nach kurzer Zeit eine an sich geruchlose und den Geruch des Wassers bindende Schwimmdecke bildet. Bei etwa 6tägiger Durchlaufzeit ist der Ablauf gut entschlammt. Eine vor Beginn des Sommers jährlich vorzunehmende Ausräumung des abgesetzten Bodenschlammes stellt eine allgemeine Besserung des Betriebes solcher Anlagen dar.

Abwasserteiche. Unter Vorschaltung einer der vorgenannten Behandlungsarten können sie bei genügender Größe und einem je nach den örtlichen Verhältnissen vorhandenen Frischwasserzusatz der Fischzucht nutzbar gemacht werden.

Rieselfelder können bei kleinen Gemeinden mitunter mit den geringsten Kosten als Behelfsanlagen eingerichtet werden, wobei bei geeignetem Boden, großen Flächen und bei günstigem Grundwasserstand von der Drainage abgesehen werden kann (wilde Berieselung).

Schlängelgraben (42). Nach den vorliegenden Erfahrungen kann in kleinen Verhältnissen und auch bei schwerem Boden unter geeigneten örtlichen Verhältnissen die Abwasserreinigung derart vorgenommen werden, daß das Abwasser durch Schlängelgräben von 20 cm Breite bei etwa 2 cm Wassertiefe geleitet wird. Die Windungen der Gräben liegen in etwa 3 m Abstand, so daß diese Landstreifen mit Gemüse bebaut werden können. Auch der in den Schlängelgräben sich ansetzende Schlamm kann auf den Landstreifen verwertet werden. Bei einer Weglänge der Gräben von etwa 400 m wird bei den gegebenen Maßen eine Menge von 2 l/sec und 1 std Durchlaufzeit biologisch gereinigt. Diese entspricht einer Belastung von 6000 Einwohnern je Hektar der durch die Schlängelanlage in Anspruch genommenen Bodenfläche.

i) Behandlung des bei der Abwasserbehandlung entstehenden Schlammes (41).

Schlamm entsteht bei der Reinigung des Abwassers in den Absetzanlagen der Vor- und Nachreinigung. Beide Schlammarten werden meist gemeinsam der Weiterbehandlung unterzogen.

Die endgültige Beseitigung des Schlammes kann in verschiedenster Weise vorgenommen werden je nach den örtlichen und sonstigen Verhältnissen (z. B. durch Abfuhr und Versenkung in das Meer mittels besonderer Spezialschiffe, durch Verteilen und Vergraben auf Gelände in flüssigem oder entwässertem Zustande, durch Entwässerung auf Sickerbeeten, auf Trockenplätzen, in Filterpressen, Saugfiltern, Schlammfiltern oder durch Verbrennen nach Vermischung mit Brennstoffen), s. Lit. und IMHOFF[1].

In Deutschland wird unter den bestehenden Verhältnissen, schon wegen der in solchem Material vorhandenen, den Pflanzenwuchs fördernden Stoffe, vorwiegend dessen landwirtschaftliche bzw. gärtnerische Verwertung durchgeführt. Da eine solche Verwertung des frischen Schlammes erfahrungsgemäß stets Schwierigkeiten macht, sei es durch Geruchsbelästigungen, sei es durch seine unhandliche Beschaffenheit u. ä., wird der Schlamm — abgesehen von besonderen Verhältnissen — in Deutschland jedenfalls in weitaus den meisten Fällen — durch Ausfaulung einer Vorbehandlung unterworfen, worauf der verbleibende Rückstand meist in der Landwirtschaft gerne Aufnahme und Verwendung findet.

Der aus städtischem Abwasser in Absetzanlagen abgeschiedene frische Schlamm hat im Mittel einen Wassergehalt von 95—98 %, stellt also ein mit den unlöslichen Abwasserstoffen angereichertes Abwasser dar. Die Menge der anorganischen und der organischen, meist kolloiden Anteile des Trockenrückstandes des Schlammes beträgt etwa 30 bzw. 70 %. Hauptsächlich den organischen Anteilen des Schlammes sind die Schwierigkeiten bei der Beseitigung dieses Materials zuzuschreiben, denn dieser Bestandteil des Schlammes geht besonders bei günstigen Temperaturen rasch in Gärung bzw. Fäulnis über, meist unter Entwicklung von Gestank (Fliegenplage). Bei frischem Schlamm überwiegt zunächst Gärung bei saurer Reaktion des Schlammes. Die gebildeten Gase sind vorwiegend Kohlensäure, Wasserstoff und Stickstoff. Nach einiger Zeit weicht dieser Vorgang der Fäulnis unter alkalischer Reaktion, einer Umsetzung, bei der überwiegend (bis etwa 80 % der entwickelten Gase) Sumpfgas (Methan) gebildet wird neben Kohlensäure.

Die saure Gärung stellt schon infolge der damit verbundenen Geruchsbelästigung, ihres trägen Verlaufes und der schlechten Entwässerbarkeit des Schlammes eine höchst unerwünschte Erscheinung in der Technik der Abwasserreinigung dar. Dagegen ist die alkalische Fäulnis des Schlammes fast frei von tatsächlich belästigenden Gerüchen — besonders wenn man diese Zersetzung unter Wasser verlaufen läßt — und bewirkt weitgehende Zerstörung der im Schlamm enthaltenen, dessen Entwässerung hindernden Kolloide. Der ausgefaulte Schlamm ist tiefschwarz, von gummi- bis teerartigem Geruch; er gibt sein Wasser leicht bis auf 80 % Wassergehalt und weniger ab, was eine Volumenverminderung auf etwa $^1/_5$ bedeutet.

Die zur Sicherstellung der alkalischen Fäulnis im Schlammfaulraume und zu ihrer Beschleunigung gegebenenfalls anzuwendenden

---

[1] IMHOFF: Taschenbuch der Stadtentwässerung, 12. Aufl. München: Leibniz-Verlag 1949.

Maßnahmen sind: Vermischung des Frischschlammes mit bereits eingearbeitetem Schlamm (Schlammimpfung), ständige Durchmischung und Umwälzung des Faulrauminhaltes, Heizung der Faulräume auf das Temperaturoptimum, Zusatz von verrottetem Laub zum Faulraum.

Die Vermischung des Frischschlammes mit bereits eingearbeitetem Schlamm erfolgt bei zweistöckigen Absetzanlagen (s. dort) von selbst, während bei den einstöckigen Anlagen hierfür Rührwerke oder Umwälzung des Schlammes erforderlich sind.

Die Vorgänge der Fäulnis hängen gemäß ihrer Natur (biologische Umsetzung) stark von der Temperatur ab; das Optimum liegt bei 25—30° C; bei etwa 6° C kommen sie zum Erliegen. Diese Erfahrung zeigt die Wichtigkeit einer guten Wärmeisolierung bei Faulräumen.

Für die Berechnung der Größe der Faulräume (Fassungsvermögen) hat sich als Mindestzahl die von 30 l/Kopf oder, als Raumbelastung ausgedrückt, 33 Einwohner/m³ bewährt bei einer durchschnittlichen Jahrestemperatur von 16° C. Bei durchschnittlich niedrigeren Jahrestemperaturen sind die Schlammfaulräume größer zu bemessen; wird die Faulraumtemperatur — z. B. durch Heizung — höher gehalten, können sie kleiner bemessen werden, was sich hinsichtlich der Baukosten günstig auswirken kann.

Bei weitergehender Abwasserreinigung ist natürlich das anfallende Schlammvolumen größer, was eine entsprechende Vergrößerung des Fassungsvermögens der Schlammfaulanlage bedingt (23c). Das gleiche gilt dann, wenn das zu behandelnde Abwasser größere Mengen gewerblichen, stark schlammbildenden Abwassers enthält.

Alle Zahlen der Faulraumgröße sind zu vergrößern auf das 1,5fache bei kleinen Anlagen mit etwa unter 10000 angeschlossenen Einwohnern und auf das 1,2fache, wenn Schlamm aus Regenwasserbecken hinzukommt.

Die durch die Faulung des Schlammes vor sich gehende Veränderung drückt sich analytisch aus (Tabelle 10).

Tabelle 10.

	Frischschlamm %	Faulschlamm %
Wasser	95	80
Trockensubstanz	5	20
In der Trockensubstanz:		
Mineralisches	30	50
Organisches	70	50
Stickstoff	3	1,2

Der Stickstoffverlust bei dem Vorgange der Fäulnis tritt deutlich hervor, ebenso wie die Verschiebung des Verhältnisses des Mineralischen zum Organischen den Abbau der organischen Materie deutlich zeigt.

Die im Schlamm vorhandenen Pflanzennährstoffe, Phosphorsäure, Kali und Kalk werden ihrer Menge nach durch den Faulvorgang nicht geändert.

Soll der Faulschlamm landwirtschaftlich verwertet oder z. B. zur Auffüllung von Gelände verwendet werden, bedarf er noch einer Entwässerung, und zwar soweit, daß er stichfest wird, also mit der Schaufel geladen werden kann. Dies geschieht meist auf Trockenplätzen, welche nach Art der Filter angelegt, aus Kies, Schlacke, grobem Sand (z. B. aus dem Sandfange der Kläranlage gewonnen) mit einer Dicke der Filterschicht von etwa 0,25 m bestehen. Auf je 20 Einwohner rechnet man 1,2 m Trockenfläche. Je nach den klimatischen Verhältnissen beträgt die Trockenzeit etwa 1 bis mehrere Wochen. Geruchsbelästigungen durch den ausgefaulten Schlamm sind nicht zu befürchten. Das gewonnene Material hat dann noch einen Wassergehalt von etwa 50 %; das Volumen ist auf die Hälfte verringert. Es eignet sich besser für Dungzwecke als Frischschlamm. Abgesehen von seiner zähen Klebrigkeit bringt dieser viel Unkraut aufs Land; ausgefaulter Schlamm dagegen ist dünnflüssig, fast nur Tomatenkerne sind noch keimfähig.

Günstiger als die Unterbringung des wasserhaltigen Schlammes ist besonders bei ausgefaultem Schlamm seine Trocknung. Weit verbreitet sind die verschiedenen Arten des Kompostierens. Schlamm-Torf-Kompost wird hergestellt durch Mischung von 75 kg Torf mit 0,5 m³ stichfestem Klärschlamm unter Zusatz von 15 kg Kalk. Man erhält 1,25 m³ streubaren Kompost. Steht Torf reichlich und billig zur Verfügung, kann der nasse ausgefaulte Schlamm verwendet werden, wobei der Torf das gesamte Schlammwasser aufsaugt, so daß z. B. aus 3 Ballen Torf (220 kg) und 1,2 m³ nassem Schlamm und 12 kg Kalk rd. 1500 kg streubarer Dünger gewonnen werden.

Aussichtsreich erscheint das Verfahren der Kompostierung von gesiebtem und getrocknetem Müll (sog. Feinmüll), schichtweise übereinander gesetzt mit entwässertem Schlamm (53).

In dem Gase, das sich in solchen gut eingearbeiteten Schlamm-Faulräumen entwickelt, sind bis zu 80 % Sumpfgas (Methan) enthalten. Es besitzt infolgedessen etwa den doppelten Heizwert (etwa 7000 W.E.) des von den städtischen Gaswerken gelieferten Steinkohlengases. Die entstehende Gasmenge kann mit etwa 8—12 l/Kopf/Tag der an die Kläranlage angeschlossenen Bevölkerung angenommen werden; sie wird stark von der Art der Kläranlage sowie dem Betriebe und der Temperatur beeinflußt. Auch die Einwohnerernährung ist von erheblichem Einfluß. Ist doch zur Zeit bei der kargen und einseitigen Nahrungsmittelversorgung die anfallende Gasmenge bei Kläranlagen auf die Hälfte und weniger gesunken. Die Verwertung dieses hochwertigen Gases als Motortreibstoff oder als Zusatz zum Stadtgas ist verschiedentlich mit Erfolg durchgeführt worden.

Bei dem Betriebe solcher Gasgewinnungsanlagen ist besonders zu berücksichtigen, daß Methan in Mischung mit Luft explosive Gasgemische liefert, ein Eindringen von Luft zum Faulgas also unbedingt vermieden werden muß. Die Explosionsgrenze liegt bei einem Methangehalte von 5,4—14%. Methan ist in reinem Zustande zu den für den Menschen nur wenig giftigen Gasen zu rechnen (41).

k) Leistungen und Kosten der Abwasserreinigung für die verschiedenen Verfahren.

Über die Leistung der unter 1—4 besprochenen Kläranlagen sei zusammenfassend folgendes gesagt:

Die Reinigung des Abwassers hat den Zweck, das durch den Gebrauch in Haus und Industrie verunreinigte Wasser, soweit dies wirtschaftlich tragbar ist, durch Reinigungsanlagen wieder in einen solchen Zustand zu versetzen, daß es in dem Vorfluter den Gemeingebrauch nicht hindert und den örtlichen, besonders auch den hygienischen Ansprüchen genügt.

Die *Absiebungs-* und *Absetzanlagen* bewirken mehr oder weniger die Ausscheidung des im Abwasser vorhandenen Ungelösten. Der Gehalt des Abwassers an gelösten und halbgelösten (kolloiden) Stoffen wird normalerweise hierdurch nicht oder nur unwesentlich beeinflußt. Die Fäulnisfähigkeit des vom Ungelösten befreiten Abwassers bleibt meist bestehen, d. h. bei Aufbewahrung einer Probe eines derart behandelten Abwassers wird bald die Bildung von Schwefelwasserstoff sich bemerkbar machen (s. Abwasseruntersuchung).

Die *biologischen* Anlagen bewirken die Ausscheidung und den Abbau besonders der organischen gelösten und halbgelösten Abwasserbestandteile derart, daß dem Abwasser nunmehr weitgehend seine Fäulnisfähigkeit genommen ist. Dies ist die charakteristische Leistung biologischer Anlagen. Daneben kann ihr Ablauf einen gewissen Gehalt an Nitraten bzw. Nitriten aufweisen als Anzeichen des oxydativen Abbaues stickstoffhaltiger Abwasserstoffe.

Wenn man für die Leistung der einzelnen Reinigungsanlagen als Maßstab die Abnahme des Schmutzgehaltes vom Rohwasser zum Ablaufe der Reinigungsanlage annimmt, lassen sich an der Hand der Werte für den biochemischen Sauerstoffbedarf (als Ausdruck für den Gehalt an organischer, biologisch abbaubarer — oxydierbarer — Substanz), für die Menge der Schwebestoffe sowie für die Zahl der Bakterien brauchbare Vergleichszahlen gewinnen, die in der Tabelle 11 zusammengefaßt sind[1].

Der Geländebedarf für die verschiedenen Reinigungsanlagen schwankt sehr stark. Anhaltspunkte hierfür gibt die nachstehende Zusammenstellung der ungefähren Größenverhältnisse solcher Anlagen[2] (Tabelle 12).

Zur Berechnung der Kosten von Abwasserreinigungsanlagen wird am einfachsten die Einwohnerzahl als Grundlage verwendet, da sie

---

[1] IMHOFF: Taschenbuch (7) der Stadtentwässerung, S. 65. 12. Aufl. 1949.
[2] BRIX, IMHOFF u. WELDERT: Die Stadtentwässerung in Deutschland, Bd. 2, S. 339 (7).

Tabelle 11.

Leistung der Reinigungsverfahren	Abnahme in %		
	Biochemischer Sauerstoffbedarf	Schwebestoffe	Bakterien
Fein-Siebe	5—10	5—20	10—20
Chlorung von Rohabwasser oder abgesetztem Abwasser	15—30	—	90—95
Absetzbecken	25—40	40—70	25—75
Absetzbecken-Sandfilter	35—65	50—80	—
Chemische Fällungsbecken	50—85	70—90	40—80
Chemische Fällungsbecken-Sandfilter . . .	50—90	80—95	—
Hochbelastete Tropfkörper mit Vor- und Nachbecken	65—95	62—92	—
Schwachbelastete Tropfkörper mit Vor- und Nachbecken	80—95	70—92	90—95
Belebungsbecken mit Vor- und Nachbecken	85—95	85—95	90—98
Bodenfilter	90—95	80—95	95—98
Chlorung von biologisch gereinigtem Abwasser	—	—	98—99

Tabelle 12.

Art des Reinigungsverfahrens	Auf 1 ha	
	zulässige tägliche Abwassermenge in m³	tägliche Abwassermenge von Einwohnern
Beregnung	3	30
Wilde Berieselung	6	60
Rieselfelder	30	300
Fischteiche	150	1 500
Intermittierende Bodenfilter	300	3 000
Tropfverfahren mit Vorbehandlung	3000	30 000
Belebtschlammverfahren mit Vorbehandlung	6000	60 000
Absetzanlagen mit Schlammbehandlung . .	12000	120 000

als Maßstab für die im Abwasser vorhandene Schmutzmenge angesehen werden kann. Die aus Imhoff[1] entnommene Zusammenstellung gibt diese Kosten nach den Preisen für 1938 berechnet (Tabelle 13).

Alle Kostenangaben beziehen sich auf Bauten für Städte von etwa 20000—100000 Einwohnern. Kleine Anlagen werden meist teurer, große billiger.

Wird bei der Stadtentwässerung das Mischsystem angewendet, so werden die Abwasserreinigungskosten ohne Regenwasserbehandlung etwa ebenso teuer wie für das Trennverfahren. Wird auch die

---

[1] Imhoff: Taschenbuch der Stadtentwässerung, 12. Auflage, S. 70 (7). 1949.

Tabelle 13.

Kosten mit den Preisen von 1938 je Kopf/Jahr	Bau einmalig	Kapitaldienst Zins 5% Abzug 2%	Betrieb ganzjährig	Jahresbelastung (3 + 4)
Siebanlage	2,00	0,16	0,20	0,36
Behelfsanlage aus Erdbecken. . . .	1,50	0,15	0,25	0,40
Absetzanlage mit Schlammfaulung .	6,00	0,42	0,20	0,62
Absetzanlage und Chlorung	6,00	0,42	0,60	1,02
Chemische Fällungsanlage	8,00	0,56	1,20	1,76
Tropfkörper hochbelastet	12,00	0,90	0,60	1,50
Tropfkörper schwach belastet . . .	15,00	1,20	0,50	1,70
Belebungsanlage	12,00	0,96	0,80	1,76
Rieselfeld (Belastung 500 E/ha) . .	12,00	0,90	0,80	1,70
Bodenfilter	12,00	0,90	0,80	1,70
Weiträumige Landbewässerung . . .	36,00	2,80	2,40	5,20

Regenwasserreinigung durchgeführt, werden die Kosten etwa 25%
teurer wegen der notwendigen Regenwasserbecken und der damit
zusammenhängenden Vergrößerung der Schlammzersetzungsräume.

3. Abwasser und Vorfluter.

Abgesehen von Sonderfällen wird jedes Abwasser schließlich von
einem öffentlichen Gewässer aufgenommen werden.

Der hierdurch in der Regel auftretenden Gewässerbeeinflussung
und deren Folgen (z. B. Fäulnis, Gestank, Fischsterben, Verseuchung
von Badeplätzen, Verminderung der Wassergüte für Menschen und
Industrie) muß durch die Reinigung des Abwassers vorgebeugt
werden.

Technisch ist es durchaus möglich, Abwasser durch mechanisch-
biologische Behandlung und Entkeimung soweit zu reinigen, daß
selbst von einer Infektionsgefahr nicht mehr gesprochen werden kann.
Eine solche Behandlung verursacht erhebliche, mit dem verlangten
Reinheitsgrade rasch wachsende Kosten (s. Tab. 13).

Ein maßgebender Faktor für den erforderlichen Reinheitsgrad des
Abwassers ist die Verdünnung (zur Zeit des maximalen Stunden-
ablaufs) durch die Wasserführung des Vorfluters (zur Zeit von Niedrigwasser). Da das häusliche Abwasser im allgemeinen erst bei über
30facher Verdünnung seine Fäulnisfähigkeit verliert, und da unter
den Verhältnissen in Deutschland die Vorfluter meistens bereits
durch Oberlieger mehr oder weniger weitgehend in Anspruch genommen sind, erscheint die Forderung berechtigt, daß im allgemeinen
die Einleitung von fäulnisfähigem Abwasser nur in solchen Fällen
erträglich und statthaft ist, wenn eine mindestens 60fache Verdünnung auch bei Niedrigwasser des Vorfluters durchaus sichergestellt
ist. In Deutschland dürfte demnach zur Zeit wohl nur ganz ausnahmsweise die Möglichkeit bestehen, Abwasser von Gemeinden oder
Industrien ohne jede Reinigung in einen Vorfluter abzuleiten,

Außer von den Verdünnungsverhältnissen hängt die Grenze der „zulässigen Belastung", welche dem Vorfluter zugemutet werden kann, von dessen biologischem *Selbstreinigungsvermögen* ab (28, 63). Hierunter wird verstanden die natürliche Fähigkeit eines jeden gesunden Gewässers, eingeleitete Fremdstoffe in verhältnismäßig kurzer Zeit so zu verarbeiten bzw. auszuscheiden, daß die ursprüngliche Gewässerbeschaffenheit annähernd wieder erreicht wird. Diese Fähigkeit erstreckt sich in erster Linie auf organische Stoffe.

Durch einen natürlichen Gehalt des Wassers des Vorfluters an Carbonaten, Bicarbonaten oder durch den Kohlensäuregehalt kann eine gewisse Ausfällung bzw. Bindung eingeleiteter Säuren oder Alkalien eintreten *(Säure- bzw. Alkalibindungsvermögen)*.

Fremdstoffe *organischer* Herkunft werden in einem natürlichen Gewässer durch Abbau, Umwandlung und Ausscheidung aus dem Wasser überwiegend durch biologische Vorgänge verarbeitet. Dabei wirken in der ersten Stufe vorwiegend große Mengen von Bakterien mit *(polysaprobe Zone)*, in der zweiten vorwiegend Pilze und Algen *(mesosaprobe Zone)* und schließlich in der dritten Stufe spezifische Tiere von den Einzellern bis zu den Fischen *(oligosaprobe Zone)*. Durch das vorwiegende Wachstum gewisser Organismen und durch gewisse chemische Vorgänge ist jede dieser Zonen charakterisiert (28).

Der Zone der *Polysaproben* eigentümlich ist der Reichtum an Schizomyceten, wie Sphaerotilus, Beggiatoa, Chromatium und (meist bakterienfressender) Flagellaten sowie Ciliaten. In chemischer Hinsicht überwiegen Reduktionserscheinungen. Das Fehlen oder nur spurenweise Auftreten von Sauerstoff wird festgestellt. Der weitgehende Sauerstoffbedarf zeigt sich in der hohen Sauerstoffzehrung. Der in dieser Zone an den Ufern und an der Gewässersohle sich findende Schlamm ist schwarz, enthält viel Schwefeleisen, riecht faulig und entwickelt unter anderem Methan.

Die Zahl der auf üblicher Nährgelatine sich entwickelnden Keime kann leicht 1 000 000/cm³ übersteigen.

In einem Gewässer kann es zur Bildung einer polysaproben Zone auch dann kommen, wenn z. B. in gestautem Wasser vom Oberlaufe her angetriebene Pilzflocken oder Schlammfladen sich absetzen, ansammeln und in Fäulnis übergehen.

Die *mesosaprobe Zone* — auch als Übergangszone bezeichnet — wird meist in eine der polysaproben Zone sich anschließende α-mesosaprobe und eine der Reinwasserzone vorhergehende β-mesosaprobe Zone gegliedert.

Der I. Teil dieser Zone zeigt ein vorwiegendes Auftreten von Oscillatorien, Fusarium, Nematoden und Asellus im Schlamm, ferner z. B. Anthophysa, Stentor und Carchesium. Der Bakteriengehalt ist beträchtlich und geht vielfach in die Hunderttausende/Kubikzentimeter. Die chemische Untersuchung läßt eine Zunahme der Oxydationsvorgänge erkennen; ein gewisser, wenn auch meist geringer

Sauerstoffgehalt ist vorhanden, der aber bei der Zehrungsprobe meist verschwindet.

Die β-mesosaprobe Zone fällt auf durch den Reichtum an Diatomaceen, Chlorophyceen und Rhizopoden, gewissen Ciliaten, Vermes und Rotatorien. Die Anzahl und Art der Lebewesen ist reicher geworden, auch viele Fische finden hier ausreichende, zum Teil sehr günstige Lebensbedingungen. Der Bakteriengehalt ist meist auf unter 100000/cm³ gesunken. Chemisch haben Oxydationsvorgänge die Oberhand. Der Sauerstoffgehalt des Wassers ist erheblich, überschreitet mitunter infolge der Lebenstätigkeit chlorophyllhaltiger Lebewesen, die im Lichte Sauerstoff entwickeln, den Sättigungswert.

Die *oligosaprobe* Zone, in der die Umwandlung der eingeleiteten organischen Fremdstoffe beendet ist, zeigt oft ein biologisch sehr reiches Leben der normalen Lebewesen des Wassers. Die Keimzahlen der Bakterien bewegen sich um 10000/cm³. Der Sauerstoffgehalt ist hoch, die Sauerstoffzehrung gering. Der am Ufer oder auf der Gewässersohle sich findende Schlamm ist nicht mehr schwarz, sondern hat ein der natürlichen Beschaffenheit und der Durchlüftung des Gewässers entsprechendes, mehr braunes Aussehen. Er besteht aus mehr oder weniger bräunlich gefärbtem Detritus, als letztem Rest der eingeleiteten organischen, jetzt abgebauten Stoffe.

Werden einem Vorfluter Stoffe zugeleitet, die lähmend oder gar abtötend auf die Lebewelt im Gewässer wirken, kann die „Selbstreinigung des Gewässers" bis zum völligen Erliegen geschädigt werden.

Aus diesen Ausführungen geht hervor, daß das Problem der „Abwasserreinigung" nicht darin bestehen kann, Abwasser irgendwo und irgendwie abzuleiten und in irgendeinem Grade zu reinigen, sondern es ist jede Anlage zur Reinigung von Abwasser unter Anpassung an die bestehenden Verdünnungs- und Flußselbstreinigungsverhältnisse als Teilstück der nur im Zusammenhange befriedigend zu lösenden Aufgaben der Wasserbewirtschaftung des betreffenden gesamten Wasservorkommens zu betrachten [Generalplanung (52)].

Aus einer solchen Betrachtung des Problems „Abwasserreinigung" ergibt sich als erste Frage, mit welchen Mengen von Fremdstoffen ein Vorfluter belastet werden kann, ohne daß Mißstände entstehen, also die Frage nach der zulässigen Belastung. Dieses Ziel ist dann erreicht, wenn ein Abwasser von seinen Fremdstoffen — in diesem Falle und bei häuslichem Abwasser handelt es sich in erster Linie um organische Stoffe — gelöster und ungelöster Art soweit befreit ist, daß eine schädigende Beeinflussung der im Wasser des Vorfluters lebenden Tiere und Pflanzen sowie eine Beeinträchtigung des Gemeingebrauchs am Wasser vermieden wird.

Ist diese Definition der „zulässigen Belastung" für die Beurteilung bestehender Verhältnisse ausreichend, so besteht doch schon mit Rücksicht auf die vorher gemachte Feststellung der Notwendigkeit der vorausschauenden Planung der Wasserbewirtschaftung das Bedürfnis nach einer rechnerischen Erfassung und Darstellung dieser

Verhältnisse. Zu diesem Zwecke hat Imhoff den Begriff „Abwasserlast" geprägt (24, 52). Diese wird ermittelt aus der mittleren Niedrigwasserführung des betreffenden Vorfluters an einem bestimmten Punkte (MN Q) und der Zahl der Einwohner (E), welche oberhalb des Ausgangspunktes zum Vorfluter entwässern. Das Verhältnis MN Q : E = Abwasserlast. Die Industrieabwässer, welche in diesem Bezirke dem Flusse zulaufen, müssen entsprechend berücksichtigt werden, was mit Hilfe des „Einwohnergleichwertes" durchgeführt wird. Hierbei wird an Stelle jeden Industriebetriebes die Anzahl Einwohner eingesetzt, deren Abwasser etwa den gleichen Sauerstoffbedarf besitzt wie das Industriewerk. Solche Einwohnergleichwerte sind für eine größere Zahl von Gewerbebetrieben bereits ermittelt.

Bei einer derartig berechneten Zahl sind dann noch zwei Korrekturen anzubringen. Zunächst ist die der Reinigungswirkung (bezogen auf das Abwasser) entsprechende Entlastung des Vorfluters durch die oberhalb des Ausgangspunktes der Berechnung vorhandenen Kläranlagen zu berücksichtigen, was z. B. an Hand der auf S. 230 gegebenen Tabelle (biochemischer Sauerstoffbedarf) erfolgen kann.

Bei Einleitung von unzureichend geklärtem oder völlig ungereinigtem Abwasser ist demnach der E-Wert (Einwohner + Einwohnergleichwert) voll einzusetzen. In allen anderen Fällen ist — je nach der Reinigungswirkung (s. Tabelle S. 254) — nur noch der nach Durchlaufen der betreffenden Kläreinrichtung in dessen Ablauf enthaltene Rest an Schmutzstoffen für die Abwasserlast in Rechnung zu setzen, also ein entsprechender Abzug bei dem E-Werte vorzunehmen. Bei niedrig belasteten Tropfkörpern z. B. beträgt also der E_1-Wert bei gut arbeitender Kläranlage E · 0,95, bei mäßiger Klärwirkung E · 0,80.

Schließlich ist die Selbstreinigung auf der in Betracht kommenden Flußstrecke zu berücksichtigen. Dies kann mit Hilfe der Sauerstoffbedarfsbestimmung durchgeführt werden an Hand der Kilometerzahl des Laufes des Vorfluters bis zum Ausgangspunkte der Berechnung und der Fließgeschwindigkeit des Flusses. Bei einer Wassertemperatur von 20° C (also etwa Sommertemperatur der Gewässer) nimmt infolge der Selbstreinigung der Sauerstoffbedarf im Gewässer in 24 std um rd. 20% ab. Er beträgt also nach 24 std noch 80% des Ausgangswertes, um nach je weiteren 24 std auf 64, 51, 41 usw. zu sinken. Nach einer Fließzeit von 2 · 24 std wären hiernach z. B. die zur Berechnung der Abwasserlast dienenden Einwohnerzahlen nur noch mit 64% einzusetzen.

Da mit abnehmender Wassertemperatur die Sauerstoffabnahme sich verringert, ist bei niedrigeren Wärmegraden eine entsprechende Korrektur erforderlich.

Aus diesen Ausführungen lassen sich hinsichtlich der Erreichung des Zieles der Reinhaltung des Vorfluters unter Berücksichtigung der vorstehend gegebenen Übersicht über die Leistungen der Kläreinrichtungen grundsätzlich folgende Schlüsse ziehen:

Vor der Einleitung des Abwassers in den Vorfluter sind aus ihm zu entfernen:

Stets: die groben Sperr- und ekelerregenden Stoffe: Grobreinigung durch Rechen, Siebe, Tauchplatten.

Meist: die ungelösten Stoffe durch Absetzanlagen, so daß im Vorfluter keine Schlammablagerungen in größerem Umfange stattfinden können.

Oft: darüber hinaus die gelösten und halbgelösten (kolloiden) Stoffe durch biologische Anlagen, so daß das derart behandelte Abwasser keine Fäulniserscheinungen mehr zeigt.

Fast immer wird auf die seuchenhygienische Forderung, daß die Abwassereinleitung nicht zur Übertragung von Infektionserregern führen darf, verzichtet. Häusliche Abwässer sind in dieser Hinsicht fast immer bedenklicher als gewerbliche, von denen manche den Vorfluter allgemein-hygienisch aber stärker belasten als die gleiche Menge städtischen Abwassers.

Grundsätzliche hygienische Gesichtspunkte für die Abwassereinleitung in öffentliche Gewässer sind:

In *fließende* Gewässer: nicht oberhalb von Ortschaften, Wasserentnahmestellen, Waschanstalten. Bei Vorflutern, welche den Gezeiten oder sonstigem gelegentlichem Rückstau unterliegen, soweit abwärts, daß von der Schmutzwassereinlaufstelle bis zur nächsten Ortschaft die Flutwelle nicht hinaufgelangen kann. Die Mündung des Abwassereinlaufes sollte zwecks schneller Durchmischung mit dem Vorfluterwasser möglichst in den Stromstrich verlegt werden.

In *stehende* Gewässer: im allgemeinen darf Einleitung nur kleinerer Abwassermengen erfolgen selbst in große Gewässer (Seen) hinreichend weit vom Ufer entfernt, besonders wenn Ansiedlungen vorhanden.

In das *Meer*: nicht in der Nähe von Ortschaften, Badeanstalten, Muschel- oder Austernbänken. Schwierigkeiten bietet die Brandung sowie das größere spezifische Gewicht des Meerwassers (Abwasser schwimmt oben).

In *Grundwasser*: Rücksicht auf die Möglichkeit seiner Verunreinigung, besonders in der Nähe von Wasserversorgungsanlagen.

4. Gesetzliche Regelung (37).

Die Gesetzgebung bezüglich der Abwasserbeseitigung und Reinhaltung der Vorfluter ist in Deutschland mangels eines Reichswassergesetzes nicht einheitlich geregelt. Es bestehen etwa 24 verschiedene Wassergesetze der einzelnen Länder.

Eine für das Reichsgebiet anwendbare Bestimmung für die Abwasserbeseitigung bieten §§ 17 und 55 des Reichsseuchengesetzes vom 30. Juni 1900 (R.G.Bl. S. 306). Unter bestimmten Voraussetzungen (Seuchengefahr) ist hierin eine Handhabe gegeben, eine Gemeinde zur Einrichtung einer Entwässerung zu veranlassen und solche Anlagen von Amts wegen laufend zu überwachen.

Das „Gesetz über den Verkehr mit Lebensmitteln und Bedarfsgegenständen" vom 5. Juli 1927 in der Fassung vom 17. Juli 1936

(R.G.Bl. I, S. 17) gibt Vorschriften für das Wasser als Lebensmittel. In Betracht kommen § 1 (Definition des Lebensmittels), §§ 3 und 4 (Verbot der beim Genuß die menschliche Gesundheit schädigenden Herstellung usw.). Gegen die hierzu gehörenden Strafvorschriften der §§ 12 und 13 verstößt z. B., wer für die Trinkwasserversorgung einer Gemeinde verantwortlich ist und ihr Oberflächenwasser liefert, das gesundheitlich bedenklich oder nach Ort und Art seiner Gewinnung ekelerregend (das ist verdorben im Sinne des L.M.G.) ist (s. Reichsgerichtsentscheidung vom 20. September 1933 — 1 D 517/33 — Juristische Wochenschr. 1933, S. 2594, Deutsche Justiz 1936, S. 731). Das Reichsgesetz über die Vereinheitlichung des Gesundheitswesens vom 3. Juli 1934 (R.G.Bl. I, S. 531) sichert die Mitwirkung des Amtsarztes bei der Beseitigung der festen und flüssigen Abfallstoffe und bei der Reinhaltung der öffentlichen Wasserläufe. Maßgebend hierfür sind die Bestimmungen der 3. Durchführungsverordnung vom 30. März 1935 (R.Min.Bl., S. 237). Die sich im Abschnitt VIII über „Wasserversorgung, Beseitigung der flüssigen und festen Abfallstoffe, öffentliche Wasserläufe" findenden §§ 24, 29, 30, 37, 38 und 69 (Dienstordnung — Besonderer Teil) schreiben vor, daß sich der Amtsarzt auf dem Gebiete des Abwasserwesens aktiv betätigen soll.

Das Reichsgesetz und die I. Verordnung über „Wasser- und Bodenverbände" ermächtigen den R.Ern.Min., im Einvernehmen mit den beteiligten Reichministern Wasser- und Bodenverbände, ihre Selbstverwaltung, Ordnungs- und Polizeigewalt, Aufsicht über sie, das Spruchverfahren sowie Umgestaltung bestehender und Gründung neuer Verbände neu zu gestalten.

Als reichsgesetzliche Vorschrift ist auch § 18 der deutschen Gemeindeverordnung vom 30. Januar 1935 (R.G.Bl. I, S. 49) zu beachten, der der Gemeinde das Recht gibt, unter bestimmten Voraussetzungen Anschlußzwang sowie Benutzungszwang an Wasserversorgung und Kanalisation und ähnliche der Volksgesundheit dienende Einrichtungen für die Grundstücke ihres Bezirks vorzuschreiben.

Über die Rechtsverhältnisse in den deutschen Ländern siehe v. MEYEREN (37): Überblick über die im Deutschen Reiche geltenden Vorschriften für den Bau und Betrieb von Wasserversorgungsanlagen [Gas- und Wasserfach 1930, Bd. 73, Nr. 36—39 (37)].

5. Überwachung der Abwasserreinigungsanlagen.

Sowohl aus allgemein- als auch aus seuchenhygienischen Gründen ist die fortlaufende Überwachung des Betriebes der Kläreinrichtungen sowie der Vorfluter eine wichtige Aufgabe der staatlichen Aufsichtsbehörden und vor allem, da es sich um wichtige Fragen der Wohnungs- und Ortshygiene handelt, für den beamteten Arzt. Die gesetzlichen Unterlagen für diese Betätigung sind weiter oben gegeben (s. S. 259). Außerdem enthält in den meisten deutschen Ländern die Dienstanweisung des Amtsarztes Anweisungen, nach denen er auf die Beseitigung der festen und flüssigen Abfallstoffe zu achten, den

Betrieb von Abwasserreinigungsanlagen und deren Wirkung zu verfolgen und Neuplanungen zu prüfen und zu begutachten hat.

Solche Prüfungen erfordern neben reicher einschlägiger Erfahrung eine eingehende Kenntnis der örtlichen Verhältnisse der Anlage selbst und deren Umgebung, die auf eigener Anschauung beruhen sollte, wobei auch den Vorfluter-, den Witterungs- und Windverhältnissen die erforderliche Beachtung geschenkt werden muß.

Die Ausführung solcher Kontrollen ist in der überwiegenden Zahl der Fälle mit der Untersuchung von Proben verbunden. Vorbedingung für die Brauchbarkeit der analytischen Werte ist die Art der Probenahme.

Bei Kläranlagen wird im allgemeinen die Entnahme von Mischproben angezeigt sein (Mischungen von in etwa $^1/_4$stündigem Abstande entnommenen Einzelproben). In der durch die Art der Reinigungsanlage gegebenen Stufenfolge unter zeitlicher Berücksichtigung des Durchlaufens durch diese Stufen entnommene Proben sind bei richtiger Berücksichtigung aller Faktoren einander entsprechende (korrespondierende) Proben, die ein Bild der Reinigungswirkung erkennen lassen.

Bei Untersuchung der Vorfluter begnügt man sich aus naheliegenden Gründen meist mit Einzel- oder Stichproben.

Die *bakteriologischen* Untersuchungen (meist Keim- oder Colizahl) sind möglichst bald nach der Probenahme, tunlichst an Ort und Stelle einzuleiten, wenn einwandfreie Ergebnisse erlangt werden sollen.

Wichtige *chemische* Bestimmungen bei der Abwasseruntersuchung sind: *Reaktion* (Wasserstoffionenkonzentration $= p_H$-Wert), Chloride, Kaliumpermanganatverbrauch (Maßstab für den Gehalt an Organischem), Stickstoff — eventuell in seinen verschiedenen Bindungsformen (Ammoniak, Nitrite, Nitrate) —, Fäulnisfähigkeit (Methylenblau- oder Schwefelwasserstoffprobe), biochemischer Sauerstoffbedarf (BSB als Maßstab für die Menge des biologisch abbaubaren Organischen) und Menge des Ungelösten (suspendierte Stoffe) in cm^2/l oder mg/l.

Für die *Betriebskontrolle* von *Absiebanlagen* werden die absiebbaren Abwasserstoffe abgesiebt durch Siebe mit entsprechender Maschenweite. Das gleiche Verfahren wird auch bei Vorfluterunter-

Tabelle 14. *Durchschnittliche Zusammensetzung von häuslichem Abwasser.*
(Nach Thumm.)

m/l	Ungelöste Stoffe	Im filtrierten Abwasser				
		Abdampfrückstand	Chloride	Ammoniak	Organischer Stickstoff	Kaliumpermanganatverbrauch
Dünnes Abwasser	bis 500	bis 500	bis 100	bis 30	bis 10	bis 200
Abwasser mittl. Konzentration	bis 1000	bis 1000	bis 150	bis 50	bis 30	bis 300
Dickes Abwasser	über 1000	über 1000	über 150	über 50	über 30	über 300

suchungen zur Bestimmung des von den Gewässern mitgeführten Ungelösten (Plankton) angewendet unter Verwendung der sog. Planktonnetze ($^1/_5$—$^1/_{20}$ mm Maschenweite). Die abgesiebten Bestandteile stehen dann zur weiteren chemischen oder biologischen Untersuchung usw. zur Verfügung.

Der Gehalt des Abwassers an absetzbarem Ungelösten *(Konzentrationsbestimmung des Abwassers, Betriebskontrolle der Absetzanlagen)* wird ermittelt in einem Spitzglase, das 1 l fassend, an seiner Spitze in Kubikzentimeter graduiert ist, wobei nach zweistündigem Stehen die abgesetzten Stoffe abgelesen werden. Proben vom Zu- und Ablaufe einer Absetzanlage, korrespondierend entnommen, zeigen den Wirkungsgrad der Anlage.

Eine über den Wirkungsgrad mechanischer Kläranlagen hinausgehende Wirkung, welche dem Abwasser seine Fäulnisfähigkeit nimmt *(biologische Reinigung)* wird überwacht durch die Feststellung der Fäulnisfähigkeit der Ablaufproben. Dafür wird in fest verschlossener, an einem warmen (etwa 22° C), vor Licht geschützten Orte aufbewahrter Flasche in zehntägiger Beobachtung das Auftreten von Schwefelwasserstoff beobachtet (Bleipapier). Fäulnisunfähig ist die Probe, wenn sie unter diesen Verhältnissen keine Schwefelwasserstoffbildung zeigt.

Aufschluß über die erreichte Wirkung hinsichtlich des Abbaues des Organischen gibt der Wert für den Kaliumpermanganatverbrauch bzw. der des biochemischen Sauerstoffbedarfs. Die sich bei diesem Abbau abspielenden Vorgänge zeigen sich an unter anderem in den Änderungen der Menge und der Bindungen des Stickstoffs. Er nimmt — als Ammoniak — ab; die Bildung von Nitraten bzw. Nitriten und deren Nachweis im Kläranlagenablauf zeigt die Mineralisierung der organischen Stoffe des Abwassers an.

Als Ergebnis dieses Abbaues des vorwiegend Organischen enthalten die Abläufe solcher Anlagen — bei Tropfkörpern besonders im Frühjahr und Herbst — erhebliche Mengen ungelöster humusähnlicher, nicht immer fäulnisunfähiger Stoffe, die — wie vorher ausgeführt — in entsprechend gebauten Nachreinigungen (Absetzbecken oder -brunnen) ausgeschieden werden müssen. Andernfalls sind Schlammbankbildungen (Verschmutzungserscheinungen) im Vorfluter zu erwarten.

Die auf S. 255—258 gemachten Ausführungen über die Selbstreinigung der Gewässer enthalten zugleich die wichtigsten Gesichtspunkte hinsichtlich der Untersuchung des Vorfluters und der Feststellung der Abwassereinwirkung auf ihn. Die wesentliche Aufgabe der Vorfluteruntersuchung ist die Klarstellung des *Sauerstoffhaushaltes* des Gewässers. *Gehalt des Wassers an Sauerstoff bei der Probenahme* und der damit erhaltene Einblick in den Fehlbetrag des Sättigungswertes *(Sättigungsdefizit)*, Feststellung der Sauerstoffmenge, die innerhalb von 48 std von dem Kleinleben des Gewässers verbraucht wird *(Sauerstoffzehrung)* und die daraus erhaltene Einsicht, ob eine für die Aufrechterhaltung des Kleinlebens ausreichende

Sauerstoffreserve (Restsauerstoff) bestehen bleibt, sind die hauptsächlichen Faktoren des Sauerstoffhaushaltes.

Die Bestimmung des Chloridgehaltes und die Ermittlung der elektrischen Leitfähigkeit zeigt Verschiebungen an, welche im Bereiche der anorganischen Salze vor sich gehen. Mitunter kann die Ermittlung der Härte des Flußwassers sowie des Eisengehaltes eine Rolle spielen, z. B. bei Belastung des Vorfluters durch Einleitung anorganischer Salze.

Die vom Ufer des Gewässers oder mittels des Planktonnetzes (s. S. 262) entnommenen Proben der Lebewesen des Gewässers zeigen makroskopisch oder unter dem Mikroskop dem Kundigen deutlich durch Art und Menge der einzelnen Lebewesen (s. S. 256) den Zustand des Vorfluters an und damit auch die Beschaffenheit des Gewässers.

Aus dem Vorfluter oberhalb und unterhalb des Ablaufes einer Kläranlage sachgemäß entnommene Proben verdeutlichen dessen Einwirkung auf das Gewässer; weiter gewässerabwärts entnommene Proben geben ein Bild der durch die natürliche Selbstreinigung des Gewässers abklingenden Belastung durch Fremdstoffe.

B. Die festen Abfallstoffe.
Beseitigung der festen Abfallstoffe.
I. Staub (s. a. S. 15).

Begriff. Teilchen fester Körper, so klein, daß ihr Schwebevermögen besonders groß ist. Korngröße im allgemeinen unter etwa 0,05 mm ⌀; Staub in bewohnten Räumen *(Zimmerstaub)* von sehr verschiedener Zusammensetzung, aber meist reich an organischen, also fäulnisfähigen Bestandteilen. Infektiöse Keime sind besonders dann im Staub der Zimmer zu finden, wenn Kranke mit infektiösen Absonderungen, die nicht sorgfältig beseitigt werden, die Räume bewohnen (59).

Staub kann durch mechanische oder chemische Reizung belästigend und gesundheitsschädigend wirken, ferner infektiöse Keime übertragen.

Zur Verhütung unnötiger Staubablagerung, namentlich in Krankenzimmern, Schulen u. dgl. Räumen, sind die Ecken der Zimmer abzurunden, unnötige Vorsprünge und Verzierungen an Wänden und Möbeln zu vermeiden und die Oberflächen derselben aus glatten harten Materialien zu wählen. (Keine unnötigen Vorhänge, Teppiche u. dgl.)

Eine wesentliche *Einschränkung des Zimmerstaubes* kann, namentlich in Schulen, öffentlichen Räumen usw. durch Reinigung der Fußböden mit feuchten oder besonders präparierten (das Stauben verhütenden) Sägespänen (z. B. Falalin) sowie durch Behandlung der Fußböden mit *staubbindenden Ölen* erzielt werden, von denen eine ganze Reihe im Handel ist, z. B. Dustlessöl, Staublos, Duralit, Sternolit. Eine Ölung des Fußbodens ist je nach dem Material desselben und

der Benutzung des Raumes nach einigen Wochen bis Monaten zu
wiederholen. Der Preis ist mäßig.

Entfernung des Zimmerstaubes (vor allem ist Aufwirbelung
zu vermeiden!) ist durch Abwischen mit trockenen Tüchern nur
mangelhaft möglich, besser durch feuchtes Aufwischen oder neuerdings rationeller durch *Staubsaugeapparate*, welche in sehr verschiedener Größe transportabel oder als ortsfeste Einrichtung (für größere
Häuser bzw. Betriebe) zu haben sind.

Der Staub wird dabei durch Saug- oder Preßluft (Näheres s. Schrifttum Nr. 61) mittels geeigneter beweglicher Schläuche und besonderer
Ansatzstücke beseitigt. Kraft: verschieden, für transportable Apparate vor allem elektrischer Strom. Der Kraftverbrauch ist gering,
Betriebskosten daher nicht groß. Für hinreichend große Neubauten
empfiehlt es sich, Leitungen für die verschiedenen Räume oder Stockwerke gleich mit einzubauen. Die transportablen im Zimmer angewandten Staubsauger haben meist gegenüber ortsfest, z. B. mit
besonderem Vakuumraum eingebauten den Nachteil, daß ein Teil
des Staubes durch die Wand der Auffangvorrichtung (Stoffbeutel
oder dgl.) hindurchtritt und so wieder ins Zimmer gelangt.

Gewerblicher Staub, der oft in sehr großer Menge anfällt,
ist nötigenfalls durch besondere Vorkehrungen (z. B. Befeuchtung,
Absaugen am Ort des Entstehens) zu bekämpfen. In manchen Fällen,
z. B. für staubige Fabrikbetriebe u. dgl., empfiehlt sich auch ein
Niederschlagen des Luftstaubes durch Nebelbildung, der in kurzer
Zeit ohne Belästigung den Staub aus der Luft entfernt.

Straßenstaub kann namentlich bei nicht fester Straßendecke
und lebhaftem Verkehr (Saugwirkung der schnell fahrenden Kraftwagen usw.) sehr lästig werden. Mittel zur Staubverringerung:

Häufige *Besprengung mit Wasser*, nach Erdmann (13) noch immer
am gebräuchlichsten; Hauptstraßen etwa 3—4mal, Nebenstraßen
etwa 2—3mal am Tage. Nachteile: Wirkung hält nicht lange vor,
namentlich nicht bei Trockenheit (Hitze, Wind). Vermehrte Besprengung sehr teuer, dazu oft nicht durchführbar wegen Wasser-
knappheit in der trockenen Zeit.

Behandlung mit staubbindenden bzw. staubverhütenden Stoffen:
Hygroskopischen

a) mineralischen Substanzen (Chlormagnesium und Chlorcalcium,
Endlaugen) oder

b) organische Stoffe (Zellstoff) enthaltenden sulfidhaltigen Teer-
und Erdölprodukten.

Nach Erdmann (13) ist die Wirkung der hygroskopischen Endlaugen im Sommer bei trockener Luft nicht gut, wohl aber in den
Übergangsjahreszeiten: Straßen bleiben da lange feucht. Weil der
Gefrierpunkt der Endlaugen unter 0° liegt, sind sie auch im Winter
anwendbar, wo der Staub oft besonders störend ist. — Mit den zell-
stoffhaltigen Mitteln (durch Klebefähigkeit wirkend) sind neuerdings
recht beachtliche Erfolge erzielt. *Teer-* und *Erdölprodukte* schonen
zugleich den Straßenkörper, verringern die Reibung und dadurch

den Staub. Sehr gute Erfolge bei den — auch in großen Städten meist noch viel vorhandenen — Schotterstraßen mit ihrer besonders großen Staubplage. Teer wird entweder erhitzt in dünner Schicht auf der Oberfläche der Schotterstraßen ausgebreitet („Oberflächenteerung") oder Teeremulsionen werden aufgesprengt (ist auch öfters zu wiederholen!). Nach LIESEGANG (26a) gehören manche früher angepriesenen Mittel der Vergangenheit an; heute werden verwandt: Dusterit, Antistaubit, Stauberit, Vialit, Stradol, Rollkoch, Immertreu, Kalzinid und Impregnol sowie Chlormagnesiumlauge. Die hygroskopischen *Endlaugen der Kaliindustrie* (Chlormagnesium) oder der Ammoniaksodafabriken (Chlorcalcium) eignen sich gut für Steinpflaster; der Staub wird in den Fugen (soweit sie nicht ausgegossen sind) lange feucht gehalten (32).

Viel angewandt wird auch die Kaltasphaltbauweise. Wenig Staub ergeben glatte Straßen (gute Steinpflaster, Zementbeton, Asphalt), die sich zudem durch Kehrmaschinen sowie durch „Waschen" oder „Spülen" gut reinigen lassen.

Die durch den Krieg herbeigeführten Verhältnisse haben in den kriegszertrümmerten Städten auch den Zustand der Luft beeinflußt, so daß für ihre Beschaffenheit neue Voraussetzungen vorliegen.

Das Bestehen ausgedehnter Trümmerfelder in solchen Städten äußert sich einmal in einer *Zunahme der Verstaubung*, sodann aber auch in klimatischer Hinsicht.

Untersuchungen hierüber (33) — als Beispiel dient Berlin-Innenstadt — haben ergeben, daß der Absolutwert des Staubfalles sich in solchen Orten in einer Größenordnung bewegt, wie sie früher nur in ausgesprochenen Industriestädten, z. B. Essen oder Dortmund angetroffen wurde. Auffallend groß ist in dem Staub der Trümmerstädte der Anteil an scharfen, verletzend wirkenden Gesteinssplittern, welcher mit zunehmender Windstärke rasch anwächst. Inwieweit freie Kieselsäure als Träger silikotischer Erkrankungen in diesem Mineralstaube enthalten ist, bedarf noch weiterer Klärung. Die Befunde lassen den Trümmerstaub jedenfalls nicht mehr als eine harmlose Angelegenheit erscheinen.

Wenn bereits jetzt lediglich durch das Vorhandensein der Trümmer ein solches Anwachsen der Verstaubung der Stadtluft bewirkt wird, so ist zu erwarten, daß bei planmäßigen, im großen ausgeführten Aufräumungs- und Aufbauarbeiten, die sich viele Jahre hinziehen würden, mit einer gar nicht abschätzbaren Staubkalamität zu rechnen ist.

Die *klimatische* Veränderung der Trümmerstädte ergibt sich zunächst aus dem Anwachsen und Dichterwerden der Dunsthaube, die über jeder Stadt lagert. Die hierdurch hervorgerufene Minderung der Sonneneinstrahlung, die Vergrößerung der Temperaturgegensätze zwischen Tag und Nacht und endlich der meist weit fortgeschrittene Wegfall mindestens eines Teiles der Parks und Grünanlagen, die — wie anerkannt — eine große Reinigungskraft für die staubige Stadtluft besitzen, sind in gesundheitlicher Hinsicht bedauerliche Tatsachen.

Nicht zuletzt mit Rücksicht auf hygienische Belange ist daher auch diesen durch den Krieg herbeigeführten bedenklichen Verhältnissen die notwendige Aufmerksamkeit zu widmen; vor allem erscheint es geboten, die vorderhand nicht zu bearbeitenden Trümmerfelder möglichst rasch mit einer Rasendecke zu überziehen sowie schleunigst mit der Aufforstung vernichteter oder neu geplanter Parks und Grünanlagen zu beginnen.

II. Müll (Kehricht).

Unter Müll sei verstanden die Gesamtheit der festen Abfallstoffe, für deren Entfernung aus den Wohngebieten ein öffentliches Bedürfnis besteht. Daraus ergibt sich ohne weiteres, daß die Sammlungs-, Transport- und Beseitigungsfrage dieser Stoffe im wesentlichen eine in Städten auftretende Aufgabe ist (13).

1. *Straßenkehricht.* Seine Menge wechselt außerordentlich unter anderem je nach der Gestaltung des Straßennetzes (z. B. Baumbestand), nach Art und Material der Straßendecke (nach Londoner Untersuchungen bei Macadam:Granit:Asphalt = 7:3:1). Als Anhalt für Menge des Mülls sei die Zahl von etwa 80 kg/Einwohner/Jahr genannt.

In kleinen Städten ist häufig die Straßenreinigung und Beseitigung des anfallenden Kehrichts (vielfach Aufgabe der Anlieger) auch vom hygienischen Standpunkte recht mangelhaft (46). In den Großstädten liegt sie meist in der öffentlichen Hand und erfolgt weitgehend maschinell durch technisch hochentwickelte Straßenkehr- oder Waschmaschinen, welche dieses Material in hygienisch nicht zu beanstandender Art und Weise sammeln, aufnehmen und abfahren. Das infolge des immer mehr anwachsenden Kraftwagenverkehrs im Interesse der Staubverminderung aufgetretene Bestreben des Baues möglichst staubarmer Straßendecken hat wahrscheinlich zu einer gewissen Verminderung des Straßenkehrichts geführt. Die Beseitigung dieses Materials erfolgt fast stets zusammen mit dem Hausmüll.

2. *Der Hausmüll* oder *-kehricht* enthält normalerweise neben Asche, Staub, Küchenabfällen und Speiseresten Sperrstoffe aller Art (Glas, Papier, Knochen, Lumpen, Konservenbüchsen u. dgl.). Als eine der vielen Kriegsfolgen und der durch die Not herbeigeführten Andersbewertung vieler Abfallstoffe hat sich diese Zusammensetzung des Mülls geändert. Die Entfernung dieses Materials aus dem Wohnbereiche muß mit Rücksicht auf Geruchsbelästigungen, besonders zur warmen Jahreszeit, und wegen seiner Eigenschaft als Anlockungsmittel für Ungeziefer aller Art möglichst rasch erfolgen. Die Menge des Mülls — je nach Lebenshaltung und -gewohnheit stark schwankend — pflegt man in Deutschland mit 0,5 kg/Kopf/Tag anzunehmen. Durchschnittsangaben über eine Zusammensetzung des Mülls lassen sich kaum machen.

Es sei darauf hingewiesen, daß — wenn auch wohl nicht im Regelfall, so doch nicht nur ausnahmsweise — infektiöses Material im Müll enthalten sein wird, weshalb nicht zu achtlose Behandlung des Mülls in dieser Hinsicht angezeigt erscheint.

In *volkswirtschaftlicher* und *landwirtschaftlicher* Hinsicht enthält Hausmüll eine nicht unerhebliche Menge verwertbarer Stoffe, die nicht unverwertet bleiben sollten. Eine solche *Müllverwertung* setzt eine getrennte Sammlung im Haushalte und in der Abfuhr voraus.

In vielen deutschen Städten wurden solche Verfahren gemäß Ortsstatut durchgeführt, wobei Speisereste (für Schweinezucht), Knochen (zur Fett- und Düngergewinnung) sowie Metalle, Gummi, Altpapier usw. gewonnen wurden.

Die *Wohnungsstandgefäße* für Müll und ebenso die *Haussammelgefäße* müssen mit gut schließenden Deckeln versehen sein. Geschieht die Sammlung in Müllgruben, die bei den Wohnstätten liegen, sind an diese die gleichen Anforderungen zu stellen wie an Fäkalsammelgruben (s. dort).

Wichtig für den Abtransport ist, daß die Gemeinde eine zur Einschüttöffnung ihrer Abfuhrwagen passende Form der Haussammelgefäße vorschreibt, damit eine staubarme Abfuhr gewährleistet wird. Bei der Wahl des Abfuhrsystems ist in hygienischer Hinsicht die Vermeidung von Geruchsbelästigung und Staubentwicklung wichtig.

Die Beseitigung der festen Abfallstoffe, insbesondere die Müllabfuhr ist in den größeren Gemeinden durch Ortsstatut geregelt. Nach der deutschen Gemeindeordnung vom 30. Januar 1935 ist auch die Müllbeseitigung als Einrichtung der Gesundheits- und Wohlfahrtspflege anzusehen (§ 67, Abs. 2). Solche Einrichtungen können Gemeinden im Rahmen ihrer grundsätzlichen Selbstverwaltungsbefugnis errichten und betreiben, sofern sie mit den Gesetzen der Staatsführung im Einklang stehen. Bei dringendem öffentlichem Bedürfnis kann die Gemeinde mit Genehmigung der Aufsichtsbehörde durch Satzung für die Grundstücke ihres Gebietes auch den Anschluß an die Müllabfuhr, die Straßenreinigung und die Benutzung dieser Einrichtungen vorschreiben (Anschluß- und Benutzungszwang, § 18 der DGO.).

3. Müllbeseitigung (54). Diese erfolgt meist durch Aufschüttung von tiefliegendem oder sumpfigem Ödland, von verlassenen Sand- oder Lehmgruben. Auf genügenden Abstand solcher Müllablageplätze von Wohnstätten (mindestens 500 m) oder von viel benutzten Straßen (100 m) und die vorherrschende Windrichtung ist zu achten.

Lagerndes Müll ist eine Nahrungs- und Brutstätte für Ungeziefer aller Art (Ratten, Fliegen, Heimchen usw.). Wirksame Bekämpfung besteht in Abdeckung des Mülls mit einer mindestens 30 cm dicken Schicht Erde, Sand oder dgl.

Bei der Anlage von Müllplätzen ist unbedingt darauf zu achten, daß durch die Auslaugungen aus diesem Material keine Verunreinigung des Grund- und Oberflächenwassers stattfindet; denn solche Auslaugungen haben durchaus Abwassercharakter.

Das auf Landflächen gelagerte ausgebreitete Müll verrottet in verhältnismäßig kurzer Zeit infolge der in ihm sich vollziehenden natürlichen Zersetzungsvorgänge und gibt in Vermischung mit Sand oder feuchtem Niederungsboden wertvolles Kulturland. Diese Erfahrung, landwirtschaftlich genutzt, hat sich vielfach durchaus bewährt, z. B. in Berlin, wo etwa $^1/_6$ der gesamten städtischen Müllmenge seit Jahren nach Herauslesen der groben Sperrstoffe auf diese Weise nützlich beseitigt wird. Solcher Müllmelioration wird noch eine große Bedeutung zukommen.

In derselben Richtung bewegen sich die Bestrebungen, das Müll nach Herauslesen der groben Sperrstoffe und Anfeuchtung zu zerkleinern und abzusieben. Dies Siebgut dient als Grundstoff für die Bereitung eines vollwertigen organischen Düngers unter Zufügung und Mischung mit Schlachthofabfällen, Klärschlamm u. a. m. Nach inniger Mischung wird die Masse der natürlichen Warmgärung unterzogen [Danokompost (53)].

Das *Versenken des Mülls in das Meer* bietet für Hafenstädte eine naheliegende Möglichkeit, sich dieser Stoffe zu entledigen. Dabei ist aber zu beachten, daß nicht durch Strömungen oder die Gezeiten die schwimmenden Müllanteile wieder an die Küste geworfen werden. Für deutsche Verhältnisse wird dies Verfahren sich kaum eignen.

Die *Verbrennung des Mülls* zwecks Ausnutzung des Heizwertes mittels besonders hierfür ersonnener Spezialöfenkonstruktionen findet sich häufig in England und den USA. Infolge seines geringeren Heizwertes eignet sich im allgemeinen das deutsche Müll weniger für diesen Zweck. Derartige Anlagen sind hier mehrfach infolge mangelnder Wirtschaftlichkeit stillgelegt worden.

III. Tierkadaver und Schlachthausabfälle (Wasen).

Die Beseitigung der Tierkörper ist in Deutschland durch das Gesetz vom 1. Februar 1939 (R.G.Bl. I, S. 187) nebst zwei Durchführungsverordnungen vom 23. Februar 1939 (R.G.Bl. I, S. 332) und vom 17. April 1939 (R.G.Bl. I, S. 801) geregelt. Tierkörper im Sinne des Gesetzes sind gefallene, nicht zum Zwecke der Ernährung für Menschen geeignete, getötete sowie totgeborene Einhufer, Rinder, Schweine, Schafe, Ziegen und Hunde. Für Schlachthöfe ist das Reichsgesetz betreffs Schlachtvieh und Fleischbeschau vom 3. Juni 1900 (R.G.Bl. I, S. 547) zuständig, für beschlagnahmtes Fleisch (Konfiskate) das Fleischschaugesetz (48).

Die möglichst rasche und schadlose Beseitigung dieser Tierkörper und Schlachthofabfälle ist, nicht zuletzt mit Rücksicht auf die Seuchengefahr, dann aber auch wegen der Belästigung der Umwelt erforderlich, worunter auch die Verunreinigung des Bodens und des Grund- und Oberflächenwassers zu verstehen ist. Denn Tierkörper und Konfiskate sind unter Umständen ein hygienisch äußerst gefährliches Material, in dem erhebliche Mengen infektiöser Stoffe enthalten sein können, wie Milzbrand, Rotz, Rinderpest, Rauschbrand, Pyämie, Trichinose usw.

Die Menge des auf diese Weise anfallenden Materials ist recht erheblich und dürfte schätzungsweise in Deutschland sich auf weit mehr als 100000 t jährlich belaufen. Da die Tierkörper im Durchschnitt 8—15% auskochbares Fett, 3—5% Leim und 17—24% feste Rückstände enthalten, welche bei sachgemäßer Aufbereitung verwertbar sind, ist eine solche wirtschaftlich durchaus zu vertreten (18, 20).

Die Beseitigung der Tierkörper nach dem vorgenannten Tierkörperbeseitigungsgesetz darf nur noch in *Tierkörperverwertungsanlagen* erfolgen. Nur die Körper von unter 6 Wochen alten Ferkeln, Schafen und Ziegenlämmern dürfen vergraben oder verbrannt werden. Für das Vergraben gelten die Ausführungsvorschriften des Bundesrates zum Viehseuchengesetz vom 1. Mai 1912 (R.G.Bl. S. 3, Anlage C, Abschnitt 2).

In den Verwertungsanlagen müssen die Tierkörper bis zum Zerfall der Weichteile unter Druck gekocht oder gedämpft und mindestens 30 min lang auf 130° C erhitzt werden. Andere Verfahren bedürfen besonderer Genehmigung. Gewonnen werden darf nur noch Tierkörpermehl (Preßkuchen) und technisches Fett (Tierkörperfett). Die nur schwer verwertbare Leimbrühe geht bei dieser Betriebsart der Verwertungsanlagen in das Tierkörpermehl über, das infolge seines hohen Eiweiß- und Fettgehaltes ein begehrtes Futtermittel darstellt. Der Wert dieser Erzeugnisse betrug im Jahre 1937 — also vor Inkraftsetzung des genannten Gesetzes — in Deutschland etwa 8,2 Millionen RM.

Die Räume und Einrichtungen der Tierkörperverarbeitungsanlagen, aus denen Krankheitserreger verschleppt werden können (unreine Seite), sind ähnlich wie bei Desinfektionsanlagen von den Verarbeitungsräumen des fertigen Kochgutes sowie von den Speicherräumen für die Fertigerzeugnisse streng zu trennen (reine Seite). Die Belegschaft ist durch Schutzkleidung, abgetrennte Eßräume, Erziehung zur Körperreinhaltung und hygienische Beratung unter aktiver Beteiligung des Amtsarztes vor Ansteckung zu behüten. Auch ist der Anfuhrdienst bei solchen Anlagen derart zu organisieren, daß Mißstände auf ein Minimum reduziert werden (dichte, allseitig geschlossene Transportwagen, rasche Abholung der Kadaver). Die Beaufsichtigung der Abdeckereien erfolgt durch den Amtstierarzt.

Die von solchen Anlagen ausgehenden, nicht vollständig zu verhindernden Geruchsbelästigungen müssen bereits bei der Auswahl des Standortes berücksichtigt werden. Wasserversorgung und Abwasserbeseitigung erfordern besondere Aufmerksamkeit und sind demnach schon bei der Standortwahl entsprechend zu berücksichtigen (27).

Die Betriebsabwässer sind stark konzentriert, lassen sich aber durch betriebliche Maßnahmen [z. B. Verwendung von Röhrenkühlern (27b)] ihrer Menge nach erheblich vermindern. Nach entsprechender Vorbehandlung (Faulraum) kann die weitere Reinigung, sofern eine vier-, besser sechsfache Verdünnung mit reinem Bachwasser je 1000 kg verarbeiteter Kadavermasse das ganze Jahr hindurch gleichbleibend zur Verfügung steht, in Fischteichen, sonst durch Landberieselung erfolgen. Ein neuer Weg für die Beseitigung dieser Betriebsabwässer scheint sich durch Anwendung der Untergrundkondensation zu bieten (27b, 51).

Hierbei werden die nach beendigter Kochung des Tierkörpermaterials abzuleitenden Brüden nicht wie bisher in Kühlern zur Kondensation gebracht, sondern nach Entfettung noch dampfförmig in ein in den Erdboden nach Art der Anlagen für die Untergrundberieselung in etwa 1 m Tiefe eingebettetes System von Drainrohren eingeleitet. Die Brüden kondensieren sich hier und versickern ohne Geruchbelästigung für die Umgebung. Bei richtig gewählter Bemessung kann auf diese Weise die geruchfreie Beseitigung dieses lästigen Abwassers durchgeführt werden. Das Verfahren ist neu, hat nach den bis jetzt vorliegenden Berichten Befriedigendes geleistet.

Die dann noch im Betrieb der Kadaververarbeitung anfallende geringe Abwassermenge — im wesentlichen das Reinigungswasser des Schlachtraumes der unreinen Seite des Betriebes, in Menge und Art etwa dem Abwasser eines kleinen Schlachthofes entsprechend — kann nach Vorbehandlung durch Faulung, durch ober- oder unterirdische Verrieselung oder in Fischteichen gereinigt werden. Bedenken in seuchenhygienischer Hinsicht sind hierbei nicht zu erheben, da dieses Abwasser entsprechend den in dem vorgenannten Gesetze und den Ausführungsbestimmungen hierzu gegebenen genauen Vorschriften durch Dampf entkeimt werden muß, bevor es zum Ablaufen aus dem Betriebe gelangt.

Diese Art der Abwasserbeseitigung bedeutet für solche Betriebe eine wesentliche Erleichterung, da durch den Wegfall der bisher stets benötigten relativ bedeutenden Kühlwassermenge zur Kondensation der Brüden eine erhebliche Einsparung für die Wasserversorgung erreicht wird.

Literatur.

1. ABEL, RUDOLF: Handbuch der praktischen Hygiene, Bd. 1. Jena: Gustav Fischer 1913.
2. BACH, HERMANN: a) Das Emscher-Filter, eine neue Form des biologischen Körpers für Abwasserreinigung. Wasser u. Gas 16, Nr. 9 (1926). — b) Die Abwasserreinigung, Einführung zum Verständnis der Kläranlagen für städtische und gewerbliche Abwässer (mit kritischer Literaturbeleuchtung!). München u. Berlin: R. Oldenbourg 1927.
3. BAUMEISTER, REINHARDT: a) Städtisches Straßenwesen und Städtereinigung. Aus dem Handbuch für Baukunde. Berlin 1890. — b) Vergleich von Flußverunreinigungen. Vjschr. öff. Ges.dhpfl. 1892, 467.
4. BENINDE, MAX: Verfahren zur Reinigung städtischen Abwassers. Med. Welt 1929, Nr. 12.
5. BÖHM, B., u. E. BANIK: Gewerbliche Abwässer, Reinigung, Beseitigung, nutzbare Verwertung, 2. Aufl. Wien u. Leipzig: E. Elsner 1944.
6. BRIX, J.: Beseitigung der Abfallstoffe. Im Handbuch der praktischen Hygiene von ABEL, Bd. 2, S. 241—355. Jena: Gustav Fischer 1913.
7. BRIX, J., K. IMHOFF u. R. WELDERT: Die Stadtentwässerung in Deutschland. Jena: Gustav Fischer 1934.
8. BRUNS, HAYO u. F. SIERP: Einfluß der Schlammbelebung des Abwassers auf pathogene Keime. Z. Hyg. 107, 571 (1927).
9. Deutsche Gemeindeordnung vom 30. 1. 35. R.G.Bl. I, S. 49.

10. Deutsche Normen. Normen bei der Abwasserbeseitigung, Blatt 1980, 1986, 1987. Berlin W 15: Deutscher Normenausschuß.

11. DUNBAR: Leitfaden für die Abwasserreinigungsfrage, 2. Aufl. München u. Berlin: R. Oldenbourg 1912.

12. EHNERT, G.: Die Entsandung städtischer Abwässer unter Berücksichtigung der Geschiebebewegung in Abwasserkanälen. München u. Berlin: R. Oldenbourg 1927.

13. ERDMANN, G.: Gegenwartsfragen bei der Straßenreinigung und Müllbeseitigung. Kleine Mitteilungen für die Mitglieder des Vereins für Wasser-, Boden- und Lufthygiene, 6. Beih. (Berliner Heft) 1930, S. 154—171.

14. FLÜGGE, CARL: Grundriß der Hygiene. Neu bearbeitet von BRUNO HEYMANN. Berlin: Springer 1927.

15. FRUBÖSE, ALBRECHT: Die Bedeutung der verunreinigten Luft für die menschliche Gesundheit mit besonderer Berücksichtigung der Großstädte und der Industriebezirke. Veröff. Med. verw. 24, H. 10 (1927).

16. FULLER, GEORGE W.: Der gegenwärtige Stand der Abwasserreinigung in England. Wass. u. Abwass. 18 (1923).

17. Gesundh.-Ing. a) Spezialheft Abwasserreinigung 1929, H. 16; b) 1931, S. 607.

18. GOLTZ, JOH.: Abdeckereiwesen. In WEYLS Handbuch der Hygiene, Bd. 2, 2. Abt., S. 227—276. Leipzig: Johann Ambrosius Barth 1912.

19. Grüne Woche. Berlin 1930. (Rassehundeausstellung.) Katalog.

20. HAEFCKE, H.: Handbuch des Abdeckereiwesens. Berlin: P. Parey 1906.

21. HÖBER, RUDOLF: Lehrbuch der Physiologie des Menschen, 4. Aufl. Berlin: Springer 1928.

22. HOFFMANN, MAX: Abfuhrsysteme und Verwertung der Latrine in nichtkanalisierten Städten. In WEYLS Handbuch der Hygiene, 4. Abt.

23. IDZERDA, J.: Über die kultivierbare Bakterienmenge menschlicher Faeces. Fol. microbiol. 3, 227—236 (1915). Ref. Zbl. Bakter. usw. I Ref. 65, 427 (1917).

24. IMHOFF, K.: a) Taschenbuch der Stadtentwässerung, 12. Aufl. München: Leibniz-Verlag 1949. — b) Fortschritte der Abwasserreinigung, 2. Aufl. Berlin: Carl Heymanns 1926 (ausführliche Literatur!). — c) Sickerbecken und sparsame Ortsentwässerung. Techn. Gem.Bl. 1925, 50. — d) Siehe J. BRIX, K. IMHOFF u. R. WELDERT.

25. Kleine Mitteilungen für die Mitglieder des Vereins für Wasser-, Boden- und Lufthygiene. Herausgeg. von der Pr. Landesanstalt für Wasser-, Boden- und Lufthygiene in Berlin-Dahlem 1924—1943.

26. KLUT, HARTWIG: Untersuchung des Wassers an Ort und Stelle. Berlin: Springer 1927.

27. KOHLSCHÜTTER, H.: a) Die Abwässer der Tierkörperverwertungsanstalten. Z. Tierkörperverwertung 36, 49 (1942).

28. KOLKWITZ, R.: a) Methoden zum Nachweis der Wasser- und Abwasserorganismen. Handbuch der pathogenen Mikroorganismen (KOLLE, KRAUS, UHLENHUTH) 3. Aufl., Bd. 10, S. 479. Jena, Berlin u. Wien: Gustav Fischer u. Urban & Schwarzenberg 1929. — b) Biologie des Trinkwassers, Abwassers und der Vorfluter. Handbuch der Hygiene (herausgeg. von RUBNER, v. GRUBER u. FICKER), Bd. 2, Abt. 2. Leipzig: S. Hirzel 1911.

29. KUTSCHER: Die von städtischen Abwässern zu besorgenden Infektionsgefahren und die Maßregeln zu ihrer Bekämpfung. Vjschr. gerichtl. Med. 3. F., 39, 388—427 (1910).

30. Lehmann, H.: Ortshygiene, Bd. 6 der Handbücherei für den öffentlichen Gesundheitsdienst. Berlin: C. Heymanns 1936.
31. Ley, Heinrich: Merkbuch über die Hausentwässerung. Herausgeg. von den Kanalisationswerken (Tiefbauamt II) der Stadt Düsseldorf. 1927.
32. Liesegang: Straßenstaubbindemittel. Gesundh.-Ing. 51, 229—242 (1928).
33. Löbner, A.: Lufthygienische Fragen in kriegszerstörten Städten. Gesundh.-Ing. 68, H. 2 (1947).
34. Lueger, Otto: Lexikon der gesamten Technik und ihrer Hilfswissenschaften, 2. Aufl., Bd. 3. Stuttgart u. Leipzig: Deutsche Verlagsanstalt.
35. Mahr u. F. Sierp: Erfahrungen beim Bau und Betriebe von Tauchkörpern. Techn. Gem.Bl. 31, Nr. 10 u. 11 (1928).
36. Metzger, Heinrich: Ortsentwässerung (Kanalisation). In Weyls Handbuch der Hygiene, 2. Aufl., Bd. 2, Abt. 5. Leipzig: Johann Ambrosius Barth 1919.
37. v. Meyeren: Überblick über die in den Deutschen Ländern geltenden Vorschriften über den Bau und Betrieb von Wasserversorgungsanlagen. Gas- u. Wasserfach 73, Nr. 36—39, 50 (1930).
38. Ohlmüller u. Spitta: Die Untersuchung und Beurteilung des Wassers und Abwassers, 4. Aufl. Berlin: Springer 1921.
39. Otto, E.: Warum Rassehunde? Wild u. Hund 36, Nr. 6, 114—115 (1930).
40. Pritzkow, A.: a) Die gewerblichen Abwässer. In Weyls Handbuch der Hygiene, Bd. 2/III, S. 503—528. 1914. — b) Verunreinigung und Selbstreinigung der Gewässer (in chemischer Beziehung). In Weyls Handbuch der Hygiene, Bd. 2/III, S. 371—502. 1914.— c) Die gewerblichen Abwässer und ihre Reinigung. In Chemische Technologie der organischen Verbindungen (herausgeg. von R. O. Herzog), 2. Aufl. Heidelberg: Carl Winter 1927.
41. Prüss, Max: a) Die wirtschaftliche Bedeutung der Faulgasverwertung bei der Schlammzersetzung. Gesundh.-Ing. 51, H. 27. — b) Über die Entwicklung der neueren Abwasserreinigungsverfahren. Jb. dtsch. Ges. Bauingenieurw. 1928, 15. — c) Fortschritte in der Ausfaulung von Abwasserschlamm. Eine ausführliche Anleitung zur Berechnung der technischen und wirtschaftlichen Leistungsfähigkeit der Faulbehälter bei Verwertung der Faulgase. Gesundh.-Ing. 1929, Beih.
42. Reichle, K.: a) Über Versuche mit biologischer Abwasserreinigung in dünner Schicht auf landwirtschaftlich genutzter Fläche. Kleine Mitteilungen für die Mitglieder des Vereins für Wasser-, Boden- und Lufthygiene 1940, Nr. 1/3. — b) Siehe A. Schmidtmann, K. Thumm u. K. Reichle.
43. Richter, Leopold: Benzolabscheider. Gesundh.-Ing. 1928, Beih. 5.
44. Richtlinien für die Beurteilung und Zulassung von Hausklärgruben und Grundstückskläranlagen (Ministerialerlaß). Volkswohlf. 1930, Nr. 1.
45. Rubner, Max: a) Z. Biol. 15 (1879). — b) Arch. Hyg. (D.) 46, H. 1 (1903).
46. Scalla, Julian: Straßenhygiene. In Weyls Handbuch der Hygiene, 4. Abt., s. dort.
47. Schachner, R.: Gesundheitstechnik im Hausbau. München u. Berlin: R. Oldenbourg 1926.
48. Schilling, A.: Das Abdeckereiwesen vom technischen Standpunkt aus gesehen. Kleine Mitteilungen für die Mitglieder des Vereins für Wasser-, Boden- und Lufthygiene, Beih. (Berliner Heft) 1930, S. 172—206.

49. SCHMIDT, A. u. J. STRASSBURGER: Die Faeces des Menschen im normalen und krankhaften Zustande, 2. Aufl. Berlin: August Hirschwald 1905.
50. SCHMIDTMANN, A., K. THUMM u. R. REICHLE: Beseitigung der Abwässer und ihres Schlammes. In WEYLS Handbuch der Hygiene, Bd. 2, Abt. 2. Leipzig: S. Hirzel 1911.
51. SCHOBER, CARL: Landwirtschaftliche, kommunale und volkswirtschaftliche Bedeutung der städtischen Abfallstoffe und deren praktische Verwertung für die Landwirtschaft. Berlin: M. Ant. Niendorf 1877.
52. SCHROEDER, G.: Die wasserwirtschaftliche Generalplanung. Veröff. d. Forschungsanstalt für Gewässerkunde. Windelsbleiche bei Bielefeld 1948.
53. SCHWARZ, M. K.: Verwertung städtischer Abfälle mit Hilfe des Dano-Verfahrens. Rdsch. dtsch. Technik 22, Nr. 17/8, S. 4 (1942).
54. SIEVEKING: Beseitigung der festen Abfälle. Handbücherei für Staatsmedizin. (Herausgeg. SOLBRIG, BUNDT, BOEHM), Bd. 9. Berlin: Carl Heymanns 1928.
55. STRELL, MARTIN: Die Abwasserfrage in ihrer geschichtlichen Entwicklung von den ältesten Zeiten bis zur Gegenwart. Leipzig: F. Leineweber 1913.
56. TESCHNER, WILHELM: Abwasser-Hauskläranlagen und Siedlungsabwässer-Verwertung, 3. Aufl. Berlin: W. Ernst & Sohn 1938.
57. THUMM, K.: a) Abwasserbeseitigung bei Einzel- und Gruppensiedlungen. Dtsch. Z. öff. Gesdh.pfl. 46, H. 1(1914). — b) Siehe A. SCHMIDTMANN, K. THUMM u. R. REICHLE. — c) Menge und Zusammensetzung der menschlichen Abgänge. Kleine Mitteilungen für die Mitglieder des Vereins für Wasser-, Boden- u. Lufthygiene 6, Nr. 7/10, S. 251 (1930).
58. v. TIEDEMANN: In OTTO LUEGER, Lexikon (s. dort).
59. Umrechnungstabellen für Niederschlag und Abfluß. Mitt. des Dtsch. Wasserwirtschafts- und Wasserkraftverbandes E. V., Berlin-Halensee, H. 12. 1925.
60. Wasser und Abwasser: Sammelblatt für Wasserversorgung, Abwasser- und Müllbeseitigung, Boden- und Lufthygiene. In Verbindung mit der Landesanstalt für Wasser-, Boden- und Lufthygiene herausgegeben.
61. WELDERT, R.: a) Übersicht über das in den Jahren 1911 bis Anfang 1924 erschienene Schrifttum auf dem Gebiete der Lufthygiene, dargestellt vom chemischen, technischen und medizinischen Standpunkt aus. Beih. Gesundh.-Ing. Reihe 2, H. 2. München: R. Oldenbourg 1926. — b) Siehe J. BRIX, K. IMHOFF u. R. WELDERT.
62. WEYL, TH.: a) Überblick über die historische Entwicklung der Städtereinigung bis zur Mitte des 19. Jahrhunderts, Abt. 1. — b) Menge und Art der städtischen Abfallstoffe, Abt. 2. — c) Handbuch der Hygiene, 2. Aufl., Bd. 2 (Städtereinigung), Abt. 1—5. Leipzig: Johann Ambrosius Barth.
63. WILHELMI, J.: Die biologische Selbstreinigung der Flüsse. In WEYLS Handbuch der Hygiene, 2. Aufl., Bd. 2, Abt. 3, S. 503—528 (1914).
64. ZAHN, C.: a) Die Reinigung städtischer Abwässer. In WEYLS Handbuch der Hygiene, 2. Aufl., Bd. 2, Abt. 3, S. 285—528. 1914. — b) Abwässerbeseitigung. In „Ortshygiene" der Handbücherei der Staatsmedizin (herausgeg. von SOLBRIG, BUNDT, BOEHM), Bd. 6, Berlin: Carl Heymanns 1936.

Bau und Einrichtung von Krankenhäusern.

Von

Franz Schütz-Lübeck.

Bedarf an Räumen in kleineren Krankenhäusern oder an Abteilungen bzw. Häusern in größeren Krankenhäusern.

I. Für Diagnose und Therapie.

A. Krankenräume:
1. Krankenhausaufnahme.
2. Säle bzw. Zimmer zur Aufnahme der Betten,
   Balkons oder Veranden für Freiluftbehandlung.
3. Untersuchungs- und Behandlungsräume, insbesondere für
   a) Röntgenuntersuchung und -behandlung. Räume eingerichtet mit genügender Betriebssicherheit und ausreichendem Strahlenschutz nach den Vorschriften für den Strahlenschutz in medizinischen Röntgeneinrichtungen und den Anforderungen der Berufsgenossenschaft für Gesundheitsdienst und Wohlfahrtspflege.
   b) Physikalische Therapie, Elektrokardiogramm, Grundumsatz usw.
   c) Bäder und Massage.
   d) Orthopädische Behandlung.
   e) Verbandräume.
   f) Operations- bzw. Kreissaal mit Vor- und Nebenräumen.
   g) Infektionsabteilung mit Nebenräumen.
4. Liegehallen, möglichst nicht in der Nähe der Pathologie.
5. Tagesräume.
6. Arztzimmer, Warte-, Sprech- und Untersuchungszimmer.
7. Schwesternzimmer, Aufenthalt und Büro.
8. Teeküche mit genügend Kochstellen.
9. Aborte mit Nebenräumen zur Aufbewahrung von Stechbecken p. p. Reinigungsmaterial.
10. Kirche, Gemeinschaftsraum.
11. Bücherei für Patienten.

B. Laboratorien für klinische und bakteriologische Untersuchungen.
C. Sektionsräume und Laboratorien für histologische Untersuchungen (für diese letzten beiden auch Bäder).
D. Leichenhalle mit Kapelle.
E. Apotheke.
F. Desinfektionsabteilung und Schädlingsbekämpfung.

II. Für Ärzte, Schwestern, Pfleger und anderes Personal.

Konferenzraum,
Unterrichtsräume,
Bibliothek,
Kasino,
Wohnungen für Ärzte, Schwestern, Pflegepersonal,
Aborte und Bäder.

III. Für Verwaltung.

Für den ärztlichen Direktor:
Dienstzimmer, Vorzimmer, Sekretariat.
Dieselben Räume für den obersten Verwaltungsbeamten.
Dienstzimmer für die Oberin.
Dienstzimmer für den Betriebsrat.
Büros für die Rechnungsführung,
    Kassenangelegenheiten,
    Personalabteilung,
    Materialienverwaltung (Möbel und Instrumentarien).
Archivräume, Aufbewahrung der Akten und Krankengeschichten,
Sitzungsraum,
Pförtner,
Wohnungen für das Verwaltungspersonal,
Telephonzentrale,
Aborte und Bäder.

IV. Für Wirtschafts- und Betriebsabteilung.

Allgemeine Kochküche, Diätküche, Schälraum, Raum für Säuberung
  des Geschirrs,
Raum für Vorräte, Kühlräume, Eiskeller, Sammlung der Abfälle,
Waschküche mit Nebenräumen, Aufbewahrungsraum für reine Wäsche,
Werkstätten aller Art, eventuell Gärtnerei,
Ställe auch für Versuchstiere, Wagenremisen und Garagen,
Kesselhaus mit Heizungsanlage und Kohlenbunkern,
Abort und Bäder.

  Vorzusehen sind weiter:
Breite Treppen und Flure,
Überdachte Außeneingänge mit Wagenauffahrt,
Für Katastrophenfälle unterirdische gesicherte Schutzräume, besonders
  für Notoperationen, mit Schleusen und Aborten.
  10 m³ Raum für jeden liegenden Kranken,
   4 „ „ „ „ Kranken außer Bett,
   3 „ „ „ jede Person des allgemeinen Personals,
Raum für Personen- und Lastenaufzüge,
Trennung von Kranken-, Verwaltungs- und Wirtschaftsräumen, auch
  bei den kleinsten Krankenhäusern. Ebenso Wohnungen gesondert.

In größeren Krankenhäusern:
  am Eingang: Aufnahme und Verwaltung;
  in der Mitte: Zentralheizung, Kesselhaus, Küche,
    Vorratsräume mit Sondereingang;
  hinten: Laboratorien, Pathologie mit Sonderausgang, Desinfektion und Schädlingsbekämpfung.
Trennung von männlichen und weiblichen Kranken sowie Kindern,
  entweder in einzelnen Etagen oder Abteilungen.

In der Übersicht sind die wichtigsten Teile eines Krankenhauses
ganz summarisch angegeben. Einzelheiten, nämlich solche über die
speziellen Einrichtungsobjekte können dagegen nicht generell besprochen werden; sie richten sich vielmehr nach den jeweils ob-
waltenden Bedürfnissen und Anschauungen der Krankenhausärzte.

Auswahl des Bauplatzes.

Möglichst freie Lage, am besten etwas erhöht. Trockener Baugrund, nicht zu hohes Grundwasser, leichte Erreichbarkeit von Vorflut (stehende oder schwach fließende Gewässer oft wenig geeignet). Keine Nachbarschaft von lärmenden oder die Luft durch Gerüche oder Staub verunreinigenden Betrieben. In großen Städten sind die Krankenhäuser zweckmäßig wegen Ruß- und Lärmbelästigungen und hohen Temperaturen im Sommer außerhalb dicht bebauter Stadtviertel am besten aber ganz nach außen zu verlegen. Dann ist aber für gute Verbindung dorthin zu sorgen; außerdem für nichttransportable Kranke kleine Spitäler in der Stadt. Für ländliche Bezirke meist ein größeres Krankenhaus in der Kreisstadt, bei weiter Ausdehnung des Bezirks und schlechten Verkehrsmöglichkeiten zuweilen aber mehrere kleinere Anstalten zweckmäßig. — Zur Entlastung der eigentlichen Krankenhäuser wären Rekonvaleszentenhäuser mit einfacheren Einrichtungen und einfacherem Betriebe zweckmäßig.

Auswahl des Bausystems.

Für Weltstädte wird vor allen Dingen wegen der Platzersparnis, aber auch wegen der besseren Versorgung der Kranken mit Licht und Luft der Bau von **Hochhäusern** auch für Krankenhäuser empfohlen. Dagegen spricht:

a) Einrichtung und Anordnung der Räume eines solchen Hauses nur für den Bedarf zugeschnitten, wie er sich beim Bau des Hauses ergibt, spätere Änderungen, z. B. bei Erweiterungen, sei es nach Größe der Bettenzahl oder Art der Behandlung, nur schwer, wenn überhaupt so auszuführen, daß der organische Aufbau des Krankenhauses nicht leidet.

b) Starke Abhängigkeit von Aufzügen, die sich bei Störungen in der Zuführung des elektrischen Stromes sehr unangenehm bemerkbar macht.

c) Geringere Bewegungsfreiheit der nicht bettlägerigen Patienten.

d) Erhöhte Infektionsgefahr z. B. bei Hausepidemien.

A. Korridorsystem. Die Krankenzimmer liegen nebeneinander an einem gemeinsamen Korridor, oft mehrere Stockwerke übereinander.

Vorzüge. Kleinerer Bauplatz, leichtere und billigere Erwärmung, weniger Personal nötig.

Geeignet für kleinere Krankenhäuser mit wechselndem Krankenbestand, ebenso für besondere Krankenkategorien, wie z. B. rheumatische oder Augenkranke. Für Epidemien oder sonstigem stärkerem Krankenzufluß daneben meist eine Isolierbaracke nötig.

B. Pavillonsystem. Die Krankensäle liegen voneinander getrennt in isolierten Gebäuden oder sind nur durch längere offene oder besser gedeckte z. B. unterirdische Gänge miteinander verbunden. Ein- und zweistöckige Bauten, deren Abstand voneinander mindestens doppelt so groß sein muß wie die Höhe der Gebäude.

Vorzüge. Bessere Licht- und Luftzuführung zu den Krankensälen; teilweise auch verminderte Gefahr der Weiterverbreitung infektiöser Krankheiten. Bei zweckentsprechender Prophylaxe (Beaufsichtigung des Verkehrs der Leichtkranken, Ärzte, Wärter, Vermeidung der Verschleppung durch Gebrauchsgegenstände) aber auch beim Korridorsystem Übertragungsgefahr sehr gering.

Nachteile. Teuer in der Unterhaltung und im Betrieb.

Geeignet für größere Krankenhausanlagen.

Vielfach werden auch, namentlich für Krankenhäuser mittlerer Größe, gemischte Systeme besonders vorteilhaft sein.

C. Barackensystem. Wie das vorige, nur Bauten einstöckig und leichter in der Konstruktion; dieselben Vorzüge wie beim Pavillonsystem, häufig auch transportabel eingerichtet. Geeignet für Feldzüge, Epidemien, Notbauten nach größeren Unglücksfällen und als Reserve zur schnellen Erweiterung bestehender Anlagen.

Jede Baracke enthält mehrere Krankenräume, außerdem Teeküche, Aborte mit Nebenräumen, Bad, eventuell Warte- und Tagesräume.

Die Baracken sind mit präparierter doppelter Barackenpappe umkleidet oder mit Barackenleinwand bzw. mit Holz auf präparierter Barackenpappe. Sie haben Holzfußboden und Fenster, werden verpackt versandt und sind an Ort und Stelle in wenigen Stunden aufzustellen. Zu unterscheiden sind solche leichterer Konstruktion von geringem Gewicht und besonders schnell aufzustellen und solche schwererer Konstruktion für dauernden Gebrauch, bestimmt als Ersatz für Fachwerkbauten und leichtere Massivbauten. Die letzten haben Wände mit jalousieartiger Holzbekleidung an der Außenseite über einer Lage Isolierpappe.

Anzahl der Kranken, Größe des Baugeländes, Größe und Lage der Krankenräume.

Bedarf an Krankenbetten in der Stadt durchschnittlich mindestens $5^0/_{00}$ der Einwohner.

Bedarf der Krankenbetten auf dem Lande durchschnittlich mindestens $3^0/_{00}$ der Kreisbewohner. Bedarf eines ganzen Landes etwa $6^0/_{00}$.

In der Regel sind $^3/_5$ der Betten für innere, $^2/_5$ der Betten für äußere Kranke vorzusehen; $^1/_4$—$^1/_3$ der inneren Kranken sowie $^1/_6$ bis $^1/_5$ der äußeren Kranken werden durchschnittlich für die Abteilung für Infektiöse zu rechnen sein.

Man unterscheidet kleine Krankenanstalten mit höchstens 50, mittlere mit 50—150 und große mit mehr als 150 Betten.

Für das Bett sind inklusive Garten und Nebengebäuden 100 bis 150 m², dabei 10 m² Garten zu rechnen. Abstand der Gebäude von der Grenze mindestens 10 m. Die Fenster der zum dauernden Aufenthalt von Kranken bestimmten Räume müssen von anderen Gebäuden mindestens 14 m, die übrigen mindestens 9 m entfernt sein.

Die Anlage von Höfen, die rings von Gebäuden umgeben sind, ist meistens hygienisch zu beanstanden.

Für den einzelnen Kranken ist in mehrbettigen Zimmern ein Luftraum von mindestens 25 m³ auf 7,5 m² Bodenfläche und in einbettigen Zimmern ein Luftraum von wenigstens 35 m³ auf 10 m² Bodenfläche zu rechnen. Für Kinder unter 14 Jahren genügt in mehrbettigen Zimmern ein Luftraum von 15 m³ auf 5 m² Bodenfläche für jedes Bett. In Zimmern für mehrere Wöchnerinnen sind für je eine Wöchnerin mit ihrem Kind wenigstens 30 m³ und in Zimmern für eine Wöchnerin mit Kind wenigstens 40 m³ in Rechnung zu setzen. Man rechnet für Schwerkranke 1—2 Bettzimmer, für die übrigen Kranken 4—6 Bettzimmer. Höhe des Bettes muß so beschaffen sein, daß der Fußboden darunter leicht gesäubert werden kann und daß Untersuchung und Betten des Kranken für Arzt und Pflegepersonal nicht Arbeiten in zu gebückter Stellung erfordert.

Für jede Abteilung bzw. jedes Geschoß ist mindestens ein Tageraum mit $^1/_4$—$^1/_5$ Größe der Krankenzimmer vorzusehen, im Minimum jedoch 20 m². Falls nur an einer Seite Fenster vorhanden sind, dürfen diese nicht nach Norden liegen. Die Räume müssen gut gelüftet, beleuchtet und heizbar sein. Für Sanatorien sind sie größer zu bemessen. Die Orientierung der Krankenzimmer nach der Himmelsrichtung wird vielfach von lokalen Verhältnissen abhängig sein, keinesfalls dürfen sie bei Korridorbauten nach Norden oder Westen, am besten nach Süden, Südosten oder Südwesten, für Operationssäle nach Norden wegen gleichmäßigen Lichtes liegen.

Pavillonsäle mit zweiseitiger Luftzuführung sind meist besser in der Längsachse von Ost nach West zu legen, so daß eine Seite der Fenster nach Süden liegt. In rauherem Klima sind gedeckte einseitig oder ganz geschlossene Verbindungsgänge zwischen den Pavillons nötig oder erwünscht.

Große Balkons und Veranden für Freiluftbehandlung vor den Krankenzimmern.

Krankenräume müssen gegen Eindringen von Bodenfeuchtigkeit geschützt sein, sie müssen mindestens 30 cm über der anschließenden Erdoberfläche liegen.

An Vorkehrungen für Lärmbekämpfung sind Lichtsignale an Stelle von Klingeln, außerdem schalldichte Wände und Türen anzubringen.

Für infektiöse Kranke sind Absonderungsräume nebst Abort und Baderaum vorzusehen. Bei großen Krankenhäusern sind sie in einem besonderen Gebäude unterzubringen, während sie in kleinen und mittleren Anstalten in einer gesonderten Abteilung, die mit besonderem Eingang versehen sein muß, untergebracht werden können. Zweckmäßig sind Infektionsbaracken mit mehreren vollkommen voneinander trennbaren Abteilungen und mit allen Nebenräumen.

Alle Krankenräume sind so auszustatten, daß der Eindruck der kahlen Nüchternheit vermieden wird (Aufhängen von einigen Bildern,

Aufstellen von nicht riechenden Blumen und grünen Pflanzen vor den Fenstern).

Das nichtbebaute Gelände ist, soweit irgend möglich, als Gartenanlage für die Kranken einzurichten.

Einzelne Teile der Krankenräume.

Fenster. Für alle Räume unmittelbar ins Freie führend. Minimum der Fensterfläche $^1/_6$—$^1/_7$ der Bodenfläche, im Einzelzimmer 2 m². Obere Fensterflügel sind zur Sommerventilation nach innen aufklappbar zu konstruieren (s. Schulhygiene). Zur Freiluftbehandlung nach DOSQUET dienen vollständig zu entfernende Fenster. Fenstersturz ist möglichst nahe an die Decke hinaufzulegen. Das unmittelbare Himmelslicht soll am Fußboden bis zur hinteren Zimmerwand reichen. Nicht zu kleine Scheiben in den Fenstern. Doppelfenster sind stets praktisch, ferner nötig verstellbare Jalousien und geeignete Vorhänge, die zwecks öfteren Waschens leicht abnehmbar sein müssen.

Fußboden. Muß wasserdicht, vor Abkühlung geschützt und mindestens 30 cm über dem anstoßenden Erdboden liegen. Der Zwischenraum ist öfters auf Reinheit zu untersuchen, besser ist Unterkellerung.

Fußbodenkonstruktion (s. auch Bauhygiene): guter Riemenboden in Asphalt verlegt. Sehr gut ist Linoleum im ganzen oder als Läufer zwischen den Betten, besonders auf massivem Fußboden, Steinfußboden für Spülräume. Operationszimmer geeignet. Mettlacher Fliesen oder Terrazzo, Terralith.

Türen ebenso wie Fenster glatt, leicht zu reinigen, nach außen aufschlagend, 1,15—1,25 m breit.

Wände. Sockel (2 m hoch) oder besser ganze Wand mit beruhigend wirkendem Ölfarbenanstrich (gelblich-rötlicher Farbton), aber nur nach völliger Austrocknung des Gebäudes. Wände glatt, eventuell abwaschbar besonders bei Operationssaal und Infektionsabteilung. Ecken abgerundet. Für Operationssäle auch Porzellanemaillefarbe oder Fliesenbelag.

Heizung. Für ganz kleine Krankenhausanlagen kann Einzelheizung von Vorteil sein.

Für größere Anlagen ist Zentralheizung bei weitem besser (abwaschbare Rippenkörper). Warmwasserheizung (40—60° Wassertemperatur), auch als Fernheizung. Niederdruckdampfheizung, zuweilen auch sehr gut angelegte Luftheizung, die wegen der Geruchsbeseitigung große Vorteile hat, in Betracht zu ziehen. Hochdruckheizung besonders bei sehr weit ausgedehnten Anlagen und wo der Dampf auch zu anderen Zwecken (Waschen, Kochen, Desinfektion, elektrische Beleuchtung) gebraucht wird. Unmittelbare Heizung mit Hochdruckdampf ist aber nicht zulässig, sondern der Dampf als Wärmequelle für eine Warmwasserheizanlage zu verwenden.

Fußbodenheizung ist in einzelnen Fällen (Kindersäle) zweckmäßig, aber nur als Zusatzheizung neben anderer Raumerwärmung.

Ventilation. Bei einstöckigen Bauten im Sommer Dachfirstlüftung, in allen Fällen aber ständige Zuführung genügender Mengen, im Winter vorgewärmter frischer Luft nötig, wozu kurze unter den Heizkörpern endende Kanäle mit verstellbaren Klappen zweckmäßig sind. Mit besonderer Sorgfalt ist darauf zu achten, daß durch die Ventilationsanlagen nirgendwo das Gefühl des Zuges entsteht. Sonst kommt für die Lüftung in erster Linie die Fensterlüftung in Frage, die durch über Dach führende Luftschächte unterstützt werden kann. Künstliche durch besonderen Motor betriebene Lüftung ist unbeliebt wegen der hohen Anlagekosten und der Schwierigkeit, den Betrieb richtig zu leiten; sie ist aber im Prinzip doch das beste System. Für die Aborte und Räume, in denen besonders viele üble Gerüche entstehen (Zimmer für Krebskranke u. ä.) über Dach geführte Lüftungsrohre, die am besten an einem warmen Schornstein entlang führen oder durch besondere Lockflamme erwärmt werden, zweckmäßig, eventuell mit besonderen Zuluftkanälen.

Beleuchtung. Am zweckmäßigsten elektrische, daneben aber Gas oder eine andere Beleuchtungsart als Notbeleuchtung vorzusehen. Die Kranken sind gegen Blendung zu schützen (s. Beleuchtung), wobei besonders darauf zu achten ist, daß bei der gewöhnlichen Lage der Patienten im Bett keine Blendung durch die Sicht von unten nach oben vorhanden ist.

Vorzusehen sind Steckdosen für Nachttischlampen und Radioanlage.

Auf leichte *Reinigungsmöglichkeiten* ist besonders zu achten. Dies gilt für Fußboden, Wände, Fenster und alle Einrichtungsgegenstände, die einfach, gut abwaschbar (Emaillefarbe) und am besten aus Eisen herzustellen sind.

Sonstige Räume.

Flure und Gänge sollen mindestens *1,8 m* breit sein, bei Korridorbauten liegen sie am besten seitlich, jedoch können an der den Krankenräumen gegenüberliegenden Seite bis zur Hälfte der Länge des Ganges Nebenräume (Anrichtküchen, Aborte, Zimmer für Pflegepersonal u. ä.) angebracht werden. Sie müssen gut heiz- und lüftbar sowie gut belichtet und mit möglichst geräuschlosem Fußboden (Linoleumbelag) versehen sein.

Treppen sollen mindestens *1,3 m*, besser aber 1,70 m breit sein, der Auftritt soll 28 cm breit, die Steigung höchstens 14 cm hoch sein. Keine Wendelstufen, gerade Podeste. Feuersicherheit und Beleuchtung durch unmittelbares Tageslicht ist zu beachten. Jedes Stockwerk mit mehr als 40 Betten muß 2 Treppen mit Ausgängen ins Freie haben.

Nebenräume der Krankenzimmer sind bei Bauten nach dem Pavillon- oder Barackensystem an den beiden Stirnenden zu verteilen, bei Korridorbauten oft besser zwischen die Säle zu legen.

Es ist erforderlich:

Wärterraum, Teeküche mit Einrichtung für warmes Wasser, nicht zu klein und mit genügend vielen Kochstellen.

Abortraum, soll hell, gut gelüftet und im Winter geheizt sein. Er zerfällt am besten in den Klosettraum mit eventuell Pissoir und einem mit Fenster versehenen Vorraum für Waschgelegenheit, Spülbecken (Ausguß), Reinigungsutensilien, Kasten für schmutzige Wäsche. (Wäsche durch Fallrohre ins Souterrain zu befördern, ist nicht immer zu empfehlen, jedenfalls müssen die Fallrohre 60 cm Durchmesser im Lichten und ein Lüftungsrohr über Dach haben.) — Für je 15 Männer- oder je 10 Frauenbetten ist etwa ein Abortsitz zu rechnen. Für das Pflegepersonal besondere Aborte.

Baderaum. In mittleren und großen Anstalten soll auf jeder Abteilung mindestens ein Raum für Vollbäder und eine fahrbare Wanne vorhanden sein. Ferner ist mindestens je ein Baderaum für das Pflegepersonal und einer für ansteckende Kranke vorzusehen, falls hierfür nicht in anderen Teilen der Anstalt hinreichend gesorgt ist. Auch in kleinen Anstalten müssen Räume zur Verabfolgung von Vollbädern vorhanden sein. — Große Krankenhäuser brauchen meist ein besonderes Badehaus, in denen dann Räume für Röntgenbehandlung und Heilgymnastik sowie ein größerer Ruheraum untergebracht werden können.

Operationssaal darf nicht fehlen, meist besser zwei, davon einer für septische Kranke, stets hell, im Erdgeschoß mit Lichterker. Wände aus Kacheln oder Emaillefarbe, keine Ecken, massiver Fußboden mit Abfluß. Heizung besonders reichlich vorsehen, ebenso Reinigung mit Wasserschlauch. Sterilisationsapparate in besonderem Raum. Operationsbeleuchtung mit leicht einstellbaren Reflektoren liefert Siemens & Halske, Berlin; Carl Zeiß, Jena. Sehr gut bewährt haben sich weiter Klimaanlagen.

Isolierzimmer ist meist sehr erwünscht, bei größeren Krankenhäusern nötig, ebenso Isolierzimmer für Irre mit dicken Glasfenstern usw. Irrenhäuser und Nervenheilanstalten in möglichst schöner und ruhiger Umgebung. Ausgedehnte Gärten. Pavillonsystem.

Beobachtungsabteilung mit besonderem Eingang von außen muß in jedem mittleren und großen Krankenhaus für die Aufnahme von Kranken vorhanden sein. Ferner ist in jedem Krankenhause je ein Raum vorzusehen für ärztliche Untersuchung, ein Raum für Gewährung der „ersten Hilfe", der zugleich als Behandlungszimmer dienen kann, sowie Einzelzimmer für nichtinfektiöse Kranke, deren Absonderung erforderlich ist.

Beim Bau von *Lungenheilstätten* achte man besonders auf ruhige Lage, fern von jedem Verkehr und Belästigungen durch Gerüche, Staub, Lärm und Fabrikbetriebe. Der Boden sei trocken, die ganze Anlage in nebelfreier Gegend, vor Wind geschützt. Sehr empfehlenswert ist eine nach Süden offene Gegend mit reichlicher Besonnung, Waldesnähe mit horizontalen Spaziergängen, wenn möglich Höhenlage. Unbedingt nötig: größte Sauberkeit im Betrieb, einwandfreie und leistungsfähige Desinfektionsanlagen!

Magazin für Unterbringung der Privat- und Anstaltskleidung der
Kranken ist nicht zu vergessen, bei kleinen Anstalten zentral, sonst
besser gesondert für die einzelnen Pavillons.

Bei mehrgeschossigen Anlagen sind Aufzüge und schiefe Ebenen
zum Transport bettlägeriger Kranker und solcher in Rollstühlen usw.
vorzusehen.

Sonstige hygienisch wichtige Nebenanlagen des Krankenhauses.

Eine *einwandfreie Wasserversorgung* (etwa 300—400 l je Bett und
Tag) ist unbedingtes Erfordernis. Desgleichen besondere Abwasser-
reinigungsanlage (s. Kapitel), wenn das Krankenhaus nicht an die
Kanalisation angeschlossen ist. Sie muß der üblichen Krankenhaus-
belegung entsprechen, aber auch jederzeit erweiterungsfähig sein.
Vorbedingung ist geeigneter Vorfluter.

Gesamtwirtschaftsräume nicht zu klein anlegen, auf etwaige
spätere Vergrößerung des Krankenhauses stets Bedacht nehmen.

Kochküche. Nur bei ganz kleinen Krankenhäusern, sorgfältiger
Ableitung der Küchendünste und hohem Kellergeschoß in diesem
unterzubringen, besser in besonderem Gebäude, gegebenenfalls mit
der Waschküche zusammen oder im Verwaltungsgebäude.

Der Fußboden muß massiv sein, möglichst mit Wasserablauf,
jedoch mit nur mäßigem Gefälle; Wände in Zementputz, Öl- oder
Emaillefarbe oder am besten mit Kachelbelag. Die Höhe sollte selbst
bei Kellerküchen 3—4 m betragen. Die Decke muß, wenn sie zugleich
Dach vorstellt, gut gegen Abkühlung (Schwitzwasser) isoliert werden.
Deckenanstrich am besten oft erneuerte Kalkfarbe, nicht Ölfarbe,
da dann leicht Schwitzwasser herabtropft. Möglichst zahlreiche
Fenster. Eiserne Fenstersprossen sind gut in Anstrich zu halten.
Ventilation durch einen in der Mitte befindlichen Luftschacht, der
durch Heizschlangen erwärmt wird und gleichzeitig den Wrasen entfernt. Größere Anlagen brauchen außer der Kochküche noch besonderen Spülraum, Gemüseputzraum, eventuell auch Speiseaus-
gaben; Ausstattung dieser Räume wie die Küche selbst.

Kochmaschinen bzw. Kochkessel am besten freistehend, Heizung
durch direktes Feuer nur bei kleinerem Betrieb, besser stets Dampf,
eventuell auch Abdampf, namentlich bei größeren Anlagen. Der
Dampf wird entweder direkt in die Kessel eingeleitet (nur für Kartoffeln oder Gemüse) oder umspült die Kessel (dann mit Temperatur-
reglern zu versehen) oder heizt ein die Kessel umgebendes Wasserbad.
Letztes Verfahren vielfach bevorzugt, da Anbrennen unmöglich,
Speisen schmackhaft und lange warm zu halten sind, Bedienung sehr
einfach ist und Brennmaterial gut ausgenutzt wird.

Größe der Kessel: Für Gemüsekessel sind je Kopf 1,2 l zu rechnen,
für Fleischkessel 0,6 l, für Wasserkessel 0,4 l, für Milch und Kaffee
0,5 l. Es empfiehlt sich meist, eine größere Zahl kleinerer Kessel
als umgekehrt wenige große Kessel zu nehmen; bequeme Entleerung
durch Kippkessel.

Material der Kessel: Kupfer, rein oder verzinnt ist wenig zu empfehlen (Verzinnung pflegt bald zu leiden), am besten Reinnickel, aber sehr teuer, ferner Schmiedeeisen verzinnt oder Gußeisen. Kartoffelkessel müssen siebartigen Einsatz oder Hahn zum Ablassen des Wassers haben. Alle Kessel sind nach außen gegen Wärmeausstrahlung zu isolieren.

Außer den Kochkesseln sind noch nötig: Gewöhnlicher großer Kochherd, *Brat- und Backofen*, Wärmespinde, Warmwasserapparat, Anrichtetische, eventuell Kaffeekocher, welche nicht mit Dampf, sondern mit direktem Feuer oder Gas erwärmt werden müssen.

Für den Transport des fertigen Essens zu den einzelnen Stationen, Abteilungen usw. dürfen nur geschlossene, gut zu reinigende Essenswagen benutzt werden, ebenso nur geschlossene, saubere Transportgefäße.

Geschirrspül- und Desinfektionsapparate s. bei Desinfektion.

Waschküche für jedes Krankenhaus vorgeschrieben, liegt am besten in einem besonderen Bau, eventuell mit der Kochküche· vereinigt, aber dann mit vollkommener Trennung des Betriebes, keine Verbindungstüren, getrennte Eingänge. Die einzelnen Räume der Waschküche müssen so nacheinander angeordnet sein, daß die Wäsche sie alle nur einmal passiert. Annahme-, Sortier- und eigentlicher Waschraum sowie Ausgabe sollen abwaschbare Wände und wasserdichte Fußböden haben.

Ventilation, Dimensionen und Isolierung des Waschraums ähnlich wie die der Kochküche.

Für infizierte Wäsche besonderer Raum, falls dieselbe nicht sofort in eine Desinfektionsanstalt kommt. Für ununterbrochenen Betrieb ist Dampfkraft erwünscht oder nötig, und zwar werden für 100 kg Wäsche etwa 1—1,3 PS, für 1000 kg etwa 10 PS nötig. Der Abdampf kann zum Trocknen der Wäsche, zur Heizung, Ventilation und Warmwasserbereitung verwendet werden.

Wäschemenge je Kopf und Tag: etwa 0,5—0,6 kg.

Wasserbedarf 3—5 m³ je 100 kg Wäsche, in Krankenhäusern auch noch etwas mehr.

Waschmaschinen in verschiedener Konstruktion, als Hammer-, Walk- oder Trommelmaschinen, bei kleineren oft zugleich zum Spülen der Wäsche zu gebrauchen.

Trocknen durch Zentrifugen bis auf 25% des Trockengewichtes der Wäsche; darauf in Trockenböden, denen im Winter erwärmte Luft zuzuführen ist, oder in Trockenkammern, welche für permanenten oder zeitweiligen Betrieb verschieden einzurichten sind (Kettentrocken- oder Kulissentrockenapparate).

Vorzusehen sind genügend große Räume zum Lagern der sauberen Wäsche.

Desinfektionsapparat darf nicht fehlen (s. bei Desinfektion), zu verbinden damit ist ein Ofen zum Verbrennen des verbrauchten Verbandmaterials; meist genügt dafür ein einfacher eiserner Schüttofen.

Besonderer Leichenraum ist in jeder Krankenanstalt einzurichten. Er darf nur diesem Zwecke dienen und soll dem Anblick der Kranken möglichst entzogen sein. Für große Anstalten ist ein besonderes Leichenhaus mit Kühlraum zur Aufnahme der Leichen, Raum für die zur Kühlung benötigten Maschinen, Sektionsraum, Raum für die Vornahme von histologischen Untersuchungen, mehrere Arbeitsräume für den Prosektor und seine Assistenten mit Bibliothek und Sammlung makroskopischer Präparate, Aufenthaltsraum für das Personal, Bad, Aborte, endlich Warteraum für die Angehörigen der Verstorbenen und würdige Aufbewahrungsstätte für die Leichen erforderlich.

Laboratorien sind der Größe der Anstalt und Eigenart der gestellten Aufgaben entsprechend vorzusehen.

Waschküche, Leichenhaus und Desinfektionshaus dürfen unter einem Dach angeordnet werden, wenn diese Anlagen durch massive Wände vollständig voneinander getrennt werden. Nur die reine Seite der Desinfektionseinrichtung darf mit der Waschküche in Verbindung stehen.

Schulhygiene.

Von

Franz Schütz-Lübeck.

Unter *Schulhygiene* versteht man die Gesundheitspflege des Menschen während des Schulalters, also für das 6.—14.—18. Lebensjahr und für das männliche und weibliche Geschlecht.

Technische Schulhygiene.

I. Schulgrundstück.

Möglichst in der Mitte des Schulbezirks (besonders bei ländlichen Schulen). Im Interesse des Unterrichts in ruhiger Lage, abseits von Straßen mit starkem Verkehr und von lärmenden bzw. staubigen, übelriechenden oder sonstwie störenden Betrieben. Daher in Städten oftmals periphere Lage notwendig: Möglichst günstige Verkehrslage, Schulwege nicht zu weit (nicht über 3 km), gute und gefahrlose Zuwege nötig.

Anzustreben 5 m² je Kind, für die einklassige Schule mindestens 400 m², vorgeschrieben für ländliche Volksschulen 3 m², in engen Ortschaften 1,5 m², 300 m² Hof. Schattenspendende Bäume an den Grenzen des Schulhofs, für den Unterricht im Freien sorgen durch Rasenflächen, bewegliche Sitzplätze, Turngeräte, Sprunggrube usw. Gute Trinkgelegenheit auf dem Hofe oder den Fluren des Schulhauses.

Auf dem Schulgrundstück sollen Platz finden: Schulhaus, Schulhof, abgesonderter Wirtschaftshof, Schulgarten, Turnhalle, Haus für Aborte, das durch gedeckten Gang vom Schulhaus zu erreichen ist.

Baugrund rein und trocken, Schulhof eben.

II. Schulhaus.

A. Art des Baues.

Vorbildlich in Größe und Baustil, der Landschaft angepaßt.

Bei Entwurf und Ausführung von Schulbauten Zusammenwirken von Schularzt und Lehrervertretung mit Architekt unbedingt erforderlich.

Schulhaus soll allen Anforderungen des Unterrichts, eventuell auch Fortbildungsunterrichts für männliche und weibliche Jugend genügen und Räumlichkeiten für Jugendpflege und Volksbildung enthalten. Im einzelnen sind vorzusehen, je nach Größe der Schule, Räumlichkeiten für: Unterricht (Klassenzimmer), Flure (eventuell Aborte in einem Anbau), Kleiderablagen, Zeichen-, Gesang-, Physik-, Chemie-,

Handfertigkeitsunterricht jeder Art, Schulküche, Aula mit Projektionsapparat, Bibliothek, Amtszimmer des Direktors, Konferenzen, Sammlungen für Lehrmittel, Brausebäder, Kinderhorte, schulärztlichen Betrieb, Wohnungen für Lehrer, Pförtner usw., Warteräume für Schulkinder (bei Landschulen), Speiseräume, Unterstellräume für Fahrräder, Schlitten, Schneeschuhe, eventuell Turnhalle.

Auf dem Lande und in kleinen Städten *einstöckige Bauten*, in größeren Städten möglichst nur 2 Stockwerke, eventuell flaches Dach mit Einrichtungen zu gymnastischen Übungen.

Am günstigsten *Pavillonsystem* mit Einzelgebäuden zu 2—4 Klassen. Vorteile: Schnelleres Erreichen des Schulhofes, gutes Licht, gute Ventilation, geringere Möglichkeit einer Übertragung infektiöser Krankheiten. Hierfür aber größere Grundfläche erforderlich, daher teurer, Beheizung schwieriger, Unterhaltungskosten größer.

Nicht empfehlenswert *Hallenschulen*, bei denen alle Räumlichkeiten um eine gedeckte Halle angeordnet sind. Nachteile: Ungünstige Orientierung der Klassen; keine Querlüftung möglich, da Klagen über Zug; Besuch des Schulhofs vernachlässigt.

Bei *Internaten* außer den Räumen für den eigentlichen Unterricht sowie den oben bezeichneten Nebenräumen noch Wohnungen (Häuser) für die Schüler. Am zweckmäßigsten Annäherung an Familienleben, deshalb Gruppen von Schülern, von Hausvater beaufsichtigt, in Räumen (Häusern) untergebracht, die mit denen des Hausvaters vereinigt sind. Nicht mehr als 4 Kinder in einem Schlafzimmer.

Bauten nach dem *Korridorsystem*, die in den meisten Fällen bereits vorhanden sind oder heute aufgeführt werden, sollten den Korridor an der einen Längsseite des Gebäudes haben, während die Klassen nach der anderen Seite liegen, da die Versorgung mit Luft und Licht sich auf diese Weise sehr günstig gestalten läßt.

B. Hauslage.

Hauptforderung: Gutes Licht während des Unterrichts auf allen Schülerplätzen. Deshalb muß Haus genügend weit (s. unter Beleuchtung) von gegenüberliegenden Häusern entfernt sein; Vorsorge treffen, daß nicht nachträglich durch spätere Bauten Tageslicht beeinträchtigt wird. Bäume müssen mindestens 20 m entfernt sein.

Die Orientierung des Schulhauses nach den Himmelsrichtungen ist wohl meistens durch die Straßenrichtung bedingt. Wenn der Platz es jedoch erlaubt, sollte die für den Unterricht günstigste Orientierung des Hauses gewählt werden; hierbei sind folgende Überlegungen grundlegend:

Die Ostlage der Klassenzimmer ist ungünstig, da das Sonnenlicht zur Zeit der Schulstunden weit in das Zimmer hineinfällt und teilweise blendet; Südzimmer sind zwar günstiger wegen des hohen Standes der Sonne, jedoch wenn möglich ebenso zu vermeiden wie südöstliche Zimmer, da direktes Sonnenlicht beim Lesen und Schreiben stört. Nach Westen oder Nordwesten gerichtete Zimmer sind für den Unterricht gut geeignet, wenn dieser nicht am Nachmittag stattfindet.

Die Nordlage ist nötig bei Zeichensälen, das Gebäude muß aber nach dieser Richtung frei liegen, außerdem müssen hier gute Heizvorrichtungen vorhanden sein.

C. Einzelheiten des Baues.

1. Baumaterial. Wegen Feuersgefahr am besten Massivbau. Am besten Ziegel, nach außen hartgebrannte mit kleinen Poren, die wenig Wasser hindurchlassen (Verblendbau). Sonst Putzschicht nötig, die auch Sonnenstrahlen zurückhält. Isolierung nach der Wetterseite.

Bei Holzbau nur gutes, eventuell imprägniertes Holz verwenden und auf größte Trockenheit im Gebäude achten, da sonst Gefahr der Ausbreitung des Hausschwammes.

2. Fundamente. Sie werden aus Stampfbeton, der das Wasser kaum durchläßt, oder aus Bruchsteinen, eventuell harten Ziegeln hergestellt. Als Mörtel kann Zementmörtel mit Zusatz von Traß benutzt werden. Das Eindringen der Bodenfeuchtigkeit in das Mauerwerk des Kellers und Erdgeschosses wird durch horizontale und vertikale Isolierung der in der Erde liegenden Mauern verhindert (Zeresit-, Asphalt-, Korkplatten).

3. Keller sollten nur da vorgesehen werden, wo sie auch wirklich gebraucht werden, z. B. für Kohlen oder Vorräte. Falls sie zu Unterrichtszwecken ausgestaltet werden müssen, legt man am besten schmale Gräben vor dem Hause an. Voraussetzung für den Bau derartiger Keller ist eine genügende Tagesbeleuchtung und nur geringe Tiefe im Erdboden. In Städten baut man auch aus Gründen größeren Lärmschutzes vorteilhafter höhere Sockelgeschosse, die die Unterrichtsräume für Handfertigkeitsunterricht, Brausebäder, Kinderhorte. Schulküche, für Vorräte und Kohlen aufnehmen. In diesem Falle müssen die Räume für Zentralheizung und Lüftung jedoch tiefer liegen.

Die Kellersohle soll mindestens 0,5 m über dem höchsten Grundwasserstand liegen und muß gegebenenfalls gegen das Grundwasser abgedichtet werden.

Die Unterkellerung eines Hauses wirkt nicht als absoluter Schutz gegen zu starke Abkühlung oder gegen das Aufsteigen von Bodenfeuchtigkeit. Liegt der Fußboden des untersten Stockwerkes vielmehr direkt über dem Erdreich, allerdings unter Verwendung isolierender Schichten, und ist die Möglichkeit einer Luftzirkulation in dem unter dem Fußboden befindlichen Raum gegeben, so sind diese Räume im Sommer kühler, im Winter wärmer als bei Unterkellerung.

4. Wände. Für Innenmauern Hohlziegel oder Lochsteine wegen ihrer hohen wärmeisolierenden Eigenschaften. Aus Gründen der Schallsicherheit dürfen die Wände nicht zu dünn sein: z. B. zwei nebeneinander im Abstand von 5 cm aufgeführte, $^1/_2$ Stein starke Wände aus porösen Ziegeln oder Schwemmsteinen von je $^1/_2$ Stein Stärke bzw. Wände aus Porenbeton u. ä. Hohlraum eventuell mit porösem Material (Kieselgur, Sand) ausfüllen. Sonst Verwendung von schalldichtem Material.

5. Zwischendecken aus Holz mit Füllmaterial sind schallsicher, jedoch feuergefährlich und stets Verunreinigungen (Ungeziefer) ausgesetzt. Daher besser massive Decken, die jedoch mit Rücksicht auf Schallsicherheit besonders zu isolieren sind. Die Fußböden dürfen der Decke, die Eisenträger dem Mauerwerk nicht direkt aufliegen. Wichtig besonders, wenn sich Turnhallen in oberen Stockwerken befinden.

6. Fußböden entweder massiv mit Belag von Filzlinoleum oder aus Hartholz, möglichst gut gefugt und mit staubbindendem wasserunlöslichem Mineralöl imprägniert (siehe auch unter Reinigung).

7. Dächer sollen Niederschläge schnell ableiten und geringe Wärmeleitung besitzen. Spitze Dächer in beiden Beziehungen besser als flache, die für Großstadtschulbauten empfohlen werden, um die ebenen Flächen als Turn- und Gymnastikplätze ausnutzen zu können. Bodenräume wegen Feuersgefahr durch eisenbeschlagene Tür, die stets geschlossen zu halten ist, von der Treppe trennen. Sie sollen wärmeschützend wirken, sind daher auch unter flachen Dächern auszubauen. Der so gewonnene Raum kann als Reserveraum für Sammlungen usw. ausgenutzt werden.

8. Eingänge mit Treppen, gesondert für die Schule selbst und für eventuell vorhandene Wohnungen. Sehr wünschenswert ebensolche Eingänge für die Aula, die Brausebäder, falls diese Räume auch anderen als nur Schulzwecken dienen. Bei Doppelschulen sind gesonderte Eingänge für Knaben und Mädchen vorzusehen. Erforderlich gedeckte Vorplätze mit zu reinigenden Fußabstreichern und Matten, um Sauberkeit in der Schule zu erhöhen. Als Eingangstüren sind Flügeltüren, mindestens 2 m breit, deren Flügel nach außen aufschlagen, zu nehmen.

9. Treppen und Flure sollen hell und luftig, bequem erreichbar und begehbar sein. Das durch die Fenster einfallende Licht soll nicht blenden, da sonst leicht Unfälle herbeigeführt werden, namentlich beim Gehen von oben nach unten. Fensteröffnungen, die durch die ganzen Stockwerke gehen, sind daher zu vermeiden. Eventuell vorhandene Außentreppe möglichst niedrig. Wendeltreppen sind ungünstig. Nach unten Treppenhaus anschließend an den Vorplatz, der möglichst zugfrei sein soll. Die Kellerräume müssen wegen Feuersgefahr von der Treppe rauchsicher abgeschlossen sein; ebenso Bodenräume. Aus demselben Grunde sollen die Treppen aus feuersicherem Material hergestellt (Stein, Beton) und oben besondere Lüftungseinrichtungen vorhanden sein. Die Stufen werden am besten mit Linoleum, Stein- oder Holzplatten belegt. Die Handläufer sollen Knöpfe tragen, um das Hinunterrutschen der Kinder zu verhindern.

Bei mehr als 300 Schülern 2 Treppenhäuser, am besten an den Enden des Hauses, so daß die Klassen dazwischen liegen. Laufbreite 1,40—2,00 m. Nach etwa 12 Stufen ein Treppenabsatz. Stufenhöhe möglichst nicht mehr als 15 cm, da hierdurch das Herz weniger angestrengt wird als bei größerer Stufenhöhe. In den oberen Stockwerken kann die Stufenhöhe für Schüler der höheren Klassen bis auf

17 cm heraufgesetzt werden. Für die Maße der Treppe gilt auch die Formel: $2h + b = s$, wobei die Schrittlänge (s) für Kinder auf 58 cm beziffert wird. Vor den Stockwerken breiter Vorplatz.

10. Korridore und Türen. Die Korridore sollen mindestens 3 m, bei doppelbündigen Schulen etwa 4 m breit sein und bei schlechtem Wetter als Aufenthaltsraum in den Pausen dienen. Sie müssen daher gut lüft- und heizbar und gut beleuchtet sein. An den Wänden Haken für die Kleider, falls nicht besondere Kleiderablagen bestehen. Der untere Teil der Wand soll bis 1,70 m, d. h. über die Kleiderhaken mit Ölanstrich, Holztäfelung oder Fliesenbelag versehen sein.

Die Klassentüren, mindestens 1 m breit, sollen nach dem Gang zu aufschlagen, dabei aber nicht allzusehr in den Korridor hineinragen; sie werden daher zweckmäßig in Nischen oder bündig mit der inneren Schulzimmerwand angelegt und die Leibungen nach außen abgeschrägt.

D. Klassenzimmer.

1. Maximalmaße. *Länge* nicht über 9 m. Grenze des deutlichen Sehens der Schriftzeichen an der Tafel.

Tiefe 6—6,50 m, richtet sich nach den bestehenden Lichtverhältnissen.

Höhe 4—4,50 m im Lichten. Bei geringerer Höhe ist der Einfallswinkel des Lichtes ungünstig. Größere Höhen sind wegen schlechter Beheizung der Klassen und der hohen Treppen nicht erwünscht, außerdem zeigen sich häufig zu starke Resonanzerscheinungen.

Danach ergibt sich ein maximaler Luftraum von 250—300 m³ und eine maximale Grundfläche von 50—60 m². Für jedes Kind ist mindestens eine Grundfläche von 1—1,2 m² und ein Luftraum von 4—5 m³ erforderlich. Die höchste Zahl von Schülern, die in einem Schulzimmer der oben angegebenen Abmessungen untergebracht werden können, beträgt daher 50, eine Zahl, die auch aus Gründen des Unterrichts und der Beaufsichtigung der Kinder nicht überschritten werden sollte.

2. Inventar. Bei Aufstellung von 3 Reihen zweisitziger Bänke ergibt sich an der Wand, die den Fenstern gegenüberliegt, ein genügend breiter Gang, so daß die Wand durch Anbringung von gut beleuchteten Wandtafeln und Vorrichtungen zum Aufhängen von Bildern und Karten für den Unterricht nutzbar gemacht werden kann. Glatte und besonders spiegelnde Flächen sind hier aber zu vermeiden, da sonst das einfallende Tageslicht leicht blendet.

Die *Wandtafeln* sollen eine matte schwarze Farbe haben, auf der mit weißer, mit Papier fest umklebter Kreide geschrieben wird. Am besten bestehen sie aus Schiefer oder Schieferimitation bzw. Holz und sind an der den Schülern gegenüberliegenden Wand angebracht. Für gute Beleuchtung der Tafeln, eventuell oben leichtes Vornüberneigen ist zu sorgen. Reinigung der Tafel mit nassem Schwamm.

Klassenschränke zweckmäßig als Wandschränke eingebaut, 1 bis 1,50 m breit, 2 m hoch.

Podium für den nach der Schülerseite hin zu verkleidenden Lehrersitz, etwas seitlich von der Mitte angebracht, um Sicht nach der Tafel frei zu lassen, einstufig, 2—3 m lang, 1—1,50 m breit.

Spucknapf, 1 m hoch an der Wand befestigt, bzw. mit Deckel, der durch Fußhebel geöffnet wird, ist mit desinfizierender Flüssigkeit zu füllen, täglich zu reinigen.

Waschvorrichtung in jeder Klasse, am besten mit fließendem Wasser, mit Seife und Handtuch.

Papierkorb zur Aufnahme von Frühstückspapier.

Kleiderhaken nicht im Schulzimmer, sondern auf dem Korridor oder in besonderen Räumen.

Fenstervorhänge sind nötig in allen Räumen, die direktes Sonnenlicht erhalten, bei Nordzimmern nur, wenn die gegenüber befindlichen Mauern blenden. Sie sollen nach der Seite zurückgezogen werden können und so angebracht sein, daß sie dann den Lichteinfall nicht beeinträchtigen. Auch der Querbehang soll kein Licht fortnehmen. Am besten wird leichter Schirting und leicht cremefarbiger, dünnfädiger Köper verwendet. Der Lichtverlust beträgt im günstigsten Falle 50 %, sonst mehr.

3. Schulbank. Entweder *festes Gestühl* oder *bewegliches*. In beiden Fällen ist es unerläßlich, daß die folgenden hygienischen Anforderungen beobachtet werden.

a) Richtiges, möglichst wenig anstrengendes, schiefe Körperhaltung ausschließendes Sitzen sowohl beim Schreiben wie beim Lesen und Zuhören, ermöglicht durch eine richtige Abmessung der Tische und der Bänke, die der verschiedenen Größe der Kinder angepaßt sind.

b) Bequemes Aufstehen in den Bänken, auf oder neben dem Sitzplatz.

c) Solide Konstruktion.

d) Möglichst leichte Reinigung aller Teile sowie des Fußbodens.

e) Setzen der Schüler nicht nach ihren Leistungen, sondern nach ihrer Größe bzw. ihren Gebrechen (Kurzsichtigkeit, Schwerhörigkeit).

Platzbreite etwa 60—65 cm.

Sitz. Höhe (über dem Fußboden oder, wenn vorhanden, Fußbrett) = 28 % der Körpergröße, d. i. Länge des Unterschenkels bei voll aufgesetztem Fuß. Tiefe = 20 % der Körperlänge = $^2/_3$ Oberschenkellänge, vorn etwa 3 cm höher als hinten, um Vorrutschen bei gerader Sitzlage zu verhindern.

Lehne soll Stütze sowohl in Ruhe als auch beim Schreibsitz bieten und bis zum unteren Teil des Schulterblattes reichen. Beim Schreiben ist der Oberkörper leicht nach vorne übergeneigt, das Gesäß soll sich in die Gesäßwölbung fest einstemmen, der Körper mit der Lendenwirbelsäule an dem aus der Gesäßwölbung leicht vorspringenden Teil der Lehne eine Stütze finden. Im Ruhesitz fällt die Schwerlinie hinter die Sitzhöcker; um ein Vorrutschen zu vermeiden, muß die Lehne im oberen Teil mindestens 15° nach hinten geneigt sein.

Lehnenabstand = Abstand des Lehnenvorsprungs von dem von der inneren Pultkante gefällten Lot. Er soll so groß sein, daß beim

Schreiben der Körper noch eine Stütze an der Lehne findet, der Bauch jedoch nicht fest an die Pultkante angepreßt wird, und entspricht ungefähr 16—19 % der Körperlänge. Für den Ruhesitz soll der Lehnenabstand vergrößert werden können am besten durch verschiebbare Tischplatte. *Lehnenabstand wichtiger als*

Distanz, d. h. Entfernung des von der inneren Pultkante gefällten Lotes von dem vorderen Sitzrand. Plusdistanz ist vorhanden, wenn zwischen Lot und Sitzrand freier Raum besteht, Minusdistanz, wenn Lot auf Sitz trifft, Nulldistanz, wenn Lot den Sitzrand schneidet.

Durch Beweglichkeit des Sitzes kann nur Distanz verändert werden, nicht aber Lehnenabstand; besser daher Verschiebung der Tischplatte, die beides bewirkt. Am besten 3 Abmessungen:

Minusdistanz von 4—6 cm für Schreibsitz,

Nulldistanz oder 2 cm Plusdistanz für Lesen und Ruhe,

Plusdistanz von 5 cm zum Stehen.

Pultplatte. Breite 30—40—50 cm, Neigung von 15°, wobei beim Schreiben die Blickebene senkrecht zum Heft zu stehen kommt.

Differenz, d. h. senkrechte Entfernung der inneren Pultkante vom Sitzbrett. Bei zu großer oder zu kleiner Differenz entstehen schiefe Sitzhaltungen beim Schreiben. Differenz bestimmt durch 16 % der Körperlänge oder Abstand des Ellenbogens bei senkrecht herabhängendem Oberarm von der Bank +4 cm, um welche der Arm auf die Pultplatte gehoben werden muß.

Fußbrett mit Öffnungen, um Schmutz, Feuchtigkeit und tauendes Schneewasser von den Schuhen auf den Boden abtropfen zu lassen, daher in Gegenden mit viel Schnee und auf dem Lande erwünscht. Es soll nicht höher als 5 cm über dem Boden sein, da sonst die Bänke höhergerückt werden und der Lichteinfall darunter leidet.

Folgende Bankmaße in Zentimetern, die den verschiedenen Körpergrößen entsprechen, kommen den 8 verschiedenen handelsüblichen Banknummern zu.

Tabelle 1.

Körpergröße	unter 116 cm	116 bis 124 cm	124 bis 132 cm	132 bis 141 cm	141 bis 150 cm	150 bis 160 cm	160 bis 170 cm	über 170 cm
Sitzhöhe	30,2	32,3	34,7	37,1	39,8	42,6	45,6	48,6
Differenz	19,5	20,6	21,9	23,2	24,6	26,0	27,6	29,2
Lehnenabstand . .	22,0	23,5	25,0	26,6	28,3	30,0	31,8	33,6

Hiervon befinden sich zweckmäßig in jeder Klasse 3 verschiedene Banknummern, die bei zweisitzigen Bänken in 3 Reihen hintereinander stehen, so daß in jeder Entfernung von vorn 3 verschiedene Nummern vorhanden sind. Kurzsichtige und Schwerhörige mit verschiedener Körpergröße lassen sich auf diese Weise alle in den vorderen Bänken unterbringen.

4. **Verschiedene Arten von Schulbänken.** *Feste Subsellien*, in ihren Teilen unbeweglich bis auf die Tischplatte, die zurückzuschieben ist, oder die Pendelsitze. Sie sollen nur als zweisitzige gebaut werden,

da sonst ein Aufstehen oder Heraustreten aus der Bank unmöglich wird.

Ihre Vorteile bestehen in der soliden Konstruktion, die wenig Reparaturen nötig macht, und in der billigeren Herstellung. Bei Zweisitzern ergeben sich außerdem zwischen den Reihen Gänge zu 40—60 cm, so daß der Luftkubus größer wird.

Nachteile sind: mehr oder weniger unbequemes Ein- und Austreten, so daß die Ecken an Tischen und Bänken abgerundet werden müssen. Meist auch weniger bequemes Reinigen des Fußbodens.

Bewegliche Subsellien. Entweder Tisch und Stuhl, beide oder nur Stuhl beweglich. Die zuletzt gekennzeichnete Art des Gestühls hat sich, nachdem die Kinder in den ersten 6 Schuljahren an eine einwandfreie Sitzhaltung in den festen Zweisitzern gewöhnt wurden, vom 7. Schuljahr an besonders in Mädchenschulen bewährt. Die Tische sind alle von gleicher Höhe und Form. Von den Stühlen, die eine Sessellehne und Armstütze besitzen, gibt es 3 Größen mit 2 cm Unterschied der Sitzplattenhöhe. Jeder Platz, 65 cm breit, ist am Tisch durch Zwischenfüße vom Nachbarplatz getrennt, jeder hat sein besonderes Fußbrett, dessen Höhe durch Auflegen von losen Brettern, die mit einem Stift zu befestigen sind, nach Bedarf der verschiedenen Größe der Kinder angepaßt werden kann. Die Seitengänge fallen fort, dafür bilden sich Gänge hinter den Stühlen, da der Tiefenraum größer als beim Zweisitzer ist.

Vorteile sind: guter Schreib- und Lesesitz und zugleich Möglichkeit eines leichten und bequemen Aufstehens in der Bank und Heraustretens aus ihr.

Nachteile sind, aber nur bei schlechter Konstruktion und durchaus vermeidbar: Geräusche, Verletzungen der Kinder durch die beweglichen Teile. Meist höherer Anschaffungspreis und größere Reparaturkosten.

Aufstellung der Subsellien, und zwar der festen wie der beweglichen, hat stets so zu erfolgen, daß das Licht von links einfällt. Zwischen Fenstergang und Subsellien ist ein Gang auszusparen von 50—60 cm Breite, bei Zweisitzern außerdem Gänge zwischen den einzelnen Reihen von 40—50 cm Breite. Bei dem oben erwähnten Gestühl werden die Tische aneinandergerückt, so daß die vom Fenster entferntesten Plätze besseres Licht erhalten. Zu vermeiden ist die Aufstellung in der Nähe des Ofens (Ofenschirm), der Fenster sowie der Öffnungen der Ventilationszu- und -abluftkanäle.

Der Fußboden muß sich zum Zwecke der *Reinigung* sowohl bei dem festen wie dem beweglichen Gestühl leicht erreichen lassen. Zu diesem Zweck wird bei den festen Zweisitzern die ganze Bank entweder seitlich umgelegt oder auf Rollschienen zur Seite geschoben; bei den beweglichen Subsellien werden die Stühle auf die Tischplatte gelegt.

Hauspulte sind zu empfehlen, da die Kinder auch bei der Anfertigung der Hausarbeiten ein für ihre Größe passendes Gestühl besitzen sollen. Es ist darauf zu achten, daß die Verstellungen der einzelnen

Teile der Hauspulte nach Sitzhöhe, Differenz und Lehnenabstand je nach Bedarf erfolgen können.

E. Ventilation (s. auch besonderes Kapitel).

F. Heizung (s. auch besonderes Kapitel).

1. Alle Teile des Zimmers sollen gleichmäßig erwärmt werden, ohne daß die Heizkörper überanstrengt werden. Temperatur zu Beginn der Schule nicht über 16°. Kontrolle durch frei aufgehängtes Thermometer. Vermeidung jeder Überwärmung.

2. Strahlende Wärme während der Unterrichtsstunden soll vermieden werden.

3. Die Heizkörper sollen leicht, möglichst von zentraler Stelle aus, oder durch automatische Temperaturregler regulierbar sein.

4. Die Entwicklung von Staub und das Entweichen von Rauchgasen in das Schulzimmer durch Betrieb und Bedienung müssen ausgeschlossen sein. Auf leichte Säuberungsmöglichkeit ist besonders Bedacht zu nehmen.

G. Beleuchtung (s. auch besonderes Kapitel).

Fenster stets nur an der linken Seite der Schüler. Sonst Oberlicht. Fenstergröße mindestens gleich $^1/_5$ der Bodenfläche, besser $^1/_3$. Nach oben sollen die Fenster möglichst weit hinauf, nach unten nicht zu weit hinabreichen, damit die horizontalen Strahlen, die nur blendend wirken, abgehalten werden. Fenster sollten stets so gebaut sein, daß sie in allen Teilen leicht zu reinigen sind.

Brüstung im allgemeinen nicht zu niedrig vorsehen, gut bewährt hat sich eine Höhe von 1,20 m.

Innere Leibungen der Fensternischen abgeschrägt. Möglichst schmale Pfeiler (höchstens 1—1,20 m breit). Schmale Fensterkreuze, ganz besonders bei Doppelfenstern, die in den Städten auch zur Abdämpfung von Straßengeräuschen nötig sind, allerdings aber etwa 8 % mehr Licht als Einzelfenster absorbieren. Die oberen Fensterflügel entweder im ganzen oder geteilt als Kippflügel mit seitlichen Backen ausgebildet mit *haltbarer* Stellvorrichtung.

An Stelle des gewöhnlichen Glases das teure Ultraviolett durchlässige Fensterglas zu verwenden, ist im allgemeinen nicht nötig, da in unsern Breiten nur im Sommer ultraviolette Strahlen im Tageslicht in nennenswerter Menge vorhanden sind. Diese kommen jedoch in den Städten wegen des Staubes und der leichten Verschmutzung der Fenster kaum zur Wirkung.

Jeder Arbeitsplatz soll direktes Himmelslicht erhalten.

Tabelle 2.

	Wünschenswerte Beleuchtungsstärke	Geringste erforderliche Beleuchtungsstärke
Für Schreiben und Lesen . . .	50— 60 Lux	25—30 Lux
Für Zeichnen und Sticken . . .	70—100 „	50 „

Beim *Lesen* Entfernung des möglichst weißen Papiers von den Augen 25—30 cm. Blickwinkel zur Papierfläche möglichst 90°. Am besten Antiquaschrift, keine Schnörkel oder Haarstriche. Buchstabenhöhe nicht unter 1,5 mm für n, dieses nicht schmäler als 1 mm, Zwischenräume mindestens 0,5 mm. Zeilenabstand (Durchschuß) mindestens 2,5 mm.

Tabelle 3. *Für Schulbücher nach* GRAUPNER.

	Grundstriche mm	Durchschuß Zeilenabstand mm
Stufe I Fibel	3—9	5—18
Stufe II	2,1—2,4	3,5—4,5
Stufe III und IV	1,8	3,0
Stufe V (Oberstufe)	1,75	2,5

H. Räume zu besonderen Zwecken.

1. Kleiderablagen. Die Kleider (Mäntel, Hüte) sollen nicht in der Klasse selbst abgelegt werden, weil dadurch namentlich bei feuchtem Wetter die Luft wesentlich verschlechtert wird. Deshalb werden die Korridore vielfach zu diesem Zwecke herangezogen (s. oben). Es besteht aber die Gefahr des Bestohlenwerdens. Besser sind verschließ- und heizbare Garderoberäume, die den einzelnen Klassen angegliedert werden, z. B. in der Weise, daß der Garderoberaum die Klasse von der nächsten trennt und nur von der Klasse aus zu betreten ist. Auf diese Weise wird auch eine gute Schallisolierung der Klassen erreicht.

2. Schulbrausebäder sollten in allen Schulen eingerichtet werden. Geeignet sind die Räumlichkeiten im Keller neben der Heizung. An Raum wird gebraucht ein Baderaum für 18 Kinder, über dem sich die Brausen befinden. Der Fußboden unter den Brausen, mit Ablauf und Gully versehen, wird am besten mit gerillten Platten belegt und mit einer 40 cm breiten und ebenso tiefen Rinne umgeben, die zum Waschen der Füße dient. Neben dem Baderaum liegen die Aus- und Ankleideräume; hier können eventuell Zellen, die durch Bretterwände voneinander getrennt und nach vorn offen sind, damit sie von dem beaufsichtigenden Lehrer gut übersehen werden können, angebracht werden; Brausen 2—2$^1/_2$ m hoch, die Strahlen sollen nicht zu dick sein und unter einem Winkel von 45° auf die Köpfe treffen. Die Bedienung geschieht durch den Lehrer von einer Stelle aus, zuerst 1—2 min lang Wassertemperatur von 30°, allmählich herabgehend innerhalb 1 bis 1$^1/_2$ min auf 24°. Guter Fensterschluß gegen Zug, besondere Erwärmung des Kleider- und Baderaumes, z. B. durch Fußbodenheizung oder Zentralheizung, an die die Warmwasserversorgung angeschlossen ist. Ist dies nicht der Fall, so muß ein eigener Kessel für die Brausebadanlage aufgestellt werden. Den Kindern zu liefern ist etwas Seife (flüssige), den mittellosen eventuell ein Handtuch. Die Beteiligung der Kinder soll freiwillig sein. Auf Reinlichkeit der Anlage und Ordnung bei der Benutzung ist streng zu achten.

Soll die Anlage auch als Volksbrausebad benutzt werden, so wird zweckmäßig ein besonderer Ein- und Zugang angelegt, eventuell auch besondere An- und Auskleidezellen, damit Infektionskrankheiten nicht übertragen werden.

3. Wohnungen sollen von den eigentlichen Schulräumen getrennt sein, damit die Übertragung von Infektionskrankheiten vermieden wird. Am besten in einem gesonderten Gebäude, sonst wenigstens mit eigenem Treppenhaus und Eingang versehen. Über Größe und Anzahl der Zimmer unterrichtet die Tabelle auf Seite 296.

4. Aborte (s. auch Kapitel: Beseitigung der Abfallstoffe) entweder in einem besonderen Gebäude untergebracht, das durch einen gedeckten Gang vom Schulhause zu erreichen ist, oder am Ende der Korridore; dann durch gelüftete Vorräume von diesen getrennt.

Waschvorrichtung mit Seife und Handtuch in jedem Abortraum oder -vorraum. Handtücher entweder endlos, dann aber jeden Tag gewechselt, oder kleinere, die vom Schuldiener ausgegeben werden.

Knabenaborte, von denen der Mädchen getrennt, gesonderte Eingänge.

1 Sitz für 30 Knaben oder 15 Mädchen.

1 Pissoirstand für 20 Knaben.

1 Abort für jeden Lehrer, der in der Schule wohnt, ebenfalls besondere verschlossene Aborte für Lehrer und Lehrerinnen, die nicht im Hause wohnen.

Abortzellen oben offen, voneinander durch Wände aus Holz oder Stein getrennt, die 20 cm über dem Boden aufhören. Ölfarbenanstrich.

Am besten Wasserspülung, automatisch, auch für die Pissoire. Ist keine Kanalisation vorhanden, nach Möglichkeit Wasserspülung und Anlage großer Abortgruben. Sonst Verwendung von Torfmull, feinverteilter Erde, Sägespänen, die Feuchtigkeit aufnehmen und Geruch verhindern.

Gute Ventilation und Belichtung.

5. Turnhallen haben bei dem Werte, der der körperlichen Ertüchtigung der Schuljugend und Erwachsenen zukommt, erhöhte Bedeutung. Deshalb sollten sie *so groß wie möglich* eingerichtet werden, auch bei Schulen mit weniger als 5 Klassen, wenn genügende Ausnützungsmöglichkeiten gegeben sind.

Kleinere Hallen (Unterbringung entweder im Erdgeschoß der Schule oder besser in einem besonderen Bau für 5—7 klassige Volksschulen bestimmt) besitzen eine Grundfläche von 200—270 m², einen Geräteraum von etwa 30 m², einen Ankleideraum von 40 m² mit Waschgelegenheit sowie den nötigen Flurraum.

Größere Hallen (die auch der schulentlassenen Jugend oder den Turnvereinen zugänglich gemacht werden sollen) sind $12^1/_2 \times 25$ m groß unter angemessener Vergrößerung der Nebenräume.

Die Höhe soll mindestens 5—6 m betragen. Durchlüftung durch Anbringung von Fenstern an beiden Längsseiten, Fernhaltung von Staub und Schmutz, Ausziehen der Oberkleider und Schuhe in

Tabelle 4.

	In den Richtlinien des Preuß. Minist. für Wissenschaft, Kunst und Volksbildung 2. Juli 1928	Nach den Abänderungsvorschlägen des Preuß. Lehrervereins
1. Für verheiratete Lehrer: Reine Wohnfläche ohne Küche und Nebenräume	100—110 m²	120 m²
Dieser Raum aufgeteilt in Wohnzimmer, Elternschlafzimmer	} je 20—25 m²	3 Räume zu 20, 25 und 30 m²
Arbeitszimmer	15 m²	15 m²
2 Kinderschlafzimmer	12—15 m² (oder 1 teilbares Zimmer zu 25 m²), eine kleine Mädchenkammer	je 15 m² oder ein teilbares Zimmer zu 25 m² Mädchenkammer
Dazu Küche	15—20 m² Speisekammer Abort Bad Waschküche Alle Wohn- und Schlafzimmer heizbar	15—20 m² Speisekammer Abort Bad Waschküche Alle Wohn- und Schlafzimmer heizbar erforderlichenfalls Doppelfenster und Fensterläden
2. Für verheiratete jüngere Lehrer	Dieselben Räume ohne das eine Kinderschlafzimmer und Mädchenkammer	
3. Für unverheiratete Lehrer oder Lehrerin	1 Raum zu 20—25 m² 1 Schlafraum zu 15—18 m² 1 kl. Raum zum Kochen 1 kl. Raum als Bad u. Abort bei eigener Wirtschaftsführung 1 heizb. Kammer	2 Räume zu je 25 m² 1 Arbeitsraum zu 15 m² Nebenräume

Die angegebenen Werte sind als hygienisch wünschenswert anzusehen, wenn auch zugegeben werden muß, daß sie bei den heutigen starken menschlichen Massierungen nur schwer realisierbar erscheinen. Die im hygienischen Memorandum zum Wiederaufbau des deutschen Wohnungswesens (Fassung Juni 1949) niedergelegten orientierenden Mindestwerte für Raumzahl und Raumflächen in Abhängigkeit von der Personenzahl sind sehr viel kleiner und stellen demgegenüber nur die niedrigsten Werte dar, die zur Erhaltung des Existenzminimums erforderlich sind.

besonderen Räumen. Fußboden aus Gummi oder hartem Holz, ohne Fugen und Ritzen, oder stärkstem Linoleum, das auf eine Korkschicht aufgeklebt ist, die auf einer festen Betonunterlage ruht.

Gute Heiz- und Ventilationseinrichtungen. Um eine Staubentwicklung in den Turnhallen möglichst einzuschränken, sind der Fußboden täglich, die Turngeräte 2—3mal wöchentlich naß aufzuwischen. Der Turnraum darf nur mit besonderen Turnschuhen betreten werden. Die Sprungmatratzen (die zweckmäßigsten, aber teuersten aus Rindsleder) müssen öfter, solche aus Kokosfaser täglich im Freien ausgeklopft und eventuell naß gereinigt werden. Staubbindende Öle machen den Boden zu glatt und beschmutzen die Kleider bei Übungen im Knien oder Liegen.

J. Reinigung.

Vorbedingung ist ein genügend zahlreiches Personal. Kinder dürfen nicht zur Reinigung herangezogen werden. Reinmachefrauen vom Schuldiener beaufsichtigt, nicht angestellt. Die Beseitigung des Staubes ist unbedingt notwendig, da der Staub der Schulzimmer die Schleimhäute reizt, bis in die feinsten Lungenalveolen dringt, sich dort niederschlägt und stets infektionsverdächtig ist.

Trockenes Auskehren beseitigt nur einen kleinen Teil des Staubes, der größere Rest wird aufgewirbelt. Besser ist es, die Fußböden mit einem staubbindenden wasserunlöslichen Mineralöl wie Dustless, Staubfrei, Sternolit zu imprägnieren. Dadurch wird der Staub fixiert, zu größeren Massen geballt und kann durch trockenes Abkehren beseitigt werden. Empfehlenswert sind auch abwaschbare Fußböden, die täglich unter gelinder Anfeuchtung (mit feuchten Sägespänen) gereinigt und wöchentlich gründlich abgewaschen werden. Die beste Wirkung hat die Vakuumabsaugung gezeigt.

Die Kinder sollen nur mit gut gereinigtem Schuhwerk die Zimmer betreten. Deshalb müssen genügend Abtreter und Matten vorgesehen sein, die sich gut säubern lassen. Sehr wichtig Reinigung des Fußbodens unter den Bänken.

Folgende Mindestforderungen sind in bezug auf die Reinigung zu stellen:

1. Korridore, Treppen, Aborte, Lehrer- und Klassenzimmer (auch unter den Bänken) sind täglich mit nassen Tüchern oder Kehren mit angefeuchteten Sägespänen zu reinigen. $^{1}/_{2}$ Std nach der Reinigung in den Klassenzimmern und $^{1}/_{2}$ Std vor dem Unterricht werden die Oberflächen der Bänke und Heizkörper mit feuchten Tüchern abgewischt. Korridore, Treppen und Aborte sind täglich naß aufzunehmen und die Abortsitze dabei gründlich zu reinigen.

2. Zweimal wöchentlich Scheuern der unter 1. genannten Räume mit Seife, Soda und warmem Wasser unter Wegrücken und Aufklappen der Bänke, die dabei in allen Teilen mit feuchten Tüchern zu reinigen sind. Bei mit Stauböl behandelten Klassen nur Kehren.

3. Mindestens einmal im Monat gründliche Reinigung der Türen, Decken, Wände, Schränke.

4. Die Fenster sind möglichst alle 14 Tage zu putzen.

5. Viermal im Jahr Generalreinigung sämtlicher Räume mit heißem Wasser, Seife und Soda, auch der mit Stauböl behandelten

Klassen. Das Stauböl wird danach erneuert, Linoleum gewachst (letzteres alle 14 Tage).

Fußboden soll möglichst wenig Staub entstehen lassen, möglichst fugenlos und leicht zu reinigen sein. Deshalb empfiehlt sich Linoleum oder ein harter Holzfußboden aus schmalen Brettern in Asphalt verlegt. Ist der Fußboden zu kalt, so wird zwischen Linoleum und Estrich zweckmäßig eine Schicht von Korkplatten oder Pappe gelegt. Holzfußboden ist an und für sich schlechter wärmeleitend, daher wärmer.

Wände sollen glatt sein und werden am besten mit Gips, Zement oder Traßmörtel bekleidet. Bei sehr kalten Wänden (Fachwerkaußenwand) und wenn die Kinder sehr nahe der Wand sitzen müssen, Holzpanelierung oder anderweitige Isolierung durch Korkplatten usw., sonst Sockelanstrich von 1,50—2 m Höhe mit dunkler Ölfarbe. Darüber heller Anstrich mit Kalk-, besser Leimfarbe; weiß absorbiert weniger Licht als gelbliche oder blaue Anstriche. Decken ebenso.

Zur Ungeziefer-, Fliegen- und Mückenbekämpfung ausgezeichnet geeignet öfteres Versprühen von Gix oder anderer insektizider Mittel, die sich auf allen Gegenständen niederschlagen und auf dem Wege des Kontakts durch die freien Nervenendigungen der Insektenfüße zur Einwirkung gelangen.

Individuelle Schulhygiene.

I. Die normale Entwicklung des Schulkindes.

Die geistige Leistungsfähigkeit des Kindes hängt wesentlich von seinem gesundheitlichen Wohlbefinden ab, das daher dauernd kontrolliert werden muß. Anhaltspunkte dazu geben folgende Daten:

Die Entwicklung des *Knochensystems* kann erkannt werden an dem Zustand des Gebisses. Normalerweise ist das Milchgebiß mit Ablauf des 2. Jahres fertig und hat die Formel $\dfrac{2\ 1\ 4\ 1\ 2}{2\ 1\ 4\ 1\ 2} = 20$.

Die zweite Zahnung beginnt im 6. bis 7. Lebensjahr. Es erscheint

der	1. Mahlzahn	im		7.	Jahr
„	1. Schneidezahn	„		8.	„
„	2. Schneidezahn	„		9.	„
„	1. Backenzahn	„		10.	„
„	Eckzahn	„	11. bis	13.	„
„	2. Backenzahn	„	11. „	15.	„
„	2. Mahlzahn	„	13. „	16.	„
„	3. Mahlzahn	„	15. „	30.	„

so daß die Formel für das fertige Gebiß lautet:

$$\dfrac{3\ 2\ 1\ 4\ 1\ 2\ 3}{3\ 2\ 1\ 4\ 1\ 2\ 3} = 32.$$

Das Knochensystem beeinflußt die Größe des Körpers in wesentlicher Weise.

Die Entwicklung der *Muskulatur* und ihre Tätigkeit, die auch von den geistigen Funktionen abhängig ist, zeigt folgende Daten, die allerdings in der Hauptsache das vorschulpflichtige Alter betreffen, jedoch in der Regel bei den Schulrekruten noch anamnestisch festzustellen sind. Ein Nichtinnehalten dieser Werte in der ersten Kindheit zeigt oft mangelhafte Entwicklung in der Schulzeit an. Die ersten Bewegungen des Neugeborenen sind noch ungewollt, erst am Ende des 2. Lebensmonats fangen mit der Tätigkeit des Auges und dem Heben des Kopfes die ersten dem Willen unterworfenen Muskelbewegungen an. Es folgen dann

im	4. Monat	Aufrechthalten des Kopfes, Greifversuche
,,	5. ,,	Sitzen
,, 6. bis	7. ,,	Stehen
,,	9. ,,	Selbstaufrichten
,,	2. Jahr	freies Gehen.

Das Wachstum des *Herzens* zeichnet sich während der Schulzeit im Gegensatz zum übrigen Körper durch außerordentlich geringe Werte aus, was bei körperlichen Übungen sehr zu berücksichtigen ist.

Von dem Wohlbefinden des Körpers sucht man sich durch *Messungen der Größe und Wägungen* zu überzeugen. Hierzu ist jedoch zu bemerken, daß

1. in den verschiedenen Landesteilen Deutschlands sich die durchschnittliche Länge sowie die Schwankungsbreite für jedes Lebensjahr verschieden darstellt,

2. zu jeder Länge ein bestimmtes Normalgewicht mit gewissen Abweichungen je nach der betreffenden Altersklasse gehört. Weiter erfolgen die Zunahmen nicht gleichmäßig, sondern in Schüben, so daß man verschiedene Perioden der Fülle, in denen hauptsächlich ein Zuwachs an Gewicht und der Streckung, in denen der Körper sich vorzugsweise in die Länge streckt, unterscheidet.

Erste Fülle	1. bis 4. Lebensjahr
Erste Streckung	5. ,, 7. ,,
Zweite Fülle	8. bis 10. bis 11. ,,
Zweite Streckung	11. ,, 15. ,,
Dritte Fülle } Reifung	15. ,, 20. ,,

Gerade in den Perioden der Streckung sind die Kinder durch die Veränderungen ihres Körpers stark in Anspruch genommen und oft geistig nicht auf der Höhe.

Die Schübe erfolgen außerdem nicht in allen Jahreszeiten gleichmäßig, sondern man findet in der Regel vom Februar bis Juni keine Gewichtszunahme, vom Juli bis Januar dagegen wohl eine solche mit den größten Werten im September. Bei der Längenzunahme sind die Monate Juli und August durch besonders hohe Werte bemerkenswert, während die Herbst- und Wintermonate, September bis Januar, in der Regel keine Zunahme der Länge aufweisen.

Die vorstehende Zusammenstellung über die normalen Längen- und Gewichtsverhältnisse der Schulkinder zeigt außerdem die

Tabelle 5. *Normalgewicht für Knaben.*

Größe cm	Alter												
	6-7	7-8	8-9	9-10	10-11	11-12	12-13	13-14	14-15	15-16	16-17	17-18	18u.m.
110	18,6												
111	19,1												
112	19,5												
113	19,9												
114	20,4												
115	20,8	20,7											
116	21,3	21,1											
117	21,7	21,6											
118	22,1	22,1											
119	22,6	22,5	22,5										
120	23,0	23,0	22,9										
121	23,5	23,5	23,4										
122	23,9	23,9	23,9										
123		24,4	24,4	24,3									
124		24,9	24,9	24,8									
125		25,3	25,4	25,3									
126		25,8	25,9	25,8									
127			26,4	26,4									
128			26,9	26,9	26,9								
129			27,4	27,4	27,5								
130			27,9	27,9	28,0								
131			28,4	28,4	28,6								
132			28,8	28,9	29,1	29,3							
133				29,4	29,6	29,9							
134				30,0	30,2	30,5							
135				30,5	30,7	31,1							
136				31,0	31,3	31,7							
137				31,5	31,8	32,3	32,5						
138					32,4	32,9	33,2						
139					32,9	33,5	33,8						
140					33,4	34,1	34,5						
141					34,0	34,6	35,2						
142					34,5	35,2	35,8	35,6					
143						35,8	36,5	36,3					
144						36,4	37,1	37,1					
145						37,0	37,8	37,9					
146						37,6	38,5	38,6	38,7				
147						38,2	39,1	39,4	39,6				
148							39,8	40,1	40,4				
149							40,4	40,9	41,2				
150							41,1	41,6	42,0				
151							41,8	42,4	42,8				
152							42,4	43,2	43,6				
153							43,1	43,9	44,4	44,6			
154								44,7	45,3	45,4			
155								45,4	46,1	46,3			
156								46,2	46,9	47,1			
157								46,9	47,7	48,0	48,7		
158								47,7	48,5	48,8	49,6		

Tabelle 5. *Normalgewicht für Knaben* (Fortsetzung).

Größe cm	6-7	7-8	8-9	9-10	10-11	11-12	12-13	13-14	14-15	15-16	16-17	17-18	18u.m.
159								48,5	49,3	49,7	50,5		
160								49,2	50,1	50,5	51,3	51,8	
161									51,0	51,4	52,2	52,7	
162									51,8	52,2	53,1	53,6	53,7
163									52,6	53,1	54,0	54,5	54,6
164									53,4	53,9	54,9	55,4	55,5
165									54,2	54,8	55,7	56,3	56,4
166									55,0	55,6	56,6	57,3	57,4
167									55,8	56,5	57,5	58,2	58,3
168									56,6	57,3	58,4	59,1	59,3
169									57,5	58,2	59,3	60,0	60,2
170									58,3	59,0	60,1	60,9	61,1
171									59,1	59,9	61,0	61,8	62,1
172									59,9	60,7	61,9	62,8	63,0
173									60,7	61,6	62,8	63,7	63,9
174									61,5	62,4	63,7	64,6	64,9
175									62,3	63,3	64,5	65,5	65,8
176									63,1	64,1	65,4	66,4	66,7
177									64,0	65,0	66,3	67,3	67,7
178									64,8	65,8	67,2	68,3	68,6
179									65,6	66,7	68,1	69,2	69,5
180									66,4	67,5	69,0	70,1	70,5
181										68,4	69,9	71,0	71,4
182										69,2	70,7	71,9	72,3
183										70,1	71,6	72,8	73,3
184										70,9	72,5	73,8	74,2
185										71,8	73,4	74,7	75,1
186										72,6	74,3	75,6	76,1
187										73,5	75,1	76,5	77,0
188										74,3	76,0	77,4	77,9
189										75,5	76,9	78,3	78,9
190										76,6	77,8	79,3	79,8

Tabelle 6. *Normalgewicht für Mädchen.*

Größe cm	6-7	7-8	8-9	9-10	10-11	11-12	12-13	13-14	14-15	15-16	16-17	17-18	18u.m.
108	17,6												
109	18,1												
110	18,5												
111	18,9												
112	19,4												
113	19,8	19,5											
114	20,3	19,9											
115	20,7	20,4											
116	21,1	20,9											
117	21,6	21,3	21,1										

Tabelle 6. *Normalgewicht für Mädchen* (Fortsetzung).

Größe cm	6-7	7-8	8-9	9-10	10-11	11-12	12-13	13-14	14-15	15-16	16-17	17-18	18u.m.
118	22,0	21,8	21,6										
119	22,5	22,3	22,1										
120	22,9	22,7	22,6										
121	23,3	23,2	23,1	23,1									
122	23,8	23,7	23,6	23,6									
123		24,1	24,1	24,1									
124		24,6	24,6	24,7									
125			25,1	25,2									
126			25,6	25,7									
127			26,1	26,3	26,0								
128			26,6	26,8	26,6								
129			27,1	27,3	27,2								
130			27,6	27,9	27,8								
131				28,4	28,4								
132				28,9	28,9	28,8							
133				29,4	29,5	29,5							
134				30,0	30,1	30,2							
135				30,5	30,7	30,8							
136					31,3	31,5							
137					31,8	32,2							
138					32,4	32,9							
139					33,0	33,5	33,4						
140					33,6	34,2	34,2						
141					34,2	34,9	34,9						
142						35,5	35,7						
143						36,2	36,5	36,2					
144						36,9	37,3	37,1					
145						37,6	38,1	37,9					
146						38,2	38,9	38,8					
147						38,9	39,7	39,6					
148						38,6	40,4	40,5	40,7				
149							41,2	41,3	41,6				
150							42,0	42,2	42,5	43,3			
151							42,8	43,0	43,4	44,2			
152							43,6	43,9	44,3	45,1	46,2		
153							44,4	44,7	45,2	46,0	47,1	47,7	
154							45,2	45,6	46,0	46,9	48,0	48,6	48,8
155							45,9	46,4	46,9	47,9	48,9	49,5	49,8
156								47,3	47,8	48,8	49,8	50,4	50,7
157								48,1	48,7	49,7	50,7	51,3	51,6
158								49,0	49,6	50,6	51,6	52,2	52,5
159								49,8	50,5	51,5	52,6	53,2	53,4
160								50,7	51,4	52,4	53,5	54,1	54,3
161								51,5	52,3	53,3	54,4	55,0	55,2
162								52,4	53,2	54,2	55,3	55,9	56,1
163								53,2	54,1	55,1	56,2	56,8	57,0
164								54,1	55,0	56,1	57,1	57,7	57,9
165								54,9	55,9	57,0	58,0	58,6	58,8
166								55,8	56,8	57,9	58,9	59,5	59,8

Tabelle 6. *Normalgewicht für Mädchen* (Fortsetzung).

Größe cm	Alter												
	6-7	7-8	8-9	9-10	10-11	11-12	12-13	13-14	14-15	15-16	16-17	17-18	18u.m.
167								56,6	57,7	58,8	59,8	60,4	60,7
168								57,5	58,6	59,7	60,7	61,3	61,6
169								58,3	59,5	60,6	61,7	62,2	62,5
170								59,2	60,4	61,5	62,6	63,2	63,4
171								60,0	61,3	62,4	63,5	64,1	64,3
172								60,9	62,2	63,3	64,6	65,0	65,2
173								61,7	63,1	64,6	65,3	65,9	66,1
174								62,6	64,0	65,1	66,2	66,8	67,0
175								63,4	64,9	66,1	67,1	67,7	67,9
176									65,8	67,0	68,0	68,6	68,8
177									66,7	67,9	68,9	69,5	69,8
178									67,6	68,8	69,8	70,4	70,7
179									68,5	69,7	70,8	71,3	71,6
180									69,4	70,6	71,7	72,3	72,5

verschiedene Entwicklung bei Knaben und Mädchen. Bei der Vornahme der Messungen soll peinlichst auf ein gleichmäßiges Verfahren gesehen werden, daher Messungen am unbekleideten bzw. nur mit dem Hemd bekleideten Körper:

gleiche Haltung des Kopfes bei Größenfeststellungen,
öfteres Eichen der Waage,
stets dieselbe Jahreszeit, zur selben Tagesstunde.

Zusammenstellung der Werte nach halben Lebensjahren; als siebenjährig gelten dann alle Kinder von 6 Jahren 6 Monaten bis 7 Jahre 6 Monate.

Man hat versucht, Längenwachstum und Gewichtszunahme in Formeln zu bringen und aus den erhaltenen Werten Rückschlüsse auf den Gesundheits- und Ernährungszustand der Kinder zu machen. Diese sog. *Indices* ändern sich jedoch nicht parallel mit dem Alter und berücksichtigen die oben angedeuteten Schwankungen nicht genügend, sind daher nur mit Vorsicht zu verwerten und heute nicht mehr in Gebrauch.

Mindestens ebenso wichtig wie die Bestimmung von Länge und Gewicht ist für die Begutachtung des Gesundheitszustandes der Kinder der äußere Eindruck, den der Arzt bei der Untersuchung und Beobachtung des Kindes erhält. Gesunde Kinder haben eine kräftige Muskulatur, ein mäßiges Fettpolster, sind lebhaft, meist guter Stimmung, ihre Haut ist glatt, gut durchblutet und durchfeuchtet, es besteht keine Neigung zu Furunkeln, Ausschlägen, Entzündungen. Der Schlaf ist gut. Hierbei sei übrigens bemerkt, daß

für Kinder von 6 — 9 Jahren mindestens 11 Std,
„   „   „ 12 —13   „   „   10 „
„   „   „ 14 —18   „   „   9 „ Schlaf
erforderlich sind.

Kranke Kinder sehen teils schlaff, teils gedunsen aus, ihre Gesichtsfarbe ist blaß, sie neigen zu allerlei Hautausschlägen, Ekzemen, die Stimmung ist sehr wechselnd, leicht erregbar, es besteht eine Disposition zu nervösen Erkrankungen, eventuell Krämpfen und besonders zu ansteckenden Krankheiten.

II. Krankheiten der Schulkinder.

(Gesetzliche Vorschriften s. die Zusammenstellung in Tabellenform im nächsten Kapitel.)

A. Akute ansteckende Krankheiten.

1. Masern kommen am häufigsten vor. Oft entsteht eine Epidemie durch Einschleppung der Masern in die Schule von außen, hierbei werden die noch nicht durchmaserten Kinder befallen, die ihrerseits den Ansteckungsstoff in die Familien auf die noch nicht schulpflichtigen Kinder übertragen. Beim Eintritt in die Schule sind daher in den Volksschulen bereits etwa 40 % der Kinder durchmasert, in den höheren Schulen ist der Prozentsatz geringer, da die Kinder besser behütet werden und die Kinderzahl kleiner ist. Inkubationszeit etwa 14 Tage, darauf Vorstadium der Krankheit mit leichtem Fieber und katarrhalischen Erscheinungen der Nase, der Augen und der oberen Luftwege. Schon in der Inkubationszeit und im Vorstadium besteht Ansteckungsfähigkeit. Darauf folgt das eigentliche Krankheitsstadium mit einer Dauer von etwa 3 Wochen. Die Sterblichkeit an Masern ist in den älteren Jahresklassen, die die Schule besuchen, gering, sehr groß aber besonders im 2. Lebensjahr. Ungünstig wirken überbelegte Wohnungen. Komplikationen sind: Entwicklung von Tuberkulose, Erkrankungen der Ohren, der Augen, die nicht selten zu Schwerhörigkeit oder Schwachsichtigkeit führen. Hierdurch tritt längere Schulunfähigkeit ein bzw. die Notwendigkeit, die Betreffenden in Schwerhörigen- oder Schwachsichtigenanstalten unterzubringen.

2. Scharlach, nächst den Masern die häufigste Kinderkrankheit. Die Kinder sind hierfür jedoch viel weniger empfänglich als für Masern, befinden sich aber meistens im Schulalter. Inkubationszeit 3—5 Tage. Die Krankheit bricht plötzlich aus und dauert in der Regel 6 Wochen. Die Ansteckung kann schon in der Inkubationszeit erfolgen. Die Sterblichkeit, die in den letzten Zeiten sehr zurückgegangen ist, war größer als bei den Masern, spielt aber deswegen eine geringere Rolle, weil die Krankheit viel seltener auftritt. Zwei Punkte sind für die Schule noch von Wichtigkeit: 1. das gelegentlich so außerordentlich milde Auftreten der Krankheit, so daß die Befallenen die Schule besuchen und den Ansteckungsstoff weiterverbreiten können; 2. die gelegentlich beobachtete außerordentliche Resistenz des Ansteckungsstoffes auf toten Objekten, durch die immer wieder Scharlach verbreitet werden kann. An Nachkrankheiten sind solche des Herzens, der Drüsen, Ohren, Blutarmut und besonders Nierenentzündung gefürchtet, die bisweilen die Kinder noch lange schulunfähig machen bzw. zu ihrer Schonung Veranlassung geben. Bei drohender Epidemie zur Vorbeugung eventuell aktive Immunisierung.

3. Diphtherie, mehr im Kleinkindesalter verbreitet, kommt aber auch im Schulalter nicht selten vor. Schwere des Auftretens und des Verlaufs außerordentlich schwankend, Dauer der eigentlichen Krankheit etwa 7—10 Tage. Gefürchtet sind die plötzlichen Todesfälle an Herzlähmung durch Giftwirkung, auch im späteren Stadium der Krankheit. Charakteristisch nach Diphtherie und in etwa 10% aller Fälle vorkommend sind Lähmungen der Schlundmuskulatur, des Zäpfchens, der Augenmuskeln, eventuell der Extremitäten und des Zwerchfells. Der Erreger der Krankheit ist bekannt, findet sich im Rachen und in der Nase und kann dort durch eine bakteriologische Untersuchung nachgewiesen werden, so daß auch die für die Weiterverbreitung der Krankheit so wichtigen Bacillenträger, d. h. solche Personen, die nicht krank sind, jedoch die Erreger mit sich herumtragen, verhältnismäßig leicht ermittelt werden können. Von der außerordentlich verschiedenen Empfänglichkeit für Diphtherie bei den Kindern, die für die Zahl der möglichen Erkrankungen entscheidend ist, kann man sich durch die SCHICKsche Probe (Impfung eines Hautritzes mit einer sehr kleinen Menge Diphtheriegift) eine Vorstellung machen. Behandlung der Krankheit durch passive Immunisierung, Prophylaxe durch aktive oder kombinierte (aktiv-passive) Immunisierung mit Adsorbatimpfstoff, bzw. mit Adsorbatimpfstoff + Antitoxin, insonderheit bei den Kindern, die durch die SCHICKsche Probe als gefährdet festgestellt wurden.

4. Akute Mandelentzündung, gelegentlich bei Diphtherie und bei Scharlach vorkommend, aber auch als Krankheit sui generis. Häufig hohes Fieber, bisweilen Mandelabsceß, als Nachkrankheiten eventuell Rheumatismus und Nierenentzündungen; etwa 8—14 Tage Schulunfähigkeit.

5. Aphthenkrankheit, Mundfäule, Ursache bisweilen Genuß roher Milch von kranken Kühen, kleine, hanfkorngroße, schmerzhafte Geschwüre auf den Schleimhäuten des Mundes. 8 Tage Schulunfähigkeit und ebenso lange Schonung bei den Kindern, die wegen der Krankheit nicht haben essen können.

6. Keuchhusten, besonders in den unteren Schulklassen vorkommend, mehr noch in der vorschulpflichtigen Zeit. Vorstadium von der Dauer von 2—3 Wochen, gewöhnlicher Katarrh, aber ansteckend. Dann erst infolge der krampfartigen Anfälle Schulunfähigkeit. Wie bei Masern Gefahr des Aufflackerns einer ruhenden Tuberkulose.

7. Ziegenpeter, Mumps, tritt auch epidemisch auf. Schulbesuch etwa 8 Tage unmöglich. Inkubationszeit 2—3 Wochen, während der Ansteckungsfähigkeit besteht.

8. Windpocken, sehr ansteckend, meist mildes, epidemisches Auftreten. Inkubation 14—16 Tage.

9. Röteln, von den Masern verschieden, aber ihnen im Verlauf außerordentlich ähnlich. Kaum Nachkrankheiten, Verlauf kurz.

10. Influenza, gelegentlich epidemisch außerordentlich weitverbreitet. Charakteristisch die langsame Rekonvaleszenz. Sterblichkeit nicht gering. Gefürchtete Nachkrankheiten: Aufflackern von Tuberkulose, Mittelohrentzündungen, daher nicht selten lange Schulunfähigkeit und allgemeine körperliche Schwäche. Infolge des stark gehäuften Auftretens gelegentlich Schulschließungen.

11. Epidemische Genickstarre. Erreger bekannt, findet sich in den Rachenorganen, auch von Gesunden, besonders in Epidemiezeiten und in der Umgebung Kranker, ebenfalls in der Rückenmarksflüssigkeit der Erkrankten. Etwa jeder 20. dieser Träger wird genickstarrkrank, etwa die Hälfte dieser Fälle endet mit tödlichem Ausgang auch noch nach bisweilen monatelangem Siechtum. Örtliche Epidemien bisweilen dadurch gekennzeichnet, daß nur Jugendliche befallen sind, besonders wenn sie in Internaten, Kasernen, Schulen dichter gehäuft leben.

12. Kinderlähmung, im Vorstadium Krankheitserscheinungen im Magendarmkanal oder uncharakteristische Symptome der Schleimhäute der oberen Luftwege und der Augen. Erreger ein Virus, auf Affen übertragbar. Vorkommen in einzelnen Fällen, gelegentlich auch epidemisch. Nach kurzem Fieber meist an den Extremitäten plötzliche Lähmungen, die später nur unvollkommen zurückgehen und Krüppelhaftigkeit verursachen können. Bisweilen ungünstige Beeinflussung des Intellekts.

13. Trachom (Granulose, Körnerkrankheit). Erreger ein Virus. An der Umschlagstelle der Conjunctiven körnerartige Gebilde. Starke Augenbindehautentzündung eventuell mit Eiterabsonderung. Übertragungen durch gemeinsame Handtücher, Waschgeräte, Fliegen; siehe auch Schulseuchenerlaß unten.

Von den durch *Parasiten* hervorgerufenen Krankheiten seien erwähnt:

14. Die Bandwurmkrankheit mit unbestimmten Erscheinungen, hervorgerufen durch den Genuß von rohem Schweine- oder Rindfleisch.

15. Die Madenwurmkrankheit (Oxyuriasis) verursacht namentlich nachts starken Juckreiz am After und stört den Schlaf. Bei unsauberen Kindern sind unter den Nägeln die Eier dieser Würmer zu finden, so daß infolgedessen eine dauernde Neuinfektion möglich ist.

16. Spulwurmkrankheit (Ascaridiasis), in Deutschland heute weit verbreitet, verursacht Nesselfieber, Anämie, Krampfanfälle, Sehstörungen und Ödeme.

Die wie Regenwürmer aussehenden Würmer sitzen in der Regel im Dünndarm, ihre Eier verlassen mit dem Kot den Körper, reifen in der Außenwelt, die Sauerstoff und mäßige Feuchtigkeit enthalten muß, bei uns in etwa 30 Tagen heran.

Neuinfektionen durch Essen von Gemüsen, Salaten oder anderen Bodenfrüchten, die mit Kopfdüngung behandelt wurden. Verschleppung mit Schuhzeug. Kinder infizieren sich beim Spielen auf der Erde.

Die Larve schlüpft im Dünndarm aus, durchbohrt die Darmwände, wandert auf dem Blutweg über die Leber in die Lunge, durch die Lungencapillaren in die Luftwege, wird hochgehustet und gelangt durch die Speiseröhre zum zweitenmal in den Darm, wo sie zum Wurm auswächst.

Wichtig zur Vorbeugung daher Sauberkeiz, Aborthygiene, Vermeidung von Fäkaliendüngung.

17. Krätze, durch eine Milbe erzeugt, Prädilektionssitz Haut zwischen den Fingern, am Unterarm, Gesäß, an den Knien, Achselhöhlen. Quälender Juckreiz, Schlafstörungen. Oft Komplikation mit Furunkeln und Hautausschlägen.

18. Filz-, Kopf-, Kleiderläuse. Starker Juckreiz, Ausschläge. Die Kleiderläuse sind gefährlich, weil sie den Erreger des Fleckfiebers übertragen können. Schwer zu beseitigen sind die Nissen (Eier). Bei Kopf- und Filzläusen Behandlung mit Cuprex, Lausex oder Lauto. Bei Kleiderläusen Einstäuben des Körpers mit Pudern (DDT, Gesarol), Imprägnieren der Wäsche mit Gix, Lauseto oder Lausex.

B. Chronische ansteckende Krankheiten.

1. Gonorrhoe. Erreger bekannt und leicht im Sekret der erkrankten Schleimhaut, meist der Harnröhre, im akuten Stadium, schwieriger im chronischen nachzuweisen. Der spezifische Scheidenkatarrh kleiner Mädchen ist besonders gefürchtet, jedoch mit chemotherapeutischen oder antibiotischen Mitteln erfolgreich zu bekämpfen. Verbreitung durch Geschlechtsverkehr, auch durch enges Beieinanderwohnen. Beobachtet Verbreitung durch nasse Handtücher, Schulbäder und Ferienkolonien. Deshalb erscheint systematische Durchuntersuchung bei der Verschickung nach Ferienkolonien und Heilstätten wünschenswert. Die Augenblennorrhoe, verursacht durch die Infektion während der Geburt, wird durch Einträufeln von Höllensteinlösung in die Augen vermieden. Früher war sie die Ursache zahlreicher Erblindungen.

2. Syphilis. Erreger bekannt, Übertragung durch Geschlechtsverkehr, aber auch durch Küsse, gemeinsame Eß- und Trinkgeschirre, Pfeifen, Rasierzeuge (Syphilis der Unschuldigen) sowie während der Schwangerschaft von der kranken Mutter auf das Kind. Die spezifische Behandlung muß möglichst früh einsetzen und liefert auch bei der sog. Erbsyphilis günstige Resultate. In einem Bruchteil der Fälle tritt jedoch bei letzterer Verblödung ein, so daß Überführung in Idioten- und Epileptikeranstalten nötig wird.

3. Tuberkulose. Erreger der Tuberkelbacillus. Infektion durch direkte Übertragung vom Kranken, durch Staubinfektion oder durch Einatmen von Hustentröpfchen der Kranken, auch durch Einverleibung mit der Nahrung in den Verdauungskanal (Milch kranker Rinder) oder durch Beschmutzen mit tuberkelbacillenhaltigem Material. Die Durchseuchung der Bevölkerung geschieht in den ersten Lebensjahren in zunehmendem Maße. Wie die Pirquet-sche Reaktion zeigt (Hautimpfung mit Tuberkulin), sind im Säuglingsalter nur wenige Hundertstel, im Kleinkindesalter etwa ein Drittel, im Schulkindalter mit den Jahren steigend über 50%, im Alter von 20 Jahren fast 100% der Menschen infiziert, ohne daß selbstverständlich immer gleich eine Krankheit zu bestehen braucht. In sozial ungünstigem Milieu ist die Zahl der Infizierten größer als in besser gestellten Kreisen. Die kindliche Tuberkulose zeigt alle möglichen Formen der Erkrankung: Knochen-, Gelenk-, Drüsentuberkulose; diese letztere auch unter dem Namen der Skrofulose bekannt. Die Lungentuberkulose ist in diesem Alter selten, dagegen beherrscht sie das Bild im späteren Lebensalter. Nach der heutigen Anschauung tritt infolge der Infektion im Kindesalter eine allmähliche Immunisierung ein; eine Krankheit, insbesondere die Lungentuberkulose des späteren Lebensalters, offenbart sich erst entweder bei Streuung vom primären Herd, erneuter massiver Infektion mit Tuberkelbacillen oder bei Schwächung der Konstitution infolge interkurrenter Krankheiten: Masern, Influenza, Keuchhusten oder Unterernährung. Die tuberkulöse Infektion im Schulkindalter ist in der Regel gutartig und von geringer Ausbreitungstendenz, in seltenen Fällen kommt es jedoch zu einer Meningitis; sie ist weiter durch einfache Behandlungsmethoden meist leicht heilbar, unter denen klimatische Kuren an der See und im Gebirge besonders zu erwähnen sind. Prophylaktisch wird die Calmette-Impfung von vielen Seiten empfohlen. Nicht jeder Fall von Tuberkulose ist ansteckend, sondern nur dann, wenn Absonderungen (Eiter, Sekrete, Auswurf) bestehen, die Tuberkelbacillen enthalten.

C. Nicht ansteckende Krankheiten im Schulalter.

1. Rachitis, englische Krankheit. Sie kommt besonders im späten Säuglings- und im Kleinkindesalter vor und beruht auf einer mangelhaften Verkalkung der Knochen, so daß Verbiegungen des Skeletsystems, Zwergwuchs, Buckelbildung entstehen und Behandlung in einem Krüppelheim erforderlich wird. Die Krankheit tritt besonders in den engen Straßen der Großstädte auf und ist durch Mangel an Vitamin D bedingt. Deshalb wird viel Aufenthalt, Turnen und Spiel im Freien empfohlen sowie die Ausrüstung der Fenster mit Glassorten, die für die ultravioletten Strahlen durchgängig sind. Hierbei ist jedoch zu bedenken, daß in unsern Breiten nur während 3 Sommermonaten ein in Betracht kommender Gehalt des Lichts an ultravioletten Strahlen vorhanden ist und sich daher eine andersartige Vitaminzufuhr als durch das Glas mehr empfiehlt (vgl. „Ernährung").

2. Kropfbildung, eine in manchen Gegenden Deutschlands und der Schweiz sehr häufig auftretende Schilddrüsenanschwellung mit Geschwulstbildung, die zuweilen als Teil einer Allgemeinkrankheit, mit Zwergwuchs und Verblödung, mit Kretinismus verknüpft sein kann. Da sie auf das Fehlen von Jod im Wasser zurückgeführt wird, sucht man sie durch Verabreichung von Kochsalz, das geringe Spuren von Jod enthält, oder durch kleine Mengen von Jodsalzen in Tablettenform zu bekämpfen. Die Verabreichung geschieht zweckmäßig in der Schule. Bei der therapeutischen oder prophylaktischen Jodtherapie ist äußerste Vorsicht am Platze und sollte nur unter ärztlicher Kontrolle geschehen, da zuviel verabreichtes Jod recht unangenehme Folgeerscheinungen haben kann.

3. Blutarmut, früher namentlich beim weiblichen Geschlecht sehr häufig. Als Ursache wird eine enge, zusammenschnürende Kleidung angesehen. Die Krankheit kommt besonders in den unteren Klassen nicht selten vor, wo sie als Reaktion des Körpers auf die veränderte Lebensweise im Sitzen in geschlossenen Räumen und die geringere Bewegungsfreiheit anzusehen ist. Oft auch, namentlich bei etwas nervös veranlagten Kindern, tritt sie auf infolge ungenügender Ernährung am Morgen und Vormittag des Schultages. Daher erreicht sie auch größere Ausdehnung bei schlecht ernährten und gekleideten Bevölkerungsschichten, zumal in ungünstigen häuslichen Verhältnissen.

4. Wirbelsäulenverkrümmung. Man unterscheidet Verkrümmungen nach hinten oder vorn (runder und flacher Rücken) und solche nach der Seite (Skoliosen). Ursachen sind zu suchen in einer Schwäche der Rückenmuskulatur, die bei etwa 40 % aller Schulrekruten bereits vorhanden ist, in konstitutioneller Schwäche und besonders bei schwereren Fällen von Rachitis und Tuberkulose. Begünstigend wirkt schlechtes Sitzen, z. B. beim Schreiben, und schlechtes Gehen, z. B. beim einseitigen Ranzentragen. Bei geringen Graden der Verkrümmung wirkt günstig orthopädisches Turnen, das besonders eine allgemeine Kräftigung und eine solche der Rückenmuskulatur bezweckt; in der Pubertät verwachsen sich viele Verkrümmungen geringer Grade von selbst.

5. Rachenwucherungen werden hervorgerufen durch Wucherungen der Rachenmandeln, die so stark werden können, daß die Luftwege verlegt werden. Die Kinder sitzen dann mit offenem Munde da, können manche Konsonanten schlecht aussprechen, schlafen schlecht, schnarchen, sind unaufmerksam, leicht ablenkbar und lernen schlecht. Sie neigen zu Erkältungen, Mittelohrkatarrhen und Schwerhörigkeit. Eine Beseitigung der Wucherungen schafft meistens schnell Besserung.

6. Myopie, Kurzsichtigkeit. In den höheren Schulen häufiger als in Landschulen, in den oberen Klassen häufiger als in den unteren. Die Anlage dazu wird vererbt, begünstigend wirkt unzweckmäßige Naharbeit, schlechte Beleuchtung und schlechter Sitz. Notwendig daher eine dem jeweiligen Brechungsvermögen des Auges angepaßte Brille. Wichtig ist ferner gute Beleuchtung, einwandfreies Gestühl, allgemeine Kräftigung, Sport, Wandern, Vermeiden der Naharbeit soweit angängig, guter Druck, Überwachen der Privatlektüre, Sitzen in den vordersten Bänken.

Die Überwachung dieser Krankheit sowie anderer des Auges, die hier nicht besprochen werden können, durch den Schularzt ist dringend nötig.

7. Krankheiten des Herzens, namentlich Herzmuskelvergrößerungen, kommen durch zu starke Beanspruchungen des Herzens beim Sport, Schwimmen, Radfahren zustande, wobei zu berücksichtigen ist, daß das Herz beim Jugendlichen nur verhältnismäßig langsam wächst. Überanstrengungen auf diesen Gebieten müssen also auf alle Fälle vermieden werden, ärztliche Überwachung ist unbedingt anzuraten.

8. **Erkältungen** werden hervorgerufen oder begünstigt durch schlechte Heizung, stark strahlende Heizkörper, überhitzte oder ungenügend erhitzte Räume, unzweckmäßige Lüftungseinrichtungen, oder Sitzen in durchnäßten Kleidern, besonders Schuhzeug.

9. **Kopfschmerzen,** begünstigt durch schlechte heiße Luft in der Schule, angestrengte geistige Arbeit und venöse Stauung im Gehirn, entweder als Migräne oder als Begleitsymptom anderer Krankheiten ausgebildet, daher vom Schularzt ätiologisch zu klären.

10. **Nervöse Überreizung,** Verdauungsstörungen infolge übermäßig langen Sitzens und übergroßer geistiger Anstrengung, besonders, wenn die verlangte Arbeit die geistigen Anlagen übersteigt. Oft wird der Appetit ungenügend, der Ernährungszustand daher ungünstig beeinflußt, wodurch anämische Erscheinungen und krankhafte Reizbarkeit hervorgerufen werden.

11. **Epilepsie.** Anlage dazu vererbt, in ausgesprochenen Formen mit ernsten geistigen Störungen verbunden, so daß die Kinder den Irrenanstalten zugewiesen werden müssen. Bei milderen Formen ist kein geistiger Defekt, keine Störung der Bildungsfähigkeit vorhanden. Schulbesuch nur möglich, wenn die Krampfanfälle nur selten auftreten. Bei eingetretenem Krampf muß das Kind unter Aufsicht gelagert, die Kleidung gelockert werden. Vorkommen der Fälle von larvierter Epilepsie: Schwindelanfälle, Bewußtseinsstörungen, sinnlose Handlungen, Nachtwandeln, Wandertrieb. Charakteristisch: darauffolgende Erinnerungslosigkeit. Der Lehrer ist oft der erste, der das Übel bemerkt.

12. **Veitstanz,** Chorea, meist Spätfolge vorangegangener infektiöser Erkrankungen von Herz oder Gehirn: Zuckungen der Muskeln beim Ausführen einer Bewegung, Grimassenschneiden. Fernhalten der Erkrankten von der Schule zu empfehlen, um Genesung zu beschleunigen und um Gefahr der Nachahmung des Leidens seitens der gesunden Kinder zu vermeiden.

13. **Onanie,** entweder Teilerscheinung und Krankheitsfolge nervenkranker oder nervenschwacher Schulkinder oder ohne diesen Zusammenhang. Begünstigt durch langes Sitzen an sich, durch Reize, die Blutandrang nach den Geschlechtsorganen hervorrufen, wie reichliche Abendmahlzeiten, zu warmes Schlafen, durch zu frühes Erwecken der Sinnlichkeit, aufreizende Schaustellungen, Bilder, sinnliche Erzählungen und gefördert durch Verführung. Der Hang zu diesem Leiden ist vorsichtig zu bekämpfen, Vorbeugung das wirksamste Mittel. Die Entfernung des an erster Stelle schuldig gewordenen Schülers von der Schule oder des durch den ärztlichen Sachverständigen als nervenkrank erwiesenen Knaben, der die Gesunden anzustecken droht, wird gelegentlich nötig sein.

14. **Zahnkrankheiten** siehe weiter unten.

Soziale Schulhygiene.

I. Gesetzliche Vorschriften und Verwaltungsmaßnahmen.

Laut Gesetz über die Schulpflicht im Deutschen Reich (Reichsschulpflichtgesetz) vom 6. Juli 1938 ist bestimmt:

Wer für die Person des Schulpflichtigen zu sorgen hat, ist verpflichtet, ihn für den Schulbesuch nach Maßgabe der hierüber erlassenen Bestimmungen in gehöriger Weise auszurüsten und den zur Durchführung der Schulgesundheitspflege erlassenen Anordnungen Folge zu leisten.

Im Reichsimpfgesetz (8. April 1874) ist die Wiederimpfung in der Weise vorgeschrieben, daß jeder Zögling einer öffentlichen Lehranstalt oder einer Privatschule innerhalb des Jahres, in welchem er das 12. Jahr zurücklegt, sofern er nicht nach ärztlichem Zeugnis in den letzten 5 Jahren die natürlichen Blattern überstanden hat oder mit Erfolg geimpft ist, der Impfung mit Schutzpocken unterzogen werden soll. Die Impfung darf nur unterbleiben, wenn Gefahren für Leben und Gesundheit durch sie bedingt sind; sind diese jedoch beseitigt, so ist sie binnen Jahresfrist nachzuholen. Bei erfolgloser Impfung muß eine Wiederholung spätestens im nächsten oder, falls dann weiter erforderlich, im 3. Jahr stattfinden. Zwischen dem 6. und 8. Tag nach der Impfung hat eine Nachschau durch den Impfarzt stattzufinden.

Am 11. Februar 1930 sind Änderungen zu den Ausführungsbestimmungen des Impfgesetzes beschlossen worden, unter denen folgende hier von Interesse sind:

Sind bei der Wiederimpfung Familienangehörige nicht anwesend, so sind die Wiederimpflinge selbst zu befragen. Bei Wiederimpflingen, die unter der Aufsicht des Schularztes stehen, sind etwaige Bedenken gegen die Impfung durch diesen dem impfenden Arzte mitzuteilen.

Impfpflichtige, die an akuten oder chronischen, die Ernährung beeinträchtigenden oder die Säfte verändernden Krankheiten leiden, sollen für die Dauer dieses Zustandes von der Impfung zurückgestellt werden. Dies gilt besonders für Kinder, die mit Ekzem, Psoriasis, Impetigo contagiosa, Wundsein, Lidrandentzündung, Hornhautentzündung, Ohrenfluß, eitrigen Entzündungen der Haut oder des Unterhautzellgewebes behaftet sind oder bei denen Neigung zu Krämpfen oder zu Blutungen besteht. Ebenso sind impfpflichtige Kinder zurückzustellen, wenn und solange in der Wohnungsgemeinschaft nichtgeimpfte Kinder mit Ekzem oder überhaupt Personen mit eitrigen oder roseaartigen Entzündungen vorhanden sind.

Impfpflichtige, die an akuten, infektiös entzündlichen Krankheiten des Zentralnervensystems gelitten haben oder noch Resterscheinungen einer solchen Erkrankung zeigen oder deren Familienangehörige an derartigen Krankheiten gelitten haben oder noch leiden, sind von der Impfung mindestens auf 1 Jahr zurückzustellen. Wird eine mehr als zweimalige oder im Einzelfalle eine mehr als zweijährige Zurückstellung beantragt, so ist die Entscheidung des

Ta-

Nr.	Krankheit	Schulverbot für Lehrer u. Schüler sowie Schulhilfspers. (Schulh.-Verwalt. usw.)				Wiederzulassung der vom Unterricht ferngehaltenen od. erkrankt gewesenen (bei erkrankt gewesenen, grundsätzlich nur nach Reinigung [Bad] des Körpers, der Wäsche und Desinfektion der persönl. Gebrauchsgegenstände)				
		a) im Falle der Erkrankung	b) bei Krankheitsverdacht	c) gesunde Keimträger oder Dauerausscheider	d) falls Erkrankungen in ihrer Behausung[1,2]	früheste Zulassung, falls nach ärztl. Bescheinig. Weiterverbreitg. nicht mehr zu befürchten od. die für den Verlauf der Krankh. erfahrungsgemäß als Regel geltende Zeit abgelaufen ist, bei	geforderte *Sonder*untersuchung oder Sondergutachten (vgl. auch Spalte Dauerausscheider)	nach *Desinfektion* d. Behausung nebst Inhalt, in der der ansteckend erkrankt gewesene geheilt od. gestorb. ist od. aus dem der Kranke in ein Krankenhaus usw. überführt wurde *und* nach Sonderuntersuchung der vom Schulbesuch ferngehaltenen Personen	Dauerausscheider werden wieder zugelassen	bei Erkrankungen in der Behausung
1	Aussatz (Lepra)	+	+	0	+	0	0	+	0	nach Unbedenklichkeitserklärung durch das Gesundheitsamt
2	Cholera (asiatische)	+	+	+	+	0	nach 3 negativen, in Zwischenräumen von 8 Tagen vorgen. bakt. Stuhluntersuchungen	außerdem negative 3malige bakt. Stuhluntersuchung (mit 8tägig. Zwischenräumen)	nur auf Grund eines Gutachtens des zuständ. beamteten Arztes	nach Unbedenklichkeitserklärung durch das Gesundheitsamt
3	Diphtherie (Rachenbräune)	+	+	+	+	4 Wochen	nach 3mal. negat. Rachenabstrichuntersuchung (mit 2tägig. Zwischenräumen)	außerdem 3mal. negat. Rachenabstrichuntersuchung (mit 2täg. Zwischenräumen)	nur auf Grund e. Gutachtens des zuständigen beamteten Arztes, das 6 Wochen nach klinisch. Genesg erteilt werden kann	siehe Sonderuntersuchung (auch Nase)
4	Fleckfieber (Flecktyphus)	+	+	0	+	0	0	+	0	14 Tage nach gründl. vom Gesundheitsamt bescheinigter Entlausung aller Mitglieder d. Wohngemeinschaft
5	Epidem. Gehirnentzündung (Encephalitis epidemica)	+	+	0	+	4 Wochen	0	+	0	14 Tage nach einwandfreier Krankenabsonderung und Desinfektion, die vom Gesundheitsamt zu bescheinigen sind

Fußnoten siehe am

belle 7.

Schulschließung[5]			Wiedereröffnung der Schule	Dringend angeratene oder gebotene Vorbeugungsmaßnahmen zur Verhütung oder Unschädlichmachung von Ansteckungen bei Personen, die mit dem Erkrankten in Berührung gekommen sind
nach Vorschlag des Gesundheitsamts von der Kreispolizeibehörde oder bei Gefahr im Verzuge von der Ortspolizeibehörde angeordnet und durch den Schulleiter durchgeführt, der der Schulaufsichtsbehörde vor der Schließung sowie dem Landrat, der Gemeinde- und eventuell der Ortspolizeibehörde unverzügl. Mitteilung macht[3]				
Schließung ist *nötig* bei Erkrankung einzelner im Schulgebäude selbst wohnender Personen, falls sie weder genügend abgesondert, noch in ein Krankenhaus oder andere geeignete Unterkunftsräume überführt werden können		Schließung *möglich bei epidemischem Auftreten in Ortschaften*		
bei Erkrankung	bei Verdacht			
+	+	+		0
+	+	+		0
+	–	+	Wiedereröffnung geschlossener Schulen, Kindergärten usw. *nur* auf Grund des Gutachtens des Amtsarztes. Vorher gründliche Reinigung und Desinfektion der Schule usw. in dem vom Amtsarzt für notwendig gehaltenen Umfang	dringender Rat an alle mit dem Erkrankten in Berührung gekommenen Personen, sich schutzimpfen zu lassen. Außerdem Rachenspülungen mehrmals täglich mit desinfizierendem Mundwasser
+	+	+	Unverzügliche Mitteilung an Landrat, Schulaufsichts-, Ortspolizei- und Gemeindebehörde	0
+	+	+		Rachenspülung mit einem desinfizierenden Mundwasser mehrmals täglich für einige Tage

Schlusse der Tabelle.

Tabelle 7.

Nr.	Krankheit	Schulverbot				Wiederzulassung				
		für Lehrer u. Schüler sowie Schulhilfspers. (Schulh.-Verwalt. usw.)				der vom Unterricht ferngehaltenen od. erkrankt gewesenen (bei erkrankt gewesenen, grundsätzlich nur nach Reinigung [Bad] des Körpers, der Wäsche und Desinfektion der persönl. Gebrauchsgegenstände)				
		a) im Falle der Erkrankung	b) bei Krankheitsverdacht	c) gesunde Keimträger oder Dauerausscheider	d) falls Erkrankungen in ihrer Behausung[1,2]	früheste Zulassung, falls nach ärztl. Bescheinig. Weiterverbreitg nicht mehr zu befürchten od. die für den Verlauf der Krankh. erfahrungsgemäß als Regel geltende Zeitabgelaufen ist, bei	geforderte *Sonder*untersuchung oder Sondergutachten (vgl. auch Spalte Dauerausscheider)	nach *Desinfektion* d. Behausung nebst Inhalt, in der der ansteckend erkrankt gewesene geheilt od. gestorb. ist od. aus der der Kranke in ein Krankenhaus usw. überführt wurde *und* nach Sonderuntersuchung der vom Schulbesuch ferngehaltenen Personen	Dauerausscheider werden wieder zugelassen	bei Erkrankungen in der Behausung
6	Gelbfieber	+	+	0	+	0	0	+	0	nach Unbedenklichkeitserklärung durch das Gesundheitsamt
7	Genickstarre (übertragbare)	+	+	+	+	4 Wochen	nach 3mal. negativer Rachenabstrich-Untersuchung (mit 2tägig. Zwischenräumen)	außerdem 3mal. negat. Rachenuntersuchung (mit je 2tägig. Zwischenräumen)	nur auf Grund eines Gutachtens des zuständ. beamteten Arztes	siehe Sonderuntersuchung
8	Keuchhusten (Stickhusten)	+	+	0	+*	0	0	+	0	14 Tage nach Ausbruch der Krankheit
9	Epidem. Kinderlähmung	+	+	0	+	4 Wochen	0	+	0	14 Tage nach einwandfreier Krankenabsonderung und Desinfektion, die vom Gesundheitsamt zu bescheinigen sind
10	Masern	+	—	0	+**	2 Wochen, falls kein Husten mehr besteht	0	+	0	14 Tage nach Ausbruch der Krankheit
11	Pest, orient. Beulenpest	+	+	0	+	0	0	+	0	nach Unbedenklichkeitserklärung durch das Gesundheitsamt
12	Pocken (Blattern)	+	+	0	+	6 Wochen	0	+	0	14 Tage nach einwandfreier Krankenabsonderung und Desinfektion, die vom Gesundheitsamt zu bescheinigen sind

* Jedoch nicht Kinder, die Keuchhusten früher überstanden haben, und nicht Erwachsene.
** Jedoch nicht Kinder, die Masern früher überstanden haben, und nicht Erwachsene.

(1. Fortsetzung.)

Schulschließung[5]			Wiedereröffnung der Schule	Dringend angeratene od. gebotene Vorbeugungsmaßnahmen zur Verhütung oder Unschädlichmachung von Ansteckungen bei Personen, die mit dem Erkrankten in Berührung gekommen sind
nach Vorschlag des Gesundheitsamts von der Kreispolizeibehörde oder bei Gefahr im Verzuge von der Ortspolizeibehörde angeordnet und durch den Schulleiter durchgeführt, der der Schulaufsichtsbehörde vor der Schließung sowie dem Landrat, der Gemeinde- und eventuell der Ortspolizeibehörde unverzügl. Mitteilung macht[3]				
Schließung ist *nötig* bei Erkrankung einzelner im Schulgebäude selbst wohnender Personen, falls sie weder genügend abgesondert, noch in ein Krankenhaus oder andere geeignete Unterkunftsräume überführt werden können		Schließung *möglich bei epidemischem Auftreten in Ortschaften*		
bei Erkrankung	bei Verdacht			
+	+	+		0
+	+	+		Rachenspülung mit einem desinfizierenden Mundwasser mehrmals täglich für einige Tage
+	—	+	Wiedereröffnung geschlossener Schulen, Kindergärten usw. *nur auf Grund des Gutachtens des Amtsarztes.* Vorher gründliche Reinigung und Desinfektion der Schule usw. in dem vom Amtsarzt für notwendig gehaltenen Umfang	mehrmals täglich für einige Tage Rachenspülungen mit einem desinfizierenden Mundwasser
+	+	+		Mehrmals Rachenspülung mit einem desinfizierenden Mundwasser für einige Tage
+	—	+	Unverzügliche Mitteilung an Landrat, Schulaufsichts-, Ortspolizei- und Gemeindebehörde	0
+	+	+		0
+	+	+		durch Gesundheitsamt ist unentgeltliche Pockenschutzimpfung auszuführen bei allen mit dem Erkrankten in Berührung gekommenen Personen, sofern sie nicht Pocken überstanden haben od. in den letzten 10 Jahren schutzgeimpft sind

Tabelle 7.

Nr.	Krankheit	Schulverbot				Wiederzulassung				
		für Lehrer u. Schüler sowie Schulhilfspers. (Schulh.-Verwalt. usw.)				der vom Unterricht ferngehaltenen od. erkrankt gewesenen (bei erkrankt gewesenen, grundsätzlich nur nach Reinigung [Bad] des Körpers, der Wäsche und Desinfektion der persönl. Gebrauchsgegenstände)				
		a) im Falle der Erkrankung	b) bei Krankheitsverdacht	c) gesunde Keimträger oder Dauerausscheider	d) falls Erkrankungen in ihrer Behausung[1,2]	früheste Zulassung, falls nach ärztl. Bescheinig. Weiterverbreitg. nicht mehr zu befürchten od. die für den Verlauf der Krankh. erfahrungsgemäß als Regel geltende Zeitabgelaufen ist, bei	geforderte *Sonder*untersuchung oder Sondergutachten (vgl. auch Spalte Dauerausscheider)	nach *Desinfektion* d. Behausung nebst Inhalt, in der der ansteckend erkrankt gewesene geheilt od. gestorb. ist od. aus dem der Kranke in ein Krankenhaus usw. überführt wurde *und* nach Sonderuntersuchung der vom Schulbesuch ferngehaltenen Personen	Dauerausscheider werden wieder zugelassen	bei Erkrankungen in der Behausung
13	Rotz	+	+	0	+	0	0	+	0	nach Unbedenklichkeitserklärung durch das Gesundheitsamt
14	Rückfallfieber (Febris recurr.)	+	+	0	+	0	0	+	0	14 Tage nach gründlicher, vom Gesundheitsamt bescheinigter Entlausung aller Mitglieder der Wohngemeinschaft
15	Ruhr (übertragbare Dysenterie)	+	+	+	+	0	nach 3mal. negat. bakt. Stuhluntersuch. auch (mit 8täg. Zwischenräumen)	außerdem 3mal. negat. Stuhluntersuchungen (mit je 8täg. Zwischenräumen)	nur auf Grunde. Gutachtens des zuständ. beamteten Arztes	wenn nach Gutachten des Gesundheitsamtes die einwandfreie Krankenabsonderung und Desinfektion erfolgt ist
16	Scharlach (Scharlach-Fieber)	+	+	0	+	6 Wochen	0	+ [4]	0	
17	Typhus	+	+	+	+	6 Wochen	nach 3mal. negat. bakt. Stuhl- *und* *Urin*untersuchung (mit 8täg. Zwischenräumen)	außerdem 3mal. negat. Stuhl- *und* *Urin*untersuchung (mit je 8tägigen Zwischenräumen)	nur auf Grunde. Gutachtens des zuständ. beamteten Arztes	
18	Paratyphus	+	+	+	+	6 Wochen	wie vor	wie vor	wie vor	
19	Favus (Erbgrind)	+	—	0	—	0	0	0	0	
20	Geschlechtskrankheiten a) Syphilis, b) Tripper, c) Schanker	+	—	0	—	0	0	0	0	

(2. Fortsetzung.)

Schulschließung [5]			Wiedereröffnung der Schule	Dringend angeratene od. gebotene Vorbeugungsmaßnahmen zur Verhütung 'oder Unschädlichmachung von Ansteckungen bei Personen, die mit dem Erkrankten in Berührung gekommen sind
nach Vorschlag des Gesundheitsamts von der Kreispolizeibehörde oder bei Gefahr im Verzuge von der Ortspolizeibehörde angeordnet und durch den Schulleiter durchgeführt, der der Schulaufsichtsbehörde vor der Schließung sowie dem Landrat, der Gemeinde- und eventuell der Ortspolizeibehörde unverzügl. Mitteilung macht[3]				
Schließung ist *nötig* bei Erkrankung einzelner im Schulgebäude selbst wohnender Personen, falls sie weder genügend abgesondert, noch in ein Krankenhaus oder andere geeignete Unterkunftsräume überführt werden können		*Schließung möglich bei epidemischem Auftreten in Ortschaften*		
bei Erkrankung	bei Verdacht			
+	+	+		0
+	+	+		0
+	−	+	Wiedereröffnung geschlossener Schulen, Kindergärten usw. *nur* auf Grund des Gutachtens des Amtsarztes. Vorher gründliche Reinigung und Desinfektion der Schule usw. in dem vom Amtsarzt für notwendig gehaltenen Umfang	0
+	−	+		mehrmals täglich während einiger Tage Nasen- und Rachenspülung mit einem desinfizierenden Mundwasser
+	+	+	Unverzügliche Mitteilung an Landrat, Schulaufsichts-, Ortspolizei- und Gemeindebehörde	0
+	+	+		0
0	0	0		0
0	0	0		0

Tabelle 7.

Nr.	Krankheit	Schulverbot				Wiederzulassung				
		a) im Falle der Erkrankung	b) bei Krankheitsverdacht	c) gesunde Keimträger oder Dauerausscheider	d) falls Erkrankungen in ihrer Behausung[1,2]	früheste Zulassung, falls nach ärztl. Bescheinig. Weiterverbreitg. nicht mehr zu befürchten od. die für den Verlauf der Krankh. erfahrungsgemäß als Regel geltende Zeit abgelaufen ist, bei	geforderte *Sonder*untersuchung oder Sondergutachten (vgl. auch Spalte Dauerausscheider)	nach *Desinfektion* d.Behausung nebst Inhalt, in der der ansteckend erkrankt gewesene geheilt od. gestorb. ist od. aus dem der Kranke in ein Krankenhaus usw. überführt wurde *und* nach Sonderuntersuchung der vom Schulbesuch ferngehaltenen Personen	Dauerausscheider werden wieder zugelassen:	bei Erkrankungen in der Behausung
21	Grippe (Influenza)	+	—	0	—	2 Wochen	0	0	0	
22	Impetigo contagiosa	+	—	0	—	0	0	0	0	
23	Körnerkrankheit (Granulose, Trachom mit deutlicher Eiterabsonderung)	+	—	0	—	Zulassung, falls keine deutliche Eiterabsonderung mehr besteht. Schüler müssen abgesonderte Plätze in der Klasse erhalten u. haben Berührung mit gesunden Schülern tunlichst zu vermeiden	0	0	0	
24	Krätze	+	—	0	—	0	0	0	0	
25	Ansteckende Lungen- und Kehlkopftuberkulose	+	—	0	—	0	Zeugnis des Amtsarztes üb. fehlende Ansteckungsfähigkeit*	0	0	
26	Mikrosporie	+	—	0	—	0	0	0	0	
27	Milzbrand	+	—	0	—	0	0	0	0	

* Auf Grund von Röntgenuntersuchung und 3 Sputumuntersuchungen.

(3. Fortsetzung.)

Schulschließung[5]			Wieder- eröffnung der Schule	Dringend angeratene od. gebotene Vorbeugungsmaßnahmen zur Verhütung oder Unschädlichmachung von Ansteckungen bei Personen, die mit dem Erkrankten in Berührung gekommen sind
nach Vorschlag des Gesundheitsamts von der Kreispolizeibehörde oder bei Gefahr im Verzuge von der Ortspolizeibehörde angeordnet und durch den Schulleiter durchgeführt, der der Schulaufsichtsbehörde vor der Schließung sowie dem Landrat, der Gemeinde- und eventuell der Ortspolizeibehörde unverzügl. Mitteilung macht				
Schließung ist *nötig* bei Erkrankung einzelner im Schulgebäude selbst wohnender Personen, falls sie weder genügend abgesondert, noch in ein Krankenhaus oder andere geeignete Unterkunftsräume überführt werden können		Schließung *möglich bei epidemischem Auftreten in Ortschaften*		
bei Erkrankung	bei Verdacht			
0	0	+		mehrmals täglich während einiger Tage Rachenspülung mit einem desinfizierenden Mundwasser
0	0	0		0
0	0	0		0
0	0	0	Wiedereröffnung geschlossener Schulen, Kindergärten usw. *nur* auf Grund des Gutachtens des Amtsarztes. Vorher gründliche Reinigung und Desinfektion der Schule usw. in dem vom Amtsarzt für notwendig gehaltenen Umfang Unverzügliche Mitteilung an Landrat, Schulaufsichts-, Ortspolizei- und Gemeindebehörde	0
0	0	0		Spucken auf den Boden im Bereich der Schule ist verboten (siehe [6])
0	0	0		0
0	0	0		0

Tabelle 7.

Nr.	Krankheit	Schulverbot für Lehrer u. Schüler sowie Schulhilfspers. (Schulh.-Verwalt. usw.)				Wiederzulassung der vom Unterricht ferngehaltenen od. erkrankt gewesenen (bei erkrankt gewesenen, grundsätzlich nur nach Reinigung [Bad] des Körpers, der Wäsche und Desinfektion der persönl. Gebrauchsgegenstände)				bei Erkrankungen in der Behausung
		a) im Falle der Erkrankung	b) bei Krankheitsverdacht	c) gesunde Keimträger oder Dauerausscheider	d) falls Erkrankung in ihrer Behausung[1,2]	früheste Zulassung, falls nach ärztl. Bescheinig. Weiterverbreitg. nicht mehr zu befürchten od. die für den Verlauf der Krankh. erfahrungsgemäß als Regel geltende Zeit abgelaufen ist, bei	geforderte Sonderuntersuchung oder Sondergutachten (vgl. auch Spalte Dauerausscheider)	nach Desinfektion d. Behausung nebst Inhalt, in der der ansteckend erkrankt gewesene geheilt od. gestorb. ist od. aus der der Kranke in ein Krankenhaus usw. überführt wurde und nach Sonderuntersuchung der vom Schulbesuch ferngehaltenen Personen	Dauerausscheider werden wieder zugelassen	
28	Mumps (übertr. Ohrspeicheldrüsenentzündung, Ziegenpeter)	+	—	0	—	0	0	0	0	
29	Röteln	+	—	0	—	2 Wochen	0	0	0	
30	Tollwut (Lyssa, Wasserscheu)	+	—	0	—	0	0	0	0	
31	Verlausung (Kleiderläuse, Kopfläuse)	+	—	0	—	0	0	0	0	
32	Windpocken	+	—	0	—	0	0	0	0	

Zeichenerklärung:

+ Vorgeschriebene (bindende) Maßnahmen (d. h. Schulverbote und Schulschließungen).

— Maßnahmen (Schulverbot, Schulschließung) nicht nötig.

0 Keine Richtlinien, d. h. Maßnahmen nach dem freien Ermessen des zuständigen Amtsarztes im Rahmen der allgemeinen Seuchengesetzgebung.

Anmerkungen:

[1] Nach RAPMUND (Med. Beamt.-Kalender 25, 165) bedeutet „Behausung im Gegensatz zu Wohnung etwas weiteres; also „Wohnung einschließlich Arbeitsstelle usw., ist aber nicht identisch mit Haus".

[2] Die Schule hat „darauf hinzuwirken, daß der Verkehr der vom Unterricht ferngehaltenen Schüler mit anderen Kindern, insbesondere auf öffentlichen Straßen und Plätzen, möglichst eingeschränkt wird". „Lehrer und Schüler oder Schuldiener, Turndiener und anderes Hilfspersonal sind davor zu warnen, Behausungen zu betreten, in denen Per-

(4. Fortsetzung.)

Schulschließung [s]		Schließung möglich bei epidemischem Auftreten in Ortschaften	Wiedereröffnung der Schule	Dringend angeratene od. gebotene Vorbeugungsmaßnahmen zur Verhütung oder Unschädlichmachung von Ansteckungen bei Personen, die mit dem Erkrankten in Berührung gekommen sind
nach Vorschlag des Gesundheitsamts von der Kreispolizeibehörde oder bei Gefahr im Verzuge von der Ortspolizeibehörde angeordnet und durch den Schulleiter durchgeführt, der der Schulaufsichtsbehörde vor der Schließung sowie dem Landrat, der Gemeinde- und eventuell der Ortspolizeibehörde unverzügl. Mitteilung macht				
Schließung ist *nötig* bei Erkrankung einzelner im Schulgebäude selbst wohnender Personen, falls sie weder genügend abgesondert, noch in ein Krankenhaus oder andere geeignete Unterkunftsräume überführt werden können				
bei Erkrankung	bei Verdacht			
÷	0	+	↓	0
+	0	+	Wiedereröffnung geschlossener Schulen, Kindergärten usw. *nur* auf Grund Gutachtens des Amtsarztes. Vorher gründliche Reinigung und Desinfektion der Schule usw. in dem vom Amtsarzt für norwendig gehaltenen Umfang	0
0	0	0		0
0	0	0	Unverzügliche Mitteilung an Landrat, Schulaufsichts-, Ortspolizei und Gemeindebehörde	0
0	0	0	↑	0

sonen an den Nr. 1 bis 18 bezeichneten Krankheiten erkrankt oder verstorben sind. Die Begleitung dieser Leichen durch Schulkinder und das Singen der Schulkinder am offenen Grabe ist zu verbieten."

[s] Bricht eine der unter Nr. 1 bis 18 angeführten Krankheiten in Pensionaten, Konvikten, Alumnaten, Internaten u. dgl. aus, so sind die Erkrankten mit besonderer Sorgfalt abzusondern und erforderlichenfalls unverzüglich in ein geeignetes Krankenhaus oder in einen anderen geeigneten Unterkunftsraum zu überführen. Derartige Anstalten dürfen nur im äußersten Notfall geschlossen werden, weil sonst die Gefahr einer Verbreitung der Krankheit besteht. Die nichterkrankten Schüler bleiben unter ärztlicher Beobachtung in dem Heim und dürfen dies erst dann verlassen, wenn von dem Tag, an dem sie der Ansteckung zum letzten Mal ausgesetzt waren, eine Zeit verstrichen ist, innerhalb der im Fall der Ansteckung die Krankheitserscheinungen erfahrungsgemäß auftreten (Inkubationszeit). Während der Inkubationszeit nach Ausbruch der ersten Erkrankung, der Dauer und unmittelbar nach dem Erlöschen der Krankheit darf der Anstaltsvorstand nur solche Zöglinge aus der Anstalt vorübergehend oder

öffentlichen Impfarztes einzuholen. Dieser hat in zweifelhaften sowie in solchen Fällen, in denen nach Ablauf der Zurückstellungsfrist das Einverständnis der Eltern oder der Erziehungsberechtigten des Impfpflichtigen mit der Vornahme der Impfung nicht zu erlangen ist, vor seiner Entscheidung einen Ausschuß zu hören, dem ein Verwaltungsbeamter als Vorsitzender sowie ein Medizinalbeamter und ein praktischer Arzt, gegebenenfalls ein Facharzt, angehören sollen. Die näheren Bestimmungen über Einrichtung und Zusammensetzung dieses Ausschusses erläßt die oberste Landesbehörde. Die Eltern oder die sonstigen Erziehungsberechtigten des Impfpflichtigen sind zu der Sitzung des Ausschusses einzuladen unter Hinweis darauf. daß im Falle des Nichterscheinens ohne sie verhandelt werden kann.

Zurückstellungen können von dem impfenden Arzt auf die Dauer eines Jahres auch dann ausgesprochen werden, wenn eine solche physische oder psychische Veranlagung in der Familie des Impfpflichtigen vorliegt, die einen von der Regel wesentlich abweichenden Verlauf der Impfung oder eine sonstige Schädigung des Impf-

---

dauernd entlassen, die nach ärztlichem Gutachten gesund *und* in deren Absonderungen die Erreger der Krankheit bei der bakteriologischen Untersuchung nicht nachgewiesen sind.

[4] Vor Wiederbesuch der Schule wird ein vom Schularzt auszuführender Rachenabstrich auf hämolytische Streptokokken empfohlen (Erlaß des Wohlfahrtsmin. v. 18. 6. 28 I M III, 275 II).

[5] Der Schulleiter ist verpflichtet, alle gefahrdrohenden Krankheitsverhältnisse, die die Schließung einer Schule oder Schulklasse angezeigt erscheinen lassen, zur Kenntnis der Schulaufsichtsbehörde zu bringen.

Soll trotz des Vorschlages des Gesundheitsamtes von der Schließung der Schule Abstand genommen werden, so hat der Schulleiter unverzüglich der Schulaufsichtsbehörde zu berichten.

Inwieweit bei gehäuftem Auftreten von übertragbaren Tierkrankheiten (z. B. bei Maul- und Klauenseuche) Maßnahmen zu treffen sind, ist im Einzelfall von dem Schulleiter im Benehmen mit dem Gesundheitsamt und dem staatlichen, beamteten Tierarzt zu entscheiden. Der Schulaufsichtsbehörde ist vom Schulleiter unverzüglich zu berichten.

[6] Zum Schutz der Jugend gegen gesundheitliche Gefährdung durch tuberkulosekranke Lehrkräfte ist ein amtsärztliches Zeugnis vorzulegen, das nicht älter als 3 Monate sein darf und bezüglich des Zustandes der Lungen auf einer Röntgenuntersuchung mit Lichtbild beruht. Das Zeugnis ist vorzulegen während der Vorbereitungszeit und innerhalb der Laufbahn

   1. der Lehrer an Volksschulen:
     a) bei der Aufnahme in die Lehrerbildungsanstalt,
     b) beim Eintritt in den öffentlichen Schuldienst,
     c) bei der Ernennung zum Beamten auf Lebenszeit;
   2. der Lehrer an Höheren Schulen:
     a) bei der Meldung zur Ableistung des Vorbereitungsdienstes für Studienreferendare,
     b) bei der Ernennung zum Beamten auf Lebenszeit;
   3. der Lehrer an gewerblichen und hauswirtschaftlichen Berufs-, Berufsfach- und Fachschulen:
     a) bei der Aufnahme in das Ausbildungsinstitut,

pflichtigen oder seiner Eltern befürchten läßt. Wird eine längere oder eine wiederholte Zurückstellung beantragt, so ist die Entscheidung des öffentlichen Impfarztes einzuholen, der in zweifelhaften, insbesondere auch in allen denjenigen Fällen, in denen nach Ablauf der Zurückstellungsfrist das Einverständnis der Eltern oder der sonstigen Erziehungsberechtigten des Impfpflichtigen mit der Vornahme der Impfung nicht zu erlangen ist, den in dem vorstehenden Absatz bezeichneten Ausschuß zu hören hat.

Falls die oberste Landesbehörde das Vorhandensein einer Pockengefahr erklärt, treten die besonderen landesrechtlichen Bestimmungen über die Durchführung von außerordentlichen Notimpfungen in Kraft.

Die Vorsteher derjenigen Schulen, deren Zöglinge dem Impfzwang unterliegen, haben bei der Aufnahme den Schein über die Erstimpfung einzufordern, später für die Wiederimpfung Sorge zu tragen und auf die Nachholung der Impfung zu dringen, wenn sie ohne gesetzlichen Grund unterblieben ist.

    b) beim Eintritt in den öffentlichen Schuldienst,
    c) bei der Ernennung zum Beamten auf Lebenszeit;
4. der Lehrer an den kaufmännischen Berufs-, Berufsfach- und Fachschulen:
    a) beim Eintritt in den öffentlichen Schuldienst,
    b) bei der Ernennung zum Beamten auf Lebenszeit;
5. der Lehrer an den landwirtschaftlichen und zweckverwandten Berufs- und Fachschulen:
    a) bei der Aufnahme in das Institut für den landwirtschaftlichen Unterricht,
    b) beim Eintritt in den öffentlichen Schuldienst,
    c) bei der Ernennung zum Beamten auf Lebenszeit.

Erfahrungsgemäß ist der Verlauf der Tuberkulose um so ungünstiger, je jünger das angesteckte Kind ist. Dazu kommt, daß selbst die ansteckende Lungentuberkulose von dem Erkrankten und seiner Umgebung oft nicht bemerkt wird. Daher ist jeder an einer öffentlichen oder privaten Schule tätige Lehrer ohne Rücksicht darauf, ob er den Verdacht auf Lungen- oder Kehlkopftuberkulose erweckt, verpflichtet, sich in Abständen von höchstens 3 Jahren in einem Gesundheitsamt (Tuberkulosefürsorgestelle) mit dem Röntgenverfahren auf Tuberkulose untersuchen zu lassen.

Ferner hat der Schulleiter darauf hinzuwirken, daß Lehrer, Schüler und Schulbedienstete, die unter Erscheinungen erkrankt sind, die den Verdacht auf Lungen- oder Kehlkopftuberkulose erwecken (Mattigkeit, Abmagerung, Blässe, Hüsteln, Auswurf usw.) einen Arzt befragen, ihre Lungen röntgenologisch und ihren Auswurf bakteriologisch untersuchen lassen. Falls diese Untersuchung nicht durch das Gesundheitsamt vorgenommen wird, ist das ärztliche Zeugnis darüber dem Gesundheitsamt vorzulegen, das zu einer Nachprüfung berechtigt ist. Zur Ermittlung tuberkulosekranker und -infizierter Schüler soll bei den Reihenuntersuchungen der ungefähr Sechs-, Zehn- und Vierzehnjährigen im Rahmen des jugendärztlichen Dienstes eine Untersuchung der Schüler mit einer geeigneten Tuberkulinprobe vorgenommen werden mit Ausnahme der bereits positiv Befundenen. Bei den tuberkulinpositiven Schülern ist eine Röntgenuntersuchung der Lungen anzuschließen.

21*

Soweit die Gesetze zur Bekämpfung von ansteckenden Krankheiten für den Schulbetrieb von Wichtigkeit sind, unterrichtet die Zusammenstellung auf Seite 312—323.

(Vgl. Verordnung zur Bekämpfung übertragbarer Krankheiten vom 1. 12. 1938 und Schulseuchenerlaß vom 30. 4. 1942.)

Im Schulseuchenerlaß ist ferner festgesetzt worden:

Die Trinkwasserversorgungsanlage der Schule ist mindestens alle 3 Jahre durch das Gesundheitsamt zu überprüfen. Bei den in der Regel alle 5 Jahre erfolgenden Schulbesichtigungen durch den beamteten Arzt ist die Prüfung durch diesen vorzunehmen. Bestehen Zweifel an der hygienisch einwandfreien Beschaffenheit des Wassers, so ist vom Gesundheitsamt eine bakteriologische und gegebenenfalls auch eine chemische Untersuchung des Wassers zu veranlassen. Werden Mängel an den Anlagen festgestellt, so ist von dem Gesundheitsamt auf deren Beseitigung hinzuwirken. Bedingen die Mängel eine gesundheitliche Gefährdung oder besteht begründeter Verdacht auf Verunreinigung des Wassers, so ist die Wasserentnahme vom Schulleiter bis zur Beseitigung der Mängel bzw. des Verdachtes zu sperren und die Wasserversorgung durch geeignete Anordnungen anderweit sicherzustellen (z. B. Bereitstellung abgekochten Wassers zu Trinkzwecken, Bereitstellung von mit Desinfektionsmitteln versetztem Wasser zu Reinigungszwecken).

Nach dem preußischen Gesetz über die öffentliche Krüppelfürsorge (6. 5. 1920) erstreckt sich im Gegensatz zu den Vorschriften bei den ansteckenden Krankheiten die Meldepflicht auch auf Lehrer und Lehrerinnen von öffentlichen und privaten Schulen, falls sie bei ihren Pflegebefohlenen Verkrüppelungen beobachten. Die Meldung hat unter Rücksprache mit dem Schularzt zu erfolgen.

II. Hygiene des Unterrichts.

A. Allgemeines.

Die Hygiene des Unterrichts ist ein Grenzgebiet, da hier die speziellen einzelnen Fragen des Unterrichts mit den Fragen der Gesundheit der Schüler gleichzeitig berücksichtigt werden müssen. Für den Arzt ist es sehr schwer, wenn nicht überhaupt unmöglich, die Fragen des Unterrichts beurteilen zu können, da er nicht Sachverständiger ist. Wenn irgendwo, so wird sich daher gerade auf diesem Gebiet nur aus einem Zusammenarbeiten von Lehrer und Arzt Ersprießliches für die Schüler erwarten lassen. An dieser Stelle soll daher nur auf einige wenige Punkte eingegangen werden, um so mehr, als auch viele Fragen noch nicht entschieden sind. Hierher gehören z. B. die psychotechnischen Untersuchungen und die Begabungsprüfungen.

Einer der Lehrer sollte unter Anleitung des Schularztes die besondere Aufsicht über alle hygienischen Einrichtungen der Schulen haben. Sämtliche Lehrer müssen über die Notwendigkeit der Einrichtung von Beleuchtung, Heizung, Lüftung und Reinigung unterrichtet sein und bei Gelegenheit immer wieder darauf aufmerksam gemacht werden. Ferner muß genügend Unterpersonal vorhanden sein, um Beleuchtung, Heizung, Lüftung und Reinigung instandzuhalten.

Nimmt man die Frage der *Überbürdung der Schüler* heraus, so läßt sich an ihr zeigen, daß eine einheitliche Antwort wohl nie wird gegeben werden können, da die Individualitäten der Schüler zu verschieden sind. Für die einzelnen Klassen kann man nur vom Durchschnitt der Schüler ausgehen, um die Frage der Überbürdung zu prüfen. Je größer die Klassen, um so mehr Abweichungen vom Durchschnitt, und zwar sowohl nach der Seite der Begabungen, des schnellen Auffassens und Lernens wie nach der der fehlenden Begabung, eines langsamen Begreifens und Lernens, werden vorhanden sein. Es bleibt für den Lehrer aber nichts anderes übrig, als sich nach dem Durchschnitt in seinen Anforderungen zu richten. Diese bedeuten dann für den einen Schüler eine zu starke, für den anderen eine zu geringe Beanspruchung; beides birgt Gefahren in sich, die letzten Endes auch auf gesundheitlichem Gebiet liegen. Eine Änderung dieses Zustandes kann nur dadurch erreicht werden, daß die Anforderungen möglichst individualisiert werden. Die Individualisierung hat aber in der Gemeinschaftsschule, die auf jeden Fall aus vielen anderen Gründen, die hier nicht erörtert werden können, erhalten bleiben muß, ihre Grenzen. Immerhin muß der Arzt dafür eintreten, daß diese Individualisierung soweit als möglich anzustreben ist, d. h. mit anderen Worten, daß die Klassen nicht zu groß werden. Mehr als 30 Schüler in den höheren, mehr als 40 in den niederen Schulen sollten nicht vorhanden sein. Diese Grenzzahl, die um ein beträchtliches unter den heute zu findenden Klassenfrequenzen liegt, empfiehlt sich auch aus anderen hygienischen und pädagogischen Gründen, ja man kann sogar sagen, ein großer Teil des heute noch vorhandenen Schulelends würde verschwinden, wenn die Klassen kleiner wären.

Wesentlich für die Hygiene jeden Unterrichts ist, daß die Schüler lernen müssen sich auf einen bestimmten Gegenstand zu konzentrieren, was durch allzu vielseitige Anregung sehr erschwert, wenn nicht fast unmöglich gemacht wird. Minderbefähigte schädigen Vollbegabte, müssen daher in Hilfsschulen unterrichtet werden. Ebenso sind Taubstumme, Krüppel, Blinde, Stotterer und Schwerhörige gesondert zu unterrichten.

Als *Schulbeginn* gilt heute bei uns das vollendete 6. Lebensjahr. Aus den Erfahrungen bei den Schulrekruten wissen wir aber, wie viele Anbrüchige in dieser Zeit vorhanden sind und wie viele der Kinder von vornherein überwacht werden müssen. Daher sollte der Beginn der Schulpflicht auf das 7. Jahr verlegt werden unter der Ermöglichung, daß gesunde, kräftige Kinder $\frac{1}{2}$ Jahr früher in die Schule eintreten, und daß das Pensum der Grundschule zur selben Zeit wie heute erreicht wird.

Der *Unterrichtsbeginn* am Morgen sollte erst dann erfolgen, wenn die Kinder gut ausgeschlafen, sich nach sorgfältiger Körper-, Haar- und Zahnpflege angezogen und in Ruhe unter Aufsicht ein kräftiges Morgenfrühstück eingenommen haben. In den unteren Klassen, namentlich wenn die Kinder, wie auf dem Lande, einen größeren Schulweg zurücklegen müssen, sollte der Schulbeginn daher nicht vor 9 Uhr sein.

Die *Dauer einer Unterrichtsstunde* betrage nicht mehr als 40 min, wobei besonders darauf zu achten ist, daß pünktlich geschlossen wird. Die Pausen zwischen den Stunden sollten mindestens 10 min lang sein, eine der Pausen, bei ungeteiltem Unterricht deren zwei, sind auf 20 min auszudehnen. In den Pausen sollen die Klassen ausgiebig gelüftet werden und die Kinder Gelegenheit zu freiester Bewegung finden.

Turnen und Leibesübungen, möglichst durch einen Fachlehrer unterrichtet, bedeuten nicht schlechthin Erholung des Zentralnervensystems, sollten daher nicht als „Erholung" zwischen die Unterrichtsstunden eingeschoben werden. Jegliche Übertreibung ist zu vermeiden, Kontrolle durch Schularzt.

Unterricht in Gesundheitslehre, insbesondere über Bedeutung, Verhütung und Bekämpfung der übertragbaren Krankheiten in Anlehnung an Biologieunterricht nicht durch Ärzte, da ihnen die pädagogische Schulung und Einfühlung in der Regel fehlt. Von diesen jedoch außerhalb des eigentlichen Unterrichts Vorträge über Hygiene, vor der Schulentlassung bei Mädchen Belehrung über Verhütung und Gefahren der Geschlechtskrankheiten durch eine Ärztin. Die Lehrer (Naturwissenschaftler) sollten während ihrer Ausbildung pflichtmäßig im Fach der Hygiene, in den Kenntnissen über Grundzüge des Körperbaus, Tätigkeit der inneren Organe des Menschen, Wesen und Bekämpfung der Seuchen unterwiesen werden, Lehrerinnen außerdem in Ernährungslehre und Kinderpflege.

Anfänglich sollen Kinder nur 2—3 Std systematischen Unterricht haben, jüngere nicht mehr als 6 Std, ältere nicht mehr als 8 Std täglich arbeiten. Die Hausarbeiten sind hier mit durchschnittlich 2 Std eingerechnet. Ferienaufgaben dürfen das Gefühl der Ungebundenheit und damit der Erholung nicht beeinträchtigen.

Für die *Ferienzeit* empfiehlt sich sehr die Ausführung des Vorschlages, einmal im Sommer 3 Monate die Schule zu schließen und dann nur noch einmal in der Weihnachtszeit eine kürzere Pause zu machen. In den 3 Monaten soll Gelegenheit zu einer Reise für die Kinder sein, die sie entweder mit der Familie oder als von der Schule Verschickte unter der Aufsicht der Lehrer machen sowie Gelegenheit zu Wanderungen und ausgiebig Sport zu treiben, eventuell für irgendeine Höchstleistung zu trainieren. Doch soll hier vor Übertreibungen im Interesse der Gesundheit der Kinder besonders gewarnt sein! Während der eigentlichen Schulzeit brauchten dann nur 2 Wanderungen im Sommer zu erfolgen, sonst aber wäre zum Ausgleich der

Schulschäden außer der täglichen Turnstunde für Spielen und entsprechende Übungen auf leicht zu erreichenden Spielplätzen viel mehr als bisher zu sorgen.

In der Familie soll auf ein möglichst regelmäßiges Leben der Kinder gesehen werden, regelmäßiges, pünktliches Einnehmen der Mahlzeiten, früh zu Bett, ausgiebig Schlaf wie oben angegeben, für jedes Kind ein eigenes Bett. Dauernde Kontrolle der Haltung beim Schreiben und Lesen, Überwachung der Privatlektüre! Ranzentragen, wenigstens in den unteren Klassen, nur auf dem Rücken, das Gewicht des Ranzens ist zu kontrollieren, es soll nicht mehr als ein Achtel des Körpergewichts betragen. Wenn dies nicht zu erreichen ist, ist mit der Schulverwaltung und dem Schularzt Fühlung zu nehmen, damit der Mißstand abgestellt wird.

B. Spezielles.

1. Dispensationen von einzelnen Unterrichtsfächern entweder durch Veranlassung des Hausarztes oder des Schularztes, zweckmäßig durch Hand-in-Hand-Arbeiten beider.

Turnen. Dispensationen sind nach Ministerialerlaß nur möglich auf Grund eigener Wahrnehmungen des Arztes, nicht nach den bloßen Aussagen der Beteiligten. Turnfähigkeit besonders individualisieren, angeben ob Befreiung von einzelnen Übungsarten erforderlich ist, von Ordnungsübungen, Freiübungen, Geräteübungen, Spielen sowie für welche Zeit. Völlige Befreiung vom Turnunterricht scheint geboten bei schweren Herz- und Nierenleiden, bei schweren chronischen Gelenkaffektionen, bei Gibbus und schwerer Skoliose, bei Lähmungen, häufig sich wiederholenden Krämpfen, bei Hernien, die durch ein Bruchband nicht genügend zurückgehalten werden, bei hochgradiger, fortschreitender Myopie, eventuell auch bei asthmatischen Anfällen und bei Auftreten wiederholter Blutungen, in allen Fällen, in denen orthopädischer Turnunterricht verordnet ist.

Reines Gesundheitsturnen für alle Kinder, die einer besonderen Schonung bedürfen.

Zeichnen, Handarbeiten, eventuell auch Schreiben und Lesen. Befreiungen bei akuten und chronischen Erkrankungen der Bindehäute und der Hornhaut besonders in den dunklen Wintermonaten.

Gesangunterricht. Befreiung zur Zeit des Stimmwechsels erforderlich, sonst nur in dem Stimmumfang singen lassen, der dem Alter des Kindes und dem Bau des Kehlkopfes angemessen ist.

2. Nachhilfeunterricht ist für solche Kinder bestimmt, die wegen einer vorübergehend wirkenden Ursache, längere Versäumnis durch Krankheit, häusliche Verwahrlosung, ungünstige frühere Schulverhältnisse usw. in der Klasse nicht mitkommen. Eventuell Befreiung von anderen Unterrichtsstunden, wenn Belastung durch Nachhilfeunterricht zu groß ist. Kontrolle durch den Schularzt erwünscht.

3. Förderklassen für körperlich oder geistig Debile. Die Einwilligung der Eltern ist erforderlich. Beschränkung der Klassenfrequenz (daher individuellere Behandlung des einzelnen Kindes möglich), der Unterrichtsstunden auf wöchentlich 20, der Dauer der Lektionen. Auswahl der Kinder unter Mitwirkung des Klassenlehrers und nach Anhörung des Schularztes, der diese Klassen besonders häufig besuchen muß. Unterbringung dieser Klassen in der Normalschule. In vielen Fällen ist die Erreichung des Klassenzieles der Normalschule nach dem Besuch der Förderklassen wieder möglich.

4. Hilfsschulen für Imbezille. Die Überführung in die Hilfsschule kann erfolgen nach halbjährigem Besuch der untersten Klasse, nach einjährigem Besuch der nächstfolgenden Klasse oder nach einjährigem Besuch des Schulkindergartens. Schulleiter, Klassenlehrer und Schularzt — dieser letzte nach besonderer, eingehender Untersuchung der Psyche und Intelligenz des Kindes — haben entsprechende Anträge bei der Schuldeputation zu stellen. Die Einwilligung der Eltern ist erforderlich. Auch in den Hilfsschulen, die 6 Klassen haben, findet Beschränkung des Lehrstoffes, der Stundenzahl und der Schülerzahl statt, zwischen den einzelnen Stunden sind große Pausen, der Unterricht ist möglichst individuell und wird durch besonders vorgebildete Lehrer gegeben. Die Hilfsschulärzte sind speziell psychiatrisch vorgebildet.

Die schwer schwachsinnigen Kinder, die nach zweijährigem Verweilen in der Hilfsschule keinen Unterrichtserfolg aufweisen, werden auf Antrag dieser Schule und nach eingeholtem psychiatrischem Gutachten einer Sammelklasse überwiesen, die eine einklassige Schule darstellt. Die Eltern sind verpflichtet, das hier aufgenommene Kind in den der Sammelklasse angeschlossenen Hort zu schicken, so daß die Sammelklasse dadurch den Charakter einer Tagesanstalt erhält.

Idiotische Kinder müssen besonderen Anstalten überwiesen werden, wünschenswert ist ferner die Unterbringung psychisch abnormer Kinder mit normaler Intelligenz in speziellen Anstalten.

5. Klassen für Schwerhörige kommen in Frage, wenn Flüstersprache nicht mehr in 1 m Entfernung gehört wird, sonst ist die Anweisung eines günstig gelegenen Platzes in der Normalklasse notwendig. Die Überweisung in die Klassen oder Schulen für Schwerhörige, die durch eine besondere Prüfungskommission entschieden wird, kommt nur dann in Betracht, wenn nach dem Urteil des Lehrers die Kinder dem ordentlichen Unterricht nicht mehr folgen können. Der Lehrplan ist gegenüber dem der Normalschule nur unwesentlich gekürzt, nicht etwa der der Hilfsschule, die Klassen sind klein, der Unterricht wird durch besonders vorgebildete Lehrkräfte gegeben.

Empfehlenswert sind auch Kurse für Schwerhörige, in denen bei geringer Teilnehmerzahl durch besonders vorgebildete Lehrer Absehunterricht erteilt wird.

6. Klasse für Schwachsichtige, d. h. solche Kinder, die weniger als ein Fünftel der normalen Sehschärfe besitzen und nicht in die Blindenanstalten oder die Normalschule hineingehören. Besondere Hilfsklassen, helle Räume, vergrößerte Lehrgegenstände.

7. Sprachheilkurse an den schulfreien Nachmittagen oder in den Ferien. Wiederholter Besuch erwünscht. Trennung der Stotterer von den Stammlern. Unterricht durch besonders befähigte Lehrer.

8. Orthopädische Schulturnkurse für alle Rückenschwächlinge und Skoliosen ersten Grades, d. h. die besserungsfähigen Fälle, nicht die durch Rachitis oder Tuberkulose veranlaßten. Unterricht mittels Freiübungen, Geräteübungen und besonderer Massage von speziell vorgebildeten Lehrkräften, eventuell unter Leitung oder Aufsicht eines Orthopäden. Die Auswahl der Kinder für diese Kurse geschieht durch den Schularzt. Schwere Fälle müssen spezialärztlicher Behandlung überwiesen werden.

9. Schwimmunterricht sollte überall obligatorisch gemacht werden, da Schwimmen eine ausgezeichnete körperliche Übung ist. Auszuschließen sind Blutarme, schlaffe und muskelschwache Kinder, solche, die an chronischen Ohrenleiden gelitten haben, weiter solche, die herz- oder lungenleidend sind, endlich solche mit Eingeweidebrüchen oder starker Kurzsichtigkeit.

III. Schulärztliche Tätigkeit.

A. Schularzt.

Der Schulärztliche Dienst wurde durch Einstellung von Schulärzten zuerst im Jahre 1897 eingeführt. In diesem Jahre stellte die Stadt Wiesbaden nebenamtlich beschäftigte Schulärzte ein. Später folgte Mannheim 1903, hier waren die Schulärzte hauptamtlich eingestellt. Seit Errichtung der Gesundheitsämter in Deutschland (gemäß Gesetz über Vereinheitlichung des Gesundheitswesens, 3. Durchführungsverordnung vom 30. 3. 35) gehört der gesamte schulärztliche Dienst zu dem Aufgabenbereich dieser Ämter. Der leitende Arzt eines solchen Amtes, der Amtsarzt, ist damit der leitende und verantwortliche Schularzt für den Bereich des ihm unterstellten Amtes. Ihm zur Seite stehen weitere Ärzte, entweder aus dem Kreise der im Gesundheitsamt tätigen, oder aus dem der praktischen Ärzte und Ärztinnen (diese besonders für Mädchenschulen), die jeweils für einen bestimmten Bezirk den schulärztlichen Dienst, entweder hauptamtlich oder nebenamtlich, versehen. Auf ungefähr 2—3 tausend Kinder wird immer ein Schularzt gerechnet. Der schulärztliche Dienst geschieht einheitlich nach einer Dienstanweisung, die für alle im Schuldienst tätigen Ärzte verpflichtend ist.

Die Obliegenheiten dieser Schulärzte sind folgende:

1. Beaufsichtigung der Schulräume auf ihre hygienischen Einrichtungen. Bei Neubauten Begutachtung der Baupläne und der inneren Ausstattung. Bei in Betrieb befindlichen Schulen 1—2mal jährlich eingehende Musterung aller baulichen und Betriebseinrichtungen. Prüfung der Benutzung und Belegung der Räume, der Reinlichkeit und der Gesundheitspflege, der Ventilation, Heizung, Beleuchtung, Wasserversorgung, Abwasserbeseitigung. Stellung von

Anträgen an die Schulverwaltung und Kontrolle der Beseitigung gerügter Mißstände. Die Schulärzte haben besonders darüber zu wachen, daß auch in älteren Schulgebäuden die heute erhobenen hygienischen Forderungen berücksichtigt werden.

2. Beobachtung der Hygiene des Unterrichts auch der Leibesübungen und des Sports in enger Fühlungnahme mit den Lehrern. Betonung der speziell medizinischen und hygienischen Gesichtspunkte auf diesem Gebiet unter Vermeidung der rein pädagogischen Angelegenheiten auf Lehrerkonventen, Elternabenden, in der Schuldeputation.

3. Beobachtung der Hygiene der Schüler.

a) Reihenuntersuchungen ganzer Klassen und Jahrgänge.

α) Bei den Schulanfänger, möglichst in Gegenwart der Eltern und Lehrer. Vorsichtige und taktvolle Erhebung der Anamnese nach individuellen und sozialen Gesichtspunkten (Heimarbeit, berufliche Beschäftigung der Eltern, eventuell auch der Kinder). Feststellung derjenigen, die noch nicht reif für den Schulbesuch sind und zurückgestellt werden, Feststellung der „Überwachungsschüler", die wegen bestehender Leiden oder Schwächen einer besonderen gesundheitlichen Kontrolle bedürfen, Anlegung von Gesundheitsbogen, die alles für den Gesundheitszustand des Schülers Wichtige vom Schulbeginn bis zum Verlassen der Schule enthalten sollen.

β) Beim Verlassen der Schule. Aufzeichnen des Gesundheitszustandes im Gesundheitsbogen, eventuell ärztliche Berufsberatung.

γ) Möglichst in jedem Jahr in jeder Schulklasse einmal. Verfahren wie unter α).

δ) Körperliche Auslese für höhere Schulen. Über Organisation der Reihenuntersuchungen siehe weiter unten.

b) Einzeluntersuchungen.

α) Vervollständigung der Anamnese (s. unter 3a α).

β) Genaue Diagnosenstellung bei den in den Reihenuntersuchungen als Anbrüchige ermittelten Schülern.

γ) Fortlaufende Untersuchung der Überwachungsschüler bzw. Schulinvaliden.

δ) Feststellung des Gesundheitszustandes derjenigen Schüler, die die Schule vorzeitig verlassen oder verschickt werden bzw. der Schulspeisung oder anderen sozialen Fürsorgeeinrichtungen (s. unten) zugeführt werden sollen usw.

ε) Untersuchung in besonderen Fällen, sei es, daß die Schüler von selbst in die Sprechstunde kommen, weil sie sich nicht wohlfühlen oder vom Lehrer bzw. den Eltern geschickt werden. Hierher gehören auch die Untersuchungen angeblich erkrankter Kinder in ihrer Wohnung auf Antrag des Schulleiters, wenn kein ärztliches Zeugnis über die Erkrankung beigebracht wird. Schul- und Turnbefreiungen. Bekämpfung der akuten Infektionskrankheiten.

c) Klassenbesuche, mindestens einmal im Halbjahr im planmäßigen Wechsel in sämtlichen Klassen.

α) Beobachtung der Schüler während des Unterrichts, eventuell nach Rücksprache mit dem Lehrer (Haltung der Klasse, Sitzordnung, Reinlichkeit).

β) Kontrolle der Überwachungsschüler mit besonderer Berücksichtigung der Seh-, Hör- und anderen Schäden.

γ) Erste Begutachtung solcher Schüler, die vom Lehrer als kränklich bezeichnet werden.

δ) Durchsicht der Liste über das Fehlen der Kinder. Ermittlung von ansteckenden Krankheiten, anderen Leiden. Gelegentlich der Klassenbesuche finden auch die unter 1. genannten Inspektionen statt.

ε) Nachforschungen über Alkohol- und Tabakgenuß der Kinder.

4. Die Verhütung der Verbreitung übertragbarer Krankheiten durch die Schulen und in den Schulen, wie weiter oben angegeben. Hierzu rechnet auch die Verlausung und Verwurmung.

Besondere Aufmerksamkeit ist dem Vorkommen von Tuberkulose unter dem Lehrpersonal zu schenken, da tuberkulöse Lehrer vom Unterricht auszuschließen sind. Seit 1940 haben die Lehrer aller Schularten zu bestimmten Zeiten ein amtsärztliches Zeugnis über den Zustand der Lunge (Röntgenuntersuchung) und ihrer Gesundheit überhaupt beizubringen.

5. Schulzahnpflege, eventuell Errichtung von Schulzahnkliniken siehe unten.

6. Eintreten in Wort und Schrift für die Verbreitung hygienischer Kenntnisse auf Lehrerversammlungen, Elternabenden und auch sonst in der Öffentlichkeit, eventuell Erteilung von Unterricht auf dem Gebiete der Hygiene.

7. Verarbeitung der Einzelbeobachtungen in statistischen Jahresberichten.

Die Reihenuntersuchungen werden zweckmäßig in geeigneten Räumen der Schule vorgenommen (wenn angängig in den Amtsräumen des Schularztes); erforderlich sind dazu:

eine Schreibhilfe, die auf Bitten des Arztes eventuell der Klassenlehrer selber übernimmt,

eine Schulschwester zur Unterstützung des Arztes bei der Vornahme der Wägungen und Messungen sowie bei der Berücksichtigung speziell sozialhygienischer Fragen,

Hilfsärzte, falls die Zahl der zu untersuchenden Kinder zu groß ist.

An Instrumenten sind nötig:

Personenwage (am besten Hebelwage mit Laufgewicht, Federwagen müssen öfters geeicht werden), Bandmaße, Tasterzirkel, Meßlatte (eventuell Anthropometer), Augenuntersuchungsapparate, Sehprobentafel, Stimmgabeln.

Die Einzeluntersuchungen werden zweckmäßig in den Sprechräumen des Schularztes, die sich entweder in der Schule selbst oder einem städtischen Gebäude, z. B. dem Rathaus, befinden, vorgenommen. An Räumen sind nötig:

ein Untersuchungsraum, eventuell mit klinischem Laboratorium,
ein Warteraum,
ein Dienstzimmer für die Schulschwester, für Akten usw.,
Nebenräume (Aborte, eventuell Bad).

Sehr zweckmäßig ist es, wenn Gelegenheit vorhanden ist, einen Röntgenapparat entweder in den Diensträumen selbst oder in deren Nähe zu benutzen. Der Schularzt wird sich in diesem Falle sofort selbst vom Röntgenbefund überzeugen können (Schirmbildaufnahmen). Sonst wird es nötig, die betreffenden Kinder an Spezialinstitute oder Spezialärzte zu überweisen und die Befunde zurückzuerbitten. Außer Röntgenfachärzten kommen noch in Betracht besonders solche für Hals-, Nasen- und Ohrenkrankheiten, für Augenkrankheiten, für Hautkrankheiten und Zahnärzte. Über diese letzteren siehe weiter unten.

Der Schularzt ist ein Fürsorgearzt, er soll infolgedessen nicht behandeln, sondern nur beraten. Wenn an diesem fundamentalen Grundsatz festgehalten wird, wird auch stets dafür Gewähr geleistet sein, daß sich seine Tätigkeit reibungslos neben der der praktischen Ärzte vollzieht. Trotzdem wird der Schularzt behandelnd eingreifen, allerdings nur auf sozialhygienischem Gebiet. In Frage kommen besonders: Verordnungen für Milchfrühstück, Mittagsspeisung, Verschickung der Kinder nach vorgenommener Untersuchung in die Ferienkolonien, Erholungsheime, Solbäder, Walderholungsstätten, Waldschulen usw. In vielen Fällen ist der Schularzt diejenige Instanz, die eine derartige Befürsorgung überhaupt erst ermöglicht durch Regelung der Kostenfrage, nachdem er sich mit den Eltern, den Kassen, dem Jugendamt usw. deswegen ins Benehmen gesetzt hat. Eine der wichtigsten Grundlagen für sein Handeln ist dabei die Ermittlung der sozialen Lage des Kindes und die Kontrolle der Wirkung etwa bereits vorgenommener therapeutischer oder sozialer Maßnahmen. Hierbei wird er in der wirksamsten Weise durch die Schulschwester unterstützt.

B. Schulschwester.

Ihre Aufgabe ist es, die beratende Tätigkeit des Schularztes in unmittelbare Arbeit umzusetzen.

Es sind geprüfte Krankenpflegerinnen bzw. Fürsorgerinnen, die dem Schularzt, nicht der Schulleitung unterstellt sind. Sie helfen bei den regelmäßigen Untersuchungen und schriftlichen Aufzeichnungen, übermitteln die Ratschläge des Schularztes an die Eltern, führen die Kinder zum Arzt, wenn die Eltern verhindert sind, sorgen für die Ausführung der Verordnungen und verschaffen sich durch Hausbesuche einen Einblick in die sozialen Bedingungen der Umwelt der Kinder. Die Bekämpfung der Läuseplage in Schule und Haus ist in manchen Fällen ein besonderer Zweig ihrer praktischen Tätigkeit.

IV. Fürsorge- und Wohlfahrtseinrichtungen für die Schuljugend.

1. Schulspeisungen für unterernährte Kinder bzw. solche, bei denen ungünstige häusliche Verhältnisse vorliegen. Die Auswahl der Kinder geschieht durch den Schularzt, den Klassenlehrer, die Schulschwester oder -pflegerin unter Berücksichtigung der häuslichen Verhältnisse. Gegeben wird entweder ein Schulfrühstück, bestehend aus einem warmen Getränk (Milch, Kakao) und einem Brötchen, oder ein Mittagessen, das 25—33 % des Gesamtbedarfs der täglichen Wärmeeinheiten in einer zweckmäßigen Verteilung auf Eiweiß, Fett und Kohlenhydrate enthalten soll.

Während das Frühstück durch den Schuldiener hergestellt werden kann, muß das Mittagessen aus besonderen Küchen herangeschafft werden, da der Besuch von öffentlichen Speiseanstalten auch schon wegen des zurückzulegenden Weges sich nicht empfiehlt. Für Warmhaltung der Speisen während des Transportes ist Sorge zu tragen. Speisezettel und Güte der Herstellung sind dauernd zu überwachen. Auch die Kinder selbst bedürfen ständiger Überwachung; sie sind anzuhalten zur Bedienung, zum sauberen Umgang mit den Geräten, zum sorgfältigen Kauen und zum Reinhalten von Händen, Mund und Zähnen.

Die Kosten werden von zahlungsfähigen Eltern ganz oder zum Teil eingezogen, der Rest von den Gemeinden oder Stiftungen getragen.

2. Schulkindergärten, in Schulbaracken oder besonderen Räumen einer Schule untergebracht, sind für schulpflichtige, aber für die Schule noch nicht reife Kinder bestimmt, die vom Schularzt zurückgestellt sind etwa aus folgenden Gründen: allgemeine Unterernährung, Schwächlichkeit infolge von Krankheiten in den ersten Lebensjahren, erbliche Belastung mit mangelhaftem Sprach- und Denkvermögen. Nicht in Betracht kommen: aussichtslose Fälle, Idioten. Auf Antrag der Eltern können auch $5^{1}/_{2}$jährige Kinder aufgenommen werden. Die Frequenz soll nicht mehr als 30 betragen. Die Heilerziehung ist zunächst auf $^{1}/_{2}$ Jahr berechnet und kann auf 1 Jahr oder noch mehr verlängert werden. Sind die Kinder dann noch nicht für den regulären Schulunterricht reif, so kommen sie für die Hilfsschule, den Einzelunterricht oder eine Heilanstalt in Frage. Die Leitung liegt in den Händen geprüfter Jugendleiterinnen oder Kindergärtnerinnen, die hauptsächlich Werkunterricht geben. Aufnahme und Überwachung der Kinder geschieht durch den Schularzt. Falls es nötig ist, können die Kinder im Kindergarten auch verpflegt werden.

3. Schulhorte sind Einrichtungen für die freie Zeit der Schuljugend, namentlich der jüngeren, der aus irgendwelchen Gründen weder Ort noch Aufsicht für Schularbeiten und Beschäftigungen in der freien Zeit zur Verfügung steht. Die Horte stehen in enger Verbindung mit der Schule, sind bisweilen in den Schulräumen selbst untergebracht und werden von Lehrkräften geleitet bzw. der Schulpflegerin, die gleichzeitig auch die Schulspeisung besorgt, so daß

drei Aufgaben, die der Schulpflege, der Schulspeisung und des Hortes
in einer Hand vereinigt sind. Man rechnet für 40 Kinder eine Aufsicht, die Kinder werden mit Schularbeiten und Spielen im Freien,
auch gärtnerischen Arbeiten beschäftigt, wenn Hortgärten vorhanden sind. Es bestehen Einrichtungen zum Ausruhen, auch können
Speisungen veranstaltet werden. Werden diese Speisungen auf mehrere Mahlzeiten ausgedehnt, so entwickelt sich der Hort zum Tageshort
oder Tageskinderheim. Die Kosten werden durch Vereine, private
Mittel, eventuell durch Verteilung auf die beteiligten Eltern aufgebracht. Beaufsichtigung der Einrichtungen und Zöglinge durch den
Schularzt erforderlich.

4. **Ferienkolonien** (zuerst 1877 in Zürich), die älteste aller gesundheitlichen Einrichtungen der Schule. Auswahl der Kinder durch den
Schularzt und den Lehrer nach ihrer körperlichen Beschaffenheit.
Gründe sind zu sehen in: Blutarmut, ungenügender Entwicklung,
Drüsenschwellungen, Genesungszuständen nach überstandenen Krankheiten. Kinder mit ansteckenden Krankheiten, schweren Gebrechen
oder solche, die noch besonderer Bedienung bedürfen, sind ausgeschlossen. Verschickung in geschlossenen Kolonien unter Führung
eines Lehrers oder einer Lehrerin entweder aufs Land, seltener in
Familienfürsorge, häufiger in besondere durch Vertrag gesicherte
gemeinsame Räume. Manche Städte haben eigene Heime, die aus
Stiftungsmitteln errichtet sind. Die Kinder erhalten eine kräftige
Kost, führen ein regelmäßiges Leben mit reichlichem Aufenthalt im
Freien und, wenn angängig, Gelegenheit zum Baden. Kein Unterricht, Dauer des Aufenthalts 4 Wochen, eventuell auch während der
Schulzeit. Erfolge günstig. Die Kosten werden getragen durch be-
sondere Wohlfahrtsvereine unter Beitragsbeteiligung der Gemeinden
und eventuell teilweiser oder vollständiger Heranziehung der Eltern.

5. **Landaufenthalt für Stadtkinder, sog. Erholungsfürsorge.** Unterbringung entweder in Familien oder, wie auf dem Heuberg, auf früheren
Truppenübungsplätzen. Auswahl der Kinder durch den Schularzt und
den Lehrer. In Frage kommen Kinder mit zurückgebliebenem Wachstum und ungenügender Ernährung, ferner Kinder mit ungünstigen
häuslichen Verhältnissen, bei denen die Erholung durch viel Aufenthalt im Freien oder durch eine Abwechslung oder Befreiung von ungünstigen häuslichen Umständen bzw. von seelischem Druck gewährleistet ist. Kinder mit schwereren Krankheitszuständen oder solche,
die der Wartung bedürfen, sind ausgeschlossen. Dauer des Aufenthalts meist 6 Wochen. Aufsicht durch Lehrer, wenn Unterbringung
in größeren Quartieren, sonst nur gelegentliche Besuche durch die
Aufsichtsperson.

6. **Walderholungsstätten** waren ursprünglich gedacht als Mittel
zur Bekämpfung der Tuberkulose, sind jetzt überhaupt bestimmt
für bewegungsfähige, erkrankte oder in der Genesung befindliche
Kinder. Tagessanatorien im Walde, Heilbehandlung durch Schwestern
unter ärztlicher Aufsicht mit Luft, Liegekuren, milden Bädern, Er-
nährungspflege. Baracken im Walde für Aufenthalt der Kinder,

Küche, offene Liegehallen, Aborte, Bade-, Waschräume. Gegeben wird Frühstück, Mittag, Vesper, Abendbrot. Nachteile: Weg hin und zurück mit all seinen Schädlichkeiten, Aufenthalt nachts zu Hause, eventuell unter ungünstigen Bedingungen. Sie sind also nur ein Notbehelf, weisen aber trotzdem unter gewissen Bedingungen gute Erfolge auf.

7. Waldschulen, zuerst 1904 in Charlottenburg. Eingerichtet und betrieben ähnlich wie 6., nur unter Hinzuziehung von Schulunterricht, der allerdings kürzer ist als sonst. Unterricht vom Frühjahr bis zum Spätherbst, eventuell Winter. In den Ferien dienen die Räume als Tagesferienkolonien. Erfahrungen gut, besonders mit den Mittelklassen, trotz derselben Nachteile, die unter 6. erwähnt wurden. Deshalb befinden sich in manchen Walderholungsstätten und Waldschulen Schlafbaracken. Die Erfolge sind dann wesentlich besser.

8. Kinderheilanstalten, Seehospize, Solbäder nur für kranke Kinder, die intensiverer Behandlung bedürfen. Ursprünglich nur Mittel im Kampf gegen die Tuberkulose des Kindesalters, jetzt auch nach Unfällen und Verletzungen sowie bei allen möglichen Organerkrankungen. Heilfaktoren: hauptsächlich Besonnung, klimatische Einwirkung der See, Einwirkungen der Sole. Auswahl der Kinder nach Untersuchung durch den Schularzt, der auch die Regelung der Kostenfrage herbeiführt.

9. Schulzahnpflege. Beinahe 100 % aller Kinder leiden an Zahncaries. Ursachen: Rachitis, zu enge Zahnstellung, mangelnde Reinlichkeit, schlechtes Kauen, Naschen von Süßigkeiten. Bei rechtzeitiger Behandlung kann das Gebiß vor Ausdehnung der Erkrankung geschützt werden. In der Schule daher Belehrung im Anschluß an Klassenuntersuchungen, auf Elternabenden usw. Außerdem Untersuchung durch Schularzt bzw. Schulzahnarzt und Benachrichtigung der Eltern. In manchen Städten auch Behandlung der erkrankten Kinder entweder bei Zahnärzten, die durch besonderen Vertrag mit der Stadt derartige Behandlungen übernommen haben, oder in einer Schulzahnklinik, die mit allen Einrichtungen der Zahnbehandlung ausgestattet ist und unter Leitung eines hauptamtlich angestellten Schulzahnarztes mit Hilfszahnärzten steht. In manchen Kreiswohlfahrtsämtern sind fahrbare Schulzahnkliniken vorhanden; bei Familienbehandlung von Krankenversicherten werden auch die Zahnkliniken der Ortskrankenkassen herangezogen. Zu jeder Behandlung ist vorherige Genehmigung der Eltern erforderlich, die aber meist gern erteilt wird. Die Kosten werden entweder durch die Jugendfürsorge, die Gemeinde, Krankenkasse, Versicherung oder die Eltern bestritten bzw. die Behandlung ist vollkommen frei. Nur planmäßig durchgeführte Untersuchungen können eine allmähliche Sanierung des Zahnzustandes in allen sozialen Klassen herbeiführen. Auch hier hat sich die Schulschwester von der Ausführung der erteilten Ratschläge zu überzeugen, in den Schulzahnkliniken ist systematisch über jedes Kind und die gesamte Tätigkeit genau Buch zu führen und das Material statistisch auszuwerten.

Gewerbehygiene.

Von

Georg Wildführ-Leipzig.

Mit 1 Textabbildung.

Aufgabe der Gewerbehygiene ist es, den Einfluß der beruflichen Tätigkeit selbst und der während dieser Beschäftigung auf den Arbeiter einwirkenden Schädlichkeiten zu untersuchen und die Maßnahmen zur Beseitigung dieser Schädlichkeiten anzugeben.

Über den Grad der in den einzelnen Berufen bestehenden Schädlichkeiten gibt die *Mortalitäts- und Morbiditätsstatistik* Anhaltspunkte, jedoch ist der Vergleich solcher Statistiken untereinander sehr schwierig, da ihre Zahlen zum Teil auf sehr verschiedenen Unterlagen aufgebaut sind. Des weiteren spielen die verschiedenen Zeitperioden des hygienischen und technischen Wissens eine große Rolle. In den verschiedenen Industriestaaten sind die Lebensbedingungen und der Altersaufbau unterschiedlich. Auch in den einzelnen Berufen ist der Altersaufbau sehr verschieden, was beim Vergleich der Statistik der betreffenden Berufe berücksichtigt werden muß.

Zum Vergleich der *Mortalität* (Mortalität oder Sterblichkeit = Todesfälle auf 1000 Arbeiter jährlich) verschiedener Berufsklassen untereinander bedient man sich meistens der *Standardberechnung,* d. h. ,,es wird berechnet, wie hoch in jedem Berufe die Sterblichkeit wäre, wenn die Altersbesetzung der Berufsgruppen derjenigen der männlichen oder weiblichen Gesamtbevölkerung entsprechen würde, wobei die Sterblichkeit der letzteren gleich 100 gesetzt werden kann'' (Koelsch).

Morbidität ist die Zahl der jährlichen Erkrankungsfälle auf 1000 Arbeiter. Ihre statistische Erfassung ist sehr schwierig. Der Begriff der Krankheit ist oft unbestimmt, zuweilen werden nur die schweren mit Arbeitseinstellung verbundenen Fälle gezählt, zuweilen alle. Die statistischen Angaben werden bezogen auf 100 ,,Vollarbeiter'' oder 100 Mitglieder einer Kasse. Ein Vollarbeiter = Zahl der Arbeitstage sämtlicher Arbeiter dividiert durch 300 bzw. in Betrieben mit Sonntags- und Nachtschicht durch 720. Bei Betrieben mit häufig wechselnden Arbeitern verteilen sich dabei die beobachteten Krankheiten auf eine zu hohe Zahl.

Unter ,,Krankenziffer'' wird die Zahl der Krankmeldungen verstanden, an die sich eine Vergütung für Krankheitstage anschloß, berechnet auf 100 Vollarbeiter.

Die *Erkrankungshäufigkeit* ist die Zahl der auf je 100 Vollarbeiter entfallenden Krankheitsfälle.

Der Quotient aus Erkrankungshäufigkeit und Krankenziffer ist der *Wiedererkrankungskoeffizient.*

Als *Durchschnittsdauer* der Krankheit gilt in Deutschland die durchschnittliche Zahl der Tage, für die das gesetzliche Krankengeld gezahlt wird. Hierbei gehen der Statistik alle leichten Erkrankungsfälle von weniger als 3 Tagen und alle schweren von über 26 Wochen sowie alle nach mehr als 26 Wochen eintretenden Todesfälle verloren, da nur bei mehr als dreitägiger Arbeitsunterbrechung bis zu 26 Wochen Krankengeld gezahlt wird.

(Die Häufigkeit der Krankmeldungen und die Krankheitsdauer werden mit beeinflußt durch die Höhe des Krankengeldes und die Häufigkeit der

Kontrolle durch Krankenbesucher. Hohes Krankengeld erleichtert die Krankmeldung und führt zu späterem Gesundmelden, ebenso schlechte Konjunktur. Im Kleinbetrieb ist die Abkömmlichkeit schwerer als im Großbetrieb.)

Krankheitswahrscheinlichkeit = Zahl der auf 100 Arbeiter entfallenden Krankheitstage = Produkt aus Erkrankungszahl und Krankheitsdauer.

Weitere die Mortalitäts- und Morbiditätsstatistik beeinträchtigende Momente sind: Schwierigkeit der Umgrenzung einer Gewerbsgruppe und Bestimmung der Stellung in der Berufsgruppe (selbständig oder unselbständig, Art der Arbeit innerhalb des Berufs), öfterer Wechsel der Arbeiter zwischen verschiedenen Berufen, Berufsauslese. Einzelne Berufe verlangen große Körperkraft (Schlosser, Brauer, Schmiede, Bergarbeiter, Lastträger u. ä.). Die Kränklichen müssen aus solchen Berufen abwandern, wodurch deren Statistik leicht zu günstig erscheint. Umgekehrt kann die Statistik solcher Berufe, die auch von schwächlichen Menschen ausgeübt werden können, durch Zuwanderung von Kranken zu ungünstig werden (Schneider, Textilarbeiter, Krämer, Schreiber usw.). Für bestimmte Berufe ist ärztliche Untersuchung vorgeschrieben, wodurch Kränkliche ferngehalten werden (Bleiarbeiter, Bergarbeiter usw.). Berufsauslese ist weniger für die Krankheitshäufigkeit als für die Mortalität von Einfluß; leichte Arbeit kann vielfach vom kranken Arbeiter *noch* geleistet werden, ohne zur Krankmeldung zu führen, wogegen Schwächlinge in einzelnen Berufen die Todeszahl der ersten Jahresgruppen erhöhen.

Unfälle.

Als Unfall definiert man eine erkennbare Schädigung des Körpers, die durch ein einmaliges, plötzliches, von außen her einwirkendes

Tabelle 1. *Auf 1000 Versicherte entfielen Unfälle:*

	Im Jahre					
	1927	1928	1929	1930	1931	1932
1. Gewerbliche Berufsgenossenschaften:						
Unfälle gemeldete . . .	77,37	82,23	80,73	66,60	56,12	51,48
„ entschädigte . .	4,97	5,02	4,81	3,23	3,39	2,45
„ tödliche . . .	0,42	0,41	0,40	0,34	0,29	0,28
2. Landwirtschaftliche Berufsgenossenschaften:						
Unfälle gemeldete . . .		16,59	17,85	17,18	16,87	15,59
„ entschädigte . .		5,52	5,84	5,29	4,18	2,78
„ tödliche . . .		0,20	0,21	0,19	0,17	0,18
3. Ausführungsbehörden:						
Unfälle gemeldete . . .				49,70	47,27	38,01
„ entschädigte . .				4,45	5,23	2,96
„ tödliche . . .				0,25	0,27	0,21
4. Bergbau:						
Unfälle gemeldete . . .						158,72
„ entschädigte . .						11,80
„ tödliche . . .						1,69

Ereignis verursacht ist. Rechtlich ist der Begriff „plötzlich" = kürzeste Zeitspanne auf einige Stunden bis zur Dauer einer Arbeitsschicht ausgedehnt worden. Auch muß das „einmalige schädigende Ereignis" direkt beobachtet, erkennbar oder aus der Wirkungsart ersichtlich sein. Zu den „Betriebsunfällen" gehören neben den Unfällen, die bei der eigentlichen Berufsausübung auftreten, auch die, welche sich im Zusammenhang mit der Betriebsarbeit ereignen.

Die Bewegung der Unfälle sei aus den Zahlen der Jahre 1929/32 dargestellt (siehe Tabelle 1).

1932 (berechnet auf 300 Arbeitstage) ereigneten sich somit in den unfallversicherungspflichtigen Betrieben 2565 Betriebsunfälle, von denen 25 tödlich verliefen.

Der in den Jahren 1931/32 erfolgte Rückgang der Zahlen erklärt sich aus der rückläufigen Konjunktur der Wirtschaft.

Zur Ergründung des Unfallursachenkomplexes bedient man sich zwecks Ausgleichung einmaliger Störungen (Massenunfälle usw.) der Zahlen eines größeren Zeitabschnittes (z. B. 5 Jahre). Für die

Tabelle 2. *Fünfjahresdurchschnitt aller gewerblichen Berufsgenossenschaften*[1].

Gemeldete Unfälle	Entschädigte Unfälle	Todesfälle
71,348	5,559	0,567

Tabelle 3. *Fünfjahresdurchschnitt einzelner Berufsgenossenschaften*[1].

Gemeldete Unfälle		Entschädigte Unfälle		Todesfälle	
Brauerei, Mälzerei	186,11	Fuhrwerk	12,22	See	5,31
Hüttenwalzwerk	149,04	Müllerei	10,36	Binnenschiffahrt	1,83
Fuhrwerk	135,61	Binnenschiffahrt	8,79	Fahrzeug, Reittier	1,43
Maschinen, Kleineisen	122,80	Hüttenwalzwerk	8,29	Fuhrwerk	1,24
Eisen, Stahl	114,62	Fleischerei	8,29	Müllerei	0,95
Knappschaft	110,55	Papiermacher	8,23	Brauerei, Mälzerei	0,890
Gas, Wasser	106,22	Großhandel, Lagerei	7,93	Hütten-Walzwerk	0,837
Großhandel, Lagerei	103,11	Knappschaft	7,92	Großhandel, Lagerei	0,75
Privatbahn	100,26	Norddeutsche Metall	7,64	Steinbruch	0,70
Straßenbahn, Kleinbahn	99,93	Baugewerbe	7,61	Schornsteinfeger	0,64
Papiermacher	97,51	Tiefbau	7,30	Papiermacher	0,60
Tiefbau	97,07	Brauerei, Mälzerei	6,90	Knappschaft	0,574
Müllerei	93,41	Steinbruch	6,60	Gas, Wasser	0,56
Feinmechanik, Elektrotechnik	92,83	Eisen, Stahl	6,59		
Norddeutsche Metall	90,44	Schmiede	6,28		

---

[1] Tabelle nach LUTZ.

gemeldeten entschädigten und tödlichen Unfälle in den gewerblichen Berufsgenossenschaften ergeben sich, berechnet auf 1000 Versicherte, für den Zeitabschnitt 1925/29 die in den Tabellen 2 und 3 angeführten Zahlen.

An erster Stelle stehen somit die tödlichen Unfälle im Transportwesen, bei den entschädigten Unfällen ebenfalls ein Zweig des Transportwesens. Auch bei den gemeldeten Unfällen übertrifft das Transportwesen · den Gesamtdurchschnitt der 5 Jahre. Die hohe Zahl der gemeldeten Unfälle in Brauerei und Mälzerei dürfte zum Teil alkoholbedingt sein.

Die Aufteilung der Unfälle nach dem Schuldproblem, die vom Reichsversicherungsamt durchgeführt wurde, ergab zuletzt:

Schuld des Arbeitgebers 12,06 %, von denen 10,09 % auf ungenügende Schutzvorrichtungen und Betriebseinrichtungen und 1,97 % auf mangelhafte Aufsicht und Anweisung entfallen.

Schuld des Arbeiters 41,26 %, von denen 28,96 % auf Unvorsichtigkeit und Ungeschicklichkeit, 11,7 % auf Vergehen gegen die bestehenden Vorschriften bzw. · Nichtbenutzung der Schutzvorrichtungen, 0,55 % auf Trunkenheit, Leichtsinn usw., 0,05 % auf unzweckmäßige Kleidung entfallen.

Schuld beider Teile 0,9 %.

Schuld von Arbeitskameraden oder Fremden 5,94 %.

Allgemeine Betriebsgefahr 37,65 %.

Höhere Gewalt, Zufälle usw. 2,18 %.

Über den Anteil Jugendlicher und Frauen an den Unfällen berichtet Tabelle 4 (1932)[1]:

Tabelle 4.

	Gewerbliche Berufsgenossenschaften	Landwirtschaftliche Berufsgenossenschaften	Aufsichtsbehörden	Bergbau
Jugendliche bis zu 18 Jahren:				
männliche. . .	930	1 343	42	100
weibliche . . .	175	569	4	—
Erwachsene:				
männliche. . .	16 349	25 282	4282	nicht bekannt
weibliche . . .	1 867	11 867	279	nicht bekannt

Da auf Grund gesetzlicher Bestimmungen Jugendliche und Frauen nicht mit gefährlichen Arbeiten beschäftigt werden dürfen, sind diese Unfälle vornehmlich auf das persönliche Versagen der Betroffenen zurückzuführen.

Auch bei den Neueingestellten liegt die Unfallzahl in den Betrieben höher als beim Stammpersonal. Die Ursachen hierfür liegen in der noch ungewohnten Tätigkeit, in den anfangs unzureichenden Kenntnissen der Arbeit und Arbeitsbedingungen und zum Teil auch in einer mangelhaften Aufmerksamkeit.

---

[1] Tabelle nach LUTZ.

Die Verteilung der Unfälle auf eine *Arbeitswoche* ist verschieden und scheint durch die Eigenart des jeweiligen Betriebes bedingt zu sein. So finden wir teils am Montag eine starke Unfallhäufung, wohl infolge des nach dem Ruhetage fehlenden Übungsgewinns, teils liegt die Unfallspitze auch in der zweiten Wochenhälfte. Für jeden einzelnen Betrieb sind also die besonderen Verhältnisse zu berücksichtigen.

Die unterschiedliche Verteilung der Unfälle tritt auch im Verlaufe eines *Arbeitstages* deutlich hervor. Sie ist ebenfalls abhängig von der Art des Betriebes.

Vielfach steigt die Zahl der Unfälle im Laufe des Sommerhalbjahres gegen Mittag an und erreicht, da wahrscheinlich die kurze Mittagspause zu wenig Erholung gewährt, in der zweiten bzw. dritten Mittagsstunde ihren Höhepunkt. Im Winterhalbjahr sind die Unfälle im allgemeinen gleichmäßiger über den ganzen Tag verteilt, jedoch findet man auch einen geringen Anstieg der Unfälle gegen Mittag.

Durch die *Schuld Dritter* bedingte Unfälle werden nicht nur von Fremden, sondern auch von Arbeitskameraden verursacht, welche den Arbeitsplatz beim Schichtwechsel in unvorschriftsmäßigem Zustand übergeben.

Bei den *Wegunfällen* finden wir die höchsten Zahlen im Sommer auf dem Heimweg. Man hat hieraus auf eine Übermüdung der Arbeiter bei der Sommerarbeitszeit geschlossen.

Unfallschäden.

Die durch Unfälle entstehenden Schäden werden zum großen Teil hervorgerufen durch Einwirkung *stumpfer Gewalt, Schlag, Stoß, Sturz usw.* Es kommt zu Quetschungen, Prellungen, Blutergüssen, Knochenbrüchen, Wirbelsäulenverletzungen, Schädelverletzungen usw. Eine große Rolle spielen auch die durch Werkzeuge und Maschinen verursachten *Hieb-, Schnitt- und Rißwunden* (z. B. Verletzungen durch Kreissägen, Stanzen usw.). Hierzu zählen die *Splitterverletzungen* (Augenverletzungen!). In Betrieben, wo mit leicht entzündlichen Stoffen gearbeitet wird (Benzine, Benzol, Teeröle u. a.) besteht *Feuers- und Verbrennungsgefahr.* Über Spättod nach Verbrennungen siehe Tabelle 5.

Tabelle 5.

Spättod nach Verbrennung	Zweiten Grades	Dritten Grades
des ganzen Körpers	nach 40 Std	—
über die Hälfte des Körpers	„ 50 „	6—16 Std
über ein Drittel des Körpers	„ 70 „	20—36 „
über ein Viertel des Körpers	„ — „	40—54 „
über ein Sechstel des Körpers . . .	„ — „	64—82 „
über ein Achtel des Körpers	„ — „	92 „

Durch heißen Dampf (Dampfkesselexplosion) und heiße Flüssigkeiten entstehen *Verbrühungen*. Die fortschreitende Elektrifizierung des Wirtschaftslebens hat zu einer Erhöhung der Unfälle durch *elektrischen Strom* geführt.

Gleichstrom ist weniger gefährlich als Wechselstrom, bei welchem 25 bis 50 Perioden am gefährlichsten sind. Ströme mit sehr hohen und sehr schwachen Spannungen lassen den Körper unbeeinflußt. Todesfälle sind bereits bei 50 V Spannung eingetreten. Neben Spannung sind Stromstärke und -dichte maßgebend. So führen Ströme mit 0,015 Amp. zu schweren Verbrennungen, 0,1 Amp. ist lebensgefährlich. Je weiter Ein- und Austrittsstelle des Stromes auseinanderliegen, um so größer ist seine Dichte. Außerdem ist von Bedeutung, ob der Strom beim Durchgang durch den Organismus lebenswichtige Organe trifft, sowie die Dauer der Berührung und der Widerstand der Haut, welcher je nach Derbheit und Durchfeuchtungsgrad zwischen 2000 und 2 Millionen Ohm liegt.

Wichtig: Bei allen bewußtlosen Stromverletzten ist künstliche Atmung so lange durchzuführen, bis durch das Auftreten sicherer Todeszeichen feststeht, daß keine Hilfe mehr möglich ist.

Zahlenmäßig am geringsten sind Unfälle durch *ausströmende Gase*. Reizgase (nitrose Gase, Phosgen) wirken auf Schleimhaut und Lungengewebe (Lungenödem). Stickgase verdrängen den Sauerstoff der Luft; Erstickung durch Sauerstoffmangel.

Behandlung: Bei Stickgasen lange fortgesetzte künstliche Atmung mit Sauerstoff-Kohlensäuregemischen, Lobelin; bei Reizgasen absolute Ruhiglagerung des Patienten, auch der Leichtvergifteten, *keine* künstliche Atmung.

Unfallverhütung.

Auf Grund der Gewerbeordnung sind die Unternehmer verpflichtet, Arbeitsräume, Betriebsvorrichtungen, Maschinen und Gerätschaften so einzurichten und zu unterhalten, daß die Arbeiter gegen Gefahren für Leben und Gesundheit weitgehendst geschützt sind. Die Unfallverhütungsvorschriften der Berufsgenossenschaften und ergänzenden Sonderverordnungen sind einzuhalten. *Unfallsichere Konstruktionen* der Maschinen sind durchzuführen. Für geeignete, eng anliegende *Arbeitskleidung* ist zu sorgen. Verbrennungen, Verbrühungen usw. der Füße sind durch zweckmäßige Fußbekleidung auszuschalten. Zum Schutz des Haares vor Erfaßtwerden von Transmissionen, Riemen, Maschinen usw. dient Kopfschutz.

Erforderlich ist *tägliche Überwachung* der maschinellen Anlagen, Transportwege sowie auch der Belegschaft.

Der Unfallverhütung dienen weiter straffe Arbeitsdisziplin und Aufklärung und Belehrung (Unfallbilder!) über die Arbeitsvorgänge und deren Gefahren.

Im einzelnen folgendes beachten:
Treppenöffnungen und Falltüren umfriedigen;
Maschinen und Transmissionen mit Schutzgittern umgeben, eckige rotierende Teile möglichst durch runde ersetzen;

alle Maschinen mit leicht erreichbaren, gegen Selbsteinrücken geschützten Ausrückvorrichtungen versehen;

Schwungräder einfriedigen, nicht mit der Hand andrehen;

einzeln abstellbare Transmissionsstränge erforderlich;

Riementransmissionen mit Riemenaufleger und Ausrückvorrichtung bedienen;

Einrückvorrichtungen der Stanzen und Pressen so einrichten, daß beide Hände aus dem Gefahrenbereich entfernt werden müssen;

Kreissägen mit Schutzhauben versehen, die gegen Berührung und Fortschleudern des Holzes sichern;

Hobel- und Abrichtemaschinen mit *runder* Messerwelle versehen;

Schleifsteine mit Hauben umgeben, die Wegschleudern zersprungener Steine verhindern;

Zentrifugen mit Einrichtungen versehen, die Öffnen nur in Ruhestellung gestatten;

auch bei landwirtschaftlichen Maschinen alle rotierenden Teile (Zahnräder, Messer) soweit wie möglich umkleiden;

alle Schutzvorrichtungen so anbringen, daß sie von den Arbeitern nicht entfernt werden können, sie dürfen aber die Geschwindigkeit des Arbeitens nicht wesentlich herabsetzen;

Inbetriebsetzen der Kraftmaschinen allen Arbeitern durch deutliches Signal bekanntgeben.

Gesetzliche Bestimmungen zum Schutze der Arbeiter.

Der gesetzliche Arbeiterschutz basiert auf der „Gewerbeordnung (GO.) für das Deutsche Reich" vom 21. 6. 1869. Sie wurde mehrfach abgeändert bzw. durch neue gesetzliche Bestimmungen ergänzt.

Die hygienisch wichtigen Bestimmungen beziehen sich auf Arbeitsräume (siehe unter Fabrikgebäude) und Arbeitszeit.

Die Bestimmungen über letztere sind in folgenden früheren und neuen Vorschriften verankert: Gewerbeordnung, Verordnungen über Regelung der Arbeitszeit gewerblicher Arbeiter vom 23. 11. und 17. 12. 1918; Verordnung über die Regelung der Arbeitszeit vom 13. 3. 1919; Verordnung über Arbeitszeit vom 14. 4. 1927; Gesetze über Ordnung der nationalen Arbeit vom 20. 1. 1934; Arbeitszeitordnung (AZO.) vom 26. 7. 1934; VO. des RAM. über die Arbeitszeitordnung und andere arbeitsrechtliche Vorschriften vom 30. 4. 1938 mit Ausführungsverordnung vom 12. 12. 1938; Anordnung über Arbeitszeitverkürzung für Frauen, Schwerbeschädigte und minderleistungsfähige Personen vom 22. 10. 1943 (Freizeitanordnung); Anordnung Nr. 26 des Kontrollrats vom 26. 1. 1946 (Wiedereinführung des 8-Stundentages und der 48stündigen Arbeitswoche); für die *sowjetische Besatzungszone*: Befehl Nr. 56 der sowjetischen Militärverwaltung vom 17. 2. 1946.

Die regelmäßige Arbeitszeit (ohne Pausen) beträgt 8 Std. Sie darf bei anderer Verteilung (Halbtagsdienst am Samstag usw.) 10 Std täglich nicht überschreiten. Durch Vor- und Abschlußarbeiten kann sie um 2 Std täglich erweitert werden. Eine Mehrarbeit bis zu höchstens 2 Std täglich kann an 30 Tagen im Jahr ausgeführt werden. Für gesundheitsgefährliche Arbeiten kann das Ministerium Beschränkungen der Arbeitszeit anordnen. Zwischen zwei Arbeitsschichten ist eine ununterbrochene Ruhezeit von mindestens 11 Std, im Beherbergungsgewerbe, in Gast- und Schankwirtschaften von 10 Std einzuhalten. Bei einer Arbeitszeit über 6 Std ist männlichen Personen eine halbstündige, bzw. zweimal eine viertelstündige Pause zu gewähren. Bezüglich der Arbeitszeit der Frauen siehe unter „Frauenarbeit".

Für den Bergbau unter Tage gilt die Regelung, daß an Arbeitsstellen mit einer Temperatur über 28° C die Arbeitszeit zu verkürzen ist. Sonderbestimmungen bestehen für Bäckereien und Konditoreien auf Grund des Gesetzes über die Arbeitszeit dieser Betriebe vom 29. 6. 1936. Über weitere besondere Arbeitszeitvorschriften für einzelne Betriebe siehe die einschlägigen Verordnungen. Zu Arbeiten an Sonn- und Festtagen können die Arbeiter nicht verpflichtet werden. Die den Arbeitern zu gewährende Ruhe hat für jeden Sonn- und Festtag mindestens 24, für zwei aufeinanderfolgende Festtage 36, für das Weihnachts-, Oster- und Pfingstfest 44 Std zu dauern. In Bergwerken, Salinen, Aufbereitungsanstalten, Brüchen, Gruben, Hüttenwerken, Fabriken, Werkstätten, Zimmerplätzen, Werften, Ziegeleien, Bauten dürfen Arbeiter an Sonn- und Festtagen nicht beschäftigt werden. Es sind jedoch Ausnahmen zulässig in Notfällen, im öffentlichen Interesse, bei gesetzlich vorgeschriebener Inventur, zur Bewachung, Reinigung und Instandhaltung von Betriebsanlagen, zur Verhütung des Verderbens von Rohstoffen usw.

Als bezahlter Urlaub werden im allgemeinen jährlich 12 Arbeitstage nach $^1/_2$jähriger Wartezeit gewährt. Frauen ist zusätzlich monatlich ein bezahlter Hausarbeitstag zu gestatten. Schwerbeschädigte und politisch Verfolgte erhalten 6 Tage Zusatzurlaub.

Nach Befehl Nr. 56 der sowjetischen Militärverwaltung ist für die *östliche Besatzungszone* ebenfalls der 8-Stundentag oder die 48stündige Arbeitswoche mit Ausnahme für die Landwirtschaft festgelegt. Mit Erlaubnis der Chefs der Militärverwaltungen in den Ländern der sowjetischen Besatzungszone kann eine andere Arbeitszeit festgesetzt werden für gesundheitsschädliche Arbeiten, für Arbeiten, für die ihrem Charakter nach der 8-Stundenarbeitstag nicht zweckmäßig ist, sowie für Schwer- und Saisonarbeiten.

Auf den noch nicht völlig entwickelten Körper wirken die Berufsschädigungen erheblich stärker ein. So ist die Morbidität der Jugendlichen in allen Berufen größer als die der Erwachsenen. Daher ist die Beschäftigung von Kindern und Jugendlichen durch das *Jugendschutzgesetz* vom 30. 4. 1938 mit den Ausführungsbestimmungen vom 12. 12. 1938 festgelegt. Für Haus-, Landwirtschaft, Garten-, Weinbau, Imkerei, Forstwirtschaft, Tierzucht, Fischerei, See-, Binnenschiffahrt, Flößerei und Luftfahrt (ausschl. Land- und Bodenbetriebe) gelten Sonderregelungen. In Familienbetrieben arbeitende Jugendliche, die mit dem Unternehmer bzw. dessen Ehegatten bis zum 3. Grade verwandt sind, unterstehen den „Bestimmungen über gefährliche Arbeiten".

Kinder im Sinne des Jugendschutzgesetzes sind Knaben und Mädchen unter 14 Jahren und solche über 14 Jahre, die noch zum

Besuch der Volksschule verpflichtet sind. *Jugendliche* im Sinne des Gesetzes sind Personen von 14—18 Jahren. Mit gewissen Ausnahmen ist Kinderarbeit grundsätzlich unzulässig. Mit besonderer Genehmigung (Gewerbeaufsichtsamt) dürfen volksschulpflichtige Kinder zu leichten Arbeiten im Handelsgewerbe, Austragen von Waren, Botengängen, Handreichungen beim Sport herangezogen werden. Verboten für Kinder sind nachstehende Arbeiten bzw. Arbeiten in nachstehenden Betrieben, einschl. Familienbetriebe:

Werkstätten, in denen durch Dampf, Wind, Wasser, Gas, Luft, Elektrizität bewegte Maschinen verwendet werden, ausgenommen Kleinstmaschinen (500 W), Bedienung von Aufzügen aller Art.

Arbeiten, bei denen Lasten von mehr als 8 kg von Hand bewegt oder befördert werden.

Alle Ofen- und Feuerarbeiten.

Bergbau, Brüche und Gruben.

Kalk- und Gipsbrennereien.

Werkstätten der Glasbläser, -ätzer, -schleifer, -mattierer, mit Ausnahme der Arbeiten vor der Lampe.

Glasmalereien.

Werkstätten, in denen Quecksilber verwendet wird.

Werkstätten zur Anfertigung von Schieferwaren mit Ausnahme der Ausstattung von Griffeln, Linieren und Einrahmen der Tafeln.

Werkstätten der Steinbohrer, -schleifer, -polierer.

Steinmetzen und Steinhauereien.

Töpfereien und andere keramische Betriebe einschließlich Bemalen.

Ziegeleien.

Werkstätten, in denen Blei- und Zinnspielwaren bemalt werden.

Metallgießereien aller Art.

Werkstätten für Galvanisierungsarbeiten oder Galvanoplastik.

Feilenhauereien.

Werkstätten für Gürtler und Bronzeure.

Werkstätten, in denen Blei, Kupfer, Zink, Leichtmetalle oder Legierungen dieser Metalle bearbeitet werden, mit Ausnahme von Sortieren und Zusammensetzen von Uhrenbestandteilen.

Werkstätten für Herstellung und Ausbesserung von Waffen.

Austragen von Waffen und Munition.

Bedienen von Apparaten, in denen sich Flüssigkeiten, Dämpfe oder Gase unter Druck befinden.

Werkstätten zur Herstellung von Explosivstoffen, Feuerwerkskörpern, Zündhölzern und sonstigen Zündwaren, Austragen dieser Waren aus Werkstätten und Verkaufsstellen.

Werkstätten, in denen Zellhorn verarbeitet wird.

Bleichereien, Färbereien.

Tierhaarschneidereien aller Art.

Lumpensortieren einschließlich Einsammeln.

Pudern, Bronzieren in der Papierverarbeitung.

Vulkanisieranstalten.

Holzfällen, Holzhacken.

Drechslereien, Tischlereien.

Holzschleifarbeiten.

Zimmerplätze.

Felleinsalzereien, Gerbereien.

Werkstätten zur Anfertigung von Gummi-, Guttapercha-, Kautschuk-waren.

Haar-, Borstenzurichtereien, Bürsten-, Pinselmachereien.

Werkstätten für Perlmutterverarbeitung.

Fleischereien.

Bäckereien.

Kellereien.

Herstellung von Fischmarinaden, -konserven, -räucherwaren.

Beschäftigung in der Konservenindustrie.

Werkstätten in der Tabakindustrie.

Bauten aller Art.

Werkstätten der Maler und Anstreicher.

Spritzen von Farben, ausgenommen Wasserfarben.

Werkstätten zur Anfertigung von Polsterwaren.

Bettfedernreinigungsanstalten.

Schornsteinfegergewerbe.

Wäschereien und chemische Waschanstalten.

Kohlenhandlungen.

Mehlhandlungen.

Mischen und Mahlen von Farben.

Beschäftigung an Tankstellen einschließlich Wagenwaschen und Ab-spritzen.

Feilbieten von Waren an öffentlichen Wegen, Plätzen usw. im stehenden Gewerbebetrieb oder im Gewerbe im Umherziehen.

Beförderung von Personen und deren Gepäck.

Gast- und Schankwirtschaften.

Kegelaufsetzen und andere Hilfeleistungen beim Kegelspiel.

Lichtspieltheater.

Abdeckereien und Werkstätten zur Verwertung von Knochen, Blut, Fleischabfällen.

Bei erlaubter Beschäftigung für Kinder sind folgende Einschrän-kungen zu beachten: Beschäftigung nur zwischen 8 und 19 Uhr (einschl. Arbeitsweg) erlaubt, vor dem Vormittagsunterricht bis höch-stens 2 Std, während der Schulferien insgesamt 4 Std täglich. Eine zweistündige Ruhepause ist nach dem Vormittagsunterricht, eine ein-stündige Ruhepause nach dem Nachmittagsunterricht einzuschalten. Bei einer mehr als dreistündigen Arbeitszeit ist eine halbstündige Pause erforderlich. Während der Schulferien sind 14 Tage Urlaub zu ge-währen. Keine Arbeit an Sonn- und Feiertagen. Mit besonderer Genehmigung (zu prüfen vom Gewerbeaufsichtsamt) ist die Zulassung von Kindern bei Musik-, Theateraufführungen, Schaustellungen usw. möglich.

Für Jugendliche ist eine tägliche Arbeitszeit von 8 Std und eine Wochenarbeitszeit von 48 Std erlaubt. Die Berufsschulzeit ist auf die Gesamtarbeitszeit anzurechnen. Diese darf bei anderer Ver-teilung der Arbeitszeit (Halbtagsarbeit am Samstag usw.) nicht mehr als 9 Std täglich (in Ausnahmefällen für Jugendliche über 16 Jahre 10 Std täglich und 54 Std wöchentlich [Gewerbeaufsichtsamt]) be-tragen. Vor- und Abschlußarbeiten sind durch späteren Beginn bzw. früheren Schluß auszugleichen, dabei ist für Jugendliche über 16 Jahre $^{1}/_{2}$ Std Mehrarbeit täglich zulässig. Als arbeitsfreie Zeit zwischen

2 Arbeitsschichten sind grundsätzlich 12 Std, im Gast- und Schank-
wirtschaftsgewerbe, in Bäckerei- und Konditoreibetrieben für Jugendliche über 16 Jahre 10 Std einzuhalten. Für Ruhepausen gelten
folgende Richtlinien:

bei mehr als $4^1/_2$ bis zu 6 Std Arbeitszeit 20 min
„ „ „ 6 „ „ 8 „ „ 30 „
„ „ „ 8 „ „ 9 „ „ 45 „
„ „ „ 9 „ „ 60 „

Grundsätzlich verboten ist Sonn- und Feiertagsarbeit; bei Ausnahmen
Ersatzruhetag.

Von 20—6 Uhr dürfen Jugendliche nicht beschäftigt werden;
in besonderen Ausnahmefällen können jedoch mit Genehmigung für
eine Übergangszeit Jugendliche unter 16 Jahren zwischen 5 und
24 Uhr, Jugendliche über 16 Jahre die volle Nachtschicht arbeiten.
Bei mehrschichtigen Betrieben ist die Beschäftigung Jugendlicher
über 16 Jahre bis 23 Uhr möglich. In Gast- und Schankwirtschaften
ist die Beschäftigung Jugendlicher unter 16 Jahren bis 21 Uhr,
Jugendlicher über 16 Jahre bis 23 Uhr, bei Kellnern und Köchen
mit Genehmigung bis 24 Uhr zulässig. Weibliche Jugendliche dürfen
bis 20 Uhr Gäste bedienen. In Bäckereien und Konditoreien ist die
Beschäftigung Jugendlicher unter 16 Jahren ab 6 Uhr, Jugendlicher
über 16 Jahre ab 4 Uhr erlaubt. Für Musik- und Theateraufführungen,
Schaustellungen usw. ist die Beschäftigung Jugendlicher bis 24 Uhr
gestattet, bei Jugendlichen unter 16 Jahren nach vorheriger Genehmigung durch das Gewerbeaufsichtsamt.

Für Jugendliche als Schornsteinfegerlehrlinge unter 16 Jahren
darf die Arbeitszeit laut Erlaß des RAM. bis 10 Std täglich und
54 Std wöchentlich betragen; Jugendliche über 16 Jahre können,
sofern es für die Ausbildung notwendig ist, viermal im Monat ab
4 Uhr beschäftigt werden.

Bezüglich weiterer Sonderbestimmungen für die Arbeit Jugendlicher, die auch für Frauen Gültigkeit haben, siehe Abschnitt „Frauenarbeit“.

Über den zu gewährenden Mindesturlaub siehe die einschlägigen
Bestimmungen. Der bezahlte Urlaub für Jugendliche unter 18 Jahren
beträgt im allgemeinen 24 Tage.

Die Verordnung über den Jugendarbeitsschutz vom 13. 10. 1947 in der
Ostzone setzt die Arbeitszeit für Jugendliche im Alter von 14—16 Jahren
auf täglich 7 Std und wöchentlich 42 Std, für Jugendliche im Alter
von 16—18 Jahren auf täglich $7^1/_2$ Std und wöchentlich 45 Std einschließlich der Berufsschulzeit fest. Auch in Ausnahmefällen darf die tägliche
Arbeitszeit 8 und $8^1/_2$ Std nicht überschreiten.

Der bezahlte Mindesturlaub ist für 14—16jährige 21, für 16—18jährige
18 Arbeitstage.

Die Überwachung des Gesetzes erfolgt durch Jugendarbeitsschutz-
kommissionen der DWK., Hauptverwaltung Arbeit und Sozialwesen, der
Landesarbeitsschutzämter und Arbeitsschutzämter.

Frauenarbeit.

Arbeitszeit achtstündig, darf auch in Ausnahmefällen 10 Std täglich nicht überschreiten. Die zusätzliche Belastung mit Vor- und Abschlußarbeiten darf höchstens 1 Std, die Arbeitszeit an Sonn- und Feiertagen höchstens 8 Std betragen. Besondere Vorschriften gelten für das Verkehrswesen, für Gast- und Schankwirtschaften, das übrige Beherbergungsgewerbe, Friseurhandwerk, Badeanstalten, Krankenpflegeanstalten, Musikaufführungen, Theatervorstellungen, andere Schaustellungen, Darbietungen oder Lustbarkeiten, Filmaufnahmen, Gärtnereien, Apotheken, offene Verkaufsstellen und die mit ihnen verbundenen Änderungswerkstätten, Marktverkehr.

Die Pausen für weibliche Personen betragen:

bei mehr als $4^1/_2$ bis zu 6 Std Arbeitszeit 20 min
,,   ,,   ,, 6 ,, ,, 8 ,,   ,, 30 ,,
,,   ,,   ,, 8 ,, ., 9 ,,   ,, 45 ,,
,,   ,,   ,,   9 ,,   ,, 60 ,,

Nicht beschäftigt werden darf weibliches Personal von 20 bis 6 Uhr sowie an Tagen vor Sonn- und Festtagen nach 17 Uhr. In mehrschichtigen Betrieben sind Ausnahmen zulässig.

Arbeitsverbot für weibliche Personen besteht nach der AZO. vom 30. 4. 1938 für Beschäftigung unter Tag in Bergwerken, Salinen, Aufbereitungsanstalten, unterirdisch betriebenen Brüchen und Gruben; über Tag bei Förderung, Transport und Verladung. Weiter in Kokereien, bei Bauten aller Art und Beförderung von Roh- und Werkstoffen. Auch ist die Beschäftigung weiblicher Arbeiter verboten mit Betriebsarbeiten in Hochofen- und Stahlwerken, Metallhütten und Walz-, Preß- und Hammerwerken für Eisen, Stahl und andere Metalle, in denen diese Stoffe nicht kalt verarbeitet werden (AV. vom 12. 12. 1938).

Für den Arbeitseinsatz der Frauen (und Jugendlichen) gelten noch folgende Einzelbestimmungen:

Beschäftigung von Frauen an Maschinen mit Fußeinrückung nur wenn die Arbeit im Sitzen ausgeführt werden kann (Erlaß vom 9. 1. 1936).

Keine Beschäftigung von Frauen beim Verladen von Kohlebriketts (Kohlensputen) (Erlaß vom 17. 7. 1933).

In der Konservenindustrie Zulassung von Frauen an Dosenverschlußmaschinen mit Fußeinrückung nur an kleineren Dosen und wenn die Arbeit im Sitzen möglich ist (Erlaß vom 3. 10. 1935).

Keine Beschäftigung von Frauen und Jugendlichen beim Schälen von Holz; nur unter bestimmten Bedingungen Beschäftigung von Arbeiterinnen über 18 Jahre zulässig (Erlaß vom 8. 2. 1939).

Beschäftigung von Frauen unter 21 Jahren und Jugendlichen unter 18 Jahren an Ausleist- und Rißschließ- und ähnlichen Schuhmaschinen nur unter bestimmten Bedingungen (einige Stunden täglich, Verarbeitung von leichtem Schuhwerk) erlaubt (Erlaß vom 28. 7. 1933).

Beschäftigung von Frauen an Seifenpressen nur unter bestimmten Bedingungen (Erlaß vom 4. 10. 1939).

Verbot der Beschäftigung für jugendliche Arbeiter und Arbeiterinnen unter 18 Jahren in Vulkanisieranstalten für Gummiwaren, in denen mit Schwefelkohlenstoffdämpfen gearbeitet wird (Bekanntmachung des Reichskanzlers vom 1. 3. 1902).

Im Bergbau Beschäftigung von Frauen und Jugendlichen über 16 Jahre bei regelmäßigem Wechsel in Früh- und Spätschichten bis höchstens 24 Uhr (Erlaß vom 2. 2. 1940).

Im Steinkohlenbergbau gelten für die Beschäftigung jugendlicher Arbeiter die Verordnungen vom 26. 3. 1930 und 20. 1. 1939. Danach gelten für unmittelbar mit der Förderung von Kohlen beschäftigte, nicht mehr volksschulpflichtige männliche Arbeiter zwischen 14 und 16 Jahren folgende Bestimmungen:

> Arbeitszeit (einschließlich Pausen) 8 Std täglich, unterbrochen von einer halbstündigen oder zwei viertelstündigen Pausen;
>
> nach der täglichen Arbeitszeit Gewährung einer ununterbrochenen — mindestens 15stündigen — arbeitsfreien Zeit;
>
> Beginn der Arbeit um $5^1/_2$ Uhr morgens, Dauer derselben bei Arbeit in zwei Schichten bis 10 oder 11 Uhr nachts;
>
> an Tagen vor Sonn- und Festtagen Arbeitsbeginn schon um 4 Uhr morgens gestattet;
>
> vor 6 Uhr morgens und nach 8 Uhr abends Beschäftigung nur zulässig, wenn Gesundheitszustand und Entwicklung der Jugendlichen nicht gefährdet sind; ärztliches Attest erforderlich.

Bei der Verarbeitung von Zellhorn sind Arbeiter unter 18 Jahren nur mit vom Reichsausschuß für Zellhorn in den Sicherungsvorschriften für unbedenklich erklärten Arbeiten zu beschäftigen (Verordnung vom 20. 10. 1930 mit Änderung vom 14. 7. 1934).

Verbot der Arbeit mit bleihaltigen Stoffen und der Entfernung bleihaltiger Anstriche für Jugendliche und Frauen (Verordnung vom 27. 5. 1930).

Das gleiche gilt bei der Herstellung, Verpackung, Lagerung und Einfuhr von Thomasmehl (Verordnung vom 30. 1. 1931).

Keine Zulassung zu Arbeiten unter Druckluft für Jugendliche und Frauen (Verordnung vom 29. 5. 1935).

Keine Beschäftigung mit ungeeigneten Arbeiten für Arbeiterinnen in der grob- und feinkeramischen Industrie, u. a. Beschäftigungen innerhalb der Öfen einschließlich des Einsetzens der gefüllten Kapseln, des Ausräumens der gebrannten Ware, des Abtragens gefüllter Kapseln und des Tragens von Kisten mit gebrannter Ware, soweit diese das Gewicht von etwa 15 kg überschreiten (Erlaß vom 22. 6. 1936).

In der Süßwarenindustrie dürfen Frauen und Mädchen ebenfalls keine größeren Lasten tragen als 15 kg (Erlaß vom 8. 7. 1936).

Das gleiche Höchstgewicht beim Tragen von Lasten gilt auch für andere Betriebe (Stein, Erden, Glas) (Erlaß vom 20. 12. 1940).

Verbot von einer Reihe von Beschäftigungen für jugendliche Arbeiter und Arbeiterinnen auf Ziegeleien einschließlich der Röhren- und Dachsteinziegeleien, auf Anlagen zur Herstellung von Schwemm- und Schlackensteinen, von feuerfesten Erzeugnissen und auf Tongewinnungsanlagen (Verordnung vom 5. 6. 1937).

Verbot der Beschäftigung von Jugendlichen unter 18 Jahren in Haarhutfabriken, und zwar im Haarlager, in der Blaserei, an Fachmaschinen, beim Hand- und Maschinenfilzen, beim Walken, Noppen und am Multiroller (Verordnung vom 26. 3. 1938).

Verbot nachstehender Arbeiten für männliche Jugendliche und weibliche Arbeiterinnen in Glashütten, Glasschleifereien, Glasätzereien, Glasmalereien, Glashafenfabriken und verwandten Betrieben:

in Arbeitsräumen, wo Rohstoffe zur Glasbereitung zerkleinert oder gemischt werden;

in Hafen- und Steinstuben;

beim Trocken- und Naßschleifen;

beim Kröseln;

mit Sandstrahlgebläsen;

in Ätzereien;

Malen mit bleihaltigen Farben.

Keine Beschäftigung weiblicher Arbeiterinnen an Öfen (Verordnung vom 23. 12. 1938 und 13. 9. 1940).

Für staubgefährliche Arbeiten in Asbestbetrieben sind Jugendliche unter 18 Jahren ungeeignet (Richtlinien für die Bekämpfung der Staubgefahr in asbestverarbeitenden Betrieben vom 1. 8. 1940).

Verbot der Beschäftigung männlicher Jugendlicher unter 18 Jahren und von Frauen unter 20 Jahren sowie werdender und stillender Mütter bei allen Arbeiten mit aromatischen Nitroverbindungen und Glykoldinitrat (Erlaß vom 20. 1. 1941).

Vollständiges oder teilweises Arbeitsverbot für jugendliche und und weibliche Arbeiter in

Steinbrüchen und Steinhauereien (Bekanntmachung vom 31. 5. 1909 und 20. 11. 1911);

Betrieben zur Herstellung von Präservativs, Suspensorien usw. (Bekanntmachung vom 30. 1. 1903);

Bleihütten (Bekanntmachung vom 16. 6. 1905);

Betrieben zur Herstellung elektrischer Akkumulatoren aus Blei- oder Bleiverbindungen (Bekanntmachung vom 6. 5. 1908);

Betrieben zur Herstellung von Bleifarben und anderen Bleiverbindungen (Bekanntmachung vom 27. 1. 1920);

Betrieben zur Herstellung, Lagerung und Verpackung von Schwefelkohlenstoff (Erlaß vom 23. 2. 1910);

Betrieben zur Herstellung und Wiedergewinnung gesundheitsschädlicher Nitro- und Aminoverbindungen (ein- oder mehrfach nitrierte Benzole, Toluole, Xylole usw. und ihre Chlorverbindungen; ein- oder mehrfach nitrierte Naphthaline; zwei- und mehrfach nitrierte Phenole und Naphthole; Anilin und seine Homologen [Toluidine, Xylidine, Cumidine], Anisidine, Phenetidine sowie ihre Chlor-, Nitro-, Alphyl-, Arylverbindungen [Dimethyl- und Diäthylanilin, Diphenylamin usw.]; Phenylendiamine, Tolylendiamine; Benzidin, Tolidin, Dianisidin: Naphthylamin; Phenyl- und Tolylhydrazin) (Verordnung vom 26. 9. 1911).

Betrieben zur Herstellung von Alkalichromat (Bekanntmachung vom 16. 5. 1907);

Roßhaar- usw. Spinnereien (Bekanntmachung vom 22. 10. 1902);

Betrieben, die zur Herstellung von Zichorien dienen (Bekanntmachung vom 25. 11. 1909);

der Faserstoffverarbeitung (Bekanntmachung vom 8. 12. 1909);

der Zuckerfabrikation und Raffinerie (Bekanntmachung vom 24. 11. 1911);

Zinkhütten (Bekanntmachung vom 13. 12. 1912 und 21. 2. 1923);

der Knallkorkenfabrikation (VO. vom 27. 12. 1928).

Für Einstellung und Beschäftigung von Frauen und Mädchen auf Straßenbahnen gelten folgende Richtlinien: Größe mindestens 1,60 m,

Alter 18—40 Jahre. Arbeitszeit 8 Std nur bei Tage. Ungeeignet: Frauen mit Basedow, Kropf und Unterleibserkrankungen, Fuß- und Beinleiden, Krämpfen; Schwerhörige; werdende Mütter. Nach dreijähriger Beschäftigung Ablösung. Meldung als Busfahrerin nur freiwillig (Erlaß vom 20. 4. 1943).

Beschäftigung von Frauen als Führerinnen von Lastkraftwagen: Alter über 21 Jahre, Arbeitszeit nicht mehr als 8 Std, möglichst nicht bei Dunkelheit. Eigengewicht des Wagens bis 3,5 t. Nutzlast nicht mehr als 3 t. Verboten Anwerfen des Motors, Tragen schwerer Güter und sonstige anstrengende Arbeiten. Keine Beschäftigung werdender Mütter (Erlaß vom 23. 3. 1943).

Beschäftigung von Frauen als Führerinnen von Elektrokarren zulässig; Verbot für werdende Mütter (Verordnung vom 18. 2. 1943).

In Cyanidhärtereien sind nur körperlich und geistig gesunde Männer über 18 Jahre zu beschäftigen. Einstellung von Lehrlingen über 16 Jahre möglich; für diese jedoch folgende Beschäftigungsverbote:

Ausschöpfen der Tiegel;

Reinigen der Härtereien;

Bearbeitung der ausgeschöpften Salzrückstände und die damit zusammenhängenden Reinigungsarbeiten.

Die Zulässigkeit der Beschäftigung von Frauen bei Bau- und Wiederaufbauarbeiten wird durch das Kontrollratsgesetz Nr. 32 vom 10. 7. 1946 geregelt.

Befehl Nr. 39 der sowjetischen Militärverwaltung vom 19. 2. 1947 bringt eine Zusammenfassung der Verbote der Beschäftigung von Frauen mit schweren und gesundheitsschädlichen Arbeiten.

Zum Schutz werdender und stillender Mütter wurden folgende Gesetze erlassen:

1. Gesetz über die Beschäftigung vor und nach der Niederkunft vom 16. 7. und 29. 10. 1927.

Danach können Schwangere auf Grund eines ärztlichen Attestes, welches die voraussichtliche Niederkunft binnen 6 Wochen bestätigt, ihre Arbeit niederlegen. Die Beschäftigung ruht bis 6 Wochen nach der Niederkunft. Sind durch Schwangerschaft oder Niederkunft Krankheiten entstanden oder schlimmer geworden, kann die Arbeitspause um weitere 6 Wochen ausgedehnt werden. Während der gesetzlichen Arbeitspause besteht Kündigungsschutz. Auf Antrag ist stillenden Frauen die für das Stillen erforderliche Zeit für die Dauer von 6 Monaten freizugeben.

2. Gesetz zum Schutz der erwerbstätigen Mutter vom 17. 5. 1942 mit Ausführungsverordnung vom 17. 5. 1942.

Danach ist grundsätzlich die Beschäftigung werdender Mütter verboten, wenn nach ärztlichem Zeugnis Leben und Gesundheit von Mutter und Kind gefährdet sind. Außerdem noch folgende Beschäftigungsverbote:

Kein Heben und Tragen schwerer Lasten ohne mechanische Hilfe, die schwerer als 5 kg sind; mit mechanischer Hilfe darf Last 8 kg betragen.

Verbot von Arbeiten, bei denen die werdende Mutter ständig stehen muß, es sei denn, daß eine Sitzgelegenheit zum Ausruhen während der Arbeit vorhanden ist.

Keine Bedienung von Maschinen mit hoher Fußbeanspruchung.

Verbot aller Arbeiten, bei denen die werdende Mutter einer Berufskrankheit im Sinne der VO. vom 29. 1. 1943 ausgesetzt ist.

Verbot der Beschäftigung am laufenden Band, in Akkord und in der Prämienarbeit, wenn diese die Kräfte der werdenden Mutter übersteigt.

Keine Beschäftigung von werdenden Müttern nach dem dritten Schwangerschaftsmonat auf Beförderungsmitteln des öffentlichen Verkehrs und denen der gewerblichen Betriebe.

Verbot von Nacht- und Feiertagsarbeiten.

Nicht gestattet ist, werdende Mütter zu Mehrarbeiten heranzuziehen. Ausnahmen möglich (Abschnitt IV der 1. DV.).

Auf ihren Antrag sind werdende Mütter 6 Wochen vor ihrer Niederkunft von jeglicher Arbeit zu befreien. Sie erhalten ein dem bisherigen Arbeitsverdienst entsprechendes Wochengeld.

Müssen werdende Mütter wegen großer Entfernung von und zur Arbeitsstelle Verkehrsmittel benutzen, so sind sie auf Antrag in einen günstiger gelegenen Betrieb zu vermitteln, wenn nach ärztlichem Urteil die Beförderung mit Gefahren für Leben und Gesundheit von Mutter und Kind verbunden ist.

Beschäftigung auf Straßenbahnen siehe Erlaß vom 20. 4. 1943.

Beschäftigung als Fahrerin von Lastkraftwagen siehe Erlaß vom 23. 3. 1943.

Aus Anlaß der Niederkunft darf Frauen nicht gekündigt werden.

Bis 6 Wochen nach der Niederkunft sind Wöchnerinnen nicht zu beschäftigen, bei stillenden Müttern ist die Frist bis auf 8 oder 12 Wochen zu erhöhen. Während dieser Fristen ist ein dem Arbeitsverdienst entsprechendes Wochen- oder Stillgeld zu zahlen. Zu Mehrarbeit, Nacht- oder Feiertagsarbeit sind Wöchnerinnen und stillende Mütter nicht heranzuziehen. Auf ihren Wunsch ist stillenden Müttern eine Stillzeit von mindestens 45 min zu gewähren. Ein Lohnausfall darf durch die Stillzeit nicht eintreten. Bis zum Ablauf von 4 Monaten nach der Niederkunft sind Kündigungen unwirksam. Die Betriebe, in denen stillende Mütter beschäftigt werden, müssen zu den Kosten für die bereits bestehenden Kindergärten beitragen oder selbst solche Kindergärten einrichten.

Heimarbeit.

Das „Gesetz über die Heimarbeit" vom 30. 10. 1939 behandelt die wirtschaftlichen Belange der Heimarbeiter. § 12 bestimmt, „daß Betriebsstätten, in denen Heimarbeit geleistet wird, so beschaffen sein müssen, daß sie keine Gefahren für Leben und Gesundheit der dort Beschäftigten und für die öffentliche Gesundheit bieten. Nach § 16 kann die Polizeibehörde im Einvernehmen mit dem Gewerbeaufsichtsbeamten besonders bei der Herstellung, Verarbeitung oder Verpackung von Nahrungs- und Genußmitteln Anordnungen treffen, um Gefahren für die öffentliche Gesundheit auszuschließen".

Die Ausführungsbestimmungen sehen einen besonderen Gefahrenschutz vor; deshalb bestehen folgende Verbote von gewerblicher Heimarbeit:

Bekanntmachung betr. Bestimmungen über Hausarbeit in der Tabakindustrie vom 17. 11. 1913;

Trennen, Schneiden und Sortieren von Hadern und Lumpen, VO. vom 21. 4. 1920;

Anfertigen und Verpacken von Präservativs, Sicherheitspessaren, Suspensorien u. dgl., VO. vom 1. 2. 1921;

Verarbeitung von Pulver, das aus einem Gemenge von Salpeter, Kohle und Schwefel hergestellt ist, VO. vom 20. 4. 1926;

jegliche Arbeit in der Süß-, Back- und Teigwarenindustrie, VO. vom 29. 6. 1927.

Durch VO. vom 20. 10. 1930 und 14. 7. 1934 ist die Bearbeitung von Zellhorn in der Heimarbeit verboten:

a) durch Feilen, Schaben, Bohren oder andere Verrichtungen, bei denen Zellhornabfälle entstehen;

b) durch Anwärmen oder Weichmachen mittels künstlicher Wärme;

c) unter Verwendung feuergefährlicher Flüssigkeiten und

d) jegliche Bearbeitung der Filmstreifen oder Filmabfälle.

Im übrigen darf Zellhorn nur bis zu 5 kg in der Wohnung vorrätig gehalten werden.

Für das Krabbenschälen in der Heimarbeit gilt die Verordnung vom 13. 7. 1935:

An Heimarbeiter, die an übertragbaren Krankheiten oder an Hautkrankheiten leiden oder mit Personen, die an übertragbaren Krankheiten leiden, in häuslicher Gemeinschaft leben, dürfen Krabben zum Schälen nicht ausgegeben werden, sofern nicht ein ärztliches Zeugnis die Unbedenklichkeit bescheinigt. Die Schälerin muß ein sauberes, helles Kopftuch und eine saubere, helle Schürze tragen; Unterarme sind unbekleidet zu lassen. In Schlafräumen dürfen Krabben nicht geschält werden.

Die Verordnung über die Heimarbeit in der Gemüse- und Obstkonservenindustrie vom 18. 6. 1936 enthält die gleichen Vorschriften wie die Verordnung über das Krabbenschälen.

In der Heimarbeit dürfen Brennstoffampullen für Taschenfeuerzeuge nicht mit Rohpetroleum, Leichtbenzin, Äther, Äthylalkohol oder Aceton gefüllt werden, VO. vom 16. 7. 1941.

Verordnung über das Kleben von Gummi, Leder und ähnlichen Werkstoffen in der Heimarbeit vom 2. 7. 1942.

Verordnung über das Verbot der Herstellung und Verpackung von Zahnpulver in der Heimarbeit vom 15. 12. 1942.

Die Heimarbeit werdender und stillender Mütter sowie der Wöchnerinnen wird durch die 1. DVO. zum Mutterschutzgesetz vom 17. 5. 1942 geregelt. Danach keine Ausgabe von Arbeiten in die Heimarbeit, deren Verrichtung auch den Betriebsarbeiterinnen gemäß §§ 2 und 3 des Mutterschutzgesetzes und Abschnitt II dieser Verordnung verboten ist. Die gesetzlichen Schutzfristen und das Verbot der Nachtarbeit bestehen auch für Heimarbeiterinnen. Der Heimarbeiterin darf nur so viel Arbeit und nur mit solchen Fertigungsfristen ausgegeben werden, wie diese Arbeit von der Heimarbeiterin voraussichtlich in achtstündiger Tagesarbeit an Werktagen geleistet werden kann. Gegen ihren Willen dürfen Heimarbeiterinnen wegen ihrer Schwangerschaft oder aus sonstigen Gründen während der Schwangerschaft und bis zum Ablauf von 4 Monaten nach der Niederkunft nicht von der Heimarbeit ausgeschlossen werden.

Die wichtigsten amtlichen Sonderbestimmungen zum Schutze der Arbeiter in Betrieben mit Gesundheitsgefahren.

Für die einzelnen Berufsgruppen sind zahlreiche Schutzvorschriften und Vorbeugungsmaßnahmen als *Grundsätze, Anweisungen, Anleitungen, Verordnungen, Bekanntmachungen, Erlässe, Merkblätter* usw. von der Reichsbehörde, den Landesbehörden, den zuständigen Polizeibehörden usw. herausgegeben worden. Sie betreffen die Berufsgruppen Landwirtschaft, Tierzucht, Gartenbau, Weinbau; Fortwirtschaft, Jagd, Fischerei; Bergbau; Industrien der Steine und Erden; Metallindustrie (Metallgewinnung, Metallgießerei, Metallverarbeitung; Maschinen-, Apparate-, Fahrzeugbau; Feinmetallindustrie, Elektrotechnik, Optik, Feinmechanik); Musikinstrumenten- und Spielwarenindustrie; chemische Industrie; Gummiindustrie; Textilindustrie (einschließlich Roßhaarspinnerei und Asbestverarbeitung); Papierindustrie; Lederindustrie und zugehörige Berufe; Holzindustrie und zugehörige Berufe; Nahrungs- und Genußmittelindustrie; Bekleidungsindustrie; Friseure und sonstige Körperpflegeberufe; Baugewerbe; graphische Berufe; Reinigungs- und Desinfektionsbetriebe; Bühnen- und Filmarbeiter; Gastwirtschaft und Beherbergung; Verkehr; Hausgehilfen und verwandte Berufe; Hilfsarbeiter aller Art; Heizer, Maschinisten; kaufmännische, Büro- und Verwaltungsberufe, Techniker; Ärzte, Heilpersonal; Bühne, Film, Artistik, Musik; Beamte, Lehrer, Geistliche, freie Berufe; Heimarbeit.

Unter anderem seien folgende *Schutzvorschriften* besonders erwähnt:

Verordnung über Glashütten, Glasschleifereien, Glasätzereien, Glasmalereien, Glashafenfabriken und verwandte Betriebe (Glashüttenverordnung) vom 23. 12. 1938 (RGBl. I, S. 1961) mit Änderung vom 13. 9. 1940 (RGBl. I, S. 1246).

Bekanntmachung betr. Einrichtung und Betrieb der Bleihütten vom 16. 6. 1905 (RGBl. S. 545).

Bekanntmachung betr. Einrichtung und Betrieb von Anlagen zur Herstellung elektrischer Akkumulatoren aus Blei oder Bleiverbindungen vom 6. 5. 1908 (RGBl. S. 172).

Bekanntmachung betr. Einrichtung und Betrieb der Zinkhütten und Zinkerzrösthütten vom 13. 12. 1912 (RGBl. S. 564).

Bekanntmachung betr. Betrieb von Steinbrüchen und Steinhauereien vom 31. 5. 1909 (RGBl. S. 471), abgeändert durch Bekanntmachung vom 20. 11. 1911 (RGBl. S. 955).

Richtlinien für den Gesundheitsschutz der Arbeiter, die in Abwrackwerften mit dem Zerlegen von Schiffen beschäftigt werden, vom 26. 4. 1923 und 4. 11. 1932 (HMBl. S. 257).

Richtlinien für den Betrieb von Cyanidhärtereien vom 2. 12. 1942 (RABl. 1942, Nr. 35/36).

Bekanntmachung des RAM. betr. Grundsätze des Verbandes der Eisen- und Stahlberufsgenossenschaften zum Schutze der Arbeiter an Sandstrahlgebläsen vom 21. 1. 1935.

Bekanntmachung betr. gewerbliche Anlagen, in denen Thomasschlacke gemahlen oder Thomasschlackenmehl gelagert wird, vom 23. 12. 1911 (RGBl. S. 1153) bzw. 30. 1. 1931 und 30. 9. 1931 (RAM.).

Verordnung über die Einrichtung und den Betrieb von Anlagen zur Herstellung von Bleifarben und anderen Bleiverbindungen vom 27. 1. 1920 (RGBl. S. 109).

Bekanntmachung betr. Einrichtung und Betrieb von Anlagen zur Herstellung von Alkalichromaten vom 16. 5. 1907 (RGBl. S. 233).

Grundzüge für Einrichtung und Betrieb von Anlagen, in denen gesundheitsschädliche Nitro- und Aminoverbindungen hergestellt oder regelmäßig in größeren Mengen wiedergewonnen werden, vom 26. 9. 1911 Nr. II, 4501 (RMIn.).

Verordnung betr. Anstreicherarbeiten in Schiffsräumen, wo schnelltrocknende Farben, die als Lösungsmittel Benzol, Solventnaphtha, Schwerbenzin usw. enthalten, verwendet werden, vom 2. 2. 1921 bzw. 12. 5. 1927 (RGBl. S. 117).

Erlaß des RAM. betr. Bleierkrankungen in Karosseriefabriken vom 10. 9. 1938.

Erlaß des RAM. betr. Grundzüge für den Schutz der Arbeiter in der Kalkstickstoffindustrie vom 16. 6. 1921 (Nr. II B, 4074/21) und Erlaß des PrHM. vom 29. 8. 1921 (HMBl. S. 218).

Rundschreiben über Herstellung keramischer Abziehbilder bzw. Richtlinien zum Schutz der Arbeiter, welche mit bleihaltigen Puderfarben beschäftigt werden (RABl. 1923, Nr. I, S. 18).

Richtlinien für den Gesundheitsschutz der Arbeiter bei Lackier- und Anstricharbeiten. Erlaß des RAM. vom 6. 8. 1942 und 28. 9. 1942. ·

Bleimerkblatt (RGA.) vom 9. 6. 1941.

Reichsgesetz betr. Phosphorzündwaren vom 10. 5. 1903 (RGBl. S. 217).

Verordnung zum Schutz gegen Schädigungen durch Röntgenstrahlen und radioaktive Stoffe in nichtmedizinischen Betrieben vom 7. 2. 1941 (RGBl. I, S. 88).

Erlaß des RAM. über Verwendung von Quecksilberlot vom Jahre 1919.

Verordnung des RAM. für Ernährung und Landwirtschaft sowie des Inneren zur Ausführung der Verordnung über die Schädlingsbekämpfung mit hochgiftigen Stoffen vom 26. 2. 1942, dazu weitere Runderlasse und Verordnungen.

Runderlaß des RM. betr. Gesundheitsschutz der Arbeiter in der Sprengstoffindustrie vom 20. 1. 1941.

Verordnung über Zellhorn vom 20. 10. 1930 (RGBl. S. 468).

Verordnung betr. Aufbewahrung und Transport von Ferrosilicium vom Jahre 1910.

Bekanntmachung betr. Vulkanisierung von Gummiwaren vom 1. 3. 1902 (RGBl. S. 59).

Erlaß des RAM. über den Betrieb von Lumpensortierereien vom 9. 5. 1928.

Bekanntmachung für den Betrieb der Roßhaarspinnereien und für die Borstenindustrie (Bekämpfung des Milzbrandes usw.) vom 22. 10. 1902 (RGBl. S. 269).

Verordnung über Haarhutfabriken vom 26. 3. 1938 (RGBl. I, S. 347).

Bekanntmachung betr. Zigarrenfabriken vom 17. 2. 1907 (RGBl. S. 34).

Verordnung zum Schutz gegen Bleivergiftung bei Anstricharbeiten vom 27. 5. 1930 (RGBl. S. 183).

Verordnung über Arbeiten in Druckluft vom 29. 5. 1935 (RGBl. I, S. 725).

Gesetz über die Unterkunft bei Bauten vom 13. 12. 1924, Ausführungsbestimmungen vom 18. 1. 1935 und 24. 10. 1938.

Bekanntmachung betr. Einrichtung und Betrieb der Buchdruckereien und Schriftgießereien vom 31. 7. 1897 (RGBl. S. 614), abgeändert durch Bekanntmachung vom 5. 7. 1907 (RGBl. S. 405) und vom 22. 7. 1908 (RGBl. S. 654).

Erlaß betr. Kälteschutz der Angestellten in offenen Verkaufsstellen vom 27. 11. 1936.

Unfallverhütungsvorschriften für Anwendung von Röntgenstrahlen vom 1. 4. 1940, herausgegeben von der Berufsgenossenschaft für Gesundheitsdienst und Wohlfahrtspflege.

Erlaß des RuPrAM. betr. Lüftung von Arbeitsräumen vom 3. 5. 1937. Über Einzelheiten siehe die Originalvorschriften.

Gewerbe(Arbeits)aufsicht.

Die Durchführung der Verordnungen überwachen (nach § 139b GO.) die ordentlichen Polizeibehörden und die Gewerbeaufsichtsbeamten. Bei Verstößen haben letztere zunächst zu versuchen, auf gütlichem Wege Abhilfe zu schaffen; bei Erfolglosigkeit schreitet die Polizei ein. Unterstützt werden die Gewerbeaufsichtsbeamten durch Amtsarzt und Gewerbearzt. Ersterer hat die hygienischen Verhältnisse seines Kreises einschließlich der gewerblichen Betriebe zu überwachen; letzterer hat die amtlichen Stellen zu beraten, Betriebe zu besichtigen, Gutachten zu erstatten, Arbeiter zu untersuchen, Berufskrankheiten festzustellen usw.

Für die *sowjetische Besatzungszone* wurden auf Grund des Befehls Nr. 150 der sowjetischen Militärverwaltung vom 29. 11. 1945 und der zugehörigen Ausführungsbestimmungen sowie der von der DWK, Hauptverwaltung für Arbeit und Sozialwesen, erlassenen Richtlinien Arbeitsinspektionen errichtet. Sie umfassen die Aufgaben aller früher auf dem Gebiet des Arbeitsschutzes tätigen Stellen.

Hiernach sind bei den Landes-, Kreis-, Stadt- und Bezirksämtern für Arbeit und Sozialwesen *Arbeitsschutzämter* eingerichtet worden. Des weiteren wurden Beiräte bei der Hauptverwaltung, den Landes- und Kreisabteilungen für Arbeit und Sozialwesen gebildet. Den Überwachungsdienst leisten Inspektoren sowie Angehörige der Arbeiter- und Angestelltenschaft. Unter Leitung der Arbeitsschutzämter sind Arbeitsschutzkommissionen tätig, deren Mitglieder aus Betriebsangehörigen, je einem Vertreter der Betriebsgewerkschaftsleitung und der Betriebsverwaltung bestehen.

In Betrieben unter 20 Arbeitern ist ein Arbeitsschutzobmann (und Stellvertreter) zu bestimmen. Arbeitsschutzkommissionen des Dorfes betreuen kleine landwirtschaftliche Betriebe.

Der Gewerbeärztliche Dienst (Gewerbehygiene und Betriebsgesundheitsfürsorge) liegt in den Händen der Bezirksgewerbeärzte, die unter der Leitung des Landesgewerbearztes arbeiten.

Des weiteren gehört die Arbeitshygiene und Betriebsfürsorge zum Arbeitsgebiet des Betriebs(fürsorge)arztes, welcher mit den bereits erwähnten Stellen und den Gesundheitsämtern diesbezüglich zusammenzuarbeiten hat.

Für bestimmte Gewerbebetriebe ist eine ärztliche Überwachung der Arbeiter vorgeschrieben. So für alle Arbeiter vor der Aufnahme der Arbeit in Bleifarben-, Akkumulatorenfabriken, Bleihütten, Alkalichromatfabriken, Quecksilberbeleganstalten, Thomasschlackenmühlen u. a.; für jugendliche Arbeiter in Steinkohlen-, Zink-, Bleierzbergwerken, Walz- und Hammerwerken, Zink- und Glashütten u. ä. Neben der ärztlichen Untersuchung beim Arbeitsbeginn ist periodische ärztliche Untersuchung vorgeschrieben in Bleibetrieben, Alkalichromatfabriken, Zink- und Bleihütten, Vulkanisieranstalten, Thomasschlackenmühlen u. ä.

Über die vorgeschriebene Einstellungsuntersuchung hat der Überwachungsarzt eine schriftliche Begutachtung bezüglich der Eignung der untersuchten Person abzugeben. Die in bestimmten Abständen vorgeschriebenen Überwachungsuntersuchungen sind in einer Gesundheitskartei zu vermerken, die folgende Daten enthalten muß: Name des Karteiführers; Name und Wohnung des Überwachungsarztes; Name, Geburtsdatum, Wohnung des Untersuchten; Datum seines Betriebsein- bzw. -austritts; Beschäftigungsart im Betrieb; frühere Beschäftigungsarten; Ausstellungsdatum des Gesundheitszeugnisses, worauf seine Einstellung erfolgte; Datum und Art seiner Erkrankungen; Datum seiner Genesung; Daten und Ergebnisse der vorgeschriebenen Überwachungsuntersuchungen. Diese Untersuchungen gehören meistens mit zum Aufgabengebiet der Betriebsärzte, können aber auch von anderen vom Gewerbearzt zugelassenen Ärzten durchgeführt werden.

Auch ist es unter anderem Aufgabe der Betriebsräte (Betriebsrätegesetz vom 10. 4. 1946 als Gesetz 22 des Alliierten Kontrollrates), sich der Bekämpfung der Unfall- und Gesundheitsgefahren in den Betrieben anzunehmen und mit den Aufsichtsbeamten zusammenzuarbeiten. Sie haben sich ferner mit in Fragen der ärztlichen Betreuung und der betriebshygienischen Einrichtungen einzuschalten.

In der *sowjetischen Besatzungszone* hat die Aufgaben der Betriebsräte nach den Hettstädter Beschlüssen vom 6. 6. 1948 die Betriebsgewerkschaftsleitung übernommen.

Der Betriebs(fürsorge)arzt in der sowjet. Besatzungszone.

Laut Befehl 234 der sowjetischen Militärverwaltung vom 9. 10. 1947 und der Verordnung über die Verbesserung der ärztlichen Betreuung der Arbeiter und Angestellten und über Maßnahmen zur Regelung der Arbeitsbefreiung im Krankheitsfalle vom 15. 10. 1947 wird die Frage der Sanitätsstellen und Polikliniken in den Betrieben geregelt. In Betrieben mit einer Belegschaftszahl von 200 bis 500 erfolgt die medizinische Hilfe durch Schwestern bzw. ausgebildete Gesundheitshelfer, in Betrieben mit einer Belegschaftszahl von 500 bis 2000 werden Sanitätsstellen von einem nebenamtlichen Arzt geleitet, in solchen mit einer Belegschaftszahl von 2000 bis 3000 von einem hauptamtlichen Arzt und in solchen mit einer Belegschaft von 3000 bis 5000 von 2 hauptamtlichen Ärzten. Betriebspolikliniken werden in Betrieben mit einer Belegschaftszahl von mehr als 5000 sowie auch in besonders gefährlichen Betrieben mit einer geringeren Belegschaftszahl eingerichtet.

Die Betriebsfürsorge liegt in den Händen des Betriebsfürsorgearztes. In größeren Betrieben ist er hauptamtlich, in mittleren nebenamtlich tätig. An Stelle der Betreuung mittlerer Betriebe durch nebenamtliche Betriebsärzte können auch mehrere mittlere Betriebe zugleich von einem hauptamtlichen Betriebsarzt versorgt werden. Die gesundheitliche Überwachung kleinster Betriebe kann in die Hände praktizierender Ärzte gelegt werden, die für einen bestimmten Bezirk als Betriebsfürsorgeärzte die Betreuung übernehmen. Im Gegensatz zum früheren Betriebs- oder Fabrikarzt, welcher Angestellter des Unternehmers war, erfolgt die Einstellung des jetzigen Betriebsarztes, der in Aufsicht und Dienstanweisung den Institutionen des Gesundheitswesens untersteht, nach Zustimmung des zuständigen Gesundheitsamtes bzw. des Landesgewerbearztes durch die Sozialversicherungskassen. Die Betriebe tragen die Kosten der Einrichtung und Unterhaltung der erforderlichen Räume (Warte-, Untersuchungs-, Behandlungsräume, Röntgeneinrichtung, Laboratorium, Büro usw.) und für das Hilfspersonal (med.-technische Assistentin, Schwester, Wärter, Schreibhilfe usw.), die Sozialversicherung trägt die Kosten für Behandlung, Medikamente und Verbandmittel.

Die oben erwähnte Verordnung schafft in den Betrieben auch Bevollmächtigte der Sozialversicherung. Ihr Aufgabengebiet ist: Hilfeleistung für erkrankte Belegschaftsmitglieder, Mithilfe zur Herabsetzung von Erkrankungshäufigkeit und Unglücksfällen, Verbesserung und Überwachung der Betriebshygiene. Falls diese Aufgaben nicht von den Bevollmächtigten bearbeitet werden, ist die Einstellung einer eigenen Betriebsfürsorgerin — insbesondere in größeren Betrieben — wünschenswert.

Aufgaben des Betriebs(fürsorge)arztes.

Die betriebsfürsorgerische Tätigkeit umfaßt die Einstellungsuntersuchung sowie Mitwirkung bei der endgültigen Auswahl des Arbeitsplatzes, Feststellung und Beobachtung Leistungsschwacher, Früherfassung von Kranken und Krankheitsverdächtigen, Aufklärung der Belegschaftsmitglieder über die Betriebsgefahren, jährlich mindestens zweimalige Untersuchung aller Betriebsangehörigen, vierteljährliche Untersuchung der Jugendlichen, Eintragung der erhobenen Befunde in Karteikarten wie Muster S. 358/9, monatliche Besichtigung des Betriebes einschließlich der Nebenräume unter Hinzuziehung der Betriebsgewerkschaftsleitung, des Obmannes der Arbeitsschutzkommission und eines Mitgliedes der Betriebsleitung, Vermerk der Betriebskontrolle und festgestellten Mängel in einem Kontrollbuch. Weiter hat sich der Betriebsarzt über Auftreten und Verlauf von Infektionskrankheiten, insbesondere über Tuberkulose und Geschlechtskrankheiten bei Belegschaftsmitgliedern zu informieren. Er ist für die Durchführung der Anweisung über sanitäre Beaufsichtigung der der ärztlichen Überwachung unterliegenden Lebensmittelbetriebe verantwortlich und hat vor allem auch sein Augenmerk auf die Erfassung von Bacillenträgern durch Ausscheidungsuntersuchungen bei der Einstellung und in bestimmten periodischen Abständen (mindestens zweimal jährlich) bei den in Lebensmittelbetrieben und Werkküchen tätigen Personen zu richten. Fürsorgebedürftige hat er an die Fürsorgestellen der Gesundheitsämter zu überweisen. Gewerbehygienische Mängel und Arbeitsschäden in Betrieben sind dem zuständigen Gewerbearzt bzw. Gesundheitsamt zu melden; Berichterstattung über das abgelaufene Dienstjahr ist erforderlich.

Neben der fürsorgerischen Tätigkeit darf der Betriebsarzt in Betrieben ambulatorisch behandeln. Auch kann der hauptamtliche Betriebsarzt zugleich Leiter des Betriebsambulatoriums und der -poliklinik sein. Fürsorgerische Untersuchung und ärztliche Behandlung sind im Betriebe streng getrennt durchzuführen. Die Inanspruchnahme der ärztlichen Behandlung im Betriebe ist dem eigenen Ermessen des Betriebsangehörigen überlassen.

Die staatliche Fürsorge für erkrankte und arbeitsunfähige Arbeiter und Angestellte ist in der Kranken-, Unfall- und Invalidenversicherung verankert.

Gesundheitskarte nach Holstein.

Betrieb:

Gesundheitskarte.

Name:　　　　　　　Vorname:　　　　　geb.:

Wohnung:

Beruf, erlernter:

eingestellt am:	als:
tätig seit:	als:
tätig seit:	als:
tätig seit:	als:
ausgeschieden am:	wegen:

Vorgeschichte.

Krankheiten in der Familie:

Entwicklung, Krankheiten, Unfälle, Kriegsbeschädigungen, Operationen:

Genußgifte:

Ärztlicher Befund (Einstellungsuntersuchung).

Datum	Alter Jahre Monate	Allgem. Körper- zustand	Augen	Ohren	Knochen, Gelenke	Gebiß

Rachen	Atmungs- organe	Kreislauf- organe	Körperlänge cm	Gewicht kg	Brust- umfang cm	Bauch

Nerven- system	Geschlechts- organe	Urin	Andere Befunde

Anordnungen:

(Unterschrift des Arztes)

Arbeitsunfähig: von:	bis:	wegen:	behandelt von:
von:	bis:	wegen:	behandelt von:
von:	bis:	wegen:	behandelt von:
von:	bis:	wegen:	behandelt von:
von:	bis:	wegen:	behandelt von:

Gesundheitskarte. (Rückseite.)

Nachuntersuchungen.

Datum	Alter Jahre Monate	Körper- länge cm	Gewicht kg	Allgem. Körper- zustand	Befund	Anord- nungen	Unterschrift

Krankenversicherung.

Versicherungspflichtig sind gegen Entgelt Beschäftigte: Arbeiter, Gesellen, Gehilfen, Lehrlinge, Betriebsbeamte, Werkmeister u. a. Versicherungsberechtigt sind Kleingewerbetreibende. Versicherungsträger sind die Orts-, Land-, Betriebs-, Innungs- und Knappschaftskrankenkassen. Je zur Hälfte wird der Beitrag von Arbeitnehmer und Arbeitgeber aufgebracht.

Der vertrauensärztliche Dienst wird durch beamtete Vertrauensärzte, die den Landesversicherungsanstalten unterstehen, ausgeübt. Versicherungsbehörde und Gerichte sind — für alle Sozialversicherungen — die Versicherungsämter, Oberversicherungsämter und Landesversicherungsämter.

Pflichtmäßige Leistungen der Krankenkasse: *Krankenhilfe* (Krankenpflege: freie ärztliche Behandlung, Arzneien, Brillen, Bruchbänder und andere kleine Heilmittel; Krankengeld vom 4. Krankheitstage im Falle von Arbeitsunfähigkeit bis zu 26 Wochen in Höhe des halben Grundlohnes; an Stelle dieser Leistungen kann Kur und Verpflegung in einem Krankenhaus treten. Angehörige, die vom Versicherten unterhalten werden, bekommen ein Hausgeld in Höhe des halben Krankengeldes). *Wochenhilfe* (bei Entbindung und Schwangerschaftsbeschwerden: Hebammenhilfe, Arznei, kleinere Heilmittel, ärztliche Behandlung usw., Schwangeren- und Wochengeld in Höhe des vollen Durchschnittsverdienstes für 6 Wochen vor und 6 Wochen, im Falle des Stillens 8 Wochen, nach der Entbindung; für stillende Frauen Stillgeld für 26 Wochen). *Sterbegeld, Familienhilfe* für Frauen und Kinder 13 Wochen lang.

Unfallversicherung.

Versichert gegen Betriebsunfälle sind Arbeiter, Gehilfen, Gesellen, Lehrlinge und Angestellte in den versicherungspflichtigen Betrieben. Träger der Unfallversicherung sind die Berufsgenossenschaften, wovon z. Z. 71 bestehen; für Post, Eisenbahn und Staatsbetriebe sind es die Länder. Die Verwaltung und Aufbringung der gesamten Kosten obliegt dem Arbeitgeber. Entschädigungspflicht tritt ein nach Ablauf von 45 Tagen nach dem Unfall, bis dahin werden Unfälle von der Krankenversicherung betreut.

Leistungen: bei Verletzungen *Krankenhausbehandlung* (ärztliche Behandlung, Arznei, Pflege), *Berufsfürsorge* (berufliche Ausbildung zur Wiedergewinnung oder Erhöhung der Arbeitsfähigkeit, Hilfe zur Erlangung einer Arbeitsstelle), *Krankengeld* bis zur 26. Woche, dann eine Rente, die je nach dem Grad der Erwerbsunfähigkeit in einem Prozentsatz des Jahresverdienstes besteht, hierzu Kinderzulagen, an Stelle der Rente auch einmalige Abfindung möglich; *Sterbegeld, Hinterbliebenenrente.* Bei wesentlicher Änderung des Zustandes des Verletzten Änderung der Rente. Gegen die Festsetzung bzw. Änderung Anrufung des Schiedsgerichts und des Reichsversicherungsamtes möglich. Kriegsbeschädigten stehen die Leistungen aus der Unfallversicherung zu.

Durch die Verordnungen vom 12. 5. 1925, 11. 2. 1929, 16. 12. 1936 und 29. 1. 1943 ist die Unfallversicherung auf bestimmte Berufskrankheiten ausgedehnt worden. *Berufs-* oder *Gewerbekrankheiten* sind Schädigungen des Körpers, die durch wiederholt bzw. längere Zeit hindurch einwirkende, in der Arbeitsweise selbst begründete Schädigungen entstanden sind. Der versicherungsrechtliche Unterschied zwischen „Berufskrankheit" und „Unfall" liegt somit im Zeitfaktor begründet, jedoch ist *jetzt* formal eine Berufskrankheit jede Erkrankung infolge schädigender Einwirkung der beruflichen Tätigkeit ohne Rücksicht darauf, ob die Krankheit durch einen Unfall oder durch eine schädigende Einwirkung verursacht ist, die nicht den Tatbestand des Unfalls erfüllt. Nach dem Gesetz über Änderungen in der Unfallversicherung vom 20. 12. 1928 gelten jedoch alle Krankheiten als entschädigungspflichtige Berufskrankheiten, die in der *amtlichen Berufskrankheitenliste* erfaßt sind, gleichgültig ob die Krankheit durch Unfall oder durch schädigende Einwirkung verursacht ist, die nicht den Tatbestand des Unfalls erfüllt; d. h. auch die „unfallmäßig" entstandenen, in der Berufskrankheitenliste erfaßten Krankheiten sind als Berufskrankheiten zu melden. Die Anzeigepflicht besteht sowohl für den Unternehmer als auch für den behandelnden Arzt. Dieser hat die Anzeige, sobald die Diagnose feststeht, auf besonderem Formblatt unverzüglich an den Gewerbearzt oder an den Versicherungsträger zu erstatten[1]. Die Anzeigepflicht erstreckt sich auch auf verdächtige Krankheitserscheinungen. Die Begutachtung erfolgt durch den zuständigen Gewerbearzt, der den Kranken selbst untersucht oder (auf Kosten des Versicherungsträgers) durch einen beauftragten Arzt untersuchen läßt.

Liste der derzeit meldepflichtigen Berufskrankheiten s. S. 361ff.

Invaliden-, Alters- und Angestelltenversicherung.

Personen mit vollendetem 16. Lebensjahr, die krankenversicherungspflichtig sind, werden auch gegen Invalidität und Alters-

---

[1] Siehe die diesbezüglichen Bestimmungen der einzelnen Länder.

Liste der derzeit meldepflichtigen Berufskrankheiten,
die in der Westzone gültig ist.

Lfde. Nr.	Berufskrankheit		Unternehmen, Einrichtungen, Tätigkeiten
1	Erkrankungen durch Blei oder seine Verbindungen	Mit Ausnahme von Hauterkrankungen. Diese gelten als Berufskrankheit nur insoweit, als sie Erscheinungen einer durch Aufnahme der schädigenden Stoffe in den Körper bedingten Allgemeinerkrankung sind oder gemäß Nr. 15 entschädigt werden müssen	Zu 1 bis 18b: Alle Unternehmen
2	Erkrankungen durch Phosphor oder seine Verbindungen		
3	Erkrankungen durch Quecksilber oder seine Verbindungen		
4	Erkrankungen durch Arsen oder seine Verbindungen		
5	Erkrankungen durch Mangan oder seine Verbindungen		
6	Erkrankungen durch Benzol oder seine Homologen		
7	Erkrankungen durch Nitro- und Amidoverbindungen des Benzols, seiner Homologen und deren Abkömmlinge		
8	Erkrankungen durch Halogen-Kohlenwasserstoffe		
8a	Erkrankungen durch Salpetersäureester		
9	Erkrankungen durch Schwefelkohlenstoff		
10	Erkrankungen durch Schwefelwasserstoff		
11	Erkrankungen durch Kohlenoxyd		
12	Erkrankungen durch Röntgenstrahlen und radioaktive Stoffe		
13	Erkrankungen an Hautkrebs oder zur Krebsbildung neigenden Hautveränderungen durch Ruß, Paraffin, Teer, Anthracen, Pech und ähnliche Stoffe		
14	Erkrankungen an Krebs oder anderen Neubildungen, sowie Schleimhautveränderungen der Harnwege durch aromatische Amine		
15	Schwere oder wiederholt rückfällige berufliche Hauterkrankungen, die zum Wechsel des Berufes oder zur Aufgabe jeder Erwerbstätigkeit zwingen		
16	Erkrankungen durch Erschütterung bei Arbeit mit Preßluftwerkzeugen und gleichartig wirkenden Werkzeugen und Maschinen, sowie durch Arbeit an Anklopfmaschinen		
16a	Erkrankungen durch Arbeit in Druckluft		
17	a) Schwere Staublungenerkrankung (Silicose) b) Staublungenerkrankung (Silicose) in Verbindung mit aktiv-fortschreitender Lungentuberkulose		

(Fortsetzung der Berufskrankheitenliste.)

Lfde. Nr.	Berufskrankheit	Unternehmen. Einrichtungen, Tätigkeiten
18	a) Schwere Asbeststaublungenerkrankung (Asbestose) b) Asbeststaublungenerkrankung (Asbestose) in Verbindung mit Lungenkrebs	
19	Erkrankungen an Lungenkrebs	Unternehmen zur Herstellung von Alkalichromaten und ihrer Weiterverarbeitung zu Chromfarben
20	Erkrankungen der tieferen Luftwege und der Lunge durch Thomasschlackenmehl	Thomasschlackenmühlen, Düngemittelmischereien und Betriebe, die Thomasschlackenmehl lagern und befördern
20a	Erkrankungen der tieferen Luftwege und der Lunge durch Aluminiumstaub	Alle Unternehmen
20b	Erkrankungen der tieferen Luftwege und der Lunge bei Berylliumgewinnung	Unternehmen zur Gewinnung von Beryllium aus seinen Erzen oder Zwischenprodukten der Erzverarbeitung
21	Schneeberger Lungenkrankheit	Unternehmen des Erzbergbaues im Erzgebirge
22	Durch Lärm verursachte Taubheit oder an Taubheit grenzende Schwerhörigkeit	Unternehmen der Metallbearbeitung und -verarbeitung
23	Grauer Star	Unternehmen zur Herstellung, Bearbeitung und Verarbeitung von Glas; Eisenhütten, Metallschmelzereien
24	Wurmkrankheit der Bergleute	Unternehmen des Bergbaues
25	Tropenkrankheiten, Fleckfieber, Skorbut	*Alle* Unternehmen
26	Infektionskrankheiten	Krankenhäuser, Heil- und Pflegeanstalten, Entbindungsheime und sonstige Anstalten, die Personen zur Kur und Pflege aufnehmen, ferner Einrichtungen und Tätigkeiten in der öffentlichen u. freien Wohlfahrtspflege und im Gesundheitsdienste sowie in Laboratorien f. naturwissenschaftliche und medizinische Untersuchungen u. Versuche
27	Infektiöse Gelbsucht, BANGsche Krankheit, Milzbrand, Rotz und andere von Tieren auf Menschen übertragbare Krankheiten	Tierhaltung und Tierpflege sowie Tätigkeiten, die durch Umgang oder Berührung mit Tieren, mit tierischen Teilen, Erzeugnissen und Abgängen zur Erkrankung Veranlassung geben

*In der sowjetischen Besatzungszone gültige Liste
der anerkannten Berufskrankheiten.*

Lfde. Nr.	Berufskrankheit		Unternehmen, Einrichtungen, Tätigkeiten
1	Erkrankungen durch Blei oder seine Verbindungen		Zu 1 bis 24: Alle Unternehmen
2	Erkrankungen durch Phosphor oder seine Verbindungen		
3	Erkrankungen durch Quecksilber oder seine Verbindungen	Mit Ausnahme von Hauterkrankungen.	
4	Erkrankungen durch Arsen oder seine Verbindungen	Diese gelten als Berufskrankheit nur insoweit,	
5	Erkrankungen durch Mangan oder seine Verbindungen	als sie Erscheinungen einer	
6	Erkrankungen durch Benzol oder seine Homologen	durch Aufnahme der schädigenden	
7	Erkrankungen durch Nitro- und Aminoverbindungen des Benzols, seiner Homologen und deren Abkömmlinge	Stoffe in den Körper bedingten Allgemeinerkrankung sind oder	
8	Erkrankungen durch Halogen-Kohlenwasserstoffe	gemäß Nr. 17 entschädigt werden müssen	
9	Erkrankungen durch Salpetersäureester		
10	Erkrankungen durch Schwefelkohlenstoff		
11	Erkrankungen durch Schwefelwasserstoff		
12	Erkrankungen durch Kohlenoxyd		
13	Erkrankungen der Zähne durch Säuren		
14	Erkrankungen durch Röntgenstrahlen und radioaktive Stoffe		
15	Erkrankungen an Hautkrebs oder zur Krebsbildung neigenden Hautveränderungen durch Ruß, Paraffin, Teer, Anthracen, Pech und ähnliche Stoffe		
16	Erkrankungen an Krebs oder anderen Neubildungen sowie Schleimhautveränderungen der Harnwege durch aromatische Amine		
17	Schwere oder wiederholt rückfällige berufliche Hauterkrankungen, die zum Wechsel des Berufs oder zur Aufgabe jeder Erwerbstätigkeit zwingen		

(Fortsetzung der Berufskrankheitenliste.)

Lfde. Nr.	Berufskrankheit	Unternehmen, Einrichtungen, Tätigkeiten
18	Erkrankungen durch Erschütterung bei Arbeit mit Preßluftwerkzeugen und gleichartig wirkenden Werkzeugen und Maschinen sowie durch Arbeit an Anklopfmaschinen	Zu 1 bis 24: Alle Unternehmen
19	Abrißbrüche der Knochen	
20	Erkrankungen durch Arbeit in Druckluft	
21	Erkrankungen der Schleimbeutel (Bursitis) des Knies, des Ellenbogens und der Gelenke infolge ständigen Druckes oder ständiger Erschütterung der entsprechenden Körperteile	
22	Erkrankungen der Knochen, Gelenke und Bänder durch Fluorverbindungen (Fluorose)	
23	a) Schwere Staublungenerkrankung (Silicose) b) Staublungenerkrankung (Silicose) in Verbindung mit aktiv-fortschreitender Lungentuberkulose	
24	a) Schwere Asbeststaublungenerkrankung (Asbestose) b) Asbeststaublungenerkrankung (Asbestose) in Verbindung mit Lungenkrebs	
25	Erkrankungen an Lungenkrebs	Unternehmen zur Herstellung von Alkalichromaten und ihrer Weiterverarbeitung zu Chromfarben
26	Erkrankungen der tieferen Luftwege und der Lunge durch Thomasschlackenmehl	Thomasschlackenmühlen, Düngemittelmischereien und Betriebe, die Thomasschlackenmehl lagern und befördern
27	Erkrankungen der tieferen Luftwege und der Lunge durch Aluminium und seine Verbindungen	Alle Unternehmen
28	Erkrankungen der tieferen Luftwege und der Lunge bei Berylliumgewinnung	Unternehmen zur Gewinnung von Beryllium aus seinen Erzen oder Zwischenprodukten der Erzverarbeitung
29	Schneeberger Lungenkrankheit	Unternehmen des Erzbergbaues im Erzgebirge
30	Durch Lärm verursachte Taubheit oder an Taubheit grenzende Schwerhörigkeit (Otitis interna)	Unternehmen der Metallbearbeitung und -verarbeitung, Webereien
31	Grauer Star	Unternehmen zur Herstellung, Bearbeitung und Verarbeitung von Glas; Eisenhütten, Metallschmelzereien

(Fortsetzung der Berufskrankheitenliste.)

Lfde. Nr.	Berufskrankheit	Unternehmen, Einrichtungen, Tätigkeiten
32	Augenzittern der Bergleute	Unternehmen des Bergbaues
33	Wurmkrankheit der Bergleute	Unternehmen des Bergbaues
34	Infektionskrankheiten	Krankenhäuser, Heil- und Pflegeanstalten, Entbindungsheime und sonstige Anstalten, die Personen zur Kur und Pflege aufnehmen, ferner Einrichtungen und Tätigkeiten in der öffentlichen und freien Wohlfahrtspflege und im Gesundheitsdienst sowie in Laboratorien für naturwissenschaftliche und medizinische Untersuchungen und Versuche
35	Infektiöse Gelbsucht, BANGsche Krankheit, Milzbrand, Rotz und andere von Tieren auf Menschen übertragbare Krankheiten	Tierhaltung und Tierpflege sowie Tätigkeiten, die durch Umgang oder Berührung mit Tieren, mit tierischen Teilen, Erzeugnissen und Abgängen zur Erkrankung Veranlassung geben

schwäche versichert. Freiwillige Versicherung möglich. Beiträge sind zu gleichen Teilen von Arbeitgeber und Arbeitnehmer aufzubringen.

Das Recht auf Invalidenrente besteht nach Zahlung von mindestens 260 Beitragswochen, auf Altersrente nach mindestens 780 Beitragswochen und Vollendung des 65. Lebensjahres.

Invalidenrente wird gewährt, wenn nach Ablauf von 26 Wochen Krankenunterstützung noch Invalidität besteht. Als invalide gilt, wer nicht mehr imstande ist, durch eine Tätigkeit, die seinen Kräften und Fähigkeiten entspricht und ihm unter billiger Berücksichtigung seiner Ausbildung und seines bisherigen Berufes zugemutet werden kann, ein Drittel dessen zu erwerben, was körperlich und geistig gesunde Personen derselben Art mit ähnlicher Ausbildung in derselben Gegend durch Arbeit zu verdienen pflegen.

Zur Abwendung drohender Invalidität infolge Erkrankung kann die Versicherung ein Heilverfahren einleiten. Der Erkrankte kann zu diesem Zweck in einem Krankenhaus oder in einer Anstalt für Genesende untergebracht werden.

Die Hinterbliebenenversicherung zerfällt in Witwen- und Waisenrente. Waisenrente wird für Kinder unter 15 Jahren gewährt, Witwenrente nur bei Invalidität der Witwe oder wenn sie mehr als 3 Kinder hat. Träger der Invaliden-, Alters- und Hinterbliebenenversicherung sind die Landesversicherungsanstalten.

Die dem Reichsknappschaftsgesetz unterliegenden Kassen sind anders organisiert. Hier besteht Berufsunfähigkeit schon bei 50% Erwerbsminderung mit 50 Jahren und nach 15jähriger Bergmannstätigkeit unter Tage. Altersrente schon mit 50 Jahren. Auch Pensions- und Hinterbliebenenversicherung günstiger geregelt.

Angestellte mit einem Einkommen bis zu jährlich DM 7200,— unterliegen der Angestelltenversicherung. Hier kann Altersrente bei 1 Jahr bestehender Arbeitslosigkeit schon mit 60 Jahren gewährt werden. Witwenrente erhält jede Witwe. Invalidenrente wird bei 50% Erwerbsunfähigkeit gezahlt. Weibliche Angestellte erhalten im Falle der Verheiratung nach Erfüllung der Wartezeit die Hälfte der Beiträge zurückgezahlt. Wartezeit bei Invalidität 60, bei kürzerer Pflichtversicherung 120, bei Altersversicherung 180 Beitragsmonate.

In der *sowjetischen Besatzungszone* wurde auf Grund des Befehls Nr. 28 der sowjetischen Militärverwaltung vom 28. 1. 1947 die Sozialversicherung neu geordnet. Die Neuordnung trat am 1. 2. 1947 in Kraft. Die Verordnung über die Sozialpflichtversicherung regelt die Leistungen für den Fall von Betriebsunfällen und Berufserkrankungen, von Krankheit, Mutterschaft, Invalidität und des Alters, sowie zugunsten der Hinterbliebenen. Die *Sozialversicherungsanstalten* als *Institutionen einer einheitlichen Sozialversicherung* stehen unter Leitung der Länderregierungen und unter der Oberaufsicht der DWK, Hauptverwaltung für Arbeit und Sozialwesen, deren Anweisungen sie unterliegen. Die Versicherten erhalten bei Arbeitsunfähigkeit infolge von Betriebsunfällen oder Berufskrankheiten ein Krankengeld auch während ihres Krankenhausaufenthaltes bis zur Wiederherstellung der Arbeitsfähigkeit oder zur Auszahlung der Invalidenrente. Bei schuldhaftem Verhalten des Arbeitgebers hat der Versicherte oder seine Familie das Recht, von diesem eine Entschädigung durch das Arbeitsgericht zu fordern. Maßnahmen zur Umschulung sind vorgesehen. Als Folgen eines Betriebsunfalls oder einer Berufserkrankung werden Invalidenrenten in erhöhtem Umfange und bei einem Arbeitsfähigkeitsverlust von 20% an gewährt, wenn die Dauer der Arbeitsunfähigkeit mehr als 26 Wochen beträgt. Zur Schlichtung von Streitigkeiten zwischen Versicherten und Sozialversicherungskassen sind die Sozialversicherungsanstalten der Länder zuständig. Im Berufungsverfahren entscheiden besondere Kammern der Arbeitsgerichte. Die freiwillige und zusätzliche Versicherung in der Sozialversicherung wird durch eine besondere Verordnung geregelt.

Arbeitsvermittlung und Arbeitslosenversicherung.

Durch das „Gesetz über Arbeitsvermittlung und Arbeitslosenversicherung" (1927; nach 1945 mit geringen Abänderungen in Kraft) wird dem Arbeitnehmer bei unverschuldeter Arbeitslosigkeit ein Existenzminimum gewährt. Träger dieses Versicherungszweiges (Pflichtversicherung) sind die Arbeitsämter, durch welche auch allein die Arbeitsvermittlung erfolgen darf. Zur Erlangung der Versicherungsleistung sind Arbeitsfähigkeit, Arbeitswilligkeit zur Übernahme auch einer auswärtigen Arbeit und das Bestehen einer bestimmten Anwartschaft erforderlich. Die Versicherungsleistungen bestehen aus Arbeitslosenunterstützung, den Beiträgen zur Fortsetzung bzw. Aufrechterhaltung der Krankenversicherung, zur Aufrechterhaltung der Invalidenversicherung usw. Die Dauer der Unterstützung ist begrenzt. Für Krisen und Zeiten der Kurzarbeit bestehen besondere Vorschriften. Die Aufbringung der Mittel erfolgt zu gleichen Teilen durch Arbeitgeber und -nehmer.

Fabrikanlagen.

Neuanlagen und Erweiterungen von Fabriken, welche die Nachbarschaft belästigen können, sind genehmigungspflichtig. Können die Behörden mangels ausreichender Erfahrung eine Sicherheit nicht sofort gewinnen, daß die zunächst vorgeschriebenen Bedingungen zum Schutze bestehender Interessen ausreichen, so können auch nach der Genehmigung erschwerende Bedingungen vorbehalten werden.

Der *Fabrikbauplatz* soll genügend geräumig und so gelegen sein, daß Abgase möglichst wenig stören; am besten wegen der vorherrschenden Westwinde im Osten der Ortschaften. *Baumaterial* am besten Ziegel oder Eisenbeton. Einstöckige Gebäude mit Oberlicht (SHED-DUCHES-System) sind sehr zweckmäßig, vor allem bei Fabriken für schwere Waren, mit starkem Lärm, Erschütterung, Geruchsbelästigung, Feuers- und Explosionsgefahr. Mehrstöckige Anlagen notwendig bei engem Baugrund oder wo das Fabrikat von einer Maschine zur anderen übergehen muß (Webereien, Spinnereien, Mühlen, Malzfabriken).

Fußböden möglichst schwer abnutzbar, nicht stauberzeugend, feuersicher, schlecht wärmeleitend, nicht angreifbar durch Flüssigkeiten, leicht zu reinigen, aber nicht glatt (Gefahr des Ausgleitens). Geeignet sind für Kleinbetriebe harte Holzböden, Holzpflaster aus Kiefernholz. Bei Betonkonstruktionen Zementfußböden, die jedoch von Säuren und Ölen angegriffen, bei Feuchtigkeit leicht glatt werden und keine starke mechanische Beanspruchung vertragen. Fliesen, Platten und Klinker, am besten geriefelt, geeignet für Schlächtereien, Molkereien, Gerbereien, Waschanstalten, Papierfabriken. In Dynamitfabriken Bleifußböden (keine Funkengefahr). Zweckmäßig massive fugenlose Fußböden (Estrich) entweder im ganzen aus Gußasphalt, Gips, Traß mit Kalk- oder Zementzusatz (dem Portlandzementestrich überlegen), rein oder mit Steinstücken versetzt (Terrazzo, Mosaik, Granito), Magnesiamörtel mit Zusatz von Holzpulver und Korkklein oder aus Stein-, Zement-, Glasplatten hergestellt. In Naßbetrieben ist undurchlässiger Bodenbelag mit leichtem Gefälle und Abflußrinne erforderlich. Die einzelnen Arbeitsplätze sind hier mit Lattenrosten zu versehen.

Zur Schalldämpfung Fehlböden mit Sand- oder Torfmull füllen, Wände mit Kork, Filz oder Bleiplatten bekleiden. Maschinen, die schwere Erschütterungen hervorrufen, auf Betonblöcke montieren, die auf einer Kautschukplatte, umgeben von einem Luftschlitz, in betonierten, grubenartigen Vertiefungen des Fundaments stehen. Zwischen den einzelnen Maschinen mindestens 1 m breite, ungehinderte Verkehrswege lassen.

Wände möglichst glatt, dürfen keine Ablagerungsgelegenheit für Staub und Schmutz bieten; meist mit Zement verputzt und weiß getüncht; für Industrien mit weißen, giftigen Staubsorten gegebenenfalls Wandanstriche mit Kontrastfarben. Für Naß- und Schmutzbetriebe Wandplattenbelag bis etwa 2 m Höhe oder abwaschbarer

Ölfarbenanstrich. Trockenhalten der Wände notwendig. Ecken zwischen Fußboden und Wand sind abzurunden.

Kellerräume nur ausnahmsweise als Arbeitsräume zulassen. Voraussetzung dafür: Trockenheit, gute Belichtung und eine Bodenfläche von mindestens 20 m². Ist Ausnutzung der Kellertemperatur angezeigt, sind die Räume mit Isoliergräben zu umgeben. Decken der Räume weiß verputzen. Feuersichere und wasserbeständige Decken liefert ein Gemisch von Portlandzement mit Asbestfasern (Eternit).

Dachräume nur bei vollkommener Verschalung und ausreichendem Schutz gegen Temperatureinflüsse als Arbeitsräume zulassen.

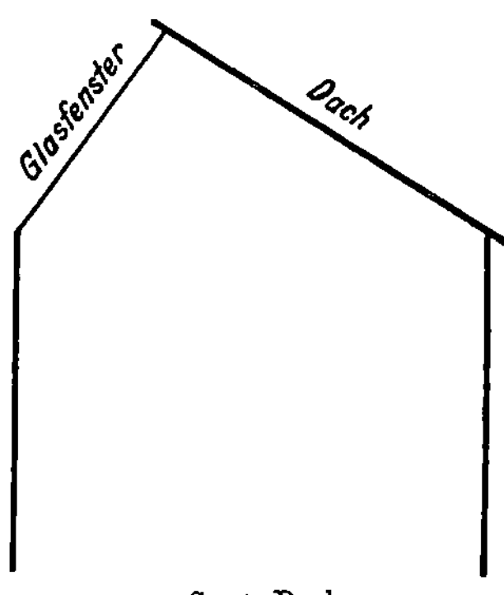

SHED-Dach.

Dachkonstruktion für einstöckige Gebäude SHED-Dach (s. Abbildung). Am besten Orientierung der Glasseite nach Norden. Zuweilen auch doppelseitig verglaste Giebel. Südseite ist mit Kalkmilch zu streichen oder einem blauen Anstrich (Akalorin, Koch & Grün, Offenbach) zu versehen.

Feuersicherheit: Türen müssen nach außen aufschlagen, Notausgänge vorhanden sein. Bei mehrstöckigen Gebäuden Stockwerke feuersicher trennen; Trennung der einzelnen Räume durch feuersichere Türen (Türen aus hartem Holz mit Blech benagelt oder Metalltüren mit Asbest). Glaseinsätze in Türen zweckmäßig aus Draht- oder Elektroglas. Neben Innentreppen sind auch Außentreppen mit Geländer vorgeschrieben.

Die wichtigsten Vorkehrungen gegen Feuersgefahr sind folgende: *Merktafel nach* LEHMANN:
Türen selbsttätig schließen.
Stiegenhäuser frei von Brennbarem.
Fußböden täglich feucht wischen.
Hauptgänge 1—2 m breit.
Gänge zwischen Tischen und Regalen freihalten.
Wassereimer an jeder Arbeitsstelle und an Türen.
Dampfleitungen, nichtisolierte, 5 cm vom Holz entfernt.
Heizkörper, Rohre und Öfen durch engmaschige Gitter absperren, von Staub freihalten.
Beleuchtung: elektrisches Glühlicht; offene Flamme verboten.
Glühbirnen mit Überglocke und Drahtschutz.
Gasglühlampen (1 m von der Arbeitsstelle entfernt), 1 m unterhalb, 30 cm seitlich von Holzwerk entfernt; Glimmerzylinder.
Gasarme, bewegliche, mit Hemmungsvorrichtung.
Lampen, Schirme nicht an Schnur hängen.
Für Celluloidlager und Räume mit explosiven Stoffen (Aceton usw.) Beleuchtung von außen.
Rauchen und Streichhölzer anzünden verboten.
Gasflamme mit Glühpillenanzünder anbrennen.
Lötlampen, bei Benutzung Wassereimer bereitstellen.

Öllampen in separatem Raum putzen, füllen, anzünden.
Flüssigkeiten, feuergefährliche, in geeigneten Räumen lagern.
Schlacke, Asche ablöschen, feuerfeste Grube.
Trockenregal, -kammer, 60 cm über Heizvorrichtung Siebe anbringen.
Dachböden frei von brennbaren Stoffen.
Putzlumpen usw. in Blecheimern verbrennen.
Packmaterial nur Tagesbedarf im Packraum.
Celluloidabfälle in Blechkästen täglich leeren.
Holzabfälle täglich entfernen.
Revision der Räume nach Schluß der Arbeit.
Für Celluloidfabriken gelten noch folgende Anweisungen:
Celluloidlager 2000 bzw. 20000 kg nicht überschreiten.
Celluloidabfälle 1500 kg Höchstgewicht für ein Gebäude.
Im Keller darf Celluloid, Celluloidabfälle, fertige und halbfertige Ware aus Celluloid 500 kg zusammen nicht überschreiten.
In einem Lagerraum fertige und halbfertige Ware nicht über 500 kg.
Celluloidbearbeitung, mechanische, mit Wassertropfung.

Wichtig: Bereitstellung zweckmäßiger Löschvorrichtungen, nicht zu komplizierte Handfeuerlöschapparate mit mindestens 15 und höchstens 30 Liter Wasserfüllung. Am besten Betätigung durch einfaches Öffnen eines Hahnes. In feuergefährlichen Betrieben an besonders exponierten Stellen bei größerer Hitze von selbst in Tätigkeit tretende Löschapparate anbringen (Duschen über den Türen).

Luftkubus und Größe der Arbeitsräume.

Die Gewerbeordnung bestimmt, daß die Arbeitsräume in bezug auf Flächeninhalt, Lage, Heizung, Beleuchtung, Ventilation und Beseitigung des beim Betriebe entstehenden Staubes, der Gase und Abfälle den Regeln der Gesundheitspflege zu entsprechen haben. Bei einem stündlich dreimaligen Luftwechsel im Raume ist für einen Arbeiter ausschließlich des Raumes für Maschinen ein Luftkubus von mindestens 10 m³ bei einer Bodenfläche von 2 m² und einer Höhe von 3 m erforderlich, jedoch ist dies als sehr gering anzusehen. Größere Abmessungen, wie Raumhöhe 5 m, bei Hallenbau über 8 m, sind wünschenswert. In Räumen mit schlechter Luftbeschaffenheit (Kohlensäureanreicherung, Sauerstoffmangel, Riechstoffe, Verbrennungsprodukte usw.) ist kräftige Ventilation notwendig. Übelriechende Gase, Dämpfe, Staub sind möglichst am Entstehungsort, bevor sie in Kopfhöhe gelangen, abzusaugen. Fabriklüftung muß unabhängig von den meteorologischen Faktoren und der Willkür des einzelnen Arbeiters sein. In kleineren Betrieben Dachreiter und Klappfenster ausreichend, in größeren künstliche Ventilatoren (meist elektrisch betrieben) notwendig. Luftzufuhr meist in halber Höhe des Raumes, Abzug im Sommer an der Decke, im Winter am Boden des Raumes. Je nach Bedarf kann die zugeführte Frischluft gekühlt oder erwärmt und durch Filter gereinigt werden. Zu beachten, daß die zugeführte Luft nicht zu kalt ist, gleichmäßig verteilt in den Raum kommt und keine zu große Strömungsgeschwindigkeit besitzt. Bei Außerachtlassen dieser Forderungen ergeben sich Kälte-,

Zugerscheinungen und Geräusche, die gesundheitliche Störungen für die Arbeiter nach sich ziehen können.

Für Ordnung und Reinlichkeit in den Arbeitsräumen ist zu sorgen, überflüssige Gegenstände sind zu entfernen. Abfallkörbe und mit Wasser oder feuchtem Sand gefüllte Spucknäpfe, die regelmäßig gereinigt werden müssen, sind aufzustellen. Sehr zweckmäßig Wandspucknäpfe mit Wasserspülung.

Von den Einrichtungsgegenständen des Arbeitsraumes bedürfen *Arbeitstisch* und *Arbeitssitz* besonderer Aufmerksamkeit.

An einen richtigen Sitz sind folgende Forderungen zu stellen: Nicht zu tief, leicht sattelförmig, abgerundete Vorderkante, Füße sollen bequem die Unterlage erreichen, Knie zwischen Oberfläche des Sitzes und Arbeitstisch genügend Platz haben. Rückenlehne (eventuell beweglich) muß den unteren Teil des Rückens stützen, darf jedoch die Bewegung der Arme nicht hindern; Hocker unzweckmäßig. Unpassende Sitzgelegenheiten sind Ursache vorzeitiger Ermüdungserscheinungen.

Die Arbeitstische müssen so beschaffen sein, daß die Arbeit bequem verrichtet werden kann. Körperverrenkungen sind zu vermeiden. Tischhöhe bzw. Auflagehöhe des Arbeitsgegenstandes ist der Körpergröße des sitzenden Arbeiters anzupassen, z. B. durch Verstellung der Sitzhöhe. Der Arbeiter soll aufrecht sitzen, er soll die Arme in der Ellenbogengegend leicht aufstützen und Arbeit mit in Schwebe gehaltenen Unterarmen vermeiden (Zittern der Hände, Unsicherheit). Arbeitern, die viel stehen, ist Gelegenheit zu zeitweiligem, kurzem Ausruhen zu geben (Klappsitze, Stehlehnen usw.).

Beleuchtung.

Sowohl die natürliche als auch die künstliche Beleuchtung muß ausreichend sein. Bei natürlicher einseitiger Fensterbelichtung ist darauf zu achten, daß die Arbeitsplätze nicht weiter als 8—10 m vom Fenster entfernt sind. Günstiger ist doppelseitige Belichtung und Oberlicht. Das Verhältnis der Gesamtfensterfläche zur Bodenfläche soll 1:3 bis 1:5 sein. Einfallswinkel des Lichtes mindestens 45°.

Bezüglich der Beleuchtungsstärken, die sich als notwendig bzw. erwünscht erwiesen haben, siehe Tabelle 6.

Schlechte Beleuchtung setzt die Arbeitsleistung herab, erhöht die Unfallhäufigkeit. Auch vor *Blendung durch reflektiertes Licht* von den Maschinen und vom Arbeitsmaterial sind die Arbeiter zu schützen. Die Beleuchtung soll *keine störenden Schlagschatten* geben, sie soll weder örtlich noch zeitlich lästige *Ungleichmäßigkeiten* zeigen. Für gute Lichtverteilung und richtigen Lichteinfall ist zu sorgen.

Beleuchtung von Räumen, in denen Sprengstoff oder feuergefährliche Körper verarbeitet werden, möglichst von außen.

Über weitere Einzelheiten siehe Kapitel „Beleuchtung".

Heizung.

In Räumen, in denen Arbeiten mit starker Muskelkraft ausgeführt werden, erübrigt sich die Heizung, wenn die Raumtemperatur mehr als 10° C beträgt. Dagegen sind Räume, in denen sitzend

Tabelle 6. *Beleuchtungsstärken.*

Die Beleuchtung soll betragen	Beleuchtungsstärke in Lux	
	not-wendig	erwünscht
Als *Verkehrsbeleuchtung* (gemessen auf der Horizontalebene 1 m über dem Fußboden):		
auf Fahrwegen, Durchfahrten, Höfen, soweit sie dem Verkehr dienen.	0,2	0,5—2
in Nebengängen, Nebenräumen, Lagerräumen . . .	0,6	2—5
an Ein- und Ausgängen, in Hauptgängen, auf Treppen, in Werkstätten	2	5—15
Als *Arbeitsbeleuchtung* (gemessen auf der Horizontalebene 1 m über dem Fußboden oder auf der Arbeitsfläche):		
für grobe Arbeit, z. B. Walzwerk, Schmiede, Grobmontage usw.	10	20—30
für mittlere Arbeit, z. B. Schlosserei, Dreherei, Montage, Kernmacherei, Tischlerei, Klempnerei, Spinnerei (weißes Garn) usw.	30	60
für feine Arbeit, z. B. Feinmechanik, Weberei (helle Stoffe), Büroarbeiten usw.	50	100
für feinste Arbeit, z. B. Uhrmacherei und Graveurarbeiten, Setzerei, Weißnähen, technisches Zeichnen usw.	100	150—250

oder stehend mit geringer Muskeltätigkeit gearbeitet wird, sorgfältig zu heizen. Für Fabriken Dampfheizung (Abdampf) zweckmäßig.

Über Einzelheiten siehe Kapitel „Heizung, Lüftung und Klimatisation".

Luftbefeuchtung und Entnebelung.

In manchen Betrieben (Woll-, Seidenspinnereien u. ä.) ist *Befeuchtung der Luft* notwendig. Dies geschieht durch Einblasen von Luft, die durch Wasserschleier gegangen ist, oder durch Einblasen von Dampf. — Zu feuchte Luft entsteht leicht in Räumen, in denen größere Flüssigkeitsmengen abdampfen oder viel warmes Wasser benutzt wird (Färbereien, Wäschereien, Wäschetrocknungsanlagen). Zum Schutz der Arbeiter können bei Trocknungsanlagen mechanische Transporteinrichtungen verwendet werden, die das Betreten der Räume unnötig machen. Sonst sind die Bottiche usw. möglichst zu verschließen und der Dampf unter dem Deckel abzusaugen. In stark feuchten Räumen besteht die Gefahr der Schwaden- und Nebelbildung. Zu große Feuchtigkeitsansammlungen in Räumen werden durch Zufuhr großer Mengen warmer trockener Luft (50—60° C) bekämpft; gleichzeitig Absaugung einer dreifachen Raumluftmenge.

Bedeutung des Arbeitsklimas für den Arbeiter.

„*Arbeitsklima*" ist der Sammelbegriff für die Luftverhältnisse im Arbeitsraum. Neben der chemischen Zusammensetzung der Luft spielen insbesondere Feuchtigkeitsgehalt, Temperatur und Luftbewegung eine Rolle. (Über Luftdruck s. S. 21/2.)

Die Leistungsfähigkeit des Menschen wird vom Arbeitsklima entscheidend beeinflußt.

Bei jeder Arbeitsleistung entsteht Wärme, die vom Organismus abgegeben werden muß, entweder durch Strahlung oder Leitung oder durch Verdunstung des Schweißes. Die Wärmeabgabe durch Leitung und Strahlung ist von der Temperatur der umgebenden Luft und Gegenstände abhängig. Verlangsamt ist sie bei hoher, beschleunigt bei niedriger Temperatur. Die Wärmeabgabe durch Verdunstung hängt vom Feuchtigkeitsgehalt (Sättigungsdefizit) der umgebenden Luft ab. Die maximale Sättigung der Luft mit Wasserdampf ist abhängig von der Temperatur. Je feuchtigkeitsgesättigter die Luft ist (bei geringem Sättigungsdefizit bzw. hoher relativer Feuchtigkeit), um so schwieriger ist die Wärmeabgabe durch Verdunstung. Ist gleichzeitig infolge hoher Außentemperatur die Wärmeabgabe durch Leitung und Strahlung gehemmt, kommt es zur Wärmestauung.

Für die Wärmeabgabe des Körpers ist auch die Luftbewegung von Bedeutung. Während Strömungsgeschwindigkeiten von 0,1 m je sec (bei einer Temperatur über 18° C) den bekleideten Körper kaum beeinflussen, wird durch Strömungen von 0,25—0,5 m/sec die Hauttemperatur deutlich gesenkt. Strömungsgeschwindigkeiten von über 1 m/sec führen zu Allgemeinreaktionen des Organismus (Erhöhung der Kohlensäure- und Wasserabgabe, der Lungen- und Hautatmung).

Bewegte Luft bringt den Körper mit immer neuen Luftschichten in Berührung, so daß der Schweiß schnell verdunstet, wodurch die Wärmeabgabe beschleunigt wird. Der durch Steigerung der Strömungsgeschwindigkeit bewirkte Wärmeverlust des Körpers führt zu Störungen des Wärmehaushaltes und somit, insbesondere wenn er den Körper einseitig trifft, zu Erkältungskrankheiten.

Normen für das Arbeitsklima:

Raumtemperatur bei Arbeiten mit Körperbewegung . . 15—17° C
             bei Sitzarbeit . . . . 20—22° C
relativer Feuchtigkeitsgehalt der Luft
             bei Temperaturen bis 15° C . . . 40—60%
             bei Temperaturen über 20° C . . 30—45%
Luftbewegung zwischen 0,3 und 3 m/sec.

Durch die Kühlwirkung bewegter Luft wird die Arbeit in ungünstigem Arbeitsklima erträglich (z. B. Wetterführung im Kohlenbergbau).

Die Bestimmung der einzelnen meteorologischen Faktoren des Arbeitsklimas kann mit den üblichen Meßinstrumenten (Thermometer, Haarhygrometer, Schalenanemometer) vorgenommen werden. Zur Bestimmung des Gesamteffektes dieser meteorologischen Faktoren dient das Katathermometer, mit welchem der Katawert oder die

Abkühlungsgröße bestimmt wird (s. S. 25ff. und 93ff.). Man kann annehmen, daß bei einem trockenen Katawert von 3 und einem feuchten von 10 eine erhebliche Erschwerung der Wärmeabgabe und damit der Arbeitsmöglichkeit eintritt.

Folgende Gesundheitsstörungen entstehen durch ungünstiges Arbeitsklima: Bei Arbeiten in *heißer, trockener Luft* erhöhtes Durstgefühl, starke Steigerung der Schweißproduktion (Achtung, Kochsalzverarmung des Körpers!). Ein geeignetes Getränk bei derartigen Arbeiten ist 0,75 %ige Kochsalzlösung mit Kohlensäureimprägnierung.

Bei erhöhter Raumtemperatur mit stark vermehrter Feuchtigkeit Wärmestauung, die zum Hitzschlag führen kann (blaurotes gedunsenes Gesicht, Versiegen der Schweißsekretion, starke Puls- und Atembeschleunigung, Anstieg der Körpertemperatur auf über 40° C, Schwindel, Ohrensausen, Kopfschmerzen, plötzlich auftretende Bewußtlosigkeit, Krämpfe, Tod durch Aussetzen der Atmung und Herztätigkeit).

Behandlungsmaßnahmen: Den Betroffenen in kühle Räume bringen, Abkühlung mit Wasser und durch Luftbewegung. Bei Schweißausbruch Prognose günstiger. Als Dauerschäden geistige Störungen.

Gewerbliche Schädigungen durch *niedere Temperaturen* vornehmlich in der Kälteindustrie und bei Freiluftarbeitern. Nicht allzu lange wirkende, gleichmäßige, nicht zu tiefe Abkühlung verursacht kaum Schädigungen. Erscheinungen der Kälteschäden: Frostbeulen, Erfrierungen (3 Stadien); bei Erfrierungen dritten Grades so starke Gewebsschädigungen, daß Wiederbelebung der erfrorenen Körperteile nicht möglich ist. Erfrierungstod bei längerer Auskühlung des Körpers unter 20° C.

Durch bei der Abkühlung von Luftmassen auftretende *Schwaden- und Nebelbildung* wird die Übersichtlichkeit im Betrieb gestört und dadurch die Unfallgefahr erhöht. Die Schwaden schlagen sich auf der Kleidung nieder, diese wird durchnäßt und verliert damit die isolierende Wirkung gegen Wärmeleitung und -strahlung. Es kommt zu einseitigen Abkühlungen und deren Folgezuständen (Erkältungskrankheiten).

Die gleiche Wirkung — totale oder einseitige Abkühlung des Körpers — kommt durch *zu starke Luftbewegung* zustande.

Bei den *Erkältungskrankheiten* dominieren die *rheumatischen Erkrankungen*.

Schlechte Luftbeschaffenheit in geschlossenen, ungenügend ventilierten Räumen (siehe unter „Luftkubus und Größe der Arbeitsräume") beeinträchtigt mit der Zeit die Widerstandskraft der Arbeiter und verursacht Anämie, Blässe und Schlaffheit der Haut sowie Verdauungsstörungen.

Nebenräume.

In Anlagen, deren Betrieb es mit sich bringt, daß sich die Arbeiter umkleiden und nach der Arbeit reinigen müssen, sollen ausreichende, für Männer und Frauen getrennte *Wasch- und Umkleideräume* mit lüftbaren Schränken zum Aufbewahren der Kleider vorhanden sein. Auch *Baderäume* (Brause- oder Wannenbäder) sind einzurichten, vor allem in Betrieben mit Staubentwicklung und giftigem Arbeitsmaterial. Beim *Brausebad* ist für etwa 25—30 Arbeiter eine Zelle vorzusehen. Bade- und Waschräume sind mit Warmwasserzuführung auszustatten, Temperatur des Badewassers zwischen 30 und 35° C. Für höchstens je 5 Personen soll eine Waschstelle zur Verfügung stehen. Die Waschräume müssen leicht erreichbar sein, damit sich die Arbeiter bei Beginn der Pause vor dem Essen gründlich reinigen können (Bleivergiftung!).

Weiter sind geräumige heizbare *Aufenthalts- und Speiseräume* mit Vorrichtungen zum Erwärmen von Speisen vorzusehen. Für einwandfreies, kühles *Trinkwasser* ist zu sorgen.

In jedem Betrieb müssen Einrichtungen für die *erste Hilfe* bei Unfällen bereitstehen. In größeren Betrieben ist ein Unfallkrankenzimmer unentbehrlich; für Großbetriebe ist die Betriebspoliklinik wünschenswert. Für Kleinstbetriebe genügt ein Sanitätskasten, zugleich ist aber Sorge zu tragen, daß in solchen Betrieben mindestens eine Person in „erster Hilfe" ausgebildet ist. In Betrieben, die vorwiegend Frauen beschäftigen, empfiehlt sich die Einrichtung eines besonderen Krankenzimmers für Frauen (Unwohlsein, Schwangerschaft).

Die für Männer und Frauen getrennten und besonders bezeichneten *Abortanlagen* müssen in ausreichender Zahl vorhanden sein. Auf je 10—15 weibliche Personen, auf je 20—25 männliche Personen ist ein Sitz in abgetrennten, verschließbaren Einzelzellen vorzusehen; am besten Spülklosetts mit einfachster Einrichtung. Des weiteren ist für je 25 männliche Personen ein Pissoir bereitzustellen. Die Abortanlagen müssen leicht erreichbar sein; freistehende Anlagen in Höfen sind möglichst zu vermeiden.

Schutz der Umgebung gegen Belästigungen durch Gewerbebetriebe.

Belästigungen und Gefährdung der Anwohner erfolgen durch: Lärm, Rauch, Ruß und schädliche Abgase, Staub, Verschmutzung des Bodens, industrielle Abwässer, üble Gerüche, Explosionen und Feuer.

Belästigungen durch *Lärm* verursachen Betriebe, welche Dampfkessel, Blechgefäße, Röhren durch Vernieten herstellen. Ferner Anlagen zur Erbauung eiserner Schiffe, Brücken usw., außerdem alle Poch-, Stampf- und Fallwerke. Zu den Belästigungen durch Lärm treten noch die fortgeleiteten *Erschütterungen* des Bodens. Lärmstörungen und Erschütterungen, die auch im Schlafe empfunden werden, führen zu einer Überempfindlichkeit des Nervensystems. Daher ist unbedingt zu fordern, daß derartige Betriebe — für die im übrigen besondere Konzessionsbedingungen bestehen — nachts stillliegen. Sachgemäßes Aufstellen der Maschinen kann die Belästigungen einschränken.

Belästigungen durch *Rauch und Ruß* entstehen bei unvollkommener Verbrennung der Kohle. Das Klima wird verschlechtert, was sich in einer Verminderung der Licht- und Sonnenbestrahlung, insbesondere der ultravioletten Strahlen, und in vermehrter Nebelbildung auswirkt. Die in Rauch und *Abgasen* enthaltene schweflige Säure schädigt die Zellatmung der Pflanzen und somit die Vegetation und wirkt zerstörend auf Metalle und Sandsteinbauten. Die Auswirkung des Rußes und der Rauchgase auf die menschliche Gesundheit zeigt sich z. B. in der Zunahme der Zahl unspezifischer Erkrankungen der Lunge und oberen Luftwege in ausgesprochenen Industriegebieten; des weiteren ist die Lebenserwartung (Erreichen des 60. Lebensjahres) bei Menschen in rauch- und rußarmen (selbst klimatisch rauhen) Gegenden höher als in Industriebezirken. Kinder aus solchen Industriegebieten bleiben in ihrer körperlichen Entwicklung häufig zurück.

Betriebe mit Rauchentwicklung sind: Asphalt- und Pechsiedereien, Zement-, Kalk- und Gipsöfen (auch Kalkstaubbelästigung). Schweflige Säure entwickelt sich beim Fabrikationsprozeß in Hopfenschwefeldörren und in Glasfabriken mit Verarbeitung von Natriumsulfat.

Schutzmaßnahmen gegen Rauchverschmutzungen der Luft: Verbesserung der Feuerungsanlagen, des Brennmaterials; zweckmäßig Koks-, Öl- oder Gasfeuerung; gute Feuerungstechnik; hohe Schornsteine zur Abführung des Rauches in höhere Luftschichten; Anlage der Betriebe möglichst von Wohnbezirken entfernt, beim Bau neuer Industrie- bzw. Wohnanlagen die herrschende Windrichtung berücksichtigen. Bei Giftgasen weitgehendste (am besten elektrische) Reinigung erforderlich.

Üble Gerüche von Knochenbrennereien und -kochereien, Gerbereien, Abdeckereien, Leim-, Tran-, Seifensiedereien, Talgschmelzen u. ä. sind nicht ganz zu vermeiden, daher solche Anlagen nicht in der Nähe von Wohnungen errichten. Üble Gerüche entwickeln sich aber nicht nur bei der Verarbeitung organischen Materials tierischer Herkunft, sondern auch bei der Verarbeitung pflanzlichen Materials, so in Wachstuch-, Stärkesirup-, Strohfabriken, Firnissiedereien, bei Arbeiten mit Teer und Pech, in Dachpappenfabriken usw.

Zur Geruchsvermeidung sind die Abkochungen in *Autoklaven* vorzunehmen, die erst nach dem Erkalten geöffnet werden dürfen. Auch können die Dämpfe kondensiert, nicht kondensierte Dämpfe unter die Feuerung geführt und dort verbrannt werden. Üble Gerüche sind nicht gesundheitsschädlich, belästigen aber stark.

Hygienisch bedeutungsvoll ist die durch das faulende organische Material bedingte Fliegenplage mit der Gefahr der Übertragung von Infektionskrankheiten.

Besondere Sorgfalt ist darauf zu verwenden, daß *Fabrikabwässer* Vorfluter und Grundwasser nicht verunreinigen. Es ist zu unterscheiden zwischen eigentlichen Industrieabwässern und Reinigungswässern, die meistens nur wenig verschmutzt sind. Eine ausführliche Reinigung dieser Wässer ist daher nicht erforderlich. Dagegen beeinträchtigen die eigentlichen *Industrieabwässer* die biologische Selbstreinigung der Flüsse. Sie sind einem intensiven Reinigungs-

prozeß zu unterwerfen. Die Industrieabwässer können verunreinigt
sein entweder

1. vorwiegend durch organische oder
2. teils durch organische, teils durch anorganische oder
3. vorwiegend durch anorganische Stoffe.

Zu 1. gehören: Abwässer aus der Zuckerindustrie (Diffusions- und
Schnitzelpressenabwässer), Abwässer aus der Stärkefabrikation (Frucht-
stärkewaschwasser und Wässer aus den Pressen), Abwässer aus Fett-
gewinnungsfabriken, Transiedereien, Talgschmelzen, Molkereien, Käsereien,
Brauereien, Brennereien, Preßhefefabriken, Schlachthöfen, Abdeckereien usw.

Zu 2. gehören: je nach den Zusätzen alkalische bzw. saure Abwässer aus
Gerbereien und Lederfabriken (hier auch Gefahr der Verschleppung von
Milzbrandsporen); organisches Tiermaterial enthaltende alkalische, kalk-
haltige, zum Teil auch schwefelsäurehaltige Abwässer aus der Leimfabri-
kation; sulfitlauge- oder sulfathaltige Abwässer aus der Celluloseindustrie,
die Verschlammung und Fischsterben bedingen; alkalische Reste, Säuren,
Farblösungen usw. enthaltende Abwässer aus Papier-, Pappe- und Textilindustrie; bei der Braunkohlenteergewinnung entstehende ammoniakalische
Teerwässer und saure Waschwässer; Säuren, freie Alkalien, Seifen, Chlorverbindungen, Harze usw. enthaltende Abwässer beim Schnellbleichen.

Zu 3. gehören: an Natrium-, Calcium-, Magnesiumchlorid und Eisen
reiche Grubenabwässer des Kohlenbergbaues; Zechenabwässer (Kohlen-
waschwässer, Kokslöschwässer, Brausewässer für Nuß- und Feinkohlen)
und Abwässer der Schutthalden.

Beispiele für Schädigungen durch Industrieabwässer: Beim Zusammen-
treffen von Abfallsäure mit cyanhaltigen Stoffen entsteht Blausäure, welche
Vergiftungen, Todesfälle sowie Absterben der Tierwelt des Vorfluters verursacht. Phenolhaltige Abwässer bewirken Phenolgeschmack der Fische.

Das jeweilige Verfahren der Reinigung ist von der chemischen Zusammensetzung des Abwassers abhängig. Grundzüge der *Abwasserreinigung*:
Weitgehende Abscheidung von Ölen, Fetten, Benzinen. Neutralisation
saurer bzw. stark alkalischer Wässer. Ausfällung durch Chemikalien. Ausscheidung mitgeführter Substanzen in Absitzbecken und Aufstapelung des
Schlammes im Faulraum. Bei reichlich faulfähigem, gelöstem Material
biologisches Wasserreinigungsverfahren. Verwendung des organischen
Materials für Rieselfelder.

Betriebe mit *Feuers-* und *Explosionsgefahr* sind außerhalb des
Bereichs menschlicher Wohnungen anzulegen.

Gefährdung des Arbeiters durch die Arbeit selbst.

Längere körperliche oder geistige Arbeit führt zur *Ermüdung*,
besonders auch die mit keiner äußeren Leistung verbundene statische
Arbeit (Stehen, vor allem in unbequemer Stellung, Halten eines
Gewichts u. ä.), vielleicht durch Druck auf die belasteten Körperteile,
Zerrung der Sehnen und Bänder u. ä. (Ermüdungsschmerz). Bei
dynamischer Arbeit (Bewegung von Lasten) ist der Energieverbrauch
erheblich größer als bei der statischen; trotzdem ist das subjektive
Ermüdungsgefühl oft geringer. Objektiv bedeutet die Ermüdung,
welche Muskulatur, Nervensystem und Sinnesorgane betrifft, sowohl
quantitativ als auch qualitativ eine Herabsetzung der Leistung.

Für die gleiche Arbeit wie vorher müssen die Willensimpulse verstärkt werden. Die Herabsetzung der sinnlichen Eindrücke veranlaßt ein Außerachtlassen der Schutzmaßnahmen und somit eine Steigerung der Unfälle. Auch kommt es zur Mitbewegung sonst an der Arbeit unbeteiligter Muskelgruppen. Bei schon bestehender Ermüdung wirkt die gleiche Arbeit stärker ermüdend als vorher. Überanstrengung und Erschöpfung können schwere Schädigungen des Körpers verursachen [nervöse Erschöpfung, Herzstörungen (funktionelle Neurosen), Abmagerung, Blutarmut, verminderte Widerstandskraft u. ä.]. Die Ermüdung kommt zustande durch Anhäufung bzw. mangelhaften Abtransport und Abbau von *Ermüdungsstoffen* (Milchsäure, Phosphorsäure, Kohlensäure, Kreatin und andere Extraktivstoffe); auch Sauerstoffmangel im arbeitenden Muskel sowie Veränderungen morphologischer und physikalisch-chemischer Natur im Zellprotoplasma spielen eine Rolle. — Im übrigen ist die körperliche Leistungsfähigkeit abhängig von Rasse, Geschlecht, Entwicklungsstufe (Alter) und in erheblichem Maße auch vom Ernährungs- und Ausbildungszustand des Menschen bzw. der arbeitleistenden Organe. Jugendliche sind weniger leistungsfähig als Erwachsene. Größte Leistungsfähigkeit besteht etwa im Alter von 25 Jahren. Die Arbeitskraft des weiblichen Geschlechts ist etwa 60—70% der des Mannes. Große Bedeutung hat die *Übung*; durch sie werden unzweckmäßige Bewegungen vermieden, wird der Muskelquerschnitt vergrößert, Ermüdungsschmerz verzögert und Willensimpuls verstärkt. Auch Willensenergie und Intelligenz sind von Einfluß; sie lassen den Ermüdungsschmerz überwinden und bewirken zweckmäßigere Bewegungen. Von äußeren Einflüssen ist es besonders der Alkohol, der die Leistung vermindert. Durch Ausschaltung der Hemmungen wird anfangs eine leichte Leistungssteigerung vorgetäuscht. Ferner wirken hemmend: Depressive Stimmungen, Sorgen, soziale Verbitterung, Monotonie und bestimmte Umgebungseinflüsse (schlechte Luft; Hitze, besonders bei gleichzeitiger hoher Feuchtigkeit; Erschütterung).

Muskelarbeit und Körperhaltung.

Andauernde Anstrengung ein und derselben Muskelgruppen führt zu akuten und chronischen Entzündungen der Muskeln, Sehnen und Gelenken, zu Kontrakturen und Krämpfen der betreffenden Muskeln (Sehnenscheidenentzündung der Unterarmstrecker, z. B. bei Steinhauern, Schmieden, Tischlern, Wäscherinnen; Entzündung der Schulter- und Wadenmuskulatur bei Erdarbeitern, Bergleuten, Lastträgern). Ständiger Druck verursacht *Schleimbeutelentzündungen*[1]. Bei Arbeiten im Knien Bursitis praepatellaris, durch Aufstützen des Ellenbogens Bursitis olecrani.

Druck der Handwerkszeuge erzeugt Schwielen, Blasen und chronische Entzündungen (bei Tischlern, Graveuren, Metalldrehern).

---

[1] In der sowjetischen Besatzungszone anerkannte Berufskrankheit.

Veränderungen am Knochengerüst entstehen infolge einseitiger
Zug- und Druckverhältnisse. So kommt es zur *Verbiegung der Wirbelsäule* z. B. bei Lastträgern, zu *Veränderungen des Brustkorbes* bei
Schustern. *Verengung des Beckens* bei Textilarbeiterinnen ist nicht
erwiesen. Auf Muskelzug und allmählicher Übermüdung des Knochens beim Schippen unter ungünstigen Bedingungen beruht auch
das Abreißen der Dornfortsätze der Hals- und oberen Brustwirbel,
die *Schipperkrankheit*[1]. Einseitige Druckverhältnisse verursachen bei
Jugendlichen *X-Beinbildung* (Bäcker, Tischler). Bei Berufen mit
Arbeiten vorwiegend im Stehen häufig *Plattfußbildung*; sie beruht
bei oft vorhandener Disposition auf Übermüdung der Gelenke, Bänder
und Muskeln des Fußgewölbes, zum Teil auf falscher Gangart. Daher
Arbeit möglichst im Sitzen verrichten.

Durch *langes Stehen* Krampfadern und Ekzeme an den Beinen.

Beschäftigungsneuritiden entstehen, wenn der Überanstrengung
bestimmter Muskelgruppen eine Entzündung der Nerven folgt
[Klavierspieler, Näherinnen, Schreiber (Schreibkrampf)].

Starkes Blasen (Glasbläser, Musiker) führt zur Lungenblähung.

Schädigungen der Sinnesorgane.

Schädigungen der Augen: Unzureichende Beleuchtung und
fortgesetztes Fixieren kleiner Gegenstände führt bei disponierten
Menschen zur Kurzsichtigkeit, bei Bergleuten oft zum *Nystagmus*[1].
Neuerdings wird dieser auch als Folge einer chronischen Vergiftung
gedeutet, die bei bestehendem Sauerstoffmangel durch Einwirkung
von Methan, Kohlendioxyd und Kohlenoxyd auf den im Gehirn
gelegenen Deitersschen Kern zustande kommt, der bei dem zentralen
Mechanismus der Augenbewegungen eine Rolle spielt. *Grelles Licht*
erzeugt zum Teil akute Blendung (eine mit Sehstörungen und
Nachbildern, eventuell mit Gesichtsfeldeinengung verbundene Reizung der Sehnervenendigungen in der Netzhaut), Reizung der
Bindehaut, Lichtscheu, Kopfschmerz. Chronische Grelleschäden
(schlechte Dunkeladaptation, Flimmern vor den Augen) entstehen
beim Arbeiten in der Nähe von Bogen- oder Glühlampen sowie bei
Arbeitern in Glühlampenfabriken. *Ultraviolette Strahlen* verursachen
bereits nach sehr kurzer Einwirkung schwere Reizerscheinungen, die
Strahlen- oder *elektrische Ophthalmie:* heftigste Schmerzen, Tränenfluß, Lichtscheu, starke Bindehautentzündung, Lidschwellung, Lid-
krampf, Hornhauttrübung, schwere Sehstörungen. Mit Ausnahme
der Sehstörungen, die längere Zeit, oft auch dauernd bestehen bleiben
können, bilden sich diese Erscheinungen nach einigen Tagen zurück.
Gewerblich hat die Ophthalmia electrica als „Schweißerophthalmie"
Bedeutung, die beim elektrischen, aber auch beim autogenen Schwei-
ßen, am elektrischen Hochofen und beim Arbeiten mit Quecksilber-
dampfgleichrichtern entsteht. Schutzbrillen (z. B. gelbe Eisenoxyd-
gläser, Umbralgläser, neodymhaltige Neophangläser) erforderlich.
Infrarote Wärmestrahlen schädigen bei langer Einwirkung Ciliar-

---

[1] In der sowjetischen Besatzungszone anerkannte Berufskrankheit.

körper und Linse. Der sich entwickelnde *Strahlen-*, *Feuer-* oder *Glasmacherstar* (beteiligt sind auch UV.-Wellen von 350—400 $\mu\mu$) beginnt im Pupillengebiet am hinteren Linsenpol. Gleichzeitig kommt es zur Ablösung der Zonulalamelle. Anerkennung des Strahlenstars als entschädigungspflichtige Berufskrankheit setzt charakteristischen Beginn, eine mindestens 10jährige Beschäftigung als Feuerarbeiter in Betrieben zur Herstellung, Be- und Verarbeitung von Glas, in Eisenhütten und Metallschmelzereien voraus sowie ein relativ jugendliches Lebensalter. Wärmeschutzbrillen: Robonglas mit Ferrooxyd, blaue Kobaltglasbrillen, neodymhaltige Neophanglasbrillen. — Schutzmaßnahmen: Kettenvorhänge vor der Feueröffnung.

Staub erzeugt chronische Bindehautkatarrhe (Bäcker, Müller, Zementarbeiter). Als *Spinnerauge* wird eine hartnäckige Conjunctivitis und Keratitis superficialis punctata (seltener scheibenförmige Hornhautentzündung) bezeichnet, die in Viscosebetrieben beim Verspinnen der Viscosefasern aus dem Säurebad auftritt. Als Ursache des Spinnerauges wurde früher eine Schwefelwasserstoffvergiftung angesehen, wahrscheinlich beruht diese Augenerkrankung aber auf der Einwirkung technischer Schwefelsäure und dem mechanischen oder allergischen Reiz feiner Zellwollflöckchen auf die Conjunctiva.

Sehr häufig sind Verletzungen der Augen: Fremdkörper bei Arbeiten an Metalldrehbänken, Holzbearbeitungsmaschinen; Steinsplitter bei Steinhauern; Spritzer flüssigen Metalls in Metallgießereien; verspritzende Säure und Dämpfe in chemischen Fabriken; für Maurer Verätzungen der Conjunctiva durch Kalk charakteristisch. Im letzteren Fall genügen zum Schutz Schirmmützen, sonst sind nicht zu schwere, aber genügend starke, vorschriftsmäßige Schutzbrillen oder Drahtschutzmasken zu benutzen, die bestimmungsgemäß von den Arbeitgebern bereitgehalten werden müssen. In Betrieben mit Gefahr der Augenverletzung ist Cocain (2%ig) zum Einträufeln bereitzuhalten. Alle Arbeiter sind zu belehren, sich bei Verletzungen sofort in ärztliche Behandlung zu begeben.

Schädigung des Gehörorgans: Durch starken, anhaltenden Lärm (über 80 phon) entsteht infolge allzu starker Beanspruchung des CORTIschen Organs in der Schnecke des inneren Ohres meist beiderseitige Schwerhörigkeit bei Kesselschmieden, Nietern, vielen Arbeitern der Schwereisenindustrie und in anderen „Lärmberufen" (Spinner, Weber usw.). Beginn mit Schwindel, Ohrensausen, Gleichgewichtsstörungen; schließlich Ertaubung. Auch bei plötzlich auftretendem starkem Schall (Schießen, Sprengen) können Schädigungen des Gehörs vorkommen. Durch Lärm verursachte Taubheit oder an Taubheit grenzende Schwerhörigkeit (d. h. wenn gewöhnliche Umgangssprache in nicht mehr als 25 cm Entfernung von dem besser hörenden Ohr verstanden wird) wird nur in Unternehmen der Metallbearbeitung und -verarbeitung unter der Voraussetzung einer ausreichend langen Tätigkeit (8—10 Jahre) als entschädigungspflichtige Berufskrankheit anerkannt. Gegenmaßnahmen: Ausschluß von Ohrenkranken; Einteilung der Arbeitszeit in der Weise, daß

Lärmbetrieb und weniger laute Arbeit miteinander abwechseln; Einbau von Isolierwänden; Schalldämpfer; Watteschutz in den Ohren; Öffnen des Mundes vor Detonationen. — Über Gehörstörungen durch komprimierte Luft s. S. 383/4.

Schädigungen der Haut.

Die durch die Berufstätigkeit bedingten Schädigungen der Haut sind folgende:

Berufsstigmata, d. h. Veränderungen, die bei fast allen mit bestimmten Handarbeiten beschäftigten Personen nachzuweisen sind. Hierher gehören *Rhagaden, Nagelveränderungen, Verhornungen* (Schwielenbildungen bei Schmieden, Feilern, Tischlern, Buchdruckern, Anstreichern, Malern, Schuhmachern, Fliesenlegern, Asphalteuren, Putzerinnen u. a.), *Verfärbungen* (bei Färbereiarbeitern, Malern, Polierern, Schustern, Kaminkehrern u. a.), *Pigmentierungen* (z. B. totale gewerbliche Argyrie), *Narbenbildungen* als Folge von Verletzungen (typische Brandnarben; bei Schmieden an Unterarmen, bei Metallgießern an unbedeckten Körperstellen bzw. am Fußrücken), *Einsprengungen* kleinster Metall- und Mineralsplitter (bei Stahl-, Kupfer-, Silberarbeitern u. a.), *Schleimbeutel.*

Traumatische Schädigungen: Zur Gruppe der *mechanischen Hautverletzungen* gehören *Rhagaden, Exkoriationen, Riß-, Schnitt-, Stichwunden* (bei Glasschneidern, Arbeitern in Drahtziehereien, Verzinkereien, Galvanisierbetrieben, in der Blechindustrie u. a.), das *traumatische Emphysem* (durch Eindringen eines Preßluftstrahles in eine kleine Wunde), das *harte traumatische Ödem* (infolge wiederholter stumpfer Gewalteinwirkungen), die *traumatische Sklerodermie* u. a.

Durch *thermische Einwirkungen* entstehen *Verbrennungen* (Verbrühungen, Gießverbrennungen durch Verschütten flüssigen Metalls, Explosionsverbrennungen u. a.) und *Erfrierungen* (bei Arbeiten mit flüssiger Luft; Frostbeulen usw.).

Der *elektrische Strom* verursacht auf der Haut *Strommarken* (rundliche grauweiße Verfärbungen der Haut mit hirsekorngroßer Delle), *elektro-mechanische Verletzungen* (hier weist die Haut und das darunter liegende Gewebe eine Kontinuitätstrennung auf), *elektrische Verbrennung* und *Metallimprägnierung,* die durch Einsprengung verpuffter Metallteilchen in die Haut infolge von Berührung eines metallischen Leiters entsteht.

Die Hautschädigungen durch *strahlende Energien* (Röntgen, radioaktive Substanzen) kommen entweder durch *einmalige starke* Strahlenwirkung zustande oder durch *längere Einwirkung geringerer Strahlenintensitäten,* welche sich kumulieren.

Über die Röntgen- und Radiumschäden der Haut siehe unter „Schädigungen durch Strahlungen und strahlende Energien", S. 386.

Durch *chemische Reize* entstehen *Verätzungen.* Mineralsäuren (Salzsäure, Schwefelsäure, Salpetersäure usw.) verursachen eine

Koagulation des Gewebeeiweißes; starke Alkalien (Natron-, Kalilauge) eine Gewebsverflüssigung (Kolliquation).

Bezüglich der Ätzwirkung der einzelnen chemischen Substanzen
siehe unter „Schädigungen durch giftiges Arbeitsmaterial", S. 391ff.

Toxikodermie-Ekzem: Gewisse „hautschädigende Stoffe", die
im einzelnen unter „Schädigungen durch giftiges Arbeitsmaterial" und
„Schädigungen durch Staub" aufgeführt sind, rufen bei einzelnen
Arbeitern akute Hautentzündungen hervor.

Die Noxe (Chemikalien, Pflanzenstoffe, Tierprodukte) wirkt entweder lokal oder nach Resorption von der Haut oder den Lungen auf
dem Blutwege. Dem klinischen Verlauf nach können bei der *Dermatitis acuta toxica* unterschieden werden[1]: Leichte fleckige morbillöse
Erytheme, diffuse scarlatinoforme Erytheme, urticarielle und Lichen-
eruptionen, Ödeme ohne Erytheme und von erysipelähnlichem Charakter, Bläscheneruptionen, Blasenbildungen bis zu den höchsten
Graden diffuser bullöser Dermatitis.

Die toxische Dermatitis findet sich an den unbedeckten Körperstellen, wo die toxische Substanz direkt einwirkt (Hände, Gesicht,
Hals usw.) oder bei den resorptiven toxischen Formen an gewissen
Prädilektionsstellen (Streckseiten der Extremitäten, Gesicht, Geni-
tale, Hautstellen, die gegeneinander reiben). Sie ist eine spezifische
Überempfindlichkeitsreaktion, der entweder eine angeborene Überempfindlichkeit, Idiosynkrasie, zugrunde liegt, oder eine durch Resorption der toxischen Substanz erworbene Anaphylaxie bzw. Allergie.

Hier wäre die *Streptomycindermatitis*, die Ausdruck einer echten spezifischen Allergie ist und bei Ärzten und Pflegepersonen auftritt, zu nennen.
Sie lokalisiert sich vornehmlich an den Stellen des Kontaktes, an Händen
und im Gesicht in der Augengegend und überzieht in schweren Fällen
auch größere Hautbezirke. (Prophylaxe: Schutzbrillen, Gummihandschuhe.)

Vielfach wird von diesen Krankheitsprozessen das ebenfalls
auf einer Allergiebereitschaft beruhende *eigentliche Gewerbeekzem*
unterschieden, bei welchem die Krankheitsprozesse lokal, d. h. auf
den Ort der Einwirkung der Schädlichkeit beschränkt bleiben und
nach Elimination der Noxe spontan und rasch abheilen. Doch entwickeln sich bei längerer Einwirkung des Reizes oder durch unsachgemäße Behandlung auch chronisch verlaufende Prozesse. Bei der
Toxikodermie schreiten die Hautprozesse peripher fort und treten
reflektorisch an entfernten Körperstellen auf, auch zeigt die Toxikodermie *nach* Ausschaltung der Schädlichkeit einen progressiven Verlauf. Diese Unterscheidungsmerkmale sind nicht immer deutlich
ausgeprägt, so daß die scharfe Trennung zwischen Toxikodermie
und Ekzem nicht allgemein anerkannt ist.

Die Hautprozesse spielen insofern eine wichtige Rolle, da nach
der Berufskrankheitenliste „schwere oder wiederholt rückfällige
berufliche Hauterkrankungen, die zum Wechsel des Berufes oder zur

---

[1] Nach Koelsch.

Aufgabe jeder Erwerbsarbeit zwingen" entschädigungspflichtig sind. Von Bedeutung ist, daß nicht eine *bestimmte* Hauterkrankung, sondern *jede Art* von Hautleiden, das die geforderten Bedingungen erfüllt, dem Versicherungsschutz untersteht, also jedes Hautleiden, das 1. beruflich verursacht, 2. schwer ist (d. h. entweder schwere Störungen des Allgemeinbefindens auslöst oder einen großen Teil der Körperoberfläche einnimmt oder nach mehr als $1/2$jähriger fachärztlicher Behandlung noch nicht geheilt ist), 3. wiederholt rückfällig wurde (d. h. nach Abheilung und Wiederaufnahme der Berufstätigkeit von neuem auftrat), 4. zum Wechsel des Berufs oder zur Aufgabe jeder Erwerbsarbeit zwingt.

Als hautschädigende Stoffe kommen in Frage:
Arbeitsstoffe mit Ätzwirkung (Säuren, Laugen, Phenole, Chromate u. a.);
Alkalien (Kalk, Zement, Mörtel, schlechte Seifen, alkalische Farben u. a.);
Fette und Öle (Maschinen-, Schmier-, Bohrfette);
Fettlösungsmittel (Chlorkohlenwasserstoff, Benzin, Petroleum, Terpentin und -ersatzstoffe, hydrierte Naphthaline u. a.);
Mehl, Mehlverbesserungsmittel, Treibmittel;
Zuckerstaub;
Waschmittel.

Hautkrebs. Ruß, Paraffin, Teer, Anthrazen, Pech und ähnliche Stoffe (Erdwachse, Asphalte, Masut, Schmieröle, Zylinder-, Bohröle usw.) besitzen eine spezifische kangrogene Wirkung auf die Haut. Nach entzündlichen Reizungen entwickeln sich chronische Prozesse mit Melanosen, Folliculitis, Hyperkeratosen häufig warzenförmiger Gestalt (präcanceröses Stadium), die krebsig entarten können. Siehe auch entsprechende Stoffe unter „Schädigungen durch giftiges Arbeitsmaterial".

Meldepflichtig ist außer den Krebserkrankungen durch diese Stoffe auch der präcanceröse Zustand.

Nicht meldepflichtig sind Ekzeme durch diese Stoffe, Augenreizungen durch Teerdämpfe oder Pechstaub.

Zu den anerkannten Berufskrankheiten der Haut gehören weiter die Krebsbildungen durch Arbeiten mit Röntgenstrahlen und radioaktiven Stoffen. Siehe unter „Schädigungen durch Strahlungen und strahlende Energien".

Infektiöse Schädigungen. Auftreten derselben durch Übertragung von Bakterien, Pilzen und anderen Mikroorganismen beim Umgang mit Tieren und Pflanzen bzw. bei der Verarbeitung tierischen und pflanzlichen Materials. So entstehen auf der Haut gewerblich bedingt: Milzbranderkrankungen, Rotz, Erysipeloid, Impetigo simplex, Hauttuberkulose (z. B. Impf-, Leichentuberkel); Maul- und Klauenseuche, Variola, extragenitale Syphilis, diphtherische Hautveränderungen, Trichophytie (bei Kutschern, Stallpersonal, Viehhirten u. a.), Herpes tonsurans, Pityriasis rosea u. a. (bei Arbeitern in der Pelzindustrie), Blastomykose (Pferdewärter, Viehhirten u. a.), Aktinomykose, Milbenerkrankungen (echte Krätze u. a.).

Erkrankungen der Talg- und Schweißdrüsen. *Acne* entsteht durch Verschmieren der Haut mit Schmieröl (bei Metallarbeitern u. a.); *Chloracne* s. unter „Chlor" S. 397, *Pernakrankheit* s. unter „Naphthalin" S. 402; *Hyperhidrosis* findet sich z. B. bei Farbstoffarbeitern infolge Verwendung von Chlorkalk zur Händereinigung.

Nagelveränderungen. Verfärbungen bei Farbstoffarbeitern, Färbern, Gerbern u. ä. Paronychien oder Verlust der Nägel bei Filzwalkern. Abgeschürfte Nägel bei Schleifern und Polierern. Ablösung der Nägel bei Wäscherinnen. Sehr dünne und weiche Nägel durch starkes Chloren. Abnorme Brüchigkeit durch Chlor, Sublimat, Formalin u. a. m.

Veränderung der Kopf- und Barthaare. Rotfärbung durch Auflagerung von Kaliumferricyanid, grünliche Färbung durch Auflagerung von Kupferstäubchen usw. Haarausfall bei Thalliumvergiftung u. a.

Schädigungen der Zähne.

Säurenekrose[1] entsteht hauptsächlich durch Einwirkung von Mineralsäuren (z. B. bei Salz-, Schwefel- und Salpetersäureherstellung), seltener durch organische Säuren. An den Vorderzähnen stumpfes Gefühl, bräunliche Verfärbung (durch Freilegung des Dentins). Hochgradige Entkalkung des Schmelzes, Brüchigwerden der Zähne; schließlich nur noch Zahnstummel. Zahnfleisch gerötet, geschwollen, geschwürig verändert, auch mit grauschwarzem Saum. — *Schutzmaßnahmen:* Ventilation, Absaugung der Säuredämpfe, Schutzmasken, Mundpflege (Spülung mit doppelkohlensaurem Natron), zahnärztliche Überwachung.

Schädigungen durch komprimierte Luft.

Beim Tauchen mit Taucheranzug und in Taucherglocken, Caissons, bei Brücken- und Tunnelbauten und anderen Arbeiten, wo Wasser durch komprimierte Luft verdrängt wird, tritt Drucksteigerung auf. Der Überdruck beträgt für je 10 m Tiefe 1 Atm. Druck unter 1 Atm. ist ohne gewerbemedizinische Bedeutung. — Bei Arbeiten unter Wasser sind 3 Arbeitsvorgänge zu unterscheiden: Das Einschleusen, die eigentliche Arbeit unter Überdruck, das Ausschleusen. — Beim *Einschleusen* erfolgt der allmähliche Übergang vom normalen Luftdruck zum Überdruck. Zu plötzliche Druckerhöhung führt zu Kompressionserscheinungen, wenn der Ausgleich des Druckes innerhalb der lufthaltigen Hohlräume des Körpers (Mittelohr-, Stirn-, Kieferhöhle) durch die natürlichen Verbindungen mit der Außenwelt nicht schnell genug stattfindet. Es kommt zu Stirnkopfschmerzen, Zahnschmerzen, Trommelfellblutungen. Einschleusungszeit muß mindestens 4 min für jede Atmosphäre Überdruck betragen. Beim *Arbeiten in Druckluft* sind Atemfrequenz und Zirkulation vermindert; Gesundheitsstörungen treten nicht auf. — Das eigentliche Gefahrenmoment ist das *Ausschleusen*. Zu schnelles Ausschleusen führt zu Dekompressionserscheinungen. Infolge des

---

[1] In der sowjetischen Besatzungszone anerkannte Berufskrankheit.

Überdruckes werden mehr Gase, hauptsächlich Stickstoff, aus welchem die Luft zu 80 % besteht, von den Gewebsflüssigkeiten des Körpers absorbiert. Da Stickstoff eine große Affinität zu den Lipoidgeweben besitzt, reichern sich besonders diese Gewebe mit Stickstoff an. Innerhalb 6—10 Std ist das Körpergewebe gesättigt. Bei Druckverminderung entweicht der Stickstoff in Form von Gasblasen wieder aus dem Körpergewebe. Zur stürmischen Entwicklung von Gasblasen kommt es, wenn die Druckverminderung plötzlich erfolgt. Kleine Gasinfiltrationen der Gewebe verursachen Hautjucken, Marmorierung, Ödeme, Myalgien, neuralgische Schmerzen; daneben finden sich cerebrale und cerebrospinale Erscheinungen: Ohnmacht, Schwindel, MÉNIÈREscher Symptomkomplex (Taubheit, Erbrechen), Psychosen und Rückenmarkserkrankungen (spastische Mono- und Paraplegien, Mono- und Paraparesen, Anästhesie usw.). Stürmisches Auftreten größerer Stickstoffblasen im Gefäßsystem führt zu Herz- und Lungenembolien. *Wichtig: Die Krankheitserscheinungen treten meistens erst nach einer viertel- bis einstündigen Latenzzeit auf;* außerdem ist die Entgasung des Organismus von den Zirkulationsverhältnissen abhängig. Daher ist körperliche Bewegung nach dem Ausschleusen zu vermeiden. Auf Grund gesetzlicher Bestimmungen (Reichsverordnungen für Arbeiten in Druckluft vom 29. 5. 35) hat das Ausschleusen langsam und vorsichtig zu geschehen. Druck über 1,3 kg/cm² ist rasch um 0,2 kg/cm² je Minute bis auf die Hälfte herabzusetzen, in der restlichen Ausschleusungszeit hat die Verminderung des Druckes auf Null besonders langsam zu erfolgen. Die Schleuse darf nicht zu klein sein: Für jeden auszuschleusenden Arbeiter müssen $^3/_4$ m³ Raum zur Verfügung stehen. Die Schleuse muß wegen der eintretenden starken Abkühlung und Wasserkondensation heizbar sein. Arbeitszeit täglich nicht mehr als 8 Std bei einem Überdruck bis zu 2,0 kg/cm², nicht mehr als 6 Std bei 2,0—2,5 kg/cm², nicht mehr als 4 Std bei 2,5—3,0 kg/cm². Bei über 3,0 kg/cm² wird die Arbeitszeit besonders festgesetzt. In die achtstündige Arbeitszeit ist die Zeit des Ein- und Ausschleusens einzurechnen, in kürzere Arbeitszeiten nicht. Nur männliche gesunde Personen zwischen 20 und 40 (bzw. 50) Jahren dürfen als Arbeiter beschäftigt werden. Ohrenkranke, Anämiker, Gefäßkranke und Gefäßlabile (Neurotiker) sowie auch alle fettleibigen Personen sind von der Arbeit in Druckluft auszuschließen. Sobald in Druckluft von mehr als 0,5 kg/cm² gearbeitet wird, ist ärztlicher Überwachungsdienst erforderlich.

Treten Krankheitserscheinungen auf, ist schnellste Rekompression, d. h. Wiedereinschleusen in der vorgeschriebenen Sanitätskammer und ganz langsames Ausschleusen die wirksamste Therapie. Taucher wieder eintauchen auf 10—12 m Tiefe, Taucherrüstung 15 min lang anbehalten.

Erkrankungen durch Arbeit in Druckluft sind meldepflichtig (siehe Berufskrankheitenliste).

Bei Tiefen bis zu 13 m unter Wasser (Überdruck etwa 1,3 Atm.) kommen ernste Schädigungen im allgemeinen nicht vor.

Schädigungen durch Erschütterungen.

Melde- und entschädigungspflichtig sind die Erkrankungen durch Erschütterungen bei der *Arbeit mit Preßluftwerkzeugen* und gleichartig wirkenden Werkzeugen und Maschinen sowie durch *Arbeit an Anklopfmaschinen.*

Infolge mechanischer Reizwirkung auf die Gelenke kommt es zunächst zu Schädigungen der Gelenkkapsel und Muskelansätze, dann zu entzündlichen Reizerscheinungen, Kalkeinlagerungen usw. Es bestehen Schmerzen (Anfangs- und Ruheschmerz) und Bewegungsstörungen. Schließlich entwickeln sich lokale Drucknekrosen auf den Gelenkkapseln, die Gelenkflächen werden abgeschliffen, die Gelenkränder wulstig verdickt (unspezifische Arthritis deformans).

Am häufigsten ist das Ellenbogengelenk betroffen, seltener Hand-, Schulter- und Kniegelenke. Die Veränderungen an den großen Gelenken treten nach etwa 2jähriger Tätigkeit auf, die an den Handwurzelknochen früher.

Die Dauererschütterungen bei der Arbeit an Anklopfmaschinen in der Schuhindustrie verursachen durch Reizung der Gefäßnervenenden einen Krampfzustand der feinsten Blutgefäße in der Haut der Hände und somit Durchblutungsstörungen und Kälteunempfindlichkeit (Beschwerden: Pelzigsein, Weiß- und Kaltwerden der Finger). Nervenentzündungen mit Gefühls- und Bewegungsstörungen, Muskelatrophie an den Händen können sich entwickeln.

Gegenmaßnahmen: Bei den ersten Anzeichen der Gelenkschädigungen und Auftreten der Gefäßkrämpfe Arbeit sofort niederlegen. Technisch: Verbesserung der entsprechenden Geräte und Maschinen.

Schädigungen durch Strahlungen und strahlende Energien.

Wärmestrahlen. Haut und Unterhautgewebe absorbieren Wärmestrahlen (Ultrarot) bis zu 90%.

Schwächere, aber länger dauernde Einwirkung der Strahlen auf den Kopf verursacht Kopfschmerz, Schwindel, Gereiztheit usw.; starke Einwirkung führt durch Reizung der Hirnhäute und des Gehirns zum Sonnenstich mit Bewußtlosigkeit, Krämpfen, Delirien und eventuell Tod durch Störung des Atemzentrums und der Herztätigkeit. Schutz durch zweckmäßige Kopfbedeckung (Tropenhelm).

An der Haut bewirkt mäßige Wärmestrahlung zunächst Hyperämie, Gefäßerweiterung und Pigmentbildung. Stärkere Einwirkung ruft Bläschenbildung und Gewebsnekrosen hervor. Durch Dauereinwirkung entstehen ekzematöse Veränderungen und krebsige Entartung (bei Feuerarbeitern aller Art); durch intensive Wärmebestrahlung Verbrennungen der Haut und des tiefer gelegenen Gewebes.

Ultrarot mit Wellenlänge von 1400—800 $\mu\mu$ gefährdet das Auge (Feuer-, Schmelzer- oder Glasbläserstar, s. S. 378/9).

Lichtstrahlen. Über Blendungserscheinungen durch zu. große Lichtmengen s. S. 378. Sonst verursachen die sichtbaren Strahlen des Sonnenspektrums (Wellenlänge 760—400 $\mu\mu$) keine spezifischen Schädigungen. Auch die Rotlichtarbeiten in der photochemischen und photographischen Industrie beeinträchtigen die Gesundheit nicht.

Ultraviolettstrahlen. Wirkung auf den Gesamtorganismus: Reizerscheinungen, biologisch-chemische Anregungen und Umsetzungen, Leistungssteigerung (Höhenklima und Höhensonne), in ungünstigen Dosierungen Kopfschmerzen, Reizbarkeit, nervöse Erregung, Müdigkeit, Schlaflosigkeit, Temperaturanstieg usw. Durch Wirkung auf die obersten Hautschichten vermehrte Durchblutung, seröse Durchtränkung, Bläschenbildung, eventuell Zellzerfall (Sonnen-, Gletscherbrand). Längere Einwirkung bräunt Haut, steigert Talgdrüsenabsonderung und Haarwachstum. Über Schädigungen am Auge s. S. 378.

Röntgenstrahlen. Geringe Strahlendosierungen haben Reizwirkung; durch stärkere Dosierungen — auch Kumulierung kleiner Dosen — Zelldegeneration und Gewebsnekrose. Weiche (langwellige) Strahlen führen zu oberflächlichen Schädigungen der Haut, harte (kurzwellige) Strahlen zu Schädigungen der inneren Organe. Akute Einwirkung verursacht auf der Haut Früherythem, stärkere Einwirkung nach $^1/_2$—2 Wochen Dermatitis bullosa s. excoriativa und (als stärkste Reaktion) Dermatitis gangraenosa. Chronische Röntgenschädigung zeigt sich — nach mehrwöchiger Latenz — als Erythem (Rötung, Schwellung, Haarausfall), chronische Dermatitis, Hautatrophie, Brüchigkeit der Nägel, Hyperkeratose, Gewebszerfall (Geschwürsbildung) und nach etwa 10jähriger Strahleneinwirkung als Hautkrebs.

An den Schleimhäuten entstehen trockene Katarrhe, am Auge Conjunctivitis und oberflächliche Schädigungen der Hornhaut.

Die Schädigungen des Blutes sind zunächst Leukocytose, dann Leukopenie mit Verminderung der Neutrophilen und relativer bzw. absoluter Lymphocytose, Thrombopenie. In schweren Fällen myelogene bzw. lymphatische Leukämie, aplastische Anämie.

Die Keimdrüsenschädigung (Hoden, Eierstöcke) äußert sich in Azoospermie bzw. Follikelschwund mit Amenorrhoe. Wichtig: Schwangere keinen Strahlenwirkungen aussetzen.

Eine Allgemeinreaktion ist der Röntgenkater: Kopfschmerzen, Gliederschmerzen, Mattigkeit, Appetitlosigkeit usw.

Radioaktive Stoffe. In der Wirkung den Röntgenstrahlen ähnlich, aber geringe Tiefenwirkung.

Nach Verschlucken radioaktiver Teilchen entwickeln sich Nekrosen, Brüchigkeit und krebsige Entartung des Knochens, Schädigungen des Knochenmarks, Anämie.

Als entschädigungspflichtige Berufskrankheit gelten Strahlenschädigungen bei Ärzten, ärztlichem Hilfspersonal und den Personengruppen, die in der Röntgentechnik und bei der Arbeit mit radioaktiven Stoffen beschäftigt sind (Schädigungen der Patienten durch therapeutische oder diagnostische Strahlenanwendung sind keine Berufskrankheiten).

Schutzmaßnahmen. Verwendung bleihaltiger Schutzmittel (Bleiblech, Bleiglas, Bleigummischürzen, Bleihandschuhe, Bleihüllen um
Röntgenröhren und Radiumbehälter).

Auf Gesteinsstaubeinatmung und Einwirkung radioaktiver Strahlen bzw. Emanation des Gesteins und der Grubenwässer beruht die
„Schneeberger Lungenkrankheit" (Erzbergbau bei Schneeberg und
Umgebung), die unter dem Bilde einer Silicose mit Tumorbildung
verläuft. Der für dieses Krankheitsbild charakteristische Lungenkrebs
entwickelt sich nach mehr als 10jähriger Tätigkeit. Entstehung des
Lungencarcinoms auch viele Jahre nach Aufhören der Strahleneinwirkung möglich. — Röntgenkontrollen! — Meldepflichtige
Berufskrankheit.

Schädigungen durch Staub.

In vielen Gewerbebetrieben werden die Arbeiter durch Staub
belästigt bzw. gefährdet. Die je nach der Staubart verschiedenen
Schädigungen entstehen durch Ablagerung des Staubes auf Haut und
Schleimhäuten bzw. Einatmen in den Respirationstractus oder Verschlucken. Die *Haut* zeigt neben Verfärbungen durch harmlose
Einlagerung von Fremdkörpern (Grünfärbung durch Kupfer- und
Messingverbindungen, Argyrose durch Silberstaub) vor allem entzündliche Erscheinungen [Ekzeme (Bäckerkrätze), Geschwürsbildung]
infolge der mechanischen Reizwirkung durch den abgelagerten Staub
bzw. leichte Verätzungen (Kalk, Kalkstein, Zement, ätzende Chemikalien usw.). Die Schweißproduktion spielt hierbei eine fördernde
Rolle. Auf *Augenbindehaut, Mund-* und *Nasenschleimhaut* kommt es
zu Reizerscheinungen und Katarrhen. An den durch Staub entstandenen Katarrh der oberen Luftwege können sich Mittelohrentzündungen anschließen.

Zahncaries wird von dem organischen Mehl- und Zuckerstaub
(Arbeiten an Zuckermühlen, in Lebküchnereien) hervorgerufen.
Vorbeugung: Sorgfältige Mundpflege, häufige Spülungen mit Borax-
lösung.

Fortgesetztes Einatmen bestimmter Staubsorten führt zu charakteristischen Schädigungen des *Lungengewebes.* Nur flugfähige Staubteilchen mit einer Korngröße zwischen 0,8 und 10 μ gelangen bis
in die Lungenalveolen. Größere Staubteile werden in den oberen
Luftwegen abgefangen. Teilchen unter 0,5 μ sind ohne Bedeutung,
da sie sich dauernd in der Luft schwebend halten. Zwar wird ein
Teil des in der Luft befindlichen Staubes in der Nase abfiltriert und
durch das Flimmerepithel der Luftwege wieder nach außen befördert,
ein großer Teil dringt aber in die tieferen Luftwege ein. Es kommt zu
massenhafter Einlagerung von Staubteilchen in Schleimhäute,
Lymphbahnen, Lungengewebe und Bronchialdrüsen. Dadurch entstehen Katarrh der Luftwege, entzündliche Zellwucherungen und
knötchenförmige Verdickungen um die Bronchien, Bindegewebs-
wucherungen, Gewebseinschmelzungen, vikariierendes Emphysem der
übrigen Lungenpartien (Pneumokoniosen). In vielen Fällen wird

dadurch der Boden für die Ansiedlung und Entwicklung der Tuberkelbakterien vorbereitet. Meist sind die *jüngeren* Staubarbeiter durch
Tuberkulose gefährdet.

Besonders gefährlich ist kieselsäurehaltiger Staub. Um die
im Lungengewebe liegenbleibenden Staubteilchen entwickeln sich
auf Grund des mechanischen Reizes und chemisch-toxischer Einflüsse,
die nach Umwandlung der gelösten oder kolloidalen Kieselsäure in
organische Kieselsäureverbindungen von diesen ausgehen, *Silicose-
knötchen* mit Bindegewebsvermehrung zunächst längs der Bronchien,
der Blutgefäße und in den interlobären Septen. Schließlich fließen
die die Lunge durchsetzenden Knötchen zu größeren, schwieligen
Einlagerungen zusammen. Lufthaltigkeit und Elastizität des Lungengewebes werden hierdurch stark vermindert, die Durchblutung der
Lunge beeinträchtigt. Die Folgen sind: Kurzatmigkeit, Störung der
Herztätigkeit, reduzierte körperliche Leistungsfähigkeit. Dieses
Krankheitsbild der schweren Staublungenerkrankung *(Silicose)* entwickelt sich frühestens in 2—3, durchschnittlich in 8—10—15 Jahren. Die silicotische Erkrankung verläuft in 3 Stadien.

Im ersten Stadium: Geringer Hustenreiz, leichte Atembehinderung bei
Anstrengungen, erhöhte Anfälligkeit für Katarrhe der Luftwege; rönt-
genologisch verstärkte Lungenzeichnung. Im zweiten Stadium: Zunahme
der Beschwerden, insbesondere der Atemnot bei körperlichen Anstrengungen,
Bronchialkatarrhe; röntgenologisch verstärkte Lungenzeichnung, Ver-
größerung und Verdichtung der Hilusregion, knötchenförmige, symmetrische
Einlagerungen im Lungengewebe (Schrotlunge). Im dritten Stadium: Starke
Kurzatmigkeit, trockener Husten, Stechen in der Brust, Anfälligkeit für
Erkältungskatarrhe, Herabsetzung der Atmungsbreite und Vitalkapazität,
Störungen der Herztätigkeit (Funktionsprüfung); röntgenologisch reichlich
knötchenförmige Verschattungen (sog. Schneegestöber) oder flächenartige,
tumorförmige Verschattungen. Wichtig: Röntgenkontrollen.

Die wichtigste Komplikation ist die *Tuberkulose,* die in jedem
Stadium der Silicose auftreten kann. Vielfach handelt es sich um
Aktivierung einer bereits bestehenden Tuberkulose, die in den Spät-
stadien der Silicose entweder in chronisch-cirrhotischer Form vorliegt oder rapide fortschreitet.

Schwere Silicose und Silicose in Verbindung mit aktiv-fort-
schreitender Lungentuberkulose sind melde- und versicherungspflichtige Berufskrankheiten. Der Versicherungsschutz erstreckt
sich auf die Angehörigen aller silicosegefährdeten Berufsgruppen
(Gesteinsgewinnung und -verarbeitung, Mineralmahlwerke, Por-
zellan- und andere keramische Betriebe, Arbeiten im Bergbau in
quarzführenden Schichten, Arbeit mit Sandstrahlgebläse, Schleifen
auf Sandstein, Herstellung von Scheuerpulver, Umgang mit Erd-
farben usw. siehe Anhang Tabelle I u. II).

Außer durch freie Kieselsäure können auch Staublungenerkran-
kungen durch Kieselsäureverbindungen (Silicate) auftreten, jedoch
beobachtet man diese *Silicatosen* erst nach sehr langer Silicatstaub-
einwirkung. Milderer Krankheitsverlauf als bei Silicose, das schwere

letzte Stadium wird nicht erreicht. Zu bewerten wie echte Silicose. Zu den Silicatosen gehören auch Asbestose und Talkose.

Asbeststaub (Magnesiumsilicat). Nach etwa 3—5jähriger Tätigkeit entwickelt sich ein eigenartiger, chronisch-entzündlicher Prozeß der Lunge. Als Komplikation kann Lungencarcinom auftreten. Im Auswurf „Asbestosekörperchen" (gelbbraune Gebilde von Spindel- oder Hantelform, Länge 20—70 μ). Schwere *Asbestose* und *Asbestose in Verbindung mit Lungenkrebs* sind melde- und versicherungspflichtige Berufskrankheiten. — Gefährdet sind Arbeiter, die mit der Aufbereitung und Weiterverarbeitung des Rohmaterials usw. beschäftigt sind.

Talkstaub. Nach meist mehr als 10jähriger Tätigkeit entwickelt sich bei Talkarbeitern die Talkstaublungenerkrankung oder *Talkose*, eine sehr feine diffuse Lungenfibrose mit zusätzlicher Knötchenbildung. In der Lunge finden sich auch „Asbestosekörperchen". Charakteristisch für die Talklunge sind die sog. „Talc plaques", die sich im Röntgenbild als lichtundurchlässige Verdichtungsbezirke von schwartenartigem Charakter auf der Pleuraoberfläche, in der Lungenperipherie, über dem Zwerchfell und am Herzbeutel darstellen. Auch besteht gesteigerte Empfänglichkeit für Tuberkulose, dagegen nicht für Lungenkrebs.

Ockerstaub. Einatmen verursacht die *Ockerstaublunge*, die ihrem Wesen nach eine Silicose ist. Röntgenologisch 3 Stadien. Keine Neigung zu Tuberkulose.

Aluminiumstaub. Einatmen kann bereits innerhalb einjähriger Tätigkeit zur spezifischen Staubschädigung führen: kollagenhyaline Umwandlung des Lungengewebes mit Schrumpfung und Verhärtung; Atemnot, Leistungsminderung, Invalidität. — Melde- und versicherungspflichtige Berufserkrankung (auch leichtere Fälle sind anzeige- und entschädigungspflichtig). Dem Versicherungsschutz unterliegen alle Unternehmungen mit Gefährdung durch Aluminiumfeinstaub.

Beryllium. Sowohl feiner Berylliumoxydstaub als auch die bei der Bearbeitung von Beryllium auftretenden Dämpfe (Berylliumchlorid u. a.) führen zu Reizungen des Lungengewebes. Bereits 6—8 Wochen nach Beginn der Tätigkeit kann sich atypische chronische karnifizierende Pneumonie entwickeln. — Die Erkrankungen der tieferen Luftwege und der Lunge durch Arbeiten mit Beryllium gehören zu den melde- und versicherungspflichtigen Berufskrankheiten. Der Versicherungsschutz betrifft Unternehmungen zur Gewinnung des Berylliums aus seinen Erzen oder Zwischenprodukten, ferner das Mahlen trockener Berylliumverbindungen.

Chromate. Durch Einatmen von Chromatstaub oder chromatführenden Dämpfen kann nach einer Latenzzeit zwischen 20 und 40 Jahren Lungenkrebs auftreten. — Erkrankungen an *Chromatlungencarcinom* sind melde- und versicherungspflichtig. Dem Versicherungsschutz unterliegen Personen, welche Alkalichromate

(Mono- und Bichromate des Natriums und Kaliums, Chromalaun) herstellen und diese zu Chromfarben (Blei- und Zinkchromat) weiterverarbeiten.

Thomasschlackenmehl. Wertvolles Düngemittel (über 50 % Kalk, 15—20 % Phosphorsäure). Verursacht in leichten Fällen Katarrhe der oberen Luftwege; die typische Schädigung ist doppelseitige croupöse Pneumonie mit raschem und schwerem, meist tödlichem Verlauf. — Meldepflichtige Berufskrankheit. Versicherungspflichtig sind Thomasschlackenmühlen, Düngemittelmischereien, Betriebe, die Thomasschlackenmehl lagern und befördern.

Kohlenstaub verursacht die *Anthrakose,* eine schwärzliche Verfärbung der Lunge. Keine wesentliche Beeinträchtigung der Lungenfunktion.

Eisenoxydstaub. Ursache der *Siderose,* einer rostbraunen Verfärbung der Lunge; kann dichte Verschattungen im Röntgenbild bewirken.

Von den organischen Staubsorten, welche durch Reizung der Schleimhäute chronisch-katarrhalische Veränderungen in den Lungen hervorrufen, sind zu nennen: Hanf- und Flachsstaub (enthalten auch Kieselsäure), Getreide-, Holz-, Tabak-, Baumwoll-, Mehl-, Woll-, Feder-, Knochen-, Horn-, Fischbein- und Perlmutterstaub. Letzterer verursacht *Perlmutterostitis,* eine subakute Entzündung des Knochens, Knochenmarks und der Knochenhaut zwischen Schaft und Gelenkteil der langen Röhrenknochen sowie der Kieferknochen. Ausbruch der Erkrankung $1^{1}/_{2}$—2 Jahre nach Aufnahme der Arbeit.

Das gehäufte Auftreten von Tuberkulose bei Arbeitern, die Leder-, Fell-, Feder-, Woll-, Baumwoll-, Tabak-, Papier-, Holzstaub einatmen, erklärt sich daraus, daß die durch diese Staubarten hervorgerufenen chronisch-entzündlichen Veränderungen in den Lungen ein günstiges Nährsubstrat für die Ausbreitung der Tuberkelbakterien bieten.

Außer mechanisch-chemischen Reizen kann die Staubschädigung in einer *Übertragung von pathogenen Bakterien, Schimmelpilzen, Strahlenpilzen, Milben* usw. bestehen. So können Tuberkelbakterien, Milzbrandsporen usw. mit Staub inhaliert werden und die entsprechenden Erkrankungen (Tuberkulose, Lungenmilzbrand = Hadernkrankheit) hervorrufen.

Gewisse Staubarten wie Staub von Pferde- und Hundehaar, Federn, Schafwolle, Mehl, Getreide, Hanf, Flachs, Leinsamen usw. sowie Hausstaub können bei bestehender Disposition *allergische Zustände* (insbesondere Asthmaanfälle) auslösen.

Staubbekämpfung. Weitgehende Vermeidung von Staubentwicklung. Wenn möglich feuchte Bearbeitung des Materials, jedoch hat Naßschleifen auf schnellrotierenden Sandsteinen eine schnellere Verbreitung der Silicose zur Folge, da die durch die hohe Rotationsgeschwindigkeit versprühten, mit feinsten Staubteilchen beladenen Wassertröpfchen besser in die Lunge gelangen als trockener

Staub. Wo durchführbar Umkleidung der stauberzeugenden Maschinen und Absaugung des Staubes am Entstehungsort. Lüftung des Gesamtarbeitsraumes allein ist nicht ausreichend. Dem persönlichen Schutz des Arbeiters gegen Staub dienen außer der schützenden eng anliegenden Werkkleidung (mit Kopfschutz) spezielle Atemschützer: Mundschwämme (unzuverlässig); Respiratoren, die fest um Mund und Nase abschließen, sonst aber möglichst einfach sein müssen (Respiratoren von der Auer-Gesellschaft, Berlin); Apparate, die den ganzen Kopf einschließen und mit Einrichtungen zur Absorption der Kohlensäure und mit Sauerstoffzuführung versehen sind, also auch zum Betreten verqualmter und mit giftigen Gasen erfüllter Räume benutzt werden können, liefert das Drägerwerk in Lübeck.

Explosionsgefahr.

In *Sprengstoffabriken* sind die einzelnen Werkstätten durch Erdwälle voneinander getrennt anzulegen; möglichst leichte Bauart. Die Produkte sind schnell in kühle unterirdische, von den Arbeitsstätten weit entfernte Lagerstätten zu bringen.

Gasexplosionen entstehen, wenn Gemische von Leucht- oder Grubengas mit Luft zur Entzündung kommen (schlagende Wetter in Bergwerken). Räume mit Gasgeruch dürfen nicht mit offenen Flammen betreten werden (auch Rauchverbot). Bergleute haben vor jeder Einfahrt geprüfte Sicherheitslampen, bei denen die Flamme mit einem engmaschigen Drahtnetz umgeben ist, zu benutzen. Erloschene Lampen dürfen in der Grube nicht wieder angesteckt werden. Besonders konstruierte Schlagwetterlampen ermöglichen es den Steigern, den Gehalt der Luft an Grubengas zu bestimmen.

Auch *Dämpfe von Benzin, Benzol, Äther, Petroleum, Schmieröl* usw. können zu Explosionen führen (siehe Anhang Tabelle III). Daher sind solche Stoffe nicht in größerer Menge in den Arbeitsräumen zu lagern; sie sind in Sicherheitsbehältern, die unter Kohlensäuredruck stehen oder deren Ausfluß mit einem Drahtnetz umgeben ist, aufzubewahren.

Organischer Staub (insbesondere Mehl-, Zucker-, Kohle- und Wollstaub) kann unter Umständen explodieren. Besonders gefährlich werden die Explosionen, wenn sich die Staubpartikel mit Kohlenwasserstoffen beladen können (Bergwerke). In Mühlen und ähnlichen Betrieben ist zum Schutz das Eindringen von Staub möglichst zu verhüten, in Bergwerken wird die Explosionsgefahr durch Beimischen von Schieferstaub zur Luft mit Erfolg bekämpft.

Schädigungen durch giftiges Arbeitsmaterial.

Gewerbliche Gifte sind Stoffe, die in Gewerbe- und Industriebetrieben verwendet werden und den menschlichen Organismus durch chemische Einwirkung schädigen. Man unterscheidet Ätzgifte, Stoffwechselgifte, Blutgifte, Hirn- und Nervengifte und solche mit kombinierter Wirkung. *Hirn- und Nervengifte* wirken auf

Lipoidsubstanzen; *Blutgifte* zerstören Erythrocyten und ihre Entstehungsstätten, verändern Blutfarbstoff und weißes Blutbild; *Stoffwechselgifte* schädigen die Zellfunktionen; *Ätzgifte* verursachen lokale Schädigungen auf Haut und oberflächlichen Schleimhäuten. Kombinierte Vergiftung entsteht durch gleichzeitiges oder fast gleichzeitiges Zusammenwirken verschiedener Gifte. Oft führen solche Giftmischungen zu neuen chemischen Verbindungen oder physikalisch-chemischen Veränderungen der einzelnen Giftstoffe. Daher beruht die „kombinierte Vergiftung" nicht auf einfacher Addition, sondern häufig auf neuer und eigenartiger Reaktion.

Gewerbliche Gifte treten auf als Staub, Lösung, Tröpfchen, Dampf, Gas. Die Giftwirkung flüchtiger Stoffe, die gleichzeitig als Lösung und Dampf auftreten, ist zweiphasisch; sie wird bestimmt durch die *absolute Giftigkeit* und die von der Temperatur abhängige *Flüchtigkeit*. Die Aufnahme gewerblicher Gifte erfolgt mit der Atmungsluft durch den Respirationstractus, durch den Magen-Darmkanal oder durch die Haut. Mit der Atmungsluft werden Staub, Gas, Tröpfchen, Dampf aufgenommen, durch den Verdauungstractus feste, flüssige und tröpfchenförmige Stoffe, durch die intakte Haut lösliche feste Substanzen, Dämpfe, Gase, ätzende und fettlösliche Gifte. Schweißproduktion fördert die Aufnahme von durch Schweiß löslichen Stoffen und durch Erweiterung der Schweißdrüsengänge. Die verletzte Haut ermöglicht die Aufnahme aller Giftstoffe. Während bei Aufnahme der Gifte durch den Verdauungstractus die Leber als entgiftendes Organ in Funktion tritt, ist die Wirkung der Gifte bei Inhalation rascher und intensiver infolge des direkten und leichten Überganges in die Blutbahn.

Das Zustandekommen einer Vergiftung hängt ab von folgenden Faktoren: Der individuellen Empfindlichkeit gegen Gifte, der Einwirkungszeit der Gifte auf den Organismus; der Menge und Konzentration des aufgenommenen Giftes und von den Umständen, unter denen die Giftarbeit ausgeführt wird (siehe Anhang Tabelle IV). Die individuelle Empfindlichkeit gegen gewerbliche Gifte ist unterschiedlich. Neben Individuen mit relativer Giftfestigkeit gibt es solche mit Idiosynkrasie für bestimmte Gifte. Kinder, Jugendliche, das weibliche Geschlecht und schlecht ernährte Individuen sind anfälliger als kräftige Männer und gut ernährte Personen. Endokrine Erkrankungen, Stoffwechselstörungen, Alkoholismus begünstigen die Entstehung gewerblicher Vergiftungen. An manche gewerbliche Gifte tritt Gewöhnung ein (z. B. Ammoniak- und Schwefelsäuredämpfe), andere Gifte steigern die Empfindlichkeit gegen Neueinwirkung (z. B. Schwefelwasserstoff).

Die durch die gewerblichen Gifte verursachten Vergiftungen verlaufen klinisch akut, subakut oder chronisch. Die Giftwirkung kann unmittelbar nach Aufnahme des Giftes eintreten oder erst nach einer gewissen Latenzzeit. Bei verschiedenen Giften (z. B. Blei) tritt die Giftwirkung erst nach Kumulierung in Erscheinung.

Äther. *Äthyläther* ist ein wichtiges Lösungsmittel für Fette, ätherische Öle usw. Leicht entzündlich und explosiv. Einatmen erzeugt „Ätherrausch". Bei chronischer Einwirkung: Müdigkeit, Schläfrigkeit, Unruhe, Depression usw. Äther macht Haut fettlos, trocken und spröde. Dermatitiden.

Äthylenchlorhydrin. Dämpfe verursachen Schwindel, Übelkeit, Erbrechen; in schweren Fällen Tod durch Lähmung des Atemzentrums. Starkes, nach mehrstündiger Latenz wirkendes *Stoffwechsel- und Nervengift.* Wird als Lösungsmittel für Acetylcellulose in der Lack-, Farben-, Papier- und Wachstuchindustrie, ferner als Reinigungsmittel (Entfernung von Teer) verwendet. Ähnlich wirkt *Dichlorhydrin.*

Äthylenoxyd. Findet mit Kohlendioxyd gemischt als T-Gas, Aetox, Cartox, Carboxyd in der Schädlingsbekämpfung Verwendung. Starkes *Zellgift mit narkotischer Wirkung.* Verursacht Erbrechen, Kopfschmerzen, Benommenheit, Bewußtlosigkeit, Herzstörungen, Diarrhoen usw.

Akridin (Dibenzopyridin). Lokal stark reizende Wirkung auf Haut und Schleimhäute (Brennen, Jucken, Schwellung). Innerlich: starkes Gift für Zentralnervensystem.

Aldehyde. *Formaldehyd* (in wäßriger 10—40%iger Lösung Formalin). Gewerbliche Verwendung in der Farbstoff- und chemischen Industrie zur Einführung von Methylgruppen, als Härtungs- und Konservierungsmittel, Desinfektionsmittel, zur Herstellung künstlicher Gerbstoffe, Kunstharze usw. — Aufnahme sowohl durch Einatmen der Dämpfe als auch örtlich. Wirkt lokal reizend und ätzend auf Haut und Schleimhäute (Augen, Luftwege). Auch cerebrale Symptome treten auf. *Acetaldehyd* verursacht akute Reizerscheinungen auf der Schleimhaut (Auge, Luftwege). Bei chronischer Einwirkung Schädigungen der Gefäßwände und Vermehrung des Bindegewebes in der Leber. *Akrolein:* Gewerbliches Vorkommen in Fettverarbeitungs- und -wiedergewinnungsanlagen, in Firnissiedereien usw. Starke örtliche Reizwirkung (Lungenentzündungen, Magenbeschwerden). *Crotonaldehyd:* Vergällungsmittel für Spiritus; verursacht starke Reizwirkungen.

Alkohole. Besondere Bedeutung hat der Nervenzellen und Organparenchym schädigende *Methylalkohol,* der technisch in großen Mengen Verwendung findet als Lösungsmittel für Lacke, Firnisse, Polituren, als Vergällungsmittel usw. Aufnahme erfolgt hauptsächlich in Dampfform, in geringerem Maße durch Hautresorption. Zunächst starke Reizung der Schleimhaut des Auges (Tränenfluß) und der Atmungsorgane (eventuell Bronchopneumonie), dann Kopfschmerzen, Schwindel, Benommenheit, unsicherer Gang usw. Selbst schwere Störungen des Sehnerven und eventuell Erblindung infolge gewerblicher Arbeit mit Methylalkohol können auftreten. Die Ausscheidung des Methylalkohols aus dem Körper erfolgt langsam, er wird dabei zu der sehr giftig wirkenden Ameisensäure oxydiert. *Äthylalkohol* hat nur insoweit gewerbemedizinische Bedeutung, als durch ihn andere Giftwirkungen begünstigt werden, so durch Erhöhung der Löslichkeit, der Toxizität, durch Verminderung der Ausscheidung usw. Als Lösungsmittel für Farben und Lacke finden auch *Propyl-, Butyl-* und *Amylalkohole* Verwendung. Bei den Propylalkoholen stärkere narkotische Wirkung, bei den Butyl- und Amylalkoholen mehr lokale Reizwirkung. Dämpfe von Amylalkohol rufen Kopfschmerzen und Reizung der Luftwege, Brustbeklemmung hervor. Chronische Vergiftung führt zu Kopfschmerzen, Schwindel, Erbrechen, Diarrhoen. *Allylalkohol (Propenol),* ebenfalls ein Lösungsmittel, verursacht erhebliche Reizwirkungen.

Aluminium. Gewerbliche Vergiftungen nicht bekannt. Über Erkrankungen der tieferen Luftwege und der Lunge durch Aluminiumstaub siehe S. 389.

Ameisensäure. Wird gewerblich vielfach an Stelle von Essigsäure verwendet. Starke Reiz- und Ätzwirkung auf Haut und Schleimhäute. Starkes *Protoplasmagift*.

Ammoniak. Gewerbliches Vorkommen: Kokereien, Silberspiegel-, Farben-, Kälteindustrie, bei der Stickstoffdüngemittel- und Salpeterherstellung; Gefährdung der Kanalarbeiter. — Aufnahme durch Atmung; direkte Einwirkung auf Bindehaut und Hornhaut (Conjunctivitis, Hornhauttrübung, Einschmelzung der Hornhaut). $1,5^0/_{00}$ verursacht Reizung der oberen und tieferen Luftwege, Bronchialkatarrh. $2,5—4,5^0/_{00}$ führen zu Bronchopneumonie und Lungenödem. Einatmen konzentrierter Ammoniakmengen verursacht plötzlichen Tod durch Schock. Explosionsgefahr bei Ammoniak-Luftgemischen.

Anthrazen verursacht Hautreizungen, Entzündung der Haarfollikel, Verdickung und Dunkelfärbung der Haut; gelegentlich Hautkrebs *(anerkannte Berufskrankheit)*.

Seine Abkömmlinge *Anthrachinon* und *Alizarin* (Farbindustrie) sind ohne gewerbemedizinische Bedeutung.

Antimon. Gewerbliches Vorkommen bei der Herstellung von Hartblei, Schrot, als Britanniametall (10% Antimon, 30% Zinn). Antimonbeizen (Kunstseidenindustrie) verursachen Ekzeme. Durch Dämpfe von *Antimontrioxyd* Magen-Darmstörungen, Husten, pustulöse Ausschläge usw. Durch *Antimontrichlorid* stark juckende Hautausschläge. *Antimonwasserstoff* wirkt ähnlich wie Arsenwasserstoff.

Arsen und Arsenverbindungen. Gewerbliches Vorkommen: Arsenbergbau, Arsenhütten, beim Rösten arsenhaltiger Erze, Glas-, Papierfabriken, Gerberei, Schädlingsbekämpfung in Wein- und Obstbau und im Forstbetrieb. — Aufnahme durch Einatmen oder Verschlucken des Staubes oder in Gasform. Speicherung in Leber, Nieren, Haaren, Nägeln. Ausscheidung durch Verdauungskanal und im Harn. *Arsen ist ein allgemeines Zellgift*, bewirkt Herabsetzung der Oxydationsfähigkeit der Zellen, Eiweißzerfall, Verfettung, Glykogenschwund. Folgen: Lokale Reizwirkung und Schädigungen im Zentralnervensystem. — *Vergiftungsbilder:* Gewerblich bedeutungsvoll sind subakute und chronische Vergiftungen. Der Krankheitsverlauf ist außerordentlich vielgestaltig. Folgende Symptomgruppen können unterschieden werden: Magen-Darmstörungen, Appetitlosigkeit, Erbrechen, Diarrhoen, Koliken, trockene Katarrhe der Schleimhäute, der Bindehaut, der Nase, des Rachens und der Bronchien; Hautveränderungen wie Ekzeme, psoriasisähnliche Erscheinungen, Erytheme, Herpes zoster, Furunkulose, Hyperhydrosis, Haarausfall, Veränderungen der Nägel, Melanose, Hyperkeratosen an den Handflächen und Fußsohlen, Hautkrebs; nervöse Erscheinungen wie Neuritis mit Lähmungen, die meist symmetrisch an den Enden der Extremitäten beginnen und zentral fortschreiten, Kopfschmerzen, Schwindel, Schlaflosigkeit, allgemeine Erschöpfung, Absinken der geistigen Fähigkeit, Blutschädigungen ähnlich dem Bild der Perniciosa, Verfettung des Herzmuskels und drüsiger Organe. Bei subakuten Vergiftungen treten die Erscheinungen am Magen-Darmkanal und am Nervensystem zugunsten der übrigen Symptome zurück. *Diagnose* wird durch den Nachweis von Arsen in Haaren und Nägeln bzw. Ausscheidungen mit Hilfe der MARSHschen Probe erhärtet. — *Arsenwasserstoff* entsteht beim Herstellen von Wasserstoff aus arsenhaltigen Metallen oder bei Verwendung arsenhaltiger Säuren. Aufnahme durch Einatmen. *Arsenwasserstoff ist ein starkes Blutgift*, welches die Erythrocyten zerstört. Blutharnen und Gelbsucht (Leberschwellung) treten auf. Ferner kann es Schädigungen des Zentralnervensystems bewirken. Bei chronischem Vergiftungszustand Appetitlosigkeit, Schlaflosigkeit, Angstgefühl, Anämie, Kopfdruck usw. Als Arsenwasserstoffvergiftung (arsenhaltige Abwässer) wurde früher auch die *Haffkrankheit* der Fischer des Frischen Haffs gedeutet. Die blutfarbenen Urine waren jedoch durch Myoglobin verursacht infolge Genusses roher Fische; Arsen spielt keine Rolle. — *Arsentrichlorid* verursacht Verätzungen auf Haut und Schleimhäuten.

Erkrankungen durch Arsen und seine Verbindungen sind meldepflichtig.

Barium. Vergiftungsquellen sind *Bariumhydroxyd* (Verwendung bei der chemischen Analyse), *Bariumchlorid* und *Bariumcarbonat* (im Witherit enthalten); *Bariumnitrat* (Feuerwerkerei). Spezifische Giftigkeit für Herz und Nerven (krampferregend).

Benzol und Homologe. Gewerbliche Verwendung: Lösungsmittel für Fette, Öle, Harze, Phosphor, Schwefel, Alkaloide; Ausgangsprodukt für Anilinfarbstoff- und Sprengstoffindustrie. Vergiftungsmöglichkeit beim Prozeß der Benzolgewinnung usw. — Aufnahme der Benzoldämpfe durch Einatmen; geringe Hautresorption. Ausscheidung bei der Inhalationsvergiftung mit der Atemluft. Lipoidaffinität. *Nervengift.* Verursacht fettige Degeneration und stört die Oxydation in den Zellen. Durch Erweiterung der Blutgefäße sinkt der Blutdruck, Herztätigkeit ist beschleunigt. Bei der chronischen Vergiftung sind Blutbildungsstätten und Gefäßsystem betroffen, rote und weiße Blutkörperchen geschädigt, Gefäßwandungen verfettet und blutdurchlässig; auf der Haut Reizerscheinungen. — Einatmen kleiner Mengen erzeugt Rauschzustand mit Euphorie, Schwindel, Ohrensausen, Kopfschmerzen, Brechreiz, unsicheren Gang usw. Durch längeres Einatmen größerer Mengen Empfindungsstörungen, Zuckungen, Krampfanfälle, Lähmungen, Bewußtlosigkeit. Einatmen großer Mengen bewirkt Schwindel, Taumel, Bewußtlosigkeit, plötzlichen Exitus letalis. Die Symptome der chronischen Vergiftung sind: Schwindel, Kopfschmerzen, Schläfrigkeit, Magenbeschwerden, Erbrechen, Anämie und *Leukopenie* mit relativer Lymphocytose, Thrombopenie, Blutungen aus Zahnfleisch, Gaumen, Nase, Magen-Darmkanal, Uterus, Netzhaut usw., Neuritiden (retrobulbäre Neuritis), Empfindungsstörungen, Unorientiertheit,

Ängstlichkeit, Reizbarkeit usw., Haut- und Schleimhautreizungen (Auge, Luftwege). — *Toluol, Xylol:* Gewerbliche Verwendung als Lösungsmittel für Ölfarben im Tiefdruckverfahren, für Gummi zur Imprägnierung von Geweben, für Lacke, Rostschutzmittel usw. Bei Vergiftungen fehlen die schweren Blutschädigungen; die Allgemeinerscheinungen (Kopfschmerzen, Schwindel, Benommenheit, Müdigkeit, Brechreiz usw.) sind deutlich ausgeprägt.

Gewerbliche Erkrankungen durch Benzol und seine Homologen sind meldepflichtig.

Blei und seine Verbindungen. Gewerbliches Vorkommen: Verhütten von Blei und bleihaltigen Erzen; Herstellung und Verwendung von Gegenständen aus metallischem Blei, Bleilegierungen (Schriftgießerei, Klempnerei, Flaschenkapselfabriken, Schriftsetzerei, Feilenhauerei); Herstellung und Verwendung von Bleifarben (Bleiweiß!); Akkumulatorenfabriken; in Maler-, Anstreich- und Lackierwerkstätten; Installation von Gas- und Wasseranlagen; in der keramischen Industrie. — Aufnahme durch Einatmen von Bleirauch oder -staub. Eine geringere Rolle spielt die Aufnahme durch Verschlucken. Aufnahme durch die Haut ohne Bedeutung. *Blei ist ein kumulierendes Gift.* Aufnahme von 1 mg täglich genügt, um im Laufe mehrerer Wochen eine Vergiftung hervorzurufen. Die Ausscheidung des Giftes erfolgt hauptsächlich durch den Darm, weniger durch die Nieren. — Die Krankheitserscheinungen der Bleivergiftung hängen ab von der Dichte des im Organismus kreisenden „Bleistromes". Gewerbliche Bedeutung hat nur die chronische Bleivergiftung. Der eigentlichen Bleivergiftung geht das Stadium des *Praesaturnismus* voraus mit Allgemeinbeschwerden (Magenstörungen, Appetitlosigkeit, Mattigkeit, Kopfschmerzen, Schwindel, Reizbarkeit usw.), Arthralgien, Bleikolorit (fahlgraue Gesichtsfarbe, subikterische Skleren), Bleisaum im Zahnfleisch (Schwefelbleiniederschlag), Vermehrung der basophil getüpfelten Erythrocyten (500 Tüpfelzellen und mehr auf 1 Million Erythrocyten), Anämie, vermehrte Porphyrinausscheidung im Urin, erhöhte Bleiwerte in Ausscheidungen, Blut und Liquor (physiologische Bleiwerte: im Blut 10 γ/100 cm³, im Harn bis 100 γ täglich, im Kot bis 1000 γ/10 g Trockenkot). Diese Erscheinungen sind lediglich Zeichen der Bleiaufnahme, noch nicht der Vergiftung. Die *Bleivergiftung* ist charakterisiert durch Bleikolik (im Anschluß daran eventuell vorübergehend Leberschädigung mit Gelbsucht), Bleilähmung [besonders betroffen die vom Nervus radialis versorgten „Strecker" (Fallhand), seltener Schulter- und Beinmuskeln (Nervus peronaeus)], der eine Streckerschwäche vorausgehen kann, Encephalopathie [Schwindel, Kopfschmerz, Bewußtlosigkeit mit Krämpfen, Tod; oder chronischer Verlauf mit apathischen stuporösen Zuständen, Erregungen, Hemi- und Paraplegien, Gangstörungen usw.; auch Schädigungen des Gehörs und des Sehnerven (Erblindung)]. Als *Spätkrankheiten* infolge Gefäßschädigungen entwickeln sich Gehirnarteriosklerose und Bleischrumpfniere. — *Bleitetraäthyl* (organische Bleiverbindung) spielt als

„Antiklopfmittel" (Ethylfluid: Mischung von Bleitetraäthyl, Äthylenbromid oder -dichlorid, Chlornaphthalin, Petroleum und Farbstoffen) eine Rolle. Vergiftungsmöglichkeiten bestehen bei der Herstellung und Verarbeitung des Bleitetraäthyls selbst und des Ethylfluids bzw. beim Vermischen des Ethylfluids mit Benzin. — Aufnahme durch die intakte Haut oder in Dampfform durch Einatmen. Wirkung vor allem auf den Gehirnstamm mit den vegetativen Zentren. Bei schweren akuten Vergiftungen cerebrale (psychische und organische) Erscheinungen; „Wahnsinnsgas"!

Erkrankungen durch Blei und seine Verbindungen sind melde- und versicherungspflichtig.

Untersuchungsmethoden. Darstellung der *basophilen Tüpfelung:* Blutausstrich anfertigen, an der Luft trocknen lassen, 3 min in Methylalkohol fixieren, 3 min färben mit frisch aus LÖFFLERscher Methylenblaulösung und Aqua dest. i. V. 1:8 hergestellter Farblösung, Abspülen mit Aqua dest., an der Luft trocknen. — Als Orientierungsprobe gleichzeitig Dicken Tropfen anfertigen, der ohne Fixierung in gleicher Weise gefärbt wird. (Ringförmig angeordnete dunkelblaue Tüpfelungen in den hellblauen Erythrocyten.) — *Porphyrinnachweis* (Koproporphyrin III): Methode nach SAILLET: 50 cm³ Harn (enteiweißt) mit 5 cm³ 30%iger Essigsäure und 50 cm³ Essigester versetzen, 2 min im Scheidetrichter schütteln, ½ Std absetzen lassen, Harn entfernen, 5 cm³ 5%ige Salzsäure in den Scheidetrichter bringen, absetzen lassen und Salzsäure zur spektroskopischen Untersuchung auffangen. Porphyrin in salzsaurer Lösung zeigt je einen Absorptionsstreifen in Gelb und Grün. — Außerdem Methode nach GARROD, Luminiscenzverfahren mit PULFRICH-Stufenphotometer, Spektrocolorimetrie und Spektrophotographie.

Brom. Aufnahme in Dampfform. Verursacht Reizerscheinungen der Augen und der Luftwege, Entzündungen und Verätzungen der Haut, außerdem Kopfschmerz, Schwindel usw.

Cadmium. Verwendung für Farben (Cadmiumgelb, Cadmiumrot). Lokale Ätzwirkung und Reizung der Luftwege durch lösliche Cadmiumsalze, -dämpfe, -staub. Außerdem Magen-Darmstörungen mit Erbrechen und Durchfällen, Nierenreizung, Verlangsamung von Puls und Atmung, Krämpfe, Koma usw. Durch Einatmen von Dämpfen Metalldampffieber (s. unter Metalloxyddämpfe).

Calcium. Geringe gewerbliche Bedeutung. *Ätzkalk* (Calciumoxyd) verursacht in Verbindung mit Wasser starke Verätzungen und Verbrennungen auf Haut und Schleimhäuten (Augenverletzungen). *Calciumcarbid* erzeugt Verätzungen auf der Haut.

Chlor. Gewerbliches Vorkommen: Bei der Herstellung von Ätznatron, Chlorkalk, bei industriellen Chlorierungsvorgängen, beim Bleichen in der Textil-, Papierindustrie usw. — Aufnahme durch Einatmen des Gases. Lokale Wirkung auf Haut (Knötchen- und Bläschenbildung) und Schleimhäute (starke Reizungen, Bronchialkatarrh, Lungenentzündung). Schon geringste Mengen rufen heftiges Beklemmungsgefühl hervor und zwingen zum Verlassen des Raumes, so daß eine akute Chlorvergiftung nur selten vorkommt. Konzentrierte Dämpfe können durch Stimmritzenkrampf plötzlichen Tod hervorrufen. Chronische Einwirkung erzeugt Magenkatarrh, Katarrh der Atmungsorgane, Chloracne. — *Chlorkalk* wirkt lokal ätzend auf Haut und Schleimhäute (Augenentzündung, Bronchitis usw.). — *Chlorwasserstoffsäure* (Salzsäure): weitgehende industrielle Verbreitung, besonders bei der Metallverarbeitung. Aufnahme durch Einatmen der Dämpfe. Starkes Reizgas für die oberen Luftwege, Geschwürsbildung in der Nasenscheidewand, bei längerem Einatmen Schädigung der Zähne (Stumpfwerden, Zahnschmerzen, allmähliche Auflösung der Zahnkronen). Durch lokale Einwirkung der Salzsäure auf Haut und Schleimhäute entstehen starke Verätzungen (weißgraue Schorfe).

Chromverbindungen. Vorkommen: bei Herstellung und Gebrauch von Chromverbindungen, Chromfarben, in der Zeugdruckerei, Gerberei, Photographie. Aufnahme in Staubform durch die Atmungsorgane; direkte Einwirkung auf Haut und Schleimhäute. Erscheinungen: lochartige, schwer heilende schmerzhafte Geschwüre auf der Haut und eventuell der Schleimhaut des Rachens und der Mandeln, fast stets Durchlöcherung der knorpeligen Nasenscheidewand. Reizung der Augenbindehaut und der tieferen Luftwege (Bronchialkatarrh, gelegentlich Bronchopneumonie). Über Chromatlungenkrebs siehe S. 389.

Cyanverbindungen. *Blausäure:* Gewerbliche Vergiftungsmöglichkeit in Gasanstalten (Gasreinigungsmassen enthalten bis 25% Cyanide), bei Gewinnung des Luftstickstoffes aus Calciumcyanid, in der Galvanoplastik usw. Stark wirkendes *Fermentgift*, verbindet sich mit dem eisenhaltigen Atmungsferment der lebenden Zelle, welche hierdurch die Fähigkeit zur Sauerstoffaufnahme verliert. Tod durch Lähmung der inneren Gewebsatmung. 0,3 mg/l bewirken schlagartig Exitus letalis. Bei chronischer Einwirkung Schwindel, Ohrensausen, Kopfschmerzen, Dyspnoe, Herzklopfen usw. — *Calciumcyanamid* (Kalkstickstoff): Durch den in diesem Düngemittel enthaltenen Ätzkalk entstehen Hautreizungen, Entzündungen, Geschwüre; die Cyankomponente hemmt die oxydativen und reduzierenden Vorgänge; vasomotorische Lähmungserscheinungen (Rötung des Kopfes, Beschleunigung von Atem und Puls); Alkoholgenuß provoziert die Anfälle.— *Knallquecksilber:* Wirkt örtlich reizend. Allgemeinwirkung teils durch Quecksilber-, teils durch Cyankomponente (Kopfschmerzen, Schlafstörungen, nervöse Beschwerden, Appetitlosigkeit, Durchfälle usw.).

Duraluminium = Dural (Aluminium mit Zusatz von 3,5—5,5% Kupfer, 0,5% Mangan, 0,5% Magnesium). Durch Eindringen kleinster Metallsplitter in Wunden langwierige bösartige Eiterungen.

Elektron (Legierung von 3 Teilen Aluminium und 97 Teilen Magnesium). Durch Verschlucken von Staub Magen- und Darmstörungen. Elektronstaub ist brennbar und explosiv.

Essigsäure. Gewerbliche Verwendung: zum Acetylieren; für Beizen und als Lösungsmittel in Textil-, chemischer Industrie und Färberei. — Starke Reiz- und Ätzwirkung auf Haut und Schleimhäute (Blasenbildung, Augenverätzungen).

Fluor. Von Bedeutung *Fluorwasserstoff*, als wäßrige Lösung *Flußsäure*. Aufnahme durch Einatmen des Gases; lokale Ätzwirkung auf Haut (Ekzeme, schmerzhafte, schwer heilende Geschwüre, Zerstörung der Hornsubstanz der Nägel) und Schleimhäute (Geschwüre). Säurenekrose der Zähne. Nach längerer Staubaufnahme (Flußspat, Kryolith = Natriumaluminiumfluorid) *Fluorose*[1], ein Krankheitsbild, das in einer Störung des Stoffwechsels, besonders des Kalkstoffwechsels besteht, die eine starke Ablagerung von Mineralsalzen im Knochensystem bewirkt: Gesprenkelte Zähne, rheumatische Schmerzen, Steifheit des Körpers, Veränderungen an den Knochen *(Osteosklerose* und *Osteopetrose)*, Einschränkung bzw. Aufhebung der Beweglichkeit der Wirbelsäule, Einengung der Brustkorbbewegungen beim Atmen,

---

[1] In der sowjetischen Besatzungszone anerkannte Berufskrankheit.

chronisch-entzündliche Prozesse der Lungen, leichte Anämie; Vorkommen in der Aluminium-, Emaille-, Glasindustrie u. a.

Halogenkohlenwasserstoffe. Lipoidaffinität. Wirken narkotisch, schädigen Nervensystem und Leber, verursachen leichte örtliche Schleimhautreizungen. Gewerbemedizinische Bedeutung haben besonders die chronischen Vergiftungen: Narkosewirkung, fettige Degeneration der Leber und Nieren, Störungen des Fettstoffwechsels und der Blutbildung. Aus der „aliphatischen Reihe" sind wichtig: *Monochlormethan (Methylchlorid, Chlormethyl):* Gewerbliche Verwendung als Lösungsmittel für Harze, Wachs, zur Herstellung von Lacken usw.; in Kältemaschinen. Akute Vergiftung: Übelkeit, Erbrechen, Kopfschmerzen, Mattigkeit, Schlafsucht, schwankender Gang, Steigerung der Atmungs-, Pulsfrequenz und Temperatur, Absinken des Blutdruckes, Krämpfe, Sehstörungen usw., eventuell Tod durch Atemlähmung. Chronische Vergiftung: Rauschzustände, Appetitlosigkeit, Schlaflosigkeit, Gehstörungen, stampfender Gang, Sehstörungen, Neuralgien, Anämie usw. — *Dichlormethan (Methylenchlorid):* Gewerbliche Verwendung als Abbeizmittel für Lackanstriche. — *Trichlormethan (Chloroform).* — *Tetrachlormethan (Tetrachlorkohlenstoff):* Gewerbliche Verwendung: Extraktion von Fetten, chemische Reinigung, Entfettung von Metallen, Feuerlöschmittel. Verursacht Rausch, Benommenheit, Kopfschmerzen, Erbrechen, Augenreizung, Hustenreiz, Lungenblutung, Leibschmerzen, Anurie, Leberschwellung usw. — *Methylbromid (Brommethyl):* Gewerbliche Verwendung als Feuerlöschmittel; in Kältemaschinen. Vergiftungssymptome ähnlich denen des Methylchlorids. Bisweilen mehrtägige Latenz. Bei schweren Formen Sehstörungen, Ataxie, Krämpfe, Delirien, Tobsuchtsanfälle usw., Tod im Koma. — *Monochloräthan (Chloräthyl, Äthylchlorid):* Gewerbliche Verwendung in der chemischen und pharmazeutischen Industrie zur Äthylierung; in Kältemaschinen. Leichte Rauschwirkung. — *Dichloräthan (Äthylenchlorid).* — *Tetrachloräthan (Acetylentetrachlorid):* Übelkeit, Kopfschmerzen, Blutbrechen, Koliken, Leberschwellung mit Gelbsucht, eventuell gelbe Leberatrophie, Gelenkschmerzen, Polyneuritis usw.; Koma, Exitus. — *Bromäthyl (Äthylbromid):* Gewerbliche Verwendung in der chemischen und pharmazeutischen Industrie zur Äthylierung. Erregung, Lethargie, Narkose. — *Dichloräthylen:* Gewerbliche Verwendung in Kältemaschinen. Narkosewirkung. — *Trichloräthylen („Tri"):* Gewerbliche Verwendung: Extraktion von Fetten; chemische Reinigung; Entfetten von Metallen; Lösungsmittel für Harze und Wachs; zur Herstellung von Lacken usw.; Feuerlöschmittel. Rausch, Bewußtlosigkeit, Schädigung des Sehnerven, eventuell Erblindung. Schwinden der Geruchs- und Geschmacksempfindungen, der Hornhautreflexe usw. Nachwirkungen: Sehschwäche, Ausfall der Zähne, Zittern der Hände, Glykosurie. — *Tetrachloräthylen (Perchloräthylen, „Per"):* Gewerbliche Verwendung: Extraktion von Fetten; chemische Reinigung; Entfetten von Metallen usw.; Lösungsmittel für Harze und Wachs zur Herstellung von Lacken. Geringere Giftigkeit als „Tri". — *Bromäthylen (Äthylen-bromid)*: Gewerbliche Verwendung als Feuerlöschmittel. Mattigkeit, Depression, *ohne* narkotische Wirkung. — *Dimethylsulfat:* Gewerbliche Verwendung in der organischen Chemie zur Einführung von Methylgruppen. Starke lokale Ätzwirkungen auf Haut und Schleimhäute, besonders der Augen und Luftwege. Zentral als Nervengift wirkend.

Aus der „aromatischen Reihe" spielen gewerbemedizinisch die stark örtlich reizend auf die Schleimhäute wirkenden *gechlorten Benzole* und *Toluole* eine Rolle; ferner die *gechlorten Naphthaline*, die Kopfdruck, Schwäche, unsicheren Gang, Kachexie, Hautreizungen und Follikulitis verursachen. — Gewerbliche Verwendung findet *Monochlorbenzol* als Lösungsmittel für Fette, Harze, Schwefel; *Dichlorbenzol* in fester Form als Mottenpulver, in Dampfform als Entwesungsmittel. Die gechlorten Toluole sind Zwischenprodukte. Die gechlorten Naphthaline werden als Isoliermittel (Elektrotechnik) verwendet: Perna, Halowax, Haftax usw.

Die Erkrankungen durch Halogenkohlenwasserstoffe sind melde- und versicherungspflichtig.

Jod. Aufnahme in Dampfform; Wirkung wie Bromdämpfe. Ausscheidung durch die Haut (Acne).

Kalium und Kalilauge wirken lokal auf Haut und Schleimhäute stark ätzend (Bildung weißlicher schmieriger Schorfe).

Ketone. Aceton: Gewerbliche Verwendung als Lösungsmittel für Lacke, Acetylcellulose, Acetatseide, Zellhorn; zur Herstellung von Chloroform, Jodoform, Isopren usw. Starke örtliche Reizwirkung, katarrhalische Erscheinungen der Luftwege, Beklemmungsgefühl, Kopfschmerzen. — *Butylacetat:* Örtliche Reizwirkung (Augen-, Nasenschleimhaut); wirkt leicht narkotisch. — *Amylacetat:* Durch Einatmen der Dämpfe Hustenreiz, Kopfschmerzen, Schwindel, Benommenheit, Herzklopfen, Magenstörungen usw.

Kobalt. Bei längerem Einatmen von Staub Magenschmerzen, Erbrechen; Blut und Eiweiß im Harn.

Kohlenoxyd kann überall entstehen, wo fehlerhaft angelegte und betriebene Feuerungs- und Heizungsanlagen vorhanden sind; in Gichtgasen (10—30%) der Eisenhütten, in Bergwerken (Minengase), in Abgasen von Explosionsmotoren (Autogaragen) usw. — Aufnahme und Ausscheidung durch Atmungsorgane. *Starkes Blutgift*; Affinität des Kohlenoxyds zum Hämoglobin etwa 200mal größer als die des Sauerstoffes, dadurch innere Gewebserstickung. Erste Krankheitserscheinungen bei einer Bindung von 18—20% Hämoglobin an Kohlenoxyd; ernstere Vergiftungserscheinungen bei einer Bindung von 30%, die durch Einatmen einer Konzentration von 4 Vol.-$^0/_{00}$ in 30 min erreicht wird. Hygienische Grenzdosis bei 0,1 Vol.-$^0/_{00}$; toxische Dosis 0,5 Vol.-$^0/_{00}$, bei langer Einwirkung 0,15 Vol.-$^0/_{00}$. Vergiftungserscheinungen: Kopfschmerzen, Schwindelgefühl, Ohrensausen, Flimmern vor den Augen, in schweren Fällen Krämpfe, Lähmungserscheinungen, Tod. Als Nachkrankheiten Pneumonien,

neurasthenische Zustände, Depressionszustände, Psychosen vom
KORSAKOFFschen Typ. Bei chronischer Kohlenoxydvergiftung (umstritten) mehr uncharakteristische Symptome funktionell vaso-
motorischer und allgemein nervöser Art. *Diagnose:* Nachweis des
Kohlenoxyds im Blut gelingt mit Tanninprobe ab 5% Kohlenoxyd-
hämoglobin, spektroskopisch ab 20%. Zur Prüfung der Arbeitsbedingungen ist Nachweis des Kohlenoxyds in der Luft möglich mit
Kohlenoxydprüfer nach FREITAG, mit Hilfe der Hämoglobinprobe
u. a. Bei Vergiftungen durch Rauch- und Brandgase spielen außer
Kohlenoxyd noch empyreumatische Körper, Aldehyde, Blausäure,
Schwefel-, Stickstoffverbindungen usw. eine Rolle.

Erkrankungen durch Kohlenoxyd sind melde- und versicherungspflichtig.

Kohlensäure (Kohlendioxyd). In größeren Mengen in Vulkangasen; in
Bergwerken als „schwere Wetter" oder „Kohlendioxydbläser" (große An-
sammlungen unter Druck), als „Kohlendunst" (Mischung mit Kohlenoxyd);
bei Gärungsprozessen und organischen Umsetzungen (Gärkeller, tiefe
Brunnenschächte, Kanäle, Dunggruben). — Ist schwerer als Luft, sammelt
sich am Boden an. Prüfung durch offenes Licht, das in kohlensaurer Atmosphäre verlischt. Aufnahme durch Einatmen. Wirkt durch Sauerstoff-
verdrängung aus der Atemluft. Gesundheitsstörungen bei Konzentrationen
von 4—6%. Krankheitserscheinungen: Kopfdruck, Ohrensausen, Schwindel, Respirationsstörungen, psychische Erregung, Krämpfe, Bewußtlosigkeit, Tod durch Ersticken.

Kohlenwasserstoffe. Die gasförmigen Kohlenwasserstoffe der *Methan-
reihe (Methan, Äthan, Propan, Butan)* wirken leicht narkotisch (Benommenheit, Kopfschmerzen), die ungesättigten *Äthylen-Kohlenwasserstoffe* (Ole-
fine) als Stickgase und Narkotica; das Narkoticum *Acetylen* ruft Übelkeit,
Kopfschmerzen, Rauschzustand, Koma usw. hervor. Acetylenluftgemische
sind explosiv. Die flüssigen und festen Kohlenwasserstoffe reizen Schleimhäute und Haut (Entzündungen). — Beim *Naphtha* (Rohpetroleum, Gemisch flüchtiger, flüssiger und fester Kohlenwasserstoffe) verursachen die
flüchtigen Körper Narkose, die flüssigen und festen Haut- und Schleim-
hautschädigungen. Vergiftungsgefahr durch *Benzin* besteht in Raffinerien,
chemischen Waschanstalten, in der Lack-, Firnis- und Kautschukindustrie,
bei Verwendung als Treibgas in Explosionsmotoren. Nach kurzem Einatmen von Benzindämpfen rauschähnliche Zustände, Kopfschmerzen,
Schwindel, Herzklopfen, Husten usw.; durch größere Mengen Bewußtlosigkeit, Temperatursenkung, Zuckungen; in schweren Fällen Tod durch Herzlähmung. Bei chronischer Vergiftung Kopfschmerzen, Schwindel, neuralgische Beschwerden, Conjunctivitis, Nasen-, Bronchialkatarrh, Lungenblutung, Anämie, Benommenheit, hystero-neurasthenische Zustände,
Depressionszustände (Benzinsucht) usw. Nachkrankheiten: Benommenheit,
Gedächtnisschwäche, Neuritis (auch retrobulbäre Neuritis usw.). Bis zu
gewissem Grade kann Gewöhnung an Benzindämpfe eintreten. Lokal verursacht Benzin Sprödigkeit und Ekzeme der Haut. — *Sangajol* (Destillat
des Borneo-Naphtha: aliphatische Kohlenwasserstoffe und 12—14% aromatische Kohlenwasserstoffe) verursacht Kopfschmerzen, Zittern, Appetitlosigkeit, Erbrechen, Magen-Darmkoliken, Leukopenie, Hautreizungen. —
Paraffine: Chronische Hautschädigungen bei Erdölarbeitern. Paraffinkrätze
ist charakterisiert durch Follikulitis, Komedonen, Acne, Melanose, Warzen-

bildungen usw. Bei mit Rohparaffin und „Dunkelölen" arbeitenden Personen entwickelt sich häufig nach längerer Zeit (über 10 Jahre) der Paraffinkrebs; Sitz des Tumors: Gesicht, Arme, Beine, häufig Scrotum.

Über Anerkennung der Hautschädigungen als Berufskrankheit siehe S. 381/2.

Kresole. Gewerbliche Verwendung als Desinfektionsmittel, Imprägnierungsmittel (Karbolineum). Wirkung wie bei den Phenolen, aber geringere Giftigkeit. — Über Ortho-Trikresylphosphat siehe S. 404.

Magnesium. Einatmen von *Magnesiumoxyddämpfen* verursacht metalldampffieberähnliche Erscheinungen. Über *Magnesiumsilicat* (Asbest) siehe S. 389.

Mangan. Von Bedeutung sind die Oxyde. Aufnahme durch Einatmen bzw. Verschlucken des feinen Staubes. Ausscheidung mit dem Kot, weniger mit dem Harn. Neben Schädigung der Blutbildung (Anämie) entstehen besonders degenerative Veränderungen in der grauen Substanz des Zentralnervensystems (Hirnrinde, Vierhügel-, Linsenkerngebiet). Es entwickeln sich dem Parkinsonismus ähnliche Krankheitsbilder (Schwäche, Steifigkeit in Lenden- und Beinmuskulatur, steifer spastischer Gang (Hahnentritt), spastische Bewegungsstörungen der Arme und Hände, Aktionstremor des Kopfes und Rumpfes, mimische Starre, Silbenstolpern, Speichelfluß, depressive Stimmungen, Zwangslachen, Zwangsweinen, Schlafsucht usw.). Auch Lungenentzündungen (Manganpneumonien), die eine hohe Sterblichkeit zeigen, können auftreten. Melde- und versicherungspflichtige Berufskrankheit.

Metallcarbonyle. Aufnahme in Dampfform und durch die unverletzte Haut. *Eisencarbonyl* wirkt als Nerven- und Zellgift, ruft schwere Stoffwechselstörungen und metalldampffieberähnliche Erscheinungen hervor. *Nickelcarbonyl* verursacht Atembeschwerden, Bronchopneumonie, Lungenödem, Schwindel, zentrale Lähmungen.

Metalloxyddämpfe entstehen bei Erhitzen von Zink, Nickel, Kupfer, Eisen, Zinn, Vanadium, Cadmium und verursachen Metalldampf- oder Gießfieber: *vorübergehende Temperatursteigerung* (eventuell mit Schüttelfrost), Mattigkeit, erschwerte Atmung, Brustbeklemmung, Husten, auch Schweißausbruch. Das Fieber entsteht als Folge einer Reaktion der feinst verteilten Metalle mit dem Körpereiweiß. Verlauf gutartig.

Naphthalin. Vergiftungsmöglichkeiten bei der Gewinnung und Verwendung in der Schädlingsbekämpfung. — Aufnahme durch Einatmen der Dämpfe, Verschlucken von Staub. Wirkt leicht narkotisch und örtlich reizend. Verursacht Übelkeit, Erbrechen, Kopfschmerzen, Schweißausbrüche, Hämaturie, Neuritis optica, Erytheme, Ekzeme. — Die *hydrierten* Naphthaline *(Tetralin, Hexalin und Dekalin)* sind Lösungsmittel für Fette und Wachse (Reinigungslösungsmittel für Bohnerwachs). Geringe Giftigkeit. Durch Einatmen der Dämpfe Erbrechen, Reizung der Schleimhäute (Auge, Nase, Kehlkopf), olivgrüne Verfärbung des Harns. — Die *chlorierten* Naphthaline *(Perchlornaphthalin = Perna)* wirken örtlich reizend, verursachen auf der Haut spezifische Schädigung (acneartige Entzündung) der Talgdrüsen. — Einatmen von *Naphtholstaub (Oxynaphthalin)* führt zu Kopfschmerzen und Erbrechen. β-Naphthol erzeugt Blasenkrebs (s. unter Anilin). Gewerbliche Verwendung bei der Farbstoffherstellung. — *Nitrierte*

Naphthaline: Geringe Giftigkeit; bewirken lokale Haut- und Schleimhautreizungen; *Naphthylamin* verursacht Übelkeit, Erbrechen, Appetitlosigkeit; β-Naphthylamin erzeugt Blasenkrebs *(anerkannte Berufskrankheiten)*.

Natrium und Natronlauge wirken auf Haut und Schleimhäute ätzend. Weißlich-schmierige Schorfe. Verletzungen der Augen besonders schwerwiegend.

Nickel. Als Metall kein gewerbliches Gift. *Nickel-Tetra-Carbonyl* verursacht Atemnot, Schwindel, Lungenentzündungen (alle Lungenteile gleichmäßig befallen) und Gehirnblutungen. *Nickelsulfat* ruft chronische und rezidivierende Hautausschläge hervor (bei Galvanisierungsarbeitern). Durch *Nickeloxyddämpfe* Metalldampffieber (s. unter Metalloxyddämpfe).

Nicotin. Gewerbliche Vergiftungen bei der Gewinnung von Nicotin und Verwendung in der Schädlingsbekämpfung. Aufnahme per os, durch Einatmen und Haut. Wirkt auf Nervensystem. Bei akuter Vergiftung unter anderem Schwindel, Kopfschmerzen, Sehstörungen, Erbrechen, Schweißausbruch, erschwerte Atmung usw.; bei chronischer Einwirkung Pulsverlangsamung.

Nitrose Gase. Braunrote Dämpfe mit eigenartigem stechendem Geruch. Gemisch verschiedener niederer Oxydationsstufen des Stickstoffs. Entstehung bei Herstellung der Salpetersäure und der Schwefelsäure (Bleikammerprozeß), in Metallbeizen, beim Nitrieren des Benzols usw., bei Berührung der Salpetersäure mit organischen Stoffen. — Aufnahme vom Respirationstractus. Nach längerer Zeit kommt es zu Verätzungen der Lunge, Lungenödem, Methämoglobinbildung. Chronische Aufnahme kleiner Mengen bedingt Schädigung der Zähne.

Nitro- und Amidoverbindungen des Benzols und seiner Homologen. Gewerbliche Verwendung in der pharmazeutischen und chemischen Industrie; Nitrobenzol (Parfümierungsmittel) in der Seifenindustrie, Anilin in Gummiindustrie, Färberei, Diamine in Haar- und Pelzfärberei, Poly-Nitroverbindungen als Sprengstoffe usw. — Aufnahme in Dampfform (eventuell mit Wasserdampf), als Staub und durch die unverletzte Haut. Ausscheidung im Harn unverändert oder als Umwandlungsprodukt. — Die akute Vergiftung ist gekennzeichnet durch *Methämoglobinbildung*, Schädigung der Erythrocyten, Schädigung des Großhirns (Lähmung, Krämpfe); die chronische Vergiftung durch Anämie und Leberschädigung (akute gelbe Leberatrophie). Außerdem Hautreizungen. Alkoholgenuß fördert sowohl den Ausbruch als auch den Verlauf der Vergiftungen. — Bei der akuten Vergiftung mit nitrierten Benzolen und Homologen besteht Schwindel, Benommenheit, Mattigkeit, Blausucht zunächst der Lippen, Ohren, Nase, Fingernägel, dann des ganzen Körpers. Blut ist schokoladenbraun (spektroskopisch Methämoglobinnachweis). Weiter kommt es zu Atemnot, Herzklopfen, Pulsbeschleunigung; in schweren Fällen zu Krämpfen, Koma, Tod durch Atemlähmung. Die Symptome der chronischen Vergiftung sind Blässe, leicht ikterische Verfärbung, Kopfschmerzen, Schwindel, Mattigkeit, Appetitlosigkeit; später stärkerer Ikterus, Leberschwellung. — *Dinitrophenol* wirkt als starkes *Stoffwechselgift*, beschleunigt die Oxydationsprozesse. Tod im Erschöpfungszustand. — *Trinitrophenol* (Pikrinsäure), dessen Aufnahme durch Einatmen der Dämpfe oder des

Staubes erfolgt, verursacht seltener Allgemeinerscheinungen; wirkt hauptsächlich lokal reizend (verursacht Nasengeschwüre, Nasenscheidewandperforationen, Bronchopneumonien). Typisch ist die gelbliche Verfärbung von Haut und Haaren. — Die *nitrierten Naphthaline* sind praktisch ungiftig. — *Trinitroanisol, Dinitrochlorbenzol, Hexanitrodiphenylamin* und in geringerem Maße *Trinitrotoluol* erzeugen Haut- und Schleimhautreizungen. — Bei der akuten Vergiftung mit *Amido-Benzol (Anilin)*, dem akuten Anilismus, zeigen sich leichte Cyanose *(Methämoglobinbildung)*, Euphorie mit rauschartiger Erregung *(Anilinpips)*, in schweren Fällen Zunahme der Cyanose (Bräunung des ganzen Körpers), Schwindel, Kopfschmerz, Brechreiz, Mattigkeit, Schlafsucht, Seh- und Hörstörungen, Benommenheit, Atemnot, Parästhesien, Blutharn, sekundäre Anämie usw., Krämpfe, Tod im Koma. Die chronische Vergiftung ist gekennzeichnet durch Anämie, Müdigkeit, Schwindel, Kopfschmerzen, Appetitlosigkeit, nervöse Beschwerden usw. Durch spezifische Wirkung auf die Schleimhaut der Harnwege können sich nach längerer Latenzzeit (im Mittel 15—17 Jahre) Reizzustände der Blasenschleimhaut (hämorrhagische Cystitis) mit Dysurie und Blutharnen entwickeln, weiter gutartige Papillome, die bösartig entarten können. In anderen Fällen entstehen die bösartigen Anilintumoren (Carcinom, Sarkom) primär. — Von den übrigen Amidoverbindungen besitzen *Benzidin, Tolidin, Dianisidin* geringe Giftigkeit. — *Phenylen-* und *Toluylendiamine* (Haar- und Pelzfarbstoffe) lösen bei disponierten Personen allergische Erscheinungen, Asthma und Hautprozesse, aus. — *Dimethylanilin, Benzidin, Naphthylamin* haben ebenfalls eine spezifische Blasenwirkung. — Gewerbliche Erkrankungen durch Nitro- und Amidoverbindungen des Benzols, seiner Homologen und deren Abkömmlinge, Erkrankungen an Krebs oder anderen Neubildungen sowie Schleimhautveränderungen der Harnwege durch aromatische Amine sind melde- und versicherungspflichtig.

Nylon. Vollsynthetischer Faserstoff. Die bei der Nylonfabrikation beobachteten Blutveränderungen werden auf die Einwirkung von Adipinsäure-Hexamethylendiamin zurückgeführt.

Ortho-Trikresylphosphat. Capillargift mit längerem Latenzstadium. Aufnahme erfolgt durch Resorption von der unverletzten Haut aus. Symptome: Durchfälle, körperlicher Verfall, Nierenreizung, Hämaturie, Anurie, Glykosurie, *Lähmungen.*

Für gewerbliche Erkrankungen besteht Meldepflicht.

Meta- und Paraverbindungen sind ungiftig.

Osmium. Verwendung in der Glühlampenindustrie, als *Osmiumsäure* bei biologischen Arbeiten. Verursacht Ätzungen, Hautausschläge, Lungenentzündung.

Oxalsäure verursacht Hautschädigungen und akute Reizungen der Schleimhäute und Atemwege. *Oxalchlorid:* Reizgas mit Herzwirkung.

Perlon. Vollsynthetischer Faserstoff. Die bei der Herstellung beobachteten Störungen des Magen-Darmkanals und der peripheren Vasomotorik sind vermutlich durch den Grundstoff ε-Caprolactam und seine Polymerisationsprodukte bedingt.

Pflanzengifte. Gewisse Pflanzen (tropische Holzarten: Satin-, Teak-, Rosenholz, Mahagoniarten, westafrikanischer Buchsbaum u. a.) enthalten Alkaloide oder Harze, die örtliche Reizungen auf Haut und Schleimhäuten und Allgemeinerscheinungen wie Übelkeit, Kopfschmerzen, Herzstörungen, Asthma usw. auslösen können. Es handelt sich hierbei meistens um *allergische Erscheinungen bei disponierten Personen.* Bei der Verarbeitung von Arzneipflanzen können ebenfalls solche Zustände ausgelöst werden.

Phenole. Gewerbliche Verwendung bei der Herstellung von Kunstharzen, Gerbstoffen. Durch Einatmen der Dämpfe Schwächegefühl, Ohrensausen, Schwindel, Schweißausbrüche, Erregungszustände. Lokal starke Ätzwirkung auf Haut und Schleimhäute. Zunächst Brennen, dann Gefühllosigkeit, Gangrän des Gewebes usw. Bei chronischer Aufnahme Mattigkeit, Benommenheit, Schlaflosigkeit, Erbrechen, Abmagerung, Herz-, Leber-, Nierenschädigungen usw.

Über nitrierte Phenole siehe S. 403.

Phosgen (Kohlenstoffoxychlorid). Aufnahme durch Einatmen. Schädigt besonders die Lunge, wo es sich zersetzt und Salzsäure bildet. Krankheitserscheinungen treten meist erst nach mehrstündiger Latenzzeit auf: Hustenreiz, Atemnot, Schwindelgefühl, Benommenheit, Lungenödem („inneres Ertrinken"); Kreislaufstörungen durch Eindicken des Blutes.

Phosphor. Giftig ist weißer (gelber) Phosphor, roter ungiftig. Vergiftungsgefahr besteht bei der Gewinnung des Phosphors, Herstellung von Phosphorbronze, Zündwaren, Zündhölzern, Teerfarben. Gewerbliche Bedeutung haben die chronischen Vergiftungen. Aufnahme durch Einatmen der Dämpfe. Gelber Phosphor ist ein *Zell- und Stoffwechselgift.* Die chronische Vergiftung ist durch *Schädigung des Knochensystems* gekennzeichnet (Ernährungsstörungen des Knochengewebes, Brüchigkeit der langen Röhrenknochen, chronische Knochenatrophie). Durch Sekundärinfektionen, z. B. von cariösen Zähnen aus, kommt es zu langdauernden Eiterungen (Periostitis, Osteomyelitis) mit Sequesterbildung; neben Allgemeinerscheinungen Blässe, Mattigkeit, Verdauungsstörungen, Abmagerung. *Wichtig: mit Phosphorarbeit dürfen Personen mit cariösen Zähnen oder defekter Mundschleimhaut nicht beschäftigt werden.* Auch beim *Phosphorwasserstoff* erfolgt die Aufnahme durch Einatmen des Gases. Ebenfalls starkes *Stoffwechsel- und Nervengift.* Krankheitserscheinungen: Benommenheit, Schwindel, Gliederzucken, Streckkrämpfe, Kollaps. Bei chronischer Aufnahme Bronchitis, Anämie, Verdauungs- und nervöse Störungen. *Phosphortrichlorid, -oxychlorid, -pentachlorid* reizen Haut und oberflächliche Schleimhäute stark.

Erkrankungen durch Phosphor oder seine Verbindungen sind melde- und versicherungspflichtig.

Pyridin. Aufnahme durch Einatmen der Dämpfe, lokale Reizwirkung auf Haut und Schleimhäute. Wirkt durch Lipoidlösungsvermögen. Verursacht Schädigung des Hirnstammes. Vergiftungssymptome: Kopfschmerzen, Schwindel, Mattigkeit, Schlaflosigkeit, Übelkeit, Erbrechen, Durchfälle, Facialislähmung, Stimmbandlähmung, Augenzittern, Schwerhörigkeit, Thermoanästhesie mit halbseitigem Schwitzen, Reizerscheinungen der Luftwege, Augenbrennen usw.

Quecksilber. Vergiftungsmöglichkeiten in den Quecksilbergruben und -hütten, in der chemischen Industrie, Vergolderei, Haarhutfabrikation (Verarbeitung der mit Quecksilbersalzen gebeizten Hasenhaare), bei Verfertigung physikalischer Apparate, Luftleermachen der Glühlampen. — Bei metallischem Quecksilber erfolgt Aufnahme in Dampfform durch die Atmungsorgane (Verdampfung findet bei Zimmertemperatur statt), bei festen Quecksilberverbindungen in Staubform durch Atmungsorgane oder Magen-Darmkanal. Ausscheidung durch Speichel-, Schweißdrüsen, Nieren und Darm. Vergiftungsbilder: subakute Vergiftung mit Stomatitis, Speichelfluß, Lockerwerden der Zähne, Zahnfleischeiterungen, blauschwärzlichem Zahnfleischsaum, Magen-Darmstörungen, Diarrhoen usw. Charakteristisch ist der *Tremor mercurialis*, ein Intensionstremor der Finger und Hände. Chronische Vergiftungen mit lackartig roter Verfärbung des weichen Gaumens oder Racheneinganges, Tremor mercurialis und *Erethismus mercurialis* (psychischer Erregungszustand mit Reizbarkeit, Schreckhaftigkeit, Ängstlichkeit), *Nierenschädigungen* (Nephrose, Anurie). Quecksilber kann im Harn nachgewiesen werden. Werte bis zu 10 γ/l sind physiologisch, bei Quecksilbergeschädigten höhere Werte. Die Vergiftungsbilder durch *organische Quecksilberverbindungen* zeigen außerdem motorische bzw. sensible Lähmungen, Delirien usw.

Die Erkrankungen durch Quecksilber und seine Verbindungen sind melde- und versicherungspflichtig.

Salpetersäure. Verwendung zu Nitrierarbeiten, in der Metallindustrie zum Gelbbrennen. Aufnahme der Dämpfe durch Einatmen (Erscheinungen des Reizgases); lokale Wirkung auf Haut und Schleimhäute (Verätzungen unter Bildung bräunlichgelber Ätzschorfe bzw. -geschwüre). An den Zähnen Säurenekrose.

Salpetersäureester, organische. *Nitroglycerin.* Gewerbliche Verwendung in der Sprengstoff-' und in geringem Maße in der pharmazeutischen Industrie. Einatmen größerer Mengen von Dämpfen — auch Aufnahme durch Hautresorption möglich — führt zu Unruhe, die sich durch Alkoholgenuß bis zu Tobsuchtsanfällen steigern kann; Schlaflosigkeit; Magen-Darmstörungen; Lähmungen der Kopf- und Augenmuskeln; eventuell Tod durch Atem- und Herzlähmung. Durch Einwirkung auf die Haut entstehen Ekzeme und Geschwüre. Ähnlich wirkt *Nitroglycerogen.* — Der Sprengstroff *Nitroglykol (Äthylenglykolnitrat)* verursacht Kopfschmerzen, Pulsbeschleunigung, Schwindel, nervöse Unruhe, Erbrechen, Diarrhoen usw.

Gewerbliche Erkrankungen durch Salpetersäureester sind meldepflichtig.

Schwefel. Elementarer Schwefel ist ungiftig. *Schweflige Säure* sinkt als schweres Gas zu Boden; Aufnahme durch Atmung; wirkt lokal reizend auf Schleimhäute (Grenzwert 0,06 mg/l Luft), verursacht Entzündungen der Augen, Reizungen der Luftwege, Krampfhusten, Bronchitis, Pneumonie usw. Ähnlich wirkt das feste, an feuchter Luft nebelbildende *Schwefeltrioxyd. Chlorsulfonsäure* verursacht ebenfalls Ätzungen auf Haut und Schleimhäuten, sowie Reizungen der Luftwege. *Schwefelsäure:* Aufnahme durch Einatmen der Dämpfe; wirkt lokal ätzend auf Haut und Schleimhäute. Konzentration von 3—4 mg/m³ Luft reizt die Atmungswege; Zahnsubstanz wird entkalkt. Die durch konzentrierte Säure verursachten Hautverätzungen zeigen weißliche, später braunschwarze Schorfe. — *Schwefelchlorür* wirkt als Reizgas; auf der feuchten Schleimhaut zersetzen sich die Dämpfe zu Salzsäure.

Schwefelkohlenstoff. Extraktionsmittel für Schwefel; Lösungsmittel für Kautschuk, Fette, Öle; Verwendung beim Vulkanisieren und bei der Kunstseidenfabrikation. Aufnahme durch Respirationstractus, in geringem Maße durch die Haut. Ausscheidung mit Atemluft und im Harn. Wirkt stark narkotisch, schädigt peripheres und zentrales Nervensystem; außerdem Hautschädigungen. Symptome der akuten Vergiftung: Rauschzustand, Unruhe, Krämpfe, Benommenheit, Bewußtlosigkeit, Tod. Bei der subakuten Vergiftung Schwindel, Kopfschmerzen, Parästhesien, Erregungszustände. Das chronische Vergiftungsbild ist durch drei Symptomgruppen, die sich miteinander kombinieren, charakterisiert: *körperliche Störungen* (Mattigkeit, Verdauungs-, Herzbeschwerden, Anämie, Abnahme der Sexualfunktionen usw.); *organische Schädigungen des Nervensystems* (Stirn- und Schläfenkopfschmerzen, Schwindel, träge und unterschiedliche Pupillenreaktion, Abschwächung des Cornealreflexes, Sehstörungen, grobschlägiger Tremor, Parästhesie, Abnahme der Berührungsempfindlichkeit [„Gefühl der fremden Hand"], Lähmungen der Gehirn- und Rückenmarksnerven, mimische Starre usw.); *geistige Störungen* (manische Zustände mit Tobsuchtsanfällen, depressive oder stuporöse Zustände mit Ausgang in Verblödung). Den eigentlichen Vergiftungserscheinungen kann ein Stadium der „Reizung" vorausgehen: erhöhtes Wohlbefinden, gehobene Stimmung, Gewichtszunahme, Steigerung der sexuellen Erregbarkeit usw. Die Diagnose wird durch den chemischen Nachweis von Schwefelkohlenstoff im Blut und Harn gesichert.

Erkrankungen durch Schwefelkohlenstoff sind melde- und versicherungspflichtig.

Schwefelwasserstoff. Charakterisiert durch typischen Geruch nach faulen Eiern. Entsteht bei Fäulnis organischer Substanzen in Gruben, Kloaken, Kanälen, Gerbereien, Abdeckereien usw. Verwendung in der Barium-, Kautschuk-, Kunstseidenindustrie, beim LEBLANCschen Sodaprozeß usw. — Aufnahme des Gases durch Einatmen. Örtliche Reizwirkung auf Haut und Schleimhäute. Schwefelwasserstoff ist ein *Gehirn- und Blutgift.* Konzentrationen von 0,5 mg/l Luft wirken störend. Bei 1,8 mg/l Luft tritt blitzartig Tod durch Schock ein. Vergiftungssymptome: Schwindel, Kopfschmerz, Übelkeit, Benommenheit, Magendruck; in schweren Fällen Bewußtlosigkeit, Krämpfe, Lähmungen. Bei subakuten und chronischen Störungen finden sich Kopfschmerzen, Schwindel, Bronchitis, Lungenödem, Conjunctivitis, Herzklopfen, Keratitis punctata (s. auch Spinnerauge S. 379), Magenbeschwerden, Gewichtsverlust usw.

Erkrankungen durch Schwefelwasserstoff sind meldepflichtig.

Selen. Gewerbliches Vorkommen: bei Gewinnung und Verarbeitung selenhaltiger Rohstoffe, bei Verwendung von Selenverbindungen (Glas-, keramische Industrie, Gummi-, Stahl- und Messingerzeugung). — Aufnahme durch Einatmung von Staub und Dämpfen, Ausscheidung durch Urin. Giftigkeit des Selens sehr gering, seiner Salze *(Natriumselenit u. a.)* stärker. Selenverbindungen verursachen knoblauchartigen Geruch der Ausatmungsluft und des Schweißes, süßlichen Metallgeschmack im Munde, eventuell Gesichtsblässe, Magen-Darmerscheinungen, nervöse Störungen. — *Diäthylselen* ist ein Nervengift. Neben Reizerscheinungen der Schleimhäute (Augenbindehäute, Nase, Rachen, Kehlkopf) und Haut (Rötung und Schwellung der unbedeckten Körperteile, papulo-pustulöse Ekzeme), Leberfunktionsstörungen, Hyperthyreose (Wirkung aufs Zwischenhirn). Im Urin vermehrte Porphyrinausscheidung. — *Selenwasserstoff* verursacht Reizungen der Schleimhäute der Atemwege und des Auges.

Strontium. Durch *Strontiumoxyd* tiefgehende Zerstörungen auf der Augenbindehaut. Nach Einatmen Atemnot, Pulsbeschleunigung usw.

Teer und Pech. Gewerbliches Vorkommen: Teergewinnung in Kokereien, Gasfabriken; Verwendung in Dachpappen-, Brikettfabriken; bei Imprägnierung von Holz, Bau von Teerstraßen; Pech als Bindemittel für Korksteine, Briketts; Isolierung von Kabeln; Dachpappe- und Lackproduktion. Auf der Haut Reizzustände (Erytheme, Entzündungen), Acne, Warzen mit Neigung zur Krebsbildung, die auf die Stoffe Benzopyren, Cyclopentenobenzanthracen, Dibenzanthracen zurückgeführt werden. Sonnen- und Schneestrahlung begünstigen die Entzündungen (Photosensibilisierung). Durch Einatmen der Dämpfe Schwindel, Benommenheit, Kopfschmerzen, Brechreiz, Diarrhoen, Nierenreizung usw.

Gewerbliche Erkrankungen an Hautkrebs oder zu Krebsbildung neigende Hautveränderungen durch Teer und Pech sind meldepflichtig.

Terpentinöl. Gewerbliche Verwendung als Lösungsmittel für Farben, Lacke, Kautschuk; in Ölmalerei, Campherherstellung usw. Wirkt örtlich auf Haut und Schleimhäute; wenig resorptiv. Krankheitssymptome: Reizungen der Augen, Nase, Luftwege; Kopfschmerzen, Benommenheit, Schwindel, Tremor usw.; eventuell Nierenreizung, Ekzeme.

Thallium. Bei Industrievergiftungen Erbrechen, Diarrhoen, Abmagerung, unsicherer Gang, Nervenentzündung, Störung der Herztätigkeit, Haarausfall.

Vanadium. Durch längere Staubaufnahme Reizerscheinungen an den Schleimhäuten der Nase, Augen, Atmungsorgane (Krampfhusten, Lungenblutung), des Magen-Darmkanals (Durchfälle usw.) und Anämie. — *Vanadiumoxyddämpfe* verursachen Metalldampffieber (s. unter Metalloxyddämpfe).

Zink. *Zinkoxydnebel* verursachen Zink-, Gieß- oder Metalldampffieber (s. unter Metalloxyddämpfe). — *Zinkchlorid* wirkt stark ätzend auf Haut und Schleimhäute. — *Zinksulfat* hat geringere Giftwirkung.

Zinn. *Zinnchlorid* (Färberei): Ätzgift. — *Zinnäthyl* und *-methyl*: Nervengifte (Kopfschmerzen, Nervenentzündungen, insbesondere des Sehnerven). Durch *Zinnoxydnebel* Metalldampffieber (s. unter Metalloxyddämpfe).

Schutzmaßnahmen gegen Vergiftungen.

Die Schutzmaßnahmen gegen Giftstaub sind im wesentlichen die gleichen wie diejenigen gegen ungiftigen Staub, jedoch ist

Tabelle 7.

Zeichen	Farbe	Schutzbereiche	Wirksames Material der	
			Auer-Gesellschaft	Dräger-Werke
A	braun	Organische Dämpfe, Lösungsmittel	Aktive Kohle	Aktive Kohle
B	grau	Saure Gase, Halogene, Wasserstoff, nitrose Gase	Aktive Kohle mit Kal. carb., Hexamethylentetramin mit komplexen Zinksalzen, imprägniertemDiatomitstein	1. Aktive Kohle. 2. „Mundschicht", Alkalicarb., Hexamethylentetramin, Zinksalze, Diatomitstein
D	grau	Staub	Cellulosefilter	1. Präparierter Diatomitstein. 2. Cellulosefilter
E	gelb	Schweflige Säure	Diatomitstein, imprägniert mit Kal. carb.	Diatomitstein mit Alkalicarb.
F	rot	Feuerwehr (Reizstoffe), Brandgase *ohne* CO	1. Diatomitstein, 2. Aktive Kohle, 3. Diatomitstein imprägniert mit Kal. carb.	1. Ähnlich wie E, 2. Aktive Kohle, 3. Watte
G	blau	Blausäure	Diatomitstein imprägniert mit komplexen Schwermetallsalzen u. alkalischen Stoffen	Diatomitstein mit organischen Präparaten
I	blau braun	Zyklon B	Kombiniert A und G	Kombiniert A und G
K	grün	Ammoniak	Diatomitstein imprägniert mit Schwermetallsalzen	1. Diatomitstein mit Zinksalz, 2. Aktive Kohle
L	gelb rot	Schwefelwasserstoff	Schwermetalloxyde	Im wesentlichen Mangansuperoxyde
M	gelb blau	Schwefelwasserstoff Ammoniak	Kupfersalze auf aktiver Kohle	Mit Kupfersalzen behandelte aktive Kohle
O	gelb grün	Phosphorwasserstoff Arsenwasserstoff	Aktive Kohle mit Schwermetalloxyden	Ähnlich wie L, nur wirksamer
R	gelb braun	Schwefelwasserstoff und geringe Mengen organische Dämpfe und Lösungsmittel	Kombiniert A und L	Kombiniert A und L
U	rot grau	Arsenwasserstoff Phosphorwasserstoff in geringem Maße Schutz wie B	Kombiniert O und E	

strenge Durchführung dieser Maßnahmen erforderlich: Zweckmäßige Ausgestaltung der Betriebseinrichtungen, dichte Apparaturen mit möglichst automatischer Füllung und Entleerung des Materials, Absaugung des Staubes und auch der Gase an den Entstehungsstellen, unter Umständen Ausführung der Arbeiten in mit Abzugsvorrichtungen versehenen Glasgehäusen und Schutzkästen, in welche der Arbeiter von außen durch vorgesehene Öffnungen mit den Händen gelangen kann; Mechanisierung der Transporte. — Hygienische Ausgestaltung der Arbeitsräume, feste Fußböden, glatte Wände, um ein Haftenbleiben von Staub zu vermeiden. Eingedrungenen Staub sofort durch regelmäßige nasse Reinigung entfernen. — Durchführung von Arbeiten im Innern der Kessel erst nach vollständiger Entgasung. — Strenge Auslese der Arbeiter für Giftbetriebe, Ausschaltung von Kränklichen, Frauen, Jugendlichen, Alkoholikern und geistig Beschränkten. — Laufende ärztliche Überwachung und Unterrichtung der Arbeiter über die Vergiftungsmöglichkeiten und ihre Verhütung. Sachgemäße persönliche Ausrüstung der Arbeiter mit Schutzkleidung, Handschuhen, Mützen, Schutzbrillen und Atemschützern. Arbeitskleidung muß an Hals und Armen gut schließen und bei Gefahr der Ätzwirkung aus besonderem Stoff (z. B. Asbest) hergestellt sein.

Die die Einatmung giftigen Staubes, giftiger Gase und Dämpfe verhütenden *Atemschützer* sind besonders wichtig. Was für ein Gerät verwendet wird, hängt vom Sauerstoff der zur Atmung zur Verfügung stehenden Luft im Raum ab. Bei unvermindertem Sauerstoffgehalt können zur Entfernung von Giftbeimischungen aus der Luft besondere Atemfiltergeräte (Gasmasken) verwendet werden, deren Prinzip auf der Ab- oder Adsorption der Giftstoffe durch Spezialfilter beruht, die mit bestimmten Buchstaben und Kennfarben bezeichnet sind. Über diese Filtereinsätze gibt Tabelle 7 Aufschluß.

Zum Schutz gegen Kohlenoxyd, welches durch Ab- oder Adsorption nicht gebunden werden kann, dient das Spezialkohlenoxydgerät der Auer-Gesellschaft, bei welchem mit Hilfe von Katalysatoren (Hopalit) Kohlenoxyd durch den Luftsauerstoff zu Kohlensäure oxydiert wird. — Bei (z. B. durch Brände) vermindertem Sauerstoffgehalt der Luft reicht die Gasmaske nicht aus; der Arbeiter muß entweder von außen mit Frischluft versorgt werden (Schlauchgeräte) oder in geschlossenen Geräten (Isoliergeräte) den Sauerstoffvorrat mitnehmen. Die Isoliergeräte haben den Vorteil, daß der Arbeiter von der Außenwelt vollkommen unabhängig ist.

Arbeits- und Straßenkleider sind getrennt in besonderen Schränken aufzubewahren, zweckmäßige Waschräume mit Duschen und Bädern sind bereitzustellen. — Strengstes Eß-, Trink-, Rauch- und Schnupfverbot in den Arbeitsräumen. — Mundspülen, Händewaschen vor dem Essen und nach Arbeitsschluß (eventuell Vollbad). — Wichtig für Giftarbeiter ist die richtige Hautpflege, da manche Gifte die Haut schädigen.

Reinigung der Hände bei Anfärbung und Beschmutzung mit Farbstoffen und Anstrichmitteln zunächst mit warmem Wasser, Seife (eventuell Marmorsand- und Bimssteinseife) und Handbürste. Anfärbungen durch organische Stoffe werden durch Chlorkalk beseitigt. Verwendung des Chlorkalks: Chlorkalk und Soda zu gleichen Teilen oder Chlorkalk 2 Teile, Soda 1 Teil, Schlämmkreide 4 Teile; Verdünnung mit Wasser bis zu eben ausreichender Entfärbungswirkung. Als Entfärbungsmittel für saure Farbstoffe findet GREWEsche Chlorlauge (63 g unterchlorsaures Natron, 5 g Natriumchlorid, 15 g Ätznatron auf 1 l Wasser) in 3—4facher Verdünnung Anwendung. Nach Reinigung mit Chlorkalk bzw. Chlorlauge kurzes Eintauchen der Hände in eine 10%ige Bisulfitlösung, gründliches Nachspülen mit Wasser. — Bei der Arbeit mit Harzen, Kunstharzen, Lacken usw. sind die Hände vorher mit Vaseline, Olivenöl oder 10%igem Chloralhydratglycerin einzureiben. Zur Entfernung anhaftender Harze, eingetrockneter Lacke usw. ist eine *kurze* Behandlung mit geeigneten Lösungsmitteln (Benzin, Spiritus, Terpentin, Essigäther) durchzuführen; anschließend gründliche Reinigung mit Wasser und Seife. Nach Benutzung von Entfärbungs- und Lösungsmitteln ist die Haut mit Lanolin einzufetten.

Blankit (Natriumhyposulfit) wird folgendermaßen angewendet: Waschen der Hände mit Seife, Bestreuen der nassen Hände mit Blankitpulver und Verreiben desselben auf der Haut, Abspülen mit reinem Wasser, Einfetten mit Lanolin, Fissanöl, Leinöl u. a.

Einige Hinweise für den Betriebsarzt. Ist *Gift* verschluckt, Brechmittel geben; ist es eingeatmet, frische Luft bzw. Sauerstoff zuführen; bei Atmungsbehinderung künstliche Atmung einleiten! Unterstützung der künstlichen Atmung durch medikamentöse Anregung des Atemzentrums (Lobelin intravenös 0,01—0,005 cm³ oder intramuskulär 0,01 cm³). Als Herz- und Kreislaufmittel dienen Adrenalin, Strophanthin, Coramin, Cardiazol u. a. Bei *Blutgiften* Aderlaß mit nachfolgender Kochsalzinfusion. Bei allen *Gasvergifteten* Warmhaltung unbedingt erforderlich (Wärmflaschen, heiße Kompressen, wollene Decken). Bei *akuten Reizgasvergiftungen* vollkommene Ruhe, Vermeidung stärkerer Bewegung und tiefer Atmung, Zufuhr von Sauerstoff ohne stärkeren Druck; bei Lungenödem Calcium intravenös oder intramuskulär oder Injektion von hypertonischer Zuckerlösung bzw. alkalischer physiologischer Kochsalzlösung; zur Bekämpfung der Eindickung des Blutes Zufuhr von Wasser als Getränk, Tropfklistier oder Infusion physiologischer Salzlösung, Anwendung von Herzmitteln (Strophanthin, Campheröl, Cardiazol usw.); gleichzeitig vorhandene örtliche Verätzungen mit alkalischen Spülungen, Gurgelwässern, Augenwässern usw. behandeln. — Bei *Vergiftungen mit unbekannten Gasen* Ruhe, keine umständlichen Untersuchungen, keine gewaltsame Wiederbelebung, keine Überdruckapparate, eventuell nur Sauerstoffatmung, Lobelin oder Herzmittel. Krankenhauseinweisung.

Parasitäre Schädigungen.

Berufspathologische Bedeutung haben beim Umgang mit kranken Tieren und tierischen Produkten erworbene Infektionen, einige durch gewisse Besonderheiten der Arbeitsbedingungen begünstigte Wurm- und Milbenkrankheiten, die Ansteckungen beim Heil- und Pflegepersonal, bei Laboratoriumsangestellten sowie gewisse Infektionskrankheiten bei im Ausland tätigen Personen.

Die als Berufskrankheit anerkannte *Wurmkrankheit der Bergleute* wird durch den Hakenwurm (Ankylostoma duodenale) verursacht. Entschädigt wird sie aber nur, wenn sie im Bergbau erworben ist.

Die Eier, die mit dem Kot eines Wurmträgers ausgeschieden werden, entwickeln sich nur bei genügender Wärme (25—30° C) im feuchten Boden zu Larven, die einen mehrmaligen Häutungsprozeß durchmachen und ohne Nahrungsaufnahme bis zu 6 Monaten lebensfähig bleiben. Beim Genuß infizierten Wassers gelangen die Larven in den Darm und siedeln sich im oberen Teile des Jejunums an. Sie können aber auch durch die unverletzte Haut eindringen, gelangen dann auf dem Lymph- und Blutwege in die Lungen und von da durch die Trachea in den Mund, wo sie verschluckt werden. Die geschlechtsreifen Würmer haken sich mit ihrem Hakenkranz an die Darmschleimhaut fest und saugen Blut. Die Schwere der Krankheit hängt ab von der Zahl der Würmer. In schweren Fällen sind bei Sektionen 3000—4000 Würmer gefunden worden. Das Krankheitsbild wird beherrscht von der schweren Blutarmut, die durch das Blutsaugen der Würmer verursacht wird.

Neben *Fleckfieber* und der Avitaminose *Skorbut* sind auch *Tropenkrankheiten* anzeige- und entschädigungspflichtig. Gefährdung durch Tropenkrankheiten besteht bei Seeleuten, die in den Tropen fahren, bei in den Tropen arbeitenden Kaufleuten, Monteuren usw. Fleckfieber und Skorbut können überall erworben werden. Zu den Tropenkrankheiten gehören: *Malaria, Amöbenruhr, Gelbfieber, Schlafkrankheit, Dengue-, Pappataci-, Malta-, Rückfall-, Rattenbißfieber, Pest, Leishmaniosen, Kala-Azar, Frambösie, Lepra, Bubonen, tropische Haut- und Wurmkrankheiten, Bilharziosis, Filarienkrankheiten* u. a. — Im übrigen ist der Versicherungsschutz bei der Versicherungsgruppe „Tropenkrankheiten — Fleckfieber — Skorbut" auf alle gegen Unfall versicherten Personen ausgedehnt.

Eine weitere Versicherungsgruppe der parasitären Schädlichkeiten ist die der *Infektionskrankheiten.* Dem Versicherungsschutz unterstehen Personen, die beschäftigt sind: in Krankenhäusern, Heil- und Pflegeanstalten, Entbindungsheimen oder in Anstalten, die Personen zur Kur oder Pflege aufnehmen, in Einrichtungen und Tätigkeiten in der öffentlichen und freien Wohlfahrtspflege und im Gesundheitsdienst (einschließlich Tätigkeit der Dentisten, Apothekenrevisoren, Milchrevisoren, Fleischbeschauer), in Laboratorien für medizinische und naturwissenschaftliche Untersuchungen und Versuche. — In allen Fällen handelt es sich um Tätigkeiten mit erhöhtem Infektionsrisiko.

Nicht in den Kreis der hier Versicherten gehört das Büropersonal, welches mit den Erkrankten nicht direkt in Berührung kommt; die Angestellten der Wohlfahrtspflege, die nicht unmittelbare Hilfeleistungen ausüben, das Personal der Landesversicherungsanstalten usw. Nicht unter die Verordnung fällt auch das Personal in den Sanitätsschlachthallen, Freibänken, Abdeckereien, Tiervernichtungsanstalten, Friedhofbetrieben, Krematorien, Wasserwerken, öffentlichen Abortanlagen, Müll- und Fäkalienabfuhr, Badeanstalten, Turn- und Sportvereinen.

Die Ansteckung kann direkt vom Kranken durch Kontakt oder Tröpfcheninfektion oder auch indirekt durch infizierte Gegenstände erfolgen. Als wichtigste hierher gehörende Infektionen sind zu nennen: *Infektionen durch Eitererreger, Gelenkrheumatismus, Angina, Masern, Scharlach, Keuchhusten, Grippe, Cerebrospinalmeningitis, Poliomyelitis, Encephalitis, Typhus und Paratyphus, Ruhr, Pocken, Varicellen, Gonorrhoe, Lues, Cholera, Tuberkulose,* WEILsche *Krankheit,* BANGsche *Krankheit, Milzbrand, Rotz, Schweinerotlauf, Psittakosis und andere Zoonosen,* soweit sie von kranken Menschen oder in Laboratorien übertragen werden. Daß bekannte Nachkrankheiten und bei der Behandlung von Berufskrankheiten auftretende Serumschäden unter den Versicherungsschutz fallen, ist selbstverständlich.

Keimausscheider sind wie folgt zu beurteilen: Grundsätzlich wird bei diesen zwischen gesunden Keimträgern oder *Bacillenträgern* und *Dauerausscheidern* unterschieden. Bacillenträger scheiden Keime aus, ohne krank gewesen zu sein (z. B. Keimträger mit Diphtheriebakterien, Meningokokken, Poliomyelitisvirus). Dauerausscheider waren krank, aber sie scheiden nach der Rekonvaleszenz noch Keime aus (z. B. bei Typhus, Paratyphus, Ruhr). — Maßgebend für die versicherungsmedizinische Beurteilung ist die Beeinträchtigung der Arbeitskraft bzw. der Erwerbsmöglichkeit. Sie ist dadurch gegeben, daß der Ausscheider seine Mitarbeiter gefährdet, wodurch die wirtschaftliche Ausnutzung seiner Arbeitskraft stark beeinträchtigt bzw. unmöglich gemacht wird; d. h. ein Keimträger oder Dauerausscheider aus der Gruppe der Heil- und Pflegepersonen, der Laboratoriumsangestellten usw. muß entsprechend entschädigt werden, wenn er durch sein beruflich erworbenes Leiden eine Einbuße der Erwerbsfähigkeit erleidet.

Als besondere Gruppe anzeigepflichtiger infektiöser Berufskrankheiten sind die Infektionen: *infektiöse Gelbsucht,* BANGsche *Krankheit, Milzbrand, Rotz und andere von Tieren auf Menschen übertragbare Krankheiten* zusammengefaßt. Der Versicherungsschutz erstreckt sich auf Personen, die bei der Tierhaltung und Tierpflege beschäftigt sind sowie Tätigkeiten ausführen, die durch Umgang oder Berührung mit Tieren, mit tierischen Teilen, Erzeugnissen und Abgängen Krankheiten veranlassen können. Diese Gruppe umfaßt Zoonosen, d. h. Krankheiten, die vom Tier auf den Menschen übertragen werden. Es sind sowohl bakterien- und virusbedingte Infektionskrankheiten als auch zoo- oder phytoparasitär bedingte Invasionskrankheiten. Die Übertragung geschieht entweder direkt vom Tier auf den Menschen oder indirekt durch tierische Zwischenträger.

Als bakterielle Erkrankungen kommen in Frage: *Milzbrand, Rotz, Tularämie, Schweinerotlauf, Streptokokkenerkrankungen, Tuberkulose, Paratyphus;* als Viruskrankheiten: *Psittakosis, Maul- und Klauenseuche, Pocken, Schweinehüterkrankheit, Tollwut,* weiter: *Spirochätosen, Brucellosen,* WEILsche *Krankheit,* BANGsche *Krankheit;* als zooparasitäre Krankheiten: *Milben-, Zecken-, Wurmkrankheiten, Trichinose;* als phytoparasitäre Krankheiten: *Trichophytie, Favus, Sporotrichose.* Ausschlaggebend für die Anerkennung dieser Infektionen als Berufskrankheit ist der Nachweis der Übertragung vom Tier oder von tierischen Produkten auf den Menschen bei der beruflichen Tätigkeit.

Zur Verhütung von Milzbrand in gewerblichen Betrieben.

Gesetzliche Vorschriften zur Desinfektion ausländischer Rohhäute und Tierhaare: Roßhaare, Bürsten, Pinselmaterialien wie folgt desinfizieren:

entweder $^1/_2$ Std Dampf von 0,15 Atm. Überdruck oder 2 Std Kochen in Wasser oder $^1/_4$ Std Kochen in 2 %iger Permanganatlösung, dann Bleichen durch Einwirkung von 3—4 %iger schwefliger Säure; Häute behandeln mit 22 % HCl und 10 % NaCl bei gewöhnlicher Temperatur mehrere Tage, 1 % HCl und 8 % NaCl bei 40° C 6 Std. Oder Sublimat 1 : 5000 und Ameisensäure.

Literatur.

1. ABDERHALDEN: Handbuch der biologischen Arbeitsmethoden, Abt. IV, Teil 16, Methoden der Arbeitsmedizin. Berlin 1932.
2. ATZLER: Körper und Arbeit. Leipzig 1927.
3. BAADER: Gewerbekrankheiten. Berlin-Wien 1931.
4. BARTELS-KNEPPER: Das Augenzittern der Bergleute. Berlin 1930.
5. BERGER: Gewerbliche Unfälle und Erkrankungen durch chemische Wirkungen. Leipzig 1936.
6. BÖHME-LUCANUS: Der Verlauf der Staublungenerkrankung bei den Gesteinshauern des Ruhrkohlengebietes. Berlin 1930.
7. CHAJES: Grundriß der Berufskunde und Berufshygiene. Berlin 1929.
8. EHRHARDT-GÜTHERT: Die Ockerstaublunge. Leipzig 1947.
9. GOTTSTEIN-SCHLOSSMANN-TELEKY: Handbuch der sozialen Hygiene und Gesundheitsfürsorge, Bd. II, Gewerbehygiene und Gewerbekrankheiten. Berlin 1926.
10. HEBESTREIT-HOFFMANN-TEITGE: Schutz und Erhaltung der Arbeitskraft. Berlin 1939.
11. HOLSTEIN: Grundriß der Arbeitsmedizin. Leipzig 1949.
12. HOLTZMANN: Gewerbehygiene und Berufskrankheiten. Karlsruhe 1949.
13. KOELSCH: a) Handbuch der Berufskrankheiten. Jena 1937. b) Lehrbuch der Gewerbehygiene. Stuttgart 1937. c) Die meldepflichtigen Berufskrankheiten. Berlin-München-Wien 1946. d) Lehrbuch der Arbeitshygiene, Bd. I und II. Stuttgart 1946/47.
14. LAARMANN: Der Preßluftschaden. Leipzig 1944.
15. LEHMANN: Die deutsche Bleifarbenindustrie vom Standpunkt der Hygiene. Berlin 1925.
16. LEHMANN: Die Filterung der Atemluft und deren Bedeutung für Staubkrankheiten. Berlin 1938.
17. LENZ: Erkrankungen der tieferen Luftwege und Lungen durch Thomasschlacke. Leipzig 1936.
18. LUTZ: Gewerbehygiene. Stuttgart 1947.
19. MAYER: Das Gewerbeekzem. Berlin 1930.
20. NEITZEL: Berufsschädigungen durch radioaktive Substanzen. Leipzig 1935.
21. OHM: Praktische Fragen auf dem Gebiet des Augenzitterns der Bergleute. Berlin 1932.
22. SYMANSKI: Neuere Erkenntnisse über die akute und chronische Kohlenoxydvergiftung. Leipzig 1936.
23. SYRUP: Handbuch des Arbeiterschutzes und der Betriebssicherheit. Berlin 1928.
24. TAEGER: Klinik der entschädigungspflichtigen Berufskrankheiten. Berlin 1941.
25. WEDLER: Lungentuberkulose bei Asbestose. Leipzig 1947.
26. WEYL: Handbuch der Hygiene, Bd. VII, Gewerbehygiene. Leipzig 1914—1918.
27. WITTGEN: Die Staubbeseitigung und Geräuschbekämpfung in Schotterbetrieben. Berlin 1932.
28. ZEISS: Augenzittern der Bergleute. Leipzig 1936.

Ernährung.

Von

GEORG WILDFÜHR-Leipzig.

Mit 4 Textabbildungen.

Nahrungsstoffe sind chemische Verbindungen, die dem Körper zu seinem Aufbau oder als Energiequelle zugeführt werden.

Nahrungsmittel sind zur Ernährung dienende pflanzliche oder tierische Produkte oder die aus solchen für den menschlichen Genuß hergestellten Erzeugnisse, in denen Nahrungsstoffe enthalten sind. *Speisen* sind die zum Verzehren fertigen Zubereitungen aus den einzelnen Nahrungsmitteln.

N a h r u n g ist die Gesamtheit der aufgenommenen Nahrungsmittel. Von den verzehrten Nahrungsmitteln wird nur ein Teil vom Körper verwertet, ein anderer mit dem Kot ausgeschieden. Dieser besteht jedoch nicht nur aus den unausgenutzten Resten der Nahrungsmittel, sondern auch aus Darmsekret, Bakterien usw. Bei der Berechnung der Ausnutzung wird jedoch gewohnheitsmäßig der gesamte Kot als unresorbierter Rest der Nahrung angesehen. Die Eigenschaft der Nahrungsmittel, vollständig oder teilweise resorbiert zu werden, bezeichnet man als *Ausnutzbarkeit* (Verdaulichkeit, Resorbierbarkeit). Sie wird ausgedrückt in Prozenten der Trockensubstanz des verzehrten Nahrungsmittels. Dabei kann die Ausnutzbarkeit der einzelnen *Nahrungsstoffe* im Nahrungsmittel verschieden sein. Auch die Art der Zubereitung ist von Einfluß auf die Ausnutzbarkeit.

Unabhängig von der prozentischen Verdaulichkeit ist die Frage, ob ein Nahrungsmittel *leicht* oder *schwer verdaulich* ist. Als leicht verdaulich gilt ein Nahrungsmittel, wenn es gut vertragen wird, also bekömmlich ist. Meistens ist ein Nahrungsmittel um so bekömmlicher, je schneller es vom Magen verarbeitet wird, je kürzere Zeit es also im Magen verweilt. Umgekehrt ist der „*Sättigungswert*" eines Nahrungsmittels um so größer, je länger das Nahrungsmittel im Magen bleibt.

Schwierig ist der Begriff „*nahrhaft*" zu definieren. Im allgemeinen bezeichnet man als nahrhaft Nahrungsmittel, die in der Gewichtseinheit viel gut ausnutzbare Trockensubstanz (Nahrungsstoffe) enthalten, wobei die Natur der Nahrungsstoffe gleichgültig ist. Keineswegs darf die Nahrhaftigkeit allein nach dem Eiweißgehalt bemessen werden.

Den N ä h r w e r t definiert man am zweckmäßigsten als den calorischen Wert in der Gewichtseinheit. Verfehlt ist es, in den Nährwert den Gehalt an Vitaminen einzurechnen, wie es besonders in populären Darstellungen häufig geschieht. Nahrungsstoffe und Vitamine haben so verschiedene Aufgaben, daß ihre Wirkung nicht in einen gemeinsamen Ausdruck zusammengefaßt werden kann.

Unter Nährgeldwert oder Preiswert der Nahrung versteht man die Calorienzahl, die nach Abzug des Markt- und Küchenabfalls für eine Mark käuflich ist. Preisbestimmend ist aber nicht der Caloriengehalt, sondern Wohlgeschmack und Seltenheit eines Nahrungsmittels. Am teuersten sind eiweißreiche Lebensmittel.

Nahrungsstoffe.

Die einzelnen Nahrungsstoffe sind:

Eiweiß, Fett, Kohlenhydrate, Salze, Wasser.

Für die **Eiweißstoffe** ist charakteristisch der Stickstoffgehalt, der durchschnittlich 16% beträgt (Methodik der Stickstoffbestimmung nach KJELDAHL). Ihr Gehalt an Kohlenstoff ist 50—55%, an Sauerstoff 19—24%, an Wasserstoff 6,5—7,5%, an Schwefel 0—2,4%, an Phosphor 0—0,9%. Die Bausteine des Eiweißes sind Aminosäuren (α-Aminosäuren), bei denen Carboxyle und Aminogruppen amidartig zu Dipeptiden bis Polypeptiden verknüpft sind. Daneben besteht die Annahme einer ringförmigen Verbindung von je 2 Molekülen Aminosäure zu Diketopiperazinen sowie auch der Entstehung von Esterpeptiden. Nach der derzeitigen Ansicht sollen jedoch die Polypeptide vorherrschen und in verschiedener Weise miteinander verkoppelt sein. Das Molekulargewicht des Eiweißes schwankt zwischen 17 400 bis zu mehreren Millionen (Hämocyanin aus Helix pomata 6,7 Millionen).

Von den etwa 30 bis heute isolierten Aminosäuren gelten folgende 10 als lebenswichtig: Arginin, Histidin, Isoleucin, Leucin, Lysin, Methionin, Phenylalanin, Threonin, Tryptophan, Valin. Diese Aminosäuren müssen dem Organismus im Nahrungseiweiß zugeführt werden. Die übrigen Aminosäuren vermag er durch Umformung anderer Aminosäuren selbst zu bilden.

Aminosäuren[1].

a) Monoaminomonocarbonsäuren.

1. Glykokoll (Glycin): α-Aminoessigsäure, $C_2H_5NO_2$,
$$CH_2(NH_2) \cdot COOH.$$

2. Alanin: α-Aminopropionsäure, $C_3H_7NO_2$,
$$CH_3 \cdot CH(NH_2) \cdot COOH.$$
Von den wegen des asymmetrischen C-Atoms theoretisch möglichen drei optisch-isomeren Alaninen sind bislang nur die linksdrehende l-Form und die racemische dl-Form als Bausteine isoliert worden.

3. Serin: α-Amino-β-oxypropionsäure, $C_3H_7NO_3$,
$$CH_2(OH) \cdot CH(NH_2) \cdot COOH.$$

4. Cystein: α-Amino-β-thiopropionsäure, $C_3H_7NSO_2$,
$$CH_2(SH) \cdot CH(NH_2) \cdot COOH.$$
Cystein entsteht aus Cystin durch Reduktion mit Zn und HCl, kommt aber auch als Baustein natürlicher Proteine vor.

5. Phenylalanin: α-Amino-β-phenylpropionsäure, $C_9H_{11}NO_2$,
$$C_6H_5 \cdot CH_2 \cdot CH(NH_2) \cdot COOH.$$

---

[1] Aus BEYTHIEN, „Lebensmittelchemie".

6. Tyrosin: Paraoxyphenylalanin, α-Amino-β-paraoxyphenylpropionsäure $C_9H_{11}NO_3$,
     $C_6H_4(OH) \cdot CH_2 \cdot CH(NH_2) \cdot COOH$.

7. α-Aminobuttersäure: $C_4H_9NO_2$,
     $CH_3 \cdot CH_2 \cdot CH(NH_2) \cdot COOH$.

8. Threonin: α-Amino-β-oxybuttersäure, $C_4H_9NO_3$,
     $CH_3 \cdot CH(OH) \cdot CH(NH_2) \cdot COOH$.
        Threonin enthält 2 asymmetrische C-Atome und kann daher in 4 optisch-isomeren Formen vorkommen.

9. Methionin: α-Amino-γ-methyl-thiobuttersäure, $C_5H_{11}NSO_2$,
     $CH_3 \cdot CH(SH) \cdot CH_2 \cdot CH(NH_2) \cdot COOH$.

10. Norvalin: α-Amino-valeriansäure, $C_5H_{11}NO_2$,
     $CH_3 \cdot CH_2 \cdot CH_2 \cdot CH(NH_2) \cdot COOH$.

11. Valin: α-Amino-isovaleriansäure, $C_5H_{11}NO_2$,
     $\dfrac{CH_3}{CH_3}{>}CH \cdot CH(NH_2) \cdot COOH$.

12. Norleucin: α-Amino-capronsäure, $C_6H_{13}NO_2$,
     $CH_3 \cdot CH_2 \cdot CH_2 \cdot CH_2 \cdot CH(NH_2) \cdot COOH$.

13. Leucin: α-Amino-isocapronsäure, α-Amino-isobutylessigsäure, $C_6H_{13}NO_2$,
     $\dfrac{CH_3}{CH_3}{>}CH \cdot CH_2 \cdot CH(NH_2) \cdot COOH$.

14. Isoleucin: α-Amino-β-methyl-β-äthylpropionsäure, α-Amino-β-methyl-valeriansäure, $C_6H_{13}NO_2$,
     $\dfrac{CH_3}{C_2H_5}{>}CH \cdot CH(NH_2) \cdot COOH$.
        Von den 4 optisch-isomeren Formen ist nur das rechtsdrehende 1-(+)-Isoleucin Eiweißbaustein.

b) Monoaminodicarbonsäuren.

15. Asparaginsäure: α-Amino-bernsteinsäure, $C_4H_7NO_4$,
     $COOH \cdot CH_2 \cdot CH(NH_2) \cdot COOH$.

16. Asparagin: Halbamid der Asparaginsäure, $C_4H_8N_2O_3$,
     $CO(NH_2) \cdot CH_2 \cdot CH(NH_2) \cdot COOH$.

17. Glutaminsäure: α-Amino-glutarsäure, $C_5H_9NO_4$,
     $COOH \cdot CH_2 \cdot CH_2 \cdot CH(NH_2) \cdot COOH$.

18. Glutamin: Halbamid der Glutaminsäure, $C_5H_{10}N_2O_3$,
     $CO(NH_2) \cdot CH_2 \cdot CH_2 \cdot CH(NH_2) \cdot COOH$.

19. β-Oxy-Glutaminsäure oder α-Amino-β-oxyglutarsäure, $C_5H_9NO_5$,
     $COOH \cdot CH_2 \cdot CH(OH) \cdot CH(NH_2) \cdot COOH$.
        Diese enthält 2 asymmetrische C-Atome und kann daher 4 optisch-isomere Formen bilden.

c) Diaminocarbonsäuren.

20. Lysin: α-ε-Diamino-normalcapronsäure: $C_6H_{14}N_2O_2$,
     $CH_2(NH_2) \cdot CH_2 \cdot CH_2 \cdot CH_2 \cdot CH(NH_2) \cdot COOH$.

21. Arginin: α-Amino-δ-guanidinvaleriansäure, $C_6H_{14}N_4O_2$,
     $NH = C(NH_2) \cdot NH \cdot CH_2 \cdot CH_2 \cdot CH_2 \cdot CH(NH_2) \cdot COOH$.
     Ornithin: α-δ-Diamino-valeriansäure, $C_5H_{12}N_2O_2$,
     $CH_2(NH_2) \cdot CH_2 \cdot CH_2 \cdot CH(NH_2) \cdot COOH$.

Ornithin entsteht, wenn aus Arginin durch die Arginase, ein Ferment der Leber, unter Aufnahme von 1 Molekül H_2O 1 Molekül Harnstoff abgespalten wird.

22. Cystin oder Dicystin: Di-β-thio-α-amino-propionsäure, Di-β-Thioalanin, $C_6H_{12}N_2S_2O_4$,

$$COOH \cdot CH(NH_2) \cdot CH_2\text{-S-S-}CH_2 \cdot CH(NH_2) \cdot COOH.$$

Neuerdings soll noch als weiterer Baustein aufgefunden worden sein die Diamino-trioxydodekansäure, $C_{12}H_{26}N_2O_5$,

$$CH_2(NH_2) \cdot (CH_2)_6 \cdot [CH(OH)]_3 \cdot CH(NH_2) \cdot COOH.$$

d) Heterocyclische Verbindungen.

23. Histidin: Imidazolalanin, α-Amino-β-imidazol-propionsäure, $C_6H_9N_3O_2$,

$$CH\underset{N\text{——}CH}{\overset{NH\text{—}C \cdot CH_2 \cdot CH(NH_2) \cdot COOH}{\Big\langle}}$$

24. Prolin: Pyrrolidin-α-carbonsäure, $C_5H_9NO_2$,

$$\begin{array}{ccc} CH_2 & \!\!\!\!-\!\!\!\! & CH_2 \\ | & & | \\ CH_2 & & CH \cdot COOH \\ & \diagdown \;\; \diagup & \\ & NH & \end{array}$$

25. Oxyprolin: γ-Oxy-pyrrolidin-α-carbonsäure, $C_5H_9NO_3$,

$$\begin{array}{ccc} CH(OH) & \!\!\!\!-\!\!\!\! & CH_2 \\ | & & | \\ CH_2 & & CH \cdot COOH. \\ & \diagdown \;\; \diagup & \\ & NH & \end{array}$$ (Enthält 2 asymmetrische C-Atome.)

26. Tryptophan: Indolalanin, α-Amino-β-indolpropionsäure, $C_{11}H_{12}N_2O_2$,

$$\begin{array}{c} C_6H_4 \\ NH \qquad C\text{—}CH_2 \cdot CH(NH_2) \cdot COOH. \\ CH \end{array}$$

Alle Aminosäuren haben amphoteren Charakter. Mit Ausnahme des Glykokolls sind sie optisch aktiv und gehören genetisch der Linksreihe an.

Die Eiweißkörper werden eingeteilt in:

I. Einfache Eiweißkörper oder *Proteine*, die bei Aufspaltung nur Aminosäuren ergeben. [Albumine (Serumalbumin, Milchalbumin), Globuline, Gliadine, Gluteline, Protamine, Histone, Skleroproteine = Gerüstproteine (Elastin, Kollagen, Keratine).]

II. Zusammengesetzte Eiweißkörper oder *Proteide*, die außer Proteinen noch Phosphorsäure (Phosphorproteide: Casein, Vitellin), Glucosamin oder Chondrosamin (Glucoproteide: Ovalbumin, Mucine, Mucoide), Nucleinsäuren (Nucleoproteide: Bestandteile der Zellkerne), Farbstoffe (Chromoproteide: Hämoglobin, gelbes Atmungsferment) enthalten.

Die einzelnen *Eiweißarten* unterscheiden sich untereinander durch Zahl, Art, Mengenverhältnisse und Art der Bindung der beteiligten Aminosäuren.

Fette sind Glycerinester der Fettsäuren. Bei den natürlichen Fetten können an ein Molekül Glycerin 3 verschiedene Fettsäuren gebunden sein.

Über die wichtigsten in den Nahrungsmitteln vorkommenden Fettsäuren gibt Tabelle 1 Aufschluß; praktische Bedeutung haben nur die mit einer geraden Anzahl von C-Atomen.

Tabelle 1.

Name	Formel	Schmelz-punkt	Erstar-rungs-punkt	Schmelz-punkt des Fettes	Vorkommen
Gesättigte Säuren $C_nH_{2n}O_2$.					
Buttersäure . .	$C_4H_8O_2$	$-6,5^0$ C	-19^0 C	—	in der Butter
Capronsäure .	$C_6H_{12}O_2$	$-8,0^0$ C	unter -18^0 C	$25,0^0$ C	in geringen Mengen in der Butter
Caprylsäure . .	$C_8H_{16}O_2$	$16,5^0$ C	12^0 C	—	
Caprinsäure . .	$C_{10}H_{20}O_2$	$31,4^0$ C	—	$31,1^0$ C	
Laurinsäure . .	$C_{12}H_{24}O_2$	$43,6^0$ C	—	$46,4^0$ C	Cocosfett, Palm-kernöl
Myristinsäure .	$C_{14}H_{28}O_2$	$54,0^0$ C	—	$55,0^0$ C	Muskatnuß, Cocosfett, Palmkernöl
Palmitinsäure .	$C_{16}H_{32}O_2$	$63,1^0$ C	—	$65,1^0$ C	Palmöl
Stearinsäure . .	$C_{18}H_{36}O_2$	$70,1^0$ C	—	$71,6^0$ C	in den meisten natürlichen Fetten
Arachinsäure .	$C_{20}H_{40}O_2$	$75,2^0$ C	—	—	Erdnußöl
Lignocerinsäure	$C_{24}H_{48}O_2$	$85,0^0$ C	—	—	
Ungesättigte Säuren $C_nH_{2n-2}O_2$.					
Ölsäure	$C_{18}H_{34}O_2$	$14,0^0$ C	4^0 C	$5,0^0$ C	in den meisten natürlichen Fetten
Erucasäure . .	$C_{22}H_{42}O_2$	$33,5^0$ C	—	—	Rüböl
Linolsäure . . .	$C_{18}H_{32}O_2$	flüssig	—	—	Leinöl
Linolensäure . .	$C_{18}H_{30}O_2$	flüssig	—	—	Leinöl

Von den gesättigten Fettsäuren finden sich in den natürlich vorkommenden Fetten vorwiegend Palmitinsäure und Stearinsäure, von den ungesättigten Fettsäuren Ölsäure (eine Doppelbindung in der Mitte des Moleküls), Linolsäure (2 Doppelbindungen), Linolensäure (3 Doppelbindungen).

Der Schmelzpunkt der Fettsäuren und der aus ihnen gebildeten Fette steigt mit der Molekulargröße. Die Fette der ungesättigten Säuren haben niedrigeren Schmelzpunkt als die der gesättigten. Die Schmelzpunkte der natürlichen Fette variieren deshalb, je nach der Zusammensetzung, sehr stark. Fette mit reichlich ungesättigten Säuren sind bei gewöhnlicher Temperatur flüssig (Pflanzenöle, Trane), solche mit reichlich gesättigten Säuren fest. Schmelzpunkt des Rindertalges bei 43—47°, des Hammeltalges bei 45—54°.

Die flüssigen ungesättigten Fette (Öle) können durch katalytische Anlagerung von Wasserstoff an die Doppelbindung in feste Fette verwandelt werden. Von dieser „Fetthärtung" wird in der Margarinebereitung ausgedehnter Gebrauch gemacht. Die Kunstspeisefette bestehen neben Schweineschmalz (bzw. Rindertalg) und einigen Pflanzenfetten (Palmkernfett, Cocosfett) größtenteils aus gehärtetem Waltran.

Fettbestimmung der Nahrungsmittel wird mit der SOXHLETschen Extraktion durchgeführt.

Lipoide sind fettähnliche Stoffe mit besonderem molekularem Aufbau. Zu ihnen gehören die Phosphatide, Cerebroside, Sterine, Carotinoide. In ihrem physikalischen und physiologischen Verhalten, vor allem ihrer Löslichkeit und zum Teil auch in ihrem chemischen Aufbau sind sie den Fetten ähnlich. Sie enthalten Phosphorsäuren und eine oder zwei stickstoffhaltige Gruppen. — *Phosphatide* sind in jeder Zelle enthalten, vor allem in Eigelb, Milch und Gehirn. Monoaminophosphatide enthalten an Glycerin gebunden 2 Fettsäurereste und einen Phosphorsäurerest, an den noch ein Aminoalkohol angeschlossen ist. Beim Kephalin ist der Stickstoffrest ein Aminoäthylalkohol (Colamin), beim Lecithin das Trimethyloxäthylammoniumhydroxyd (Cholin). Lecithin:

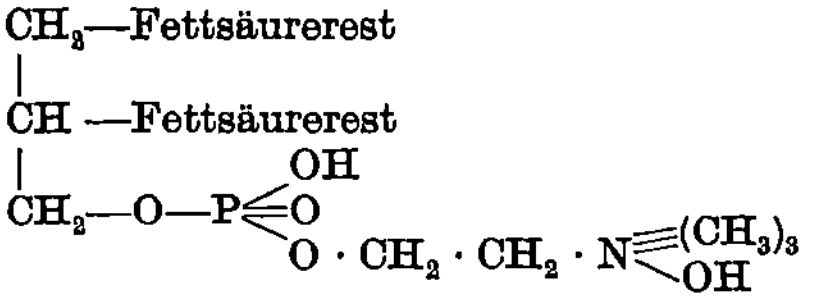

$$
\begin{array}{l}
CH_2\text{—Fettsäurerest} \\
| \\
CH\text{ —Fettsäurerest} \\
| \qquad\qquad OH \\
CH_2\text{—O—P}{\Large\lessgtr}^{O}_{O\,\cdot\,CH_2\,\cdot\,CH_2\,\cdot\,N{\Large\lessgtr}^{(CH_3)_3}_{OH}}
\end{array}
$$

Bei den Diaminophosphatiden oder Sphingomyelinen findet sich neben Cholin noch der ungesättigte hochmolekulare Amino-Alkohol Sphingosin. — Die *Cerebroside*, welche besonders im Gehirn vorkommen, enthalten anstatt Cholinphosphorsäure einen Galaktoserest an Sphingosin gebunden. — Die im Tier- und Pflanzenreich weit verbreiteten *Sterine* (Zoo- und Phytosterine) sind hochmolekulare, kompliziert aufgebaute Alkohole. Sie finden sich im Gehirn und in den Nervenzellen. Die Phytosterine werden im Darm nicht resorbiert. Das wichtigste pflanzliche Sterin ist das Ergosterin, aus welchem durch ultraviolette Bestrahlung das antirachitische Vitamin D entsteht. Das wichtigste Zoosterin in der Nahrung ist Cholesterin. Allen Sterinen liegt die komplizierte Ringstruktur des Cyclopentenophenanthrens zugrunde.

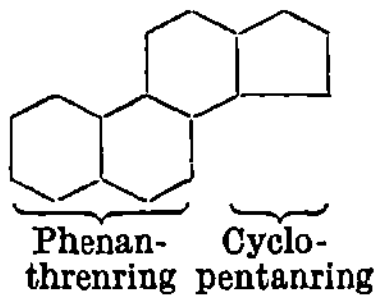

Phenan-   Cyclo-
threnring pentanring

Die *Carotinoide* sind gelbe bis rote Pflanzenfarbstoffe (Karotte, Tomate) von stark ungesättigtem Charakter. Das Vitamin A steht zu ihnen in nächster Beziehung (s. unter „Vitamine" S. 431).

Kohlenhydrate bestehen aus Kohlenstoff, Wasserstoff und Sauerstoff. Charakteristisch für sie ist, daß sie mit wenigen Ausnahmen doppelt soviel Wasserstoffatome wie Sauerstoffatome enthalten. Für die Ernährung kommen folgende Kohlenhydrate in Betracht:

Zuckerarten: Die meisten sind leicht in Wasser löslich.

Rohrzucker, Saccharose, $C_{12}H_{22}O_{11}$, Disaccharid aus je einem Molekül Glucose (Aldose) und Fructose (Ketose). Der gewöhnliche Zucker des Haushaltes ist Saccharose, hat keine reaktionsfähige Carbonylgruppe, reduziert also FEHLINGsche Lösung nicht. Durch das Ferment Invertase wird sie in Glucose und Fructose gespalten. Das hierdurch entstehende Gemisch heißt Invertzucker, denn es dreht die Ebene des polarisierten Lichtes links, während Saccharose rechts dreht. Die Linksdrehung beruht darauf, daß die bei der Spaltung entstehende Fructose die Ebene des polarisierten Lichtes stärker nach links dreht als die in äquivalenter Menge gebildete Glucose nach rechts. Daher der Name Inversion für den Spaltungsprozeß. Ein natürlicher Invertzucker ist Bienenhonig. Rohrzucker ist mit Hefe vergärbar, er kommt nur im Pflanzen-, nicht im Tierreich vor. Gewinnung aus Zuckerrohr und Zuckerrüben.

Die übrigen Zuckerarten werden in reinem Zustand selten verwendet; wichtig sind:

Traubenzucker, Glucose, d-Dextrose, $C_6H_{12}O_6$, Monosaccharid, Aldo-Hexose, rechtsdrehend, vergärbar, reduziert FEHLINGsche Lösung, kommt in vielen Früchten vor.

Fruchtzucker, Lävulose, d-Fructose, $C_6H_{12}O_6$, Monosaccharid, Keto-Hexose, linksdrehend, vergärbar, reduziert FEHLINGsche Lösung, kommt ebenfalls in vielen Früchten vor.

Milchzucker, Lactose, $C_{12}H_{22}O_{11}$, Disaccharid aus je einem Molekül Glucose (Aldose) und Galaktose (Aldose); wird durch das Ferment Lactase in seine Komponenten zerlegt; rechtsdrehend; durch gewöhnliche Hefe keine alkoholische Gärung, dagegen durch bestimmte Heferassen und Spaltpilze; reduziert FEHLINGsche Lösung, kommt in der Milch der Menschen und Tiere zu etwa 4—6% vor und unterliegt leicht der Milchsäuregärung durch bakterielle Einwirkung.

Malzzucker, Maltose, $C_{12}H_{22}O_{11}$, Disaccharid aus 2 Molekülen Glucose (Aldose), Spaltung durch Maltase, rechtsdrehend, durch Hefe vergärbar, reduziert FEHLINGsche Lösung; ist im Malz enthalten und entsteht auch bei der Verzuckerung der Stärke.

Stärke (Polysaccharid, polymeres Maltoseanhydrid). Fermentative Spaltung (Diastase, Ptyalin, Pankreasdiastase) über Dextrine bis zu Malzzucker. Wird durch Kochen mit Säuren hydrolysiert, Endprodukt Glucose. Gehört zu den unlöslichen Kohlenhydraten. Kommt in Form mikroskopisch kleiner, charakteristisch geformter Körner in den meisten pflanzlichen Nahrungsmitteln vor (Getreide, Reis, Mais, Hülsenfrüchte, Kartoffeln, Sago). Durch Kochen quellen die Körner auf, werden verkleistert und verdaulich gemacht. Nachweis der Stärke mit Jodlösung (Blaufärbung).

Cellulose (Polysaccharid) besteht ebenfalls aus verkoppelten Traubenzuckermolekülen; Hauptbestandteil der pflanzlichen Zellwände; wird in Magen und Dünndarm nicht gelöst; zum kleinen Teil erfolgt ihre bakterielle Aufspaltung im Dickdarm durch Sporenbacillen und Bacterium coli.

Mineralbestandteile. In größerer Menge ist *Kochsalz* nötig; in unserem Klima täglich etwa 15 g, Mindestbedarf 2 g. Chlor ist für die Salzsäure im Magensaft erforderlich, aber auch für die Wirkung der Speichel- und Pankreasdiastase, sowie für die Insulinwirkung des Pankreas. Stark Schwitzende bedürfen größerer Mengen Kochsalz.

Ferner müssen zugeführt werden gewisse Mengen von *Kalium, Calcium, Magnesium, Eisen, Fluor,* von Säuren insbesondere *Phosphorsäure* und *Schwefelsäure.* Im allgemeinen sind die Mineralbestandteile mit Ausnahme des Kochsalzes in hinreichender Menge in den Nahrungsmitteln vorhanden. Ein Mangel an Salzen tritt nur ein bei außergewöhnlicher, durch besondere Umstände aufgezwungener Ernährung.

Wasser. Der menschliche Körper enthält etwa 63% Wasser. Der Wasserbedarf des Erwachsenen beträgt täglich ungefähr 3 l, der durchschnittliche Wassergehalt der Nahrung 80%. Soweit das erforderliche Wasser nicht mit der Nahrung zugeführt wird, muß es durch Getränke aufgenommen werden. Da kalte Getränke eine langwierige Gastritis verursachen können (Wassertrinker-Krankheit bei Hitzearbeitern, Magenkatarrh durch kaltes Bier), sind sie in kleinen Schlucken zu trinken oder durch Röhrchen (Strohhalm) aufzusaugen; dadurch werden sie im Munde erwärmt. Durch heiße Flüssigkeit — über 45⁰ — kann die Magenschleimhaut geschädigt werden (Begünstigung der Entstehung von Magengeschwüren). Trinken während des Essens beeinträchtigt die Durchspeichelung der Speise im Mund, desgleichen die Wirkung der Salzsäure und des Pepsins im Magen.

Außer den eigentlichen Nahrungsstoffen benötigt der Körper noch:

Vitamine, Stoffwechselregulatoren, die mit der Nahrung zugeführt werden müssen (s. S. 430),

Genußmittel, Stoffe sehr verschiedenartiger Zusammensetzung, die nicht als Energiequelle, sondern als Reizmittel dienen (s. S. 478).

Nahrungsbedarf.

Bei einem Vergleich der in der Literatur vorhandenen Angaben über die Zusammensetzung von Nahrungsmitteln ist folgendes zu bemerken: Es ist darauf zu achten, ob es sich um *Rohwerte,* d. h. um Analysenwerte, oder um *Reinwerte,* d. h. um die vom Menschen ausgenutzten Mengen handelt. Weiter kommt hinzu, daß die Werte für die Ausnutzung unsicher sind und bei verschiedenen Versuchspersonen, je nach Gewöhnung und Lebensweise, stark voneinander abweichen. Manchmal ist auch der Abfall, der bei der Zubereitung der Nahrungsmittel entsteht, berücksichtigt. Die hier aufgeführten Zahlen sind — wenn nicht anders angegeben — Rohwerte. Im Durchschnitt können nach SCHALL und HEISLER folgende prozentische Ausnutzungswerte gelten:

Tabelle 2.

	Eiweiß %	Fett %	Kohlenhydrate %
Viel tierische Nahrungsmittel	91	95	97
Mittlere Mengen tierischer Nahrungsmittel . .	85	92	95
Wenig tierische Nahrungsmittel	78	86	93

Die Nahrung soll

1. den Körper auf seinem Bestand halten, d. h. die durch die Lebensvorgänge verbrauchten Bestandteile ergänzen. Hierzu ist außer Wasser und Mineralbestandteilen eine bestimmte Menge von *Eiweiß* erforderlich;

2. die für die Lebenstätigkeit benötigte Energie liefern.

Für die Festlegung des Nahrungsbedarfs sind deshalb mindestens zwei Zahlen anzugeben: die zur Erhaltung notwendige *Eiweißmenge* sowie die erforderliche *Gesamtmenge an Energie,* ausgedrückt in *Calorien.*

Seit den grundlegenden Arbeiten von VOIT und PETTENKOFER ist es gebräuchlich, den *durchschnittlichen Nahrungsbedarf* anzugeben für einen *Mann von 70 kg bei mittelschwerer Arbeit,* worauf sich auch die folgenden Betrachtungen beziehen. Über die Bedürfnisse des *Einzelindividuums* und den *Durchschnittsbedarf der ganzen Bevölkerung* s. S. 425/426.

Eiweißbedarf. In der praktischen Ernährungslehre ist es üblich, die Eiweißmenge sowohl in der Nahrung als auch in den Ausscheidungen dadurch zu ermitteln, daß der Stickstoffgehalt bestimmt und mit 6,25 multipliziert wird. Dabei wird bewußt außer acht gelassen, daß ein Teil des Stickstoffes nicht aus eigentlichen Eiweißstoffen stammt.

Im *Stickstoffgleichgewicht* befindet sich der Körper, wenn die zugeführten Eiweißmengen gerade so groß sind wie die verbrauchten; die Eiweißmenge, die hierfür gerade ausreicht, wird als *physiologisches Eiweißminimum* bezeichnet. Wird dem Körper kein Eiweiß zugeführt, so baut er körpereigenes Eiweiß ab.

Das physiologische Eiweißminimum ist kein konstanter Wert. Es ist abhängig von der Menge und Art der zugeführten stickstofffreien Nahrung (Fett, Kohlenhydrate) und von der Art des zugeführten Eiweißes. Der Eiweißumsatz ist am kleinsten, wenn neben Eiweiß Kohlenhydrate in einer den Calorienbedarf deckenden Menge zugeführt werden. Er wird größer, wenn der Energiebedarf durch Fett gedeckt wird, am größten, wenn nur Eiweiß gegeben wird.

Die einzelnen Eiweißarten sind in bezug auf ihren Ersatzwert nicht gleichwertig. Wird Milcheiweiß gleich 100 gesetzt, so gelten für die biologische Wertigkeit die Zahlen der Tabelle 3 (THOMAS).

Danach wäre, wenn z. B. der Gesamteiweißbedarf des Menschen durch Brot gedeckt werden sollte, 2,56mal soviel Eiweiß nötig, als wenn Milcheiweiß zugeführt würde.

Die Zahlen der biologischen Wertigkeit können nur als Annäherungswerte gelten. Untersuchungen von anderer Seite haben abweichende Zahlen ergeben, in allen Fällen wurde aber das Eiweiß der Leguminosen und des Getreides am minderwertigsten gefunden.

Die Unterschiede in der *biologischen Wertigkeit* beruhen im wesentlichen darauf, daß die einzelnen Aminosäuren in den verschiedenen Eiweißarten in unterschiedlichen Mengen vorhanden sind. Die Umbildung von artfremdem Eiweiß zu menschlichem hat deshalb ihre

Tabelle 3.

Herkunft des Eiweißes	Biologische Wertigkeit Milch = 100	Ersatzfaktor
Milch	100	1
Rindfleisch	104	0,96
Fisch	95	1,05
Blumenkohl	84	1,19
Weizenmehl	39	2,56
Kartoffeln	79	1,27
Reis	88	1,14
Erbsen	55	1,82

Grenze in dem Verhältnis, in dem eine bestimmte Aminosäure im menschlichen und im fremden Eiweiß vorhanden ist. Sind mehrere Aminosäuren in ungleicher Menge vorhanden, so ist das ungünstigste Verhältnis ausschlaggebend. Ist z. B. eine Aminosäure im Menscheneiweiß zu 10%, im fremden Eiweiß nur zu 5% vertreten, so sind zur Bildung von 1 Teil menschlichen Eiweißes 2 Teile des fremden erforderlich. Ein Ausgleich kann dadurch stattfinden, daß die betreffende in zu geringer Menge vorhandene Aminosäure in einer anderen gleichzeitig verzehrten Eiweißart im Überschuß vorhanden ist. So können auch Eiweißarten, die eine bestimmte, für den Aufbau von Menscheneiweiß notwendige Aminosäure überhaupt nicht enthalten, z. B. das Gliadin des Getreides, das kein Lysin enthält, nutzbar gemacht werden, wenn diese Aminosäure auf andere Weise im Überschuß zugeführt wird (z. B. belegtes Butterbrot). Die Zweckmäßigkeit einer gemischten, möglichst mannigfaltigen Kost wird hierdurch erklärt.

Berechnung des Eiweißbedarfs. Die Angaben der erforderlichen Eiweißmengen in Prozenten des Gesamtenergiebedarfes (s. Gesamtenergie) ist verfehlt, weil die Muskelarbeit, von welcher der Calorienbedarf stark beeinflußt wird, den Eiweißbedarf nur wenig erhöht. Schwer arbeitende Menschen würden deshalb nach dieser Berechnungsart zuviel, Menschen mit geringerer Muskelarbeit zuwenig Eiweiß erhalten. Für mittlere Arbeit ist mindestens $^1/_8$ der Energiemenge durch Eiweiß zu decken. Man erhält dann die Eiweißmenge durch Multiplikation der Calorien mit 0,03, z. B. für 3000 Calorien 90 g Eiweiß.

Bessere Werte (insbesondere für den Erwachsenen) ergibt die Berechnung nach dem Körpergewicht: 1,3 g Eiweiß, als äußerst zulässige Minimalzahl 1 g, ist auf 1 kg Körpergewicht zu rechnen. Für Kinder ist der Eiweißbedarf — ebenso wie die Calorienmenge — erheblich größer als für Erwachsene: 2,5—2,6 g auf 1 kg.

Die sich ergebenden Werte gelten für gemischte Kost, bei der etwa $^1/_3$ der Gesamteiweißmenge tierischen Ursprungs ist. Bei Anwendung auf den Einzelfall muß aber die Art des Eiweißes (biologische Wertigkeit) und die Art des Nahrungsmittels (verschiedene

Ausnutzung) berücksichtigt werden. Im allgemeinen sind die Werte höher als das physiologische Minimum und enthalten noch einen mäßigen Sicherheitsfaktor. Eine Unterschreitung der Eiweißmenge braucht deshalb beim einzelnen nicht zu Gesundheitsstörungen zu führen, solange sie sich über dem physiologischen Eiweißminimum hält. Die Calorienmenge dagegen, die keinen Sicherheitsfaktor enthält, *muß* zugeführt werden. Wird sie für längere Zeit unterschritten, so sind schwere Schädigungen unvermeidlich.

Bedarf an Gesamtenergie. Die einzelnen Nahrungsstoffe können sich nach Maßgabe ihrer Verbrennungswärme im Körpergewicht vertreten (Isodynamiegesetz von RUBNER).

<pre>
1 g Eiweiß   liefert 4,1 Calorien
1 g Kohlenhydrate   „   4,1   „
1 g Fett   „   9,3   „
</pre>

Für den mittleren Arbeiter sind etwa 3000 Calorien erforderlich; die von VOIT angegebene Nahrung lieferte 3055 Calorien (s. S. 428).

Der *durchschnittliche Nahrungsbedarf eines Volkes* richtet sich nach dem Altersaufbau. Für unsere deutschen Verhältnisse wird angenommen, daß der durchschnittliche Nahrungsbedarf 75 % des Bedarfes des mittleren Arbeiters beträgt. Das bedeutet etwa 90 bzw. 60 g Eiweiß und 2250 Calorien.

Nach RUBNER hat der durchschnittliche Verbrauch vor dem ersten Weltkrieg 2240 Calorien, 92 g Eiweiß und 44 g Fett betragen. KESTNER rechnet für den Mann durchschnittlich 2800, für die Frau 2400, für Kinder unter 15 Jahren 2000 Calorien und nimmt an, daß die Bevölkerung zu gleichen Teilen aus Männern, Frauen und Kindern besteht. Das würde den Durchschnittswert von 2400 Calorien für den Kopf der Bevölkerung ergeben.

Der *Nahrungsbedarf des einzelnen Individuums* hängt von vielen verschiedenen Faktoren ab, so daß er nicht mit voller Sicherheit angegeben werden kann. Hier spielen individuelle Schwankungen

Tabelle 4.

Alter Jahre	Gewicht kg	Energiequotient	Tägliche Calorien
2—3	12,0	94,0	1130
3—4	13,2	96,8	1280
4—5	15,2	94,9	1440
5—6	17,1	91,1	1558
6—7	17,6	93,5	1645
7—8	21,1	88,6	1870
8—9	21,5	83,1	1785
9—10	25,0	80,7	2020
10—11	28,1	74,0	2080
11—12	29,0	72,4	2090
12—13	35,5	61,5	2235
13—14	36,3	63,1	2290
14—15	38,0	59,7	2270

eine große Rolle. Der Erhaltungsbedarf soll bei einzelnen Individuen bis zu 50% größer sein als bei anderen. Als Anhalt kann folgendes dienen: Die Berechnung des *Energieverbrauches* nach dem *Körpergewicht* ist unzuverlässig. Der Energiequotient (Cal/kg) nimmt bei zunehmendem Körpergewicht stark ab, ist außerdem im Kindesalter höher als beim Erwachsenen; auch hängt er von der Arbeitsleistung ab; Tabelle 4 (nach SCHÜTZ) gibt die Verhältnisse im Kindesalter wieder. Etwas höhere Zahlen gibt KESTNER für im Freien spielende, sich lebhaft bewegende Kinder an. Beim Erwachsenen schwankt der Energiequotient je nach Alter, Geschlecht, Körpergröße und vor allem nach der Arbeitsleistung zwischen 30 und 50 und kann bei schwerer Arbeit auf 60—70 steigen.

Etwas rationeller als die Berechnung nach dem Körpergewicht ist die Berechnung nach der *Körperoberfläche*. Oberfläche $= 12,3 \sqrt[3]{p^2}$, wenn die Oberfläche in Quadratmetern, das Gewicht p in Kilogramm ausgedrückt wird. Für den Erwachsenen können 1400 Calorien auf den Quadratmeter gerechnet werden; dies würde ergeben:

Tabelle 5.

Gewicht kg	Oberfläche m²	Calorienbedarf	Gewicht kg	Oberfläche m²	Calorienbedarf
45	1,56	2184	80	2,28	3192
50	1,67	2338	90	2,47	3458
60	1,89	2646	100	2,65	3710
70	2,09	2926			

Die Konstante 12,3 ist nicht in allen Fällen richtig. Die genauere Berechnung der Oberfläche aus den Körpermaßen kann nach einer sehr komplizierten Formel von DUBOIS vorgenommen werden, ist aber für die Praxis ohne große Bedeutung. Die Zahl 1400 gilt bei mittlerer Arbeit; je nach der Intensität der Arbeit sind Zu- oder Abschläge nötig.

Am sichersten läßt sich der Energieverbrauch ermitteln, wenn man von dem *Grundumsatz*, d. h. dem Energieverbrauch des sich in absoluter Ruhe befindlichen Menschen ausgeht und dazu die für die Muskelarbeit erforderliche Calorienmenge hinzuzählt.

Der Grundumsatz läßt sich exakt aus Tabellen entnehmen, die von BENEDIKT und HARRIS aufgestellt und von KESTNER erweitert und nachgeprüft worden sind; z. B. hat ein 30jähriger Mann von 70 kg Körpergewicht und 1,70 m Größe einen Grundumsatz von 1677 Calorien. Dieser Grundumsatz gilt zunächst für den hungernden, sich in absoluter Ruhe befindlichen Menschen. Will man den *wirklichen Calorienverbrauch* berechnen, so sind zu addieren:

1. 10—12% für die Erhöhung durch Nahrungsaufnahme. Sie ist besonders groß bei reichlicher Eiweißgabe (spezifisch-dynamische Wirkung des Eiweißes nach RUBNER).

2. 300—400 Calorien für Bewegung und leichtere Beschäftigung in der arbeitsfreien Zeit.

3. Der durch Berufsarbeit bedingte Mehrverbrauch an Energie.

In vielen Fällen reicht es aus, wenn man den Ruheverbrauch in 24 Std zu 30 Calorien für das Kilogramm Körpergewicht annimmt und hierzu die Mehrleistung durch Berufsarbeit addiert. Oder einfacher kann man *eine* Calorie für die Stunde und das Kilogramm Körpergewicht annehmen.

Bei den in der Literatur mitgeteilten Zahlen über den gewerblichen Energieverbrauch wird nicht immer deutlich genug angegeben, ob die Werte den gesamten Energieverbrauch während der Arbeit oder nur die Erhöhung des Ruheumsatzes bedeuten. Für die Mehrleistung durch Berufsarbeit seien einige Zahlen genannt, welche zu den Ruhezahlen zu addieren sind:

	Calorien für die Std		Calorien für die Std
Schreiber	20	Steinhauer	302
Schneider	44	Holzsäger	386
Schuhmacher	60	Näherin	6
Buchbinder	80	Maschinennäherin	40
Schreiner	140	Aufwartefrau	120
Maler	142	Waschfrau	214
Metallarbeiter	145		

Die so berechneten Zahlen sind Nettocalorien; um die Bruttocalorien, d. h. die in der verzehrten Nahrung erforderlichen Energiewerte zu bekommen, müssen alle etwa um 10% erhöht werden. Im Durchschnitt können für den *gesamten Energiebedarf* (Bruttowerte) von Arbeitern (70 kg) folgende Zahlen gelten (BECKER und HÄMÄLÄINEN):

Schneider	2600—2800	Holzsäger	5500—6000
Buchbinder	3000	Handnäherin	2000
Schuhmacher	3100	Maschinennäherin . .	2100—2300
Metallarbeiter	3400—3500	Buchbinderin	2100—2300
Maler	3500—3600	Aufwartefrau	2500—3200
Schreiner	3500—3600	Waschfrau	2900—3700
Steinhauer	4300—5200		

Ähnliche Zahlen gibt KESTNER für die verschiedenen Arbeiterkategorien an:

1. Gruppe: Sitzende Beschäftigung:
   Kopfarbeiter, Kaufleute, Schreiber, Beamte
   Aufseher . . . . 2200—2400 Calorien
2. Gruppe: Sitzende Muskelarbeiter:
   Schneider, Feinmechaniker, Setzer, auch
   Gehen und Sprechen (z. B. Lehrer) . . . . 2600—2800 Calorien
3. Gruppe: Mäßige Muskelarbeit:
   Schuhmacher, Buchbinder, Briefträger, Laboratoriumsarbeiter sowie Ärzte . . . . . . um 3000 Calorien
4. Gruppe: Stärkere Muskelarbeit:
   Metallarbeiter, Maler, Tischler . . . . . . 3400—3600 Calorien
5. Gruppe: Schwerarbeiter . . . . 4000 Calorien und mehr
6. Gruppe: Schwerstarbeiter . . . . 5000 Calorien und mehr

Auch ATWATER kommt auf Grund von Untersuchungen in Amerika zu ähnlichen Werten:

Mann ohne Muskelarbeit. 2450
Mann mit Beschäftigung im Sitzen 2700
Mann mit leichter oder mäßiger Muskelarbeit 3050
Mann mit mittlerer Muskelarbeit 3400
Mann mit schwerer Muskelarbeit 4150
Mann mit schwerster Arbeit 5500

Bei sportlicher Betätigung sind die Zahlen recht groß.
In der Stunde beträgt der Calorienverbrauch

beim Gehen . . . . 130—200
beim Marschieren mit Gepäck . . . . 200—400
beim Radfahren . . . . 180—600
beim Laufen . . . . 500—930
beim Ringen 980
beim Fechten (Säbelfechten) 585

Aus der Steigerung des Umsatzes berechnet sich die Leistung des Arbeiters unter Annahme eines Wirkungsgrades von 20% (1 Calorie = 85 mkg) folgendermaßen:

leichte bis mäßige Arbeit. . . . . bis 60000 mkg
schwere Arbeit . . . . „ 160000 „
sehr schwere Arbeit . . . . „ 280000 „

für Frauen:

bei mäßiger Arbeit. . . . . „ 40000 „
bei schwerer Arbeit . . . . „ 100000 „
bei schwerster Arbeit . . . . „ 145000 „

Anteil der einzelnen Nahrungsstoffe an der Kost.

Wird die erforderliche Eiweißmenge gegeben, so ist es vom rein energetischen Standpunkt betrachtet gleichgültig, mit welchen Nahrungsstoffen der übrige Calorienbedarf gedeckt wird. Die theoretische Vertretbarkeit der Nahrungsstoffe hat jedoch ihre Grenzen in praktischen und diätetischen Rücksichten.

Die Norm der *Eiweißmenge* erheblich zu überschreiten, ist nicht zweckmäßig, weil die Kost dadurch unnötig verteuert wird und große Eiweißmengen durch ihre Stoffwechselprodukte schädigend wirken können. Zu große *Fettmengen* werden von vielen Menschen schlecht vertragen, zu große *Mengen von Kohlenhydraten* machen die Nahrung zu voluminös und belasten durch die meistens dabei im Übermaß zugeführte Cellulose die Verdauungsorgane unnötig. Mangel an Fett erschwert die Zubereitung der Speisen, vermindert stark den Wohlgeschmack und wird zum Teil schlecht vertragen. Auch leidet bei *einseitiger* Bevorzugung eines Nahrungsstoffes leicht die Zufuhr von Mineralien und Vitaminen.

Es ist erwünscht, das Mengenverhältnis der einzelnen Nahrungsstoffe innerhalb gewisser Grenzen zu regeln. VOIT verlangte für seinen mittleren Arbeiter

118 g Eiweiß   = 483,8 Calorien
56 g Fett   = 520,8 „
500 g Kohlenhydrate = 2050 „
____
3054,6 Calorien

Von den 3055 Calorien waren also 15,8% durch Eiweiß, 17,1% durch Fett und 67,1% durch Kohlenhydrate gedeckt. Im allgemeinen empfiehlt es sich, ein ähnliches Verhältnis auch heute einzuhalten. Die Bemessung der Eiweißmenge geschieht am zweckmäßigsten nach den vorstehend gegebenen Grundsätzen. Das Verhältnis von Fett- zu Kohlenhydratcalorien, das bei VOIT annähernd 1:4 beträgt, *wird zweckmäßig zugunsten des Fettes verschoben, wenn entweder wenig oder ganz schwere körperliche Arbeit geleistet werden muß.* Im ersten Falle würde das Verhältnis 1:4 eine zu voluminöse Kost ergeben, die bei sitzender Lebensweise schwer vertragen wird; im zweiten Falle würde die absolute Menge der Kohlenhydrate und damit auch das Kostvolumen so groß werden, daß ihre Bewältigung Schwierigkeiten verursacht. Eine Minimalmenge läßt sich schwer festsetzen. Daß es möglich ist, längere Zeit mit weniger als 56 g Fett ohne Schaden auszukommen, ist nicht zu bestreiten.

Als zweckmäßige Kostsätze können angesehen werden:

Tabelle 6.

	Ei-weiß	Calo-rien	Fett	Calo-rien	Kohlen-hydrate	Calo-rien	Gesamt-calorien
Bei vorwiegend geistiger Arbeit und sitzender Lebensweise	90	369	90	837	350	1435	2641
Bei mittlerer Arbeit . . .	90	369	60	558	500	2050	2977
Bei schwerer Arbeit . . .	100	410	120	1116	725	2974	4500

In Wirklichkeit wird bei Schwerarbeitern die Eiweißmenge häufig höher gefunden, weil bei der reichlichen Zufuhr von Kohlenhydraten (Brot und Kartoffeln) beträchtliche Eiweißmengen mitverzehrt werden. So liefern z. B. 1000 Calorien in Kartoffeln rund 22 g Eiweiß, in Brot 25 g Eiweiß. Allerdings ist das Eiweiß des Brotes schlecht ausnutzbar und biologisch minderwertig, ein Zusatz von hochwertigem animalischem Eiweiß ist deshalb auch hier nicht zu entbehren. Bei gemischter Kost und nicht zu geringem Calorienbedarf (mittlerer Arbeit) ist damit zu rechnen, daß bei genügender Calorienzufuhr auch eine genügende Eiweißmenge mit zugeführt wird. Um die Eiweißzufuhr braucht man sich somit nicht besonders zu kümmern. Das gilt aber *nicht* ohne weiteres bei rein oder fast rein pflanzlicher Kost, auch nicht für Kinder und für Menschen mit geringer körperlicher Arbeit und dementsprechend geringem Calorienbedarf.

Vegetarismus.

Dem strengen Vegetarismus steht der Lacto- oder Ovolactovegetarismus, bei welchem Eier und Milch erlaubt sind, gegenüber. Strenger Vegetarismus ist bei Fettleibigkeit von Nutzen. Lacto- oder Ovolactovegetarismus können bei Verstopfung, Nierenleiden, Gicht angewendet werden. Jedoch ist es abzulehnen, wenn eine derartige Lebensweise als die allein richtige und von allen Menschen zu befolgende hingestellt wird. Die vegetabilische Kost ist, mit Ausnahme der Leguminosen, arm an Eiweiß und Fett; sie ist außerdem sehr voluminös und belastet die Verdauungsorgane verhältnismäßig stark. Solche Kost kann bewältigt werden z. B. von Menschen, die in freier Luft stark körperlich arbeiten; sie ist auf die Dauer unerträglich für Personen mit vorwiegend geistiger Arbeit und sitzender Lebensweise. Der reine Vegetarismus wird in Kulturländern immer nur eine *Lebensweise relativ weniger Menschen* bleiben.

Ähnliches gilt von der *Rohkost.* Sicher werden dadurch bei einzelnen Krankheiten therapeutische Erfolge erzielt. Eine allgemeine Anwendung verbietet sich aber schon deshalb, weil sich unsere wichtigsten Nahrungsmittel, Kartoffeln und Getreide, für das Rohessen nicht eignen. Außerdem ist die Rohernährung, wenn sie ausreichend sein soll, sehr kostspielig und wird oft nicht vertragen. Auch bringt sie eine stark erhöhte Infektionsgefahr mit sich. Der Nutzen der Rohkost (Obst, Salate, Gemüse) besteht darin, daß sich eine reichlichere und sehr erwünschte Vitaminzufuhr (Vitamin C usw.) erreichen läßt.

Vitamine.

Ergänzungsstoffe, die als Wirkstoffe für den normalen Ablauf der Körperfunktionen unentbehrlich sind. Sie sind im allgemeinen in der Nahrung als fertige Vitamine oder als Vorstufen, Provitamine, aus denen im Körper selbst die eigentlichen wirksamen Vitamine entstehen, in ausreichender Menge enthalten. Ihr Fehlen führt zu schweren Mangelkrankheiten: Avitaminosen. Im allgemeinen ist bei Vitaminmangel die Resistenz, d. h. die natürliche Widerstandsfähigkeit gegen Infektionen, herabgesetzt. Die Bezeichnung der einzelnen Vitamine erfolgt mit den großen Buchstaben des A B C. Auf Grund ihrer Löslichkeit teilt man die Vitamine grundsätzlich in zwei Gruppen ein: in *fettlösliche* und in *wasserlösliche* Vitamine. Fettlöslich sind die Vitamine A, D, E, K; die übrigen sind wasserlöslich.

Der tägliche Vitaminbedarf des Menschen ist folgender:

Axerophthol (Vitamin A)	1—2 mg oder 3—6 mg β-Carotin
Calciferol (Vitamin D)	10 γ
Tokopherol (Vitamin E)	1 mg
Phyllochinon (Vitamin K)	1 mg (?)
Aneurin (Vitamin B_1)	1—2 mg
Lactoflavin (Vitamin B_2)	2 mg
Adermin (Vitamin B_6)	2 mg (?)
Nicotinsäureamid	50 mg
Ascorbinsäure (Vitamin C) . . .	50 mg
Pantothensäure	5 mg (?)
Biotin (Vitamin H)	0,1—0,3 mg

An erster Stelle steht beim Erwachsenen der Mangel an Vitamin C und B_1. Dagegen ist der Säugling von einem Mangel an Vitamin A, C und D bedroht. Da der Vitamingehalt der Frauen- und der Kuhmilch sehr unterschiedlich ist, hängt der Grad der Gefährdung von der Art der Milch, die verabfolgt wird, ab.

Tabelle 7. *Vitamingehalt der Frauen- und Kuhmilch.*

	Vitamingehalt in 100 cm³	
	Frauenmilch	Kuhmilch
Axerophthol	0,2 mg	0,060 mg
β-Carotin	0,038 mg	0,033 mg
Calciferol	0,15 γ	1 γ
Aneurin	0,005—0,025 mg	0,045 mg
Lactoflavin	0,015—0,050 mg	0,170 mg
Ascorbinsäure	4,5 mg	1,65 mg
Nicotinsäureamid	0,13 mg	0,3 mg
α-Phyllochinon	200 Dam-Einheiten	50 Dam-Einheiten
Tokopherol	0,940 mg	0,060 mg
Adermin	0,150 mg	0,150 mg
Pantothensäure	—	0,280 mg
Biotin	1 γ	4 γ

Vitamin A, antixerophthalmisches Vitamin, fettlöslich, Alkohol mit β-Ionon-Ring, der durch eine aus 2 Isoprenmolekülen entstandene aliphatische Seitenkette gekennzeichnet ist.

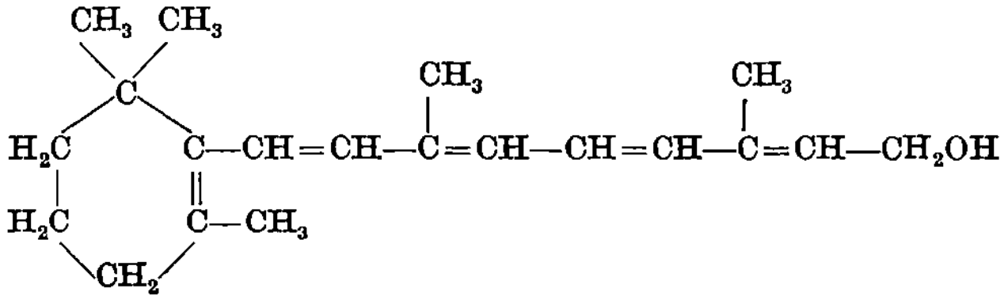

$$\text{Vitamin A Strukturformel}$$

Vitamin A steht in engster Beziehung zu den Carotinoiden. Aus 1 Molekül β-Carotin (Provitamin) entstehen unter Aufnahme von 2 Molekülen Wasser 2 Moleküle Vitamin A. Die Umwandlung der Provitamine in Vitamin A erfolgt im Organismus, besonders in der Leber unter Einwirkung des Fermentes Carotinase. Vitamin A wird in Gegenwart von Fetten, Provitamin nur in Gegenwart von Fettsäuren resorbiert. Vitamine und Provitamine werden in der Leber gespeichert. Der Lebervorrat reicht beim Menschen nach normaler Ernährung ungefähr $^{1}/_{2}$ Jahr. Die physiologischen Funktionen sind: Schutz des Epithels vor Verhornung, Schutz gegen Infektionen und Aufbau des Sehpurpurs. Vitamin A ist notwendig für den normalen Ablauf der Oxydationsvorgänge im Gewebe im Zusammenhang mit Hämineisen. Es steht in Beziehung zum Fettstoffwechsel; bei Vitamin-A-Mangel schwindet das Fettgewebe, um sich bei genügender Vitaminzufuhr wieder aufzufüllen.

Mangelkrankheiten. Im Tierversuch bei jungen Ratten Wachstumshemmung, Epithelschädigungen an verschiedenen Organen, am Auge Xerophthalmie mit Blepharitis, Xerosis der Binde- und Hornhaut. Ausfallserscheinungen beim Menschen: Trockenwerden der

Schleimhaut infolge Epithelproliferationen und Verhornungen, Abnahme der natürlichen Resistenz gegen Infektionen, schwere Hornhautschädigungen (Keratomalacie und Exophthalmie), Störungen im Aufbau des Sehpurpurs (Nachtblindheit). Avitaminosen nicht selten im Kindesalter, besonders wenn das Milchfett in der Nahrung fehlt. Hypervitaminosen sind bei Menschen nicht beobachtet worden.

Der *Bedarf* an Vitamin A beträgt 1—2 mg, an Provitamin 3—6 mg täglich.

Vorkommen. In Tierfetten, wie Butter, Vollmilch, Fleisch, Lebertran (besonders von Dorsch und Heilbutt), in Fischen und Eiern; Carotinfarbstoffe in grünen Blättern (Salat, Grünkohl, Spinat), in Tomaten, in den Schalen von Apfelsinen und Karotten. Vitamin A fehlt meist in Pflanzenölen, also auch in Margarine. Wird durch Erhitzen über 100° C unwirksam, ist somit nicht mehr in Gemüsekonserven enthalten; Oxydationsvorgänge, wie Bleichen von Lebertran, Ranzigwerden der Butter, zerstören ebenfalls das Vitamin.

Bestimmungsmethoden. *Rattenwachstumstest:* Junge Ratten im Gewicht von etwa 30 g werden vitamin-A-frei ernährt; nach 6—7 Wochen Wachstumsstillstand. Danach wird die zu untersuchende Substanz in verschiedenen Mengen zugeführt. Die Menge, die eine durchschnittliche wöchentliche Gewichtszunahme von 3 g während mehrerer Wochen ermöglicht = 1 Sherman-Einheit. — *Kolpokeratose-Test:* Bei weiblichen Ratten tritt bei

Tabelle 8. *Vitamin-A-Gehalt einiger Nahrungsmittel.*

100 g Nahrung enthalten	Vitamin A mg	Carotin mg
Leber (Rind, Kalb, Ochse)	8,4	—
Schweineleber	4,3	—
Niere	0,18	—
Bückling	0,095	—
Hering in Dosen	0,030	—
Karpfenfleisch	0,38	—
Aalfleisch	1,6	—
Vollmilch (Kuh)	0,060	0,033
Magermilch	0,001	0,001
Frauenmilch	0,2	0,038
Hühnerei-Eigelb	1,19	1,29
Butter	1,14	0,743
Erbsen, gelb	—	0,11
Kartoffeln	—	0,032
Möhren	—	5,3
Kohlrabi	—	0,15
Blumenkohlblätter	—	8,0
Petersilie	—	3,2
Spinat	—	8,5
Grünkohl	—	7,4
Rotkohl	—	0,01
Tomaten	—	2,25
Aprikosen	—	2,1
Äpfel	—	0,046

Vitamin-A-Mangel u. a. Verhornung der Vaginalschleimhaut auf (Kolpokeratose); Heilung wird als Test auf Vitamin A benutzt. — *Chemische Methode* nach CARR-PRICE, *spektrographische Methode*[1].

Einheiten. 1 IE (Internationale Einheit) = 0,39 γ Vitamin A bzw. 0,6 γ β-Carotin; 1 Sherman-Einheit = 0,75 IE; 1 U.S.P.-Einheit[2] = 3—5 IE; 1 C.L.O.-Einheit[3] = etwa 6 IE; 1 Lovibond-Einheit = 6,4 IE; 1 Blau-Einheit = 0,58 IE.

Präparate: Vogan.

Vitamin B, Gemisch wasserlöslicher, stickstoffhaltiger, schwer voneinander trennbarer Wirkstoffe.

Vitamin B$_1$, antineuritisches Vitamin, Beri-Beri-Schutzstoff, Aneurin, Thiamin; hitzeempfindlich, wird durch Alkalien und Oxydationsmittel leicht zerstört; Pyrimidinthiazolderivat.

$$\text{(Pyrimidinthiazol-Strukturformel)}$$

Greift in den Endabbau des Traubenzuckers ein. Sein Fehlen bewirkt Anhäufung von Brenztraubensäure besonders im Gebiet des zentralen Nervensystems; verbindet sich mit Phosphorsäure zu dem Co-Ferment Cocarboxylase (Pyrophosphorsäureester des Aneurins); ist für die Aufrechterhaltung des normalen Tonus im Magen-Darmkanal von Bedeutung, steht zum Lipoid- und Wasserhaushalt in Beziehung. Sein Fehlen bewirkt Lipämie und Ödembildung; spielt bei der Resorption der Fette eine Rolle. Aneurin wird in Leber, Herz und Muskulatur gespeichert.

Mangelkrankheiten. Typische Avitaminose Beri-Beri, eine Polyneuritis mit Ödem- und Hydropsbildung; wird hervorgerufen durch einseitige Ernährung mit poliertem Reis (Shoshin der Japaner). Hypovitaminose: Unklare Beschwerden des Magens und Neuritiden (Schwangerschafts-, Alkoholpolyneuritis).

Bedarf. 1—2 mg täglich.

Vorkommen. In Hefe, Fruchthäutchen des Getreides, Keimlingen; reich an Aneurin ist Schweinefleisch; auch in Leber, Niere, Eiern, Hirn usw. enthalten.

Bestimmungsmethoden. Biologische Methoden: Versuchstiere sind Tauben und Ratten. Werden Tauben 3—4 Wochen aneurinfrei ernährt (polierter Reis), so kommt es zu Temperaturabfall, Krämpfen, Bradykardie. Die zu untersuchende Substanz wird im Krampfstadium zugeführt. Bei Aneurinwirkung hören die Krämpfe in wenigen Stunden auf, die Bradykardie verschwindet, die Temperatur steigt wieder auf normale Höhe. Zur vollkommenen Heilung sind 2 γ Aneurin erforderlich. — Zum *kurativen Rattentest* werden wachsende Ratten im Gewicht von 40—60 g verwendet. — *Phykomycestest* nach SCHOPFER: Entwicklung dieses Schimmelpilzes in

---

[1] Siehe Fachliteratur.
[2] United States Pharmacopoea.
[3] Cod liver oil.

Tabelle 9.

In 100 g sind enthalten	Aneurin γ	In 100 g sind enthalten	Aneurin γ
Schweinefleisch	660	Nudeln	150
Ochsenfleisch	100	Kartoffeln	100
Schweineleber	450	Spinat	60
Ochsenleber	450	Tomaten	120
Kuhmilch	20—50	Kopfsalat	60
Frauenmilch	10—20	Rettich	80
Roggenvollkornbrot . .	210	Grüne Erbsen	175
Weizenvollkornbrot . .	310	Bäckerhefe	2000
Roggenmischbrot . . .	110	Bierhefe	7000
Weißbrot	63		

synthetischen Nährsubstraten nur in Gegenwart von Aneurin. Zur Erzeugung von 1 mg Pilzmycel (Trockengewicht) sind 0,000000005 g Vitamin B_1 erforderlich. — *Tomatenwurzeltest* von ROBBINS und BARTLEY: Aneurinnachweis in einer Verdünnung von 1 : 4 Billionen möglich. — *Chemische Methoden:* *Thiochrommethode* nach JANSEN: Nachweis in Mengen von $^1/_{10}$ Millionstel Gramm in Blut, pflanzlichen und tierischen Geweben, Kot möglich. Beruht auf der quantitativen Umwandlung des Vitamins durch vorsichtige Oxydation mit Eisenchlorid in alkalischem Milieu zu Thiochrom, das mit Isobutylalkohol ausgeschüttelt und dessen Fluorescenzintensität, z. B. unter der Quecksilberlampe, durch Vergleich mit bekannten Standardlösungen gemessen wird. — *Formaldehyd-Azotest* von KINNERSLEY und PETERS und *Verfahren* von MELNICK-FIELD.

Einheiten. 1 IE = 3 γ Aneurinchloridhydrochlorid; 1 Sherman-Einheit = 0,5 IE; 1 Chick-Roscoe-Einheit = 1 IE; 1 Taubentagesdosis = 2 γ Aneurinchloridhydrochlorid.

Präparate. Benerva, Betabion, Betaxin.

Vitamin B_2, Lactoflavin, Riboflavin, unempfindlich gegen Hitze, wird durch sichtbares und ultraviolettes Licht, besonders in alkalischer Lösung, leicht zerstört. 6,7-Dimethyl-9-(1'-d-ribityl)-isoalloxazin. Vitaminwirksamkeit nur als Lactoflavin-Phosphorsäure.

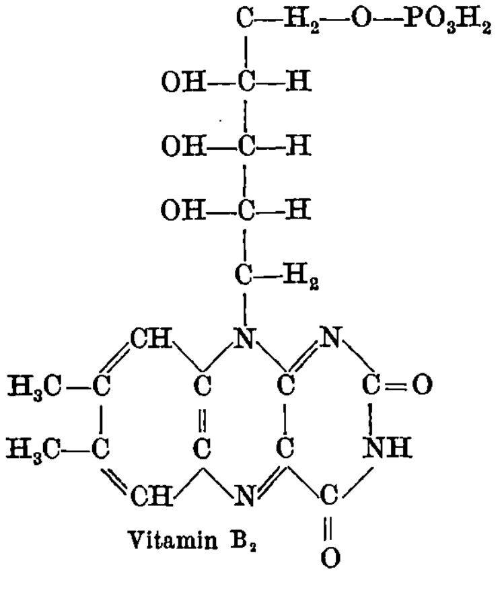

$$C-H_2-O-PO_3H_2$$
$$OH-C-H$$
$$OH-C-H$$
$$OH-C-H$$
$$C-H_2$$

H₃C—C · · · CH · · · N · · · N
H₃C—C · · · C · · · C · · · C=O
· · · · C · · · C · · · NH
CH · · · N · · · C
O

Vitamin B_2

Lactoflavin ist ein Bestandteil des gelben Oxydationsfermentes; wird bei der Resorption in den Darmepithelien durch Mitwirkung des Nebennierenrindenhormons Corticosteron mit Phosphorsäure verestert. Durch Bindung an ein Protein wird es zum gelben Ferment, dem Wirkstoffträger bei der intracellulären Oxydation. Weiter spielt Lactoflavin bei den Sehvorgängen in der Netzhaut eine Rolle.

Eine isolierte Lactoflavin-Hypo- bzw. -Avitaminose ist beim Menschen bisher nicht mit Sicherheit beobachtet worden. Das Krankheitsbild der Ariboflavinosis (oberflächliche vascularisierende Keratitis, Cheilitis, typische Haut- und Schleimhautveränderungen bei älteren Leuten) soll auf Lactoflavinmangel beruhen.

Bedarf. 2—4 mg täglich.

Vorkommen. Als Quelle für Vitamin B_2 dienen sämtliche pflanzlichen und tierischen Zellen, insbesondere Eier und Leberextrakte.

Tabelle 10.

100 g Nahrungsmittel enthalten	Lactoflavin mg	100 g Nahrungsmittel enthalten	Lactoflavin mg
Schweinefleisch. . .	0,240	Frauenmilch	0,015—0,050
Kalbfleisch	0,335	Magerkäse	0,400
Rinderherz	0,910	Hühnerei	0,300
Rinderleber	1,730	Weizenkeime . . .	0,570
Schweineleber . . .	3,170	Weizenbrot	0,050
Sardinen (Konserven).	0,530	Roggenbrot	0,073
		Kartoffeln	0,050
Hering	0,300	Spinat	0,235
Rotbarschrogen . .	1,400	Grünkohl	0,140
Kuhmilch	0,170	Bäckerhefe	3,000

Bestimmungsmethoden. *Biologische Methoden:* Junge Ratten (35 bis 40 g) werden vitamin-B_2-frei ernährt. Nach Wachstumsstillstand (etwa 4 Wochen) wird die zu prüfende Substanz zugeführt. Bei Lactoflavinwirksamkeit steigt das Gewicht der Tiere. — *Chemische Methoden: Lumiflavinmethode* von KUHN u. a., *Fluorescenzmethode* von EULER und ADLER, *Absorptionsmethode* von EMMERIE.

Einheiten. 1 Ratten-Einheit nach BOURQUIN und SHERMAN = 2 bis 3 γ Lactoflavin; 1 Ratten-Einheit nach KUHN, RUDY und WAGNER-JAUREGG = 7—8 γ Lactoflavin.

Präparate. Lactoflavin „Merck", Lactoflavin „Bayer", Beflavin.

Pellagra-Schutzstoff, PP-Faktor, Nicotinsäure bzw. Nicotinsäureamid; unempfindlich gegen Hitze und Oxydation.

$$
\begin{array}{ccc}
 & \mathrm{CH} & \mathrm{NH_2} = \mathrm{Amid} \\
\mathrm{HC} & \mathrm{C\!-\!CO\ OH} & = \mathrm{Säure} \\
\mathrm{HC} & \mathrm{CH} & \\
 & \mathrm{N} &
\end{array}
$$

Beide Substanzen besitzen die gleiche Pellagrawirksamkeit und kommen in tierischen Organen und pflanzlichen Nahrungsmitteln nebeneinander vor. Im tierischen Organismus wird der Pellagra-Schutzstoff ausschließlich als Nicotinsäureamid gespeichert und verankert. Nicotinsäure ist ein Bestandteil lebenswichtiger Oxydationsfermente, der Codehydrasen, die nicht nur in den Kohlenhydratabbau, sondern auch in den Umbau von Kohlenhydraten in Eiweiß eingreifen; mitverantwortlich ist Nicotinsäure im Pigment- und Eiweißstoffwechsel.

Mangelkrankheiten. Pellagra, charakterisiert durch 3 Symptomgruppen mit Erscheinungen seitens des Verdauungstractus (Bläschen, Ulcerationen in der Mundschleimhaut, kahle Zunge, Anacidität, Dünn- und Dickdarmdurchfälle), der Haut (symmetrische, scharf begrenzte, brennende und juckende Erytheme vor allem an den Streckseiten der Extremitäten, danach Schuppung und braunschwarze Pigmentierung), des Zentralnervensystems und der Psyche (Neuritiden mit Muskelatrophien, Parästhesien, Kopfschmerz, Schwindel, Schlaflosigkeit und schwere Psychosen mit paranoiden Zuständen). Hypovitaminosen verursachen Durchfallkrankheiten, Geschwürsbildungen in der Mundhöhle, anämische Zustände.

Bedarf. 30—50 mg täglich.

Vorkommen. In Tierfleisch, besonders in der Leber, in Tomaten, Hefe usw.

Tabelle 11.

100 g Nahrungsmittel enthalten	Nicotinsäure + Nicotinsäureamid mg	100 g Nahrungsmittel enthalten	Nicotinsäure + Nicotinsäureamid mg
Rindfleisch . . .	3,83	Magermilch, getrocknet	10,50
Schweinefleisch . .	4,00	Kartoffeln	1,00
Ochsenleber . . .	16,40	Weizenvollkornmehl .	5,30
Schweineleber . .	11,80	Roggenvollkornmehl .	1,30
Schweineniere . .	6,80	Sojabohne	4,90
Kaninchenfleisch .	8,60	Reis	2,40
Heringsfleisch . .	2,90	Mais	1,40
Dorschfleisch . . .	1,90	Bäckerhefe	12,00
Dorschleber . . .	1,60	Bierhefe, getrocknet .	44,00—62,50
Dorschrogen . . .	1,50		

Bestimmungsmethoden. Biologische Methoden: Hunde werden nicotinsäurefrei ernährt; nach etwa 2 Monaten Hundepellagra. In diesem Stadium wird der zu untersuchende Stoff zugeführt. — Der *Staphylokokkenwachstumstest* beruht darauf, daß die Vermehrung des Staphylococcus aureus von der Menge des in der Nährlösung enthaltenen Vitamines abhängig ist. — *Bestimmung der Codehydrasenmenge* mit Hilfe des Hämophilus parainfluencae. — Die *chemischen Methoden* beruhen auf 2 Farbreaktionen, die von Pyridinabkömmlingen gegeben werden.

Präparate. Nicobion, Nicotinsäureamid „Bayer", Nicotinsäureamid „Blaes".

Pantothensäure, beständig gegenüber Sauerstoff und Erhitzen, α,γ-Dioxy-β,β-dimethylbutyryl-β-alanin.

$$\text{HOH}_2\text{C}\overset{\overset{\displaystyle\text{CH}_3}{|}}{\underset{\underset{\displaystyle\text{CH}_3}{|}}{\text{C}}}\text{—CHOH—CO—NH—CH}_2\text{—CH}_2\text{—COOH}$$

Pellagra-Schutzstoff des Huhns. Bedeutung für den Menschen noch ungeklärt, Mangelerscheinungen nicht bekannt.

Vorkommen. In allen Pflanzen und tierischen Organen.

Tabelle 12.

100 g Nahrungsmittel enthalten	Pantothen-säure mg	100 g Nahrungsmittel enthalten	Pantothen-säure mg
Rinderleber	10,0	Eiklar	0
Rindfleisch	4,0	Weizen, Vollkorn	1,1
Rinderherz	6,0	Roggen, Vollkorn	1
Kalbsleber	10—15	Weißkohl, Blumenkohl	1,1
Kalbsniere	15	Kohlrabi	0,1
Kalbs- und Schweine-		Bohnen, weiße	2,0
fleisch	1	Kartoffeln	0,65
Eigelb	5—10	Hefe	18

Bestimmungsmethoden. Kückenmethode, Rattenwachstumstest, Streptobakterientest nach KUHN und WIELAND, *Hefewachstumstest* nach WILLIAMS.

Einheiten. 1 SbmE. (Streptobacterium-Wachstumseinheit) = 0,02 γ Pantothensäure.

Vitamin B$_6$, Adermin, Pyridoxin; unempfindlich gegen Sauerstoff und Erhitzen, wird durch ultraviolettes Licht zerstört.

$$\begin{array}{c}
\text{CH}_2\text{OH}\\
|\\
\text{C}\\
\text{HOH}_2\text{C—C}\quad\quad\text{C—OH}\\
\parallel\quad\quad\quad|\\
\text{H—C}\quad\quad\text{C—CH}_3\\
\text{N}
\end{array}$$

2-Methyl-3-oxy-4,5-dioxymethyl-pyridin. Pellagra-Schutzstoff der Ratten. Mit Adermin wurden bei Menschen Heilerfolge bei nicotinsäurerefraktären Pellagrafällen und eisenrefraktären hypochromen Anämien erzielt. Adermin wirkt vielleicht als Baustein von Co-Fermenten.

Bedarf des Menschen 1—2 mg täglich.

Vorkommen in Hefe, Leber, Weizenkeimlingen, Fischen usw.

Bestimmungsmethoden. Junge Ratten (40 g) werden aderminfrei ernährt; nach Eintreten der Rattenpellagra (etwa 6 Wochen) wird die zu untersuchende Substanz gegeben. Bei Aderminwirksamkeit heilt die Pellagra in 2 Wochen aus.

Einheiten. 1 Ratteneinheit = 7,5 γ Adermin.

Präparate. Hexobion.

Tabelle 13.

100 g Nahrungsmittel enthalten	Adermin Ratteneinheiten	100 g Nahrungsmittel enthalten	Adermin Ratteneinheiten
Ochsenleber	330	Hühnerei	300
Rindfleisch	130	Weizenkeime . . .	500
Hering	200	Mais	200
Dorschfleisch. . . .	50	Haferflocken . . .	100
Schellfisch	200	Kartoffeln	25
Dorschleber	400	Grünkohl	12
Lachs	200	Spinat	18
Milch	20	Trockenhefe	500—1000

Hämogen, Anämiefaktor, Blutregenerationsfaktor. In seiner Häminstruktur unbekannt. Fehlen dieses Wirkstoffes verursacht beim Menschen Anämie, besonders die perniziöse Anämie. Der mit der Nahrung zugeführte Anämiefaktor wird im Magen mit einem endogenen Magensaftbestandteil vereinigt und ergibt den eigentlichen aktiven anämischen Wirkstoff Anhämin, der nach Resorption in den Organismus und Rückverwandlung in Hämogen in der Leber gestapelt wird, wo er durch Hämogenase aktiviert werden kann. Anhämin wirkt auf die Erythrocytenbildung des Knochenmarks, sein Fehlen führt zur Ausschwemmung unreifer kernhaltiger Erythrocyten. Anämien können auftreten entweder beim Fehlen des Anämiefaktors in der Nahrung oder beim Versagen der Funktion der Magenschleimhaut bezüglich der Produktion der erforderlichen endogenen Komponente (perniziöse Anämie).

Vorkommen in Leber, Hühnerei, Malzextrakt, Weizengrieß, Hefe usw.

Vitamin C, antiskorbutisches Vitamin, 1-Ascorbinsäure; rechtsdrehend, wasserlöslich, bei Sauerstoffausschluß unempfindlich gegen Erhitzen, sehr empfindlich gegenüber Oxydationsmitteln.

$$
\begin{array}{c}
C\!=\!O \\
| \diagdown \\
HO\cdot C \diagdown \\
\| O \\
HO\cdot C \diagup \\
| \diagup \\
H\cdot C\diagup \\
| \\
HO\cdot CH \\
| \\
CH_2OH
\end{array}
$$

Kommt in der Natur in 3 Formen vor: 1-Ascorbinsäure, reversibel oxydiert als Dehydroascorbinsäure und in gebundener Form als Ascorbigen. Alle 3 Formen sind antiskorbutisch wirksam. Mensch, Affe und Meerschweinchen sind auf Zufuhr des Vitamins in der Nahrung angewiesen, die anderen Tiere synthetisieren es selbst. Es findet sich in lebenden Zellen und wird bevorzugt in den Nebennieren, der Hypophyse, dem Corpus luteum gespeichert, wird daher mit der Hormonbildung dieser innersekretorischen Drüsen in Zusammenhang gebracht. Es hemmt die durch Oxydation zustande kommende physiologische Adrenalinzerstörung; scheint durch seine reversible, leichte Oxydabilität bei den Oxydationsvorgängen in allen Zellen eine Rolle zu spielen und bestimmte Fermente wie Papain, Katepsin, die als Gewebsproteinasen wichtig sind, zu aktivieren.

Mangelkrankheiten. Avitaminose Skorbut, bei Kindern MÖLLER-BARLOWsche Krankheit genannt; Hauptsymptom sind spontane Blutungen, vor allem am Zahnfleisch, Blutungen ins Periost, in Muskel- und Sehnenscheiden; Zahl der Thrombocyten, Gerinnungs- und Blutungszeiten sind normal. Erscheinungen bei Hypovitaminose sind Frühjahrsmüdigkeit, langdauernde Darmstörungen usw.

Bedarf. 20—60 mg (durchschnittlich 50 mg) täglich.

Vorkommen in grünen Pflanzenteilen und Früchten (Hagebutten, Apfelsinen, Paprika, Tomaten, Zwiebeln, Spinat, Kopfsalat, Karotten). Wichtigste Vitamin-C-Quelle für die Volksernährung ist die Kartoffel. In frischem Zustande, und zwar nach Kochen in Form von Pellkartoffeln, enthält sie 10—18 mg je 100 g; Kochen und Wässern der geschälten Kartoffeln setzt den Bestand herab, ebenso lange Lagerung. Bei den Konservierungsmaßnahmen der pflanzlichen Nahrungsstoffe wird Vitamin C zerstört.

Tabelle 14.

100 g Nahrungsmittel enthalten	Ascorbinsäure mg	100 g Nahrungsmittel enthalten	Ascorbinsäure mg
Rind-, Ochsen- und Schweinefleisch . .	1,5	Grünkohl	87,0
Kalbsleber	33,0	Rotkohl	46,0
Schweineleber	26,0	Weißkohl	50,0
Rinderniere	11,0	Kopfsalat	8,0
Karpfenfleisch	1,0	Grüne Bohnen	15,0
Vollmilch	1,6	Tomaten	24,0
Käse	1,0	Äpfel	6,0
Butter	0,3	Weintrauben	3,0
Ei	0,0	Schwarze Johannisbeeren	160,0
Brot	0,0	Erdbeeren	58,0
Kartoffeln	13,0	Hagebutten	400,0
Meerrettich	70,0	Citrone	45,0
Karotten	6,0	Citronenschale	150,0
Kohlrabi	50,0	Apfelsine	50,0
Blumenkohl	57,0	Apfelsinenschale	150,0
Spinat	44,0	Hefe	0.0

Bestimmungsmethoden. Biologische Methoden: Versuchstier Meerschweinchen; bei vitamin-C-freier Ernährung nach 3—4 Wochen schwerer Skorbut. Mit Auftreten der ersten Skorbutsymptome wird die auszutestende Substanz verabfolgt (kurativer Test); daneben prophylaktischer und halbprophylaktischer Test sowie *Zahnschnittmethode.* — Die *chemischen Methoden* beruhen größtenteils auf dem starken Reduktionsvermögen des Vitamin C. Bestimmung durch Titration mit Farbstoffen, die durch Reduktion in farblose

Leukoverbindungen übergehen. Bezüglich der einzelnen Bestimmungen siehe Fachliteratur.

Einheiten. 1 Meerschweincheneinheit = 0,5 mg l-Ascorbinsäure; 1 IE = 0,05 mg l-Ascorbinsäure.

Präparate. Cantan, Redoxon, Cebion.

Vitamin D, Calciferol; fettlöslich, unempfindlich gegen Hitze und Luftsauerstoff.

$$\text{H}_3\text{C} \quad \text{CH(CH}_3)\text{—CH}\!=\!\text{CH—CH—CH(CH}_3)_2$$

(Ringstruktur des Calciferols mit den Ringen A, B, C, D und der Seitenkette; am Ring D die Gruppe $\text{CH(CH}_3)\text{—CH}\!=\!\text{CH—CH—CH(CH}_3)_2$ mit CH_3; am Ring A die Gruppen H—C—OH, CH_2, CH_2, H_2C, $=\text{CH}_2$.)

Wurde durch Bestrahlung mit ultraviolettem Licht aus Ergosterin (Provitamin) gewonnen. Calciferol ist mit Ergosterin isomer; enthält 4 Doppelbindungen und ist aus Ergosterin durch Aufspaltung des Ringes B entstanden. Lichtabbau des Ergosterins: Ergosterin — Lumisterin — Protachysterin — Tachysterin — *Vitamin D*$_2$ (Calciferol)—Toxisterin — Suprasterine I und II. Das zuerst gewonnene *Vitamin D*$_1$ = Gemisch von D$_2$ und Lumisterin. — *Vitamin D*$_3$, aus Lebertran gewonnen, ist mit Calciferol nahe verwandt, leitet sich vom Dehydrocholesterin ab, unterscheidet sich in seinem Strukturbild vom Calciferol durch die Natur der Seitenkette (Mindergehalt einer Methylgruppe und einer Doppelbindung). Vitamin D$_2$ und D$_3$ wirken stark antirachitisch. — *Vitamin D*$_4$ entsteht durch Bestrahlung von 22-Dihydroergosterin, unterscheidet sich konstitutionell vom Calciferol durch Aufhebung der Doppelbindung in der Seitenkette. Vitamin D$_4$ wirkt schwächer antirachitisch als D$_2$ und D$_3$.

Vitamin D greift in erster Linie in den Calcium- und Phosphorstoffwechsel ein, reguliert vor allem das Verhältnis von Calcium und Phosphor, welches für die Verkalkungsvorgänge im wachsenden Organismus wichtig ist.

Mangelkrankheiten. Fehlen verursacht Rachitis, deren wesentlichstes Symptom eine Störung im Knochenaufbau ist. Im Blut ist der Kalkgehalt normal, der Phosphorgehalt stark reduziert; Phosphatausscheidung in Stuhl und Urin vermehrt. Der während der Krankheit neu gebildete Knochen verkalkt nicht ausreichend, es kommt zur Bildung von osteoidem Gewebe; fertige Knochen werden entkalkt, dadurch kommt es zu Wachstumsstörungen, zu Verdickungen und schweren Verbiegungen des Knochens infolge des Muskelzuges, dem sie nachgeben. Rosenkranz an den Rippen, Kyphoskoliose, Zwergwuchs, Beckendeformierung, an den Zähnen Schmelzdefekte. Beim Erwachsenen führt Vitamin-D-Mangel zu Osteomalacie (Entkalkung der Knochen mit schwerer Deformierung).

Bedarf des Kleinkindes 1,5 γ täglich, optimale Menge 10 γ. *Vorkommen* in Fischleberölen, Butter, Milch, Eigelb usw.

Tabelle 15. *Vitamin-D-Gehalt einiger Nahrungsmittel.*

100 g Nahrung enthalten	Vitamin D γ	100 g Nahrung enthalten	Vitamin D γ
Kalbsleber	0,50	Kuhmilch	0,21
Schweineleber . . .	4,50	Eidotter	30,00
Hering, Sardinen .	1 300,00	Butter	4,00
Lebertran	1 200,00	Pfifferlinge	8,30
Lebertran von		Steinpilze	8,30
Thunfisch . . .	400 000,00		

Bestimmungsmethoden. Biologische Methoden: Wachsende Ratten werden vitamin-D-frei ernährt. Nach Auftreten der ersten Rachitissymptome wird der zu bestimmende Stoff zugeführt. Feststellung der Heilung durch laufende Röntgenaufnahmen oder durch Bestimmen des Aschegehaltes des Knochens nach gewisser Zeit (kurativer Test). — *Chemische Methoden: Farbreaktionen* nach HALDEN, BROCKMANN und CHEN, *spektrographische Methode* nach FUCHS.

Einheiten. 1 IE = 0,025 γ Vitamin D_2 (Calciferol); 1 U.S.P.-Einheit = 1 IE; 1 klinische Einheit = 100 IE; 1 biologische Einheit oder Rattenschutzdosis = 0,02—0,03 γ täglich.

Präparate. Vigantol.

Vitamin E, Antisterilitätsvitamin, fettlöslich, gegenüber Hitze und Luftsauerstoff beständig; wird durch ultraviolettes Licht und stark wirkende Oxydationsmittel zerstört.

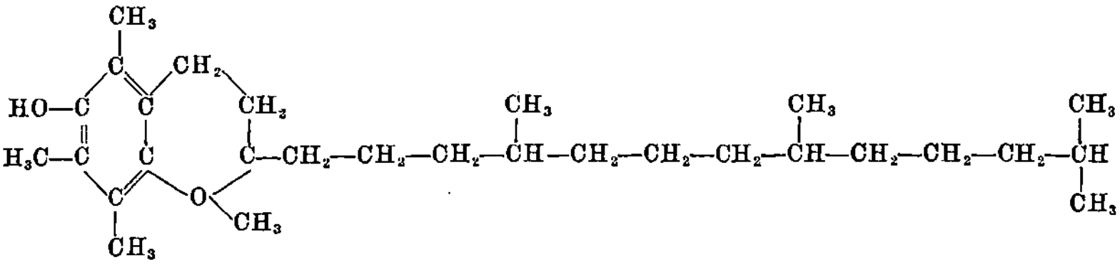

$$
\begin{array}{l}
\text{CH}_3 \\
| \\
\text{C} \quad \text{CH}_2 \\
\text{HO—C} \quad \text{C} \quad \text{CH}_2 \\
\text{H}_3\text{C—C} \quad \text{C—CH}_2\text{—CH}_2\text{—CH}_2\text{—}\overset{\text{CH}_3}{\text{CH}}\text{—CH}_2\text{—CH}_2\text{—CH}_2\text{—}\overset{\text{CH}_3}{\text{CH}}\text{—CH}_2\text{—CH}_2\text{—CH}_2\text{—}\overset{\text{CH}_3}{\text{CH}} \\
\text{C} \quad \text{O} \quad \text{CH}_3 \qquad \qquad \qquad \qquad \qquad \qquad \qquad \qquad \qquad \qquad \qquad \qquad \text{CH}_3 \\
| \\
\text{CH}_3
\end{array}
$$

α-Tokopherol = 2,5,7,8-Tetramethyl-2-[4′,8′,12′-trimethyl-tridecyl]-6-oxychroman (daneben β-Tokopherol, das sich von α-Tokopherol durch den Mindergehalt einer Methylgruppe am Chromanring unterscheidet und γ-Tokopherol, dessen Struktur noch nicht genau bekannt ist).

Mangelkrankheiten. Fehlen von Vitamin E ruft beim männlichen Tier Azoospermie, Atrophie der Samenkanälchen und irreparable Degeneration des spermabildenden Apparates hervor; beim weiblichen Tier Störungen im Graviditätsablauf und Abort. Vitamin E beseitigt Sterilität der Versuchstiere, ist außerdem für die Funktionstüchtigkeit des Nervensystems und der quergestreiften Muskulatur von Bedeutung. Sein Fehlen bewirkt Auftreten von Degenerationsvorgängen im Bereich der Hinterstränge und der vestibulo-tecto-rubrospinalen Bahnen sowie in den Muskelfasern. Eine deutliche Anhäufung findet man in Hypophysenvorderlappen und in der Placenta. Die Bedeutung des Wirkstoffes wird in einer Anregung des Hypophysenvorderlappens zur Produktion von gonadotropem

Hormon gesehen. Auch die Schilddrüsenfunktion wird beeinflußt, und
zwar ebenfalls über eine Anregung des Hypophysenvorderlappens. Beim
Menschen hat sich Tokopherol als günstiger Heilfaktor erwiesen, wenn es
auch bisher nicht gelungen ist, zu zeigen, daß ein Vitamin-E-Mangel in
der Nahrung zu Sterilität führt. Die Versorgung mit diesem Vitamin
scheint mit der üblichen Kost hinreichend zu sein. Allerdings ist der Bedarf
in der Schwangerschaft erhöht. Hauptindikationsgebiete sind habitueller
Abort, drohender Abort, primäre Sterilität (ohne anatomische Ursache).

Vorkommen in Getreidekeimlingen, grünem Gemüse, Salaten, Brunnenkresse, Milch, Butter, Schweinefett, wenig in Früchten.

Tabelle 16.

In 100 g sind enthalten	Tokopherol mg	In 100 g sind enthalten	Tokopherol mg
Weizenkeimlingsöl . . .	260	Grünkohl	3
Weizenkeimlinge . . .	30,5	Eidotter	3
Maiskeimling	16,4	Butter	2,6
Leinöl	23	Käse (20% Fett) . . .	0,6
Kopfsalat, trocken . .	55	Sojabohne	14
Rindfleisch	6	Weizenmehl (90—100%)	5,9
Rinderfett	1	„ (0—70%) .	1,7
Rinderleber	10	Roggenmehl (92—100%)	3,6
Hering	2	„ (0—60%) .	2,0

Bestimmungsmethoden. Biologische Methoden: Geschlechtsreife weibliche
Ratten werden vitamin-E-frei ernährt bis zur Resorptionssterilität. Nach
erfolgter Konzeption werden die zu testenden Präparate gegeben. Bei Vit-
amin-E-Wirkung werden lebende Junge geboren (kurativer Test). — *Chemische Methoden: Potentiometrische Methode* nach Karrer u. a., *colorimetrische Methoden* nach Emmerie und Engel sowie nach Furter und Mayer;
Fluorescenzmethode nach Kofler (bis 5 γ-Tokopherol können erfaßt werden).

Einheiten. 1 Ratteneinheit = 2—3 mg α-Tokopherol; 1 Ratteneinheit = 5—8 mg β- oder γ-Tokopherol.

Präparate. Ephynal, Evion.

Vitamin H, Biotin; wasserlöslich, beständig gegen Erhitzen, Säure und
Laugen. Kommt in 2 isomeren Formen in der Natur vor, als α-Biotin in
Eigelb und Hefe, als β-Biotin in Leber und Milch. Die Biotine enthalten
2 heterocyclische Ringsysteme: einen hydrierten Pyrimidin- und einen
hydrierten Thiophenring.

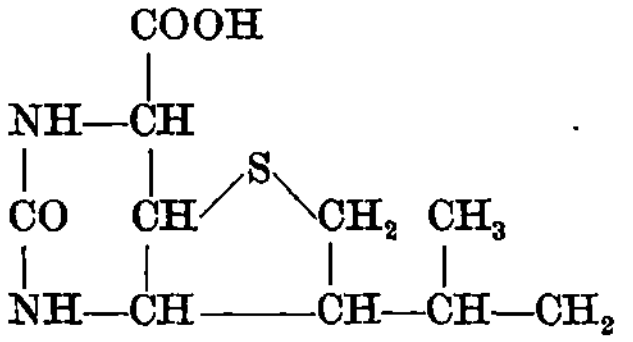

$$\text{α-Biotin} \qquad\qquad \text{β-Biotin}$$

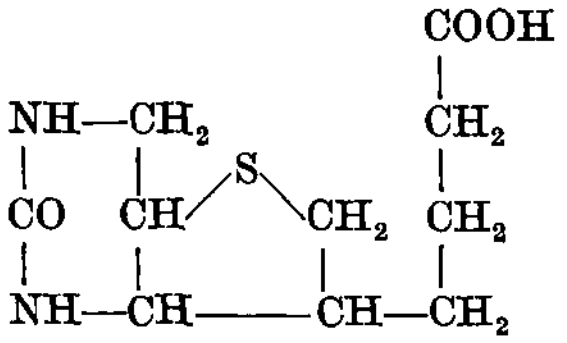

Vitamin H verhütet bei der Ratte das Auftreten seborrhoischer Hauterscheinungen, ist für die reguläre Entwicklung und ständige Regene-
ration der Haut und Haare verantwortlich. Bedeutung für den Menschen: Fehlen führt bei Säuglingen zu Seborrhoe, beim Erwachsenen werden

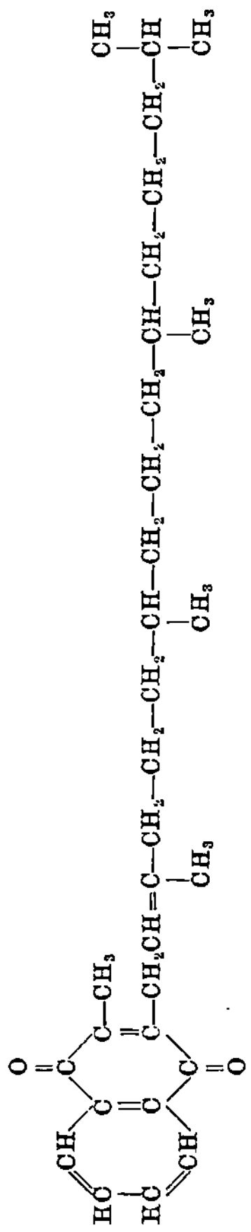

Vitamin K_1 = 2-Methyl-3-phytyl-1,4-naphthochinon

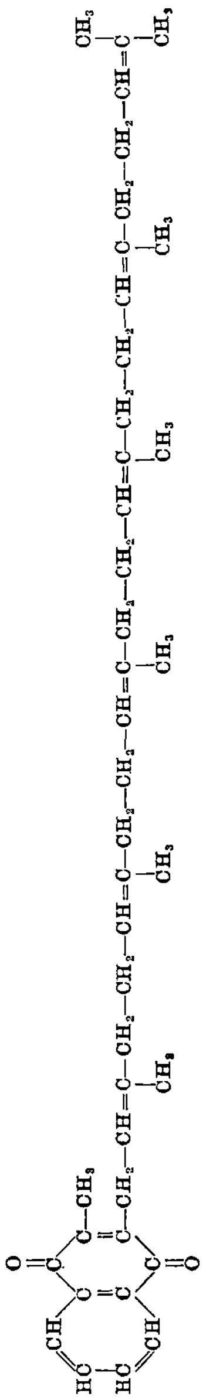

Vitamin K_2

manche Hauterkrankungen mit einer H-Avitaminose ursächlich in Zusammenhang gebracht.

Vorkommen in Eidotter, Milch (Kuhmilch enthält 2—4mal mehr Biotin als Frauenmilch), Leber, Nieren, Hefe, Reiskleie; fehlt vollständig in Fetten, Ölen, den handelsüblichen Hefe- und Leberextrakten.

Tabelle 17.

100 g Nahrungsmittel enthalten	Biotin γ	100 g Nahrungsmittel enthalten	Biotin γ
Rindfleisch	1—2	Reiskleie	120
Rinder- und Schweine-		Hefe	20—25
niere	100—200	Kartoffel	20
Rinder- und Schweine-		Banane.	12
leber	250	Tomate	0,4
Eidotter	300		

Bestimmungsmethoden. Biologische Methoden: Ratten werden biotinfrei ernährt; nach Auftreten der Hauterscheinungen wird die zu prüfende Substanz gegeben. Bei Vitamin-H-Wirksamkeit schnelle Besserung. Außerdem *Verfahren mit Hefe und Bakterien* als Testobjekte; Nachweis von Vitamin H noch in milliardenfacher Verdünnung möglich.

Einheiten. 1 Ratteneinheit = kleinste täglich erforderliche Menge, die verabfolgt werden muß, um die Hauterscheinungen innerhalb 4 Wochen zur Abheilung zu bringen; 1 mg α-Biotin = 10000 s.c. Ratteneinheiten; 1 mg β-Biotin = 27000 s.c. Ratteneinheiten; 1 mg α-Biotin = 25000000 SE (Saccharomyces-Einheiten); 1 SE = diejenige Biotinmenge, die in 5 Std bei 30° eine Verdoppelung einer bestimmten Zahl von Hefezellen bewirkt.

Präparat. Murnil.

Vitamin K, α-Phyllochinon; fettlöslich, sehr lichtempfindlich. Kommt in 2 Formen vor; als K_1 in den höheren Pflanzen (z. B. grünen Pflanzenteilen, Kohl, Spinat, Tomaten), als K_2, ein durch Bakterien synthetisierter Wirkstoff. K_2 kann aus Fischmehl durch Bakterienwirkung gewonnen werden. Auch Colibakterien im menschlichen Darm vermögen es aufzubauen aus Asparagin, Citrat und Glucose. In Tierorganen kommen beide Formen nebeneinander vor (s. Formel S. 443).

Im Organismus wird wahrscheinlich die Seitenkette der Vitamine abgespalten, wodurch das allein biologisch wirksame 2-Methyl-1,4-naphthochinon = *Vitamin K_3* = Menadion entsteht. *Vitamin K_4* (Menadiol) = 2-Methyl-1,4-naphthohydrochinon. *Vitamin K_5* = 2-Methyl-1-oxy-4-aminonaphthalin. *Vitamin K_6* = 2-Methyl-1,4-diaminonaphthalin.

Die biologische Wirksamkeit des Vitamin K_2 beträgt etwa 60% von der des Vitamins K_1, die Wirksamkeit des Vitamins K_3 ist doppelt so groß wie die des Vitamins K_1. Vitamin K ist wichtig für die normale Blutgerinnung. Es ist notwendig für die Aufrechterhaltung eines normalen Thrombogengehaltes im Blut, also des Stoffes, aus dem unter Einwirkung von Thrombokinase und Calcium das Thrombin entsteht.

Vorkommen in den grünen Teilen von Pflanzen, im Eidotter, weniger in Früchten und tierischen Organen. Die Leber ist noch am vitamin-K-reichsten, es folgen Muskulatur, Milz, Blutplasma.

Bestimmungsmethoden. Biologische Methoden: Beim kurativen Test nach DAM werden Kücken vitamin-K-frei ernährt. Nach Auftreten der ersten Blutungen wird die Gerinnungszeit bestimmt und 3 Tage die zu testende

Tabelle 18. *Vitamin-K-Gehalt verschiedener Produkte.* (Nach DAM.)

Produkt	DAM-Einheiten je Gramm Trockensubstanz	Produkt	DAM-Einheiten je Gramm Trockensubstanz
Luzerne	200—400	Tomaten	50
Weißkohlblätter . .	400	Erbsen	15
Spinat	500	Karotten	10
Blumenkohlblätter .	400	Kartoffeln	< 10
Brennesselblätter . .	400	Schweineleber . . .	50
Kastanienblätter . .	800	Kückenleber	< 11
Erdbeeren	15	Plasma	15—20
Hagebutten	10		

Substanz gegeben. Am 4. Tage erneute Bestimmung der Gerinnungszeit. Die Vitamin-K-Menge, die je Gramm Körpergewicht während dieser Zeit die Gerinnungszeit normalisiert = 1 DAM-Einheit. *Kurativer Schnelltest* nach ANSBACHER; *prophylaktischer Test* nach ALMQUIST.

Einheiten. 1 DOISY-Einheit = 1 γ-Vitamin K_1; 1 DOISY-Einheit = 30 DAM-Einheiten; 1 ANSBACHER-Einheit = 20 DAM-Einheiten.

Präparate. Hemodal, Synkavit, Karanum.

Nahrungsmittel.

Vegetabilische Nahrungsmittel.

Roggen und Weizen (Mehl und Brot). Für die Brotbereitung kommen für uns fast ausschließlich Roggen und Weizen, seltener Gerste in Betracht. In den nordischen Ländern wird auch Hafer, in den südlichen Mais benutzt. Weizen- und Roggenkörner enthalten etwa 11 % (Roggen) bzw. 12 % (Weizen) Eiweiß (hauptsächlich die Klebereiweiße Gliadin und Glutenin, in geringer Menge Albumin und Globulin), 1—2 % Fett, 69 % Kohlenhydrate (vorwiegend Stärke; Dextrin, Glucose, Maltose, Saccharose sind nur unwesentlich vertreten), 2—5 % Rohfaser. Bei den Mineralstoffen sind Säuren, besonders P_2O_5 (48 % der Asche) im Überschuß vorhanden; bei den Basen finden sich in der Asche K_2O (32 %), MgO (12 %), CaO (3 %); die Vitamine A und E sind in Spuren, Vitamin B_1 (hauptsächlich im Keimling) ist reichlich enthalten.

Die Getreidekörner werden durch Mahlen zerkleinert; die äußeren Hüllenschichten, welche die eiweißreichen Zellen enthalten, zerfallen dabei nicht so fein wie der innere, vorwiegend aus Stärke bestehende Kern. Durch Siebe werden Mehl und Kleie getrennt; je nach dem Grade der Zerkleinerung und der Maschenweite des benutzten Siebes läßt sich der Anteil der beiden Produkte variieren. Man bezeichnet als „*Ausmahlung*" den Ertrag an Mehl in Prozenten der gemahlenen Kornmenge. Die Ausmahlung schwankt meistens von 60—100 %, geht nur bei ganz feinen Weizenmehlen bis zu 30 % herunter. Je geringer der Ausmahlungsgrad, desto feiner und weißer, aber desto eiweißärmer ist das Mehl. Steht Getreide in beliebiger Menge zur Verfügung, so ist eine Ausmahlung von etwa 70% am zweckmäßigsten. Bei weiterer Ausmahlung werden zwar Menge und Eiweißgehalt des Mehles größer, die Ausnutzung wird aber so viel schlechter, daß von derselben Gewichtsmenge an Mehl trotz des höheren Eiweißgehaltes auch *absolut* weniger an Eiweiß aufgenommen wird als von feinen Mehlen. Auch die Resorption der Kohlenhydrate wird herabgesetzt. Die Kleie wird als Futter für Schweine verwandt, von denen sie gut ausgenutzt wird. Der Eiweißgehalt des Roggenmehles schwankt je nach der Ausmahlung (70—94%) etwa zwischen 7 und 9%, der des Weizenmehles zwischen 11 und 12,5%. Die entsprechenden Brotsorten enthalten zwischen 6 und 7,5% Eiweiß bei Roggen und 7 bis 9% bei Weizen.

Im übrigen ist das Brot noch wie folgt zusammengesetzt: 0,3—1,0% Fett, 2—3% Zucker, 0,3—1,5% Rohfaser, 45—56% andere Kohlenhydrate, 0,9—1,5% Mineralstoffe, geringe Mengen Alkohol (0,2 bis 0,4% bei frischem Brot, 0,1 bei altbackenem) und Säuren (Milch- und Essigsäure), Vitamin B_1 (aus Hefe und Kleie). Der Wassergehalt beträgt bei Roggenbrot zwischen 35 und 46%, bei Weißbrot bis 38%.

Die Ausnutzung des Eiweißes ist bei feinem Weizenbrot sehr gut, etwa 95%, während sie bei grobem Roggenbrot bis auf 50% heruntergehen kann. Die Ausnutzung der gesamten Energiewerte schwankt ebenfalls nach der Ausmahlung von 85—97%.

Tabelle 19.

Ausmahlung	96%	70%
100 g Mehl:		
Gehalt an Eiweiß in 100 g.	8,7 g	6,9 g
Davon ausnutzbar.	55%	75%
Absolute Menge des ausnutzbaren Eiweißes . . .	4,8 g	5,2 g
100 g Korn:		
Mehlmenge	96 g	70 g
Eiweiß	8,7%	6,9%
Absolute Menge des Eiweißes.	8,4 g	4,5 g
Ausnutzbarkeit	55%	75%
Ausnutzbarkeit absolut	4,6 g	3,4 g

Anders liegen die Verhältnisse bei *Mangel an Getreide.* In diesem Falle müssen statt gleicher Mehlmengen gleiche Kornmengen miteinander verglichen werden. Dann sind nicht nur die resorbierten Mengen an Eiweiß, sondern auch an Stärke größer. Die in Tabelle 19 wiedergegebenen Zahlen dürften annähernd den wirklichen Verhältnissen entsprechen. Über maximal 90% sollte aber nicht mit der Ausmahlung gegangen werden, weil solches Brot für viele Menschen schwer verträglich ist und die Ausnutzbarkeit mit dem Grad der Ausmahlung sehr schnell abnimmt.

Ähnlich zu beurteilen bezüglich der Ausnutzung sind auch die Ganzkornbrote, bei denen das Korn vermahlen und ohne Siebung zur Brotbereitung verwandt wird. Die Verfahren von SIMONS, GELLINCK, GROSS, STEINMETZ, KLOPFER, SCHLÜTER u. a. liefern zum Teil sehr wohlschmeckende Brote mit hohem Eiweißgehalt, die Ausnutzung ist aber mangelhaft. Alle diese Brotsorten, ebenso wie die groben aus stark ausgemahlenem Mehl hergestellten, können als diätetische Präparate zur Anregung der Peristaltik gute Dienste leisten und werden auch wegen ihres kräftigen Geschmackes gern gegessen. Als allgemeine Volksnahrungsmittel kommen sie aber wegen ihrer geringen Ausnutzbarkeit und weil sie von vielen Menschen schlecht vertragen werden, nicht in Betracht.

Verschiedentlich ist auch versucht worden, die Ausnutzbarkeit des Eiweißes durch besondere Aufschließungsverfahren zu verbessern. Erreicht ist das vielleicht am meisten bei dem Finalmehl von FINKLER, das durch feuchtes Vermahlen und Kochsalzzusatz mit besonderen Maschinen hergestellt wird. Eingebürgert hat sich jedoch dieses Präparat nicht; der Geschmack ist etwas strohig, die technischen Schwierigkeiten sind groß.

Zur Herstellung gewöhnlichen Brotes werden 100 Teile Mehl mit etwa 80 Teilen Wasser und etwa 1 Teil Kochsalz angerührt. Die Backtemperatur beträgt 200—270° C, die Backdauer je nach Größe des Brotes bis zu 7 Stunden. Durch den Backprozeß werden die Hüllen der Stärkekörner gesprengt, die Stärke zum Quellen gebracht und verkleistert, wodurch sie leichter verdaulich wird. Ein kleiner Teil der Stärke wird dabei in Dextrin und andere lösliche Produkte übergeführt. Um das Gebäck locker zu machen, muß während des Backens oder vorher im Innern Gas entwickelt werden. Die Gasentwicklung wird bei Roggenbrot meistens durch Sauerteig bewirkt; der wirksame Bestandteil sind Hefen, milchsäurebildende Bakterien der Coligruppe sowie lange Milchsäurebacillen. Die Hefen bewirken alkoholische Gärung, produzieren Alkohol und Kohlensäure, während die Bakterien reichlich Milchsäure, eventuell auch Gas, entwickeln. Bei Verwendung von Sauerteig wird das Brot sauer. Das Weizenmehl wird mit Preßhefe gebacken, die nur wenig mit Bakterien verunreinigt ist und bei welcher die alkoholische Gärung fast rein auftritt. Deshalb ist Weizenbrot weniger sauer als Roggenbrot. Bei der Gärung wird etwa 1—2% des Mehles in Alkohol und Kohlensäure usw. verwandelt. Etwas Alkohol bleibt im Brot, der größte Teil verflüchtigt sich und trägt zur Lockerung des Brotes bei. Die Hefe enthält reichlich Vitamin B_1, der Bedarf an diesem wird durch das Brot gedeckt. Mit Backpulver hergestelltes Gebäck ist vitamin-B_1-frei.

Backpulver entwickeln beim Erhitzen auf rein chemischem Wege Kohlensäure; sie geben eine gute Lockerung, aber einen weniger guten Geschmack als Hefe. Sie werden fast ausschließlich in der feinen Bäckerei und Konditorei verwendet. Einige Zusammensetzungen gebräuchlicher Backpulver seien angeführt:

30 Teile Natriumbicarbonat + 70 Teile saures weinsaures Kalium,
11 „ „ + 9 „ „ Calciumphosphat,
17 „ „ + 19 „ Ammoniumtartrat.

Auch reines Ammoniumcarbonat (7 g auf 500 g Mehl), das sich zu Kohlensäure und Ammoniak verflüchtigt, kann benutzt werden (Hirschhornsalz), gibt dem Gebäck aber einen laugenhaften Geschmack.

Brotfehler werden sehr häufig durch verdorbenes Mehl verursacht. Zu saures Brot kann zu Magenbeschwerden führen (Aufstoßen, Sodbrennen, Magendruck). Fadenziehen des Brotes wird durch den Heu- oder Kartoffelbacillus (Bacillus mesentericus) hervorgerufen, es kann durch Erhöhung des Milchsäuregehaltes vermieden werden. Andere Brotfehler, so z. B. auf Wucherungen von Schimmelpilzen (Aspergillus, Mucor, Penicillium) oder Bakterien (Bact. prodigiosum) zurückzuführende schwarze, grüne, weiße und rote Verfärbungen lassen sich durch Verarbeitung reiner Mehle sowie durch trockene, kühle und luftige Aufbewahrung ausschalten.

Die Frage, ob Roggen- oder Weizenbrot vorzuziehen ist, läßt sich nicht vom hygienischen Standpunkt allein beantworten. Weizenbrot ist an Vitamin B_1 ärmer, aber etwas eiweißreicher. Eiweiß und Kohlenhydrate werden besser ausgenutzt; die vollständige Resorption hat aber den Nachteil, daß die Anregung der Darmperistaltik durch die Rückstände fortfällt. Deshalb führt eine ausschließliche Weizenbrotnahrung leicht zu chronischer Obstipation. Die in manchen Gegenden Norddeutschlands übliche Sitte, Weißbrot zusammen mit grobem Roggenbrot zu verzehren, versucht hier einen Ausgleich zu schaffen.

Hafer unterscheidet sich durch einen hohen Fettgehalt (6—10%) von den anderen Getreidearten. Kommt als Brotgetreide wenig, dafür in verschiedenen Formen in Speisen zur Verwendung. Durch Zerquetschen zwischen Glattwalzen entstehen Haferflocken (Zusammensetzung: 14,4% Eiweiß, 6,8% Fett, 66,5% Kohlenhydrate), durch Grobschroten Hafergrütze. Hafermehl dient zur Herstellung von Haferkakao, nach Aufschließung durch Dämpfen, Darren, Rösten oder Diastase zur Erzeugung diätetischer oder Nährpräparate (Kindermehle von Knorr, Kufeke, Hohenlohe, Theinhart).

Gerste weicht in der Zusammensetzung nicht wesentlich von den anderen Getreidearten ab. Wird zur Malzgewinnung für Brauereien und Brennereien verwendet sowie zur Herstellung von Kaffee-ersatz, Grütze, Graupen, Perlgraupen, Rollgerste, Kindernährmitteln.

Buchweizen ähnelt in chemischer Hinsicht den Getreidearten, wird als Grütze oder Mehl zur Herstellung von Brei, Suppen und Speckpfannkuchen benutzt.

Reis, aus Oberitalien und überseeischen Ländern (Nordamerika, Java und Hinterindien) importiert, ist ein wertvolles Nahrungsmittel. Zusammensetzung: 7,9% Eiweiß (Gliadin fehlt), 0,5% Fett, 78% Kohlenhydrate. Er ist gut ausnutzbar, Eiweiß zu 80%, Kohlenhydrate fast vollständig. Dient ost- und südasiatischen Völkern fast ausschließlich als Nahrungsmittel. Reis wird zur Herstellung alkoholischer Getränke (Arrak, Reisbier, Reiswein) sowie von Grieß, Mehl, Puder verwandt. Die vorwiegende Ernährung mit geschältem, von der Samenschale, dem Silberhäutchen, befreiten Reis führt zu der Avitaminose Beri-Beri (s. S. 433). Aus den Silberhäutchen läßt sich das antineuritische Vitamin B_1 in konzentrierter Form darstellen.

Mais. Die Samen besitzen einen Fettgehalt von 4—8%. Sie dienen zur Herstellung von Bier, Kaffee-Ersatz, Glucose. Mahlprodukte: Grieß, Mehl. Maisstärke wird als Puddingpulver benutzt und unter verschiedenen Handelsnamen verkauft (Mondamin, Maizena, Maismon, Gustin, Cornflower, Palamond, Sirona, Panin usw.). Bedeutung hat auch der von der Maizena-Gesellschaft aus Maisstärke hergestellte Traubenzucker (Dextropur), der als leicht resorbierbares Kohlenhydrat verwendet werden kann, wenn die größere Süßkraft des Rohrzuckers unerwünscht ist. Bei vorwiegender Maisernährung kommt es zur Avitaminose Pellagra, einer Hauterkrankung, die mit schweren Störungen seitens des Nervensystems einhergeht. Pellagra wird durch den Pellagra-Schutzstoff, ein Nicotinsäureamid, auch PP-Faktor genannt, verhütet (s. S. 435).

Hülsenfrüchte sind die reifen Samen der kultivierten Leguminosen: Erbsen, Bohnen, Linsen, Puffbohnen, Kichererbsen, Platterbsen. Sie sind charakterisiert durch einen hohen Eiweißgehalt (20—28%). Der Gehalt an Fett beträgt 1—3%, an Kohlenhydraten 48—60%, an Mineralstoffen 1,8—4,5%. Im *Eiweiß* herrschen die salzlöslichen Globuline (Legumin, Phaseolin, Vicilin) vor; Prolamine sind nicht vorhanden. Da lebenswichtige Aminosäuren fehlen, ist es dem tierischen Eiweiß biologisch nicht gleichwertig. Das *Fett* zeigt einen hohen Gehalt an Phosphatiden; die *Kohlenhydrate* bestehen fast ausschließlich aus Stärke. In den *Mineralstoffen* überwiegen die Basen (hauptsächlich Kalium, Calcium) gegenüber Phosphorsäure. — Infolge des biologisch nicht sehr hochwertigen und schlecht ausnutzbaren Eiweißes ist die Bedeutung der Leguminosen nicht so groß wie man zunächst annehmen könnte. Die aus ihnen hergestellten Mehle eignen sich wegen des fehlenden Klebers nicht zur Brotbereitung. Die aus Hülsenfrüchten bereiteten Speisen sind sehr voluminös und werden von vielen Menschen schlecht vertragen. Um 40 g verdauliches Eiweiß zu erhalten, sind etwa 240 g trockene Erbsen erforderlich, die mindestens 800 g dicken Brei liefern. In mäßigen Mengen genossen sind Leguminosen eine billige Eiweißquelle, die zur Ergänzung der Eiweißzufuhr dienen kann. Ihrer schlechten Verdaulichkeit wegen ist vor übermäßiger Verabreichung, besonders in Volksküchen und geschlossenen Anstalten, zu warnen.

In neuerer Zeit spielen auch *Sojabohnen* und *Erdnüsse* eine Rolle. Erdnüsse enthalten 25—35% Eiweiß, etwa 46% Fett, 10—20% Kohlenhydrate; sie dienen zur Gewinnung von Erdnußöl, werden zu Kaffee-Ersatz (Austria-Kaffee), Erdnußschokolade, Back- und Süßwaren verarbeitet und können nach dem Rösten wie Mandeln und Kastanien roh gegessen werden. Die Sojabohne hat folgende Zusammensetzung: 35—50% Eiweiß, 16—24% Fett, 27% Kohlenhydrate, 1—2% Asche. Das *Eiweiß* enthält lebenswichtige Aminosäuren (Lysin, Arginin), ist reich an Phosphatiden; die *Kohlenhydrate* bestehen hauptsächlich aus Zucker und Pentosanen, die *Mineralstoffe* aus Alkaliphosphaten mit hohem Basenüberschuß. Von den reichlich vorhandenen *Vitaminen* herrscht Vitamin C vor.

Kartoffeln. Zusammensetzung: 2% Stickstoffsubstanz, 0,2% Fett, 20% Kohlenhydrate, 1% Rohfaser, 1% Mineralstoffe, etwa 75%

Wassergehalt. Die *Stickstoffsubstanz* besteht etwa zur Hälfte aus biologisch hochwertigem Eiweiß, die andere Hälfte setzt sich aus geringen Mengen Asparagin, Purinbasen und dem giftigen Solanin zusammen. Bei den *Kohlenhydraten* überwiegt Stärke, außerdem wenig Monosen, Dextrin und Pentosen; bei den *Mineralstoffen* hoher Kaliumgehalt und Basenüberschuß. Von Bedeutung für die Volksernährung ist besonders der Gehalt an *Vitamin C*, welches sich hauptsächlich in den Randpartien findet (Kartoffeln möglichst dünn schälen!). Durch Lagerung der Kartoffeln entstehen Verluste an Nährstoffen, vor allem an Vitamin C. Unter Enzymwirkung geht ein Teil der Stärke in Saccharose und Invertzucker über, welcher veratmet wird. Da bei einer Lagertemperatur von etwa 0^0 C an abwärts keine Atmung besteht, steigt der Zuckergehalt (normal 0,4 bis 3,4 %). Die gelagerte Kartoffel bekommt einen süßen Geschmack, welcher bei Aufbewahrung in 20—30^0 C wieder verschwindet. Bei —3^0 C erfrieren die Kartoffeln und werden infolge ihrer schnellen Verderblichkeit für die Ernährung unbrauchbar. Zweckmäßige Lagertemperaturen sind + 2^0 bis + 6^0 C. Die Kartoffeln sind ein ausgezeichnetes Nahrungsmittel — Eiweiß wird zu etwa 70 %, Kohlenhydrate zu 90 % ausgenutzt, wenn die Kartoffeln gut gekaut oder in Breiform gegeben werden —, das zu niedrigem Preise reichliche Mengen von Kohlenhydraten zuzuführen gestattet, daneben aber auch Eiweiß in nicht unbedeutender Menge liefert. Ein großer Vorzug besteht in dem durch verschiedene Zubereitungsmöglichkeiten veränderlichen Geschmack, der einen dauernden Genuß von Kartoffeln gestattet.

Gemüse und Salatkräuter. Gemüse sind wasserreiche frische Pflanzenteile (Wurzeln, Wurzel- oder Rhizomschößlinge, Blätter und Blattstiele, Blüten, unreife Früchte, Samen) der Kreuz-, Dolden-, Korbblütler, Melden- und Liliengewächse. Sie besitzen neben Riech- und Geschmacksstoffen diätetisch wichtige Substanzen. — Auch wildwachsende Pflanzen *(Wildgemüse)* sind für die Ernährung geeignet.

Als *Gemüse* werden verwendet:

Wurzeln: Möhren, Pastinaken, Petersilie, Sellerie, Steckrüben, Weißrüben, Kohlrabi, Rettich, Radieschen, Meerrettich, rote Rüben, Schwarzwurzeln; *Wurzelschößlinge:* Spargel; *Blätter:* Weiß-, Wirsing-, Rot-, Rosen-, Grünkohl, Spinat, Mangold; *Blüten:* Blumenkohl (fleischig gewordener Blütenstand), Artischocken (fleischiger Blütenboden und Hüllschuppen); *unreife Früchte:* Garten-, Vits-, Busch-, Stangenbohnen (fleischige Hülsen), große Bohnen, Erbsen (unreife Samen); *Früchte einjähriger Pflanzen:* Gurken, Kürbisse, Tomaten, Zwiebeln der Alliumarten (Schalotte, Lauch, Porree, Knoblauch); letztere gehören auch zu den Gewürzen; *Blattstiele:* Weißrüben, Rhabarber (Verwendung als Kompott, Blattspreiten wegen des hohen Oxalgehaltes gesundheitsschädlich).

Als *Salatkräuter* dienen: Kopfsalat, Endivien, Löwenzahn, Gartenkresse, Brunnenkresse, Löffelkraut, Rapünzchen, wildwachsende Brennesseln, Wegerich, Gänsefuß, Sauerampfer. Dill, Estragon,

Petersilie, Sellerielaub u. a. (besonders aromatisch) finden als Gewürze Anwendung.

Die Gemüse zeichnen sich aus durch einen sehr hohen Wassergehalt (Blatt- und Wurzelgemüse um 90%, Spargel, Kürbis, Tomaten um 95—98%). Der Gehalt an calorischen Nährstoffen entspricht nur 200—400 Calorien in 1000 g; es sind vorhanden: 1—3,5% Eiweiß, 0—0,5% Fett, 3—6,5% Kohlenhydrate (bei Wurzeln und Rüben vorwiegend Saccharose; bei den übrigen Gemüsen Monosen, Pentosen, Pektin, Stärke, Hemicellulose).

Tabelle 20.

Bezeichnung	Wasser %	Stickstoffsubstanz %	Reineiweiß %	Fett %	Rohfaser %	N-freie Extraktstoffe %	Asche %
Spargel	95,34	1,64	1,00	0,11	0,63	1,74	0,54
Rhabarber							
geschälte Stengel. . .	94,74	0,69	0,33	0,10	0,58	3,01	0,88
ungeschälte Stengel. .	94,07	0,74	0,40	0,11	0,84	3,30	0,94
Blattspreiten	88,54	3,99	3,43	0,71	1,04	4,35	1,37
Kopfsalat	95,43	1,43	1,10	0,24	0,54	1,59	0,77
Oberkohlrabi	92,77	2,02	1,03	0,14	0,64	3,57	0,86
Spinat	93,34	2,28	2,10	0,27	0,50	1,74	1,87
Mangold, Blätter	91,86	2,50	2,19	0,42	0,75	2,83	1,63
„ Stiele	95,01	0,82	0,53	0,10	0,78	2,42	0,87
Große Bohnen	79,50	6,48	4,86	0,43	2,91	9,75	0,93
Junge Erbsen	77,27	6,75	4,14	0,42	2,06	12,58	0,92
Grüne Bohnen	89,35	2,51	1,65	0,24	1,11	6,06	0,73
Wachsbohnen	82,61	1,77	1,02	0,16	0,99	3,85	0,61
Gurken, geschält	97,66	0,55	0,39	0,17	0,30	0,89	0,43
„ ungeschält	97,32	0,64	0,47	0,16	0,43	0,96	0,49
Zwiebeln	89,16	1,10	0,64	0,12	0,71	8,44	0,48
Zwiebelblätter	92,45	1,34	1,11	0,29	0,94	3,95	1,03
Sellerie	90,54	1,34	1,09	0,27	1,01	5,87	0,97
Mohrrüben, frühe	89,62	0,90	0,74	0,31	0,93	7,45	0,79
„ späte	89,45	1,15	0,76	0,28	1,10	7,17	0,85
Rote Rüben	91,72	1,12	0,83	0,05	0,88	5,46	0,77
Steckrüben	94,16	0,77	0,58	0,11	0,65	3,85	0,46
Blumenkohl	90,68	3,11	1,70	0,40	1,15	3,73	0,93
Wirsing	92,11	2,01	1,23	0,18	0,82	4,03	0,75
Rotkohl	93,10	1,50	0,88	0,15	0,80	3,79	0,66
Weißkohl	94,11	1,20	0,65	0,13	0,69	3,29	0,58
Rosenkohl	83,62	5,75	3,16	0,47	1,33	7,10	1,73
Grünkohl	80,97	5,80	3,39	0,88	1,85	8,95	1,55

Die Bedeutung der Gemüse für die Ernährung liegt darin, daß sie das Volumen der Nahrung und damit das Sättigungsgefühl vermehren. Durch die in gut verträglicher Form zugeführte Cellulose regen sie die Darmperistaltik an, den Geschmack der Kost gestalten sie abwechslungsreicher. Durch sie werden Mineralstoffe mit hohem

Eisengehalt und Basenüberschuß, Vitamine (besonders Vitamin B), Enzyme, organische Säuren (Citronen- und Äpfelsäure), Chlorophyll, Xanthophyll, Carotin und aromatische Stoffe dem Organismus zugeführt.

Pilze. Zusammensetzung: Wassergehalt etwa 90%, Fett 0,3%, Kohlenhydrate 4—6%, Stickstoffsubstanz 3—5%. Von der letzteren besteht jedoch nur ein Drittel wirklich aus Eiweiß, welches durch Fehlen lebenswichtiger Aminosäuren dem tierischen Eiweiß biologisch nachsteht, außerdem beträgt die Ausnutzung nur 60%, durch Trocknen und Pulverisieren der Pilze kann sie verbessert werden. Beachtenswert ist der Vitamingehalt: im Pfifferling Vitamin A (Carotin), im Reizker und Habichtspilz Vitamin B_1, bei den anderen Arten Vitamin B_2 und Nicotinsäure in wechselnder Menge; die meisten Pilze enthalten reichlich Vitamin D. Der Nährwert der Pilze wird meistens erheblich überschätzt (Propaganda!). Als Volksnahrungsmittel kommen sie nicht in Betracht (relativ geringes Vorkommen und hoher Preis). Von den einheimischen Sorten sind die häufigsten:

Blätterpilze: Champignon, echter Reizker, Knoblauchpilz, Pfifferling, Eierschwamm;

Röhrenpilze: Steinpilz, Rothäuptchen, Birkenpilz, Ziegenlippe und verwandte Boletusarten;

Stachelpilze: Habichtsschwamm oder Rehpilz;

Lorchelpilze: Morchel, Lorchel;

Trüffelpilze: deutsche Trüffel.

Die Gefahr der *Vergiftung* durch Pilze ist bei einiger Sorgfalt nicht allzugroß. Es gibt außer der Sachkenntnis kein Mittel, giftige Pilze von ungiftigen zu unterscheiden. Hauptsächlich kommen die Vergiftungen durch Pilze zustande, die ihrem Aussehen nach mit den beliebtesten Speisepilzen verwechselt werden. Es sind:

der *Knollenblätterschwamm* oder Giftwülstling, der sich vom Champignon (in der Jugend rötlich gefärbte, im Alter fast schwarz werdende Lamellen) durch seine vollständig weißen Lamellen und die am unteren Ende des Stieles befindliche Knolle unterscheidet;

der *Giftreizker* mit weißer, scharf schmeckender Milch (echter Reizker mit rötlicher, mild schmeckender Milch; im Schnitt färbt sich das Fleisch rot);

der *Satanspilz*, der im Gegensatz zum Steinpilz einen intensiv roten Stiel besitzt und beim Zerschneiden oder Zerbrechen Blaufärbung zeigt.

Zu den leicht erkennbaren Giftpilzen gehören: *Fliegenpilz, Speiteufel, Kartoffelbovist.* Der *Gallenröhrling* ist nicht eigentlich giftig, schmeckt aber scheußlich bitter (bereits in kleinsten Mengen ungenießbar). Die eßbare *Lorchel* kann schwere Gesundheitsstörungen verursachen, daher darf man sie nur in frischem Zustande verwenden, vorher abkochen und auspressen; getrocknet ist sie ungiftig.

Die Ursache der Giftwirkungen scheint auf verschiedenen gleichzeitig vorhandenen toxischen, zum Teil noch unbekannten Substanzen zu beruhen. Fliegenpilze enthalten neben anderen Toxinen Muscarin, Lorcheln giftige Helvellasäure, der Knollenblätterschwamm Amanitin, andere Pilze Neurin.

Die häufigste Pilzvergiftung wird durch den Knollenblätterschwamm hervorgerufen. 12—15 Std nach dem Essen treten Durchfälle und

Krämpfe, Gelbsucht (akute gelbe Leberatrophie) auf; Exitus nach 3 bis 8 Tagen; Letalität 60%.

Auch eßbare Pilze werden durch Fäulnis giftig. Die Giftwirkung beruht auf Neurin, welches durch Acetylierung des in Pilzen vorkommenden Cholins gebildet wird. Daher sind eßbare Pilze nur in frischem oder getrocknetem Zustand zu verwenden.

Obst. Bei den zahllosen Obstarten lassen sich folgende Hauptgruppen unterscheiden:

K e r n o b s t. Äpfel, Birnen, Quitten, Mispel usw.; die Wildfrüchte Weißdorn, Hagebutten, Elsebeeren, Speierlinge, Ebereschen.

S t e i n o b s t. Aprikosen, Kirschen, Pfirsiche, Pflaumen usw.; die Wildfrüchte Schlehen, Cornelkirschen; die Südfrüchte Tahitiäpfel, Mango-, Kaki-, Lotus-, Icaco-, Mombipflaumen, Datteln, Oliven.

B e e r e n o b s t. Heidel- und Preißelbeeren, Johannis-, Stachelbeeren, Weintrauben, Brombeeren, Himbeeren, Maulbeeren, Erdbeeren, Longanbeeren, japanische Weinbeeren, Berberitzen, Mahonien, Holunder- und Wachholderbeeren.

S c h a l e n o b s t. Haselnußarten, Hickorynüsse, Walnüsse, Kastanien, Paranüsse. *Kapselfrüchte:* Bananen, Früchte des Affenbrotbaumes, Kürbisse, Wassermelonen.

S ü d f r ü c h t e. Apfelsinen, Mandarinen, Orangen, Bergamotten, Citronen, Limonen, Pomeranzen, Grape-fruit usw.

Für die Lieferung eigentlicher Nahrungsstoffe kommt Obst wenig in Betracht. Seine Zusammensetzung entspricht (abgesehen vom Schalenobst) ungefähr der des Gemüses. Der Wassergehalt beträgt 80%, beim Beerenobst bis 90%, der Gehalt an Stickstoffsubstanz 0,3—1,8%, an Fett 0,1—0,3%, an Kohlenhydraten 3—18%, an Mineralstoffen 0,3—0,8%, an Rohfaser 0,3—5,6% (bei Hagebutten 9,87%). Der Gehalt an organischen Säuren liegt zwischen 0,3—5,3% (als Äpfelsäure berechnet). Charakteristisch ist weiter der Gehalt an Vitaminen, Enzymen und diätetisch wichtigen Aromastoffen.

Stickstoffsubstanz (zum Teil Eiweiß, zum Teil Purinbasen usw.) zeigt in Beerenfrüchten die höchsten, im Kernobst mittlere, im Steinobst die niedrigsten Werte.

Fett. Phosphatide, wachs- und harzartige Körper.

Kohlenhydrate. Hauptsächlich Zucker (Beeren- und Steinobst 3—4%, Kernobst 7—17%, Weintrauben 9—18%), vorwiegend Monosen (Glucose und Fructose), weniger Saccharose; letztere kann bei einigen Obstarten zunehmen, z. B. enthält Ananas zur Reifezeit nur Saccharose (12—15%); Pektine in wechselnder Menge, im Kernobst 2—4%, im Beerenobst 0,6—0,7% (in Himbeeren 1,2—1,4%); Stärke in unreifen Früchten, fehlt bei völliger Reife (Ausnahme Schalenobst); Cellulose und Pentosane in Zellwänden, Fruchtmark, Schalen, Steinen, Kernen.

Säuren. Äpfelsäure, Citronensäure, Weinsäure. Gesamtsäuregehalt meist unter 2% (Preißelbeeren, Stachelbeeren, Erdbeeren, saure Kirschen etwa 2%; Himbeeren 1,6%; die übrigen Obstarten zwischen 0,6—0,9% ; Bananen 0,38%, Birnen 0,27%). Johannisbeeren haben 2,35%, Citronen 5—7% Säure.

Gerbstoffe sind fast in allen Obstarten zu 0,02—0,36% enthalten, in Quitten bis 0,46%, in Mispeln 0,87%.

Aromastoffe. Ätherische Öle und Ester.

Mineralstoffe (an Basen vorwiegend Kalium, an Säuren Phosphorsäure). Meist 0,26—0,80%, bei Schalenfrüchten 1,65—2,67%; Hagebutten 4,64%.

Vitamine. Hauptsächlich Vitamin C; extrem vitaminreich (mehr als 120 ME) sind schwarze Johannisbeeren, Apfelsinen, Citronen, Pampelmusen, Erdbeeren, Vogelbeeren; vitaminreich (50—120 ME) sind Hagebutten, Himbeeren, Stachelbeeren; vitaminhaltig (30 bis 50 ME) sind rote Johannisbeeren, Mandarinen; vitaminarm (12 bis 30 ME) sind Äpfel, Ananas, Bananen, Holunderbeeren, Kirschen, Pflaumen. Vitamin A findet sich vor allem in Ananas, Apfelsinen, Brombeeren, Feigen, Heidelbeeren, roten Johannisbeeren, dunklen Kirschen; in geringer Menge in Holunderbeeren, blauen Pflaumen, Reineclauden, Stachelbeeren; in anderen Obstarten in Spuren (in den Beeren an Schalen und Kerne gebunden). Vitamin B ist spärlich vorhanden in Ananas, Brombeeren, Heidelbeeren. Vitamin D fehlt. Vitamin E in Bananen und Orangen.

S c h a l e n f r ü c h t e. Wassergehalt beim Ernten 20—25%, in der Handelsware 6—7%. Bei Nüssen und Mandeln ist der Proteingehalt 17—22%, der Fettgehalt 53—67%, der Kohlenhydratgehalt (meist Stärke) 7—13%; bei Kastanien der Proteingehalt 11%, der Fettgehalt 7%, der Stärkegehalt 69% (s. Tab. 21, S. 455).

Obst wirkt durch seinen Wassergehalt stark durstlöschend; durch den Gehalt an Fruchtsäuren und Cellulose wird die Darmperistaltik angeregt. Mit Obst werden dem Körper reichlich Mineralsalze und Vitamine (insbesondere Vitamin C) zugeführt. Hierin ist die Hauptbedeutung des Obstes als Nahrungsmittel zu sehen.

Konservieren von Obst und Gemüse.

T r o c k n e n. Bei manchen Obstsorten (Äpfel, Birnen, Pflaumen, Aprikosen) sehr gebräuchlich. Der Geschmack wird verändert, Nährstoffe und Verdaulichkeit bleiben erhalten. Der Wassergehalt beträgt 16—40%, der Gehalt an Proteinen 1,7—4,5%, an Fett 0,3—1,9%, an Kohlenhydraten 46—62%, an Mineralstoffen 1,4—3,6%. Aromastoffe, Enzyme und Vitamin C leiden, Vitamin A und B bleiben erhalten. Für Gemüse ist das Trocknen weniger empfehlenswert, die Verdaulichkeit wird herabgesetzt, der Geschmack leidet stark, Vitamin C wird zerstört. Der Wassergehalt soll 10—12%, nicht über 14% betragen. 100 g Trockengemüse = 1000 g Frischgemüse.

E r h i t z e n. Obst und Gemüse werden, in Blechbüchsen sterilisiert, von der Nahrungsmittelindustrie in den Handel gebracht. Geschmack und Verdaulichkeit leiden wenig, Vitamine sind zerstört. Das im Haushalt selbst eingekochte Obst und Gemüse (Apparate von WECK, REX usw.) ist ebenso zu beurteilen. Empfehlenswert ist es, etwa 24 Std nach der ersten Sterilisierung nochmals kurz zu sterilisieren. Zur Erhaltung der grünen Farbe werden von der Industrie oft kleine Mengen von Kupfer zugesetzt. 55 mg/kg sind zugelassen und unschädlich.

Einfrieren. In neuester Zeit findet das Gefrierverfahren zur Konservierung Anwendung. Die Tätigkeit der Mikroorganismen wird hierdurch herabgesetzt, aber auch die Enzyme werden vernichtet. Küchentechnisch verhält sich das gefrostete Obst und Gemüse wie Frischware, ist aber sehr teuer.

Gärungsgemüse. Sauerkraut wird aus Weißkraut hergestellt. Bei der mit Kohlensäureentwicklung einsetzenden Gärung verwandeln Milchsäurebakterien (Bact. brassicae acidae) Zucker in Milchsäure, geringe Mengen

Tabelle 21.

Obstart	Wasser %	Un-lösliche Stoffe %	Protein %	Invert-zucker %	Saccharose %	Säure %	Tannin %	Rohfaser %	Asche %
Äpfel	83,85	3,03	0,40	8,35	1,60	0,65	0,07	1,32	0,41
Birnen . . .	82,75	5,13	0,36	9,03	1,28	0,27	0,03	2,58	0,35
Quitten . . .	81,90	6,42	0,60	6,68	0,64	0,93	0,07	1,86	0,58
Mispeln . . .	73,15	10,43	0,77	10,66	0,14	1,15	0,05	2,85	0,76
Hagebutten . .	25,47	—	2,99	16,09	3,28	—	—	9,87	4,64
Ebereschen . .	75,43	8,11	1,17	7,99	0,51	1,63	0,23	3,19	0,80
Pflaumen . . .	80,37	2,35	1,01	7,51	1,77	0,95	0,07	0,53	0,51
Reineclauden .	81,88	2,77	0,55	6,47	3,64	1,25	0,17	0,63	0,60
Mirabellen . .	80,68	2,04	0,79	6,42	3,14	0,88	0,15	0,74	0,53
Kirschen, süße	81,68	2,31	1,21	10,12	0,57	0,68	0,10	0,33	0,49
„ saure	84,55	2,08	0,78	8,43	0,25	1,80	0,18	0,27	0,50
Aprikosen . . .	85,21	2,46	0,86	3,13	3,63	1,27	0,07	0,80	0,67
Pfirsiche . . .	82,70	3,02	1,21	3,51	4,25	0,81	0,10	0,95	0,58
Weinbeeren . .	79,12	—	0,69	14,96	—	0,77	—	1,23	0,48
Johannisbeeren	83,80	7,15	0,51	5,04	0,24	2,35	0,21	4,03	0,66
Stachelbeeren .	85,45	4,65	0,47	5,55	0,48	1,90	0,09	2,70	0,49
Preißelbeeren .	83,60	4,09	0,12	8,20	0,53	1,98	0,25	1,80	0,26
Heidelbeeren .	83,64	3,90	0,78	5,42	0,22	0,85	0,22	2,33	0,37
Himbeeren . .	83,95	9,05	1,36	4,51	0,22	1,64	0,26	5,65	0,58
Brombeeren . .	84,94	6,20	1,31	5,54	0,47	0,86	0,29	3,97	0,50
Erdbeeren. . .	85,41	7,44	0,59	5,13	0,70	1,84	0,41	4,00	0,74
Apfelsinen . .	84,26	2,22	1,08	5,88	2,54	1,35	—	0,45	0,48
Citronen . . .	82,64	—	0,74	3,01	2,97	5,30	—	2,24	0,56
Ananas	83,95	1,52	0,42	3,53	7,47	0,67	—	0,42	0,52
Bananen . . .	73,76	3,35	1,40	10,78	8,88	0,38	—	0,80	0,80
Feigen	78,93	—	1,35	15,55	—	—	—	1,50	0,71
Granatäpfel . .	79,29	—	1,17	11,01	0,65	0,77	—	2,79	0,53
				Fett %	Ex-trakt-stoffe %				
Walnüsse . . .	7,18	—	16,74	58,47	12,99	—	—	2,97	1,65
Haselnüsse . .	7,11	—	17,41	62,20	7,22	—	—	3,17	2,49
Paranüsse. . .	5,94	—	8,88	67,00	12,44	—	—	4,06	1,81
Kastanien . .	7,22	—	10,76	7,22	69,29	—	—	2,84	2,67
Mandeln . . .	6,27	—	21,40	53,16	13,22	—	—	3,65	2,30
Johannisbrot .	15,36	—	3,65	1,12	69,04	—	—	6,35	2,48

Essigsäure und Alkohol. Sauerkraut enthält etwa 90% Wasser, 1,5% Stickstoff, 0,1% Fett, 1,7% Kohlenhydrate (davon 0,5% Zucker), 0,9% Rohfaser, 0,5% kochsalzfreie Mineralstoffe, 1,0% Milchsäure, 0,07% Essigsäure, die Vitamine A, B und C. Bohnen als Brech- oder Schnittbohnen und Gurken werden ähnlich eingesäuert.

Essiggemüse wird hergestellt durch Übergießen von Gemüsen (Gurken, gekochte rote Beete) mit heißem Essig (2,5%, bei Faßware bis 5%) und Zusatz von Gewürzen und Kräutern.

Obsterzeugnisse.

Obsterzeugnisse sind Marmeladen, Obstsäfte, Obstsirup und Gelees, Süßmoste, Limonaden und Brauselimonaden. — *Marmelade* wird durch Kochen und Eindampfen von frischem oder frisch erhaltenem Obst (Obstpulpe, Obstmark) unter Zusatz einer entsprechenden Menge Zucker und eventuell Gelierstoff hergestellt. *Konfitüren* enthalten noch erkennbare Obststücke. Hoher Nährwert; 21—42% Wasser, 45—75% Zucker, 4—12% Extraktstoffe (Bestandteile des Obstes), 0,5—1,7% Äpfel- bzw. Citronensäure, 0,25—1,5% Mineralstoffe. — *Pflaumenmus* wird durch Einkochen von frischen entsteinten Pflaumen ohne Zuckerzusatz hergestellt. „Pflaumenmus gesüßt" kann bis 30% Zucker enthalten. Gemischtes Mus besteht aus Pflaumen und anderem Obst. Wassergehalt dieser Muse 47%. — *Obstsäfte*, die nur als Einfruchterzeugnisse abgegeben werden dürfen, erhält man durch Pressen frischer Früchte. Die Rohsäfte enthalten Aromastoffe, Äpfel- bzw. Citronensäure (0,2—2,5%, bei Citrusfrüchten 4,7—7,7%), Mineralstoffe (0,3—0,6%), Zuckergehalt häufig infolge Vergärung nur 0,05 bis 0,4%, Alkoholgehalt 2,2—6,4%. — *Obstsirupe* sind durch Aufkochen von Rohsaft einer Fruchtart mit Zucker (Rohrzucker) gewonnene dickflüssige Zubereitungen (Himbeeren, Erdbeeren, Johannisbeeren, Kirschen, Birnen, Äpfel, Orangen, Citronen usw.). Zuckergehalt 50—68%, Säuregehalt 0,5—1,2%, Mineralstoffgehalt 0,14—0,43%. Gestattet sind geringe Zusätze von Weinsäure bzw. Citronensäure. Mischungen verschiedener Obstsäfte sind verboten, Ausnahme: Himbeersirup (9 Teile) mit Zusatz von Kirschsaft (1 Teil). — *Obstgelees* werden durch Auspressen frischen oder gekochten Obstes (oder Pulpe) und Einkochen des Saftes mit der entsprechenden Zuckermenge und eventuell Pektinextrakt hergestellt. Es beträgt der Wassergehalt 20—42%, Zuckergehalt 54—73%, Säuregehalt 0,4—3,1%, Tanningehalt 0,2—0,4%, Mineralstoffgehalt 0,3—2,5%. Zusätze von 0,5% Weinsäure bzw. Milchsäure und Farbstoffen (Deklaration!) sind erlaubt. Über Ausnahmen siehe Spezialliteratur. — *Obstsüßmoste* sind „zum unmittelbaren Genuß bestimmte, praktisch alkoholfreie Getränke, die durch Pressen von unvergorenem frischem Obst mit oder ohne Filtration durch Kellerbehandlung, Pasteurisierung, Entkeimung oder Einlagerung unter Kohlensäuredruck gewonnen werden". Bei Beeren- und Kirschsüßmost ist Zusatz von Wasser und Zucker erlaubt, bei Trauben- und Kernobstsüßmost nicht. Zusammensetzung: Mittlerer Gehalt an Extrakt 7,9—20,7%, an Invertzucker 3,4—11,7% (Traubensüßmost 15,2—20,1%), an Saccharose 0,1—4,0% (Ananas bis 9,2%), an Säure 0,2—3,3%, an Stickstoffsubstanz 0,1—0,8%, an Mineralstoffen 0,2—0,6%. — Als *Limonaden* und *Brauselimonaden* werden Mischungen von Obstsäften mit Wasser bzw. kohlensäurehaltigem Wasser und Zucker (7%) bezeichnet. Für Limonaden und Brauselimonaden ist Zusatz von Mineralsäuren und Schaummitteln (Ausnahme Faßbrause) verboten, für Obstlimonaden Zusatz von 0,05% Natriumbenzoat oder Estern als Konservierungsmittel erlaubt. Künstliche Limonaden dürfen außer Verbrauchszucker auch Stärkezucker, Stärkesirup und Süßstoff als Süßungsmittel enthalten. Faßbrause muß mit Süßstoff gesüßt sein. Für Obstlimonaden ist künstliche Färbung verboten. Zusatz von Coffein (Coca-Cola) muß angezeigt sein.

Honig.

Honig ist „der Stoff, den Bienen erzeugen, indem sie Nektariensäfte oder auch andere an lebenden Pflanzenteilen sich vorfindende süße Säfte aufnehmen, durch körpereigene Stoffe bereichern, in ihrem Körper verändern, in Waben aufspeichern und dort reifen lassen". Nach Art der Gewinnung wird unterschieden *Scheiben-* oder *Wabenhonig, dunkler Scheibenhonig, Schleuderhonig, Tropfhonig, Preßhonig, Seimhonig.* Honig ist eine konzentrierte wäßrige Invertzuckerlösung, vielfach mit einem Überschuß an Fructose und geringe Mengen Saccharose, Dextrin, Stickstoffsubstanz, Enzyme, Mineral-, Aroma- und Farbstoffe, Wachs und Pollenkörner. Mittlere Analysenwerte: Wasser 20% (bei unverschnittenem Scheibenhonig 25%), Zucker 70—80%, Saccharose bis 5% (bei Blütentauhonig 5—10%), Protein 2,3—2,7%, organische Säuren 0,1—0,2%, Asche 0,1—0,35% (bei Blütentauhonig 0,4—1,0%), diastatische Enzyme, Invertase; Vitamingehalt bedeutungslos. Die saure Reaktion (p_H 3,3—4,9) wird durch Äpfel-, Citronen-, Weinsäure, Spuren von Ameisensäure usw. bestimmt. Der Nährwert des Honigs ist bedeutend (hoher Zuckergehalt), durch seine Enzyme und Aromastoffe ist er zugleich ein hervorragendes Genußmittel.

Kunsthonig sind „aus mehr oder weniger stark invertierter Saccharose (Rüben- oder Rohrzucker) mit oder ohne Verwendung von Stärkezucker oder Stärkesirup hergestellte aromatisierte, meist künstlich gefärbte, in Aussehen, Geruch und Geschmack dem Honig ähnliche Erzeugnisse, die von ihrer Herstellung her organische Nichtzuckerstoffe, Mineralstoffe und Saccharose (Rüben- oder Rohrzucker) sowie stets Oxymethylfurfurol enthalten". Zusammensetzung: Wasser 22%, Saccharose 30%, Säuregrad 4, Asche 0,4%, Stärkesirup 20%.

Zucker und Zuckerwaren.

Rohr- und Rübenzucker. (Betreffs der chemischen Eigenschaften siehe S. 421.) Als Handelssorten kommen in Betracht harte Zucker (*Hutzucker, Plattenzucker, Würfelzucker* usw.), *Krystallzucker, gemahlener Zucker, Farin* (gelblich-braune Einzelkrystalle oder gemahlen), *Kandis* (weiß, gelb oder braun). Zusammensetzung: Saccharose 99,73%, Wasser 0,06%, organischer Nichtzucker 0,15%, Asche 0,04%. Beim Erhitzen des Zuckers Karamelbildung. Zucker dient als Süßungs- und Konservierungsmittel, besonders zur Haltbarmachung von Obsterzeugnissen usw. Ist eines unserer wichtigsten Nahrungsmittel, hoher Nährwert (4100 Calorien in 1000 g).

Speisesirup besteht aus einer konzentrierten Auflösung von Saccharose mit Zusätzen von Stärkesirup, Invertzuckersirup, Rübenkraut und Entzuckerungsabläufen. Im Handel als *Speisesirup, Mischsirup* und *Ablaufsirup* mit 78% bzw. 75% Trockensubstanz und bis 20% Stärkesirup. Stärkesirup, auch als „Glucose" bezeichnet, enthält etwa 20% Wasser, 12—21,3% Glucose, 21,8—39,8% Maltose und 28,1—38,8% Dextrin. Er besitzt geringe Süßkraft und zähe Konsistenz. Erlaubt ist sein Zusatz für Liköre und die meisten Zuckerwaren, beschränkt erlaubt bzw. verboten für Obsterzeugnisse, verboten für Marzipan und Persipan.

Stärkezucker besteht aus 94,6% Glucose, 4% Wasser, 0,7% Dextrin, 0,7% Mineralstoffen. Gewöhnlicher Stärkezucker ist dextrinreicher, wird je nach dem Glucosegehalt als 70- bzw. 80grädige Ware verkauft und enthält 20% (12%) Wasser, 9% (8%) Dextrin, 0,8% (0,9%) Asche. Sein Nährwert ist hoch, seine Süße gering. — *Dextropur* ist fast chemisch reiner Traubenzucker und enthält 99,5—99,7% Glucose.

Malzextrakt wird aus Gerstenmalz als dunkelbrauner Sirup mit malzartigem Geschmack gewonnen. Nach Einweichen von Gerstenmalz in Wasser von 60° C wird die Lösung abgepreßt und im Vakuum eingedampft. Kann auch in trockener Form als hellgelbes Pulver gewonnen werden. Zusammensetzung: Wassergehalt 17—25% (Pulver 2—2,5%), Maltose 46—67% (Pulver 64—71%), Dextrin 7—12% (Pulver 13—14%), Eiweiß 3—7%, stickstofffreie Extraktstoffe 11—29%, Asche 1—4% mit 0,4—1,2% Phosphorsäure, nicht unwesentliche Mengen Amylase und Diastase.

Milchzucker findet als natürliches Süßungsmittel der Säuglingsmilch und Kindernährmittel Verwendung; geringe Süßkraft.

Zuckerwaren (im engeren Sinne) sind „Waren, die aus Zucker jeglicher Art allein oder mit mannigfachen Zusätzen von anderen zu Nahrungs- und Genußzwecken dienenden Stoffen (Stärkezucker, Stärkesirup, Milch, Sahne, Eiern, Honig, Fetten, Kakao, Schokolade, Früchten, Marmeladen, Gelees, Fruchtsäften, Gewürzen, Malzextrakt, Mandeln, Nüssen usw.) sowie von Farb- und Geschmacksstoffen hergestellt sind". Alle Zuckerwaren haben Zucker als Hauptbestandteil. Zu ihnen gehören: *Karamelbonbons, Konservekonfekt, Fondantmasse, Komprimate, Türkischer Honig, Agarwaren, weiche* und *harte Schaumzuckerwaren, Nußmasse, Mandelnußmasse, Rohmarzipanmasse, Persipanmasse, Marzipan-* und *Persipanwaren, Nougat, gebrannte Mandeln* und *Haselnüsse, Kokosflocken, Krokant* usw. — Marzipan wird aus zerriebenen, gebrühten, geschälten Mandeln und mit bis 35% Zuckerzusatz hergestellt. Durch Verkneten der so gewonnenen Rohmarzipanmasse mit gleichen Teilen Zucker (einschließlich bis zu 3,5% Stärkesirup) wird das Material für Marzipanwaren hergestellt. Beim Persipan werden statt Mandeln Aprikosen- bzw. Pfirsichkerne verwendet. Nußmasse besteht aus Haselnüssen und Zucker (bis zu 35%), Nougatmasse aus Haselnüssen, Zucker und eventuell Kakaobestandteilen, Krokant aus Nüssen bzw. Mandeln und karamelisiertem Zucker.

Speiseeis ist eine Mischung aus Zucker, Wasser, Vollmilch, Rahm, Eiern, Geschmacksstoffen (z. B. Vanille, Kaffee, Kakao, Schokolade, Nüsse, Mandeln, Pistazien, ferner Früchte und Fruchtzubereitungen) und dergleichen. Es werden unterschieden *Cremeeis, Fruchteis, Rahmeis (Fürst Pückler), Milchspeiseeis, Eiscreme, Einfach-Eiscreme, Kunstspeiseeis.* Verkauf von Eis durch Straßenhändler ist vom hygienischen Standpunkt aus (Infektionsgefahr!) abzulehnen.

Animalische Nahrungsmittel.

Fleisch. Als Fleisch im engeren Sinne werden die Muskeln der Schlachttiere, des Geflügels, Wildes und der Fische bezeichnet. Im weiteren Sinne werden auch die mit den Muskeln zusammenhängenden Knochen, Fett und Bindegewebsteile sowie die inneren Organe (Leber, Nieren, Lungen, Herz) zum Fleisch gerechnet. Die Zusammensetzung des Fleisches, von Knochen und sichtbarem Fett befreit, ist folgende (Durchschnittswerte): Wassergehalt 74—79%, Stickstoffsubstanz

21,5%, Fett 1,5%, Mineralstoffe 1,0%, geringe Mengen Kohlenhydrate, organische Säuren, Vitamine, Enzyme. Der Wassergehalt ist am höchsten beim Kalb und anderen jungen Tieren, am niedrigsten bei fettreichen Tieren (Schwein, Gans). Die *Stickstoffsubstanz* besteht aus echtem Eiweiß (70% Myosin, 30% Myogen; Fleischeiweiß enthält alle lebenswichtigen Aminosäuren, ist biologisch vollwertig), Bindegewebe (2—5% des frischen Fleisches, hauptsächlich Kollagen, wenig Elastin), Fleischbasen (0,05—0,4% Kreatin und Kreatinin, 0,2—0,3% Carnosin und Ignotin, Spuren Carnomuscarin, Neosin, Novain, Oblitin, Carnitin, Vitiatin und Inosinsäure), Purinbasen 0,10—0,25% (besonders Hypoxanthin, Spuren Xanthin, Adenin, Guanin, die Umwandlungsprodukte Harnsäure, Carnin und 0,18% Harnstoff), Aminosäuren, Spuren von Ammoniak. Das *Fett* setzt sich aus Glyceriden der Palmitin-, Stearin- und Ölsäure zusammen, daneben 0,1—0,2% Cholesterin, 2,6—3% Lecithin. Die *Kohlenhydrate* kommen zu 0,05 bis 0,18% als Glykogen vor (Pferdefleisch 0,9%, Leber 3,3%), in Spuren auch als Glucose und Maltose. Ferner sind 0,03—0,06% Fleischmilchsäure und Spuren Inosit vorhanden. Die *Asche* (0,8 bis 1,8%) enthält an Basen 37% K_2O, 10% Na_2O, 3,2% MgO, 2,4% CaO, 0,7% Fe_2O_3; an Säuren 41,2% P_2O_5, 4,7% Cl, 1% SO_3, 0,08% SiO_2. An *Vitaminen* enthält frisches Muskelfleisch nur geringe Mengen (Vitamin A im Rind-, Kalb-, Schweinefleisch 25 IE, im Hammelfleisch bis 200 IE; Vitamin B_1 im Schweinefleisch bis 1400 IE, im Rind-, Kalb- und Hammelfleisch erheblich weniger; Vitamin C fehlt). Beim Pökeln, Räuchern, Trocknen werden sie zerstört. Die Schlachtabgänge besitzen einen höheren Gehalt an Vitamin A und B_1 (Vitamin A: Schweineleber 500 IE, Rindsleber 1000 IE; Vitamin B_1: Rinds-, Kalbs-, Schweineleber etwa 360 IE, Kalbs- und Hammelniere 400 IE, Schweineniere 700 IE; Vitamin C findet sich in der Leber zu 20 mg-%) (s. Tab. 22, S. 460).

Die Zusammensetzung des Fleisches wechselt je nach der Herkunft, dem Mastzustand und der Art des Tieres; die Ausnutzbarkeit ist sehr gut, Eiweiß und Fett werden zu etwa 95% aufgenommen.

Die Bedeutung des Fleisches für die menschliche Ernährung liegt neben seinem Geschmackswerte vor allem darin, daß mit ihm Eiweiß in gut ausnutzbarer, gut verträglicher und wohlschmeckender Form ohne Kohlenhydrate zugeführt werden kann.

Der Geschmackswert des Fleisches hängt im wesentlichen außer von der Art der Zubereitung von der mehr oder minder großen Zartheit der Bindegewebsbestandteile ab, die für die Kaubarkeit entscheidend sind.

Zubereitung des Fleisches. *Rohes Fleisch* sollte nur in den wenigen Ausnahmefällen, in denen es als diätetisches Mittel von Nutzen ist, verwendet werden und auch nur dann, wenn die Herkunft genau bekannt und die Zubereitung genauestens kontrolliert ist (s. S. 461ff.).

Gewöhnlich wird das Fleisch durch Hitze zubereitet, d. h. durch Kochen oder Braten.

Veränderungen beim Kochen. Das Eiweiß des Fleisches gerinnt, das Fleisch zieht sich zusammen, der Saft wird ausgepreßt, so daß Volumen und Gewicht um etwa 40% abnehmen. Das Bindegewebe wird in Leim

Tabelle 22.

	Eiweiß %	Fett %	Kohlen-hydrate %	Wasser %	Calorien in 100 g
Rindfleisch (im Durchschnitt) . .	20	8	0	71	158
Kalbfleisch (im Durchschnitt) . .	21	7	0	71	150
Schweinefleisch (im Durchschnitt)	18	21	0	60	270
Schaffleisch (im Durchschnitt) .	19	7	0	73	143
Pferdefleisch	21,5	2,5	0,9	74,2	115
Wild:					
Hase	23,0	1,1	0,5	74,2	107
Hirsch (Keule)	20,7	3,9	0,6	73,9	124
Reh	20,8	1,9	0,4	75,8	105
Wildschwein (Keule)	21,6	2,4	0,4	74,5	113
Geflügel:					
Fasan (im Durchschnitt)	22,3	1,9	0,5	74,3	111
Rebhuhn (Feldhuhn)	20,0	1,2	0,4	59,6	95
Ente, zahm (im Durchschnitt) . .	21	5	0	73	132
Gans (im Durchschnitt)	16	30	0	52	345
Huhn (im Durchschnitt)	20	4,5	0	74	125
Taube	22,1	1,0	0,5	75,2	102
Fische:					
Aal (Flußaal)	12,2	27,5	0	58,2	306
Hering	15,5	7,6	0	75,1	134
Karpfen	19,8	1,9	0	77,9	99
Lachs (Rheinsalm)	21,1	15,5	0	35,5	231
Forelle (Bachforelle)	19,2	2,1	0	77,5	98
Hecht	18,4	0,5	0	79,6	80
Kabeljau (Dorsch)	16,0	0,3	0	82,4	68
Rotzunge	16,0	1,0	0,7	80,9	78
Schellfisch	16,9	0,3	0	81,5	71
Steinbutt	18,1	2,3	0	77,6	96

verwandelt, von dem sich ein Teil im Kochwasser löst; das Fleisch wird dadurch zarter und leichter kaubar. Durch langes Kochen läßt sich auch Fleisch mit derbem Bindegewebe genießbar machen. Wird das Fleisch mit kaltem Wasser angesetzt und erhitzt, so geht ein Teil der Extraktivstoffe und Salze sowie eine geringe Menge Eiweiß in Lösung, welches durch den Kochvorgang gerinnt. Somit enthält die fertige Brühe kein Eiweiß. Es sammelt sich mit Fett gemischt an der Oberfläche der Brühe an und kann abgeschöpft werden. Wird Fleisch in kochendes Wasser gebracht, so gerinnt die äußere Schicht rasch und läßt keine Auslaugung mehr zu. In die Brühe gelangt der beim Gerinnen des Eiweißes ausgepreßte, an gelösten Bestandteilen arme Saft. Die Brühe enthält in diesem Falle noch weniger gelöste Bestandteile, dafür bleibt das Fleisch saftig und hat wenig an fester Substanz und damit an Nährwert verloren. Ansetzen mit kaltem Wasser sollte deshalb nur angewandt werden, wenn eine besonders kräftige Brühe gewünscht und auf die Beschaffenheit des Fleisches kein Wert gelegt wird.

Jedoch sind *Nahrungsstoffe* außer etwas Fett und Salzen auch in diesem Falle nicht in der Brühe enthalten.

Beim *Braten* sind die Vorgänge ähnlich, auch hier muß das Fleisch in das stark erhitzte Fett (200° C) gebracht werden. Wegen der höheren Temperatur tritt hier die Gerinnung auf der Oberflächenschicht rascher ein, das Fleisch bleibt saftiger. Das Fortschreiten der Erhitzung nach dem Innern zu geht zuerst schnell, dann langsamer vor sich. Dünne Stücke, etwa bis 2 cm, sind deshalb in wenigen Minuten durchgebraten, bei dickeren Fleischstücken dauert es mehrere Stunden, bis im Innern 62° C, die Temperatur, bei welcher der Blutfarbstoff verändert wird, erreicht ist. Bei zu langem Braten trocknet das Fleisch ein. Fleisch mit derbem Bindegewebe (zähes Fleisch) eignet sich deshalb nicht zum Braten.

Zwischen Kochen und Braten steht das *Schmoren (Dämpfen)* des Fleisches. Das Fleisch wird kurz angebraten und dann unter Zusatz von wenig kochendem Wasser in gut schließendem Gefäß auf mäßigem Feuer erhitzt. Dieser Prozeß kann, ohne daß das Fleisch austrocknet, lange fortgesetzt werden; so wird auch zähes Fleisch noch zart und schmackhaft.

Gefahren des Fleischgenusses. Zu reichliche Fleischnahrung ist wegen der im Fleisch enthaltenen Purinkörper für Menschen mit Neigung zu Gicht, Nierensteinen usw. nicht zuträglich. Gefährlich sind Parasiten und Zersetzung des Fleisches.

Trichinen finden sich abgekapselt im Schweinefleisch. Die Kapseln werden im Magen des Menschen gelöst; die etwa 1 mm langen Würmer gelangen in den Darm, wo sie in 3 Tagen geschlechtsreif werden. Das Weibchen gebiert am 7. Tage lebende Junge, bis 1500 Stück, und stirbt ab. Die jungen Trichinen dringen durch die Darmwand in die Lymphgefäße und gelangen ins Blut, aus dem sie in den Capillaren in Muskeln auswandern. Hier wachsen sie bis zu einer gewissen Größe, werden abgekapselt und verkalken. Die Krankheit ist dann, falls sie nicht vorher zum Tode führt, abgelaufen. Die Schwere der Krankheitserscheinungen hängt von der Menge der aufgenommenen Trichinen ab. Die Symptome bestehen zunächst in Leibschmerzen und Durchfällen, es folgen Muskelbeschwerden, Fieber, Ödeme, Atemnot. — *Verhütung:* Die Schweine nehmen die Trichinen meistens durch Fressen trichinöser Ratten auf. Bekämpfung der Ratten setzt somit die Anzahl der trichinösen Schweine herab. Ein sicherer Schutz gegen Trichineninfektion des Menschen ist nur möglich durch mikroskopische Untersuchung des Fleisches, die Trichinenschau, welche in Deutschland für Schweine, Hunde, Wildschweine, Füchse, Dachse u. a. fleischfressende Tiere, deren Fleisch zum Genuß für Menschen verwandt wird, gesetzlich vorgeschrieben ist. Die Untersuchung erfolgt bei 30—60facher Vergrößerung, in großen Betrieben am bequemsten und sichersten durch Projektion der Präparate auf eine weiße Fläche. Bei 65° C sterben die Trichinen ab, gut gekochtes oder gebratenes Fleisch ist also ungefährlich. Räuchern und Pökeln tötet die Trichinen nicht ab, verkalkte Trichinen können viele Jahre lebensfähig bleiben.

Bandwürmer und *Finnen.* Die Finnen, mit denen das Fleisch behaftet sein kann, sind ein Entwicklungsstadium der Bandwürmer

Gelangen Bandwurmeier in den Magen eines geeigneten Zwischenwirtes (Rind, Schaf, Schwein, eventuell auch Mensch), so wird hier die Eischale gelöst. Die Hakenlarven schlüpfen aus, bohren sich durch die Darmwand, werden durch den Blutstrom verschleppt und setzen sich in einem Organ (Mesenterium, Muskel, Leber, Gehirn, Auge) fest, wo sie sich zu einem 2. Larvenstadium, der Finne (Cysticercus) entwickeln. Die Finne ist eine hohle Blase mit cuticulärer Hülle und enthält den Kopf des Bandwurms. Wird die Finne im lebenden Zustande von einem geeigneten neuen Wirt (Endwirt) verzehrt, so löst sich im Magen die Hülle, der Bandwurmkopf setzt sich im Darm fest und entwickelt geschlechtsreife Glieder, die aneinander gereiht den „Bandwurm" bilden. Beim Menschen kommen hauptsächlich 3 Arten vor:

1. Taenia solium: Finne beim Schwein, besonders im Herzmuskel und in der Zunge. Kopf besitzt 4 Saugnäpfe, doppelten Hakenkranz.

2. Taenia saginata: Finne beim Rind, besonders in den Kaumuskeln; Kopf besitzt 4 Saugnäpfe, keinen Hakenkranz.

3. Botriocephalus latus: Finne in Fischen (Hecht, Barsch). Kopf besitzt 2 Saugrinnen (wird bis 12 m lang).

Die Bandwürmer können beim Menschen erhebliche Beschwerden, Schmerzen, Verdauungsstörungen, Abmagerung, Anämie verursachen.

Der Schweinebandwurm ist noch besonders dadurch gefährlich, daß der Mensch als Zwischenwirt auftreten kann. So können sich in lebenswichtigen Organen (Gehirn, Auge) Finnen entwickeln und schwere Gesundheitsstörungen, eventuell Exitus letalis, verursachen. Da die Eier des Bandwurmes immer im Kot enthalten sind, ist der Träger eines solchen Bandwurmes für sich und andere eine dauernde Gefahr.

Finnen sind wenig widerstandsfähig, ihre Lebensdauer beträgt 3 Wochen. Durch Hitze von 52^0 C, gründliches Pökeln und Räuchern werden sie abgetötet.

Fleischvergiftungen.

In größeren, nicht genügend erhitzten Fleischstücken (Schinken, Würsten, Fleischkonserven) kann sich der *Bacillus botulinus* entwickeln. Er wächst nur bei Sauerstoffabschluß (anaerob), eine Vermehrung im Magen-Darmkanal findet somit nicht statt. Bei seinem Wachstum in Fleischstücken oder Konserven bildet er ein starkes Gift. Die Vergiftungserscheinungen bestehen in Lähmungen (Schlund-, Zungen-, Augen-, Kehlkopfmuskulatur), wodurch Schluck- und Sprechbeschwerden sowie Sehstörungen verursacht werden. Der Tod kann durch Schluckpneumonie oder Erstickung eintreten. Die Fleischwaren zeigen meist keine Fäulniserscheinungen, höchstens einen abnormen, etwas faden Geruch und Geschmack. Auch in ungenügend sterilisierten Gemüsekonserven kann der Botulinus wachsen und sie vergiften. Gründliches Kochen aller verdächtigen Fleischwaren und -konserven zerstört das Gift. Im Vergiftungsfalle sind das

verdächtige Nahrungsmittel und 10—20 cm³ defibriniertes oder Citratblut des Patienten dem Medizinaluntersuchungsamt einzuschicken.

Zu unterscheiden von dieser direkten Vergiftung sind die Schädigungen, die durch die Bakterien der *Enteritisgruppe* hervorgerufen
werden. Enteritis-Gärtner-, Enteritis-Breslau-Bakterien usw. sind
primär Tierseuchenerreger und erzeugen sepsisartige Erkrankungen
bei fast allen Säugetieren und Vögeln. Sie vermehren sich im Tierkörper, deshalb ist das Fleisch wegen Krankheit notgeschlachteter
Tiere immer verdächtig. Besonders gefährlich ist das Fleisch von
Pferden, die wegen Kolik notgeschlachtet sind. Fleisch notgeschlachteter Tiere darf auf keinen Fall roh gegessen oder so aufbewahrt werden, daß die eventuell vorhandenen Bakterien sich vermehren können.
Kochen tötet zwar die Erreger ab, schützt somit vor Infektion, nicht
aber vor Intoxikation durch die im kranken Tier bereits gebildeten
Toxine. Bei den bakteriellen Lebensmittelvergiftungen der Enteritisgruppe handelt es sich also nicht um eigentliche Vergiftungen, sondern
um Infektionen mit lebenden Erregern, die mit Vergiftungen durch
die im Fleisch gebildeten Bakterientoxine kombiniert sein können.
Ob die Intoxikations- oder Infektionserscheinungen überwiegen,
hängt ab:

1. von der Menge des präformierten Giftes, die abhängig ist vom
Toxinbildungsvermögen des jeweiligen Bakterienstammes und der
Anzahl der im Fleisch gewucherten Bakterien. Besonders gefährlich
sind Hackfleisch oder ungenügend erhitzte Zubereitungen, die un-
vorschriftsmäßig längere Zeit aufbewahrt worden sind;

2. von der Menge der lebend aufgenommenen Bakterien. Hier ist
die Art der Zubereitung entscheidend; besonders gefährlich ist rohes
Fleisch; gründliches Kochen oder Braten tötet die Bakterien mit
Sicherheit ab, vermag die Gifte wohl zu schwächen, aber nicht
unschädlich zu machen. Erhitztes Fleisch kann somit Vergiftungserscheinungen, aber keine Infektion hervorrufen;

3. von der Eigenart der im einzelnen Fall vorhandenen Bakterien,
deren Giftbildungsvermögen und Ansteckungsfähigkeit in weiten
Grenzen schwanken.

Durch die verschieden starke Beteiligung dieser drei Momente gestalten sich Symptome und Verlauf der Erkrankung sehr verschieden.
Von reinen Intoxikationen, die wenige Stunden nach dem Genuß
auftreten und sich in heftigen Durchfällen, Leibschmerzen und Erbrechen äußern, bis zu fieberhaften, erst mehrere Tage nach dem
Genuß auftretenden Erkrankungen, die dem Bild eines Paratyphus
mehr oder weniger ähnlich sind. Bei gleichzeitiger Aufnahme von
Toxinen *und* lebenden Bakterien kann sich an die akuten Vergiftungserscheinungen noch nach einer Pause von einigen Tagen die para-
typhusähnliche Infektionskrankheit anschließen.

Um zu verhüten, daß Fleisch kranker Tiere für den menschlichen
Genuß verwendet wird, ist die Schlachttier- und Fleischbeschau
gesetzlich angeordnet. Die Schlachttierschau schließt solche Tiere
von der Schlachtung aus.

Aber nicht nur das Fleisch kranker Tiere kann zu Lebensmittelvergiftungen Anlaß geben, sondern auch das Fleisch gesunder Tiere, welches nachträglich infiziert worden ist. Solche *Sekundärinfektionen* sind durch Keimträger im Schlacht- oder Verkaufsbetrieb möglich.

Gegenüber den durch die Bakterien der Enteritisgruppe verursachten Fleischvergiftungen treten die durch Fäulnisbakterien (Bact. coli, Bact. proteus u. a.) hervorgerufenen erheblich zurück. Durch Resorption der toxischen Stoffwechselprodukte dieser Bakterien werden die gastroenteritischen Krankheitserscheinungen, die meistens innerhalb 1—2 Tagen beendet sind, ausgelöst. In vielen Fällen kommt es nur zum Erbrechen.

Bei bakteriellen Lebensmittelvergiftungen sind außer den verdächtigen Lebensmitteln Erbrochenes und Stuhl sofort einzuschicken, nach etwa 8 Tagen kann Blut zur WIDALschen Reaktion entnommen werden, die jedoch häufig negativ ausfällt. Die bakteriellen Lebensmittelvergiftungen sind *anzeigepflichtig* (Gesundheitsamt).

Konservierung des Fleisches.

Durch Kochen und keimdichten Verschluß. Fabrikmäßige Herstellung von Fleischkonserven in Blechdosen. Die Dosen werden fest mit Fleisch gefüllt, luftdicht verlötet und gekocht. Bei sorgfältigem Verfahren gelingt es, absolut keimfreie, haltbare Konserven herzustellen. Zur Erhaltung der Vitamine sind die Dosen nicht unter erhöhtem Druck zu kochen. Verdorbene Konserven sind häufig daran kenntlich, daß die Dosen, durch Gasentwicklung aufgetrieben, „bombiert" sind. Ursache des Verderbens sind meistens anaerobe Bakterien (Bacillus putrificus und Buttersäurebakterien). Gewöhnlich riecht der Inhalt solcher Dosen ekelhaft und ist ungenießbar. Bei Verdacht auf Verdorbenheit sind die Konserven vor dem Genuß gründlich zu kochen.

Durch niedrige Temperatur. Die Konservierung durch Kälte geschieht in Kühlkammern (auf Schlachthöfen) bei einer Temperatur von etwa + 2° C. Die Luft muß dauernd zirkulieren, die aufgenommene Feuchtigkeit wird durch Kondensation an den Kühlflächen der Kühlapparate entfernt.

Gefrieren bei etwa —10° C ist besonders für überseeische Transporte des Fleisches in Gebrauch. Solches *Gefrierfleisch* ist sehr vorsichtig aufzutauen, wenn es nicht an Geschmack und Nährwert verlieren soll. Größere Stücke 4—5 Tage auftauen bei + 5 bis + 6° C. Nach dem Auftauen trocknen bei 0° C, dann einige Tage bei +2° C aufbewahren. Gefrierfleisch ist, auf diese Weise behandelt, dem frischen Fleisch nahezu gleichwertig, um so mehr als es von gut genährten tierärztlich kontrollierten Tieren stammt.

Durch Einsalzen und Pökeln. Das Fleisch wird entweder mit Kochsalz eingerieben oder in eine Salzlösung gelegt; zur Erhaltung der Farbe wird dem Kochsalz häufig etwas Salpeter und Zucker zugesetzt. Auf 10 kg Fleisch werden zum Einreiben verwendet: 750 g Kochsalz, 8 g Salpeter, 20 g Zucker. Bereitung der Pökellake: 8 l Wasser, 2 kg Kochsalz, $^1/_2$ kg Zucker, 60 g Salpeter für 25 kg Fleisch. Je nach Größe des Fleischstückes muß das Fleisch 6—8 Wochen in der Lake liegen. Durch teilweise Reduktion des Salpeters entsteht Nitrit, welches mit Blutfarbstoff Stickoxydhämoglobin bildet. Da dieses durch Hitze nicht zerstört wird, behält

Pökelfleisch beim Kochen seine rote Farbe. Nach dem Nitritgesetz darf statt der Lösung von Kochsalz und Salpeter Nitritsalz (Gemisch von Speisesalz mit 0,5—0,6% Natriumnitrit) verwendet werden. Beim Pökeln geht Kochsalz in das Fleisch über, lösliche Proteine und Mineralstoffe treten aus, Vitamine werden zerstört.

Räuchern. Häufig wird mit dem Einsalzen das Räuchern verbunden. Das gepökelte Fleisch wird dem Rauch von Laubholz (am besten Buchenholz) ausgesetzt. Die Temperatur des Rauches liegt beim Kalträuchern zwischen 17—22° C, beim Heißräuchern zwischen 70—100° C. Je nach der Intensität des Rauches und der Größe und Art der Fleischwaren beträgt die Räucherdauer 24 Std bis 5 Wochen. Durch das Räuchern vermindert sich der Wassergehalt um etwa 10%, bei langer Einwirkung um 40%. Durch diese Austrocknung und die an der Oberfläche sich niederschlagenden, antiseptisch wirkenden Bestandteile des Rauches (Essigsäure, Ameisensäure, Formaldehyd, Holzgeist, Aceton, Phenol, Guajakol, Kresol) wird die Konservierung erreicht. Bei der Schnellräucherei wird das Fleisch mit Holzessig bestrichen und getrocknet.

Fische.

Fische verdienen als Volksnahrungsmittel große Beachtung, denn sie sind eine billige Eiweißquelle. Fischeiweiß ist biologisch hochwertig, denn es besitzt lebenswichtige Aminosäuren. Fette Fische enthalten 58—75% Wasser, 12—22% Proteine, 8—28% Fett und 1—1,3% Mineralstoffe. Den höchsten Fettgehalt hat der Aal (27 bis 28%). Magerfische enthalten 73—91% Wasser, 14—22% Proteine, 0,3—5% Fett, 1—2% Mineralstoffe. Der Gehalt an Fleischbasen und anderen wasserlöslichen Stoffen ist geringer als bei Warmblüterfleisch. Fettfische besitzen die Vitamine A, B_1, B_2, B_6 und D.

Zur Konservierung der Fische wie auch zur Geschmacksbeeinflussung dienen außer Kühlen und Tiefgefrieren Trocknen, Salzen, Räuchern, Marinieren, Einlegen in Öl, Sterilisieren in Dosen. Durch Trocknen von ausgenommenen Magerfischen im Freien wird *Stockfisch* mit einem Wassergehalt von etwa 15% hergestellt. Von dem Kopfe und der Mittelgräte befreite, gesalzene und auf besonnten Klippen getrocknete Fische heißen *Klippfisch*: Wassergehalt um 35%, Kochsalzgehalt 15—20%. Durch Salzen von Fettfischen (Heringe usw.) erhält man *Matjesheringe* (8—10% Salz), *Salzheringe* (12—13% Salz). *Sardellen* haben einen Salzgehalt von 20—22%. Räuchern wird entweder als Kalträucherung, wobei die gesalzenen aufgespießten Fische bei einer Temperatur von 20—25° C dem Rauche von Laubholz ausgesetzt werden, oder als Heißräucherung (Temperatur 100 bis 110° C) vorgenommen. Der Wassergehalt geräucherter Fische beträgt 40—60%. Als Marinieren bezeichnet man das Einlegen von Fischen in eine verschieden gewürzte Kochsalz-Essig-Lösung. Unterschieden werden *Kalt-*, *Koch-*, *Bratmarinaden*. Marinaden sind Halbkonserven, d. h. begrenzt haltbar.

Ein weiteres Erzeugnis der Fischwarenindustrie ist auch *Kaviar*, der Rogen großer Störarten bzw. sibirischer Lachse. „Deutscher Kaviar aus Seefischrogen" wird von Dorschen, Seehasen u. a. gewonnen. Rogen besitzt hohen diätetischen und calorischen Nährwert; Eiweiß 25—30%, Fett 13 bis 15%, Phosphatide, Vitamine.

Krusten- und Schalentiere.

Auch Krustentiere (Krebse) finden als Nahrungsmittel Verwendung, so *Langusten*, *Hummer*, *Flußkrebse* und *Garnelenarten*. Krebsfleisch: Wassergehalt über 80%, Protein 10—12%, Fett 1—1,5%; qualitativ dem Warmblüterfleisch ähnlich. Fast gleichen Nährwert wie Krebse besitzen die eßbaren *Muschelarten* (Schalentiere, z. B. Austern, Miesmuscheln).

Eier.

Ein Hühnerei wiegt 50—60 g (Entenei 60—70 g, Gänseei 150 bis 200 g), davon entfallen etwa 12% auf die aus Calciumcarbonat und geringen Mengen Magnesiumcarbonat, Phosphaten und organischer Substanz bestehende Schale, 55% auf das Eiklar, 33% auf das Eigelb. Die Zusammensetzung von Eiklar und Eigelb ist folgende:

Tabelle 23.

	Eiklar %	Eigelb %
Wasser	86,6	49,0
Stickstoffsubstanz	11,6	16,7
Fett	0,2	31,6
Stickstofffreie Extraktstoffe	0,8	1,2
Mineralstoffe	0,8	1,5

Die Stickstoffsubstanz vom Eiklar besteht fast ausschließlich aus koagulierbarem Albumin (Ovalbumin, Conalbumin) und Ovoglobulin, Ovomucin und Ovomucoid. Das Eigelb enthält die echten Eiweißarten Vitellin (13,35%) und Livetin (3,55%); weiter die echten Fette Palmitin, Stearin, Olein (insgesamt 20,3%); Cholesterin (0,4%), Lecithin (10,2%), Kephalin und den gelben Farbstoff (bestehend aus 0,02% Lutein, Zeaxanthin, Carotin und Ovoflavin). Wichtig ist der Gehalt an Vitamin A, B, D und E (Vitamin C fehlt). Ein Ei enthält also 5,7 g Eiweiß, 5,8 g Fett und ergibt 77 Calorien.

Die Ausnutzbarkeit der Eier ist gut, meistens auch die Verträglichkeit. Sie sind, kühl aufbewahrt (Kühlhauslagerung), bis zu $1^1/_2$ Jahren brauchbar. Kalk- und Wasserglaseier können $^1/_2$—1 Jahr genußfähig erhalten werden. Bei Kalkeiern wird die Schale brüchig und platzt beim Kochen, oft läßt sich das Eiklar vom Eigelb nicht trennen. Um ein Platzen der Wasserglaseier beim Kochen zu vermeiden, müssen sie vorher am stumpfen Ende angestochen werden.

Gefahren durch Eier. Enteneier sind häufig mit Enteritis-Gärtner-Bakterien infiziert. Verwendung solcher Eier in rohem Zustand (Majonnaise) führt zu Enteritisinfektionen. Hühnereier können den Erreger der Geflügeltuberkulose, Typus gallinaceus, enthalten, der aber für Menschen mit wenigen Ausnahmefällen bedeutungslos ist.

Eikonserven. Durch Trocknung (am besten im Vakuum bei niederer Temperatur) von Eigelb oder Vollei wird Eipulver gewonnen. *Volleipulver* enthält etwa 38% Protein, 42% Fett; *Eigelbpulver* 33% Protein, 52% Fett.

Durch Zusatz von Kochsalz (13—15%) bzw. durch Gefrieren kann *flüssiges Eigelb* bzw. *flüssiges Vollei* konserviert werden. Erlaubt sind für flüssiges Eigelb Zusätze von 1% Benzoesäure bzw. 1,2% Natriumbenzoat bzw. 0,8% Benzoesäureäthyl- oder -propylester, für flüssiges Eigelb nur für den Gebrauch in der Feinbäckerei und Teigwarenherstellung auch Zusätze von 1,5% Borsäure (besondere Deklaration!).

Milch.

Für die europäischen Länder kommt als Nahrungsmittel vor allem Kuhmilch, seltener Milch von Ziegen und ausnahmsweise von Schafen und Eseln in Betracht. Die Zusammensetzung der Milch schwankt stark nach Tierarten, Fütterung, Jahreszeit usw. Aus Tabelle 24 sind die Durchschnittswerte für die Zusammensetzung der in Frage kommenden Milcharten zu ersehen.

Tabelle 24.

	Kuh-milch	Ziegen-milch	Schaf-milch	Esel-milch	Frauen-milch
Spezifisches Gewicht . . .	1,031	1,0263 bis 1,0341	1,0355	1,0320	1,0298
Wassergehalt.	87,52%	86,88%	83,57%	90,12%	87,58%
Eiweiß	3,36%	3,76%	5,15%	1,85%	2,01%
Fett	3,49%	4,07%	6,18%	1,37%	3,74%
Milchzucker (Lactose) . .	4,96%	4,44%	4,17%	6,19%	6,37%
Asche	0,67%	0,85%	0,93%	0,47%	0,30%

Die *Eiweißstoffe* setzen sich aus etwa 3% Casein, 0,5% Lactalbumin und 0,01% Lactoglobulin zusammen. Das *Fett* enthält Glyceride der Buttersäure und anderer flüchtiger Fettsäuren bis zur Caprinsäure. Die nichtflüchtigen Fettsäuren stimmen mit denen der Körperfette überein. Von *Lipoiden* sind 0,08% Lecithin und Kephalin, 1% Cholesterin vorhanden. *Mineralbestandteile der Asche*: 24—26% K_2O; 21 bis 25% CaO; 6—8% N_2O; 2—3% MgO; Spuren Eisen; 22—26% P_2O_5; 10—15% Cl; 1,6 mg/l SiO_2; 24—30 γ/l F, J; 0,006—0,017 mg/l Mn_2O_3. Als einzige *organische Säure* kommt in frischer Milch 0,2 bis 0,3% Citronensäure vor. *Vitamine A, D, E* vorwiegend im Fett; ferner Vitamin B und Lactoflavin, Spuren von Vitamin C.

Verfälschungen der Milch und ihr Nachweis. Die Milch wird am häufigsten durch Abrahmen oder durch Wasserzusatz verfälscht. Andere Verfälschungen kommen praktisch kaum in Betracht.

Das *spezifische Gewicht* der Milch beträgt 1,029—1,034 bei 15° C; durch Wasserzusatz wird es verringert, durch Entrahmen erhöht (da das leichte Fett herausgenommen wird). Bei gleichzeitiger Anwendung beider Fälschungsmethoden kann es unverändert bleiben. Normales spezifisches Gewicht schließt deshalb keine Verfälschungen aus.

Bestimmung des spezifischen Gewichtes erfolgt unter Berücksichtigung des Wärmegrades mit Aräometer, dem Soxhletschen Lactodensimeter (Abb. 1). Normaltemperatur 15°, für jeden Grad darüber sind 2 Einheiten zu der 4. Dezimale der Aräometerablesung zu addieren, für jeden Grad unter 15 zwei zu subtrahieren. Die Zahlen des Aräometers bedeuten die 2. und 3. Dezimale des spezifischen Gewichts, 31 also 1,031. Die 4. Dezimale muß geschätzt werden. Genauere Korrektion nach besonderen Tabellen, die meistens beiliegen.

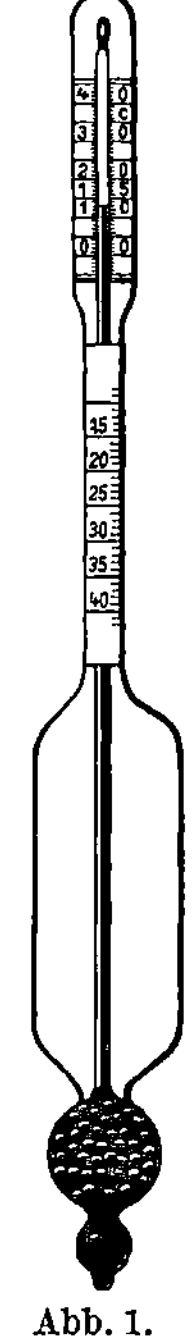

Sicherer ist die Bestimmung des *Fettgehaltes*. Von den einfachen, eventuell auch im Haushalt auszuführenden Methoden kommen in Betracht:

1. Das *Cremometer nach* Chevalier. In einen graduierten Glaszylinder werden 100 cm³ Milch gefüllt, nach 24 Std (bei Kellertemperatur) wird die Höhe der Rahmschicht abgelesen. Unverfälschte Milch soll eine Rahmschicht von 10—14% bilden. Ist die Schicht ausreichend, so deutet das auf genügenden Fettgehalt hin. Die Methode ist sehr unsicher, weil die Stärke der Rahmschicht außer vom Fettgehalt noch von verschiedenen Nebenumständen abhängt; immerhin macht eine genügend hohe Rahmschicht eine Verfälschung unwahrscheinlich.

2. Das Fehsersche *Lactoskop* besteht aus einem zylindrischen Gefäß, in dessen unterem verjüngten Ende sich ein Milchglaszapfen mit schwarzen Teilstrichen befindet. 4 cm³ Milch werden eingefüllt und so lange Wasser zugesetzt, bis die Teilstriche durch die Milch hindurch deutlich zu sehen sind. Der Fettgehalt kann dann daran abgelesen werden. Es ist unbedingt notwendig, sich auf die Handhabung des Apparates an Milchproben mit bekanntem Fettgehalt einzuarbeiten. Gute Beleuchtung erforderlich! Größere Abweichungen im Fettgehalt können bei einiger Übung sicher festgestellt werden; zur genauen Bestimmung reicht das Verfahren nicht aus.

3. Genau läßt sich der Fettgehalt außer durch gewichtsanalytische Verfahren durch die *Methode von* Gerber (Acidbutyrometrie) oder ein ähnliches Verfahren (z. B. Morsin-Verfahren) bestimmen: Zu 100 cm³ konz. H₂SO₄ werden 11 cm³ Milch und 1 cm³ Amylalkohol gefüllt und gemischt. Durch die Schwefelsäure wird das Casein und so die Emulsion des Fettes zerstört. Beim Zentrifugieren sammelt sich das flüssige Fett im Hals des Butyrometerrohres (Abb. 2) an, wo es mit 0,1% Genauigkeit ablesbar ist.

Abb. 1.
Lactodensimeter.

Wird die Milch mit stark nitrathaltigem Wasser — wie es viele Dorfbrunnen enthalten — verdünnt, so läßt sich die Verfälschung durch den Nachweis der *Nitrate* feststellen. In normaler Milch kommen keine Nitrate in nachweisbaren Mengen vor.

Nitratnachweis. 100 cm³ Milch werden mit 1,5 cm³ 20%iger Chlorcalciumlösung versetzt, gekocht und filtriert. Das Filtrat wird mit Diphenylamin-Schwefelsäure auf Nitrate geprüft; blauer Ring an der Berührungsstelle zeigt Nitrate an.

Enzyme der Milch. Das Vorhandensein von Enzymen bietet einen Anhalt für die Frische der Milch sowie die Möglichkeit der Unterscheidung zwischen roher und gekochter Milch.

Peroxydasen wirken als Sauerstoffüberträger, werden durch Erhitzen auf 75° C zerstört.

Nachweis nach ROTHENFUSSER. 100 cm³ Milch mit 6 cm³ Bleiessig tüchtig durchschütteln; auf je 10 cm³ des filtrierten Serums 1—2 Tropfen Wasserstoffsuperoxyd (0,3 %ig) hinzusetzen, überschichten mit einer Lösung von 1 g Paraphenylendiaminochlorhydrat in 15 cm³ Aqua vermischt mit der Lösung von 2 g Guajacol crist. in 135 cm³ 96 %igem Alkohol. In frischer Milch zeigt sich sofort eine intensive Violettfärbung. Auf 70—80° C erhitzte Milch bleibt unverändert (Reaktion tritt auch mit verdorbener Milch ein).

Benzidinreaktion. Zu 10 cm³ Milch erst 10 Tropfen einer alkoholischen Benzidinlösung (4 %ig), dann 2 Tropfen H_2O_2 (1 %ig) hinzusetzen. Rohe Milch färbt sich sofort kornblumenblau. Zum Nachweis einer Dauererhitzung muß erst H_2O_2, dann Benzidin hinzugesetzt werden.

Jod - Zink - Stärke - Reaktion. 100 cm³ Milch mit 1 cm³ H_2O_2 (1 %ig) schütteln; davon 3 cm³ mit 3 cm³ Jod-Zink-Stärkelösung versetzen. Rohe Milch gibt sofort Blaufärbung.

Katalase spaltet Wasserstoffsuperoxyd in Wasser und Sauerstoff; stammt zum größten Teil von den Bakterien der Milch. Bei Erkrankungen des Euters ist der Gehalt an Katalase erhöht.

Nachweis. 15 cm³ Milch und 5 cm³ einer frisch bereiteten Wasserstoffsuperoxydlösung (1 cm³ Perhydrol + 29 cm³ Wasser) in den Mischkolben eines LOBECK-schen Katalasers (Abb. 3) bringen. Apparat nach dem Verschließen in 37—40° C bringen; hierauf häufig schütteln; nach 2 Std das Volumen des Sauerstoffs ablesen. Frische Milch gesunder Tiere ergibt 2—3 cm³ Sauerstoff. Hohe Katalasezahlen deuten auf hohen Bakteriengehalt hin, hohe Katalasezahlen bei negativem Ausfall der Reduktaseprobe auf Eutererkrankung, hohe Katalasezahlen beim Ausbleiben der Peroxydasereaktion auf nach dem Kochen eingetretene bakterielle Zersetzung.

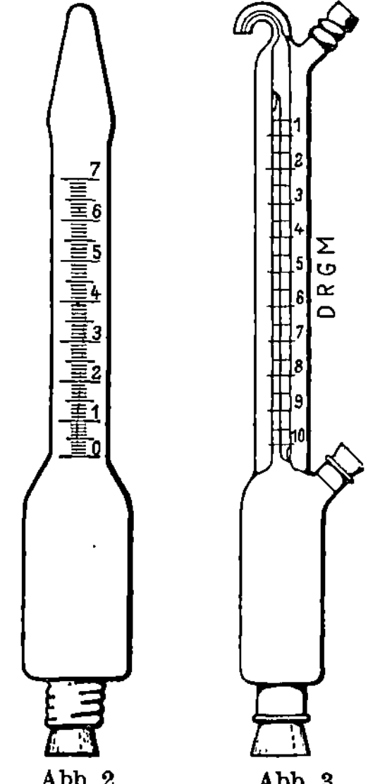

Abb. 2.   Abb. 3.
Butyrometer.   LOBECK-Katalaser.

Reduktase. Entsprechend der Menge der in der Milch gewucherten Bakterien bildet sich Reduktase, welche einige Farbstoffe zu Leukobasen reduziert.

Nachweis. 10 cm³ Milch mit 0,5 cm³ Methylenblaulösung (5 cm³ gesättigte alkoholische Methylenblaulösung + 195 cm³ Aqua) versetzen, einige cm³ Paraffinum liquid. aufschichten, ins Wasserbad bei 40—45° C bringen und die Zeit bis zur Entfärbung feststellen. Entfärbung bis 1 Std: Milch schlecht, stark bakteriell verunreinigt. Entfärbung nach 3 Std: Milch gut.

Milchkeime. Milch enthält immer Keime, Marktmilch meist mehr als 1 Million/cm³.

Bestimmung der Keimzahl. Zählung der lebenden Bakterien: Je 0,1 und 1,0 cm³ der Milchverdünnungen 1:100, 1:10000, 1:1000000 (mit sterilem Wasser hergestellt) werden mit verflüssigtem schwachsaurem Milchzuckeragar (1,5% Agar-Agar, 0,5% Pepton, 0,5% NaCl, 0,3% Fleischextrakt, 1% Milchzucker; p_H = 6,4—6,6) vermischt, das Gemisch in Petrischalen ausgegossen, zum Erstarren gebracht und 24 Std bei 37⁰ C bebrütet. Danach Auszählung der ausgewachsenen Kolonien.

Mikroskopische Zählung. Gezählt werden abgestorbene und lebende Bakterien: 0,01 cm³ Milch auf 1 cm² eines Objektträgers verreiben, trocknen, mit Methylenblau färben, Präparat mit Ölimmersion (90fach oder $^1/_{12}$ Zoll) durchmustern. 1 Gesichtsfeld = $^1/_{3000}$ cm²; 1 Keim im Gesichtsfeld = 300000 Keime in 1 cm³ Milch.

Reduktaseprobe. Ausführung siehe S. 469.

Milchschmutz. *Prüfung.* 500 cm³ Milch durch Wattescheibe (25 mm ∅) filtrieren; Watteverschmutzung mit Vergleichsskala prüfen.

Zersetzung der Milch. Milch wird dadurch sauer, daß verschiedene Bakterienarten (Streptococcus lactis, weniger Bact. coli) den Milchzucker in Milchsäure spalten. Bei 0,21 % Milchsäure tritt die Gerinnung ein, indem die Säure dem Caseinkalk das Calcium entzieht. Geringere Grade der Säuerung sind zu erkennen:

1. durch die *Kochprobe.* Die Milch gerinnt beim Kochen schon bei 9,5 Säuregraden nach SOXHLET-HENKEL;

2. durch die *Alkoholprobe.* Beim Mischen mit gleichen Teilen 68%ig. Alkohol darf die Milch nicht gerinnen (Gerinnung bei etwa 9 Säuregraden);

3. durch *Titration* mit $^1/_4$ n Natronlauge und Phenolphthalein als Indicator: 50 cm³ Milch + 2 cm³ 2%ige alkoholische Phenolphthaleinlösung, titrieren mit $^1/_4$ n NaOH; Umrechnung auf 100 cm³ Milch. Die für 100 cm³ Milch bei der Titration verbrauchte Kubikzentimeterzahl an $^1/_4$ n NaOH = Säuregrade nach SOXHLET-HENKEL.

Normale Milch hat etwa 6—8 Säuregrade, beim Kochen gerinnende mindestens 9,5. Spontane Gerinnung tritt bei etwa 32 Säuregraden ein.

Zur Abtötung von Zersetzungs- und fast allen nichtsporenden Krankheitskeimen dienen *Kurzerhitzung* (1 min auf 71—74⁰ C) oder *Hocherhitzung* (1 min auf 85⁰ C) der Milch in dünner Schicht in besonderen behördlich genehmigten Apparaten oder *Dauerpasteurisierung* ($^1/_2$ Std auf 63⁰ C) in Blechwannen. Im Haushalt zweckmäßig kurzes Aufkochen. Vitamine leiden je nach angewandter Temperatur.

Läßt man durch kurzes Erhitzen von Milchsäurebildnern befreite Milch stehen, so entwickeln sich die Sporen folgender Keime:

Buttersäurebacillen. Entwicklung nur bei Sauerstoffabschluß, also wenn Milch in verschlossenen Flaschen oder genügend hoher Schicht aufbewahrt wird. Gasbildung und übler Geruch nach Buttersäure.

Peptonisierende Bakterien aus der Gruppe der *Heu- und Kartoffelbacillen.* Sie entwickeln sich langsam. Die Milch verändert sich zunächst äußerlich nicht, später tritt Klärung und Gelbfärbung ein. Fett und Casein setzen sich teils am Boden ab, teils schwimmen sie als Deckschicht auf der klaren Flüssigkeit (charakteristische Veränderung jeder länger, aber nicht ausreichend sterilisierten „Dauermilch").

Gefahren durch die Milch.

Primär kann die Milch folgende pathogene Keime enthalten:

Tuberkelbakterien. Sie entstammen „perlsüchtigen" Kühen, bei denen sich graue, perlenartige Knoten auf den serösen Häuten befinden. Bei Eutertuberkulose finden sich sehr große Bakterienmengen in der Milch (Millionen im Kubikzentimeter). Es handelt sich um den Typ bovinus. Zwar ist dieser für den Menschen weniger gefährlich als der Typ humanus, aber es ist sicher, daß er die Ursache von Drüsen- und anderer Tuberkulose sein kann. Kinder sind am meisten gefährdet. *Schutzmaßnahmen:* Milch aus Sammelmolkereien und solche, die nicht von besonders kontrollierten Kühen stammt, darf nur nach genügender Erhitzung genossen werden. (Pasteurisieren; im Haushalt kurzes Kochen.)

Als *Markenmilch* darf nur Milch, die von gesunden Kühen stammt, bezeichnet werden. Die Tiere unterstehen einer tierärztlichen Kontrolle und sind vierteljährlich auf Tuberkulose zu untersuchen. Die Abgabe der Milch erfolgt in plombierten Flaschen oder Kannen. *Vorzugsmilch* ist nur als Rohmilch zugelassen. Die tierärztliche Kontrolle der Tiere findet monatlich statt. Vorzugsmilch darf bei der Abgabe nicht älter als 24 Std sein, die Temperatur nicht mehr als 15⁰ C betragen und die Keimzahl 150000 je Kubikzentimeter (davon höchstens 30 Colikeime) nicht übersteigen (s. a. unter Gesetze S. 488).

Streptokokken. Die Milch von Kühen mit Euterentzündung (gelber Galt) enthält zahlreich Streptococcus agalactiae (Str. mastitidis). Im Präparat — gefärbt mit Methylenblau — ist die Staketenform für diese Streptokokken charakteristisch; kulturell: meist ohne Hämolyse, Spaltung von Natriumhippurat. Bei Kühen mit Euterentzündung ist häufig die Leukocytenprobe nach TROMMSDORFF positiv; die Milch wird in besonderen graduierten Röhrchen (Abb. 4) zentrifugiert und die abgesetzte Leukocytenschicht abgelesen. 1—2 Vol.-⁰/₀₀ legen den Verdacht auf Euterentzündung nahe, mehr als 2 Vol.-⁰/₀₀ kommen fast nur bei Euterentzündungen vor. Str. agalactiae kann bei Kindern Darmkatarrh verursachen, aber auch aus Gründen der Appetitlichkeit sollte solche Milch nicht genossen werden.

Maul- und Klauenseuche wird in seltenen Fällen durch die Milch auf den Menschen übertragen. Es entstehen Stomatitis, Zahnfleischauflockerung, Schleimhautbläschen, Exantheme, auch Conjunctivitis, Urethritis, Balanoposthitis, Hodenentzündungen, Magenbeschwerden, Nierenentzündungen, Gelenkschmerzen, Fieber. Zur Sicherung der Diagnose beim Menschen ist der Meerschweinchenversuch (Übertragung des verdächtigen Materials auf die Fußsohlen mehrerer Tiere) erforderlich.

Inhalt verdächtiger Bläschen (auch gut erhaltene Blasendecken) ist in 50%igem Glycerin an die „Forschungsanstalt Insel Riems" zu schicken,

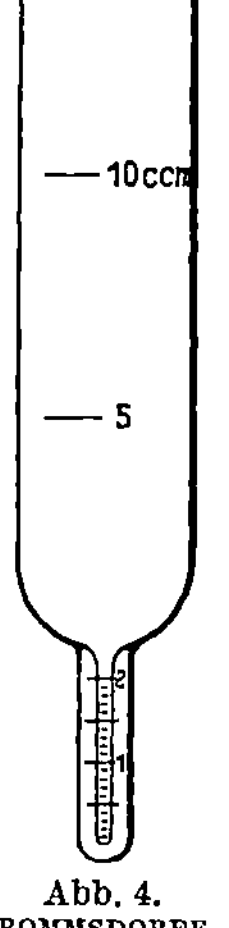

Abb. 4.
TROMMSDORFF-
Röhrchen.

zugleich 20 cm³ Blut des Kranken zur serologischen Antikörperreaktion. Das Virus ist züchtbar in Gewebskulturen. *Schutzmaßregeln:* Kochen oder Pasteurisieren der Milch.

Bacterium Abortus Bang (Bacterium des seuchenhaften Verkalbens der Kühe) kann ebenfalls durch die Milch auf den Menschen übertragen werden. Es verursacht eine länger dauernde Erkrankung mit einem eigenartig undulierend verlaufenden Fieber. Die Diagnose wird serologisch bestätigt durch die WIDALsche Reaktion auf „Abortus Bang". Gefährdet sind besonders Personen, die mit den erkrankten Kühen in engere Berührung kommen: Tierärzte, Stallschweizer usw. Eine Übertragung von Mensch zu Mensch ist bislang nicht beobachtet worden. — Die unter dem Namen *Maltafieber* bekannte Krankheit wird durch das Bact. melitense (Bruce) hervorgerufen. Bestätigung der Diagnose durch WIDALsche Reaktion auf „Maltafieber". Der Erreger wird durch Ziegenmilch übertragen.

Sekundär kann die Milch infiziert werden mit:

Typhusbakterien. Da die Typhusbakterien sich in der Milch, ohne sie zu verändern, stark vermehren, können wenige in große Milchmengen hineingelangte Keime die ganze Milchmenge verseuchen. Übertragungswege sind: Wasser, das zum Spülen der Milchgefäße oder zum Milchpanschen benutzt wird, Typhuskranke, Keimträger, Insekten, Fliegen. *Schutzmaßregeln:* Bei Produzenten: Einwandfreie Beschaffenheit der Brunnen oder Verwendung von Leitungswasser, Untersuchung des Personals auf Keimträger, sichere Isolierung etwaiger Typhuskranker, Pasteurisieren der Milch vor dem Verkauf. Bei Konsumenten: Abkochen der Milch, Verzicht auf den Genuß roher Milch unbekannter Herkunft.

Das gleiche gilt für *Ruhrbakterien.* Auch *Diphtherie* und *Scharlach* sind nachweislich durch Milch übertragen worden.

Verhütung: Kochen der Milch, strenge Isolierung der Erkrankten.

Bedeutung der Milch als Nahrungsmittel.

Die Milch führt dem Körper sämtliche Nährstoffe: Eiweiß, Fett, Kohlenhydrate, Salze (besonders reichlich Kalk) und Vitamine zu. Die Ausnutzbarkeit ist gut, vom Eiweiß 94%, vom Fett 95%, von den Kohlenhydraten fast 100%. Ihr Preis ist relativ niedrig. Die Magermilch ist eine der billigsten Eiweißquellen.

Nachteile sind die Infektionsgefahr, die sich aber bei sachgemäßem Verhalten vermeiden läßt, und der Umstand, daß größere Milchmengen nicht von allen Menschen vertragen werden. Letzteres läßt sich verhüten, wenn die Milch mit anderen Nahrungsmitteln gemischt (Milchsuppen, Puddings, Aufläufe usw.) genossen wird.

Milcherzeugnisse.

Sauermilch. Milch, die an der Luft stehen bleibt, gerinnt (s. unter „Zersetzung der Milch") zu einer dicklichen, sauer schmeckenden Masse: Dickmilch. Ihre Zusammensetzung entspricht der der Frischmilch, lediglich die Lactose ist teilweise durch Milchsäure ersetzt. — *Joghurt* ist eine besondere Art der Sauermilch, wird in Bulgarien aus von $^1/_2$—$^3/_4$ eingedampfter Milch (Schaf, Ziege, Büffel) durch Säuerung mit den Fermenten Podkwassa oder Maja bei 40—45° C gewonnen. Die Fermente enthalten als wirksame Erreger Milchsäurebakterien (Bact. bulgaricum und Thermobact. bulgaricum). Bei uns wird Joghurt aus Kuhmilch hergestellt. Der Gehalt an Milchsäure beträgt etwa 1%. — *Kefir* und *Kumiß* sind schäumende, alkoholhaltige Getränke. Sie werden im Kaukasus und in Turkestan aus Stutenmilch durch Hinzufügen von Kefirkörnern oder Kumißferment bereitet. Die Fermente enthalten Milchsäurebakterien und Hefe. Ein Teil der Lactose wird in Alkohol und Milchsäure, ein Teil des Caseins in lösliche Hemi- und Acidalbumosen und in Peptone verwandelt. Milchsäuregehalt 0,5—1%, Alkoholgehalt 0,2—1%.

R a h m u n d S a h n e ist die fettreiche Schicht, welche sich beim Stehenlassen der Milch an der Oberfläche bildet. Dient zum direkten Genuß und zur Herstellung von Butter. Nach dem Fettgehalt wird unterschieden: Schlagsahne mit 28%, Kaffeesahne mit 10% Fett.

M a g e r m i l c h (entrahmte Frischmilch) enthält bei herabgesetztem Fettgehalt (0,01—0,1%) sämtliche Nährstoffe der Vollmilch. Wird zur Herstellung von Käse, Milchzucker und technischem Casein verwendet.

M o l k e ist die nach Abscheidung des Caseins und Fettes durch Säuerung oder Lab bei der Käsefabrikation zurückbleibende Flüssigkeit. Molke enthält den gesamten Milchzucker, einen großen Teil der Mineralstoffe, jedoch nur bis 0,3% Eiweiß und bis 0,1% Fett. Sie dient zur Gewinnung von Molkeneiweiß und Milchzucker.

B u t t e r m i l c h ist die bei der Bereitung von saurem Rahm entstehende dickliche Flüssigkeit, sie enthält nur 0,2—0,3% Fett (kleine Butterklümpchen), den Hauptanteil des Eiweißes, der Lactose und Mineralstoffe.

K o n d e n s m i l c h. Herstellung: Vollmilch wird 5—10 min bis zum Sieden erhitzt (Abtötung der Keime, Gerinnung des Albumins); Eindampfung in Vacuumapparaten bis zur Hälfte oder einem Drittel; Abkühlen, in Dosen füllen, im Autoklaven sterilisieren. Es wird unterschieden: *Kondensierte Magermilch* (aus Magermilch gewonnen),

Tabelle 25.

Bezeichnung	Fett mindestens %	Fettfreie Milch-Trockensubstanz mindestens %	Wasser höchstens %
Kondensmilch	7,5	17,5	—
Gezuckerte Kondensmilch	8,3	22,0	27
Kondensmagermilch	—	12,0	—
Gezuckerte Kondensmagermilch .	—	26,0	30
Blockmilch	12,0	28,0	16
Blocksahne	18,0	20,0	16

gezuckerte Kondensmilch (aus mit 12% Saccharose versetzter Voll- oder Magermilch hergestellt); durch Eindampfen von mit Zucker versetzter Milch oder Sahne bis zur Pastenkonsistenz erhält man die *Blockmilch* oder *Blocksahne*.

Milchpulver (Trockenmilch) wird durch Entziehung des Wassers aus der Milch gewonnen. Nach dem Verfahren der Herstellung unterscheidet man Walzenmilch und Sprühmilch. Milchpulver: 25% Fett i. T., bis 4% Wasser bei Sprühmilch, bis 6% bei Walzenmilch; Magermilchpulver: bis 6% Wasser. Sahnenpulver: 42% Fett i. T., 6% Wasser.

Butter. Inniges Gemisch von Butterfett mit etwa 10% Milch. Gewinnung durch Schlagen und Schütteln des Rahms. Zusammensetzung: 84,5% (mindestens 80%) Butterfett, 14% Wasser, 0,8% Stickstoffsubstanz, 0,5% Lactose, 0,1% Milchsäure, 0,2% Mineralstoffe, Vitamine A und D, Provitamine Carotin und Ergosterin (Menge abhängig von der Art des Futters, bei Weidegang am größten), Farb- und Aromastoffe, 1—2% Kochsalz (gesalzene Butter). Die natürliche Farbe ist durch das Carotin bedingt, das Aroma durch den Gehalt an Diacetyl. Das Butterfett hat einen hohen Gehalt an flüchtigen Fettsäuren (Buttersäure bis Caprinsäure).

Aufbau der gesamten Fettsäuren. Buttersäure 2,6—4,7%, Capronsäure 1,3—2,1%, Caprylsäure 0,7—1,6%, Caprinsäure 1,1—3,6%, Laurinsäure 2,3—7,1%, Myristinsäure 5,8—21,4%, Palmitinsäure 13,2—31,5%, Stearinsäure 3,6—15,0%, Arachinsäure (besteht hauptsächlich aus Cerotinsäure) 0,4—1,5%, Ölsäure 29,5—41,9%, Linolsäure 3,6—5,8%, geringe Mengen der ungesättigten Decen- bis Hexadecensäure.

Die Bedeutung der Butter als Nahrungsmittel liegt darin, daß das Fett wegen seiner feinen Emulsion ausgezeichnet resorbiert und vertragen wird. Die Ausnutzung ist deshalb sehr gut.

Ranziger Geschmack entsteht durch Autooxydationen, welche zu verschiedenen Zerfallsprodukten des Glycerins, der Fettsäuren und Phosphatide führen (Aldehydranzigkeit, Ketonranzigkeit). *Fischigkeit* (Trangeschmack) ist auf Zersetzung des Lecithins zu Trimethylamin oder Trimethylaminoxyd zurückzuführen.

Verfälschungen der Butter. Als Verfälschung gilt ein zu hoher Wassergehalt, der z. B. durch mangelhaftes Auskneten bei der Herstellung entsteht. Mehr als 16% Wasser ist zu beanstanden. Der Kochsalzgehalt soll höchstens 2% betragen. Verfälschung der Butter mit fremden Fetten (Margarine) ist nicht so häufig, wie meistens angenommen wird. Sie kann mit Sicherheit durch chemische Untersuchung (Bestimmung der flüchtigen Fettsäuren) nachgewiesen werden. Relativ einfach und bei gröberen Verfälschungen sicher ist die Bestimmung der Brechungszahl durch das PULFRICHsche Butter-refraktometer (Carl Zeiß, Jena). Beimengung von Margarine ist durch den Nachweis von Sesamöl zu erkennen, da die Margarine nach dem Margarinegesetz 10% Sesamöl enthalten muß. Durch einen Nachtrag zum Margarinegesetz ist statt dessen auch ein Zusatz von

0,2—0,3 % Kartoffelstärke zugelassen, der jetzt meistens benutzt wird und mit Jodlösung leicht nachzuweisen ist.

Butterschmalz ist reines Butterfett, von Wasser, Eiweiß, Lactose und Salzen durch Ausschmelzen befreit; Wassergehalt nur bis 0,5 % zulässig.

Margarine wird hergestellt, indem Milch mit verschiedenen Fetten tierischer oder pflanzlicher Herkunft innig gemischt wird. Zusammensetzung: 14—15 % Wasser, 82—83 % Fett, 1 % Protein, 0,6 % Milchzucker, 1,7 % Mineralstoffe (davon 1,5 % Kochsalz). Der Fettgehalt darf nicht unter 80 %, Wasser- und Kochsalzgehalt zusammen nicht über 18 % liegen. Nährwert und Ausnutzbarkeit weichen nicht wesentlich von denen der Butter ab; Margarine enthält aber keine Vitamine und ist schlechter haltbar. Der Mangel an Vitaminen läßt sich durch Zusatz von Leberkonzentraten oder synthetischen Vitaminen A und D beheben.

Käse. Käse ist „das aus Milch, Rahm, teilweise aus vollständig entrahmter Milch (Magermilch), Buttermilch oder Molken oder aus Gemischen dieser Flüssigkeiten durch Lab oder durch Säuerung abgeschiedene Gemenge von Eiweißstoffen, Milchfett und sonstigen Milchbestandteilen, das gepreßt, geformt, mit Gewürzen, Farb- und Reifungsstoffen versetzt und entweder frisch oder auf verschiedenen Stufen der Reifung zum Genuß bestimmt ist".

1. Frischkäse. Speisequark wird aus geronnener Milch (Einwirkung von Milchsäurebakterien, Labfällung) gewonnen. Das vorwiegend aus Casein bzw. Paracasein bestehende Koagulum wird von der die löslichen Milchbestandteile enthaltenden Flüssigkeit getrennt (maximaler Wassergehalt 80 %). Bezeichnungen: Quark, Flott-, Schmier-, Streich-, Spittelkäse usw.

Frischer Rahmkäse wird durch Labfällung aus mit Rahm versetzter Vollmilch bereitet. Doppelrahmkäse müssen 60 %, Rahmkäse 50 % Fett i. T. enthalten. Bezeichnungen: Bel Paese, Imperial, Brie, Stilton u. a. Zum Teil werden diese Käse auch im Zustand beginnender Reifung verbraucht.

Schichtkäse oder *Sahneschichtkäse* enthält abwechselnde Schichten von weißem Quark und gelblich gefärbtem, frischem Rahmkäse. Fettgehalt: 10 % (bzw. 20 %) i. T.

2. Gereifter Käse. Die Reifung des gefällten Käsebruchs wird durch die Tätigkeit von Bakterien, Hefen und Schimmelpilzen bewirkt. Sie führt zu tiefgreifenden chemischen Umwandlungen der Nährstoffgruppen. Makroskopisch nimmt der Käse eine speckig-plastische Struktur an. Casein bzw. Paracaseinkalk wird durch proteolytische Fermente hydrolytisch in Albumosen, Pepton, Aminosäuren (Leucin, Isoleucin, Trypsin, Histidin usw.) gespalten. Aus diesen entstehen Ammoniak, Harnstoff, flüchtige Fettsäuren, Oxysäuren. Bis zu 40 % des Gesamtstickstoffes können in lösliche Form übergehen. Lactose wird durch Milchsäurebakterien in Milchsäure umgewandelt, die jedoch vom Kalk des Caseins gebunden wird. Durch Propionsäurebakterieneinwirkung auf das Calciumlactat bilden sich Propionsäure, Essigsäure, Kohlensäure (Lochbildung im Käse). Die Fettveränderungen bestehen in geringer Abspaltung freier Fettsäuren.

Es gibt 2 Gruppen von „gereiftem Käse": Sauermilchkäse und Süßmilchkäse.

Sauermilchkäse. Sauermilchquark wird gesalzen, abgepreßt, eventuell mit $^1/_2$—$^3/_4$% Natriumbicarbonat versetzt. Der Käse reift von außen nach innen. Bezeichnungen: Harzer Käse, Stangenkäse, Mainzer Käse.

Süßmilchkäse oder *Labkäse.* Nach der Konsistenz werden Weich- und Hartkäse unterschieden, nach dem Fettgehalt mehrere Fettgehaltsstufen. Der Mindestfettgehalt der Trockensubstanz soll betragen bei

Doppelrahmkäse	60%	Dreiviertelfettkäse . . .	30%
Rahmkäse	50%	Halbfettkäse	20%
Vollfettkäse	45%	Viertelfettkäse.	10%
Fettkäse	40%	Magerkäse . . . unter	10%

Beim *Weichkäse* bildet die im Überschuß entstandene Milchsäure nach Neutralisation der Kalkverbindungen zweifach milchsaures Paracasein oder Casein. Milchsäurebakterien greifen dieses nicht mehr an. Die Reifung, die in einer Eiweißzersetzung besteht, beruht vielmehr auf der Wirkung von außen hinzukommender säureresistenter Mikroorganismen. Von deren Art hängt die Käsesorte ab: *Käse ohne Schimmelreifung* (Limburger, Romadur, Weißlack, Münsterkäse, Bel Pease, Strachino); *Weißschimmelkäse* (werden zum Teil auch als Frischkäse verbraucht: Camembert, Neufchâteler, Brie; *Grün-* und *Blauschimmelkäse* (Roquefort, Gorgonzola, Stilton).

Beim *Hartkäse* erfolgt die Reifung langsam von innen heraus (Emmentaler, Holländer, Edamer, Gouda, Tilsiter, Cheddar-, Chesterkäse, Grana- oder Parmesankäse).

Zigerkäse werden aus Albumin, welches beim Kochen gesäuerter Molken gerinnt (Ziger), gemischt mit Quark und gepulvertem Steinklee durch Reifung hergestellt. Kommt in abgestumpfter Kegelform als harter, reibbarer Kräuterkäse in den Handel.

Schmelzkäse. Fertiger Käse wird fein zermahlen und mit „Richtlösungen" (Citronensäure, Weinsäure, Milchsäure und deren Salze, ortho-, meta- und pyrophosphorsaure Salze des K, Na, Ca) unter Erhitzen vermischt. Die „Schmelze" läßt man in Schachteln erstarren. Der Gehalt an kochsalzfreier Asche in der fettfreien Trockensubstanz darf 13% nicht übersteigen.

Über die *Zusammensetzung der Käse* gibt Tabelle 26 Aufschluß.

Der Nährstoffgehalt der Käse ist bedeutend. Besonders die fettreichen Sorten zeichnen sich durch hohe calorische Werte aus. Vor allem aber ist der Käse ein konzentriertes, eiweißreiches Nahrungsmittel. Auch die Ausnutzbarkeit ist sehr gut. Verfälschungen des Käses sind selten; sie kommen durch Zusatz z. B. von fremdem, nicht aus der Milch stammendem Fett (Margarinekäse) vor. Schädigungen durch Käse sind möglich, wenn durch Mikroorganismen giftige

Tabelle 26.

Bezeichnung	Was-ser %	Pro-tein %	Fett %	Kohlen-hydrate %	Mineral-stoffe %	Fett i. T. %	Roh-calorien in 1000 g
Speisequark	76,6	19,3	0,7	2,1	1,6	3,0	951
Harzkäse	50,8	43,0	3,3	—	2,9	6,8	1939
Kräuterkäse	47,0	37,1	6,6	6,7	2,6	12,5	2453
Gouda (fetter Hartkäse) .	36,8	29,0	26,5	4,5	3,2	41,9	3872
Emmentaler (vollfett) . .	34,4	29,8	29,8	2,5	3,5	45,4	4030
Gorgonzola (vollfett) . . .	37,8	26,0	30,6	2,7	2,9	49,0	4051
Stilton (Rahmkäse) . . .	29,2	25,7	36,9	4,6	3,6	52,1	4704
Gervais (Doppelrahm) . .	43,3	7,6	43,3	2,8	3,0	76,4	4559

Stoffwechselprodukte gebildet werden, was allerdings selten ist. Die Frage, ob ein Käse als verdorben anzusehen ist, ist nicht leicht zu entscheiden, weil von manchen Menschen gerade die Käse mit ziemlich vorgeschrittener Fäulnis sehr gern und auch ohne Schaden gegessen werden.

Speisefette und Speiseöle.

Außer Butter, Butterschmalz und Margarine spielen als Fette für die menschliche Ernährung noch Schweineschmalz, Rindertalg, Kunstspeisefett, Kokosfett, Palmkernfett und Speiseöle eine Rolle.

Schweineschmalz ist aus Bauchwand-, Gekröse-, Netzfett usw. ausgelassenes Fett. *Bratenschmalz* wird durch Erhitzen von Schweineschmalz unter Zusatz von Äpfeln, Zwiebeln, Gewürzen usw. gewonnen. Auspressen von Schweineschmalz bei 10—15° C ergibt *Schmalzöl*, der feste Rückstand ist *Schmalzstearin. Wurstschmalz* ist von Wurstbrühe abgeschöpftes Fett; enthält häufig außer Schweine- auch Hammel- und Rinderfett. Zusammensetzung des Schmalzes: fast nur reines Schweinefett (Ölsäure 60%, Palmitinsäure 32%, Stearinsäure 8% als gemischte Glyceride, Spuren von Unverseifbarem: Kohlenwasserstoff 0,03—0,09% und Cholesterin 0,08 bis 0,16%), Wasser und Eiweiß in Spuren. Hoher calorischer Nährwert (fast 9000 Calorien in 1000 g).

Rindertalg ist aus Gekröse-, Netz-, Nieren-, Herz-, Mittelfell-, Eingeweidefett usw. ausgeschmolzenes Fett, ziemlich hart, von weißer bis schwachgelblicher Farbe. Enthält an Fettsäuren Ölsäure 38—50%, Palmitinsäure 24—33%, Stearinsäure 14—29%, Myristinsäure 2—6%, Linolsäure 1—5% und Spuren von Vaccensäure (der Ölsäure isomer) als gemischte Glyceride, daneben 1—2% Tristearin. Rindertalg findet Verwendung als Koch- und Backfett. Back- oder Ziehfett (für Bäckerei) ist durch mechanische Behandlung weich und geschmeidig gemachter Talg. Neben Rindertalg finden noch Hammeltalg und Gänseschmalz Verwendung.

Kunstspeisefett sind dem Schweineschmalz ähnliche Zubereitungen, deren Fettgehalt aber nicht nur aus Schweineschmalz besteht. Kunstspeisefette sind somit Gemische aus tierischen und pflanzlichen bzw. auch künstlich gehärteten Fetten. Wassergehalt bis 0,5%, an Nährwert dem Schweineschmalz ähnlich.

Kokosfett ist das aus den Kokosnüssen gewonnene leichtflüssige Fett (Schmelzpunkt bei 23° C), dessen chemische Zusammensetzung durch das Vorwiegen der niedrig molekularen Fettsäuren (Caprylsäure, Laurinsäure,

Myristinsäure) charakterisiert ist. Palmitin-, Stearin-, Ölsäure sind wenig vorhanden, Butter-, Capron-, Caprinsäure fehlen. Kokosfett wird leicht ranzig, muß kühl und dunkel aufbewahrt werden; findet als Koch-, Brat-, Backfett Verwendung, desgleichen bei der Produktion von Kunstspeisefett, Margarine usw. Kokosfett ist unter den Namen *Palmin, Palmona, Nukolin, Laureol, Myrholin, Vegetalin, Kunerol* im Handel.

Palmkernfett entstammt den getrockneten Samen der Ölpalme; das gelbrote fettreiche Fruchtfleisch liefert Palmöl. Beim Palmkernfett ist der Gehalt an Caprylsäure niedriger, an Ölsäure höher als beim Kokosfett.

Als Speiseöle bezeichnet man bei der Olive aus dem Fruchtfleisch, sonst aus den Samen gewonnene flüssige pflanzliche Fette, die meist in der Kälte erstarren. Man erhält sie durch kaltes Auspressen oder durch Extraktion. Unterschieden werden palmitinsäurereiche Öle *(Maisöl, Baumwollsamenöl)*; palmitinsäurearme, jedoch öl- und linolsäurereiche Öle *(Mohn-, Nuß-, Oliven-, Lein-, Buch-, Sesam-, Sonnenblumenöl)*; Leguminosenöle *(Erdnußöl* [enthält 2% Arachin- und 2% Lignocerinsäure], *Sojaöl* [vitaminhaltig]), Cruziferenöle *(Raps-* oder *Rüböl* [enthält die Erucasäure]). Die Öle finden besonders Verwendung beim Anrichten von Salaten, Mayonnaisen, zur Fischkonservierung usw.

Genußmittel

sind Bestandteile der Nahrung, die weder für den Aufbau des Körpers noch als Energiequelle in Betracht kommen. Sie sind trotzdem unentbehrlich; ihre Wirkungen sind folgende:

Verbesserung des Geschmackes und dadurch Anregung des Appetites, Anregung der Sekretion der Drüsen des Verdauungsapparates, anregende Wirkung auf das Zentralnervensystem.

Diese drei Wirkungen sind nicht scharf voneinander zu trennen; sie können alle drei von demselben Stoff verursacht werden. Genußmittel sind:

1. Süßstoffe. Es handelt sich um auf chemisch-synthetischem Wege gewonnene Verbindungen mit größerer Süßkraft als Saccharose, jedoch ohne entsprechenden Nährwert.

Saccharin ist das Anhydrid der Orthosulfaminobenzoesäure (Benzoesäuresulfinid). Saccharintabletten sind meist Mischungen von Saccharinnatrium mit Natriumbicarbonat. Die Süßkraft des Saccharins beträgt etwa das 500fache des Rohrzuckers (gemessen in 3%iger Konzentration).

Dulcin ist Paraphenetolcarbamid oder Paraäthoxyphenylharnstoff. Es ist 200mal, in stärkerer Verdünnung sogar 385mal süßer als Zucker.

2. Alkoholische Getränke. Alkohol ist vom rein energetischen Standpunkte betrachtet ein Nahrungsmittel (Verbrennungswert 7 Calorien für 1 g), aber ein unzweckmäßiges wegen der mit der Aufnahme größerer Mengen verbundenen Giftwirkungen auf das Zentralnervensystem. Über die hygienische Bedeutung des Alkohols als Genußmittel sei die Ansicht von Prof. ROSEMANN, die er auf der Internationalen Hygiene-Ausstellung 1911 in Dresden vertrat, wiedergegeben:

„Die alkoholischen Getränke sind überall da zu verwerfen, wo der Mensch etwas leisten soll, sei es in Abwehr äußerlicher Schädlichkeiten, sei es in körperlicher oder geistiger Arbeit. Hier wird immer der weit besser gestellt sein, der nicht unter dem Einfluß des Alkohols steht. Aber nach getaner Arbeit für die Erholung stellen die alkoholischen Getränke ein Genußmittel dar, das bei verständiger Anwendung nützlich zu wirken vermag, da es die Bedingungen für körperliches und geistiges Ausruhen schafft. Erholung ist für den, der arbeiten soll, eine wichtige hygienische Forderung; daß die alkoholischen Getränke solche Erholung einem jeden in leicht zugänglicher Form bieten, darin erblicke ich ihre nicht zu unterschätzende hygienische Bedeutung. Gewiß ist der Alkohol ein wirksames und darum gefährliches, bei vernünftigem Gebrauch aber auch wertvolles Genußmittel, das wir gerade dem heutigen Menschen bei den hohen Anforderungen, die das Leben an ihn stellt, gönnen könnten und daher gönnen sollen."

Alkoholische Getränke werden durch Gärung gewonnen. Hierbei erfolgt die Zerlegung von Zucker in Alkohol und Kohlensäure durch die Wirkung verschiedener Heferassen.

Wein entsteht durch Gärung des Traubensaftes. Seine Zusammensetzung ist abhängig von Boden, Wetter, Klima, Art und Pflege der Trauben, von der Behandlung des Mostes und Weines selbst. Völlig vergorene deutsche Weine enthalten 6—10% Alkohol; 2,0—3,4% Extrakt (darin 0,03—0,5% Zucker); 0,6—1,2% Gesamtsäure, davon bis zu 40% Weinsäure und bis zu 60% Äpfelsäure; 0,13—0,26% Asche. Als *Dessertweine* bezeichnet man süß schmeckende Weine, die meist aus südlichen Ländern stammen. Sie enthalten noch größere Mengen unvergorenen Zuckers aus der Traube. Erwähnt seien: Ungarische Ausbruchweine, Tokayer, Szamorodner, Ruster (8—13% Alkohol, bis 19% Zucker, 3% und mehr zuckerfreier Extrakt); zu den Südweinen gehören: Malaga (11—14% Alkohol, 12—24% Zucker), Sherry, Jerez (16% Alkohol, 2,5% Zucker), Portwein (15—17% Akohol, 6—10% Zucker), Madeira und Marsala (14—15% Alkohol, 3—6% Zucker), Samos (11—15% Alkohol, 14—20% Zucker). Zur Herstellung von *Schaumwein* (Champagner, Sekt) wird völlig vergorener Jungwein mit Zucker vermischt und in verschlossenen Flaschen einer nochmaligen Gärung überlassen. „Trockene" Schaumweine enthalten 0,05—2% Zucker, süße Schaumweine 4—17% Zucker; Alkoholgehalt 7—12%.

Weinähnliche Getränke werden aus dem Saft von frischem Stein-, Kernoder Beerenobst, aus Hagebutten, Schlehen, frischen Rhabarberstengeln, Malzauszügen, Honig hergestellt. Bezeichnungen: Apfelwein, Rhabarberwein usw. Die wichtigsten Obstweine sind Apfel- und Birnenwein mit 4 bis 5,8% Alkohol, 0,4—0,6% Säure, 0,1—1% Zucker, 0,2—0,4% Mineralstoffen.

Zu den *weinhaltigen Getränken* gehören Wermutwein (ein aus Wein und Wermut hergestelltes Getränk, welches deutlich nach Wermut schmeckt) und Kräuterwein (aus Wein und würzenden Kräutern hergestellte Getränke mit Ausnahme von Wermut-, Arznei-, Glüh- und Branntwein, Bowlen, Punsche).

Bier ist ein aus stärkereichen Stoffen (Gerste usw.) nach vorheriger Stärkeverzuckerung durch Gärung hergestelltes alkoholisches Getränk. Auf Grund der Hefeart werden ober- und untergärige Biere unterschieden. Bei obergärigen Bieren verläuft die Gärung unter Aufsteigen der Hefe schnell (Temperatur 12—25° C), bei untergärigem Bier scheidet sich die Hefe als Bodensatz ab, die Gärung verläuft langsam (Temperatur 4—10° C). Anschließend wird das Bier noch einer langsamen, mehrwöchigen Nachgärung in Lagerfässern überlassen (Temperatur 0—2° C). Alle Biersorten enthalten neben Wasser Alkohol, Kohlensäure, Hopfenbitterstoffe, kleine Mengen unvergorenen Zuckers, Dextrin, Eiweißstoffe, Milchsäure, Glycerin usw.

Als Branntweine bezeichnet man alkoholreiche, durch Destillation (Brennen) vergorener Maischen hergestellte Getränke. Gewöhnliche *Trinkbranntweine* (Schnäpse) werden auf kaltem Wege durch Mischung von Kartoffel- oder anderem 95%igem Primasprit mit Wasser gewonnen, unter Umständen werden gewisse Geschmacksstoffe (Kornlutter, Anis, Fenchel, Kümmel, Wacholder) hinzugesetzt. Trinkbranntweine müssen 32, Doppeltrinkbranntweine mindestens 38 Vol.-% Alkohol enthalten. *Kornbranntweine* müssen ausschließlich aus Roggen, Weizen, Buchweizen, Hafer oder Gerste hergestellt sein. Der charakteristische Rauchgeschmack bei *Whisku* beruht auf Verwendung eines über Torffeuer getrockneten Malzes (Alkoholgehalt mindestens 43 Vol.-%), *Obstbranntweine* (Kirschwasser, Zwetschgenwasser, Heidelbeergeist usw.) müssen ausschließlich aus den betreffenden Obst- und Beerenarten hergestellt sein. *Wacholderbranntwein* wird durch Abtrieb einer vergorenen Wacholderbeermaische gewonnen (Steinhäger, Alkoholgehalt mindestens 38 Vol.-%). *Enzianbranntwein* besteht aus Abtrieben von alkoholhaltigen Enzianauszügen oder mit Sprit versetzter Enzianwurzelmaische. Als *Weinbrand* darf Trinkbranntwein, dessen Alkohol ausschließlich aus Wein gewonnen und der nach Art des Kognaks (französischer Weinbrand) hergestellt ist, bezeichnet werden. Weinbrandverschnitt ist Trinkbranntwein, der neben Weinbrand Alkohol anderer Art enthält. $^1/_{10}$ des Alkohols muß aus Weinbrand stammen. *Rum* ist ein Trinkbranntwein, der aus dem Zuckerrohrsaft, den Abläufen, dem Abschaum und anderen Rückständen des Zuckerrohres durch Gärung und Destillation entsteht. Der Alkoholgehalt von Originalrum beträgt 75%, er wird bei uns auf Trinkstärke (mindestens 38 Vol.-%) verdünnt. Das Aroma des Rums hängt von dem Gehalt an niederen Fettsäuren in freier und veresterter Form (bis 2%) ab. Rumverschnitt ist ein Gemisch von Rum mit Sprit. $^1/_{20}$ des Alkohols muß echtem Rum entstammen. *Arrak* ist ein Trinkbranntwein, der aus Reis oder dem Saft von Blütenkolben der Kokospalme durch Gärung und Destillation bereitet wird. Der Alkoholgehalt des Originalarraks beträgt 50 bis 60 Vol.-%, der Handels- und Verschnittware mindestens 38 Vol.-%. *Liköre* sind Erzeugnisse aus Sprit oder Branntwein mit Zusatz von Zucker, Stärkesirup, aromatischen Stoffen, Pflanzen- und Fruchtauszügen bzw. -destillaten, ätherischen Ölen, Essenzen, Fruchtäthern und -estern. Alkoholgehalt mindestens 30 Vol.-%, bei Kaffee-, Kakao-, Schokoladen-, Tee-, Eierlikör mindestens 25 Vol.-%, Extrakt mindestens 22%. Alkoholgehalt der Doppelliköre mindestens 38 Vol.-%. *Punschextrakte* sind Gemische von Weingeist, Edelbranntwein, Wein, Fruchtwein, Fruchtsäften und -säuren, Zucker, Stärkesirup, durch Destillation oder Digestion gewonnenen Extraktstoffen vorwiegend pflanzlichen Ursprungs und Wasser. Bei Rum- und Arrakpunschextrakt muß $^1/_{20}$ des Alkohols Rum oder Arrak entstammen. Weinpunschextrakt muß mindestens 20 Vol.-% Wein enthalten. Der Alkoholgehalt des Punschextraktes muß mindestens 30 Vol.-% betragen (bei Schwedenpunsch mindestens 25 Vol.-%).

3. Gewürze sind Stoffe, welche die Nahrung wohlschmeckend machen und die Verdauung günstig beeinflussen. Sie enthalten als wirksame Substanz ätherische Öle, eventuell auch scharf bzw. bitter schmeckende Verbindungen zum Teil alkaloidischer Natur (Piperin, Capsaicin).

Piperin ist Pentamethylimid, kommt im Pfeffer vor. *Capsaicin* ist das Vanillylamid einer Methylnonylensäure, findet sich in den Paprikaschoten. *Vanillin*, der Riechstoff der Vanille, ist ein Methylprotokatechualdehyd.

Die Einteilung der Gewürze kann nach ihrer Zugehörigkeit zu den botanischen Familien, ihrer chemischen Zusammensetzung und nach der Art der Pflanzenteile erfolgen. Auf Grund der letzteren Einteilung ergeben sich folgende Gruppen:

Wurzeln. *Meerrettich* oder Kren mit einem Gehalt von 0,05 % Allyl- oder Butylsenföl.

Wurzelstöcke (Rhizome). *Ingwer* mit dem aromatischen Ingweröl und den brennend scharfen Gingerol und Zingiberon; *Galgant, Kalmus* mit 1,5—3,5 % ätherischem Öl, Spuren von Harz und Acorin; *Gilbwurz* usw.

Zwiebeln. *Küchenzwiebel, Schalottenzwiebel, Porree, Knoblauch.* Allyldisulfide bedingen Geruch und Geschmack, im Knoblauch auch Allyltri- und -tetrasulfid, Propyldisulfid und Vinylsulfid. Zwiebeln sind Vitamin-C-haltig.

Blätter und Gewürzkräuter. Schnittlauch, Beifuß, Estragon, Wermut, Petersilie, Dill, Sellerie, Majoran, Bohnen- oder Pfefferkraut, Thymian, Lorbeerblätter.

Gewürze aus Rinden. *Zimt* (Ceylonzimt oder Kaneel; chinesischer oder gemeiner Zimt; Holzzimt). Das ätherische Öl besteht zu 80 % aus Zimtaldehyd neben Essigsäurezimtester und Zimtsäure.

Blüten und Blütenteile. *Kapern* (Blütenknospen von Capparis spinosa); *Nelken* (getrocknete, noch nicht entfaltete Blütenknospen des Nelkenbaumes) enthalten 16—20 % ätherisches Nelkenöl, das zu 78—90 % aus Eugenol besteht; *Safran* (getrocknete Blütennarben der Safranpflanze).

Früchte. *Paprika* (Beerenkapsel des Capsicum annuum) enthält das scharf schmeckende Capsaicin (0,01—0,03 %), den roten Farbstoff Capsanthin (0,4 %) und Carotin (0,06 %); reich an Vitamin C. *Pfeffer* (Beerenfrucht des Piper nigrum); schwarzer Pfeffer ist die ganze, unreife, getrocknete Frucht; weißer Pfeffer wird durch Schälen von schwarzem Pfeffer gewonnen; enthält 5—10 % des scharf schmeckenden Piperins und 1,2—3,6 % eines den aromatischen Geruch bedingenden ätherischen Öles mit Phellandren und Sesquiterpenen; *Piment* ist die unreif geerntete Beerenfrucht der Pimenta officinalis mit 4—5 % ätherischem Öl, dessen Hauptbestandteil Eugenol ist. *Vanille* ist die Kapselfrucht der Vanilla planifolia, enthält 0,75—2,95 % Vanillin.

Samengewürze. *Muskatnuß* ist der von Arillus und Steinschale befreite Samen des Muskatnußbaumes mit 6—10 % eines ätherischen Öles, welches aus Terpenkohlenwasserstoffen und -alkoholen und 4 % Myristin besteht. *Macis* ist der Samenmantel der echten Muskatnuß mit 4,5—12 % ätherischem Öl (enthält Camphen, Penten, Pinen, Linalool, Terpineol, Borneol, Geraniol). *Senf*; in den zur Zubereitung des Tafelsenfs benutzten Samen des schwarzen, weißen, braunen Senfs findet sich das Glykosid Sinigrin bzw. Sinalbin. Aus diesem entsteht durch das Enzym Myrosin Allylsenföl bzw. Sinalbinsenföl.

4. Essig dient zur Erzeugung des sauren Geschmacks der Speisen. Nach Ausgangsmaterial und Herstellung mehrere Handelssorten: *Essig*; das aus weingeisthaltigen Flüssigkeiten durch Essigsäuregärung oder durch Wasserverdünnung von gereinigter Essigsäure aus Essigessenz gewonnene Erzeugnis oder Gemisch beider. Essigsäuregehalt 3,5—15 %. — *Gärungsessig*; ausschließlich durch Essiggärung gewonnenes Erzeugnis, Säuregehalt 3,5 bis 15%. Es werden unterschieden: *Weinessig*, nur aus Wein, mit 6% Säure; 50%*iger Weinessig* aus einer 50% Wein enthaltenden Maische, im übrigen aus Branntweinmaische, oder aus Gemisch gleicher Teile Weinessig und Branntweinessig, Säuregehalt 5%; 25%*iger Weinessig* aus einer mindestens 25% Wein enthaltenden Maische; *Malzessig* nur aus Malzmaische mit oder ohne Getreidezusatz, Säuregehalt 5%; 50- und 25%*iger Malzessig*, entsprechend den Vorschriften für Weinessig. — *Kräuteressig, Kräuteressigessenz, Fruchtessig, Fruchtessigessenz, Gewürzessigessenz* usw.; hergestellt durch Ausziehen von Pflanzenteilen mit Essig oder Essigessenz bzw. durch Vermischen von Essig oder -essenz mit Frucht-, Pflanzensäften oder Fruchtsirup.— *Essig* und *Essigsäure mit Estragon-, Gewürz-, Himbeergeschmack* usw.; hergestellt mit ätherischen Ölen bzw. natürlichen Essenzen. — Als *Essigsäure* gilt gereinigte wasserhaltige Essigsäure mit über 15% Säure, mit 50% Säure wird sie besonders als *Essigessenz* bezeichnet. Säuregehalt der einzelnen Essigsorten: *Speise-* oder *Tafelessig* 3,5%; *Einmachessig* 5%; *Doppelessig* 7%; *Dreifachessig* oder *Essigsprit* 10,5%.

Citronensäure findet bei der Herstellung von Zuckerwaren, Likören, Punschextrakten usw. im Haushalt auch für Salate Verwendung.

5. Alkaloidische Genußmittel. Kaffee ist der von Fruchtfleisch und Samenschale befreite Samen der Coffea, enthält 11—12% Wasser, 12—13% Stickstoffsubstanz, 11—12% Fett, 7—9% Zucker, 32—33% andere stickstofffreie Extraktstoffe (davon 9—10% Kaffeegerbsäure), 3% Pentosane, 23—24% Holzfaser, 3—4% Mineralstoffe und 1—2% Coffein. Beim Rösten nimmt der Wassergehalt bis auf 2—3% ab, die Kohlenhydrate zersetzen sich teilweise in caramelartige Substanzen, der Gerbstoffgehalt sinkt auf 4,5—5%. Das größtenteils beim Rösten entstehende ätherische Kaffeeöl (0,06—0,1%), welches dem Getränk das Aroma gibt, enthält u. a. Furfuralkohol, Acetol, Pyridin, Aceton. *Coffein* ist 1,3,7-Trimethylxanthin; es wirkt anregend auf das Zentralnervensystem (eine große Tasse Kaffee enthält etwa 0,1 g Coffein). Zur Coffeinwirkung kommt noch die sekretionsfördernde Wirkung der Röstprodukte.

Tee besteht aus den zusammengerollten, getrockneten Blättern des Teestrauches (Thea sinensis). Schwarzer Tee entsteht durch Gärung der schwach erhitzten Blätter, die man dann rollt und röstet. Durch Oxydase wird ein Teil der Gerbstoffe zerstört und ein feines Aroma entwickelt. Tee enthält 8—8,5% Wasser, 25—30% Stickstoffsubstanz, 2,5—3% Coffein, 1,2—2,7% Fett, 0,5—1% ätherisches Öl (mit Methylsalicylat, Salicylsäure, Aceton, Methanol usw.), 5—10% Gerbstoffe, 10—12% Rohfaser, 4—6% Mineralstoffe; außer dem Alkaloid Coffein (früher als Tein bezeichnet) finden sich noch Spuren Theophyllin (Dimethylxanthin) und Monomethylxanthin.

Maté besteht aus den Blättern mehrerer Arten der Gattung Ilex (besonders Ilex paraguariensis), ist das wichtigste alkaloidische Genußmittel Süd- und Mittelamerikas. Die anregende Wirkung beruht auf dem Coffeingehalt (0,7—2%); enthält außerdem 12% Stickstoffsubstanz, 4,5% Fett und Harz, 7,5% Gerbstoff, 6% Mineralstoffe.

Kola ist der von der Samenschale befreite Samen der Bäume Cola nitida oder vera, verticillata, acuminata und verwandter Arten. Besteht aus 9,22% Protein, 1,35% Fett, 2,75% Gerbstoff, 2,75% Zucker, 43,83% Stärke, 15,16% Extraktstoffe, 7,85% Rohfaser, 3,05% Asche, 2,16% Coffein und 0,05% Theobromin.

Kakao und Schokolade. Während Kaffee und Tee als wäßrige Auszüge getrunken werden, wird Kakao in Substanz mit verzehrt. Somit tritt zu der anregenden Wirkung des alkaloidischen Bestandteils auf das Zentralnervensystem der Nährwert von Fett, Eiweiß und Kohlenhydraten. Kakao besteht aus dem Samen des Kakaobaumes und ist durch einen hohen Fettgehalt gekennzeichnet. Zusammensetzung: 5—6% Wasser, 14% Stickstoffsubstanz, 53% Fett, 9—10% Stärke, 5—6% Gerbstoffe, 2—3% organische Säuren, 1,5% Pentosane, 4% Rohfaser, 3% Asche, 0,3—0,5% Phosphatide, 1—2,5% Theobromin, 0,17% Coffein. Im Kakaofett (Kakaobutter) sind 55—57% feste Palmitin- und Stearinsäure, 38% flüssige Ölsäure und 2% Linolsäure enthalten. Das Kakaorot ist eine den Gerbstoffen nahestehende Substanz. In den Kernen finden sich geringe Mengen Vitamin A und D. Zur Überführung in Pulverform muß der Kakaomasse Fett entzogen werden. Schwach entöltes Kakaopulver muß mindestens 20% Kakaobutter enthalten, stark entöltes darf unter 20% Fettgehalt verkauft werden. Kakaopulver mit weniger als 10% Fett ist verboten.

Bezüglich seines Nährwertes sei folgendes Beispiel aufgeführt: Eine Tasse Kakao (ein Eßlöffel zu 15 g) enthält an verdaulichem Eiweiß etwa 1,5 g, Fett 4 g, Kohlenhydrate 2,5 g, hat also 54 Calorien. Durch Beigabe von Zucker und Milch kann der Nährwert erheblich gesteigert werden.

Schokolade ist Kakaopulver mit 40—60% Zucker; sie enthält kaum Wasser und ist deshalb, in fester Form gegessen, ein sehr konzentriertes Nahrungsmittel.

Tabak besteht aus den getrockneten und fermentierten Blättern der Tabakpflanze. Wird als Rauch-, Kau- und Schnupftabak verwendet. Mittelwerte für die Zusammensetzung fermentierter Blätter sind: 8% Wasser; in der Trockensubstanz: 3,65% Stickstoff, 1,21% Fett, 0,28% Wachs, 7,8% Harz, 45% wasserlösliche Extraktstoffe, 11,15% Rohfaser, 15,01% organische Säuren, 1,05% Gerbstoffe, 20,85% Asche. Vom *Stickstoff* sind 1,57% Protein, 1,2% Amide, 0,32% Nicotin, 0,34% Ammoniak, 0,22% Salpetersäure.

Das narkotisch wirkende Nicotin ist ein 1-Methyl-2-β-pyridyl-pyrrolidin. Es ist zum größten Teil an organische Säuren gebunden.

Von den *Kohlenhydraten* sind zu nennen: Saccharose, Maltose und daraus entstandene Monosen, Stärke, Dextrin, Pectin (9,45%), Spuren von Inosit. Die *organischen Säuren* sind: 8,83% Äpfelsäure, 3,65% Citronensäure, 2,35% Oxalsäure, 0,3% Essigsäure. *Asche:* reichlich CO_2, 5,3% CaO, 3,5% K_2O und 1% P_2O_5.

Bestandteile des *Tabakrauches* sind Nicotin und als Verschwelungsprodukte der Eiweißstoffe Ammoniak, Kohlensäure, Kohlenoxyd, Pyridin, Pyrrol, Cyan- und Rhodanverbindungen, Schwefelwasserstoff u. a.

Die Wirkung des Tabakgenusses hängt vom Gehalt an Nicotin ab, welches in reinem Zustand ein starkes Gift ist. Es hat nach kurzer Zeit eine lähmende Wirkung auf das Zentralnervensystem sowie eine resorptive auf Herz, Augen, Darmkanal.

Symptome der *Nicotinvergiftung:* Kopfschmerzen, Betäubung, Schwindel, undeutliches Sehen und Hören, Lichtscheu, Erbrechen, Diarrhoe.

Bei starker Verdünnung im Rauch jedoch wirkt Nicotin sowohl auf die körperliche als auch geistige Tätigkeit anregend. Auf alle Fälle sollten aber Männer übermäßiges Rauchen vermeiden, Frauen und Kinder das Rauchen ganz unterlassen.

Gesetze.

Lebensmittelgesetz — Bedarfsgegenstände.

Grundlage für alle Bestimmungen ist das *Gesetz über den Verkehr mit Lebensmitteln und Bedarfsgegenständen* (erste Fassung 1879, derzeitige Fassung 17. Januar 1936); dazu weitere Gesetze und Verordnungen.

In dem Gesetz sind *zwei wichtige Begriffe* amtlich geklärt:

Lebensmittel.

„Lebensmittel im Sinne dieses Gesetzes sind alle Stoffe, die dazu bestimmt sind, in unverändertem oder zubereitetem oder verarbeitetem Zustand von Menschen gegessen oder getrunken zu werden, soweit sie nicht überwiegend zur Beseitigung, Linderung oder Verhütung von Krankheiten bestimmt sind.

Den Lebensmitteln stehen gleich Tabak, tabakhaltige und tabakähnliche Erzeugnisse, die zum Rauchen, Kauen oder Schnupfen bestimmt sind."

Bedarfsgegenstände.

Bedarfsgegenstände im Sinne dieses Gesetzes sind:

1. Eß-, Trink-, Kochgeschirr und andere Gegenstände, die dazu bestimmt sind, bei der Gewinnung, Herstellung, Zubereitung, Abmessung, Auswägung, Verpackung, Aufbewahrung, Beförderung oder dem Genusse von Lebensmitteln verwendet zu werden und dabei mit diesen in unmittelbare Berührung zu kommen.

2. Mittel zur Reinigung, Pflege, Färbung oder Verschönerung der Haut, des Haares, der Nägel oder der Mundhöhle.

3. Bekleidungsgegenstände, Spielwaren, Tapeten, Masken, Kerzen, künstliche Pflanzen und Pflanzenteile.

4. Petroleum.

5. Farben, soweit sie nicht zu den Lebensmitteln gehören.

6. Andere Gegenstände, welche vom Ministerium bezeichnet werden.

Das Gesetz verbietet:

Lebensmittel der Art herzustellen, zu verladen, aufzubewahren oder zu befördern, daß ihr Genuß gesundheitsschädlich ist oder Lebensmittel nachzumachen oder zu verfälschen und solche nachgemachten oder verfälschten oder verdorbenen Lebensmittel in den Verkehr zu bringen. Es ist ferner verboten, Lebensmittel unter irreführender Bezeichnung oder Aufmachung zu vertreiben.

Bezüglich der Bedarfsgegenstände dürfen diese nicht so hergestellt werden, daß sie bei bestimmungsgemäßem Gebrauch die menschliche Gesundheit schädigen können.

Die *Polizei* ist mit der *Überwachung des Verkehrs mit Lebensmitteln und Bedarfsgegenständen* betraut. Zu ihrer Hilfeleistung zieht sie besondere Sachverständige heran. Der Ministerialerlaß über die Durchführung des Lebensmittelgesetzes vom 10. August 1934 besagt:

Für die ärztliche Überwachung sind als Sachverständige Amtsärzte, nur in Ausnahmefällen andere mit amtlichen Aufgaben zu betrauende Ärzte, zu bestellen. Die erforderlichen Untersuchungen sind den zuständigen Medizinaluntersuchungsanstalten zuzuweisen, und zwar bakteriologische, serologische, physiologische und biologische. Nur für solche Untersuchungen darf der Amtsarzt Proben entnehmen.

Bei Gesundheitsschädigung oder *Tod* eines Menschen durch die Beschaffenheit eines Lebensmittels oder Bedarfsgegenstandes bzw. wenn die Gefahr einer gesundheitlichen Schädigung besteht, ist sofort der zuständige *Amtsarzt zu benachrichtigen.*

Die *Amtsärzte* sind als Sachverständige zugleich *Beauftragte der Polizei* und haben dadurch das Recht, die Räume, in denen

„1. Lebensmittel gewerbsmäßig oder für Mitglieder von Genossenschaften oder ähnlichen Vereinigungen gewonnen, hergestellt, zubereitet, abgemessen, ausgewogen, verpackt, aufbewahrt, feilgeboten oder verkauft werden,

2. Bedarfsgegenstände zum Verkauf vorrätig oder feilgehalten werden",

während der Arbeits- und Geschäftszeit zu betreten, dort Besichtigungen vorzunehmen und gegen Empfangsscheine *Proben* nach ihrer Auswahl zu *entnehmen*. Hierbei ist zu beachten, daß ein Teil der Proben amtlich verpackt und versiegelt zurückzulassen ist. Die Befugnis zur Besichtigung und Entnahme erstreckt sich auch auf Märkte usw.

Für die *Durchführung der Kontrolle* bestimmt der Erlaß vom 10. August 1934 folgendes:

1. Es ist darauf zu achten, ob nicht Wohn- oder Schlafräume oder sonst ungeeignete Räume für den Gewerbebetrieb mitbenutzt werden.

2. Über die Besichtigung und die Probeentnahme sind Aufzeichnungen zu machen, aus denen der Tag der Besichtigung und sonstige Beobachtungen hervorgehen müssen. Diese Aufzeichnungen sind aber von dem Amtsarzt nur dann zu machen, wenn er ohne Begleitung eines Polizeibeamten solche Besichtigungen vornimmt. Dieses Recht wird ihm durch einen besonderen Willensakt der Polizei ausdrücklich verliehen.

3. Die Proben sind möglichst in so großer Menge zu entnehmen, daß 3 Paralleluntersuchungen gemacht werden können.

Im allgemeinen ist bei der Durchführung des Lebensmittelgesetzes der Amtsarzt nur ärztlicher Sachverständiger. Neben ihm sind Tierarzt und Lebensmittelchemiker beteiligt.

Ausführungsbestimmungen.

Lebensmittel.

Verordnung über die äußere Kennzeichnung von Lebensmitteln vom 8. Mai 1935 mit Änderungen vom 16. April 1937, 20. Dezember 1937 und 16. März 1940.

Der Kennzeichnungspflicht unterliegen folgende Lebensmittel:

1. Dauerwaren von Fleisch oder mit Fleischzusatz in luftdicht verschlossenen Behältnissen sowie Fleischpasten.

2. Dauerwaren von Fischen einschließlich Marinaden sowie Fischpasten, Sardellenbutter. Dazu Ministerialerlaß vom 11. Mai 1934 (Räucherwaren aus gefrorenen Aalen müssen als solche kenntlich gemacht werden).

3. Dauerwaren von Krustentieren. Dazu Erlaß vom 12. Januar 1934 (mit Borsäure konservierte Krabben sind als solche kenntlich zu machen).

4. Milch- und Sahne-Dauerwaren. Dazu Erlaß vom 24. Juli 1935 (Käse, der mit Casein hergestellt ist, muß als solcher kenntlich gemacht werden).

5. Gemüse-Dauerwaren einschließlich Trockengemüse.

6. Obst-Dauerwaren.

7. Honig, Kunsthonig, Rübenkraut (Rübensaft). Dazu Erlaß vom 9. Oktober 1934 (Mischung von Honig und Kunsthonig muß als solcher bezeichnet werden unter Angabe des Mengenverhältnisses), Erlaß vom 16. Mai 1941 (Kunsthonig darf nur in Packungen von 250 g oder einem Mehrfachen davon abgegeben werden).

8. Diätetische Lebensmittel.

9. Fleischextrakt, Hefeextrakt und Extrakte aus anderen eiweißhaltigen Stoffen, Erzeugnisse in loser oder fester Form aus Fleischextrakt, Hefeextrakt oder Extrakten aus anderen eiweißhaltigen Stoffen, eingedickte Fleischbrühe sowie Ersatzmittel der genannten Erzeugnisse, kochfertige Suppen in trockener Form.

10. Krebsextrakt, Krabbenextrakt.

11. Eipulver und ihre Ersatzmittel.

12. Puddingpulver, Backpulver, Teigwaren. Dazu Verordnung vom 8. August 1930.

13. Gewürze und ihre Ersatzmittel sowie Gewürzauszüge.

14. Schokolade und Schokoladenwaren.

15. Marzipan und Marzipanersatz.

16. Kaffee, Kaffee-Ersatzstoffe und Kaffeezusatzstoffe, Tee und seine Ersatzmittel, Maté.

17. Teigwaren. Dazu Verordnung vom 22. Oktober 1934 (Backwaren, die mit Mineralölen hergestellt werden, müssen äußerlich kenntlich gemacht werden) und Ministerialerlaß vom 8. August 1930 (Mischbrot muß kenntlich gemacht werden), Erlaß vom 3. April 1939 (Teigwaren aus Soja- und Süßlupinenmehl müssen kenntlich gemacht sein).

18. Zwieback, Keks, Biskuits, Waffeln, Lebkuchen.

19. Haferflocken, Hafergrütze, Hafermehl, Hafermark.

20. Speiseöle.

21. Die mit künstlichem Süßstoff hergestellten Lebensmittel müssen auf den Behältnissen die entsprechende Bezeichnung tragen (Verordnung vom 30. September 1928).

Auf den Packungen oder Behältnissen müssen an einer in die Augen fallenden Stelle in deutscher Sprache und in deutlich sichtbarer, leicht lesbarer Schrift angegeben sein:

a) der Name oder die Firma und der Ort der gewerblichen Niederlassung dessen, der das Lebensmittel hergestellt hat,

b) der Inhalt nach handelsüblicher Bezeichnung,

c) der Inhalt nach deutschem Maß oder Gewicht.

22. Rundschrift des Vorsitzenden der Hauptvereinigung der deutschen Fischwirtschaft vom 24. März 1938. Würste und wurstähnliche Erzeugnisse aus Kaltblüterfleisch müssen das Wort „Fisch" oder „Muscheln" oder „Krabben" als einen Bestandteil der Hauptbezeichnung führen.

23. Käse gemäß Verordnungen vom 20. Februar 1934 und vom 13. Dezember 1937.

24. Butter. Verordnung vom 20. Februar 1934. Butter darf nur verkauft oder feilgehalten werden, wenn sie nach ihrer Sorte bezeichnet ist.

25. Coffeinhaltige Getränke müssen in unzweideutiger Weise als solche kenntlich gemacht werden (Verordnungen vom 24. Juni 1938).

26. Fleischbrühwürfel und ähnliche Erzeugnisse (Verordnung vom 27. Dezember 1940).

27. Vitaminisierte Lebensmittel (Verordnung vom 1. September 1942). Vitaminisierte Lebensmittel müssen als solche kenntlich gemacht sein.

28. Tee und teeähnliche Erzeugnisse (Verordnung vom 12. Dezember 1942).

29. Würste mit Kartoffel- und Gemüsezusatz müssen über die ganze Länge einen blauen oder violetten Streifen tragen. (Erlaß vom 6. Oktober 1943).

Für die **Verpackung des Nitritpökelsalzes** (salpetrigsaures Natrium) ist folgendes vorgeschrieben: Es darf nur in dichten, festen und gut verschlossenen Behältnissen in den Verkehr gebracht werden. Mindestens an 2 Stellen ist die deutliche Aufschrift „Salpetrigsaures Natrium, Vorsicht, trocken aufzubewahren!" anzubringen. Die Behältnisse sind mit 2 bandförmigen roten Streifen (Nitritgesetz vom 19. Juni 1934) zu versehen.

Nach der Verordnung über den Verkehr mit **Essigsäure** vom 24. Januar 1940 darf Essigsäure, die mehr als 15,5% wasserfreier Säure enthält, als Lebensmittel nur in besonderen Flaschen bis zu 3 l Inhalt in den Verkehr kommen. Die Flaschen müssen aus weißem oder halbweißem Glase gefertigt, länglichrund geformt, an einer Längsseite gerippt und mit einem

Sicherheitsausguß versehen sein, der aus der Flasche nur durch Zerbrechen der Flasche entfernt werden kann. Die Aufschrift muß enthalten: Art des Inhalts und Prozente an wasserfreier Säure, die Menge des Inhalts, die Firma, am oberen Ende in roten Buchstaben auf weißem Grunde die Warnung: „Vorsicht, unverdünnt genossen lebensgefährlich!" und die Gebrauchsanweisung für die Verwendung zu Speisezwecken.

An Großhändler und Großverbraucher darf Essigsäure auch in größeren Behältnissen abgegeben werden, aber auch hier muß an auffallender Stelle in roter Schrift auf weißem Grunde die obige Warnung zu lesen sein. Die Behältnisse sind durch Korb- oder Drahtgeflechte zu schützen.

Das gewerbsmäßige Feilhalten von **Petroleum** ist nur in solchen Gefäßen gestattet, die auf rotem Grunde in deutlichen Buchstaben die Aufschrift „Feuergefährlich" tragen (Verordnung vom 24. Februar 1882).

Bei den **Tafelwässern,** zu denen auch solche Wässer gehören, die überwiegend zur Beseitigung, Linderung oder Verhütung von Krankheiten bestimmt sind, ist vorgeschrieben, daß auf den Gefäßen nach der Verordnung vom 12. November 1934 und vom 11. Februar 1938 angegeben sein muß:

1. bei Mineralwässern der Name und der Ort der Quelle und der Name des Quelleigentümers oder die Firma des Vertriebsunternehmens;
2. bei mineralarmen Wässern der Abfüllort und der Name des Betriebsinhabers oder die Firma des Vertriebsunternehmens;
3. bei künstlichen Mineralwässern der Name oder die Firma und der Ort der gewerblichen Hauptniederlassung des Herstellers; bringt ein anderer als der Hersteller das Erzeugnis unter seinem Namen oder seiner Firma in den Verkehr, so ist anstatt des Herstellers dieser andere anzugeben;
4. bei Mineralwässern, die eine Veränderung erfahren haben, muß diese Veränderung angegeben sein, z. B. „Mit Kohlensäure versetzt" oder „Enteisent und mit Kohlensäure versetzt";
5. künstliche Mineralwässer, die unter Mitverwendung von Mineralwasser oder Sole hergestellt sind, dürfen als Hinweis hierauf nur die im Druck nicht besonders hervortretende Angabe „Unter Zusatz von . . . Mineralwasser" oder „Unter Zusatz von . . . Sole" tragen.

Bei **Margarine und Kunstspeisefett** ist folgendes zu beachten:

Gefäße und äußere Umhüllung müssen deutlich und unverwischbar die Aufschrift „Margarine" oder „Kunstspeisefett" tragen und mit einem roten Streifen von stets sichtbarer Farbe versehen sein (Margarinegesetz vom 15. Juni 1897 und vom 4. Juli 1897 mit Ausführungsbestimmungen vom 23. Oktober 1912, vom 1. Juli 1915 und Erlaß vom 17. Dezember 1931.

Milch und Käse. *Das Milchgesetz* vom 31. Juli 1930 — in der Fassung vom 2. März 1933, 11. Mai 1933, 20. Juli 1933 — mit Verordnungen zur Ausführung des Gesetzes vom 15. Mai 1931, 20. Juli 1933, 3. April 1934, 20. Dezember 1934, 25. April 1936, 31. März 1937 und 12. Juni 1939. Dem Gesetz unterliegt der Verkehr mit Kuhmilch und aus Kuhmilch gewonnenen Erzeugnissen. Die Vorschriften des Gesetzes gelten auch für den Verkehr mit Rahm, Magermilch, Buttermilch, Sauermilch, Joghurt und Kefir. Milch von Kühen, deren Gesundheitszustand die Beschaffenheit der Milch nachteilig beeinflussen kann, darf nicht in den Verkehr gebracht werden. Ausnahme: Milch von Kühen, die an Maul- und Klauenseuche leiden oder Milch aus Beständen, in denen die Seuche herrscht oder Milch von Kühen, die an äußerlich erkennbarer Tuberkulose erkrankt sind oder bei denen Verdacht auf Eutertuberkulose besteht, darf nur nach genügender

Erhitzung in den Verkehr gebracht werden. Statt der Erhitzung ist ein gleichwertiges Verfahren zulässig. Nach der 3. Verordnung zur Ausführung des Milchgesetzes vom 3. April 1934 sind bis jetzt anerkannte Pasteurisierungsverfahren:

1. *Hocherhitzung* auf 85° C mit Apparaten, die ministeriell genehmigt wurden.

2. *Kurzzeiterhitzung* auf 71—74° C (Erlaß vom 3. April 1934).

3. *Dauererhitzung* auf 62—65° C auf die Dauer von mindestens $^1/_2$ Std mit ministeriell genehmigten Apparaten.

4. *Hocherhitzung* im Wasserbad auf mindestens 85° C auf die Dauer von mindestens 1 min.

Personen, die an Typhus, Paratyphus, Ruhr oder offener Tuberkulose leiden oder unter Typhus-, Paratyphus- oder Ruhrverdacht erkrankt sind oder Erreger von Typhus, Paratyphus oder Ruhr dauernd oder zeitweilig ausscheiden, dürfen bei der Gewinnung der Milch oder beim Verkehr mit Milch nicht tätig sein, da die Gefahr vorliegt, die Krankheitserreger auf Andere zu übertragen.

Im Verkehr mit Milch dürfen Personen nicht tätig sein, die mit Geschwüren, eiternden Wunden oder mit Ausschlägen behaftet sind, soweit die Milch nachteilig beeinflußt oder ein ekelerregender Eindruck erweckt wird.

Nach der Verordnung vom 1. Dezember 1938 dürfen Bacillenausscheider „nicht bei der Gewinnung oder Behandlung von Lebensmitteln in einer Weise tätig sein, welche die Gefahr mit sich bringt, daß Krankheitserreger auf andere Personen oder auf Lebensmittel übertragen werden". Nach dem Erlaß vom 19. Mai 1932 müssen die Personen, die bei der Gewinnung und Behandlung von Vorzugsmilch beschäftigt sind, vor dem Dienstantritt von dem Amtsarzt untersucht werden.

Für die *Markenmilch* gelten besondere Vorschriften. Sie muß einmal besonderen Überwachungsstellen unterstellt sein, zweitens müssen Viehbestände, aus denen Markenmilch gewonnen werden soll, dem Tuberkulosetilgungsverfahren angeschlossen sein und drittens darf diese Milch nur in fest verschlossenen und leicht zu reinigenden Behältnissen abgegeben werden. Auf den Behältnissen muß angegeben sein, ob die Milch roh ist oder erhitzt oder einem gleichwertigen Verfahren unterworfen wurde.

Bezüglich der *Milchflaschenverschlüsse* gilt der Erlaß vom 28. Dezember 1934. Danach müssen die Verschlüsse so beschaffen sein, daß sie selbst oder ihre Sicherungen auch bei vorsichtigem Öffnen mittels Messer oder Nadel zerstört werden.

Die erste Verordnung zur Ausführung des Milchgesetzes vom 15. Mai 1931 unterscheidet neben der Voll- und Markenmilch noch „Vorzugsmilch", „zubereitete Milch" und „Milcherzeugnisse".

Vorzugsmilch ist Milch, die noch schärferen Anforderungen an Beschaffenheit des Stalles, Gesundheitszustand der Kühe und ihre Überwachung, Gesundheitszustand des Personals, Zusammensetzung und Beschaffenheit der Milch genügen muß.

Zubereitete Milch ist nur:

1. homogenisierte Milch,

2. erhitzte Milch,

a) gekochte Milch,

b) pasteurisierte Milch, und zwar:
dauererhitzte,
momenterhitzte,
hocherhitzte.

Milcherzeugnisse sind:
1. a) Sauermilch,
   b) Joghurt, Kefir,
2. Magermilch,
3. saure Magermilch,
4. Magermilch-Joghurt, Magermilch-Kefir,
5. Molke,
6. Buttermilch,
7. geschlagene Buttermilch,
8. Sahne,
9. saure Sahne,
10. Schlagsahne,
11. Milch- und Sahnedauerwaren mit ihren verschiedenen Arten.

Es ist verboten, den Milcherzeugnissen *Frischerhaltungs- oder Neutrali-sierungsmittel* zuzusetzen und sterilisierte Milch, sterilisierte Sahne, sterilisierte Schlagsahne, Kondensmilch oder Kondensmagermilch in oder aus Behältnissen, die aufgetrieben oder vor dem Öffnen nicht mehr keimdicht verschlossen sind, in den Verkehr zu bringen; über den *Verkehr mit Milch* bestimmt die 3. DVO., daß die Beaufsichtigung sich nicht nur auf den Milchverkauf, sondern auch auf die Milchgewinnung zu erstrecken hat. Diese Aufsicht ist im Benehmen mit dem Veterinärbeamten durchzuführen.

Im Zusammenhang mit dem Milchgesetz ist der Erlaß vom 24. Juli 1935 zu erwähnen:

Käse, der unter Zusatz von Casein hergestellt worden ist, gilt als verfälscht, er darf nur in einer ausreichenden und jeden Zweifel ausschließenden Kenntlichmachung in den Verkehr gebracht werden. Käse, der ausschließlich aus Casein hergestellt ist, gilt als nachgemacht. Ein solches Erzeugnis darf weder hergestellt noch in den Verkehr gebracht werden.

Nitrite. Nach dem schon erwähnten *Nitritgesetz* vom 19. Juni 1934, dem Erlaß vom 26. Juli 1934 und vom 25. Juli 1935 ist es ohne ministerielle Genehmigung verboten, salpetrigsaure Salze zur Gewinnung, Herstellung oder Zubereitung von Lebensmitteln herzustellen und in den Verkehr zu bringen. Die Verwendung von Nitritpökelsalz ist nur bei der Zubereitung von Fleisch- und Wurstdauerwaren erlaubt.

Für die Beaufsichtigung der Mineralwasserfabriken gilt die 3. Durchführungsverordnung:

„Auf Ersuchen der Polizei hat sich der Amtsarzt an den Besichtigungen zu beteiligen und darauf zu achten, daß die Fabrikräume, Beschaffenheit des zur Herstellung des Mineralwassers benutzten Wassers, seine Entnahmestelle den hygienischen Anforderungen entsprechen."

Beaufsichtigung des Verkehrs mit Fleisch liegt in der Hauptsache in den Händen der beamteten Tierärzte. Aber „unbeschadet der Aufsicht der Veterinärbeamten hat das Gesundheitsamt die gesundheitlichen Interessen der Bevölkerung wahrzunehmen". Besonders wichtig ist für den Amtsarzt die *Verordnung über Hackfleisch, Schabefleisch und ähnliche Zubereitungen* vom 24. Juli 1936 mit DV.-Erlaß vom 18. Mai 1937 und vom 28. Januar 1938.

Hackfleisch, Schabefleisch und zubereitetes Hackfleisch darf nur in Fleischereien hergestellt, vorrätig gehalten und verkauft werden. In Gaststätten darf Hackfleisch usw. nur zum Verzehr an Ort und Stelle hergestellt werden. Das Vorrätighalten von Hackfleisch zum Rohverzehren ist aber gemäß Erlaß vom 18. Mai 1937 verboten. Die obengenannte Verordnung bestimmt, daß die Polizeibehörden Vorschriften erlassen können, nach denen dieses Fleisch frühestens $^1/_2$ Std vor den Hauptabsatzzeiten und höchstens in der Menge hergestellt werden darf, die dem durchschnittlichen Bedarf des betreffenden Betriebes entspricht. Weiter schreibt die Verordnung vor, daß Hackfleisch usw. in Kühlschränken aufbewahrt werden muß und daß am Abend das nicht verkaufte Hackfleisch usw. in einen Zustand zu bringen ist, der die Abgabe als Hackfleisch usw. unmöglich macht.

Als Zusätze zu dem zubereiteten Hackfleisch sind nur erlaubt: Speisesalz, Zwiebeln oder Gewürze. Die Verwendung von Nitritpökelsalz ist nach dem Nitritgesetz ausdrücklich verboten.

Die zur Herstellung von Hackfleisch usw. verwendeten Geräte sind mindestens mittags und abends auseinanderzunehmen und gründlich zu reinigen.

Branntwein — Absinth. Das Gesetz über das *Branntweinmonopol* vom 8. April 1922 bestimmt, daß Nahrungs- und Genußmittel, Heil-, Vorbeugungs- und Kräftigungsmittel, Riechmittel und Mittel zur Reinigung, Pflege oder Färbung der Haut, des Haares, der Nägel oder der Mundhöhle nicht so hergestellt werden dürfen, daß sie Methylalkohol enthalten.

Über die Verwendung von *Absinth* bestehen besondere gesetzliche Bestimmungen (Gesetz vom 27. April 1923). Es ist verboten, den unter dem Namen Absinth bekannten Trinkbranntwein oder ihm ähnliche Erzeugnisse einzuführen, herzustellen und in den Verkehr zu bringen, *Wermutöl* oder *Thujon* (Tanaceton) bei der Herstellung von Trinkbranntwein oder anderen alkoholischen Getränken zu verwenden, Anweisungen zur Herstellung von verbotenen Getränken anzukündigen oder zu verkaufen.

Hier ist auch die *Verordnung über Wermutwein und Kräuterwein* vom 20. März 1936 zu erwähnen.

Eine irreführende Bezeichnung, Angabe oder Aufmachung liegt insbesondere vor, wenn ein Erzeugnis als Gewürzwein oder als Medizinal-, Gesundheits-, Kranken-, Blut-, Magen-, Stärkungs-, Kraft-Wermutwein oder -Kräuterwein oder mit ähnlichen Wortbildungen bezeichnet wird oder wenn auf der Beschriftung oder zur Werbung Angaben oder Abbildungen verwendet werden, die eine heilende oder stärkende Wirkung andeuten.

Nährsalz und ähnliche Angaben bei Lebensmitteln und Ersatzmitteln sind irreführend (Mitteilung für Preisprüfungsstellen 1918).

Mineralöl. Lebensmittel, die mit Mineralöl oder mineralölhaltigen Stoffen behandelt wurden, sind auch bei entsprechender Kenntlichmachung vom Verkehr ausgeschlossen (Verordnung vom 22. Januar 1938).

Süßstoff. *Süßstoffgesetz* vom 1. Februar 1939 und die Verordnung über den Verkehr mit Süßstoff vom 27. Februar 1939. Die Herstellung von Süßstoff ist ohne ministerielle Erlaubnis nicht gestattet. Für den Handel mit Süßstoff gelten folgende Vorschriften:

Benzoesäuresulfinid darf nur in genehmigten Fabrikpackungen abgegeben werden mit einer für den Käufer leicht sichtbaren Aufschrift, die enthalten muß:

die Bezeichnung „Süßstoff Benzoesäuresulfinid" oder „Süßstoff Saccharin";

den Inhalt nach deutschem Gewicht, bei Tabletten nach der Stückzahl; einen Vermerk darüber, welcher Zuckermenge der Inhalt der Packung entspricht.

Dulcin ist nicht frei verkäuflich, es darf nur in Apotheken abgegeben werden, aber auch dann nur bis zu 1 g. Für den Erwerb größerer Mengen ist eine ärztliche Verschreibung erforderlich. Das gleiche gilt für Arzneimittel, die mehr als 0,3 g Dulcin in 1 l Wasser oder 1 kg enthalten. Die Abgabe darf nur in Fabrikpackungen erfolgen, auf denen ersichtlich sein muß:

die Bezeichnung „Süßstoff Dulcin";

der Inhalt nach deutschem Gewicht;

die Angabe, welcher Menge Zucker der Inhalt der Packung entspricht;

der Hinweis: Zur strengen Beachtung! Dieser Süßstoff darf zur Süßung von Lebensmitteln nur in den hierzu erforderlichen Mengen verwendet werden. Für sich und in größeren Mengen genossen, kann er schädlich wirken (innerhalb der Packung muß ein Zettel mit dem gleichen Hinweis liegen).

Es ist verboten, Lebensmitteln und Arzneimitteln bei ihrer gewerblichen Herstellung Süßstoff zuzusetzen, allerdings mit einigen Ausnahmen, so unter anderem bei Röntgenkontrastmitteln, diätetischen Lebens- und Arzneimitteln, Arzneimitteln in Apotheken auf Verschreibung von Ärzten, Zahnärzten oder Tierärzten oder wenn sie als wesentliche Bestandteile Lebertran enthalten. Bei Lebensmitteln, die mit Süßstoff hergestellt sind, muß auf der Umhüllung die Aufschrift: „Mit künstlichem Süßstoff zubereitet" stehen, bei diätetischen Lebens- und Arzneimitteln ist die Art und die Menge des Süßstoffes anzugeben.

Außer den obengenannten Gesetzen, Verordnungen und Erlassen sind noch zu erwähnen:

Verordnung über **Honig** vom 21. März 1930;

Verordnung über **Kunsthonig** vom 21. März 1930;

Verordnung über **Kaffee** vom 10. Mai 1930.

Verordnung über *Kaffee-Ersatzstoffe* und *Kaffee-Zusatzstoffe* vom 10. Mai 1930 und vom 27. Juni 1941;

Verordnung über *Obsterzeugnisse* vom 15. Juli 1933 und vom 17. August 1938;

Verordnung über *Kakao* und *Kakaoerzeugnisse* vom 15. Juli 1933 und vom 22. Februar 1937;

Verordnung über *Speiseeis* vom 15. Juli 1933 (statt Vanille kann Vanillin benutzt werden). Erlaß vom 20. November 1934;

Verordnung über *Teigwaren* vom 12. November 1934;

Verordnung über *unzulässige Zusätze und Behandlungsverfahren bei Fleisch und dessen Zubereitungen* vom 31. Oktober 1940;

Verordnung über *Fleischbrühwürfel und deren Ersatzmittel* vom 27. Dezember 1940;

Gesetz betreffend *Verkehr mit Butter, Käse, Schmalz und deren Ersatzmitteln* vom 15. Juni 1897; Ausführungsbestimmungen zu diesem Gesetz vom 4. Juli 1897, 23. Oktober 1912, 1. Juli 1915, 17. Dezember 1931 und 23. März 1937;

Verordnung über den *Fett- und Wassergehalt der Butter* vom 21. August 1939;

Bekanntmachung über *fetthaltige Zubereitungen* vom 26. Juni 1916, vom 10. März 1920 und vom 28. April 1921;

Brotgesetz vom 17. Juli 1930 in der Fassung vom 9. Juni 1931 mit zahlreichen Änderungen;

Verordnung über *Knochenfett* vom 8. Juli 1936;

Verordnung über *Enteneier* vom 24. Juli 1936;

Verordnung über *Wurstwaren* vom 14. Januar 1937;

Verordnung über *Blutplasma* vom 14. September 1939;
Verordnung über *Kakaoschalen* vom 31. Dezember 1940;
Verordnung über die *Verwendung von Celluloseäther im Lebensmittel-*
verkehr vom 18. April 1942.

Bedarfsgegenstände.

Blei- und zinkhaltige Gegenstände.

Hier ist das *Gesetz betreffend den Verkehr mit blei- und zinkhaltigen Gegen-*
ständen vom 25. Juni 1887 zu nennen (s. a. Lebensmittelgesetz). Es bestimmt,
daß Eß-, Trink- und Kochgeschirre, Konservenbüchsen sowie Flüssigkeits-
maße nicht

aus Blei oder einer Legierung mit mehr als 10% Blei hergestellt werden,

an der Innenseite mit einer mehr als 1% bleihaltigen Legierung verzinnt
oder mit einer mehr als 10% bleihaltigen Legierung gelötet sind,

mit Email oder Glasur versehen sind, die bei $^1/_2$stündigem Kochen mit
einem 4%igen Essig Blei abgeben.

Zur Herstellung von Mundstücken für Saugflaschen, Saugringen, Warzen-
hütchen, Trinkbechern und von Spielwaren darf blei- und zinkhaltiger
Kautschuk nicht verwendet werden.

Die *1. Verordnung zur Ausführung des Milchgesetzes* vom 15. Mai 1931
verbietet:

Milch in den Verkehr zu bringen, die Blei oder technisch vermeidbare
Mengen Antimon, Zinn, Zink, Cadmium, Kupfer, Nickel, Eisen oder
Aluminium enthält.

Einrichtungen oder Gegenstände herzustellen, die mit Milch in Berührung
kommen und

entweder ganz aus Blei hergestellt sind oder in der Legierung mehr
als 10% Blei enthalten;

an der Innenseite mit einer Metallegierung überzogen sind, die 1%
Blei enthält oder mit einer 10%igen Bleilegierung gelötet sind;

mit einer Glasur versehen sind, die bei einhalbstündigem Kochen
mit 4%iger Essigsäure Blei oder bei einhalbstündigem Kochen mit
4%iger Weinsäure Antimon abgibt;·

ganz oder teilweise aus Kupfer (Kessel ausgenommen), Messing, Zink
oder rostfähigem Eisen hergestellt sind, wenn diese Metalle nicht
verzinnt oder mit Email oder Aluminium versehen sind;

schadhaft sind;

mit blei- oder zinkhaltigem Gummi oder mit einer Mennige enthaltenden Masse abgedichtet sind.

Gesundheitsschädliche Farben.

Maßgeblich ist das *Gesetz betreffend die Verwendung gesundheitsschäd-*
licher Farben bei der Herstellung von Nahrungsmitteln, Genußmitteln und
Gebrauchsgegenständen vom 5. Juli 1887.

Gesundheitsschädlich im Sinne des Gesetzes sind Farben und deren
Zubereitungen, welche Antimon, Arsen, Barium, Blei, Cadmium, Chrom,
Kupfer, Quecksilber, Uran, Zink, Zinn, Gummigutti, Korallin, Pikrinsäure
enthalten.

Die obengenannten Farben dürfen zur Aufbewahrung oder Verpackung
von Nahrungs- und Genußmitteln nicht benutzt werden. Eine Ausnahme
machen:

Schwefelsaures Barium,
Barytfarblacke, die frei von kohlensaurem Barium sind,
Chromoxyd,
Kupfer, Zinn, Zink und deren Legierungen der Metallfarben,
Zinnober,
Zinnoxyd,
Schwefelzinn als Musivgold,
  sowie alle Glasurmassen, Glasuren oder Emails, eingebrannte Farben
und der äußere Anstrich von Gefäßen aus wasserdichten Stoffen.
  Auch zur Herstellung von kosmetischen Mitteln dürfen die Farben nicht
verwendet werden, sowie auch nicht zur Herstellung von Kinderspielwaren
(einschließlich von Bilderbogen, Bilderbüchern und Tuschfarben für Kinder),
Blumentopfgittern und künstlichen Christbäumen. Im Buch- und Stein-
druck sowie bei der Herstellung von Tapeten, Möbelstoffen, Teppichen,
Stoffen zu Vorhängen oder Bekleidungsgegenständen, Masken, Kerzen,
künstlichen Blättern, Blumen und Früchten sind arsenhaltige Farben verboten. Arsenhaltige Wasser- und Leimfarben dürfen auch nicht zum Anstrich von Fußböden, Decken, Wänden, Türen, Fenstern, Rolläden, Vorhängen und Möbeln benutzt werden. Der Erlaß vom 20. September 1930
bestimmt, daß *Schwefelcadmium* für die Herstellung von Spielwaren und
die Verwendung von *Schwefelselencadmium, Schwefelantimon* und Schwefelcadmium bei Gefäßen zur Aufbewahrung und Verpackung von Nahrungs-
und Genußmitteln gestattet ist. Dagegen dürfen *Metallfolien, welche mehr
als 1% Blei enthalten,* zur Packung von Schnupf- und Kautabak sowie
von Käse nicht benutzt werden (Gesetz vom 25. Juni 1887). Im Erlaß
vom 10. November 1939 wird darauf hingewiesen, daß *Zink* sich *in säure-
haltigen Lebensmitteln* löst und dadurch die Lebensmittel gesundheitsschädlich werden. Die Kupferkomplexfarben *Heliogenblau* und *Heliogen-
grün* dürfen bei der Herstellung von Bedarfsgegenständen, soweit sie
wasserunlöslich sind, gebraucht werden, soweit sie aber wasserlöslich sind,
ist ihre Verwendung verboten (Erlaß vom 11. September 1941).

**Die wichtigsten in der sowjetischen Besatzungszone erlassenen Be-
stimmungen sind folgende:**
Befehl Nr. 105 des Obersten Chefs der SMAD. vom 4. April 1946, der
unter anderem die Durchführung von sanitären Maßnahmen in Unternehmen der Nahrungsmittelindustrie betrifft; die zu dem Befehl Nr. 105
aus dem Stab der Sowjetischen Militärverwaltung ergangenen Anweisungen
vom 16. April 1946, wonach unter anderem sämtliche Fertigwaren aus
Lebensmittelfabriken untersucht werden müssen und die Kontrollen von
Lebensmittelbetrieben usw. durch die Zentralstellen für Hygiene angeordnet
sind; *die Anordnung* der DWK., Hauptverwaltung Gesundheitswesen, vom
26. April 1947 betr. *Lebensmittelüberwachung im Rahmen des Befehls
Nr. 105,* welche unter anderem die Einführung eines Betriebsbegehungs-
buches zum Eintragen der Kontrollergebnisse fordert und Hinweise für
Fliegenbekämpfung, Transporte der Lebensmittel sowie Anweisungen über
bakterielle Lebensmittelvergiftungen enthält. In der *Verordnung „Über
den Verkehr mit Lebensmitteln"* vom 17. Juli 1946 werden im Rahmen des
§ 5, Nr. 1 des Lebensmittelgesetzes zur Verhütung von Gesundheitsgefähr-
dung bestimmte Vorschriften gegeben, die für die Behandlung von Lebensmitteln gelten, die gewerbsmäßig oder für Mitglieder von Genossenschaften
oder ähnlichen Vereinigungen geschieht. Neben allgemeinen Vorschriften
erstrecken sich solche auf die Hygiene der Betriebs- und Geschäftsräume
sowie der Bedarfsgegenstände, auf die Behandlung bestimmter Lebensmittel

(Süßigkeiten, Schokolade o. ä., Milch, Fleisch, Fleischwaren, Geflügel, Fisch, Brot, Back- und Süßwaren u. a.), auf den Vertrieb der Lebensmittel im Straßen- und Hausierhandel, auf privaten und öffentlichen Märkten unter freiem Himmel, in privaten und öffentlichen Markthallen, in Gaststätten und ähnlichen Betrieben sowie auf Kühlung, Kühllagerung und Beförderung von Lebensmitteln. Weiter enthält die Verordnung Vorschriften für die im Lebensmittelverkehr beschäftigten Personen. Hiernach dürfen solche, die an Typhus, Paratyphus, Enteritisinfektionen, Ruhr oder Tuberkulose leiden bzw. unter Typhus-, Paratyphus-, Enteritis- oder Ruhrverdacht erkrankt sind, bzw. Erreger von Typhus, Paratyphus, Enteritis oder Ruhr dauernd oder zeitweilig ausscheiden bzw. solche, die an Syphilis im ansteckenden Stadium, Aktinomykose mit Fistelbildung, eitrigen Wunden mit Fisteln, Nasensklerom, eitrigem Schnupfen, eitriger Bronchitis, Kotfistel, Nichthalten des Urins oder Kotes, Gonorrhoe, entzündlichen Prozessen ansteckender Herkunft in den Augen, weichem Schanker, Favus, Krätze und anderen ansteckenden Erkrankungen der Haut leiden, bei der Behandlung von Lebensmitteln nicht tätig sein. Vor Aufnehmen der Tätigkeit oder Einstellung in den Betrieb ist das bei der Behandlung von Lebensmitteln beschäftigte Personal durch einen Arzt des zuständigen Gesundheitsamtes einer körperlichen und bakteriologischen Untersuchung zu unterwerfen. Die körperliche und bakteriologische Untersuchung ist in bestimmten Zeitabständen zu wiederholen. Des weiteren darf bei der Behandlung von Lebensmitteln nicht beschäftigt werden, wer mit Personen zusammenwohnt, welche an ansteckenden Darmkrankheiten wie Typhus, Paratyphus, Ruhr, an Diphtherie oder Scharlach leiden bzw. die Erreger dieser Krankheiten ausscheiden. Auch dürfen bei der Behandlung von Lebensmitteln nicht beschäftigt werden Personen, die als Lumpen-, Knochen-, Häute-, Altwarenhändler, Hundehändler, Hundescherer, Abdecker, im Leichenbestattungsdienst oder in einem ähnlichen Berufe tätig sind.

Die *Anordnung* der DWK., Hauptverwaltung Gesundheitswesen, vom 7. Mai 1947 enthält unter anderem Anweisungen für hygienische Überwachung von Großküchen sowie Hinweise über Verfälschungen von Wurst, Süßwaren, Getreideerzeugnissen, alkoholischen Getränken, Backwaren, Zuckerlimonaden usw., die *Anordnung* vom 12. April 1948 Hinweise zur Durchführung der laufenden Kontrolle der Lebensmittelbetriebe usw.

Schließlich sei noch im Rahmen der Lebensmittelüberwachung auf die *Durchführungsverordnung* der DWK., Hauptverwaltungen *Gesundheitswesen* und *Arbeit und Sozialfürsorge,* vom 10. Mai 1948 zum *Befehl Nr. 234* des Obersten Chefs der SMAD. vom 9. Oktober 1947 hingewiesen.

Die im Kapitel „Ernährung" aufgeführten Tabellen und Zahlen entstammen:

ABDERHALDEN: Vitamine, Hormone, Fermente, 2. Aufl. Berlin: Urban & Schwarzenberg 1944.

AMMON, DIRSCHERL: Fermente, Hormone, Vitamine, 2. Aufl. Leipzig: Georg Thieme 1948.

BEYTHIEN: Einführung in die Lebensmittel-Chemie. Dresden-Leipzig: Theodor Steinkopff 1947.

BEYTHIEN: Laboratoriumsbuch für Lebensmittelchemiker, 4. Aufl. Dresden-Leipzig: Theodor Steinkopff 1944.

Die Vitaminformeln wurden entnommen aus: STEPP, KÜHNAU, SCHRÖDER: Die Vitamine. Stuttgart: Ferdinand Enke 1944.

Die Zusammenstellung der Gesetze erfolgte zum Teil nach „Der Amtsarzt". Jena: Fischer 1943.

Infektionskrankheiten.

Von

H. Schlossberger und B. Schmidt-Frankfurt a. M.

Mit 3 Textabbildungen.

Im Deutschen Reich hatten die einzelnen Bundesstaaten hinsichtlich der Seuchenbekämpfung ursprünglich ihre eigenen, zum Teil
erheblich voneinander abweichenden Gesetze und Verordnungen.
Abgesehen von dem am 8. April 1874 erlassenen Reichsimpfgesetz
[RGBl. I, S. 31, vgl. auch die zu seiner Durchführung erlassene Verordnung des Reichsministers des Innern vom 22. Januar 1940 (RGBl. I,
S. 214), sowie den Runderlaß vom 19. April 1940 (RMBl. für die innere
Verwaltung S. 835)] war das Reichsgesetz betr. die Bekämpfung
gemeingefährlicher Krankheiten (Reichsseuchengesetz) vom 30. Juni
1900 (RGBl. S. 306), durch das einheitliche Maßnahmen gegen die 6
sog. „gemeingefährlichen" Krankheiten (Pest, Cholera, Fleckfieber,
Gelbfieber, Pocken, Lepra) für das ganze Reichsgebiet eingeführt
wurden, das erste für alle deutschen Bundesstaaten gültige Gesetz
zur Verhütung und Bekämpfung übertragbarer Krankheiten. Ferner
wären hier noch das Gesetz zur Bekämpfung der Geschlechtskrankheiten vom 18. Februar 1927 (RGBl. I, S. 61), das durch eine Verordnung des Ministerrates für die Reichsverteidigung vom 21. Oktober
1940 (RGBl. I, S. 1459) eine Abänderung erfahren hat, das Gesetz
zur Bekämpfung der Papageienkrankheit (Psittacosis) und anderer
übertragbarer Krankheiten vom 3. Juli 1934 (in der Fassung der
2. Verordnung zur Bekämpfung der Papageienkrankheit vom 13. Dezember 1937, RGBl. I, S. 532) und die Verordnung des Reichsministers
des Innern betr. Bekämpfung übertragbarer Krankheiten vom 1. Dezember 1938 (RGBl. I, S. 1721) zu nennen, durch die eine Vereinheitlichung der gesetzlichen Maßnahmen gegen die infektiösen Krankheiten erreicht ist.

Auf Grund des *Gesetzes betr. die Bekämpfung gemeingefährlicher
Krankheiten vom 30. Juni 1900*, des *Gesetzes zur Bekämpfung der
Papageienkrankheit und anderer übertragbarer Krankheiten vom 3. Juli
1934* und der *Verordnung des Reichsministers des Innern zur Bekämpfung übertragbarer Krankheiten vom 1. Dezember 1938*, muß in
Deutschland innerhalb von 24 Std nach erlangter Kenntnis *gemeldet*
werden: Jede *Erkrankung*, jeder *Verdacht* einer Erkrankung und
jeder *Sterbefall* an Aussatz (Lepra), Cholera (asiatischer), Fleckfieber (Flecktyphus), Gelbfieber, Pest (orientalischer Beulenpest),
Pocken (Blattern), Papageienkrankheit, Kindbettfieber [a) nach
standesamtlich meldepflichtiger Geburt, b) nach Fehlgeburt], übertragbarer Kinderlähmung, bakterieller Lebensmittelvergiftung, Milzbrand, Paratyphus, Rotz, übertragbarer Ruhr, Tollwut (auch Biß

und Verletzung durch tollwütige und tollwutverdächtige Tiere),
Tularämie, Typhus und Tuberkulose [a) ansteckende Lungen- und
Kehlkopftuberkulose, b) Hauttuberkulose, c) Tuberkulose anderer
Organe], ferner jede *Erkrankung* und jeder *Sterbefall* an Bangscher
Krankheit, Diphtherie, übertragbarer Gehirnentzündung, übertrag-
barer Genickstarre, Keuchhusten, Körnerkrankheit, Malaria, Rück-
fallfieber, Scharlach, Trichinose und Weilscher Krankheit, sowie jede
Person, die ohne selbst krank zu sein, die *Erreger* der bakteriellen
Lebensmittelvergiftung, des Paratyphus, der übertragbaren Ruhr oder
des Typhus *ausscheidet.*

In der *sowjetischen Besatzungszone Deutschlands* ist seitens der
Sowjetischen Militär-Administration und der Deutschen Zentral-
verwaltung für das Gesundheitswesen eine Reihe von Befehlen, Gesetzen, Anordnungen und Verordnungen betr. Seuchenbekämpfung
erlassen worden, die den Hospitalisierungszwang bei bestimmten Erkrankungen (Typhus, Paratyphus, Fleckfieber, Ruhr, Scharlach,
Meningitis, Poliomyelitis, akute Malaria, echte Virusgrippe, Brucel-
lose, Tularämie u. a., bei Typhus, Fleckfieber und Diphtherie auch
Verdachtsfälle), die Überwachung der Lebensmittel und Lebensmittelbetriebe, einschließlich der Gemeinschaftsküchen, die Errichtung von Zentralstellen für Hygiene (Hygienisch-epidemiologische
Seuchenstationen), sowie Maßnahmen und Richtlinien zur Bekämpfung von Tuberkulose und Geschlechtskrankheiten betreffen.

Hinsichtlich der Viehseuchen ist heute in Deutschland das
Viehseuchengesetz vom 26. Juni 1909 (RGBl. S. 519) samt Ausführungsbestimmungen maßgebend. Gegen die Rinderpest („Löserdürre") gilt
das vom König von Preußen im Namen des Norddeutschen Bundes
erlassene Gesetz vom 7. April 1869, Maßregeln gegen die Rinderpest
betreffend. Dieses Gesetz ist durch Gesetz vom 2. November 1871
in Bayern und Württemberg, durch Gesetz vom 11. Dezember 1871
in Elsaß-Lothringen, in Baden und Hessen bereits durch Artikel 80
der Reichsverfassung vom 31. Dezember 1870 eingeführt und war
dementsprechend für das ganze damalige Reich verbindlich. Außerdem sind hier auch noch das Reichsgesetz betr. Zuwiderhandlungen
gegen die zur Abwehr der Rinderpest erlassenen Vieheinfuhrverbote
vom 21. Mai 1878 (RGBl. S. 95), ferner das Reichsgesetz betr. die Beseitigung von Ansteckungsstoffen bei Viehbeförderungen auf Eisenbahnen vom 25. Februar 1876 (RGBl. S. 163), sowie das Reichsgesetz
betr. die Beseitigung von Tierkadavern vom 17. Juni 1911 (RGBl.
S. 248) zu nennen. Die Bekämpfung der Schweinepest und der ansteckenden Schweinelähme wurde vor allem infolge eines im Sommer
1939 in einigen Bezirken Nordwestdeutschlands aufgetretenen schweren
Seuchenganges der Schweinepest in den darauffolgenden 5 Jahren
durch insgesamt 40 veterinär-polizeiliche Anordnungen (teilweise
mit Gesetzeskraft) grundlegend geändert.

In entsprechender Weise wurden auch in den anderen Kulturstaaten Gesetze und Verordnungen zur Bekämpfung der infektiösen
Krankheiten erlassen, besonders nachdem auf dem 10. internationalen

Kongreß für Hygiene und Demographie in Paris im Jahre 1900 eine Resolution angenommen worden war, in der die Einführung einer Meldepflicht für alle Erkrankungen und Todesfälle an seuchenartigen Erkrankungen in sämtlichen Ländern als unbedingt notwendig bezeichnet wurde.

In der Schweiz erhielt auf Grund einer durch Volksabstimmung ermöglichten und am 20. Juni 1874 in Kraft getretenen teilweisen Änderung der Bundesverfassung vom 29. Mai 1874 der Bund die Befugnis, zur Bekämpfung übertragbarer oder stark verbreiteter oder bösartiger Krankheiten von Menschen und Tieren gesetzliche Bestimmungen zu treffen. Das Schweizer Bundesgesetz vom 2. Juli 1886 betr. Maßnahmen gegen gemeingefährliche Epidemien mit den durch Bundesgesetz vom 18. Februar 1921 angebrachten Abänderungen richtet sich nur gegen die in Artikel 69 der Bundesverfassung erwähnten „gemeingefährlichen Epidemien" (Pocken, Cholera, Fleckfieber, Pest), ermächtigt indessen den Bundesrat, die Bestimmungen dieses Gesetzes auch auf andere besonders gefährliche übertragbare Krankheiten auszudehnen. Auf Grund dieser Ermächtigung wurde durch Bundesratsbeschluß vom 20. April 1943 die Anzeigepflicht A. für Erkrankungs- und Verdachtsfälle an Pocken, Cholera, Fleckfieber, Pest, epidemischer Ruhr (ausgenommen E-Ruhr), Scharlach, Diphtherie, Abdominaltyphus, Paratyphus, epidemischer Genickstarre (Meningitis cerebrospinalis epidemica), akuter Kinderlähmung (Poliomyelitis anterior acuta), epidemischer Gehirnentzündung (Encephalitis lethargica) und Trachom, sowie B. für Erkrankungsfälle an E-Ruhr, epidemischer Influenza, Malaria, Lepra, BANGscher Krankheit, Masern, Keuchhusten, Mumps, Varicellen und epidemischer Leberentzündung (Hepatitis epidemica) eingeführt. Soweit die Diagnose auf eine dieser anzeigepflichtigen Krankheiten erst nach dem Tode des Kranken festgestellt worden ist, ist der Todesfall anzuzeigen. Die Anzeigen sind an die für den Aufenthaltsort des Erkrankten zuständige kantonale Behörde zu erstatten, die ihrerseits die bei ihr eingehenden Anzeigen über die zur Gruppe A gehörenden Krankheiten täglich dem eidgenössischen Gesundheitsamt und der Abteilung für Sanität des eidgenössischen Militärdepartements, die Anzeigen über die zur Gruppe B gehörenden Krankheiten wöchentlich dem eidgenössischen Gesundheitsamt zu melden hat. Abgesehen von dieser Anzeigepflicht sind für die Bekämpfung der übertragbaren Krankheiten, soweit es sich nicht um die gemeingefährlichen Epidemien handelt, kantonale Gesetze und Polizeiverordnungen maßgebend. Die Bekämpfung der Tuberkulose ist in der Schweiz durch das Bundesgesetz vom 13. Juni 1928 betr. Maßnahmen gegen die Tuberkulose einheitlich geregelt. Durch Bundesratsbeschluß vom 14. Mai 1940 wurde die Pockenschutzimpfung in der Schweiz für die Dauer des 2. Weltkrieges obligatorisch.

In Österreich waren für die Seuchenbekämpfung zunächst das Reichssanitätsgesetz vom 30. April 1870 und die auf Grund desselben in Wirksamkeit getretenen Landessanitätsgesetze, sowie die hierzu erlassenen Durchführungsvorschriften und Dienstinstruktionen der

Gemeinde-Sanitätsorgane maßgebend (vgl. auch Erlaß des k. k. Ministers des Innern vom 13. Dezember 1888 und vom 6. August 1903); an ihre Stelle trat dann das „Gesetz betr. die Verhütung und Bekämpfung übertragbarer Krankheiten vom 14. April 1913 (Österr. RGBl. Nr. 67). Vorübergehend war in Österreich nach dem Anschluß an Deutschland im Jahre 1938 bis zum 21. August 1947 für die Meldung ansteckender Krankheiten die Verordnung des deutschen Reichsinnenministers vom 1. Dezember 1938 (s. S. 495) maßgebend. Am 22. August 1947 trat auf Grund des Bundesgesetzes vom 18. Juni 1947 (Bundesgesetzbl. Nr. 151) betr. Wiederherstellung des österreichischen Rechtes auf dem Gebiete des Gesundheitswesens das Gesetz vom 14. April 1913 wieder in Kraft.

Auch von den übrigen europäischen und außereuropäischen Ländern wurden entsprechende Seuchengesetze erlassen. Einer besonderen Erwähnung bedürfen hier die Verordnungen, welche früher seitens der türkischen, später seitens der arabischen Behörden hinsichtlich der Mekkapilger erlassen worden sind.

Bei der heutigen internationalen Bedeutung der Seuchenbekämpfung ist es durchaus verständlich, daß die Kulturstaaten in friedlichem Zusammenwirken gegen diese Gefahren sich zum Schutze gegen die Einschleppung der wichtigsten und gefährlichsten übertragbaren Krankheiten zusammengeschlossen haben. Die Eröffnung des Suezkanals im Jahre 1869 gab den Anlaß für die Abfassung des *ersten internationalen Sanitätsabkommens*, das bei der internationalen Sanitätskonferenz in Rom im Jahre 1885 beraten und sodann im Jahre 1892 von 14 Regierungen anerkannt wurde. Im Jahre 1892 fand sodann in Venedig eine internationale Konferenz statt, welche den Seeverkehr regelte und die verschiedene Behandlung der reinen, verdächtigen und verseuchten Schiffe anordnete. Bei der internationalen Konferenz in Dresden im Jahre 1893 kamen 10 europäische Staaten dahin überein, sich gegenseitig vom Ausbruch einer Choleraepidemie zu verständigen und geeignete Maßnahmen zur Überwachung und Bekämpfung der Seuche zu ergreifen. Durch die internationale Konferenz in Venedig im Jahre 1897 wurden wegen des drohenden Einbruchs der Pest die Abmachungen der beiden vorangegangenen Konferenzen auch auf diese Seuche ausgedehnt. Weitere Vereinbarungen wurden sodann durch die internationale Übereinkunft zu Paris vom 3. Dezember 1903 betr. Maßregeln gegen Pest, Cholera und Gelbfieber von 16 Staaten getroffen. Ähnliche Abmachungen wurden auch auf dem *amerikanischen Kontinent* erreicht. So unterzeichneten am 25. November 1887 Uruguay, Brasilien, Argentinien in Rio de Janeiro und am 12. März 1888 Bolivien, Chile, Ekuador und Peru in Lima Sanitätspakte, durch welche die Wassergrenzen der genannten Länder gegen Cholera, Gelbfieber und Pest geschützt werden sollten. Von einer zum Schutz gegen die Einschleppung epidemischer Krankheiten zusammengetretenen internationalen Konferenz wurde am 29. Januar 1902 die gegenseitige Benachrichtigung der teilnehmenden Staaten über das Auftreten von

Seuchen und die Vereinheitlichung der Quarantäne-Maßnahmen beschlossen. Das sanitäre Abkommen von 1905, das von 14 Ländern
ratifiziert worden ist, stellte den ersten Schritt zum gegenwärtig
geltenden „*Panamerikanischen Sanitäts-Pakt*" dar, der zum Schutz
gegen Einschleppung von Seuchen und zu deren Bekämpfung im
Jahre 1924 in Havanna unterzeichnet wurde.

Am 9. Dezember 1907 wurde durch ein in Rom abgeschlossenes
Sonderabkommen die Schaffung eines „*Internationalen Gesundheitsamtes*" (*Office International d'Hygiène publique*) mit dem Sitz in
Paris beschlossen. Seine Hauptaufgabe sollte in der Sammlung von
Tatsachen und Unterlagen über das Auftreten übertragbarer Krankheiten, namentlich Cholera, Pest und Gelbfieber, und über die zu
ihrer Bekämpfung getroffenen Maßnahmen, sowie in der Benachrichtigung der Vertragsstaaten bestehen. Ferner wurde am 17. Januar
1912 in Paris eine Internationale Sanitätsübereinkunft betr. Maßnahmen gegen Pest, Cholera und Gelbfieber getroffen. Deutschland
hat diese Sanitätsübereinkunft am 30. Dezember 1920 ratifiziert; die
Anerkennung des „Internationalen Gesundheitsamtes" als offizielle
Vermittlungsstelle für alle mit der Übereinkunft zusammenhängenden
Fragen erfolgte seitens des Deutschen Reiches durch eine Bekanntmachung des Reichsministers des Auswärtigen vom 21. Dezember 1929
(RMBl. 1930, S. 2). Wenn also in einem Land Fälle einer der genannten Krankheiten auftraten, wurde auf Grund dieser Abmachung
durch die betreffende Regierung das Office International d'Hygiène
publique benachrichtigt, das dann die übrigen Teilnehmer des Paktes
automatisch davon verständigte, damit diese vor allem ihren Handels-
schiffen, Hafenbehörden, Grenzübertrittsstellen und Zollämtern
rechtzeitig entsprechende Nachricht und nähere Anweisungen geben
konnten. In der Folgezeit sind dann auch noch hinsichtlich der mit
der Pestbekämpfung zusammenhängenden Rattenvertilgung auf
Schiffen, der Quarantäne, des Luftverkehrs, sowie der Viehseuchen
Übereinkommen zwischen den einzelnen Kulturstaaten getroffen
worden. Außer dem „Internationalen Gesundheitsamt" in Paris hat
sich bis zum Beginn des 2. Weltkrieges insbesondere auch die Hygiene-
sektion des Völkerbundes in Genf mit der internationalen Seuchenbekämpfung befaßt. Nach dem 2. Weltkrieg hat zum Teil die Gesund-
heitsabteilung der UNRRA deren Funktion übernommen. Am
25. Januar 1924 erklärte Deutschland seinen Beitritt zum internationalen Abkommen für die Schaffung eines „Internationalen
Tierseuchenamtes" (Office international des épizooties), das in Paris
errichtet wurde.

Am 10. Mai 1926 ist dann nochmals eine internationale Sanitäts-
konferenz in Paris wegen derselben Fragen zusammengetreten. Diese
Verhandlungen führten zur Unterzeichnung eines „Internationalen
Sanitätsabkommen" in Paris am 21. Juni 1926, in dem die Ausdeh-
nung des Nachrichtendienstes und der Maßnahmen auf Pocken und
Fleckfieber festgesetzt wurde. Der Deutsche Reichstag hat durch
Gesetz vom 18. März 1930 (RGBl. II, S. 589) dem in Paris am 21. Juni

1926 unterzeichneten „Internationalen Sanitätsabkommen" zugestimmt. Das „Internationale Gesundheitsamt", dem bis zum Jahre 1939 48 Staaten beigetreten sind, soll nach Absicht der „Internationalen Sanitätskonferenz" vom Jahre 1926 gewissermaßen den offiziellen Mittelpunkt für die Durchführung der beschlossenen Maßnahmen zur Seuchenbekämpfung bilden. Es wurde zu diesem Zweck ein „Permanentes Komitee" des Internationalen Gesundheitsamtes geschaffen, das halbjährlich zusammentrat und die Aufgabe hatte, praktische Quarantänefragen und dergleichen in ihren internationalen Beziehungen zu erörtern, aber auch befugt war, die durch den Fortschritt der wissenschaftlichen Erkenntnis etwa notwendig werdende Änderung des vorliegenden Abkommens vorzubereiten, mit Mehrheit von zwei Dritteln zu beschließen und den Vertragsstaaten alsbald zur Annahme vorzulegen. Auf diese Weise wurde, wie Reiter und Möllers ausführen, der umständliche Mechanismus einer internationalen Sanitätskonferenz, die bisher allein zu Änderungen berechtigt war, entbehrlich, da das „Permanente Komitee" des Office die letzte Konferenz sozusagen fortsetzen und eine fortlaufende Bearbeitung der einschlägigen Fragen durchführen konnte.

Nach dem 2. Weltkrieg wurde auf Veranlassung der brasilianischen Delegation veranlaßt, daß in die Charta der Vereinten Nationen auch das Gesundheitswesen wegen seiner großen Bedeutung in sozialer, wirtschaftlicher und politischer Beziehung aufgenommen und daß zu diesem Zweck eine den ganzen Erdball umspannende „World Health Organization" („Organisation Mondiale de la Santé", „Organisation Mundial de la Salud") geschaffen wurde. Diese Organisation wurde auf der in New York vom 19. Juni bis 22. Juli 1946 abgehaltenen International Health Conference gegründet; die Gründungsurkunde (Constitution of the World Health Organization) wurde am 22. Juli 1946 in New York durch die Vertreter von 61 Staaten unterzeichnet. Sitz der WHO ist Genf; außerdem wurden ein Büro in New York, sowie Zweigbüros in New Delhi (Indien) und in Washington D. C. (USA.) und außerdem eine Epidemiological Intelligence Station in Singapore eingerichtet. Die WHO hat am 7. April 1948 mit ihren Arbeiten begonnen und damit auch die Funktionen des Office international d'Hygiène publique, der League of Nations Health Organization und der während des 2. Weltkriegs geschaffenen UNRRA übernommen. Am 16. Februar 1949 erklärten die Sowjetunion, die Sowjetukraine und Weißrußland ihren Austritt aus der WHO.

Außer den bereits genannten, internationalen Abkommen zur Verhütung der Einschleppung übertragbarer Krankheiten wären noch folgende zu nennen:

Internationales Abkommen über die Abschaffung der Konsulatssichtvermerke auf den Gesundheitspässen (der Handelsschiffe) vom 22. Dezember 1934. Beitritt des Deutschen Reiches durch Bekanntmachung der Reichsregierung vom 19. Februar 1936 (RGBl. II, S. 80 und 84).

Internationales Übereinkommen über den Eisenbahnfrachtverkehr und den Eisenbahnpersonen- und Gepäckverkehr vom 23. November 1933 (in Rom); ratifiziert von Deutschland am 12. Juli 1935. Bekanntmachung des Reichsministers des Auswärtigen vom 28. August 1935 (RGBl. II, S. 523).

Internationales Sanitätsabkommen für die Luftfahrt vom 12. April 1933, ratifiziert von Deutschland am 17. April 1935. Bekanntmachung des Reichsministers des Auswärtigen vom 13. November 1935 (RGBl. II, S. 815).

Internationales Abkommen über Leichenbeförderung vom 10. Februar 1937. Bekanntmachung des Reichsministers des Auswärtigen vom 31. Mai 1938 (RGBl. II, S. 199).

Internationales Abkommen über den gegenseitigen *Schutz* gegen *Denguefieber* vom 25. Juli 1934. Bekanntmachung des Reichsministers des Auswärtigen vom 23. Juli 1936 (RGBl. II, S. 235).

Unabhängig von derartigen Abmachungen wurden zwischen benachbarten Staaten schon seit langer Zeit Vereinbarungen zwecks gemeinsamer Bekämpfung bestimmter seuchenartiger Erkrankungen getroffen, so z. B. zwischen Preußen und Belgien („Abkommen betr. Austausch von Nachrichten über ansteckende Krankheiten bei Mensch und Tieren", 1873, 1889, 1900, 1907), zwischen Frankreich und Belgien („Abkommen betr. Nachrichtenaustausch zwischen den beiderseitigen Grenzbehörden beim Auftreten von ansteckenden Menschen- und Tierkrankheiten" vom 1. Juli 1895), zwischen Bayern und Österreich („Übereinkunft betr. gegenseitige Benachrichtigung über Cholera" vom 6. April 1883), zwischen Preußen, Bayern, Sachsen und der Tschechoslowakei („Verhandlungen über einheitliche Richtlinien der Tollwutbekämpfung" vom 27. November 1923), zwischen Ungarn und Italien („Veterinär-Abkommen" vom 4. Juli 1928), zwischen Österreich und Ungarn („Tierseuchenübereinkommen" vom 30. Juni 1931) u. a.

Spezielles über die wichtigeren Infektionskrankheiten.

Die wichtigsten gesetzlichen Vorschriften über die Bekämpfung der Infektionskrankheiten sind im vorhergehenden Abschnitt zusammengestellt. Bezüglich der Bekämpfung ansteckender Krankheiten in Schulen, Kinderheimen usw. wird auf den nachfolgenden Auszug aus dem Schulseuchenerlaß verwiesen. Die desinfektorischen Maßnahmen wurden aus Gründen der Raumersparnis und Übersichtlichkeit im Kapitel „Desinfektion" behandelt.

Aussatz (Lepra).

Erreger: Mycobacterium leprae, ein dem Mycobact. tuberculosis ähnliches, grampositives, unbewegliches, säurefestes Stäbchen. — *Inkubationszeit:* Einige Monate bis zu 12 Jahre und länger. — *Art der Ansteckung:* Angeborener Aussatz ist niemals sichergestellt worden. Wichtigste Ansteckungsquelle ist anscheinend Nasenschleim.

In ihm wie in geschwürig zerfallenen Hautknoten werden die Erreger ausgeschieden. *Eintrittspforten:* Mund, Nase, Hautverletzungen (Tröpfchen- oder Schmutz- und Schmierinfektion). Übertragung nur durch häufige, innige Berührung (Hausinfektionen). Kinder sind am empfänglichsten, doch werden nicht alle Kinder Lepröser angesteckt. Infektionen von Ärzten und Pflegern sehr selten. — *Häufigkeit:* Die Krankheit spielt zur Zeit in Deutschland keine Rolle. — *Bekämpfung:* 1. Frühdiagnose ist sehr wichtig: Nachweis der Erreger im Nasenschleim mikroskopisch oder fluorescenzmikroskopisch. Wa.R. oft positiv, Bestätigungsnachweis negativ. 2. Absonderung: In Lepraasylen und -kolonien. 3. Behandlung: Chaulmoograöl intramuskulär, Antileprol (Bayer), Vereisung der Hautknoten mit CO_2-Schnee, gute Ernährung, Vitamin A, B_1, Kalk, Beseitigung schwächender Begleiterkrankungen wie Malaria, Ruhr, Hakenwurmerkrankungen u. a. — *Anzeigepflicht:* Verdacht, Erkrankung, Wohnungswechsel während der Erkrankung, Todesfall. *Entseuchung:* Ausscheidungen, besonders der Geschwüre, Nasenschleim, Wäsche, Schlußentseuchung.

Cholera asiatica.

Erreger: Vibrio cholerae, ein gramnegativer, beweglicher, kommaförmiger Keim. — *Inkubationszeit:* 3—4 Std bis 8 Tage, durchschnittlich 24 Std, gesetzlich 5 Tage. — *Art der Ansteckung:* Direkt oder indirekt durch menschlichen Kot. Erreger massenhaft im Kot, selten im Erbrochenen, nicht im Urin und Blut. Sie leben lange im Flußwasser. Übertragung durch Wasser, Nahrungsmittel, Wäsche, Gebrauchsgegenstände, Fliegen (!). Dauerausscheider selten, häufig Keimträger. — *Bekämpfung:* Sofortige, unter Umständen telegraphische Meldung bei Erkrankung und Verdacht. Isolierung von Kranken, Krankheitsverdächtigen, Vibrionenausscheidern mit Pflegepersonal im Krankenhaus. Einsendung von Stuhl, Erbrochenem, Wasser, Sektionsmaterial (Dünndarmstücke kurz vor dem Coecum, doppelt unterbunden) in besonders verpackten, versiegelten, dringenden Paketen an das vorher telegraphisch verständigte Medizinal-Untersuchungsamt. — Sofortige laufende *Desinfektion* der Ausscheidungen und Gegenstände, die mit dem Kranken in Berührung gekommen sind, bis dreimal durch bakteriologische Untersuchung Abwesenheit von Vibrio cholerae sichergestellt ist. — Aktive *Schutzimpfung* mit abgetöteten Erregern. Schließen der Schulen, Kinderheime usw., Ausschluß Krankheits- und Ansteckungsverdächtiger vom Schulbesuch nach amtsärztlicher Anweisung. — *Anzeigepflicht:* Verdacht, Erkrankung, Wohnungswechsel während der Erkrankung, Todesfall. — Die Krankheit ist in Bengalen (Indien) endemisch, von wo aus sie seit 1817 7 große Pandemien verursacht hat; sie kommt zur Zeit in Europa nicht vor.

Das wissenschaftliche Arbeiten mit Erregern der Cholera, der Pest, der Tularämie, des Rotzes, der Rinderpest, der Maul- und Klauenseuche und der Schweinepest ist besonderen Sicherheitsmaßnahmen und Bestimmungen unterworfen. Desgleichen sind genaue Bestimmungen über den Versand von Material erlassen, das die Erreger obengenannter Krankheiten enthält. Es darf z. B. nicht mit der Briefpost, sondern muß als „dringendes Paket" mit der Aufschrift „Vorsicht!" „Menschliche (Tierische) Untersuchungsstoffe!" verschickt werden und muß dem Untersuchungsamt telegraphisch angekündigt werden. [„Vorschriften über Krankheitserreger", Bekanntmachung des Reichskanzlers vom 21. November 1917 (RGBl. S. 1069), geändert durch Bekanntmachung vom 17. Dezember 1931 (RGBl. S. 1608) und Verordnungen des Reichsministers des Innern vom 13. Juli 1932 (RGBl. I, S. 351), vom 15. Dezember 1933 (RGBl. I, S. 1076), vom 20. November 1934 (RGBl. I, S. 1187) und vom 16. März 1936 (RGBl. I, S. 178.)]

Fleckfieber (Läusefleckfieber, Typhus exanthematicus).

Erreger: Rickettsia prowazeki, ein kleiner, gramnegativer, unbeweglicher, nicht filtrierbarer, nur auf lebendem Gewebe züchtbarer Keim.

Inkubationszeit: 9—14, durchschnittlich 10—12, gesetzlich 12 Tage. — *Art der Ansteckung:* Nur durch Läuse, die sich an fleckfieberkranken Menschen infiziert haben, bzw. durch Läusekot, letzteres nur in seltenen Fällen (nicht desinfizierte Kleider Fleckfieberkranker, Läusekotstaub in Laboratorien). Keine direkte Übertragung der Erreger von Mensch zu Mensch. — *Bekämpfung:* Vernichtung der Läuse, besonders schwer bei einer unter unhygienischen Bedingungen lebenden Bevölkerung. Daher häufig Kriegskrankheit. Einsendung von Venenblut an das Medizinal-Untersuchungsamt zur WEIL-FELIX-Reaktion bzw. Rickettsien-Agglutination. *Isolierung* der Erkrankten, Absonderung oder Beobachtung der Krankheitsverdächtigen nach amtsärztlicher Anweisung. Mehrmalige *Entlausung* und *Desinfektion* aller Personen, Unterkünfte und Gegenstände, die mit dem Erkrankten in Berührung gekommen sind. Beobachtung Ansteckungsverdächtiger. Aktive *Schutzimpfung* mit abgetöteten Rickettsien (Hühnereier-, Mäuse- u. a. Impfstoffe). Maßnahmen in Schulen nach amtsärztlicher Anweisung. *Anzeigepflicht:* Verdacht, Erkrankung, Wohnungswechsel während der Erkrankung, Todesfall. — Fleckfieber kommt in Friedenszeiten in Deutschland kaum vor. In und nach dem letzten Kriege eingeschleppt.

Gelbfieber.

Viruskrankheit, tritt in Deutschland nicht auf. *Inkubationszeit:* 2—13, durchschnittlich 4—6 Tage. Aktive *Schutzimpfung* aller Personen, die in Gelbfiebergebiete einreisen wollen, vor der Abreise in das gefährdete Gebiet mit lebendem, abgeschwächtem Virus. Besondere, international geregelte Maßnahmen zur Verhütung der Einschleppung des Überträgers, der Stechmücke (Aëdes aegypti), durch

Flugzeuge. *Anzeigepflicht:* Verdacht, Erkrankung, Wohnungswechsel während der Erkrankung, Todesfall. *Bekämpfung:* Mückenvernichtung, mechanischer Mückenschutz.

Pest.

Erreger: Pasteurella pestis; die Beulenpest wird auf den Menschen durch den Stich von Nagetierflöhen, vor allem des Rattenflohes, die Lungenpest von Mensch zu Mensch durch Tröpfcheninfektion übertragen. — *Inkubationszeit:* 2—10, durchschnittlich 3—7, gesetzlich 6 Tage. Seit 1916 (1 Fall) in Deutschland nicht vorgekommen. *Bekämpfung:* Untersuchung vom Ausland ankommender Schiffe auf Pestratten. Strengste Isolierung Erkrankter und Krankheitsverdächtiger im Krankenhaus. Schließung von Schulen usw. nach amtsärztlicher Anweisung. Laufende *Entseuchung* der Ausscheidungen, der Wäsche des Kranken, des Krankenzimmers, der Leiche, Schlußentseuchung; Rattenbekämpfung. Aktive *Schutzimpfung* mit abgetöteten Bakterien möglichst des epidemieeigenen Stammes.

Wirksamer ist ein aus lebenden, avirulenten Pestbakterien hergestellter Impfstoff, wie ihn L. Otten auf Java (Stamm „Tijwidej") und Girard auf Madagaskar (Stamm „EV") verwendeten.

Anzeigepflicht: Verdacht, Erkrankung, Wohnungswechsel während der Erkrankung, Todesfall. *Bakteriologische Untersuchung:* Drüsenpunktat, Blut, Blutausstrich, Lungenauswurf, Harn. Leiche: Außerdem Milz. Untersuchungen nur in Speziallaboratorien. Über wissenschaftliches Arbeiten mit Pesterregern und Versand von Untersuchungsmaterial siehe Cholera.

Pocken.

Erreger: Virus, sehr widerstandsfähig gegen Austrocknung, stark virulent.

Inkubationszeit: 8—15, durchschnittlich 10—13, gesetzlich 14 Tage.

Art der Ansteckung: Übertragung von Mensch zu Mensch (Nasen-, Rachenschleim, Pustelinhalt) durch Tröpfcheninfektion, Berührung, infizierte Kleidungsstücke, wahrscheinlich auch durch Einatmen von in der Luft von Krankenzimmern schwebendem Virus, ferner durch Fliegen. Eintrittspforte meist die Schleimhäute, aber auch die Haut. Der Rachenschleim enthält schon im Anfangsstadium (Pharyngitis variolosa) vor der Pustelbildung das Virus, so daß Absperrung der Pustelbehafteten allein nicht genügt, um die Verbreitung zu verhindern. — Auftreten in Deutschland nur selten, so im 1. und nach dem 1. und 2. Weltkriege. Hohe Empfänglichkeit bei Nichtgeimpften. Letalität für Ungeimpfte zur Zeit etwa 15%, bei Geimpften, soweit sie erkranken, 5—7%. Säuglinge geimpfter Mütter bleiben vielfach verschont. In Ländern mit Impfzwang kommt meist nur die abgeschwächte Form (Variolois) vor, die aber ebenso ansteckend ist wie Variola. Auch unter Nichtgeimpften tritt eine milde Form der Pocken, Alastrim, mit sehr geringer Letalität (unter 1%) auf. Als

Erreger nimmt man ein Variolavirus mit geringer Virulenz an. Das Virus führt zur Bildung von GUARNIERIschen Hornhautkörperchen. Im Blute der Genesenen lassen sich virulizide Antikörper gegen Variolavirus nachweisen. — *Erregernachweis:* Mikroskopisch im Pustelinhalt durch Färbung mit Carbolfuchsin-Löffler-Beize oder mit Viktoriablau nach HERZBERG. Züchtung des Virus in der Chorio-Allantois des Hühnerembryos, in Gewebs- und Zellkulturen möglich. PAULscher Versuch: Übertragung des Pustelinhalts auf die vorher kokainisierte, gitterförmig geritzte Kaninchen- oder Meerschweinchencornea. Nach 24 bis 48 Std Töten des Tieres, Enukleieren des Auges, kurze Zeit in Sublimatalkohol einlegen. Es zeigen sich kreisrunde, isolierte Knötchen mit weißlichem Ton auf dem ebenfalls hellen Grunde der nicht infizierten Umgebung (GUARNIERIsche Körperchen). — *Bekämpfung:* Aktive Schutzimpfung mit Kuhpockenlymphe, in Deutschland nach dem Reichsimpfgesetz vom 8. April 1874. Dauer des Impfschutzes etwa 10—12 Jahre. Bei Auftreten von Pockenfällen sofortige Wiederimpfung der Bevölkerung in der Umgebung sowie des Pflegepersonals. Isolierung der Kranken, Krankheits- und Ansteckungsverdächtigen, laufende Desinfektion (Hautschuppen, Ausscheidungen, Gegenstände, mit denen der Kranke in Berührung gekommen ist), Schlußdesinfektion. Die Impfung gegen Pocken schützt auch gegen Alastrim. An Alastrim Genesene werden jedoch schon nach einigen Monaten wieder für eine Kuhpockenimpfung empfänglich. Schließung von Schulen usw. nach amtsärztlicher Anweisung. *Anzeigepflicht:* Verdacht, Erkrankung, Wohnungswechsel während der Erkrankung, Todesfall.

Papageienkrankheit (Psittacosis).

Erreger: Ein filtrierbares Virus. — *Inkubationszeit:* Durchschnittlich 8—14 Tage. — *Art der Ansteckung:* Umgang mit kranken Vögeln oder Virusträgern (vor allem Papageien, Sittiche, auch Kanarienvögel, Möven und andere Vögel). Einatmen des mit Nasen-Rachensekret der Vögel infizierten Staubes, Berühren. Ansteckung von Mensch zu Mensch seltener. Hohe Letalität. — *Bekämpfung:* Einfuhrverbot für diese Vögel (Reichsgesetz zur Bekämpfung der Papageienkrankheit vom 3. Juli 1934). Seit 1938 Beringung aller Sittiche, Papageienzucht genehmigungspflichtig. — Persönliche Prophylaxe der Vogelliebhaber und -händler. Zum Arbeiten mit Psittakosevirus ist besondere behördliche Genehmigung nötig (Atemmaske u. a. Schutzmaßnahmen). Beseitigung kranker Tiere und ihrer Ausscheidungen. Isolierung kranker und krankheitsverdächtiger Menschen. Laufende und Schlußentseuchung, Maßnahmen in Schulen nach amtsärztlicher Anweisung. Einsendung von Lungenauswurf und Blut Kranker, von Teilen der Lunge, Milz, Leber, von Blut Verstorbener, möglichst ganzer Kadaver gestorbener, getöteter, verdächtiger Vögel in mit Desinfektionsflüssigkeit getränkten Tüchern. *Anzeigepflicht:* Verdacht, Erkrankung, Todesfall.

Milzbrand.

Erreger: Bac. anthracis, ein unbeweglicher, grampositiver, aërob wachsender Sporenbildner. Die Sporen ertragen Austrocknung fast unbegrenzt, Erhitzung im strömenden Dampf (100° C) 3—12 min; Abtötung durch Sublimat 0,1 % in 20 min. — *Inkubationszeit:* Einige Stunden bis 3 Tage. — *Art der Ansteckung:* Übertragung des Erregers auf den Menschen bei der Schlachtung milzbrandkranker Tiere, bei der Verarbeitung infizierter tierischer Produkte (Felle, Borsten; Abdeckerei), durch landwirtschaftliche Produkte, die auf Beförderungsmitteln transportiert wurden, die vorher zur Beförderung milzbrandhaltiger Trockenhäute oder Felle benutzt worden waren. Auch Kontaktinfektionen von Mensch zu Mensch.

Krankheitsbild beim Menschen je nach Eingangspforte des Erregers: Haut-, Lungen-, Darmmilzbrand. — *Bekämpfung:* Desinfektion der vom Ausland eingeführten Tierhaare, Borsten, Felle vor der Verarbeitung, der Fahrzeuge, der Lagerräume und Einrichtungen von Gerbereien, Wollkämmereien, Roßhaarspinnereien, der Schutzbekleidung der Arbeiter. Isolierung Kranker und Krankheitsverdächtiger, Beseitigung oder Entseuchung des infizierten Materials am Krankenbett, Schlußdesinfektion. *Bakteriologische Untersuchung:* Karbunkeleiter, Blut, Organstückchen, verdächtige Stoffe. — *Anzeigepflicht:* Verdacht, Erkrankung, Todesfall.

Tularämie.

Erreger: Pasteurella tularensis, ein gramnegatives, kleines, kokkoides Stäbchen ohne Sporenbildung.

Inkubationszeit: Beim Menschen durchschnittlich 2—3 (1—9) Tage.

Art der Ansteckung: Die Tularämie ist eine pestartige Erkrankung der Nagetiere, hauptsächlich wildlebender Hasen, Kaninchen, Eichhörnchen, Hamster, Ratten, Feldmäuse, Hausmäuse. In zumeist abgeschwächter Form werden auch gelegentlich größere Säugetiere und einige Wildvogelarten befallen. Vorkommen: Nordamerika, Asien, Europa, in Einzelfällen Nordafrika; als Lemmingseuche in Norwegen, Schweden; in Rußland, Japan. Einzelne Erkrankungen bei Hasen und Menschen in Deutschland, gehäufte menschliche Erkrankungen u. a. in Österreich 1935/36, in Mähren und in der Slowakei 1936, in der europäischen Türkei und in Schweden 1938; ab 1926 und während des 2. Weltkrieges in Rußland ausgedehnte Epidemien, auch beim deutschen Heere an der Ostfront eine größere Anzahl von Erkrankungsfällen.

Eintrittspforten: Ansteckung von Tier zu Tier oder von Tier zu Mensch durch Berührung mit Blut, Organen, Ausscheidungen von kranken Tieren, durch Genuß von Wasser, Brot oder anderen Lebensmitteln, die mit Mäuse- oder Rattenurin verunreinigt sind, durch Einatmen von Staub, z. B. beim Dreschen des mit toten Mäusen verunreinigten Getreides, durch Übertragung des Erregers infolge des Stiches blutsaugender infizierter Insekten und Zecken. Häufung daher während der Jagdsaison im Winter und der Insektenplage im Sommer. Ferner durch Genuß von Fleisch infizierter Hasen, Kaninchen usw., das nicht genügend durchgebraten war (Kochhitze tötet den Erreger ab). Unmittelbare Übertragung von Mensch zu Mensch ist selten. Der Mensch scheint eine gewisse natürliche Widerstandskraft gegen Tularämieinfektionen zu besitzen. Jedoch kommen schwere Laboratoriumsinfektionen vor.

Krankheitsbild beim Menschen: Äußere und innere Formen: Ulceroglanduläre, glanduläre, okuloglanduläre, typhöse, anginöse, pulmonale und cerebrale Form.

Letalität: 5%, davon über $1/3$ pulmonale Form. Lange Rekonvaleszenz.

Immunität: Nach Überstehen der Krankheit offenbar lebenslänglich.

Diagnose: Einfachste und sicherste Methode: Agglutinationsprobe, ab 2. Krankheitswoche positiv, Titer von 1:40 bis etwa 1:1280, noch Jahre nach der Infektion positiv. Etwas weniger zuverlässig: Kompl.-Bindungs-Reaktion. Ferner Hautallergieproben mit Bakteriensuspensionen, „Tularämie-Antigen" (Vorsicht wegen Möglichkeit unangenehmer klinischer Begleiterscheinungen!). Unmittelbarer Erregernachweis aus Verdachtsmaterial von Mensch und Tier mikroskopisch oder kulturell kaum möglich. Hierzu ist Tierversuch (Meerschweinchen, weiße Maus subcutan) nötig: Patientenblut und Sekret der Primärwunde innerhalb der 1. Krankheitswoche, später Material aus erkrankten Lymphknoten, der etwa befallenen Augenbindehaut und der längere Zeit infektiösen Primärwunde. Diagnose beim Wild: Erregernachweis aus Organteilen, bei Haustieren zusätzlich auch serologisch. Untersuchungsmaterial vom Mensch: Möglichst 10 cm³ Blut bzw. Serum, Primärwundsekret und Geschabsel von der Augenbindehaut (eventuell am Tupfer), Eiter oder excidiertes Drüsenmaterial. Vom Tier: Milz, Leberstückchen, geschwollene Lymphknoten, Röhrenknochen, von Haustieren ferner Blutprobe. Versand in gut abgedichteten Gefäßen ohne weitere Zusätze, mit aufsaugefähigem Material umgeben, bruchsicher (!) verpackt, auf schnellstem Wege mit kurzem Vorbericht an das Untersuchungsamt. Tierversuche auf Tularämie werden wegen besonderer Gefährlichkeit nur im Hygienischen Institut der Universität Berlin und im Robert-Koch-Institut Berlin durchgeführt.

Prophylaxe: Belehrung der Bevölkerung, besonders der Jäger, Wildprethändler usw., Einfuhrverbote für Hasen aus verseuchten Ländern.

Anzeigepflicht: Verdacht, Erkrankung, Todesfall bei Menschen. Auch Tierärzte haben, sobald sie Tularämie oder Verdacht auf Tularämie feststellen oder hiervon Kenntnis erhalten, Anzeige zu erstatten.

Über wissenschaftliches Arbeiten mit Tularämieerregern und Versand von Untersuchungsmaterial siehe Cholera.

Diphtherie.

Erreger: Corynebacterium diphtheriae, ein unbewegliches, gram-positives, nicht sporenbildendes Stäbchen, sehr widerstandsfähig gegen Austrocknung.

Inkubationszeit: 2—7 (?), durchschnittlich 2—5 Tage. — *Art der Ansteckung:* Kontakt, Hustentröpfchen, Speichel, Nasen-Rachensekret, Wundsekret unmittelbar oder durch infizierte Gegenstände; auch durch mit Keimen beladenen Staub in Krankenzimmern. Keimträger und Dauerausscheider sind neben Erkrankten oft Infektionsquellen. — *Bekämpfung:* Isolierung Erkrankter, bei Schülern usw. auch Krankheits- und Ansteckungsverdächtiger. Bakteriologische Untersuchung von Nasen-, Rachen-, Wundabstrichen, auch aus der Umgebung von Erkrankten, Fahndung nach Keimausscheidern. Sofortige ausgiebige Behandlung Erkrankter mit hochwertigen Di-Heilseren schon bei Verdacht (nicht erst Ergebnis der bakteriologischen Untersuchung abwarten!). Isolierung, bis nach Genesung in zweitägigen Zwischenräumen von Nase und Rachen (gegebenenfalls auch Auge) entnommene Abstriche dreimal hintereinander bakteriologisch negativ befunden werden. Entlassung (auch Wiederzulassung zum Schulbesuch) 6 Wochen nach klinischer Genesung ist möglich, auch wenn noch Diphtheriekeime nachweisbar sind (Dauerausscheider). Geschwister sind ebenfalls für die Dauer der Krankheit vom Schulbesuch fernzuhalten, wenn der Patient zu Hause gepflegt wird. Fortlaufende Entseuchung am Krankenbett und gründliche Schlußdesinfektion. Schließung von Schulen, Desinfektion von Klassenzimmern usw. nach Weisung des Amtsarztes. — Prophylaktische passive *Schutzimpfung* gefährdeter Personen mit positiver Schickreaktion und aller Kinder aus nächster Umgebung des Erkrankten durch intramuskuläre Injektion hochwertiger Seren. Schutzdauer etwa 3 Wochen. Aktive Schutzimpfung durch subcutane Injektion von Di.-Al.-Formoltoxoid. Von Impfstoff mit 30 oder mehr Schutzeinheiten in 1 cm³ erhalten Kleinkinder 0,5, Kinder bis zum 12. Lebensjahr 0,3, ältere Schulkinder 0,2 cm³; von Impfstoff mit weniger als 30, aber mehr als 10 SE je 1 cm³ entsprechend 1,0, 0,5, 0,3 cm³. Wiederholung mit gleicher Menge frühestens 4 Wochen nach der Erstimpfung. Ältere Kinder und Erwachsene sind empfindlicher gegen das Toxoid als Kleinkinder. Bei Impfung Erwachsener infolge besonderer Gefährdung (z. B. Pflegepersonal) bis zum 30. Lebensjahr 0,2, darüber 0,1 cm³ (Richtlinien zur aktiven Diphtherie-Schutzimpfung, Reichsministerium des Innern, 4. Juni 1942). Bei Impfung Erwachsener ist stets die Immunitätslage durch den Schicktest in Verbindung mit dem Schick-Kontrolltest zu prüfen. — Schutzdauer: 1—2 Jahre und länger. — Eine kombinierte aktiv-passive Schutzimpfung (Simultanimpfung) kann man dann durchführen, wenn es darauf ankommt, einen sofort einsetzenden, aber längere Zeit wirksamen Schutz zu vermitteln, z. B. bei Geschwistern oder Hausgenossen von Diphtherie-Kranken. — *Anzeigepflicht:* Erkrankung, Todesfall. — Dauerausscheider nicht in Lebensmittelbetrieben und im Krankenpflegedienst beschäftigen.

Encephalitis epidemica (übertragbare Gehirnentzündung).

Erreger: Ein ultravisibles Virus.

Inkubationszeit: Durchschnittlich 9—13 Tage. — *Art der Ansteckung:* Wahrscheinlich durch Tröpfcheninfektion und Kot. Gipfel der europäischen Encephalitis von April bis Mai wie Genickstarre. In Deutschland leben rund 25000 Personen mit Dauerschäden. Die Letalität wird hier auf 30% geschätzt. In 40% treten Genesung, in 30% Dauerschäden auf. — *Bekämpfung:* Verhütungsmaßnahmen waren bisher erfolglos. Isolierung der Erkrankten, Entseuchung der Ausscheidungen und Wäsche, Schlußdesinfektion. Ausschluß Krankheits- und Ansteckungsverdächtiger vom Schulbesuch, Schließen von Schulen usw. nach amtsärztlicher Anweisung. — *Anzeigepflicht:* Erkrankung, Todesfall. — Außer der europäischen Encephalitis gibt es noch mehrere, epidemiologisch verschiedene Hirnkrankheiten, die ähnlich wie diese verlaufen: Japanische E., St. Louis-E., sibirische Zecken-E., australische X-E., Springseuche der Schafe (Louping ill), östliche Pferde-E. (Osten von USA.), westliche Pferde-E. (Kalifornien), Impf-E. (nach Pockenschutzimpfung), ferner postvaricellöse und postmorbillöse E.

Übertragbare Genickstarre (Meningitis cerebrospinalis,
Meningokokken-Meningitis).

Erreger: Neisseria intracellularis (Meningococcus), ein gegen äußere Einflüsse sehr wenig widerstandsfähiger, gramnegativer, unbeweglicher Diplococcus. Kommt bei Tieren nicht vor. — *Inkubationszeit:* 2—5 (?), durchschnittlich 4—5 (?) Tage. — *Art der Ansteckung:* In Epidemiezeiten wie auch in epidemiefreien Zeiten findet sich der Erreger häufig in den Nasen-Rachenräumen auch Gesunder, beim Kranken ferner im Liquor. Übertragung von Mensch zu Mensch, meist wohl durch Tröpfcheninfektion. Eintrittspforten: Nase, Mund, Augen (Augenreiben). Letalität bis zu 80%. Bakteriologische Diagnose durch Nachweis der Erreger im Liquorbodensatz (Färbung und Züchtung). Häufig findet man aber auch beim klinischen Bild einer Genickstarre Pneumokokken, Streptokokken, Tuberkelbacillen und Influenzabakterien. Ferner kann das gleiche klinische Bild durch Sproßpilze, Leptospiren, durch das Virus der Lymphocyten-Choriomeningitis, durch Lues, durch Eiterungen in der Nähe der Meningen bei Otitis, Sinusitis, Osteomyelitis des Schädels oder der Wirbelsäule hervorgerufen werden. Es tritt ferner auf infolge Infektion nach Lumbalinjektion, bei Mumps, Masern und Röteln. — Gelegentliche Epidemien werden hervorgerufen durch Resistenzminderung (Erkältungen im Frühjahr und Herbst), besonders in Verbindung mit Anstrengungen, wahrscheinlich auch durch Virulenzschwankungen der einzelnen Meningokokkentypen, eventuell auch durch Mischinfektionen mit Anginaerregern. Kinder, ferner Soldaten und Bergleute unter 30 Jahren erkranken besonders häufig. — *Bekämpfung:* Isolierung Kranker, Verbot des Schulbesuches der Meningokokkenträger, der Geschwister Erkrankter bis 14 Tage nach erfolgter Genesung oder Tod. Wiederzulassung nach amtsärztlicher Anweisung. Bakteriologische Untersuchung von Nasen- und Rachenabstrichen. Umgebungsuntersuchungen versprechen in Epidemiezeiten wegen der großen Verbreitung der Keimträger keinen Erfolg. — Entseuchung der schleimigen Absonderungen der Kranken, der Bettwäsche, Taschentücher usw., Schlußentseuchung. — Transport des Untersuchungsmaterials (vor allem Liquor) in Wärmegefäßen, da die Keime bei Abkühlung schnell absterben. — *Anzeigepflicht:* Erkrankung, Todesfall.

Kindbettfieber.

Im Sinne der Meldepflicht gehören hierzu alle fieberhaften Wochenbetterkrankungen ohne Rücksicht auf den bakteriologischen Befund: „Puerperalfieber, auch fieberhafte Fehlgeburt, septischer Abortus."

Erreger: In mehr als 90 % der Fälle Streptococcus pyogenes und Streptococcus putrificus, andere durch Staphylococcus aureus, Gonococcus, B. coli, Gasödembacillen. — *Inkubationszeit:* Schwankend, Minimum einige Stunden. — *Art der Ansteckung:* Infektion der Geburtswege nach Geburt oder Abort. a) Endogen: Durch Bakterien, die schon vor der Geburt in der Vulva oder Vagina vorhanden waren und von da in den Uterus gelangt sind; ferner durch Keime von Entzündungsherden aus auf hämatogenem oder lymphogenem Wege (Angina, Haut- und Zahneiterungen usw.). b) Exogen (wichtigste Art): Infektion von außen her (Untersuchung, vor allem Abtreibung). *Bekämpfung:* Gewissenhafte Anti- und Aseptik. Beaufsichtigung der Hebammen, Bekämpfung der Abtreibung. Entseuchung jedes Materials, das mit dem Scheidensekret in Berührung gekommen ist. Die Hebamme darf frühestens 8 Tage nach Beendigung der Tätigkeit bei der Erkrankten, nach Entseuchung ihres eigenen Körpers, ihrer Wäsche, Kleidung und Instrumente und nur mit Erlaubnis des Amtsarztes eine neue Entbindung übernehmen. Schlußdesinfektion. — *Anzeigepflicht:* Verdacht (schon wenn die Körpertemperatur nach Geburt oder Abort 38° C übersteigt), Erkrankung, Todesfall.

Epidemische Kinderlähmung (Heine-Medinsche Krankheit, Poliomyelitis anterior acuta).

Erreger: Ein gegen äußere Einflüsse widerstandsfähiges, sehr kleines Virus. — *Inkubationszeit:* 3—14, im Mittel 9 Tage. — *Art der Ansteckung:* Ausscheidung des Erregers im Speichel und Kot von Kranken, Genesenden und gesunden Virusträgern. Übertragung von Mensch zu Mensch durch Tröpfcheninfektion und Kot (Fliegen!). Das Virus hält sich lange in Wasser (durch übliche Chlorung keine Abtötung), Abwasser, Milch, Butter und ist gegen äußere Einflüsse widerstandsfähiger als Typhus- und Ruhrbakterien. Die Erkrankung ist auf der ganzen Welt endemisch. Keine allgemeine Empfänglichkeit. Am gefährdetsten sind Kleinkinder (1.—5. Jahr). Knaben erkranken häufiger als Mädchen. Erkrankungsgipfel im Sommer und

Herbst. Letalität 8—12%, steigend mit dem Alter. Zahlreiche Abortivfälle in der Umgebung von Kranken („stille Feiung"). Zweit-erkrankungen selten. — *Bekämpfung:* Laufende Desinfektion (Sputum, Stuhl, Urin, Wäsche), Schlußentseuchung. Ausschluß der Geschwister vom Schulbesuch, Schließen der Schulen usw. nach amtsärztlicher Anweisung. Das Serum Genesender enthält virulizide Stoffe, wirkt aber als Heilserum nicht zuverlässig. Antikörper findet man auch bei vielen Nichtgelähmten. „Eiserne Lunge" zur Behandlung bei Lähmung der Atemmuskulatur. — *Anzeigepflicht:* Verdacht, Erkrankung, Todesfall.

Körnerkrankheit (Trachom, ägyptische Augenkrankheit).

Erreger: Wahrscheinlich ein Virus. — *Inkubationszeit:* Durchschnittlich 8—14 Tage. — *Art der Ansteckung:* Direkter Kontakt von Mensch zu Mensch (Finger, Handtücher) durch Übertragen des Augenbindehautsekretes. Oft Familienerkrankung. — *Bekämpfung:* Isolierung des Kranken, ärztliche Überwachung des Personenkreises in der näheren Umgebung, Ausschluß vom Schulbesuch nach amtsärztlicher Anweisung. Erziehung zur Sauberkeit. Laufende Desinfektion (Verbandstoffe, Instrumente, Taschentücher, Handtücher, Bettwäsche), Schlußentseuchung. — *Meldepflicht:* Erkrankung, Todesfall.

Rückfallfieber (Febris recurrens).

Erreger: Spirochaeta (Borrelia) recurrentis (beim europäischen Rückfallfieber). — *Inkubationszeit:* Meist 5—8 (auch 2—12) Tage. — *Art der Ansteckung:* Überträger in Europa Kleiderläuse, in wärmeren Ländern Zecken, die sich an kranken Menschen infiziert haben. Durch Zecken übertragene Spirochäten finden sich auch in Ratten, Hunden, Schweinen. Nachweis beim Menschen während des Fieberanfalles im Blut (Ausstrich, dicker Tropfen, fluorescenzmikroskopisch, Tuschepräparate). Wa.R. während des Fiebers positiv. Immunität etwa 1 Jahr. — *Bekämpfung:* Entwesung. Erziehung zur Sauberkeit. Salvarsanbehandlung. Isolierung Kranker, Krankheitsverdächtiger bis zur sicheren Entwesung, Maßnahmen in Schulen nach Entscheidung des Amtsarztes. *Anzeigepflicht:* Erkrankung, Todesfall.

Bakterienruhr (Dysenterie).

Erreger: Die bei uns heimische Ruhr wird im Gegensatz zu der in den Tropen häufigeren Amöbenruhr durch Bakterien, gramnegative, unbewegliche Stäbchen, hervorgerufen. Sie ist eine Erkrankung des Darmkanals, besonders der Dickdarmschleimhaut. Erreger im Stuhl, selten im Urin und Blut des Menschen. Sehr kälteempfindlich; daher muß der Kot noch körperwarm bakteriologisch verarbeitet werden. Die schwere toxische Bakterienruhr wird durch Shigella dysenteriae (SHIGA-KRUSE-Bakterien) verursacht. Die in Deutschland häufigeren leichteren Ruhrerkrankungen haben Shig. paradysenteriae (FLEXNER-

Bakterien mit verschiedenen Abarten) und Shig. sonnei (Kruse-
Sonne-Bakterien) als Erreger. — *Inkubationszeit:* Durchschnittlich
2—7 Tage. — *Art der Ansteckung:* Durch Kot Ruhrkranker (Lebensmittel, Milch, Fliegen, selten durch Wasser). Dauerausscheider besonders bei Shig. sonnei. — *Bekämpfung:* Isolierung Kranker und
Krankheitsverdächtiger, Ausschluß vom Schulbesuch nach amtsärztlicher Anweisung. Laufende Desinfektion (Entleerungen, Wäsche,
Aborte), Fliegenbekämpfung (!). Schlußdesinfektion. Überwachung
von Dauerausscheidern. Bakteriologische Umgebungsuntersuchungen
bei Erkrankungen und regelmäßig im Lebensmittelgewerbe. Schutzimpfung mit antitoxisch-antibakteriellen Impfstoffen, die jedoch nur
beschränkt wirksam sind. Phagenprophylaxe, die auch das Frei-
werden des Stuhles von Krankheitskeimen beschleunigen soll. —
Anzeigepflicht: Verdacht, Erkrankung, Todesfall, ferner Dauerausscheider und Keimträger.

Amöbenruhr.

Erreger: Entamoeba histolytica. — *Inkubationszeit:* Wenige Tage
bis 3—4 Wochen. — *Art der Ansteckung:* Bei darmgesunden Menschen
kommt die Ruhramöbe als harmloser Parasit im Darmlumen in der
Minutaform vor, aus der sich durch Abscheidung einer Membran die
Dauerform oder Cyste (vierkernig) bilden kann. Die Cyste ist im
Gegensatz zur vegetativen Amöbe auch außerhalb des Körpers sehr
widerstandsfähig, wird mit dem Stuhl ausgeschieden und auf zahlreichen Wegen, z. B. mit dem Dünger, dem Wasser oder durch Fliegen
verbreitet und vom Menschen wieder aufgenommen, besonders bei
Genuß roher, mit menschlichem Kot gedüngter Gemüse („Kopfdüngung") usw., mit Speiseeis, Wasser u. dgl. In gemäßigten Zonen,
auch in Deutschland, wurden bis zu 15 % der Untersuchten als praktisch symptomlos mit E. histolytica infiziert befunden. In warmen
Ländern ist der Prozentsatz wesentlich höher. Wird das Darmgewebe,
z. B. durch Bakteriengifte, geschädigt, so kann sich aus der symptom-
losen Infektion (Cysten-Minutaform) eine Amöbenruhr (große Gewebsformen) entwickeln. Die Amöbe dringt bis in die Submucosa der
Darmwand vor, es entstehen ausgedehnte Nekrosen und Geschwüre.
Häufig ist die Bakterienruhr ein Wegbereiter der Amöbenruhr, aber
auch andere Schädigungen (Herabsetzung der allgemeinen Widerstandsfähigkeit, Verwundungen, Diphtherie, Hepatitis epidemica,
Malaria usw.) spielen eine Rolle. — *Diagnose:* Untersuchung des
frischen, körperwarmen Stuhles, unter Umständen mehrmals, auf
Amöben. Bei negativem Befund Provokation mit salinischen Ab-
führmitteln, bis dünnflüssige Entleerungen erfolgen, eventuell vorher
0,01—0,02 g Emetin. Besonders der glasige, mit Blut vermischte
Schleim enthält die deutlich beweglichen Gewebsformen der Amöbe.
Unterscheidung von apathogenen Amöben für Ungeübte nicht leicht! —
Letalität: Früher 5—8 %, heute infolge neuzeitlicher Therapie viel
geringer. Leberabsceß bei Männern viel häufiger als bei Frauen. —

Bekämpfung: Persönliche Sauberkeit, besonders der Hände, Desinfektion der Ausscheidungen, Trinkwasser- und Küchenhygiene, Fliegenbekämpfung. In den Tropen warme Kleidung (Leibbinde) nach Sonnenuntergang. — Keine Anzeigepflicht.

Scharlach.

Erreger: Nicht mit Sicherheit bekannt. Man nimmt heute meist eine Symbiose zwischen einem bisher noch nicht sicher bekannten Virus und hämolytischen Streptokokken an. — *Inkubationszeit:* 2 (?) bis 8 (?), durchschnittlich 5—7 Tage. — *Art der Ansteckung:* Tröpfcheninfektion, auch durch sekundär infizierte Lebensmittel (Milch!) und Gegenstände. Gesunde Keimträger! Keine allgemeine Disposition, in Deutschland etwa 30—40%. Die pigmentarmen Rassen sind am empfänglichsten. Am meisten disponiert: 3.—8. Jahr, Säuglinge weniger. Schwächung der natürlichen Resistenz durch Nährschäden, auch Eiweißüberfütterung, Hautschäden können zum Ausbruch einer Scharlacherkrankung führen (Wund-, Varicellen-, Puerperalscharlach). Fast lebenslängliche Immunität. — *Bekämpfung:* Absonderung Kranker mindestens 6 Wochen, Ausschluß Krankheits- und Ansteckungsverdächtiger vom Schulbesuch. Laufende und Schlußdesinfektion. Belehrung der Umgebung. Ärztliche Überwachung von Schulklassen, Kindergärten usw., eventuell Schließung nach amtsärztlicher Anweisung. Intramuskuläre Schutzimpfung exponierter Kinder mit 5—10 cm³ Rekonvaleszentenserum, Streptokokkenserum. Schutzdauer wenige Wochen. Nötigenfalls Serum Erwachsener, die früher Scharlach überstanden haben. Aktive Schutzimpfung mit Scharlach-Adsorbat-Impfstoffen (durch Formaldehyd teilweise entgiftetes, gereinigtes, keimfreies Kulturfiltrat von Scharlach-Streptokokken), auch kombiniert mit Diphtherie-Aluminium-Formol-Toxoid. — *Anzeigepflicht:* Erkrankung, Todesfall.

Typhus abdominalis.

Erreger: Salmonella typhi (Typhusbacillus), ein gramnegatives, bewegliches Stäbchen, das gegen äußere Einflüsse ziemlich widerstandsfähig ist. — *Inkubationszeit:* 7—31, durchschnittlich 14 Tage. — *Art der Ansteckung:* Ansteckungsquelle ist nur der Mensch. Tiere erkranken nicht an Typhus, wenn auch Hunde einige Male als gesunde Keimträger festgestellt wurden. Ausscheidung durch Kot und Urin Kranker, Genesener (Dauerausscheider) und Keimträger. Speichel enthält bei 2—4% der Kranken Typhuskeime. Die Bakterien können in der Außenwelt in Fäkalien monatelang am Leben bleiben. Übertragung durch Lebensmittel, Wasser, Fliegen, Gegenstände. — *Bekämpfung:* Isolierung Kranker und Krankheitsverdächtiger, Ausschluß vom Schulbesuch (Amtsarzt). Laufende Desinfektion der Entleerungen, Wäsche, Aborte, Fliegenbekämpfung. Schlußdesinfektion. Absonderung Kranker, bis vom 10. Tage nach der Entfieberung ab in etwa 8tägigen Abständen entnommene Stuhl- und Harnproben mindestens dreimal hintereinander bakteriologisch negativ waren. Werden 10 Wochen nach Krankheitsbeginn noch Typhusbakterien ausgeschieden, Aufhebung der Absonderung und Behandlung als Dauerausscheider: Ständige Überwachung durch das Gesundheitsamt, Ausschluß vom Nahrungs- und Genußmittelgewerbe, als Krankenpfleger. Belehrung der Umgebung. — Hygienische Überwachung von Trinkwasseranlagen, Lebensmittelbetrieben mit regelmäßigen Untersuchungen des Personals, auch vor der Einstellung. — Schutzimpfung aller exponierten Personen, auch allgemeine Schutzimpfung der Bevölkerung auf Anordnung des Amtsarztes, bakteriologische Umgebungsuntersuchungen (Stuhl, Urin, Blut). — *Bakteriologische Sicherung der Diagnose:* 1.—2. Krankheitswoche: Blut oder Sternalpunktat in Galle einsenden zur Keimzüchtung, nach 2. Woche Blut in sterilen Röhrchen zur Gruber-Widal-Reaktion. Ab 2. Woche Stuhl- und Urinuntersuchung zur Erregerzüchtung. Negative Befunde nicht beweisend, daher eventuell öftere Wiederholungen. Feststellung von Keimausscheidern durch Widal-, Stuhl-, Urinuntersuchungen, eventuell Untersuchung des mit Sonde entnommenen Duodenalsaftes. Ausscheidung der Keime, besonders bei Dauerausscheidern, oft in unregelmäßigen Schüben. — *Anzeigepflicht:* Verdacht, Erkrankung, Todesfall, ferner Dauerausscheider und Keimträger.

Paratyphus.

Erreger: Salmonella paratyphi A (Paratyphus A), Salm. paratyphi B (Paratyphus B), Salm. paratyphi C (Paratyphus C), gramnegative, bewegliche Stäbchen. Salm. paratyphi A und paratyphi C haben für Deutschland kaum Bedeutung. Sie kommen mehr in Osteuropa vor. — *Inkubationszeit:* 7—31, durchschnittlich 14 Tage. Durch Zuführung der Bakterientoxine mit Lebensmitteln, in denen sich Paratyphuskeime vermehrt haben, kann schon wenige Stunden nach dem Essen Brechdurchfall auftreten, dem dann nach 7—21 Tagen die typhösen Erscheinungen folgen. — *Art der Ansteckung:* Wie bei Typhus. Paratyphus-B-Keime wuchern aber bei Zimmerwärme üppiger als Typhuskeime, daher besondere Gefahr durch infizierte Nahrungsmittel (Kartoffelsalat u. ä.). Paratyphus-B-Bakterien kommen als Krankheitserreger bei Tieren nicht vor, doch können z. B. Fleisch- und Wurstwaren sekundär verunreinigt sein. Einige Male wurden allerdings gesunde Kühe als Paratyphus-B-Keimträger festgestellt. — *Bekämpfung:* Siehe bei Typhus. — *Anzeigepflicht:* Wie bei Typhus.

Rotz.

Erreger: Malleomyces mallei (Bact. mallei), ein gramnegatives, kleines, unbewegliches Stäbchen. — *Inkubationszeit:* 3—21, durchschnittlich 4—8 Tage. — *Art der Ansteckung:* Der Keim findet sich als Krankheitserreger bei Einhufern, die jahrelang, auch unauffällig, krank sein können. Übertragung von diesen durch Pustelinhalt, auch durch Nasensekret und Sputum auf den Menschen. Ansteckung von

Mensch zu Mensch ist nicht häufig. Die Krankheit ist heute sehr selten, hat aber eine hohe Letalität (fast 100 %). In Deutschland kam sie während des 2. Weltkrieges einige Male bei Pferden vor, ist jedoch jetzt wieder erloschen. — *Bekämpfung:* Isolierung Kranker und Krankheitsverdächtiger im Krankenhaus, Ausschluß vom Schulbesuch entsprechend amtsärztlicher Anweisung. Laufende und Schlußentseuchung, Schutz der Erkrankungsstelle durch Deckverbände, größte Vorsicht für das Pflegepersonal. — Ausrottung der tierischen Infektionsquellen. — *Anzeigepflicht:* Verdacht, Erkrankung, Todesfall. Über wissenschaftliches Arbeiten mit Rotzerregern und Versand von Untersuchungsmaterial siehe Cholera.

Tollwut (Lyssa, Rabies, Hundswut).

Erreger: Nach allgemeiner Ansicht ein filtrierbares Virus, das wie andere neurotrope Virusarten zur Bildung von Einschlußkörpern führt. Sehr widerstandsfähig. — *Inkubationszeit:* 12 Tage bis 2 Jahre, durchschnittlich 20—60 Tage. — *Art der Ansteckung:* Biß oder Belecken von Hautschrunden durch tollwütige Tiere (Hunde, Katzen, Wölfe, Füchse u. a.), auch schon in der Inkubationszeit. Virusreservoir ist häufig·der Fuchs. Bei Waldtieren tritt nicht selten die „stille Wut" auf. Obwohl wahrscheinlich alle Menschen empfänglich sind, erkranken nicht alle Gebissenen (Schutz durch Kleidung, Ausschwemmung des Virus durch Blutung usw.). Letalität 100 %. *Bekämpfung:* Absonderung der Kranken und Krankheitsverdächtigen bis zum·Ablauf der Krankheit bzw. bis zur Klärung der Diagnose. Nach Bißverletzung sofortiges Ausbrennen und Desinfektion der Wunde, dann Überweisung des Gebissenen an ein Wutschutzinstitut zur aktiven Schutzimpfung. Den Kopf des tollen Tieres zur Untersuchung auf NEGRISche Körperchen, sorgfältig in Sublimattücher verpackt, schnellstens an das Wutschutzinstitut einsenden. Tiere ohne deutliche Krankheitserscheinungen nicht vorzeitig töten, sondern unter entsprechenden Vorsichtsmaßnahmen beobachten. Bekämpfung der Tollwut in Deutschland nach dem Reichsviehseuchengesetz. Verhängung von Hundesperren (3 Monate lang 10 km im Umkreis), Maulkorbzwang bei Auftreten der Erkrankung unter Hunden. Aktive Schutzimpfung der Hunde in tollwutgefährdeten Gegenden ist zu empfehlen. — *Anzeigepflicht:* Erkrankung, Verdacht auch Bißverletzung durch tolle oder tollwutverdächtige Tiere, Todesfall. — *Wutschutzinstitute:* In Westdeutschland: Bernhard-Nocht-Institut für Schiffs- und Tropenkrankheiten, Hamburg. — In Ostdeutschland: Robert-Koch-Institut Berlin. — In Österreich: Bundesstaatliche Wutschutzimpfungsanstalt Wien. — Außerdem kann die Tollwutvaccine nach HEMPT von den Behringwerken Marburg a. d. L. bezogen werden.

Bakterielle Lebensmittelvergiftung.

Hierunter versteht man sowohl die nicht übertragbare Vergiftung durch verdorbene Nahrungsmittel oder durch Botulinustoxine, als auch Infektionen mit den Keimen der Salmonellagruppe (Paratyphus-Enteritisgruppe), mit Coliarten, Staphylokokken, Streptokokken, Fäulniskeimen, Heubacillen, Hefen bzw. deren Toxinen. — *Inkubationszeit:* Bei Infektion durch Bakterien der Salmonellagruppe einige Stunden bis 6 Tage (durchschnittlich 16—24 Std), durch B. botulinus 24 Std, manchmal 4—8 Tage nach Aufnahme der infizierten Speisen. Letalität 2—4% der gemeldeten Fälle, bei Botulismus 25—70%. — *Bekämpfung:* Eingehende bakteriologische und toxikologische Untersuchung der verdächtigen Lebensmittel, der Ausscheidungen und eventuell auch der Kochgeräte, da auch chemische Gifte ähnliche Krankheitserscheinungen auslösen können. Bei Feststellung von Salmonellakeimen Maßnahmen wie bei Typhus. Besondere Vorsicht bei Fleisch notgeschlachteter Tiere, ferner bei Enteneiern (Salm. enteritidis Breslau, Gärtner). Gefrieren schädigt diese Bakterien nicht (Gefrierfleisch, -fisch, -eier, Speiseeis!). Lebensmittel können auch durch Tierkot (Mäusekot, Geflügelkot) oder mit verseuchtem Wasser infiziert sein. — Die Toxine der Bakterien werden durch gründliches Kochen zerstört (Botulinustoxin nach 30 min). Botulinussporen können jedoch bei p_H 7,0 100° C 5 Std ertragen. Bei saurer Reaktion gehen sie schneller zugrunde. Botulismusgefahr durch Genuß von Konserven, die vor dem Verzehr nicht nochmals längere Zeit gründlich erhitzt wurden (Bohnensalat u. a.). Vermehrung der Botulinuskeime nur außerhalb des Körpers, in Lebensmitteln z. B. — Auch Vergiftungen durch die Toxine von Staphylokokken und Streptokokken (Majonnaisen, Crême von Backwaren u. a.) sind nicht selten. — *Anzeigepflicht:* Verdacht, Erkrankung, Todesfall.

Trichinose.

Erreger: Trichinella spiralis. — *Inkubationszeit:* 2—7, durchschnittlich 2—4 Tage. — *Art der Ansteckung:* Verzehr von Fleisch mit lebenden Trichinen, meist Schweinefleisch, seltener Hunde-, Bären-, Katzen-, Fuchs-, Dachsfleisch, nie Geflügel. Nur die eingekapselte Dauerform ist reif und gefährlich. — Verbreitung des Erregers meist durch Ratten. — *Bekämpfung:* Schutz der Schweine und Fleischfresser durch Ratten- und Mäusebekämpfung, Trichinenschau, Vermeiden von rohem, nicht sicher als trichinenfrei befundenem Fleisch. Trichinen werden durch Erhitzen auf 70° C in wenigen Minuten abgetötet. Da aber die Hitze nur langsam dickere Fleischstücke durchdringt, ist Kochen nötig, bis Schnitte durch die Fleischstücke keine blutig rote Farbe mehr zeigen. Daher Fleisch in kleine Stücke schneiden! Räuchern ist unsicher. Kälte und Pökeln töten Trichinen nicht ab. — *Diagnostik:* Hautprobe, Komplementbindungsreaktion, Präcipitation, Untersuchung verdächtigen Fleisches auf Trichinen. — *Anzeigepflicht:* Erkrankung, Todesfall.

Bangsche Erkrankung.

Erreger: Brucella abortus Bang, ein kleines, gramnegatives, unbewegliches, sporenloses, sehr widerstandsfähiges Stäbchen. Erreger des seuchenhaften Verwerfens beim Rind [Br. melitensis, Erreger des Maltafiebers (Febris undulans) beim Menschen; Br. abortus suis, Erreger des seuchenhaften Verwerfens beim Schweine, ebenfalls menschenpathogen. Differenzierung durch Züchtung und serologische Methoden]. — *Inkubationszeit:* 3 Tage bis 3 Wochen. — *Art der Ansteckung:* Übertragung von Rindern auf den Menschen, z. B. Einreiben in die Augenbindehäute (Bauern, Tierärzte), Genuß roher Milch kranker Kühe und Ziegen. Chronische Febris undulans bei häufig subjektivem Wohlbefinden, oft auch unerkannt. Diagnose: GRUBER-WIDALsche Reaktion. Mikroskopischer Nachweis und Züchtung schwierig. Cutane oder intracutane Hautprobe nach BURNET oder Salbenprobe zeigen oft spezifische Reaktion auch bei Versagen der Agglutinationsprobe. Nachweis infizierter Milch: Meerschweinchenimpfung, Agglutination des Meerschweinchenserums nach einigen Wochen. — *Bekämpfung:* Ausrottung der Erkrankung unter dem Vieh. Abkochen der Milch. Erreger bleiben in der Außenwelt, auch in Speiseeis, lange am Leben. In Butter und Käse werden sie anscheinend durch die Säuerung schnell vernichtet. Belehrung exponierter Personen. Häufig auch schwere Laborinfektionen. — Laufende und Schlußentseuchung. Reinlichkeit, Händedesinfektion, Tragen von Gummihandschuhen bei Behandlung kranker Tiere. Kein Milchgenuß aus verseuchtem Viehbestand. — Absonderung kranker Menschen nicht erforderlich. — *Anzeigepflicht:* Erkrankung, Todesfall.

Tuberkulose.

Erreger: Mycobacterium tuberculosis Typ. humanus und bovinus, in sehr seltenen Fällen auch Typ. gallinaceus, ein gegen alle Einflüsse sehr widerstandsfähiges, grampositives, unbewegliches, nicht sporenbildendes Stäbchen. — *Inkubationszeit:* Unbestimmt. — *Art der Ansteckung:* a) Tröpfcheninfektion von Mensch zu Mensch durch Kranke mit „offener" Lungen- oder Kehlkopftuberkulose, Staubinfektion, Schmierinfektion, besonders bei Kleinkindern; seltener Infektion mit Kot, Harn, Eiter. — b) Genuß von roher Milch und Butter tuberkulöser Kühe (Typ. bovinus), gefährdet vor allem Kinder. c) Nach Hautverletzungen bei Leichenöffnungen Hauttuberkulose durch Typ. humanus beim Sektionspersonal, desgleichen nach Schlachtungen Tuberculosis verrucosa cutis durch bovine Tuberkelbacillen bei Tierärzten usw. — *Bekämpfung:* Wichtigste Maßnahmen sind: Absonderung Ansteckender, Ausheilung Nichtansteckender, ehe sie ansteckend (offen) werden, Schutz Nichtkranker vor dem Tuberkelbacillus. Wesentlich sind Erziehung der Kranken zur Sauberkeit und Rücksicht auf die Mitmenschen, Aufklärung der Familienmitglieder Tuberkulöser, Entfernung der Kinder (Alterstuberkulose, Gefahr der Infektion der Kinder durch Großeltern), eigenes Zimmer, Bett, Eß- und Trinkgeschirr für den Kranken, laufende Desinfektion. Bei mangelhafter Pflege, ungenügender Unterkunft, Hilflosigkeit Überführung in eine Anstalt. Nach Wohnungswechsel oder Tod gründliche Schlußdesinfektion. — Milch, deren Freisein von Tuberkelbacillen nicht sicher feststeht, ist stets abzukochen. Kindern ist zweckmäßig nur „Vorzugsmilch" (aus unter laufender tierärztlicher Kontrolle stehenden Ställen) oder pasteurisierte Milch zu geben. — Ausreichende Ernährung und gesunde Wohnungen sind wesentliche Faktoren im Kampf gegen die Tuberkulose. Bei gefährdeten, tuberkulinnegativen Kindern ist aktive Schutzimpfung mit BCG-(Bacillus Calmette-Guérin) Impfstoff zu empfehlen. — *Bakteriologische Diagnose:* Färbepräparat von Sputum, Urinsediment (Katheterurin nach gründlicher Desinfektion der Urethra, um Verwechslung mit ebenfalls säurefesten Smegmabacillen zu verhüten), Stuhl; meist ist Anreicherung nötig. Sichere Diagnose nur durch Kultur und Tierversuch möglich. Dauer 6—12 Wochen, Tierversuch unter Umständen noch länger. — *Anzeigepflicht:* Erkrankungen und Tod an ansteckender Lungen- und Kehlkopftuberkulose, Hauttuberkulose, Tuberkulose anderer Organe, Verdacht auf solche Erkrankungen, Wohnungswechsel gemeldeter Tuberkulöser. Außerdem ist an den Versicherungsträger zu melden: „Staublungenerkrankung (Silicosis) in Verbindung mit Lungentuberkulose, wenn die Gesamterkrankung schwer ist und die Staublungenveränderungen einen aktiv fortschreitenden Verlauf der Tuberkulose wesentlich verursacht haben."

Syphilis (Lues venerea).

Erreger: Spirochaeta pallida; wenig resistent. — *Inkubationszeit:* 7 Std bis 50 Tage, durchschnittlich 21—28 Tage. — *Art der Ansteckung:* Fast ausschließlich von Mensch zu Mensch durch Geschlechtsverkehr, sehr selten durch infizierte Gegenstände (Eßgeschirr, Tabakpfeife, Glasbläserpfeife), durch Transfusion von Blut eines syphilitischen Spenders, ferner als Berufsinfektion bei Ärzten, Hebammen, Zahnärzten durch Kontaktinfektion oder Verletzung bei Operationen, Blutentnahmen. — Völlige Resistenz kommt nicht vor, jedoch verschiedene Anfälligkeit. Keine Immunität, aber „Infektionsimmunität". — *Bekämpfung:* Persönliche Prophylaxe, Eindämmung der Unzucht, Bekämpfung der „wilden" Prostitution, Razzien, regelmäßige Dirnenuntersuchungen, Befolgung des Gesetzes zur Bekämpfung der Geschlechtskrankheiten (s. S. 495). Wichtig sind frühzeitige Erkennung der Syphilis (Primärstadium: Dunkelfeld) und das Ausfindigmachen der unbehandelten Syphilitiker und deren Behandlung: Durchuntersuchung ganzer Bevölkerungskreise (Wa.R., Trockenblutreaktionen). Belehrung Kranker über die Gefahren der Übertragung, Aufklärung der Bevölkerung. — Behandlungs- und Untersuchungszwang! — *Anzeigepflicht:* Meldung Kranker, die der Behandlung fernbleiben. — Zur Zeit ist in Deutschland auf Anordnung der Besatzungsbehörden jeder Erkrankungsfall meldepflichtig.

Gonorrhoe (Tripper).

Erreger: Neisseria gonorrhoeae (Gonococcus), ein gramnegativer, intracellulär gelagerter Diplococcus, wenig widerstandsfähig gegen äußere Einflüsse. Tritt nur beim Menschen auf. — *Inkubationszeit:* 1—14 (?), durchschnittlich 3—5 Tage. — *Art der Übertragung:* Meist von Mensch zu Mensch durch Geschlechtsverkehr, sehr selten durch Gegenstände oder als Berufsinfektion. Gelegentlich Übertragung von der infizierten Mutter auf das Kleinkind bei gemeinsamem Schlafen in einem Bett. — *Bekämpfung:* Persönliche Prophylaxe, Befolgung des Gesetzes zur Bekämpfung der Geschlechtskrankheiten, Eindämmung der Unzucht, regelmäßige Dirnenuntersuchungen, Behandlung der Kranken. Belehrung Kranker, Aufklärung der Bevölkerung. Es besteht Behandlungs- und Untersuchungszwang. Keine Immunität. — *Anzeigepflicht:* Meldung Kranker, die der Behandlung fernbleiben. Zur Zeit ist in Deutschland auf Anordnung der Besatzungsbehörden jeder Erkrankungsfall meldepflichtig.

Ulcus molle (Ulcus venereum, weicher Schanker).

Erreger: Hemophilus ducreyi („Streptobacillus ulceris cancrosi"). *Inkubationszeit:* Durchschnittlich 36—48 Std. — *Art der Ansteckung:* Fast nur durch Geschlechtsverkehr, auch gleichzeitig mit Syphilis: Ulcus mixtum. Nachweis der Spirochaeta pallida dann im Lymphknoten-Saugsaft. Unter Frauen gibt es Streptobacillenträgerinnen, bei denen die Erreger meist in der Umgebung der äußeren Geschlechtsteile wuchern. — *Diagnose:* Mikroskopische Feststellung der Erreger durch Färbung von Gewebsbröckeln, die nach Reinigung des verdächtigen Geschwüres mit H_2O_2 mit dem scharfen Löffel unter dem Geschwürsrande entnommen wurden. Kultur schwierig, nur auf Blutagar. — Intracutanimpfung mit Streptobacillenimpfstoff (DMELCOssche Hautprobe): Positive spezifische Reaktion noch längere Zeit nach Heilung; Komplementbindungsreaktion hat bisher keine praktische Bedeutung. Wa.R. ausnahmsweise schwach positiv. — *Anzeigepflicht:* Meldung Erkrankter, die sich der Behandlung entziehen. — Zur Zeit ist in Deutschland auf Anordnung der Besatzungsbehörde jeder Erkrankungsfall meldepflichtig.

Venerisches Granulom
(Granuloma venereum, tropisches venerisches Granulom).

Erreger: Klebsiella granulomatosis (gramnegative Kapselkokken, DONOVANsche Körperchen). — *Inkubationszeit:* Einige Wochen. — *Art der Ansteckung:* Fast nur durch Geschlechtsverkehr, häufig in Australien, in der Südsee, bei Farbigen im tropischen Amerika, in den letzten Jahren vereinzelt auch in Nordamerika, Frankreich, Italien. Rückfälle nach anscheinend völliger Heilung sind möglich. — *Diagnose:* Nachweis der Erreger aus den Geschwüren im Ausstrichpräparat und durch Züchtung auf Menschenblutagar.

Lymphogranuloma inguinale

(Lymphogranulomatosis inguinalis, Lymphogranuloma venereum, Viruslustseuche, vierte Geschlechtskrankheit, Poroadenolymphitis suppurativa, Maladie de Nicolas-Favre).

Erreger: Ein durch gröbere Bakterienfilter filtrierbares Virus, auf Gewebskultur und im Hühnerei, in Mäuse- und Meerschweinchenhirn züchtbar, mit Primulin-Fluorescenz nach Hagemann gut darzustellen. Das Virus ist gegen Austrocknung, Kälte und Glycerin empfindlicher als andere Viren, wird bei + 60° C in 1 Std, durch Einfrieren nach 10 Tagen abgetötet. Es kann durch Penicillin im Gewebsplantat, aber nicht in vivo gehemmt werden. — *Inkubationszeit:* Durchschnittlich 8—21 Tage. — *Art der Ansteckung:* Meist von Mensch zu Mensch durch Geschlechtsverkehr. Seltenste Geschlechtskrankheit, über die ganze Erde verbreitet, besonders häufig in manchen tropischen und subtropischen Ländern (Niederländisch-Indien, China, Ostafrika), gelegentlich auch in Hafenstädten Europas, meist durch Seeleute eingeschleppt, auch in Berlin. Anfangserscheinungen (atypischer Primäraffekt) vor allem an den Genitalien, ausnahmsweise am After oder an den Fingern, als Berufsansteckung bei Ärzten nach Operationen von Lymphknoten. Überwiegend werden Männer befallen, doch sind Spätfolgen (elephantiastische Wucherungen, sog. Esthiomène) bei Frauen vielleicht häufiger. — *Differentialdiagnose:* Intracutane Einspritzung von 0,1 cm^3 des Freischen Antigens, gewonnen durch 3mal einstündiges Erhitzen etwa 5fach verdünnten Eiters oder Drüsenbreies auf + 60° C) an zwei etwa 6 cm voneinander entfernten Stellen des Oberarmes. Bei positivem Ausfall nach 24—48 Std entzündliches, mehrere Tage anhaltendes Infiltrat von mindestens $^1/_2$ cm Durchmesser, oder Bläschen bzw. Papel mit Nekrose in der Mitte. Im Primärstadium ist die Probe negativ. Das oben genannte Antigen ist zuverlässiger als das aus Mäuse- oder Affenhirn nach vorheriger Impfung der Tiere gewonnene. — Latente Virusträgerinnen mit positiver Freischer Reaktion ohne Krankheitserscheinungen können die Krankheit übertragen.

Masern.

Erreger: Ein noch unbekanntes, filtrierbares Virus. — *Inkubationszeit:* 8—14, durchschnittlich 10 Tage. — *Art der Ansteckung:* Von Mensch zu Mensch vorwiegend durch Tröpfcheninfektion, schon im katarrhalischen Prodromalstadium; absolute Empfänglichkeit. Am häufigsten im 2.—5. Lebensjahr. Meist bleibende Immunität. — *Bekämpfung:* Frühdiagnose (Kopliksche Flecke), Isolierung Kranker und Krankheitsverdächtiger, da besonders im initialen katarrhalischen Stadium Übertragungsgefahr besteht. Ausschluß von Schule, Kindergarten, auch der Geschwister, letztere für die Dauer von 14 Tagen nach Trennung vom Kranken. Laufende und Schlußdesinfektion. Entfernung gesunder Kinder, vor allem tuberkulosegefährdeter, schwächlicher Kinder; subcutane Schutzimpfung dieser Kinder mit

Masernrekonvaleszentenserum (Entnahme am günstigsten am 7. bis
10. Tag nach Temperatursturz). Ein Kind mit frischem, eben beginnendem Masernexanthem ist erfahrungsgemäß seit 4 Tagen ansteckend. — *Anzeigepflicht:* Erkrankung in verschiedenen Ländern.

Keuchhusten (Pertussis).

Erreger: Hemophilus pertussis, ein kleiner, ellipsoider Keim. —
Inkubationszeit: 2—14, durchschnittlich 7—14 Tage. — *Art der
Ansteckung:* Tröpfcheninfektion, vor allem im katarrhalischen Stadium, in dem die Krankheit meist noch nicht erkannt ist. Indirekte
Übertragung wohl selten. Besondere Disposition bis zum 7. Lebensjahr, Erwachsene sind meist immun (Durchseuchungsimmunität),
sonst fast nur katarrhalische Erscheinungen. Krankheitsdauer:
Mehrere Wochen bis Monate, gefährlich durch Komplikationen. —
Bekämpfung: Isolierung der Kranken, besonders im katarrhalischen
Stadium. Belehrung der Eltern, Pflegepersonen, sich nicht anhusten
zu lassen, erkrankte Kinder nicht zu küssen, den Auswurf aufzufangen
und zu desinfizieren, Speisereste zu vernichten, Verkehr mit gesunden
Kindern, besonders mit Säuglingen zu meiden. Ausschluß vom Schulbesuch, von Kindergärten usw. 6 Wochen lang nach Beginn des konvulsiven Stadiums. Zur Vorbeugung und Heilung: Versuche mit Vaccinen aus abgetöteten Bakterien. Sulfonamide gegen Sekundärerkrankungen (Pneumokokkenpneumonie), dadurch erhebliche Senkung der Letalität. — Meist dauernde Immunität nach Überstehen
der Krankheit. — *Anzeigepflicht:* Erkrankung, Todesfall.

Epidemische Grippe (Influenza).

Erreger: Ein züchtbares, sehr widerstandsfähiges Virus. Bisher
sind die Typen A und B mit verschiedenen Untergruppen bekannt,
über deren antigene Verwandtschaft aber genauere Kenntnisse noch
fehlen. Eine gewisse Rolle scheinen auch die PFEIFFERschen Influenzabakterien als Begleitkeime zu spielen. — *Inkubationszeit:*
18 Std bis 4 Tage, durchschnittlich 24 Std. — *Art der Ansteckung:*
Tröpfcheninfektion. Jährlich auftretende örtlich umschriebene Epidemien, ferner große Pandemien. Allgemeine Empfänglichkeit,
häufig Komplikationen durch sekundäre bakterielle Infektionen.
— *Bekämpfung:* Maßnahmen gegen die Verbreitung (Isolierung)
kommen bei der ungeheuer raschen Ausbreitung meist zu spät. Laufende Desinfektion. Schließung von Schulen, Theater usw. auf amtsärztliche Anordnung. Serologische Diagnose (HIRST-Test): Das
Grippevirus agglutiniert in 1—2 %iger Aufschwemmung Hühnerblutkörperchen, und zwar um so stärker, je mehr Virus in dem untersuchten Material vorhanden ist. Immunsera, Sera gegen Grippe
schutzgeimpfter Menschen und Rekonvaleszentensera können diese
Wirkung des Grippevirus aufheben. Man kann daher diese Hemmungsreaktion zur Diagnose der Grippe benutzen. Da es auch im Serum

Gesunder gewisse Hemmungsstoffe gibt, ist das Ansteigen des Hemmungstiters für die Grippediagnose von Wichtigkeit. Hierzu sind vergleichende Untersuchungen des Patientenserums am 1.—3. und 12.—14. Krankheitstage notwendig. Einsendung von steril entnommenem Venenblut wie zur Wa.R. — Aktive Schutzimpfung: Impfstoffe aus virushaltigen Mäuselungen oder Hühnereiern, hergestellt möglichst mit dem epidemieeigenen Virustyp. Daher hat auch die möglichst frühzeitige Bestimmung des Virustyps mit dem HIRST-Test große Bedeutung. Praktische Bewährungsprobe des Impfstoffes während einer großen Grippeepidemie steht noch aus. — *Anzeigepflicht:* In den westlichen Besatzungszonen Deutschlands· Erkrankung und Todesfall infolge möglichst serologisch gesicherter Grippe.

Malaria.

Erreger, Art der Ansteckung: Malariaplasmodien im Blute des Kranken, übertragen durch den Stich der Anophelesmücken oder durch absichtliche Überimpfung des Blutes Kranker zu Behandlungszwecken (Paralysetherapie). Die deutlich zu unterscheidenden Erreger der 3 Formen der Malaria (Tertiana, Quartana, Tropica) machen in der Mücke einen Entwicklungsgang durch. Empfänglichkeit anscheinend allgemein. — *Inkubationszeit:* Vom Stich bis zum Fieberanfall durchschnittlich bei Tertiana 10—14, Quartana 10—20, Tropica 5 bis 10 Tage; Maximum bei allen Formen 21—35 Tage, ausnahmsweise länger. Latente Malaria: Trotz Infektion zunächst kein Fieber, Fieberausbruch oft erst nach sekundären Schädigungen (Erkältung, Typhus- oder Diphtherieschutzimpfung, Salvarsaneinspritzung u. a.). Inkubationszeit bei induzierter Malaria tertiana (Impfmalaria): 4 bis 22 Tage. — *Bekämpfung:* Vernichtung der Anopheles besonders im Larvenstadium durch Trockenlegen der Brutplätze, Besprühen von Tümpeln usw. mit Arsenpräparaten, Ölen. Bekämpfung der Mücken mit Gix, Gesarol u. a. Berührungsgiften. Mückenschleier und -netze, Eindrahtung ganzer Unterkünfte. Arzneiprophylaxe (Chinin, Atebrin), Behandlung der Kranken, Unterbringung in mückenfreien Räumen. Diagnose durch mikroskopische Blutuntersuchung (Ausstrich, dicker Tropfen). Desinfektion und Isolierung zwecklos. — *Anzeigepflicht:* Erkrankung, Todesfall.

Leptospirosen.

Hierbei handelt es sich um eine Gruppe von Erkrankungen, die durch Leptospiren, eine besondere Art von Spirochäten, hervorgerufen werden. Zu diesen kleiderbügelähnlich geformten Krankheitserregern gehören die Erreger der WEILschen *Krankheit* oder des Icterus infectiosus (Erreger: Lept. icterohäemorrhagiae), der *Stuttgarter Hundeseuche* (Lept. canicola), des zuerst in Rußland, dann auch in verschiedenen Gegenden Deutschlands und Frankreichs festgestellten *Feld-, Schlamm-, Ernte-, Charente-* oder *Wasserfiebers* (Lept. grippotyphosa), ferner der *oberitalienischen Reisfelderleptospirose* (Lept.

australis A), des *japanischen Siebentagefiebers* („Nanukayami", Lept. hebdomadis), der in der Schweiz vorkommenden *Schweinehüterkrankheit* (Maladie des porchers, Meningitis porcinarii) (Lept. pomona), des *japanischen Herbstfiebers* („Akiyami") und des sog. *Rachmatfiebers* in Niederl.-Indien (Lept. autumnalis), die Erreger einer weilähnlichen Erkrankung in Niederl.-Indien, Oberitalien und Schlesien (Lept. bataviae), die Erreger einer Leptospirose besonders bei Arbeitern auf Rohrzuckerplantagen in Queensland und Niederl.-Indien (Lept. pyrogenes oder australis B) und einer Anzahl ähnlicher, in allen Erdteilen verbreiteter fieberhafter Erkrankungen. Zum Teil gehen diese Erkrankungen mit Gelbsucht (WEILsche Krankheit, japanisches Herbstfieber), zum Teil mit einer serösen Meningitis (z. B.Feldfieber und Schweinehüterkrankheit) einher. Mit Ausnahme der WEILschen Krankheit, die eine Letalität von 25—33 % aufweist, ist der Verlauf der in Europa vorkommenden Leptospirosen meist gutartig.

Die Leptospiren leben und vermehren sich in reinem und verunreinigtem *Wasser*, soweit dies nicht sauer reagiert (ZÜLZER). Bei gehäuftem oder vereinzeltem Vorkommen derartiger Erkrankungen ist fast stets ein Zusammenhang mit feuchtem Erdboden, Schlamm, Wasser u. dgl. festzustellen. Häufung daher im Hochsommer (Ernte-, Erdarbeiten, Badezeit).

Infektion des Menschen: Verschlucken infizierten *Wassers.* Die Erreger können aber auch die Schleimhäute des Mundes oder der Conjunctiva, bei genügend langer Berührung mit verseuchtem Erdboden sogar dünne Stellen der Epidermis durchdringen. Schrunden, Hautverletzungen (Barfußgeher) erleichtern ihr Eindringen. Bei der Verbreitung der Leptospiren spielen *Tiere* als Virusreservoir eine bedeutsame Rolle, und zwar für die L. icterohaemorrhagiae und autumnalis Ratten (zum Teil auch Hunde, vielleicht auch Füchse), für L. canicola Hunde und Füchse, für L. bataviae Ratten, Mäuse, Hunde und Katzen, für L. pyrogenes Ratten, für L.grippotyphosa Feldmäuse, für L. pomona Ratten, Schweine, Hunde. Diese Tiere können die Leptospiren, oft ohne selbst krank zu sein, mit ihrem Urin z. B. in Wasser ausscheiden und dadurch zu Erkrankungen des Menschen Anlaß geben. Besonders gefährdet sind daher: Kanalarbeiter, Arbeiter in Schlachthöfen, Abdeckereien, Laboratorien. Auch Trink- und Badewasserepidemien (WEILsche Krankheit) sind bekannt. Selbst durch Sturz ins Wasser sind Erkrankungen aufgetreten. Die Erkrankungen können auch durch den *Biß* infizierter Tiere übertragen werden (WEILsche Krankheit durch Rattenbiß). Übertragungen von Mensch zu Mensch kommen nicht vor.

Bei den europäischen endemischen *Feldfieberherden* (Südbayer. Erntefieber, schlesisches Feldfieber, oberitalienische Reisfelderleptospirose) besteht oft ein Nebeneinander verschiedener Leptospirenarten.

Die erstmalig im Kanton St. Gallen näher studierte *Schweinehüterkrankheit* wurde vorwiegend bei Personen festgestellt, die in engem Kontakt mit Schweinen stehen (Schweinehirten, Landwirte,

Metzger) und so einer Infektion mit leptospirenhaltigem Urin dieser Tiere ausgesetzt sind. Bei dem Schwein verläuft die Infektion symptomlos oder nur als unbeobachtete Fieberreaktion. Es treten aber spezifische Antikörper (Agglutinine, Lysine) auf, und es kommt zur Ansiedlung der Leptospiren in den Nieren und zur Leptospirurie (Gsell).

Das *Hundeleptospirenfieber* (Stuttgarter Hundeseuche, Gastroenteritis haemorrhagica infectiosa canum) macht beim Hunde selten Ikterus, aber blutige Durchfälle, starke Conjunctivitis, Maulgeschwüre und Nephritis sowie Lähmungen, kann aber auch symptomlos verlaufen. Der Erreger wird mit dem Urin ausgeschieden. Beim *Menschen* zeigt sich ein vielgestaltiges Krankheitsbild; nur in seltenen Fällen Ikterus. Anscheinend gibt es 4 Hauptformen: a) Meningitische Form, aseptische lymphocytäre Meningitis; b) grippale Form, unspezifischer Allgemeininfekt; c) rheumatische Form, Muskel- und Gelenkrheumatismus; d) hepatische Form ähnlich der Weilschen Krankheit. Verlauf: Verschieden schwer, auch ganz leichte Fälle. Bei der serologischen Untersuchung findet man noch bis zu $^{1}/_{2}$ Jahr nach Genesung hohe Titer, bis zu 1:100000. — Bei der nahen Verwandtschaft aller Leptospiren spielt vielleicht auch die Vermehrung der Ratten in den zerstörten Städten Deutschlands für die Verbreitung auch dieser Leptospirose eine Rolle (Infektkette Ratte-Hund[Anpassung?]-Mensch?).

Nachweis der Leptospiren: Bei den Leptospirosen sind die Erreger nur während der ersten Krankheitstage im Blute enthalten. Direkter Nachweis beim Tier oder Menschen aus Harn, Duodenalsaft, Citratblut im Dunkelfeld gelingt nur selten. Züchtung durch i.p. Injektion in junge (etwa 200 g schwere) Meerschweinchen, ferner in verdünntem Kaninchenserum, Weiterzüchtung auch in bebrüteten Hühnereiern sind möglich. — Morphologische Differenzierung der einzelnen Leptospiren nicht durchführbar. — *Diagnose:* Komplement-Bindungsreaktion mit Kulturleptospiren als Antigen vom Ende der ersten Krankheitswoche an, vor allem aber Agglutinations-Lysis-Probe mit Patientenserum und Kultur-Leptospiren im Dunkelfeld. — *Anzeigepflicht:* Erkrankung und Todesfall bisher nur bei Weilscher Krankheit vorgeschrieben, doch auch für andere Leptospirosen anzustreben. — *Bekämpfung:* Abhängig von der Epidemiologie, z. B. Bekämpfung der Nager und anderer als Virusreservoir in Frage kommender Tiere, Umgang mit infizierten Hunden, Schweinen meiden. Bei Badewasserepidemien unter Umständen Schließen der Badeanstalten bis zur Desinfektion. In solchen Gegenden, in denen der Erdboden mit Leptospiren verseucht ist, Tragen von Schaftstiefeln beim Arbeiten im verschlammten Gelände.

Q-Fieber (Queensland-Fieber).

Erreger: Rickettsia Burneti. — *Inkubationszeit:* Etwa 4 Wochen. — *Krankheitsbild:* 7—24 Tage lang andauerndes Fieber, gewöhnlich ohne

Exanthem, starke Kopfschmerzen, Rücken-, Glieder-, Gelenkschmerzen, geringe Letalität. Im Verlauf des Fiebers meist zentrale Pneumonie. Röntgenbild: Nicht sehr dichte, fleckige Verschattung. — Trockener Husten, meist ohne Auswurf oder nur mit weißem schleimigem Sputum, kommt vor. — Der Erreger findet sich während der ersten Fiebertage im Blut des Menschen. Meerschweinchen erkranken nach Blutübertragung mit mehrtägigem Fieber und starker Milzschwellung, gehen aber nicht ein. Sie zeigen Schwellung der Inguinal- und Mesenterialdrüsen, keine Schwellung der Hoden und Adnexe. Ratten und weiße Mäuse, mit reichlich Krankheitsmaterial infiziert, zeigen nur erhebliche Milzschwellungen. Kaninchen sind anscheinend unempfänglich. In den Organen der erkrankten Tiere findet man die Rickettsien, die sich auf dem Dottersack und der Eihaut des befruchteten Hühnereies reichlich vermehren. — *Art der Ansteckung:* Auftreten der Krankheit hauptsächlich bei Personen, die mit der Tierhaltung beschäftigt sind. Übertragung auf den Menschen wahrscheinlich durch als Virusreservoir dienende Tierparasiten. Als Virusreservoir kommt vermutlich auch der Hund in Frage, der auch künstlich infiziert werden kann. — In Montana (USA.) gelang die Isolierung von Rickettsien von gleichem Verhalten und mit besonders starker Virulenz aus Zecken (Dermacentor andersoni). Der amerikanische Stamm tötet Meerschweinchen bei i.p. Infektion mit größeren Mengen von Eikulturmaterial und ruft bei diesen Tieren einen fibrinösen Belag hervor. — *Diagnose:* Agglutination mit spezifischem Serum. Die Infektion erzeugt beim Meerschweinchen spezifische Immunität, nicht aber gegen andere Rickettsien, wie z. B. Fleckfiebererreger. Immunserum, das Meerschweinchen gegen diese Infektion schützt, ist unwirksam gegen die Erreger des Q-Fiebers. Im Tierversuch konnte mit abgetötetem Rickettsienmaterial Impfschutz gegen eine starke Nachinfektion hervorgerufen werden, die jedoch der nach Überstehen der Krankheit entstehenden Immunität nicht ganz gleich kommt. — *Bekämpfung:* Vorsicht beim Umgang mit als Virusträger in Frage kommenden Tieren. Schwere Laborinfektionen kommen vor. — *Anzeigepflicht* besteht bisher nicht.

Tetanus (Wundstarrkrampf).

Erreger: Bac. tetani, ein grampositives, anaerobes, sporenbildendes Stäbchen, starker Toxinbildner. Vorkommen: Im Humus, in gedüngter Gartenerde. — *Inkubationszeit:* 1—40 Tage, ausnahmsweise noch länger, durchschnittlich 6—14 Tage. — *Art der Ansteckung:* Mit Erde verschmutzte, zerklüftete Wunden, vor allem Kriegsverletzungen, Nabelinfektionen (Tet. neonatorum), Infektionen der Geburtswege (Tet. puerperalis), besonders nach kriminellen Abtreibungen, Infektionen mit nicht sterilen Spritzen, Catgut u. a. Vermehrung der Keime unter anaeroben Verhältnissen, Resorption des starken Toxins von der Wunde aus. — *Bekämpfung:* Sofortige ausgiebige chirurgische Wundversorgung, dann Bestreuen mit

Sulfonamiden (Marfanil-Prontalbin-Puder) und intramuskuläre Injektion von Tetanus-Schutzserum. Schutzdauer 1—2 Wochen. Aktive Schutzimpfung Gefährdeter mit Toxoiden. Gewissenhafte Sterilisation ärztlicher Instrumente; durch Alkohol und andere chemische Desinfektionsmittel werden Tetanussporen nicht abgetötet.

Gasbrand (Gasödem).

Erreger: 1. Welch-Fraenkelscher Gasbrandbacillus (Clostridium Welchii), 6 Typen A—F in etwa 75 % Erreger des Kriegsgasbrandes; 2. Novyscher Ödembacillus (Cl. oedematiens), 3 Arten, nach dem Welch-Fraenkel-Bacillus nächsthäufigster Erreger des Gasbrandes; 3. Cl. oedematis-maligni (Kochscher Ödembacillus, Vibrion septique), seltener 4. Cl. sordellii, bildet ein sehr wirksames Gift. Bisher nur in einigen Fällen festgestellt; 5. Cl. histolyticum, am seltensten, zerstört lebendes Gewebe besonders schnell. — Oft gleichzeitig mehrere Erreger. Sämtliche grampositive, anaerobe Sporenbildner, außer Welch-Fraenkel beweglich. — *Inkubationszeit:* Wenigstens 24 Std bis 23 Tage, durchschnittlich 1—4 Tage. — *Art der Ansteckung:* Wie bei Tetanus. Gefährlichste Wundinfektion im Kriege. Erreger häufig in der gesunden Vagina (kriminelle Abtreibung!). — *Bekämpfung:* Wie bei Tetanus. Prophylaktisch und therapeutisch polyvalente Schutzseren. Herstellung schwierig, da die einzelnen Arten verschiedene Toxinkomponenten besitzen. Bisher keine aktive Schutzimpfung möglich. — Cave intravenöse Injektion großer Mengen Schutzserum wegen Gefahr des Phenolschocks infolge Phenolgehalt des Impfstoffes!

In verschiedenen Gegenden Deutschlands wurde in der Nachkriegszeit, wahrscheinlich infolge der einseitigen und ungenügenden Ernährung, ein mit Dünndarmnekrosen einhergehendes, zum Teil tödlich verlaufendes Krankheitsbild „Darmbrand (Enteritis necroticans)" beobachtet, das offenbar durch Toxine bestimmter Angehöriger der Fraenkel-Gruppe bedingt ist.

Aktinomykose.

Erreger: Actinomyces bovis, auf Gräsern, Getreidehalmen, im Heu, Boden. — *Inkubationszeit:* Verschieden. — *Art der Ansteckung:* Erreger gelangen von Getreidehalmen usw. in den Mund, in die Organe: Cervicofaciale Form, Darmaktinomykose, Haut-, Genitalaktinomykose. Letalität 90 % und höher. — *Bekämpfung:* Persönliche Prophylaxe.

Schweinerotlauf (Erysipeloid).

Erreger: Schweinerotlaufbacillus, ein feines, schlankes, unbewegliches, grampositives Stäbchen. — *Inkubationszeit:* 1—2 (—5) Tage. — *Art der Ansteckung:* Infektion der verletzten Haut, meist der Hände, beim Umgang mit kranken Schweinen oder Schweinekeimträgern, ferner Verletzungen beim Hantieren mit Fischen, vor allem Verletzungen an Rotbarsch-Stacheln. Bei den Fischen handelt es sich wahrscheinlich um sekundäre Verunreinigungen, wie man sie auch bei anderen tierischen Geweben kennt (Schoop). — *Bekämpfung:* Serumtherapie, Sulfonamide. Desinfektion. Vorsicht beim Umgang mit Kranken.

Ancylostomiasis (Hakenwurmerkrankung).

Erreger: Ancylostoma duodenale. — *Art der Ansteckung:* Eier entwickeln sich außerhalb des Körpers, z. B. im Kot; die Larve wandert, z. B. an Hölzern der Bergwerksstollen, bohrt sich in die unverletzte Haut ein, gelangt in den Kreislauf. Entwicklung in der Lunge, Wanderung über Bronchien-Kehlkopf-Speiseröhre-Magen-Duodenum. Dort heftet sie sich mit ihrem Saugschlund fest. Entwicklung zur Geschlechtsreife. Die Weibchen sind 10—18, die Männchen 8 bis 11 mm lang. Die Weibchen legen täglich bis zu 20000 Eier. Ausscheidung der Eier durch den Kot des Menschen. — *Bekämpfung:* Kotuntersuchung auf Eier, besonders bei Grubenarbeitern. Eventuell Isolierung im Krankenhaus, Entwurmung. Aborthygiene, Kot mit Kalkmilch übergießen. Wurmträger dürfen nicht unter Tag arbeiten. Die Krankheit ist in Deutschland durch energische hygienische Maßnahmen fast ausgerottet worden.

Hepatitis epidemica (contagiosa).

Erreger: Ein Virus mit wahrscheinlich ubiquitärer Verbreitung. — *Inkubationszeit:* 2—6 Wochen. — *Art der Ansteckung:* Endemisch, epidemisch, pandemisch, aber auch in Einzelerkrankungen auftretende, im allgemeinen mit, häufig aber auch ohne Gelbsucht verlaufende Krankheit, klinisch meist nicht vom sog. Icterus catarrhalis zu unterscheiden (der gleiche Erreger?). Übertragbar durch direkten oder indirekten Kontakt von Mensch zu Mensch, besonders in Lagern, größeren Wohngemeinschaften, Kasernen usw. — *Infektionsweg:* Vor allem Darm, Mund; auch Masseninfektionen durch Trinkwasser (Abwasser!) sind nachgewiesen worden, da das Virus durch die übliche Chlorierung des Trinkwassers nicht abgetötet wird. Das Virus ist peroral pathogen, ließ sich aber im Versuch an Freiwilligen auch nach parenteraler Infektion stets im Stuhl nachweisen. Anscheinend wird es auch mit dem Urin ausgeschieden. Im Blut war es mindestens im Anfang des manifesten Stadiums vorhanden. Morbiditätsgipfel in Deutschland Oktober/November und Februar/März, in nördlichen Breiten März/Mai, in subtropischen Gebieten August/September. Bevorzugt erkranken Kinder und Jugendliche. Die Erkrankung hinterläßt eine langdauernde Immunität. Zweiterkrankungen sind selten. Kinder erkranken offenbar häufig sehr leicht ohne Ikterus oder andere typische Krankheitszeichen. Unter primitiven Umweltverhältnissen (Ost- und Südosteuropa) frühzeitige Durchseuchung der Bevölkerung. In typischen Fällen unterscheidet man klinisch 3 Krankheitsphasen:

1. Fieberhaftes Vorstadium: Mit dyspeptischen, grippalen oder katarrhalischen Erscheinungen der Atmungswege; Dauer meist 2 bis 4 Tage.

2. Beschwerdefreies oder *-armes Intervall,* abfallendes oder fehlendes Fieber, Rückgang aller Beschwerden, unter Umständen dabei bleibender oder sich verstärkender Druck im Oberbauch. Dauer etwa 2 bis 8 Tage.

3. Ikterisches Stadium: Mit verstärkter Appetitlosigkeit, Erbrechen, im Beginn Kopfschmerzen, aber auch Abnahme der Beschwerden. — Schon im präikterischen Stadium oft Druckschmerzhaftigkeit der vergrößerten Leber; Harn spärlich, dunkel, Urobilin und Urubilinogen positiv, manchmal Aceton, Milz vergrößert. — *Prognose:* Günstig, fast stets Heilung zu erwarten. — *Prophylaxe:* Bisher nicht möglich, da der Erreger ubiquitär zu sein scheint.

Von der gewöhnlichen Hepatitis epidemica trennt man neuerdings trotz vieler Ähnlichkeiten die sog. „*homologe Serumhepatitis*" oder auch „Transfusionsgelbsucht" ab, die ebenfalls durch ein Virus („B" oder „SH" = Serumhepatitis, im Gegensatz zu dem Virus der Hepatitis epidemica „A" oder „IH" = Infektiöse Hepatitis) hervorgerufen wird, das sich auf Grund seiner antigenen Eigenschaften vom Virus „A" der Hepatitis epidemica unterscheiden läßt. Das Virus ist nur parenteral übertragbar. Die *Inkubationszeit* beträgt 2—4½ Monate. Das Virus ließ sich im Versuch an Freiwilligen bis zu 87 Tage vor Ausbruch der Krankheit im Blute, nie aber im Stuhl, Harn oder Nasensekret nachweisen.

Zwischen den Viren A und B besteht keine Kreuzimmunität; das Überstehen der Hepatitis epidemica schützt nicht gegen eine homologe Serumhepatitis. Das Virus B kann bei Personen ohne Krankheitszeichen im Blut vorhanden sein und z. B. bei Blut- und Serumtransfusionen, auch durch Serumkonserven, ferner bei Benutzung eines Schneppers für mehrere Patienten ohne gründliche Desinfektion bei der Blutentnahme, z. B. zur Blutkörperchenzählung, bei Verwendung einer Spritze für mehrere Patienten ohne jedesmalige Sterilisierung auch der Spritze und bei vielen anderen Gelegenheiten übertragen werden. Auch die meisten Fälle von „Salvarsan-Ikterus" werden heute von zahlreichen Autoren auf eine durch Spritzen übertragene Virushepatitis zurückgeführt.

Windpocken (Wasserpocken, Varicellen).

Erreger: Ein färbbares Virus (frische Bläschen). — *Inkubationszeit:* Etwa 12—17 Tage. — *Art der Ansteckung:* Übertragung von Mensch zu Mensch wie bei Pocken. Abgesehen von seltenen gangränösen oder hämorrhagischen Formen aber leichte Erkrankung hauptsächlich des Kindesalters, die eine lebenslängliche Immunität hinterläßt. — *Differentialdiagnose gegenüber Pocken:* Abgesehen vom klinischen Bild: Übertragung auf die Kaninchen- oder Meerschweinchencornea (Paulscher Versuch) negativ. Dadurch, sowie im mikroskopischen Präparat

(Viktoriablaufärbung) und in der Hühnereikultur vom Pockenvirus zu unterscheiden. Keine Isolierungsmaßnahmen, aber Schulbesuch verboten.

Mumps (Parotitis epidemica, Ziegenpeter, Schafskopf).

Erreger: Ein filtrierbares Virus. — *Inkubationszeit:* Etwa 18 bis 33 Tage. — *Art der Ansteckung:* Von Mensch zu Mensch, meist leicht, aber auch schwere Fälle mit hohem Fieber, Benommenheit, Meningitis, Pancreatitis, in der Rekonvaleszenz meist gutartige Glomerulonephritis. Bei $^1/_4$ der männlichen Patienten Hodenentzündung. — Langdauernde Immunität. — *Prophylaxe:* Versuch mit Rekonvaleszentenserum, entnommen am 25. und 30. Tag nach der Entfieberung. Isolierung Kranker und Genesender, vor allem vor Kindern und Jugendlichen, ist zweckmäßig. Schulbesuch Erkrankter ist verboten. Eine Möglichkeit einer bakteriologisch-serologischen Diagnose besteht nicht.

Röteln (Rubeola).

Erreger: Noch unbekannt. — *Inkubationszeit:* 14—21, durchschnittlich 17 Tage. — *Art der Ansteckung:* Von Mensch zu Mensch. Harmlose Infektion der Kinder, meist nur in kleinen Epidemien auftretend. Prognose günstig. Langdauernde Immunität. — Keine Möglichkeit einer bakteriologisch-serologischen Diagnose. — Nicht meldepflichtig, aber Schulbesuch Erkrankter verboten.

Maul- und Klauenseuche (Stomatitis aphthobullosa, St. pecorina).

Erreger: Ein filtrierbares Virus, dessen Züchtung auf künstlichen Nährböden, die lebendes Gewebe enthalten, möglich ist. 3 verschiedene Typen, die sich klinisch gleichartig, immunisatorisch aber verschieden verhalten. — *Inkubationszeit:* 3—8 Tage. — *Art der Ansteckung:* Im wesentlichen eine Erkrankung des Rindes: Aphthenbildung an den Schleimhäuten, besonders des Maules und an den Klauen. Als Aphthenseuche auch, allerdings selten, auf den Menschen übertragbar, wobei Schwellung der Mundschleimhaut mit Rötung und Bläschenbildung, desgleichen an den Fuß- und Handflächen mit oder ohne Fieber auftreten. Todesfälle bei Erwachsenen sind selten. Stärker gefährdet sind Säuglinge und Kleinkinder. Übertragung meist durch Milch, Butter, Käse oder durch Kontakt oder lebende Zwischenträger (Tierärzte, Haustiere usw.). Die Erkrankung ist durch Injektion des keimfreien Bläscheninhaltes unter die Fußsohle auch auf das Meerschweinchen übertragbar. Die Maul- und Klauenseuche hinterläßt beim Tiere eine aktive Immunität, die auch durch Impfung hervorgerufen werden kann. Der Impfstoff wird aus dem virushaltigen Inhalt der Aphthen des Rindes durch Bindung an Aluminiumhydroxyd und Einwirkung von Formalin gewonnen. Auch eine passive Schutzimpfung der Tiere mit Immunserum vom Rinde ist möglich.

Diagnose beim Mensch: Übertragung des Inhaltes geschlossener Blasen oder gut erhaltener Blasendecken (Aufbewahrung in Glycerin)

auf die scarifizierte Fußsohle mehrerer Meerschweinchen oder intracutane Verimpfung auf die Zunge eines nicht durchseuchten Jungrindes.
Positive Ergebnisse in 24 Std. In späteren Krankheitsstadien oder in der
Rekonvaleszenz Übersendung des Serums an ein Speziallaboratorium
zum Meerschweinchen-Schutzversuch mit den 3 Typen.

Prophylaxe: Abkochen der Milch, Vorsicht beim Umgang mit
kranken Tieren, veterinärpolizeiliche Vorschriften. Polyvalentes
Hochimmunserum oder Vaccinebehandlung. Über wissenschaftliches
Arbeiten mit den Erregern der Maul- und Klauenseuche und Versand
von Untersuchungsmaterial siehe Cholera.

Krätze (Scabies).

Wichtigste ansteckende Milbenerkrankung, hervorgerufen durch
die Milbe Sarcoptes scabiei hominis (Acarus scabiei).

Die befruchteten Weibchen graben längere Gänge in die Epidermis,
die ihnen als Laufgräben dienen. Diese Milbengänge zeigen sich als
feine, graue, wie mit der Nadelspitze gezeichnete, gerade oder wellige,
1—10 mm lange, durch Schmutzeinlagerung schwärzliche Streifen;
sie können durch Darüberwischen mit Methylenblau oder Tinte deutlicher gemacht werden. Die Milbe verursacht starken Juckreiz. Es
kommt so zu Knötchen, Bläschen, Krusten, Ekzemen; durch Sekundärinfektionen mit Eiterkokken treten Furunkel, Pusteln, Lymph-
knotenschwellungen, auch Nephritis auf.

Die Männchen halten sich nur in den oberflächlichen kurzen
Höhlen der Oberhaut auf.

Milbennachweis: Herausheben der Milbe durch Abtragen des
ganzen Ganges mit einem zweischneidigen spitzen Messer oder mit
einer Präpariernadel. Das Ganze bringt man in einen Tropfen Glycerin
zwischen Objektträger und Deckglas. Betrachtung bei schwacher
Vergrößerung.

Lieblingssitz der Milbe: Stellen mit weicher Haut zwischen den
Fingerfalten, Handgelenke, vordere Achselhöhle, Mammae, Penis,
Schnürfurche der Kleider. Bei viel badenden Kindern und Erwach-
senen nur der Fußrand, bei Säuglingen ausnahmsweise das Gesicht
(Ansteckung durch die Brust der Mutter).

Übertragung: Meist durch Zusammenschlafen, öfters beim Geschlechtsverkehr, auch durch Benutzung eines Bettes, das vor kurzem
von einem Krätzekranken belegt war, durch Wolldecken, Wäsche
und Kleidungsstücke, die noch 2—3 Tage vorher von Krätzekranken
in Gebrauch waren.

Behandlung: Abtötung der Milben (Mitigal, Scaben, Neo-Aulin,
Skabintan, Selamoloel, Moriphen u. a.) mit vorhergehendem und an-
schließendem Vollbad, ferner Nachbehandlung der Sekundärerschei-
nungen. Stets ist der ganze Körper mit Ausnahme des Gesichtes zu
behandeln. Bei Familienerkrankungen gleichzeitige Behandlung aller
Mitglieder, am besten im Krankenhaus.

Meldepflicht: Auf Grund einer Anordnung der Besatzungsbehörden
ist die Erkrankung in Deutschland zur Zeit meldepflichtig.

Pilzkrankheiten der Haut.

1. Favus (Dermatomycosis favosa, Grindpilzflechte, Erbgrind).

Erreger: Achorion Schoenleini (Grindpilz), seltener Achorion Quinckeanum (Mäusefavus) u. a. — *Art der Ansteckung:* Direkt von Mensch zu Mensch, meist allein auf den behaarten Kopf beschränkte, gewöhnlich im jugendlichen Alter beginnende, langsam fortschreitende, nach der Pubertät oft still stehende oder zurückgehende Pilzkrankheit. — *Favus der Nägel* (Onychomycosis favosa): Graue oder gelbliche umschriebene Massen, erst subungual, dann auch in der Nagelplatte eingelagert, später bröckelig zerfallend, sehr hartnäckig, schmerzlos. Favus ist nicht stark infektiös, doch erkranken Geschwister öfters. Auf Mäuse und durch Mäuse übertragbar! — *Prophylaxe:* Schutz vor direkter Ansteckung von Mensch zu Mensch, antiparasitäre Behandlung. — Schulbesuch Erkrankter verboten.

2. Trichophytie (Trichophytia und Epidermophytia, Scherpilzflechte).

Erreger: Verschiedene Arten des Trychophyton tonsurans. — *Art der Ansteckung:* Direkt oder indirekt von Mensch zu Mensch. — *Krankheitsbilder:* 2 Formen: Oberflächliche, früher Herpes tonsurans genannte Erkrankung: Rote, peripher wuchernde kreisrunde Scheiben, mit Schüppchen und mitunter mit wandständigen Bläschen bedeckt; ferner tiefere Entzündungen der stärker behaarten Haut in Form derber knotenförmiger, schnell entstehender Infiltrate oder erhabener entzündlicher, granulomatöser Scheiben. Man unterscheidet:

a) Trichophytia superficialis corporis, oberflächliche Scherflechte.

b) Trichophytia superficialis capillitii (Megalosporia), großsporige Kopfscherflechte.

c) Mikrosporia, kleinsporige Kopfscherflechte.

d) Trichophytia profunda, Bartflechte.

e) Onychomycosis trichophytica, Nageltrichophytie.

f) Trichophytide.

g) Epidermophytia eczematosa, ekzemartige Scherflechte.

Prophylaxe: Schutz vor Übertragung, besonders in Rasierstuben, Vorsicht beim Umgang mit krankem Vieh. Auch durch nicht ausgekochte bzw. nicht desinfizierte Prießnitz-Umschläge, Wärmebeutel usw. erfolgt Übertragung! Fußpilzflechte, besonders bei Männern, wird durch Barfußgehen, Wäsche, Strümpfe, Unterlagen und Tücher in Bädern usw. übertragen. Zur Verhütung dienen gutes Abtrocknen nach dem Bad mit reinem Tuch, *eigene* Holzbadeschuhe und medikamentöse Mittel (Schwefel- oder 50% Borpuder, Resorcinperkutol oder Arning-Pinselung. Prophylaxe in Rasierstuben: Eigene Wäsche, eigenes Rasierzeug, 2—3% heiße Sodalösung für Bürsten, Kämme usw., 1⁰/₀₀ Sublimatlösung für Hände. — Bei Mikrosporie können Kinder unter Umständen mit gut abschließenden Schutzverbänden zur Schule gehen. An sich ist der Schulbesuch Erkrankter aber verboten. Langdauernde Überwachung ist nötig.

3. Oidiomycosis (Soorflechte).

Erreger: Soor- oder Hefepilze, machen bei Säuglingen und Kindern im Munde oft weiße Beläge, „Schwämmchen", bei Zuckerkranken Balanitis, auf der Haut der Epidermophytie ähnliche Erkrankungen, z. B. zwischen den Fingern, in der Leistengegend, unter den Brüsten usw., ferner „Bademykose", stark juckend (Genitalgegend, Bauch, Pruritus vulvae).

4. Pityriasis versicolor (Kleienpilzflechte).

Erreger: Mikrosporon furfur, massenhaft in Schüppchen nachweisbar, erkenntlich an den rundlichen Haufen glänzender Sporen mit peripher gelegenen gekrümmten Fäden. Kultur schwierig. — *Art der Ansteckung:* Von Mensch zu Mensch.

5. Erythrasma (Zwergpilzflechte).

Erreger: Mikrosporon minutissimum, Zwergpilz, viel kleiner als Mikrosporon furfur, in 15% KOH und Chlorhydratlösung schwer nachweisbar (Ölimmersion); gut färbbar in Azureosinglycerin bei Einbringen frischer Schuppen oder im Abklatschpräparat (Objektträger mit Eiweißglycerin). Kultur bisher nicht gelungen. — *Art*

Ta-

Krankheit	Inkubations-zeit	Anzeige-pflicht bei	Absonderung	Schulbesuch Erkrankter[1]	Desinfek-tion	Disposition
Aussatz	einige Monate bis 12 Jahre	Verdacht, Erkrankung, Todesfall	Erkrankte, Verdächtige	verboten[2]	laufende und Schluß-desinfek-tion	—
Cholera asiatica	3—4 Std bis 8 Tage (durch-schnittlich 24 Std bis gesetzlich 5 Tage)	desgl.	Verdächtige 5 Tage; Erkrankte, solange Vibrionen nachweisbar sind, Vibrionen-ausscheider	verboten, bis nach Ge-nesung minde-stens 3malige, in 8tägigen Zwischen-räumen vor-genommene bakteriologi-sche Stuhl-unter-suchungen negativ[2]	desgl.	besteht für alle Lebens-alter
Fleckfieber, Typhus exanthematicus	9—14 Tage (durch-schnittlich 10 bis 12 Tage, gesetzlich 12 Tage)	desgl.	Erkrankte, Verdächtige	verboten[2] (Schulverbot auch, wenn nur Verlausung durch Kleider- oder Kopfläuse vorliegt[3])	Ent-lausung	scheinbar allgemein

---

[1] Nach dem Schulseuchenerlaß (eingehende Bestimmungen s. dort).
[2] Betreten des Schulgrundstückes verboten für erkrankte Schüler und im Schuldienst stehende verbreitung durch sie nicht mehr zu befürchten, oder wenn die für den Verlauf der Krankheit erfahrungs-
[3] Betreten des Schulgrundstückes verboten für erkrankte Schüler und im Schuldienst stehende

der Ansteckung: Von Mensch zu Mensch, nur bei Disponierten.— *Nachweis der Hautpilze: Mikroskopisch:* Schüppchen vom *Rande* der Herde, Haare, Skutulabröckel, Nagelpartikelchen in 15—20% KOH-Lösung bringen, mit Deckglas bedecken, über kleiner Flamme leicht erwärmen, durch vorsichtiges Tupfen auf das Deckglas mit einem Glasstab glatt ausbreiten. Noch schneller hellt Chlorhydratlösung (Chlorhydrat 8,0:5,0 oder 5,0:2,0 Aq. dest.) auf; mangels Eintrocknung sind die Präparate auch haltbarer. Die Hornstruktur (Zellgrenzen usw.) bleibt und stört öfters. Bei sorgsamem Suchen mit starkem Trockensystem (6 Leitz, DD Zeiß) und Abblendung: septierte, zum Teil verzweigte oder netzartig angeordnete Fäden und runde oder ovale Sporen (bei KOH erst nach 5—10 min und mehr). Deshalb empfehlenswert, die mit Wachs umrahmten Präparate nach 12—24 Std nochmals durchsehen. — Einfache *Färbung:* Azureosinglycerin-Tropfenfärbung (Giemsa 2,0, Glycerin 5,0). Sonst: nach GRAM, mit GIEMSA oder Porrierblau nach Vorbereitung der Schuppen (Eisessig usw.). In Zweifelsfällen *Kultur* auf Glykose- oder Maltoseagar (SABOURAUDS Milieu d'épreuve) (s. E. HOFFMANN: Die Behandlung der Haut- und Geschlechtskrankheiten mit kurzer Diagnostik, 6. Aufl. 1943. A. Marcus & E. Webers Verlag Berlin W 35, S. 74; dort auch Rezepte für Nährböden).

belle 1.

Wege und Art der Ansteckung	Immunität	Untersuchungsmaterial	Art der Entnahme	Besondere Bemerkungen
durch innige Berührung (Nasenschleim, Geschwüre, Haut)	—	Hautstückchen von Knoten, Blut	—	Bei allen gemeingefährlichen Krankheiten Verkehrsbeschränkung, Markt- und Versammlungsverbot. Kenntlichmachung der Krankenwohnung. Tags gelbe Tafeln, nachts gelbe Laternen. Vorsichtsmaßregeln bei Leichen. Verbot der Benutzung von Brunnen, Badeanstalten, Vertilgung von Ungeziefer, Fliegen.
direkt oder indirekt durch Erkrankte oder seltener Dauerausscheider	—	Stuhl, Erbrochenes, von Leichen, Darmstücke. Ausstrichpräparate, getrocknet. 3 Schrägagarröhrchen (1 Original, 2 Verdünnungen, mit 1 Öse Darminhalt an Ort und Stelle oberflächlich beimpft)	besonders gut verpackt. Agarröhrchen vom Untersuchungsamt zu beziehen	Untersuchungsmaterial auf Erreger von Cholera, Pest, Tularämie,
Übertragung nur durch Läuse (Kleiderläuse, Läusekotstaub), keine direkte Übertragung von Mensch zu Mensch	relativ	Blut zur WEIL-FELIX-Reaktion oder Rickettsien-Agglutination	aus der Vene	Rotz, Rinderpest muß den Untersuchungsämtern telegraphisch angezeigt und als dringendes Paket verschickt werden. Beschränkung des Schul-

Personen, auch schon bei Krankheitsverdacht. Wiederzulassung, wenn nach ärztlichem Zeugnis Weitergemäß als Regel geltende Zeit abgelaufen ist.
Personen.

Tabelle 1.

Krankheit	Inkubationszeit	Anzeigepflicht bei	Absonderung	Schulbesuch Erkrankter[1]	Desinfektion	Disposition
Gelbfieber	2—13 Tage (durchschnittlich 4—6 Tage)	desgl.	desgl.	verboten[2]	—	desgl.
Pest	2—10 Tage (durchschnittlich 3—7 Tage, gesetzlich 6 Tage)	desgl.	desgl.	verboten[2]	laufende und Schlußdesinfektion	desgl.
Pocken	8—15 Tage (durchschnittlich 10 bis 13 Tage bis gesetzlich 14 Tage)	desgl.	desgl.	verboten 6 Wochen[2]	desgl.	bei Ungeimpften scheinbar allgemein
Papageienkrankheit (Psittacosis)	durchschnittlich 8—14 Tage	desgl.	desgl.	verboten[2]	desgl.	scheinbar allgemein
Milzbrand	einige Stunden bis 3 Tage	desgl.	Erkrankte, Ansteckungsverdächtige (streng!)	verboten[2]	desgl.	allgemein
Tularämie	1—9 Tage (durchschnittlich 2—3 Tage)	desgl.	nicht nötig	verboten[2]	laufende Desinfektion	scheinbar nicht allgemein, aber häufig Labor.-Infektionen

[1] Nach dem Schulseuchenerlaß (eingehende Bestimmungen s. dort).
[2] Betreten des Schulgrundstückes verboten für erkrankte Schüler und im Schuldienst stehende verbreitung durch sie nicht mehr zu befürchten, oder wenn die für den Verlauf der Krankheit erfahrungs-
[3] Betreten des Schulgrundstückes verboten für erkrankte Schüler und im Schuldienst stehende

(Fortsetzung.)

Wege und Art der Ansteckung	Immunität	Untersuchungs-material	Art der Entnahme	Besondere Bemerkungen
Mückenstich (Aedes aegypti und andere Aedesarten)	lebenslänglich	Blut	—	besuchs der Kinder aus der Umgebung. Meist gesetzlich verboten bis zur Genesung oder zum Tod der Erkrankten und Ausführung der Schlußdesinfektion. Zweckmäßig nachdem noch Inkubationszeit abwarten (s. Schul.-Seuch.-Erl.). Untersuchung der Umgebung auf Keimträger.
direkt oder indirekt von Kranken und kranken Tieren, Tarbagan, Ratten, Schweine; verseuchte Gegenstände behalten ihre Infektiosität längere Zeit	—	Drüsenpunktat, Blut, Blutausstrich, Lungenauswurf, Harn, außerdem: Milz	Ausstrich, Tupfer	
direkt oder indirekt von Kranken. Verseuchte Gegenstände behalten ihre Infektiosität über viele Jahre	nach überstandener Krankheit lebenslänglich, nach erfolgreicher Impfung etwa 8—10 Jahre	Pustelinhalt zur Färbung und zum PAULschen Versuch	Ausstrich, Tupfer. Zum PAULschen Versuch: Objektträger mit Inhalt verdächtiger Pusteln ausgiebig benetzen, lufttrocken werden lassen	Wissenschaftliches Arbeiten mit Erregern von Cholera, Pest, Tularämie, Rotz, Rinderpest ist nach den „Vorschriften über Krankheitserreger" besonderen Bestimmungen unterworfen
Übertragung durch Vögel	—	Lungenauswurf, Blut Kranker; Lunge, Milz, Leber, Blut Verstorbener; Kadaver von Vögeln	Versand in mit Desinfektionsmitteln getränkten Tüchern	Einfuhrverbot für Papageien, Sittiche, Kanarienvögel. Zucht von Papageien genehmigungspflichtig
von erkrankten Tieren; insbesondere aber Häute, Haare, Lumpen, andere Gegenstände. Direkt von Mensch zu Mensch (Abwasser)	—	Karbunkeleiter, Blut, bei Darmmilzbrand Stuhl, bei Lungenmilzbrand Sputum	—	—
Nagetier-Mensch: Berührung, Ausscheidungen, Genuß von Fleisch infizierter Tiere, Stich blutsaugender infizierter Insekten und Zecken	nach überstandener Krankheit offenbar lebenslänglich	10 cm³ Blut zur Agglutination und Kompl.-Bindg., Blut und Sekret aus Primärwunde, Drüsenpunktat, Sekret aus erkrankter Conjunctiva zum Tierversuch. Diagnose beim Tier: Erregernachweis aus Milz, Leber, Lymphknoten, Röhrenknochen durch Tierversuch. Bei Haustieren auch Blut zur serologischen Untersuchung	Venenblut, Sekret auf Tupfer	Tierversuch wird wegen besonderer Gefährlichkeit nur in einigen Laboratorien durchgeführt, z. B. Hyg. Institut Univ. Berlin, Robert-Koch-Institut Berlin

Personen, auch schon bei Krankheitsverdacht. Wiederzulassung, wenn nach ärztlichem Zeugnis Weitergemäß als Regel geltende Zeit abgelaufen ist.
Personen.

Tabelle 1.

Krankheit	Inkubations-zeit	Anzeige-pflicht bei	Absonderung	Schulbesuch Erkrankter[1]	Desinfek-tion	Disposition
Diphtherie	2—7(?) Tage (durch-schnittlich 2—5 Tage)	Er-krankung, Todesfall	Erkrankte, bis nach Genesung bakteriologische Abstrich-untersuchung im Abstand von je 2 Tagen 3mal negativ war	verboten, bis nach Ge-nesung minde-stens 3malige, in 2tägigen Zwischen-räumen vor-genommene bakteriologi-sche Unter-suchungen der Rachenabstriche negativ waren, frühestens 4 Wochen nach Behandlungs-beginn. Dauer-ausscheider: 6 Wochen nach klinischer Genesung kann Ges.-Amt Wieder-zulassung aus-sprechen[2]	laufende und Schluß-desinfek-tion	vor-wiegend bei Kindern vom 1. bis 9. Jahr, mit zu-nehmen-dem Alter ab-nehmend
Übertragbare Gehirn-entzündung, Encephalitis epidemica	durch-schnittlich 9—13 Tage	desgl.	Erkrankte	verboten 4 Wochen[2]	desgl.	—
Übertragbare Genickstarre, Meningitis cerebrospinalis epidemica	2—5(?)Tage (durch-schnittlich 4—5(?)Tage)	desgl.	desgl.	verboten 4 Wochen[2]	desgl.	besteht nur bei wenigen
Kindbettfieber	schwankend, Minimum einige Stunden	Verdacht, Er-krankung, Todesfall	—	—	laufende und Schluß-desinfektion	—
Epidemische Kinderlähmung, Poliomyelitis anterior acuta	3 bis 20 (?) Tage (durch-schnittlich 7—12 Tage)	desgl.	Erkrankte	verboten 4 Wochen[2]	desgl.	besonders bei Kindern im 1. bis 5. Lebens-jahr; keine allgemeine Empfäng-lichkeit

[1] Nach dem Schulseuchenerlaß (eingehende Bestimmungen s. dort).
[2] Betreten des Schulgrundstückes verboten für erkrankte Schüler und im Schuldienst stehende verbreitung durch sie nicht mehr zu befürchten, oder wenn die für den Verlauf der Krankheit erfahrungs-
[3] Betreten des Schulgrundstückes verboten für erkrankte Schüler und im Schuldienst stehende

(Fortsetzung.)

Wege und Art der Ansteckung	Immunität	Untersuchungsmaterial	Art der Entnahme	Besondere Bemerkungen
durch Tröpfchen- oder Schmierinfektion mit Sputum oder Nasensekret Erkrankter, Dauerausscheider oder Keimträger	nach überstandener Krankheit zum Teil lebenslänglich. Mehrmalige Erkrankungen kommen gelegentlich vor. Nach Impfung mit Heilserum bis zu 3 Wochen, mit Impfstoff mehrere Jahre	Rachen-, Kehlkopf-, Nasen-, Augenbindehaut-, Scheiden- und Wundabstrich	Tupfer	Umgebungsuntersuchungen
wahrscheinlich von Mensch zu Mensch durch Tröpfchen, Kot, Keimträger	—	Lumbalpunktat	—	—
wie bei Diphtherie	—	Lumbalpunktat. Röhrchen *nur* mit Gummistopfen. Rachenabstriche	bei Umgebungsuntersuchungen Schleim von der hinteren Muschel auf die Tupfer	Erreger sterben schnell ab, Abstriche sofort auf Nährböden ausstreichen! Keimträger in Epidemiezeiten außerordentlich zahlreich, Umgebungsuntersuchungen dann zwecklos
Infektion der Geburtswege mit den Erregern	—	Sekrete der Geburtswege, Blut	—	Meldepflichtig schon bei Temperatursteigerung über 38° nach Geburt oder Abort
Tröpfcheninfektion durch Kranke oder Rekonvaleszenten, Kot (Fliegen, Abwasser, Trinkwasser)	unbekannt, wahrscheinlich lebenslänglich	—	—	—

Personen, auch schon bei Krankheitsverdacht. Wiederzulassung, wenn nach ärztlichem Zeugnis Weitergemäß als Regel geltende Zeit abgelaufen ist. Personen.

Tabelle 1.

Krankheit	Inkubations-zeit	Anzeige-pflicht bei	Absonderung	Schulbesuch Erkrankter[1]	Desinfek-tion	Disposition
Körner-krankheit, Trachom	durch-schnittlich 8—14 Tage	Er-krankung, Todesfall	Erkrankte, Verdächtige absondern oder beobachten	verboten nur solange deutliche Eiter-absonderung[3]	desgl.	offenbar nicht allgemein
Rückfallfieber Febris recurrens	durch-schnittlich 5—7 Tage	desgl.	Übertragung durch Läuse: wie bei Fleckfieber; durch Zecken: Entscheidung des Amtsarztes	verboten[2]	Ent-lausung	scheinbar allgemein
Bakterienruhr	durch-schnittlich 2—7 Tage	Verdacht, Er-krankung, Todesfall, Bacillen-aus-scheidung	Erkrankte und Verdächtige. Kranke, bis Stuhlproben, vom 8. Tage der Entfieberung ab in etwa 8tägigen Abständen ent-nommen, minde-stens 3mal hin-ter einander frei von Erregern sind. Werden 10 Wochen nach Krank-heitsbeginn noch Erreger ausgeschieden, Aufhebung der Absonderung *möglich.* Behandlung als Bacillen-ausscheider	verboten, bis nach Genesung mindestens 3malige, in 8tägigen Zwi-schenräumen vor-genommene bakteriologi-sche Stuhl-untersuchungen negativ	laufende und Schluß-desinfek-tion	—
Amöbenruhr	wenige Tage bis 3—4 Wochen	keine	keine	—	laufende Desinfek-tion	nicht allgemein
Scharlach	2(?) bis 8(?) Tage (durch-schnittlich 5—7 Tage)	Er-krankung, Todesfall	Erkrankte, Verdächtige. Kranke, bis Abschuppung beendet	verboten 6 Wochen[1]	laufende und Schluß-desinfek-tion	Säuglinge selten, etwa 10% der Bevöl-kerung, vor-wiegend Kinder von 3 bis 8 Jahren

Nach dem Schulseuchenerlaß (eingehende Bestimmungen s. dort).
[2] Betreten des Schulgrundstückes verboten für erkrankte Schüler und im Schuldienst stehend verbreitung durch sie nicht mehr zu befürchten, oder wenn die für den Verlauf der Krankheit erfahrungs
[3] Betreten des Schulgrundstückes verboten für erkrankte Schüler und im Schuldienst stehend

(Fortsetzung.)

Wege und Art der Ansteckung	Immunität	Untersuchungsmaterial	Art der Entnahme	Besondere Bemerkungen
meist direkt, aber auch indirekt von Mensch zu Mensch	—	Zellen des Granulationsgewebes	Bindehautsekret in Capillaren oder an Tupfern	Soweit Schulbesuch gestattet, Berührung Gesunder tunlichst vermeiden (abgesonderte Plätze usw.)
Läuse- bzw. Zeckenstiche	nach überstandener Krankheit lebenslänglich	Blut	Mehrere Ausstriche oder im Röhrchen	Läuse- bzw. Zeckenbekämpfung
direkt oder indirekt durch den bacillenhaltigen Stuhl Erkrankter oder Dauerausscheider. Schmutzkrankheit, Fliegen!	—	Stuhl mit Schleimflocken, Blut	der Stuhl muß körperwarm zur bakteriologischen Untersuchung gelangen; besser, Kulturen am Krankenbett anlegen (Analabstriche)	Fliegenbekämpfung
direkt oder indirekt von Mensch zu Mensch durch amöbenhaltigen Stuhl Erkrankter bzw. Cystenträger (Wasser, Rohgemüse, Speiseeis); Fliegen	—	Stuhl zur direkten mikroskopischen Untersuchung und nach Färbung	frisch körperwarm	Persönliche Sauberkeit, Desinfektion der Ausscheidungen, Trinkwasser- und Küchenhygiene, Fliegenbekämpfung. In den Tropen warme Kleidung nach Sonnenuntergang (Leibbinde)
direkt und indirekt von Erkrankten schon ab Krankheitsbeginn und Virusträgern	nach überstandener Krankheit meist lebenslänglich	Rachenabstrich auf hämolytische Streptokokken	Tupfer	—

Personen, auch schon bei Krankheitsverdacht. Wiederzulassung, wenn nach ärztlichem Zeugnis Weitergemäß als Regel geltende Zeit abgelaufen ist.
Personen.

Tabelle 1.

Krankheit	Inkubations-zeit	Anzeige-pflicht bei	Absonderung	Schulbesuch Erkrankter [1]	Desinfek-tion	Disposition
Typhus und Paratyphus	7—31 Tage (durch-schnittlich 14 Tage)	Verdacht, Er-krankung, Todesfall, Bacillen-aus-scheider	Erkrankte, Verdächtige. Kranke, bis Stuhl- und Urinproben vom 10. Tage nach Entfieberung in etwa 8tägigen Zwischen-räumen entnommen, mindestens 3mal hinter-einander frei von Erregern sind. Werden nach Ablauf von 10 Wochen, ab Krankheits-beginn gerech-net, noch Keime ausgeschieden, Aufhebung der Absonderung *möglich.* Dann Behandlung als „Bacillen-ausscheider"	verboten, bis nach Genesung mindestens 3malige in 8tägigen Zwischen-räumen vor-genommene bakteriologi-sche Stuhl- und Urinunter-suchungen negativ [4]	desgl.	—
Rotz	3—21 Tage (durch-schnittlich 4—8 Tage)	Verdacht, Er-krankung, Todesfall	Erkrankte, Verdächtige	verboten [2]	desgl.	allgemein
Tollwut, Lyssa	12 Tage bis 2 Jahre (durch-schnittlich 20—60 Tage)	desgl. und bei Biß durch ver-dächtige Tiere	Erkrankte	verboten [3]	desgl.	allgemein
Bakterielle Lebensmittel-vergiftung	je nach Er-reger ver-schieden. Durch Bak-terien der Salmonella-gruppe: Einige Stunden bis 6 Tage (durch-schnittlich 16 bis 24 Std). Durch Botu-linus-Toxin: 24 Std (4—8 Tage)	Verdacht, Er-krankung, Todesfall, Bacillen-aus-scheider	Erkrankte, Ver-dächtige. Er-krankte bis vom 10. Tag nach Entfieberung ab in etwa 8tägigen Abständen ent-nommene Stuhl-und Urinproben 3mal hinterein-ander negativ. Aufhebung der Absonderung *möglich,* wenn 10 Wochen nach Krankheits-beginn noch Ausscheidung	verboten [3]	desgl.	allgemein

[1] Nach dem Schulseuchenerlaß (eingehende Bestimmungen s. dort).
[2] Betreten des Schulgrundstückes verboten für erkrankte Schüler und im Schuldienst stehend verbreitung durch sie nicht mehr zu befürchten, oder wenn die für den Verlauf der Krankheit erfahrungs
[3] Betreten des Schulgrundstückes verboten für erkrankte Schüler und im Schuldienst stehend

(Fortsetzung.)

Wege und Art der Ansteckung	Immunität	Untersuchungs-material	Art der Entnahme	Besondere Bemerkungen
durch die bacillen-haltigen Ausschei-dungen Erkrankter oder Dauerausscheider oder Keimträger, meist indirekt durch Verseuchung von Nahrungsmitteln oder Getränken, Wasser, Milch; Fliegen!	nach Erkrankung meist lebenslänglich, nach Schutzimpfung mindestens mehrere Monate	im Anfang der Erkrankung vor allem 5—10 cm³ Blut oder Sternal-punktat; dann Stuhl, Urin, eventuell Sputum, Eiter	Blut aus der Vene, zur Keim-züchtung am besten in Galle, zur WIDALschen Reaktion aber ohne jeden Zusatz (Cave: Reste von Desinfektions-mitteln, z. B. Alkohol, in der Spritze!)	Im Sinne des Gesetzes sind Keimträger solche, die, ohne nachweislich erkrankt zu sein, Bacillen vorüber-gehend ausscheiden. Dauerausscheider, die nach überstandener Krankheit Bacillen ausscheiden
von Einhufern, beson-ders Pferd oder er-krankten Menschen; sehr infektiös	—	Eiter, Auswurf, Nasenschleim, Blut	Tupfer, Röhrchen	—
durch Biß und Speichel wutkranker Tiere	—	Kopf des Tieres, das den Biß verursachte	—	Gebissene sofort an ein Wutschutzinstitut überweisen
verdorbene bzw. infi-zierte Nahrungsmittel; direkt von Mensch zu Mensch wohl nur ausnahmsweise. Fliegen!	—	verdächtige Nahrungsmittel, Blut, Stuhl, Erbrochenes (Kochgeräte usw. bei Verdacht auf chemische Gifte)	Ausscheidung in Versand-gefäßen. Nahrungs-mittelversand auf schnell-stem Wege	Dem Untersuchungs-amt genaue Anamnese angeben; auch auf chemische Gifte achten! Umgebungsunter-suchungen auf Bacillen-ausscheider. Beschäf-tigungsverbot im Le-bensmittelgewerbe, als Friseur usw.

Personen, auch schon bei Krankheitsverdacht. Wiederzulassung, wenn nach ärztlichem Zeugnis Weiter-gemäß als Regel geltende Zeit abgelaufen ist.
Personen.

Tabelle 1.

Krankheit	Inkubationszeit	Anzeigepflicht bei	Absonderung	Schulbesuch Erkrankter[1]	Desinfektion	Disposition
Trichinose	2—4(7)Tage	Erkrankung, Todesfall	—	verboten[3]	—	scheinbar allgemein
Bangsche Krankheit	3 (?) bis (durchschnittlich 6—20 Tage)	desgl.	—	verboten[3]	desgl.	20. bis 50. Lebensjahr, Kinder selten
Tuberkulose	unbestimmt	Verdacht, Erkrankung, Todesfall	bei offener Tuberkulose empfehlenswert	verboten, bei ansteckender Tuberkulose bis nach Zeugnis des Ges.-Amtes (Röntgenuntersuchung, 3 Sputumuntersuchungen) keine Ansteckungsfähigkeit mehr besteht[3]	laufende Desinfektion (Schlußdesinfektion)	nicht allgemein
Lues	7 Std bis 50 Tage (durchschnittlich 21—28 Tage)	nach Gesetz z. Bekämpfung der Geschlechtskrankheiten vom 18. 2. 27 RGBl.I,S.61 abgeändert durch Verordnung des Ministerrates für die Reichsverteidigung v. 21. 10. 40 RGBl. S.1459 s. bes. Bemerk.	—	verboten[3]	—	allgemein
Gonorrhoe	1 bis 14 (?) Tage (durchschnittlich 3—5 Tage)	wie bei Lues	—	verboten[3]	mit Eiter beschmutzte Verbandstoffe usw.	allgemein
Ulcus molle (weicher Schanker)	24 bis 36 Std	wie bei Lues	—	verboten[3]	desgl.	

[1] Nach dem Schulseuchenerlaß (eingehende Bestimmungen s. dort).

[2] Betreten des Schulgrundstückes verboten für erkrankte Schüler und im Schuldienst stehene verbreitung durch sie nicht mehr zu befürchten, oder wenn die für den Verlauf der Krankheit erfahrungs-

[3] Betreten des Schulgrundstückes verboten für erkrankte Schüler und im Schuldienst stehene

(Fortsetzung.)

Wege und Art der Ansteckung	Immunität	Untersuchungs-material	Art der Entnahme	Besondere Bemerkungen
Schweinefleisch (Hunde-, Bären-, Katzen-, Fuchs-, Dachsfleisch)	—	Fleischproben, nach etwa 3 Wochen Blut z. Kompl.-Bindungs- od. Präcipit.-Reakt.	—	Intracutanprobe
direkt oder indirekt (Milchgenuß) von kranken Kühen, Ziegen	—	5—10 cm³ Blut	Venenblut	—
Tröpfcheninfektion Schmierinfektion	—	Je nach Lokalisation der Krankheit Sputum, Katheterurin, Liquor, Faeces, Eiter	—	—
von Mensch zu Mensch, sehr selten indirekt	—	Reizserum vom Primäraffekt od. von Sekundäreffflores-cenzen. Nach 6—7 Wochen Blut zur Wa.R.	Blut aus der Vene	§ 9: Anzeigepflicht, wenn der Kranke sich der ärztlichen Behand-lung oder Beobachtung entzieht oder wenn er andere infolge seines Berufes oder seiner persönlichen Verhält-nisse gefährdet. Nach Anordnung der Besatzungsbehörden sind in Deutschland zur Zeit *alle* Fälle von Gonorrhoe, Syphi-lis und Ulcus molle meldepflichtig
Von Mensch zu Mensch durch Geschlechtsver-kehr, bei jungen Mädchen auch durch Gegenstände wie Schwämme usw.	keine	Eiter, Schleim, Harnsediment, blenorrhoeisches Sekret	Ausstrich, Tupfer zur Färbung und Kultur	s. Lues
meist durch Geschlechtsverkehr	keine	Gewebsbröckel aus der Tiefe der Geschwüre nach Reinigung mit H_2O_2 (Ausstrich und Kultur)	desgl.	Streptobacillenträger, vor allem Frauen. Intracutanimpfungen mit Streptobacillen-impfstoffen zur Diagnose. Wa.R. aus-nahmsweise schwach positiv. Häufig mit Syphilis vorkommend: Ulcus mixtum. S. auch Lues

Personen, auch schon bei Krankheitsverdacht. Wiederzulassung, wenn nach ärztlichem Zeugnis Weiter-gemäß als Regel geltende Zeit abgelaufen ist.
Personen.

Tabelle 1.

Krankheit	Inkubations-zeit	Anzeige-pflicht bei	Absonderung	Schulbesuch Erkrankter[1]	Desinfek-tion	Disposition
Lymphogranu-loma inguinale, Vierte Geschlechts-krankheit	3—21 Tage				desgl.	
Venerisches Granulom (Granuloma venereum)					desgl.	
Masern	8—14 Tage (durch-schnittlich 10 Tage)	Erkrankung in einigen deutschen Ländern	empfehlens-wert 4 Wochen	verboten solange Husten, sonst 2 Wochen[2]	nicht nötig	allgemein
Keuchhusten, Pertussis	2—14 Tage (durch-schnittlich 7—14 Tage)	Er-krankung, Todesfall	Erkrankte bis 4—6 Wochen nach Beginn des Krampf-hustens	verboten[2]	desgl.	vorwiegend bei Kindern von $^1/_2$ bis 6 Jahren, bei Erwachsenen selten
Epidemische Grippe, Influenza	18 Std bis 4 Tage (durch-schnittlich 24 Std)	desgl.	empfehlens-wert	verboten 2 Wochen[3]	desgl.	offenbar allgemein
Malaria	durchschnitt-lich tertiana 10—14 Tage, quartana 10—20 Tage, tropica 5—10 Tage, Maximum bei allen Formen 21—35 Tage, ausnahms-weise länger	Erkrankung in einigen deutschen Ländern	nicht nötig	verboten[3]	desgl.	allgemein
Leptospirosen	Weilsche Krankheit 5—12 Tage (durchschnittl. 7—9 Tage); Feld-Schlamm-fieber: einige Tage bis mehrere Wochen	Weilsche Krankheit: Er-krankung, Todesfall	Erkrankte, bis wiederholte bakteriologische Untersuchung d. Urins des Rekon-valeszenten er-geben haben, daß Leptospiren nicht mehr ausgeschie-den werden	Weilsche Krankheit verboten[3]	laufende Desinfek-tion	allgemein
Q-Fieber, Queensland-Fieber	etwa 4 Wochen	bisher nicht	Erkrankte empfehlens-wert	—	laufende und Schluß-desinfek-tion	allgemein
Tetanus	1—40 Tage, ausnahmswei-se noch mehr (durchschnittl. 6—14 Tage)	—	nicht nötig	—	nicht nötig	allgemein

---

[1] Nach dem Schulseuchenerlaß (eingehende Bestimmungen s. dort).
[2] Betreten des Schulgrundstückes verboten für erkrankte Schüler und im Schuldienst stehend verbreitung durch sie nicht mehr zu befürchten, oder wenn die für den Verlauf der Krankheit erfahrung
[3] Betreten des Schulgrundstückes verboten für erkrankte Schüler und im Schuldienst stehend

(Fortsetzung.)

Wege und Art der Ansteckung	Immunität	Untersuchungsmaterial	Art der Entnahme	Besondere Bemerkungen
meist durch Geschlechtsverkehr			—	Diagnose durch intracutane Injektion des FREIschen Antigens (0,1 cm³)
meist durch Geschlechtsverkehr		Sekret und Eiter der Geschwüre	Ausstrich, Tupfer zum Nachweis der DONOVANschen Körperchen	—
Tröpfcheninfektion	nach Erkrankung lebenslänglich	—	—	—
desgl.	desgl.	Hustentröpfchen	behustete Kochblutplatten	—
desgl.	unbekannt	Blut am 1.—4. und 12. bis 14. Krankheitstag	Venenblut zum HIRST-Test und zur Kompl.-Bind.-Reakt.	—
Mückenstiche (Anophelesarten)	keine	Blut kurz vor dem Fieberanfall	Ausstrich und dicker Tropfen	Bekämpfung der Stechmücken und Mückenbrut. Anophelesfreie Unterbringung der Kranken
infiziertes Wasser, Abwasser, Schlamm, infizierte Tiere (Hunde, Ratten, Mäuse)	unbekannt	Blut und Urin	Ausstrich und Blut im Röhrchen zum Tierversuch und zur Kompl.-Bind.-Reakt. und Aggl.-Lysis-Probe	Bekämpfung der Leptospirenträger
1. Infizierte Tiere: Staub von Tierställen? Tierparasiten (Zecken). 2. Von Mensch zu Mensch: Tröpfcheninfektion, Urin	nach Überstehen der Krankheit wahrscheinlich für längere Zeit	Venenblut zur Kompl.-B.R., Urin, Sputum, Mundspülwasser zum Versuch, die Rickettsien nachzuweisen	—	Stark infektiös; Labor-Infektionen!
Wundinfektion (vor allem durch Erde, Holzsplitter usw.)	nach passiver Schutzimpfung kurz, nach aktiver etwa 1 Jahr	Wundsekret	Tupfer, Röhrchen	—

Personen, auch schon bei Krankheitsverdacht. Wiederzulassung, wenn nach ärztlichem Zeugnis Weiter-
gemäß als Regel geltende Zeit abgelaufen ist.
Personen.

Tabelle 1.

Krankheit	Inkubations-zeit	Anzeige-pflicht bei	Absonderung	Schulbesuch Erkrankter[1]	Desinfek-tion	Disposition
Gasbrand	weniger als 24 Std bis 23 Tage (durch-schnittlich 1—4 Tage)	—	zweckmäßig	—	laufende Desinfek-tion emp-fehlens-wert	scheinbar allgemein
Schweine-rotlauf, Erysipeloid	1—2 (5)Tage	—	—	—	emp-fehlens-wert	unbekannt
Ancylostomiasis	—	—	Erkrankte empfehlens-wert	—	emp-fehlens-wert	allgemein
Aktinomykose	—	—	—	—	—	unbekannt
Übertragbare Gelbsucht, Hepatitis epidemica (contagiosa)	2—6 Wochen	—	im prä-ikterischen Stadium empfehlens-wert	zweckmäßig unterlassen	laufende Desinfek-tion emp-fehlenswert	vor-wiegend Kinder und Jugend-liche
Windpocken, Varicellen	etwa 12—17 Tage	keine	nicht nötig	verboten[3]	—	scheinbar allgemein
Mumps, Parotitis epidemica	etwa 18—33 Tage	keine	Erkrankte besonders von Kindern und Jugendlichen empfehlenswert	verboten[3]	—	nicht allgemein
Röteln, Rubeola	14—21 (durch-schnittlich 17) Tage	keine	nicht nötig	verboten[3]	—	nicht allgemein
Maul- und Klauenseuche, Stomatitis aphthobullosa (pecorina)	3—8 Tage		empfehlens-wert		laufende und Schluß-desinfektion empfehlens-wert	nicht allgemein
Hautpilz-erkrankungen (Favus, Trichophytie, Mikrosporie, Pityriasis versicolor, Erythrasma)	verschieden	keine	nicht nötig	verboten bei Favus und Mikrosporie[3]	lauf. Desin-fektion der infizierten Wäsche, Verb. Stoffe, Kämme, Wärme-flaschen usw.	nicht allgemein
Krätze, Scabies	—	Erkrankung	—	empfehlens-wert bis zur Beendigung der Kur	Wäsche, Woll-decken usw.	allgemein

[1] Nach dem Schulseuchenerlaß (eingehende Bestimmungen s. dort).
[2] Betreten des Schulgrundstückes verboten für erkrankte Schüler und im Schuldienst stehende Persone
durch sie nicht mehr zu befürchten, oder wenn die für den Verlauf der Krankheit erfahrungsgemäß a
[3] Betreten des Schulgrundstückes verboten für erkrankte Schüler und im Schuldienst stehende Persone

(Fortsetzung.)

Wege und Art der Ansteckung	Immunität	Untersuchungsmaterial	Art der Entnahme	Besondere Bemerkungen
Wundinfektion (vor allem durch Erde)	—	Wundsekret	Tupfer, Röhrchen	—
direkt oder indirekt von an Rotlauf erkrankten Schweinen, indirekt durch Verletzungen an Fischen (Rotbarschstachel)	—	Hautstückchen vom Rande der Excision	Excision	—
die Larven dringen durch die intakte Haut ein	—	Stuhl	Ausstrich oder in Röhrchen	Aborthygiene; Kot mit Kalkmilch übergießen
Infektion mit dem Pilz durch Halme und Gräser	—	Gewebestückchen	Probeexcision	Persönliche Prophylaxe
direkt und indirekt von Mensch zu Mensch; Darm-Mund. Übertragung durch Wasser (Abwasser) möglich	sehr lange	—	—	Virus mit Stuhl, wahrscheinlich auch Harn ausgeschieden; wird durch übliche Trinkwasser-Chlorierung nicht abgetötet
von Mensch zu Mensch	lebenslänglich	wie bei Pocken	wie bei Pocken	PAULscher Versuch negativ
von Mensch zu Mensch	lang dauernd	keine bakt.-serologische Methode	—	—
von Mensch zu Mensch	lang dauernd	keine bakt.-serologische Methode	—	—
direkt oder indirekt von kranken Rindern (Milch, Butter, Käse), Zwischenträger	beim Tier lange	Inhalt geschlossener Blasen oder Blasendecken; in späteren Stadien Serum	Blaseninhalt, Blasendecken in Glycerin	Abkochen der Milch. Veterinärpolizeiliche Vorschriften (Sperrbezirke)
von Mensch zu Mensch	keine	Schüppchen vom Rand der Herde, Haare, Nagelpartikel usw. zur direkten mikrosk. Untersuchung, Färbung oder Züchtung	—	Hygienische Maßnahmen in Rasierstuben, Bädern usw.
Krätzemilbe	keine	mikr. Untersuchung des abgetragenen Milbenganges	mit zweischneidigem spitzem Messer herauspräparieren	Meldepflicht auf Anordnung der Besatzungsbehörden

h schon bei Krankheitsverdacht. Wiederzulassung, wenn nach ärztlichem Zeugnis Weiterverbreitung ;el geltende Zeit abgelaufen ist.

35*

Vorschriften gegen die Verbreitung übertragbarer Krankheiten durch Schulen, Kinderheime und ähnliche Einrichtungen (Schulseuchenerlaß).

Runderlaß des Reichsministers des Innern vom 30. 4. 1942 (IV g 330/42—5508) (Ministerialbl. d. Reichs- u. Pr. Min. d. Inn. S. 951).

Anlage: Vorschriften gegen die Verbreitung übertragbarer Krankheiten durch Schulen, Kinderheime und ähnliche Einrichtungen.

Auszug: 3. Folgende Krankheiten machen wegen ihrer Übertragbarkeit besondere Anordnungen erforderlich:

a) Aussatz (Lepra), Cholera (asiatische), Diphtherie (Rachenbräune), Fleckfieber (Flecktyphus), übertragbare Gehirnentzündung, Gelbfieber, übertragbare Genickstarre, Keuchhusten (Stickhusten), übertragbare Kinderlähmung, Masern, Papageienkrankheit (Psittacosis), Paratyphus, Pest (orientalische Beulenpest), Pocken (Blattern), Rotz, Rückfallfieber (Febris recurrens), übertragbare Ruhr (Dysenterie), Scharlach (Scharlachfieber), Typhus;

b) Bangsche Krankheit, Favus (Erbgrind), Geschlechtskrankheiten (ansteckende Syphilis, Tripper, Schanker), Grippe (Influenza), Impetigo contagiosa, Körnerkrankheit (Granulose, Trachom), Krätze, bakterielle Lebensmittelvergiftung, Malaria, Mikrosporie, Milzbrand, Mumps (übertragbare Ohrenspeicheldrüsenentzündung, Ziegenpeter), Röteln, Tollwut (Wasserscheu, Lyssa), Trichinose, ansteckende Tuberkulose, Tularämie, Verlausung (Kleiderläuse, Kopfläuse), Weilsche Krankheit, Windpocken.

4. (1) Lehrer, Schüler und Schulbedienstete (alle im Dienst der Schule Stehenden, die nicht Lehrer sind, z. B. Schulhausmeister), die an einer in Ziff. 3 genannten Krankheit leiden, sind vom Schulbesuch (d. h. vom Betreten des Schulgrundstückes) ausgeschlossen. Dies gilt auch, wenn sie unter Erscheinungen erkrankt sind, die nur den Verdacht einer der in Ziff. 3 Buchst. a) aufgeführten Krankheiten erwecken, sowie dann, wenn sie, ohne erkrankt zu sein, die Erreger der Cholera, der Diphtherie, des Paratyphus, der Ruhr oder des Typhus ausscheiden (Dauerausscheider).

(2) Bei Körnerkrankheit gilt die Bestimmung des Abs. (1) nur, solange die Kranken deutliche Eiterabsonderungen haben. Soweit hiernach Schüler die Schule besuchen dürfen, müssen sie besondere, von den gesunden Schülern genügend weit entfernte Plätze erhalten und haben die Berührung mit diesen tunlichst zu vermeiden.

(3) Der Schulleiter hat auf die Innehaltung dieser Vorschriften zu achten und die betreffenden Personen nötigenfalls auf ihre Ausschließung vom Schulbesuch ausdrücklich hinzuweisen.

(4) Sobald das Gesundheitsamt erfährt, daß bei einem Lehrer, Schüler oder Schulbediensteten eine Erkrankung oder ein Krankheitsverdacht oder eine Dauerausscheidung gem. Abs. 1 vorliegt, hat es den Schulleiter unverzüglich zu benachrichtigen.

5. (1) Die in Ziffer 4 genannten Personen dürfen von dem Schulleiter zum Schulbesuch wieder zugelassen werden, wenn entweder

nach ärztlichem Zeugnis eine Weiterverbreitung der Krankheit durch sie nicht mehr zu befürchten oder wenn die für den Verlauf der Krankheit erfahrungsgemäß als Regel geltende Zeit abgelaufen ist. Diese ist zu bemessen

a) bei übertragbarer Gehirnentzündung, übertragbarer Genickstarre und bei übertragbarer Kinderlähmung auf 4 Wochen,

b) bei Grippe und Röteln auf 2 Wochen,

c) bei Masern solange Husten besteht, sonst auf 2 Wochen,

d) bei Pocken und Scharlach auf 6 Wochen.

(2) Das ärztliche Zeugnis (Abs. 1) darf erst dann ausgestellt werden, wenn

a) bei Diphtherie nach der Genesung eine mindestens dreimalige, in zweitägigen Zwischenräumen vorgenommene bakteriologische Untersuchung des Rachenabstriches ein negatives Ergebnis hatte;

b) bei Cholera, Paratyphus, Ruhr und Typhus nach der Genesung eine mindestens dreimalige in 8tägigen Zwischenräumen vorgenommene Untersuchung des Stuhles, bei Paratyphus und Typhus auch des Urins, ein negatives Ergebnis hatte;

c) bei Tuberkulose nach dem Zeugnis des Gesundheitsamtes, das sich auf eine Röntgenuntersuchung und drei Sputumuntersuchungen stützt, keine Ansteckungsfähigkeit mehr besteht.

(3) Bei Dauerausscheidung von Cholera-, Diphtherie-, Paratyphus-, Ruhr- oder Typhuserregern ist die Wiederzulassung zum Schulbesuch von dem Gutachten des Gesundheitsamtes abhängig zu machen. Liegt Dauerausscheidung von Diphtheriebacillen vor, so kann das Gesundheitsamt sich für die Wiederzulassung zum Schulbesuch aussprechen, wenn nach erfolgter klinischer Genesung 6 Wochen verstrichen sind.

(4) Wiedergesundete Personen, die gemäß Ziff. 4 Abs. 1 vom Schulbesuch ausgeschlossen waren, dürfen vom Schulleiter zum Schulbesuch erst dann wieder zugelassen werden, wenn sie außerdem vorher gebadet oder gründlich gereinigt und ihre Wäsche, Kleidung und persönlichen Gebrauchsgegenstände vorschriftsmäßig desinfiziert worden sind.

6. (1) Gesunde Lehrer, Schüler und Schulbedienstete sind, sobald in ihrer Wohnungsgemeinschaft eine der nachgenannten Krankheiten ausgebrochen ist, vom Schulbesuch ausgeschlossen. Sie dürfen vom Schulleiter erst dann wieder zugelassen werden

a) bei Aussatz, Cholera, Gelbfieber, Pest und Rotz, wenn das Gesundheitsamt die Wiederzulassung für unbedenklich erklärt;

b) bei Fleckfieber und Rückfallfieber, wenn nach der gründlichen Entlausung aller Mitglieder der Wohnungsgemeinschaft, die vom Gesundheitsamt zu bescheinigen ist, 14 Tage verstrichen sind;

c) bei Diphtherie und übertragbarer Genickstarre, wenn nach dem Gutachten des Gesundheitsamtes nach einwandfreier Absonderung des Kranken und einwandfreier Desinfektion mindestens *drei*, in Abständen von *je 2 Tagen* vorgenommene bakteriologische Untersuchungen von Rachenabstrichen (bei Diphtherie auch Nasenabstrichen) negativ waren;

d) bei Paratyphus, Ruhr, Scharlach und Typhus, wenn nach dem Gutachten des Gesundheitsamtes die einwandfreie Absonderung des Kranken und einwandfreie Desinfektion erfolgt ist;

e) bei übertragbarer Gehirnentzündung, übertragbarer Kinderlähmung und Pocken, wenn nach einwandfreier Absonderung des Kranken und nach einwandfreier Desinfektion, die vom Gesundheitsamt zu bescheinigen sind, 14 Tage verstrichen sind;

f) bei Keuchhusten und Masern, wenn seit dem Ausbruch der Krankheit 14 Tage verstrichen sind; jedoch sind Kinder, die Keuchhusten bzw. Masern schon früher überstanden haben, sowie Erwachsene vom Schulbesuch nicht ausgeschlossen.

(2) Die Ortspolizeibehörden haben jede Fernhaltung einer Person vom Schulbesuch [§ 10, Satz 2 der Verordnung zur Bekämpfung übertragbarer Krankheiten (ÜbKrVO.) vom 1. 12. 1938 III E S. 7] unverzüglich dem Schulleiter mitzuteilen.

(3) Schulleiter und Lehrer haben darauf hinzuwirken, daß der Verkehr der vom Schulbesuch ausgeschlossenen Schüler mit Kindern und Jugendlichen, insbesondere auf öffentlichen Straßen und Plätzen möglichst eingeschränkt wird.

(4) Der Schulleiter hat Lehrer, Schüler und Schulbedienstete davor zu warnen, Wohnungen und sonstige Räume zu betreten, in denen sich Personen aufhalten, die an einer der Ziff. 3 Buchstabe a aufgeführten Krankheiten leiden, oder in denen sich Leichen von Personen befinden, die an einer dieser Krankheiten gestorben sind. Er darf die Begleitung dieser Leichen durch Schüler nur mit Zustimmung des Gesundheitsamtes erlauben.

(7) Kommt in einer Schule eine Erkrankung an Diphtherie vor, so hat der Schulleiter allen Personen, die in der Schule mit dem Erkrankten in Berührung gekommen sind, dringend anzuraten, sich unverzüglich gegen die Krankheit schutzimpfen zu lassen.

(8) Kommt in einer Schule eine Erkrankung an Diphtherie, übertragbarer Gehirnentzündung, übertragbarer Genickstarre, Grippe, Keuchhusten, übertragbarer Kinderlähmung oder Scharlach vor, so hat der Schulleiter allen Personen, die in der Schule mit dem Erkrankten in Berührung gekommen sind, dringend anzuraten, täglich mehrmals Mund und Rachen mit einem desinfizierenden Mundwasser zu reinigen.

(9) Kommt in einer Schule eine Erkrankung an Pocken vor, so sind alle Personen, die in der Schule mit dem Erkrankten in Berührung gekommen sind, soweit sie nicht die Pocken überstanden haben oder innerhalb der letzten 10 Jahre mit Erfolg geimpft worden sind, unverzüglich vom Gesundheitsamt unentgeltlich zu impfen.

10. (1) Wenn eine im Schulgebäude selbst wohnende Person

a) an einer der in Ziff. 3 Buchstabe a aufgeführten Krankheiten oder

b) unter Erscheinungen erkrankt, die den Verdacht von Aussatz, Cholera, Fleckfieber, übertragbarer Gehirnentzündung, Gelbfieber, übertragbarer Genickstarre, übertragbarer Kinderlähmung, Paratyphus, Pest, Pocken, Rotz, Rückfallfieber oder Typhus erwecken, so ist die Schule unverzüglich zu schließen, falls der Erkrankte nach dem Gutachten des Gesundheitsamtes weder in seiner Wohnung wirksam abgesondert, noch in ein Krankenhaus oder einen anderen geeigneten Unterkunftsraum übergeführt werden kann.

(2) Die Schließung der Schule wird nach Vorschlag des Gesundheitsamtes von der Kreispolizeibehörde oder bei Gefahr im Verzuge von der Ortspolizeibehörde angeordnet und durch den Schulleiter durchgeführt (§ 7, Abs. 1, § 17 ÜbKrVO.). Dieser macht der Schulaufsichtsbehörde, bei nichtstaatlichen Schulen auch dem Unterhaltsträger, vor — in dringenden Fällen nach — der Schließung sowie dem Landrat, der Gemeindebehörde und gegebenenfalls der Ortspolizeibehörde unverzüglich Mitteilung.

11. (1) In Gemeinden oder Gemeindeteilen, in denen eine der in Ziff. 3 Buchstabe a aufgeführten Krankheiten in epidemischer Verbreitung auftritt, kann die Schließung von Schulen oder einzelnen Schulklassen erforderlich werden. Hierbei gilt Ziff. 10 Abs. 2 entsprechend.

(2) Der Schulleiter ist auch sonst verpflichtet, alle gefahrdrohenden Krankheitsverhältnisse, die die Schließung einer Schule oder Schulklasse angezeigt erscheinen lassen, zur Kenntnis der Schulaufsichtsbehörde zu bringen.

(3) Soll in den Fällen der Ziff. 10 und 11 trotz des Vorschlags des Gesundheitsamtes von der Schließung der Schule Abstand genommen werden, so hat der Schulleiter unverzüglich der Schulaufsichtsbehörde zu berichten.

(4) Inwieweit bei gehäuftem Auftreten von übertragbaren Tierkrankheiten (z. B. bei Maul- und Klauenseuche) Maßnahmen zu treffen sind, ist im Einzelfall von dem Schulleiter im Benehmen mit dem Gesundheitsamt und dem staatlich beamteten Tierarzt zu entscheiden. Der Schulaufsichtsbehörde ist vom Schulleiter unverzüglich zu berichten.

12. Die Wiedereröffnung einer wegen Krankheit geschlossenen Schule oder Schulklasse kann vom Schulleiter nur auf Vorschlag des Gesundheitsamtes angeordnet werden. Der Wiedereröffnung muß eine gründliche Reinigung und Desinfektion der Schule oder Schulklasse sowie der dazugehörigen Nebenräume in dem vom Gesundheitsamt zu bestimmenden Umfange vorangehen. Der Schulaufsichtsbehörde, bei nichtstaatlichen Schulen auch dem Unterhaltsträger, ist von der Wiedereröffnung unverzüglich Mitteilung zu machen, ebenso dem Landrat, der Ortspolizeibehörde und der Gemeindebehörde.

13. (1) Für Schülerheime, Schullandheime u. dgl. gelten die Bestimmungen dieser Vorschriften entsprechend mit folgender Maßgabe.

(2) Tritt eine der in Ziff. 10 Abs. 1 genannten Krankheiten auf, so sind die Erkrankten unverzüglich mit besonderer Sorgfalt abzusondern und erforderlichenfalls in ein Krankenhaus oder einen anderen geeigneten Unterkunftsraum zu überführen.

(3) Die nichterkrankten Schüler bleiben zunächst unter ärztlicher Beobachtung in dem Heim und dürfen dieses erst dann verlassen,

wenn von dem Tag, an dem sie der Ansteckung das letzte Mal ausgesetzt waren, eine Zeit verstrichen ist, innerhalb der, im Fall der
Ansteckung, die Krankheitserscheinungen erfahrungsgemäß auftreten (Inkubationszeit).

(4) Der Leiter des Heims darf in der Zeit zwischen dem Ausbruch
der Krankheit und dem Ende der Inkubationszeit nur mit Genehmigung des Gesundheitsamtes Schüler aus dem Heim dauernd oder
vorübergehend entlassen.

14. (1) Zum Schutz der Jugend gegen gesundheitliche Gefährdung
durch tuberkulosekranke Lehrkräfte ist ein amtsärztliches Zeugnis
vorzulegen, das nicht älter als 3 Monate sein darf und bezüglich des
Zustandes der Lungen auf einer Röntgenuntersuchung mit Lichtbild
beruht.

(2) Erfahrungsgemäß ist der Verlauf der Tuberkulose um so ungünstiger, je jünger das angesteckte Kind ist. Dazu kommt, daß
selbst die ansteckende Lungentuberkulose von dem Erkrankten und
seiner Umgebung oft nicht bemerkt wird. Daher ist jeder an einer
öffentlichen oder privaten Schule tätige Lehrer, ohne Rücksicht
darauf, ob er den Verdacht auf Lungen- oder Kehlkopftuberkulose
erweckt, verpflichtet, sich in Abständen von höchstens 3 Jahren in
einem Gesundheitsamt (Tuberkulose-Fürsorgestelle) mit dem Röntgenverfahren auf Tuberkulose untersuchen zu lassen. Das Nähere regelt
der Reichsminister für Wissenschaft, Erziehung und Volksbildung.

15. Im naturwissenschaftlichen Unterricht und bei sonstigen Gelegenheiten sind die Schüler über die Bedeutung, Verhütung und
Bekämpfung der übertragbaren Krankheiten aufzuklären und die
Eltern der Schüler für die Unterstützung der von der Schule zu
treffenden Maßnahmen zu gewinnen.

16. Die vorstehenden Vorschriften gelten sinngemäß für Heime
der Berufs- und Erziehungsfürsorge, für Säuglings- und Kinderheime
und Kindertagesstätten, sowie für solche Krüppelheime, Gehörlosen-
und Blindenschulen, Bewahrungs- und Pflegeanstalten, in denen
Minderjährige untergebracht sind. Durchführungsbestimmungen hierzu bleiben vorbehalten.

Untersuchungsanstalten für bakteriologische Untersuchungen.

Deutschland.

Amerikanische Besatzungszone.

Bayern.
   Staatliche Bakteriologische Untersuchungsanstalten in Erlangen, Regens-
      burg, München, Würzburg.
   Städtische Bakteriologische Untersuchungsanstalt in Kempten (Allgäu)

Bremen.
   Hygienisches Institut Bremen (Städt. Krankenanstalten).

Hessen.
   Hygienisches Institut der Stadt und Universität Frankfurt a. M.;
   Medizinal-Untersuchungsamt am Hygienischen Institut der Universität
      Marburg, mit Nebenstelle in Fulda (Hessen);

Medizinal-Untersuchungsamt am Hygienischen Institut Gießen a. d. Lahn;
Staatl. Untersuchungsamt für Infektionskrankheiten Darmstadt;
Pathologisches Institut (Bakt. Abteilung) der Städt. Krankenanstalten
Darmstadt;
Staatl. Medizinal-Untersuchungsstelle Dillenburg;
Medizinal-Untersuchungsstelle beim Städt. Krankenhaus Kassel;
Medizinal-Untersuchungsstelle bei den Städt. Krankenanstalten Wiesbaden.

Nord-Württemberg und Nord-Baden.
Medizinal-Untersuchungsamt am Hygienischen Institut der Universität
Heidelberg;
Württembergisches Medizinal-Landesuntersuchungsamt Stuttgart-O;
Städt. bakteriologisches Laboratorium beim Gesundheitsamt Stuttgart;
Städt. Untersuchungsamt Pforzheim;
Bakteriologische Untersuchungsstelle bei der Prosektur der Städt
Krankenanstalten in Karlsruhe;
Bakteriologische Untersuchungsstelle bei der Prosektur der Städt.
Krankenanstalten in Mannheim.

Britische Besatzungszone.

Hamburg.
Medizinaluntersuchungsstelle des Hygienischen Institutes der Universität
Hamburg;
Bakteriologisch-serologische Abteilung des Bernhard-Nocht-Institutes für
Schiffs- und Tropenkrankheiten, Hamburg;
Bakteriologisch-serologische Abteilung des Allgemeinen Krankenhauses
St. Georg, Hamburg;
Bakteriologisch-serologische Abteilung des Allgemeinen Krankenhauses
Barmbeck in Wandsbek, Hamburg-Wandsbek;
Bakteriologisch-serologische Abteilung des Allgemeinen Krankenhauses
Altona, Hamburg-Altona;
Bakteriologisch-serologische Abteilung des Allgemeinen Krankenhauses
Harburg (zugleich Medizinal-Untersuchungsstelle), Hamburg-Harburg;
Bakteriologisch-serologische Abteilung des Allgemeinen Krankenhauses
Langenhorn, Hamburg;
Bakteriologisch-serologische Abteilung des Allgemeinen Krankenhauses
Heidberg, Hamburg;
Bakteriologisch-serologische Abteilung des Allgemeinen Krankenhauses
Rissen, Hamburg-Rissen.

Niedersachsen.
Medizinal-Untersuchungsamt am Hygiene-Institut der Universität
Göttingen;
Medizinal-Untersuchungsamt Aurich;
Medizinal-Untersuchungsamt Braunschweig;
Medizinal-Untersuchungsamt Goslar;
Medizinal-Untersuchungsamt Hannover;
Medizinal-Untersuchungsamt Lüneburg, Heil- und Pflegeanstalt;
Medizinal-Untersuchungsamt Osnabrück, Ursulinenkloster;
Medizinal-Untersuchungsamt Stade, Regierungsgebäude;
Landes-Hygiene-Institut Oldenburg;
Hygienisches Institut der Stadt Wilhelmshaven;
Pathologisches und bakteriologisches Institut der Hauptstadt Hannover.

Nordrhein-Westfalen.
Hygienisches Institut der Universität Bonn;
Hygienisches Institut der Universität Köln;
Hygienisches Institut der Universität Münster i. Westf.;
Hygienisches Institut der Med. Akademie Düsseldorf;
Hygienisches Institut des Ruhrgebietes Gelsenkirchen mit Zweiginstitut
    Menden;
Staatl. Med. Untersuchungsamt Düsseldorf;
Staatl. Med. Untersuchungsamt Münster i. Westf.;
Bakteriologisches Laboratorium Essen (Ruhr), Städt. Krankenanstalten;
Städt. Hygienisch-Bakteriologisches Laboratorium Bochum, Landes-
    frauenklinik;
Städt. Hygienisch-Bakteriologisches Laboratorium Dortmund;
Hygienisch-Bakteriologisches Institut Bielefeld;
Medizinal-Untersuchungsstelle Bad Oeynhausen;
Prosektur Städt. Krankenanstalten Aachen;
Untersuchungsamt (Pathologisches Institut) Wuppertal-Barmen, Städt.
    Krankenanstalten;
Untersuchungsamt (Pathologisches Institut) Wuppertal-Elberfeld, Städt.
    Krankenanstalten.
Schleswig-Holstein.
Medizinaluntersuchungsamt am Hygienischen Institut der Universität
    Kiel;
Staatl. Hygienisch-Bakteriologische Untersuchungsstelle Flensburg;
Hygienisches Institut der Stadt Lübeck.

Französische Besatzungszone.

Südbaden.
Staatl. Medizinal-Untersuchungsamt beim Hygienischen Institut der
    Universität Freiburg i. Br.
Südwürttemberg und Hohenzollern.
Medizinaluntersuchungsamt am Hygiene-Institut der Universität
    Tübingen;
Staatl. Tierärztliches Untersuchungsamt Tübingen (Anatomie).
Rheinland-Pfalz.
Medizinaluntersuchungsamt am Hygienischen Institut der Universität
    Mainz;
Medizinaluntersuchungsamt Koblenz-Horchheim;
Medizinaluntersuchungsamt Trier;
Medizinaluntersuchungsamt Landau.

Sowjetische Besatzungszone.

Brandenburg.
Bakteriologische Untersuchungsabteilungen bei den Zentralstellen für
    Hygiene Brandenburg, Eberswalde, Cottbus, Frankfurt an der Oder.
Mecklenburg.
Bakteriologische Untersuchungsämter an den Hygiene-Instituten der
    Universitäten Rostock und Greifswald;
Bakteriologische Untersuchungsabteilungen bei den Zentralstellen für
    Hygiene Schwerin und Neustrehlitz.
Sachsen.
Bakteriologisches Untersuchungsamt am Hygiene-Institut der Universität
    Leipzig;

Bakteriologische Untersuchungsabteilung bei der Zentralstelle für Hygiene
Leipzig.
Hygienische Untersuchungsanstalten der LRS Dresden;
Bakteriologische Untersuchungsabteilungen bei den Zentralstellen für
Hygiene Chemnitz, Zwickau, Bautzen.
Sachsen-Anhalt.
Bakteriologisches Untersuchungsamt am Hygiene-Institut der Uni-
versität Halle.
Bakteriologische Untersuchungsabteilung bei der Zentralstelle für Hygiene
Magdeburg mit Außenstelle in Stendal.
Bakteriologische Untersuchungsabteilungen bei den Zentralstellen für
Hygiene Dessau und Wernigerode (Harz).
Thüringen.
Bakteriologisches Untersuchungsamt am Hygiene-Institut der Uni-
versität Jena.
Bakteriologische Untersuchungsabteilungen bei den Zentralstellen für
Hygiene Gera, Gotha, Mühlhausen.
Groß-Berlin.
Robert-Koch-Institut für Hygiene und Infektionskrankheiten, Berlin N 65,
Föhrerstraße 2;
Hauptmedizinal-Untersuchungsamt in Berlin-Dahlem (zuständig für
die Verwaltungsbezirke Wilmersdorf, Steglitz, Zehlendorf). Diesem
angeschlossen folgende Medizinal-Untersuchungsämter:
Charlottenburg (zuständig für die Verwaltungsbezirke Charlottenburg,
Spandau, Tiergarten);
Schöneberg (Augusta-Viktoria-Krankenhaus; zuständig für die Ver-
waltungsbezirke Lichtenberg, Tempelhof);
Neukölln, Krankenhaus Buckow (zuständig für die Verwaltungsbezirke
Neukölln, Kreuzberg);
Wedding, Rudolf-Virchow-Krankenhaus (zuständig für die Verwaltungs-
bezirke Wedding, Reinickendorf);
Lichtenberg, Krankenhaus Herzberge (zuständig für die Verwaltungs-
bezirke Lichtenberg, Weißensee);
Friedrichshain, Krankenhaus Friedrichshain (zuständig für die Ver-
waltungsbezirke Friedrichshain, Mitte, Prenzlauer Berg, Pankow);
Köpenick, Krankenhaus Köpenick (zuständig für die Verwaltungs-
bezirke Treptow, Köpenick).
Durch die im November 1948 erfolgte Teilung Berlins sind die letzten
drei aufgeführten Medizinal-Untersuchungsämter abgetrennt und der öst-
lichen Verwaltung unterteilt worden.

Saarland.

Hygienische Institute an den Universitäten Saarbrücken und Homburg
a. d. Saar.

Österreich.

Bakteriologisch-serologische Untersuchungsanstalten des Volksgesund-
heitsamtes:
Wien IX, Währingerstraße 25a;
Graz, Universitätsstraße;
Klagenfurt, Allgemeines Krankenhaus;
Innsbruck, Hygienisches Institut der Universität;
Salzburg, St.-Johannes-Spital.

Hygienisch-bakteriologische Untersuchungsanstalt der Magistrats-Abteilung 15, Wien.

Schweiz.

Aarau.
Pathologisch-bakteriologisches Institut am Kantonspital.
Basel.
Hygienische Anstalt, 10 Petersplatz.
Davos.
Schweizerisches Forschungsinstitut Davos.
Fribourg.
Institut hygiène et bactériologie, Pérolles.
Genève.
Institut d'Hygiène, Quai Ecole-Médecine.
Lausanne.
Institut d'Hygiène et bactériologie, 15 r. C.-Roux.
Luzern.
Pathologisch-bakteriologisches Institut am Kantonspital.
Neuchâtel.
Laboratoire de bactériologie, 5 r. J-de-Hochberg.
St. Gallen.
Bakteriologisches Institut des Kantons St. Gallen, 5 Frohbergstraße
Zürich.
Hygienisches Institut, 32 Gloriastraße.
Bern.
Hygienisch-bakteriologisches Institut der Universität Bern, 51 Friedbühlstraße.

Versandgefäße für Untersuchungsmaterial werden in Apotheken bereitgehalten und gegen ärztliche Bescheinigung kostenlos abgegeben. Ihre Beförderung erfolgt durch die Post. Sie werden frankiert von den Untersuchungsämtern verteilt. Für die verschiedenen Untersuchungsmaterialien werden meist verschiedene Gefäße oder Pakkungen verwendet: Röhrchen für Stuhl und Urin, Röhrchen oder Venülen für Wassermann, Capillaren, kleine Röhrchen oder Venülen für die Gruber-Widalsche Reaktion, Röhrchen mit Tupfer für Rachenabstriche, Röhrchen ohne Tupfer für Sputum, Lumbalpunktat, Eiter, Sekrete, Spezialröhrchen wie solche mit Galle oder Gallenvenülen für Blut bei Typhusverdacht, Liquoidvenülen zur Züchtung anderer Keime aus dem Blut usw. Den Packungen liegen Fragebogen bei, die vom Arzt sorgfältig auszufüllen sind; ungenügende Angaben erschweren den Untersuchungsämtern die Arbeit und machen oft eine zweckmäßige Bearbeitung des Materials unmöglich. Die Beförderung des vorschriftsmäßig entnommenen Materials hat auf dem raschesten Wege zu erfolgen.

Die *Gebühren der Medizinaluntersuchungsämter* sind gesetzlich festgelegt.

Bakteriologische und serologische Untersuchungen zur Feststellung von Infektionskrankheiten werden von den Medizinaluntersuchungsämtern mit Ausnahme der Wa.R. unentgeltlich ausgeführt, wenn sie von staatlichen Behörden, beamteten oder beauftragten Ärzten des zuständigen Bezirkes veranlaßt sind. Auch das von allen anderen Ärzten des zuständigen Bezirkes eines Medizinaluntersuchungsamtes eingesandte Material wird gebührenfrei untersucht, wenn die Untersuchung im Interesse der Seuchenbekämpfung liegt bzw. zur Feststellung übertragbarer Krankheiten dient. Die Medizinaluntersuchungsämter erhalten hierfür vereinbarungsgemäß eine Pauschalgebühr.

Im übrigen gilt zur Zeit noch folgenderRunderlaß, der nachstehend im Auszug wiedergegeben wird. Eine Neufestsetzung der Gebühren steht jedoch bevor.

Gebühren der Medizinaluntersuchungsanstalten.
Runderlaß des Reichs- und Preußischen Ministers des Innern vom 18.4.1935.
(RMBliV. Sp. 632.)

Auszug.
A. Allgemeine Bestimmungen.

(2) Die nachstehenden Gebühren gelten für die serologische und bakteriologische Untersuchung des vom Menschen stammenden Untersuchungsmaterials, von Lebens- und Genußmitteln, Gebrauchsgegenständen, Wässern und Abwässern. Sie sind, soweit nicht ein Mindest- und Höchstsatz vorgesehen ist, *Mindestgebührensätze, die nicht unterboten werden dürfen.* Ihre Verminderung durch Pauschalabkommen oder sonstige Verträge ist nicht erlaubt. Ausgenommen hiervon sind die Pauschalabkommen mit den Gemeinden oder Gemeindeverbänden im Interesse der Seuchenbekämpfung.

(3) Die Gebühren schließen die Vergütung für die bei der Untersuchung verbrauchten Stoffe und benutzten Apparate, sowie für eine kurze schriftliche Nachricht über das Befundergebnis in sich.

(4) Für die Untersuchungen, die in der Gebührenordnung nicht vorgesehen sind, werden Gebühren in Anpassung an die Sätze für ähnliche Leistungen erhoben.

(5) Grundsätzlich sind die Gebühren von dem Antragsteller (Arzt) zu erheben, wenn nicht von diesem Unterlagen (Krankenkassenscheine, Genehmigungserteilungen usw.) vorgelegt werden, die eindeutig erkennen lassen, daß die Verpflichtung zur Gebührenentrichtung von anderer Seite übernommen ist.

(6) Auf Gutachten findet die Verordnung über die Gebührenerhebung der Gesundheitsämter vom 28. 3. 1935 Anwendung. Untersuchungen, die dazu erforderlich sind, unterliegen den vorgesehenen Gebühren.

Gebührensätze.
(In der Originalausgabe sind die Preise in RM angegeben.)

I. Serologische Untersuchungen.
a) Prüfung der agglutinierenden Wirkung der Sera . . . 3,— DM
b) Prüfung der präzipitierenden Wirkung der Sera . . . 20,— „
c) Prüfung der Komplementbindung (einschl. der Wa.R.)
   1. für Blutuntersuchung (nach WASSERMANN einschl.
     zweier Flockungsreaktionen)

    a) in den Fällen, in denen die Zahlung aus Reichs- oder
Staatsfonds, aus Mitteln einer milden Stiftung oder
einer Krankenkasse (§ 225 RVO.) — d. s. Orts-,
Land-, Betriebs-, Innungs-Krankenkassen, Knapp-
schaftliche Krankenkasse (§ 495 RVO.), Ersatz-
Krankenkasse (§ 503 RVO.) oder aus Mitteln der
Träger der Unfall- oder Angestelltenversicherung zu
leisten ist; ferner, wenn der Zahlungspflichtige nachweislich unbemittelt ist, oder Armenverbände, ge-
meinnützige Beratungs- oder Fürsorgestellen für
Geschlechtskranke, Dienststellen der Reichsverwal-
tungen, Polizei oder der Verwaltungen von Gefäng-
nissen, Erziehungs-, Fürsorge-, Heil- und Pflegeanstalten, Privatkrankenkassen, private Kranken-
und Unterstützungsvereine zahlungspflichtig sind   2,70 DM

    b) in allen übrigen Fällen . . . .   6—15,—   „

  2. für die Untersuchung von Rückenmarkflüssigkeit (nach
Wassermann einschl. zweier Flockungs- oder einer
Flockungs- und einer kolloidalen Reaktion)

    a) in den Fällen der Ziff. Ic 1a)   2,70   „·

    b) in allen übrigen Fällen . . . .   6,—   „

d) Anstellung der Syphilisreaktion nach Sachs-Georgi,
Meinicke, Kahn und anderer Flockungs- und Trübungs-
reaktionen,

  1. als Ergänzung der Wa.R.: 2 Untersuchungen werden in
jedem Fall kostenlos ausgeführt (s. Ziff. c 1),

  2. ohne Wa.R. (nur als Reihenuntersuchung zulässig) für
eine oder zwei Flockungsreaktionen . . . .   1,—   „

e) 1. wird bei den Untersuchungen zu c 2 statt einer Flok-
kungsreaktion eine kolloidale Reaktion (Goldsol-, Ma-
stix-, Siliquid-Reaktion) ausgeführt, so wird diese nicht
berechnet,

  2. werden dagegen kolloidale Reaktionen von dem Ein-
sender beantragt, so erhöhen sich vorstehende Sätze für
jede dieser Reaktionen um . . . .   1,—   „

f) wird die Ausführung kolloidaler Reaktionen *allein* beantragt (z. B. in Fällen, in denen Verdacht auf Syphilis nicht
vorliegt), so ist für je eine Reaktion

    a) in den Fällen der Ziff. I c 1 a   1,50   „

    b) in allen übrigen Fällen . . . .   3,—   „

zu fordern,

g) Aschheim-Zondecksche Schwangerschaftsreaktion . . . .   9,—   „

h) Abderhaldensche Reaktion . . . .   15,—   „

i) Blutgruppenreaktion

  1. für Einzeluntersuchungen

    a) ohne M- und N-Bestimmung . . . .   8,—   „

    b) mit M- und N-Bestimmung . . . .   15,—   „

  2. für zusätzliche Absorptionsuntersuchungen in den
Fällen, in denen ohne sie ein einwandfreies Resultat
nicht erzielt werden kann, weitere . . . .   12,—   „

  3. für Reihenuntersuchungen je Untersuchung . . . .   1,—   „

II. Bakteriologische Untersuchungen.

a) Nur mikroskopische Untersuchungen auf Krankheitserreger . . . . 3,— DM
b) Mikroskopische Untersuchungen auf Syphilis-Spirochäten
und Gonokokken
   1. für alle Fälle unter I c Ziff. 1a . . . . 1,50 „
   2. in allen übrigen Fällen . . . . 3,— „
c) Kulturelle Untersuchungen einschl. der erforderlichen
mikroskopischen Agglutinations- und sonstigen Prüfungen 6,— „
d) Mikroskopische Untersuchungen von Schnittpräparaten
auf Krankheitserreger, bösartige Gewebselemente usw. je
nach der Schwierigkeit der Untersuchung . . . . 6—15,— „

III. Bakteriologische Untersuchungen von Wässern und Abwässern.

Je nach Schwierigkeit der Untersuchung . . . . . . 5—20,— DM

IV. Bakteriologische Untersuchungen von Lebensmitteln.

a) Bestimmung des Keimgehaltes von Milch und Fleisch 6,— DM
b) Untersuchung von Lebensmitteln (Milch, Fleisch, Konserven, Gemüsen, Früchten usw.) auf krankheitserregende
Bakterien und ihre Gifte, je nach der Schwierigkeit der
Untersuchung. 9—20,— „

V. Untersuchungen von Bedarfsgegenständen auf krankheitserregende Bakterien.

Je nach Schwierigkeit der Untersuchung . . . . . . 15—25,— DM
Zu I. — V.

1. Sind Tierversuche erforderlich, so wird außer der Gebühr noch
ein den Kosten der Tiere und ihrer Haltung entsprechender Betrag erhoben.
2. Für die Untersuchungen, die einen über das gewöhnliche Maß hinaus-
gehenden Arbeits- und Kostenaufwand erfordern, wird — außerhalb des
Rahmens der vorstehenden Gebührensätze — eine dem erhöhten Aufwand
entsprechende besondere Gebühr berechnet.

Impfstoffe.

Die Impfstoffe bestehen aus einer Aufschwemmung abgeschwächter
oder abgetöteter Keime. Die Anzahl der Keime je Kubikzentimeter,
Dosierung und Art der Anwendung sind auf den Packungen meist
angegeben. Allen Impfstoffen sind Konservierungsmittel zugesetzt
(Phenol, Kresol, Chinosol, Yatren, Formaldehyd, bei Pockenlymphe
Glycerin). Die Haltbarkeit der Impfstoffe ist verschieden. Einzelheiten über Herstellung und Verwendung müssen der Spezialliteratur
entnommen werden. Es folgt hier eine Aufstellung der gebräuchlichsten Impfstoffe.

Pockenlymphe. Die Lymphe wird in staatlichen Lymphgewin-
nungsanstalten oder in privaten Betrieben hergestellt. Nach bakteriologischer Kontrolle wird sie zur Konservierung und zur Abtötung
von Saprophyten mit Glycerin versetzt. Nach einiger Zeit wird die
Lymphe nochmals bakteriologisch geprüft und am Kaninchen aus-
gewertet. Die fertige Glycerinlymphe muß beim Kaninchen bei

intracutaner Injektion noch in einer Verdünnung von 1:20000 (0,1 cm³) deutliche Pockenreaktion geben. Sie unterliegt staatlicher Kontrolle. Im Handel sind Packungen für 1—100 Impfungen. Die Lymphe ist nicht unbegrenzt haltbar und soll jedesmal frisch bezogen werden. Angebrochene Packungen dürfen nicht zur späteren Benutzung aufbewahrt werden, sondern sind zu verwerfen. — *Anwendung:* Lymphe einstreichen in Scarifikationen, die nicht bluten sollen. Besonders zur Verwendung in den Tropen wird eine *Trockenlymphe* hergestellt.

Tuberkuline werden fast nur noch diagnostisch verwendet. Im Handel sind zahlreiche Tuberkuline, z. B. Tuberculinum Koch (Alt-Tuberkulin), Tuberculin A. F. (Kochs albumosenfreies Tuberkulin), Kochs Tuberkelbacillen-Emulsion (Neu-Tuberkulin), Bovo-Tuberkulin zur Untersuchung der Milchkühe auf Tuberkulose. Unverdünntes Tuberkulin ist praktisch unbegrenzt, verdünntes nur kurze Zeit haltbar. Tuberkulinlösungen werden daher zweckmäßig stets frisch zubereitet. Die Tuberkulinprobe beruht auf der Tatsache, daß ein mit Tuberkelbacillen infizierter Körper bei Zufuhr kleinster Menge von Tuberkulin charakteristisch reagiert, während bei einem nichtinfizierten Körper die Reaktion negativ ausfällt [Cutanmethode nach v. Pirquet, Subcutanmethode nach Koch, Intracutanmethode nach Mendel-Mantoux, Morosche Hautprobe (Einreiben einer Tuberkulinsalbe), percutane Pflasterprobe (Tuberkulinsalbe, auf einem Stück Heftpflaster aufgeklebt)]. Den einzelnen Präparaten liegen genaue Gebrauchsanweisungen bei.

Mallein, entsprechend dem Alttuberkulin aus Rotzbakterien gewonnen. Zur Rotzdiagnose beim Tier: Einpinseln in den Lidsack. Die positive Reaktion zeigt sich in einer eitrigen, triefenden Entzündung; nur 2% Versager.

Choleraimpfstoff. Meist 5000 Millionen schonend abgetöteter Keime je Kubikzentimeter unter Zusatz von 0,5% Phenol. Erstimpfung: 0,5 cm³, 1,0 cm³, 1,0 cm³ subcutan in mindestens 5tägigem Abstand. Wiederholungsimpfung: Nach 6—8 Monaten einmal 1,0 cm³.

Typhusimpfstoff. Meist 1000 Millionen Keime je Kubikzentimeter. Zusatz von 0,5% Phenol. Anwendung wie bei Cholera.

Typhus-Paratyphusimpfstoff (T.A.B.). 500 Millionen Typhuskeime und je 250 Millionen Paratyphus-A- und -B-Keime je Kubikzentimeter, abgetötet. Zusatz von 0,5% Phenol. Anwendung wie bei Cholera.

Tetravaccine (Typhus-Paratyphus-A- und -B- und Choleravaccine). 500 Millionen Typhus-, 250 Millionen Paratyphus-A-, 250 Millionen Paratyphus-B-, 1000 Millionen Cholerakeime, abgetötet. Zusatz von 0,5% Phenol. Dosierung wie bei Cholera.

Triple vaccin associé (Institut Pasteur, Paris), TAB-Impfstoff + Diphtherie- und Tetanus-Toxoid.

Typhoral. Typhus-Paratyphus-A-B-Impfstoff-Dragées. Anwendung: Morgens auf nüchternen Magen an 3 aufeinanderfolgenden Tagen je ein Dragée.

Cholperos zur oralen Schutzimpfung gegen Cholera. Anwendung:
Morgens nüchtern 3 Tage hintereinander je ein Dragée. Es ist zweck-
mäßig, nach dem Einnehmen noch 1—2 Std nüchtern zu bleiben.
Für Kinder gelten die gleichen Dosen.

Dysenterie-Mischimpfstoffe. Impfstoffe, die konzentriertes Shiga-
Formoltoxoid und abgetötete FLEXNER- sowie gewisse E-Ruhr-
Bakterien enthalten. Zusatz von 0,35 % Phenol. Dosierung zur aktiven
Schutzimpfung: 3 subcutane Injektionen (0,5, 1,0, 1,0 cm³) in Ab-
ständen von je 8—10 Tagen.

Dysperos zur oralen Schutzimpfung gegen Bakterien-Ruhr. Anwendung: Je 1 Dragée an 3 aufeinanderfolgenden Tagen morgens
nüchtern. Für Kinder die gleichen Dosen. Es ist vorteilhaft, 1—2 Std
nach der Einnahme keine Nahrung zu sich zu nehmen.

Fleckfieber-Impfstoffe. Aufschwemmung der abgetöteten Erreger
des europäischen Fleckfiebers, der Rickettsia prowazeki, in physiologischer NaCl-Lösung mit 0,5 % Phenol. Staatlich geprüft. Hergestellt
aus Därmen infizierter Läuse, aus Hühnereikulturen, aus Lungen
infizierter Mäuse oder Kaninchen zur Prophylaxe. Dosierung: Je nach
Herstellungsweise etwas verschieden. Läuseimpfstoff: Je 1,0 cm³ der
Stärken I, II und III subcutan in Abständen von je 5—7 Tagen.
Hühnereiimpfstoff: 0,5 cm³; 1,0 cm³; 1,0 cm³ in gleicher Weise.

Gonokokkenvaccine zur diagnostischen und therapeutischen Anwendung mit wechselndem Keimgehalt. Zur Therapie auch in 3 %iger
Yatrenlösung, z. B. Mono-Yatren mit 50—400 Millionen Gonokokken
je Ampulle. Intramuskulär bzw. intravenös in Abständen von 3 bis
4 Tagen. Gonoyatren „extrastark" zur maximalen Fiebertherapie der
Gonorrhoe mit 500 Millionen Keimen je Kubikzentimeter.

Grippe-Virus-Impfstoff. In befruchteten Hühnereiern gezüchtetes,
an Aluminiumhydroxyd adsorbiertes Grippevirus verschiedener
Stämme der einzelnen Typen, mit 0,5 % Phenol und 0,45 % Formol,
zur Schutzimpfung gegen die epidemische Virusgrippe. Subcutan
3mal 0,5 cm³ in Abständen von 5—7 Tagen.

Diphtherie-Formol-Toxoid. Zur Toxoidtherapie der Diphtherie.
Zur Behandlung und Vorbeugung diphtherischer Lähmungen. Gereinigtes Diphtherie-Formol-Toxoid in isotonischer Lösung. Nach
üblicher Diphtherie-Serumgabe i.v. 10 Tage lang 1 cm³, eventuell
auch mehr. — Intralumbal nach Ablassen von 10 cm³ Liquor ein-
malig 0,25 cm³ Diphtherie-Formol-Toxoid verdünnt mit 5 cm³ Liquor.

Diphtherie-Impfstoff Al.F. T. An Aluminiumhydroxyd adsorbiertes
gereinigtes Diphtherie-Formol-Toxoid. Zur aktiven Immunisierung
gegen Diphtherie. Staatlich geprüft. Anwendung nach der deutschen
Vorschrift: Kleinkinder bis zu 6 Jahren 0,5 cm³; Schulkinder bis zu
12 Jahren 0,3 cm³; ältere Kinder und Erwachsene bis 30 Jahre 0,2 cm³,
ältere Erwachsene 0,1 cm³. Staatlich wird eine 2. Impfung mit
gleichen Dosen nach frühestens 4, spätestens 6 Wochen verlangt. Bei
ungünstiger Ernährungslage usw. ist 3. Impfung mit gleichen Dosen
und im gleichen Abstand empfehlenswert. Wiederholungsimpfung:
Nach 2—3 Jahren einmalige Injektion der normalen Dosis.

Diphtherie-Scharlach-Impfstoff. Mischung von Diphtherie-Impfstoff Al. F. T. und Scharlach-Adsorbat-Impfstoff. Staatlich geprüft. Zur Schutzimpfung gegen Diphtherie und Scharlach. „Diphtherie-Scharlach-Impfstoff für Kinder." 1 cm³ besteht aus 0,5 cm³ Diphtherie-Impfstoff Al. F. T. und 0,5 cm³ eines Scharlach-Adsorbat-Impfstoffes von besonders hohem Antigengehalt. Dosierung: Subcutan mindestens 2mal, möglichst 3mal in Abständen . von 4 bis 6 Wochen: Kleinkinder bis zum 6. Lebensjahr 1,0 cm³; Schulkinder bis zum 12. Lebensjahr 0,6 cm³; ältere Schulkinder bis zum 16. Lebensjahr 0,4 cm³. Diphtherie-Scharlach-Impfstoff für Erwachsene: 1 cm³ besteht aus 0,1 cm³ Diphtherie-Impfstoff Al. F. T. und 0,9 cm³ des Scharlach-Adsorbat-Impfstoffes. Dosierung: Subcutan 3mal im Abstand von 4—6 Wochen je 1 cm³.

Pestimpfstoffe. Zur aktiven Schutzimpfung mit abgetöteten oder lebenden, avirulenten Pestbakterien. 1. Impfstoffe vorwiegend aus der Schleimsubstanz der Pestbakterien unter Zusatz von 0,5 % Phenol. Anwendung: 2 subcutane Injektionen von je 0,5 cm³ im Abstand von 8—10 Tagen. 2. Aus lebenden avirulenten Pestbakterien hergestellter Impfstoff, wie ihn L. Otten auf Java (Stamm „Tijwidej") und Girard auf Madagaskar (Stamm „EV") verwendeten. Diese Impfstoffe sind wirksamer als die aus abgetöteten Bakterien hergestellten.

Scharlach-Adsorbat-Impfstoff. Durch Formaldehyd teilweise entgiftetes, gereinigtes, keimfreies Kulturfiltrat von Scharlach-Streptokokken mit hohem Antigengehalt. Zur Schutzimpfung gegen Scharlach: Subcutan 3mal 1 cm³ in Abständen von 2—4 Wochen.

Tetanus-Adsorbat-Impfstoff. An Aluminiumhydroxyd adsorbiertes, gereinigtes und konzentriertes Tetanus-Formoltoxoid. Staatlich geprüft. Zur aktiven Immunisierung gegen Tetanus 2 Injektionen zu 1 cm³ im Abstand von 8—12 Wochen, eventuell 3. Injektion nach 1 Jahr.

Tollwutimpfstoffe. In Deutschland werden zur Zeit 2 Impfstoffe mit abgetötetem Virus fixe verwendet:

1. Impfstoff nach Semple: Hergestellt aus dem Gehirn subdural mit dem Virus-fixe-Stamm Breslau infizierter Kaninchen, mit 0,5 % Phenol versetzt. Das Virus fixe ist im fertigen Impfstoff praktisch abgetötet. Dosierung (Robert-Koch-Institut Berlin): 14 Tage lang je eine subcutane Injektion. Gesamtdosis an Passagegehirn 700 mg. In besonders bedenklichen Fällen, insbesondere bei Bißverletzungen im Gesicht: 20 Behandlungstage, Gesamtdosis an Passagegehirn 1300 mg. Für Kinder bis zu 2 Jahren ist ein Schema mit schwächeren Dosen vorgesehen.

2. Impfstoff nach Hempt: Bei diesem Impfstoff ist die Lipoidsubstanz des Gehirnmaterials zum Teil durch Ätherextraktion entfernt. Der fertige Impfstoff enthält 1 % Phenol und etwa 7,14 % Gehirn. Das Virus fixe ist auch hier praktisch abgetötet. Dosierung: Tagesdosis 5,0 cm³ Impfstoff, Gesamtdosis 25,0—30,0 cm³ (mit insgesamt 1785—2142 mg Passagegehirnmaterial). Behandlungsdauer nur 5—6 Tage, je nach Bedenklichkeit des Falles. In allen Fällen, in denen tatsächlich mit der Möglichkeit einer Tollwutinfektion zu rechnen ist, muß außerdem nach 30 Tagen noch eine zusätzliche 6. bzw. 7. Injektion von 5,0 cm³ verabfolgt werden.

Andere Tollwutimpfstoffe. 3. Impfstoff nach HÖGYES: Sehr wirksam, aber wegen Verwendung von lebendem, vollvirulentem Virus fixe nicht unbedenklich. Mehrere tödliche Impfschäden.

4. Impfstoff nach FERMI: Vorgänger des Impfstoffes nach SEMPLE. 5 %ige Emulsion von Passagegehirn in physiologischer NaCl-Lösung mit 1 % Phenol. Dosierung: Täglich 5,0—6,0 cm³, im allgemeinen 21 Tage lang. Bei genügend langer Lagerung praktisch abgetötet, enthält aber vermutlich doch mehr Reste von noch lebendem Virus fixe als der Impfstoff nach SEMPLE; denn das Phenol wirkt hier bei Kühlschrank- bzw. Zimmertemperatur, beim Impfstoff nach SEMPLE bei + 37° C auf das Virus fixe ein.

5. Impfstoff nach PUNTONI: Modifikation des Verfahrens nach FERMI, die die Nachteile dieses Impfstoffes zu beseitigen versucht.

Die Verfahren nach FERMI und PUNTONI werden in Italien angewendet.

6. Impfstoff nach BABES: Abschwächung des Virus fixe durch stufenweise Erwärmung auf 55—80° C. Auch von dieser Methode gibt es zahlreiche Modifikationen.

Keuchhustenvaccine. Hergestellt aus einer Reihe optimal wirksamer Keuchhustenstämme (Hemophilus pertussis) verschiedener Herkunft. Anwendung: Prophylaktisch und therapeutisch (schon bei den ersten Anzeichen katarrhalischer Erscheinungen) i.m. Dosierung: Nach den den Packungen beigegebenen Gebrauchsanweisungen.

Staphylokokken- und Streptokokkenvaccinen. Dosierung: Nach Keimgehalt und Art der Erkrankung bzw. Reaktion. Die Vaccinen werden auch in 3 %iger Yatrenlösung hergestellt. Vielfach werden Autovaccinen angefertigt. Auch Staphylokokken-Streptokokken-Mischvaccinen sind im Handel.

Adnexitisvaccine (Euflamin Behringwerke). Polyvalenter Antigenkomplex zur spezifisch-unspezifischen Behandlung entzündlicher Adnexerkrankungen. Auch zur ambulanten Behandlung. Dosierung nach Vorschrift.

Febris-undulans-Vaccine („Hoechst"). Zur Behandlung der Bang- und Melitensisinfektionen in 2 Stärken (50 bzw. 1000 Millionen Keime je Kubikzentimeter). Dosierung nach Vorschrift.

Diphtheriegift zur SCHICK-*Probe und zum Kontrolltest.* Getrocknetes Diphtherietoxin zur Anstellung der Diphtherie-Hautreaktionen: 0,2 cm³ des gelösten Präparates intracutan.

Scharlach-Streptokokkentoxin. Zur Anstellung der Dickprobe auf Scharlachempfänglichkeit. 0,1 cm³ der Verdünnung 1:10 streng intracutan. Dazu Kontrolltest (erhitztes Scharlach-Streptokokkentoxin).

Schutz- und Heilsera.

Sera können prophylaktisch zur Erzielung einer passiven Immunität bei drohender Infektion (Schutzserum) und therapeutisch bei bestehender Erkrankung zur Unterstützung der Heilungsvorgänge (Heilserum) angewandt werden. Sie werden durch Behandlung von Tieren mit den Bakterientoxinen oder mit den Keimen in Form einer experimentellen Infektion gewonnen.

Je nach ihrer Herstellung und ihrer Wirkungsweise bezeichnet man die Sera als vorwiegend antitoxisch oder antibakteriell (antiinfektiös) bzw. bactericid. Antitoxische Sera binden die Toxine im Organismus, begünstigen dessen Abwehrkräfte, bactericide Sera wirken unmittelbar auf die Erreger. Diese beiden Wirkungen sind oft kombiniert.

Die wichtigsten der im Handel befindlichen Schutz- und Heilsera werden staatlich geprüft und kontrolliert auf Unschädlichkeit, Wirkungswert, bakterielle Verunreinigungen, Konservierungsmittel (in Deutschland vorgeschrieben 0,5 % Phenol), Eiweißgehalt (Höchstgrenze 12 %). Der Wirkungswert der antitoxischen Sera wird bezeichnet mit AE. (Antitoxineinheit). Der Antitoxingehalt wird mit Standardantitoxinen verglichen. Die Prüfung geschieht durch Toxin-Antitoxinreaktion im Reagensglas und besonders durch Tierversuche. Auch die Wirksamkeit der antibakteriellen Sera erfolgt durch Vergleich mit einem entsprechenden Standardserum im Reagensglas- oder Tierversuch. Für die einzelnen Arten der prüfungspflichtigen Sera ist eine staatliche Gewährsdauer (z. B. bei Diphtherieserum 3 Jahre) festgesetzt, nach deren Ablauf die betreffende Operations-Nummer aus dem Verkehr gezogen wird.

Diphtherie-Heilserum.

Antitoxisches Serum mit 0,5 % Phenol vom Pferd, Hammel oder Rind, staatlich geprüft. Bei Überempfindlichkeit gegen Pferdeserum sind Sera von Hammel oder Rind zu verwenden. Die Sera werden sowohl nativ gereinigt — eiweißarm — mit maximal 5 % Eiweiß, gereinigt und konzentriert, als auch als Fermosera hergestellt. — Prophylaktisch: 50—100 AE i.m. je Kilogramm Körpergewicht. — Therapeutisch: 500 AE je Kilogramm Körpergewicht i.m. oder i.v., so frühzeitig wie möglich.

Tetanusheilserum.

Antitoxisches Serum vom Pferd, Rind oder Schaf mit 0,5 % Phenol, staatlich geprüft. — Prophylaktisch: Subcutan oder i.m. 3000 AE. — Therapeutisch: Mindestens 60000 AE i.m. und i.v. Bei ausgeprägtem Tetanus höchste Dosen intralumbal und intraventrikulär nach Ablassen entsprechender Liquormengen, eventuell mehrmals. Dazu Avertin-Dauernarkose! Die Sera werden 600—4000fach, gereinigt und konzentriert geliefert.

Dysenterieserum.

a) Polyvalentes, antitoxisches und antiinfektiöses Pferdeserum zur Behandlung der Bakterienruhr mit 0,5 % Phenol. Staatlich geprüft. Dosierung: Je nach Schwere der Erkrankung 4000—10000 AE i.m., eventuell $^1/_3$ i.v., $^2/_3$ i.m. und mehrere Tage hintereinander. b) Monovalentes, antitoxisches Pferdeserum gegen Shigella dysenteriae mit 0,5% Phenol. Staatlich geprüft, zur Therapie der Shiga-Kruse-Bakterienruhr. — Dosierung: 10000 AE i.m., bei schwerer Erkrankung 10000 AE i.v., bei Bedarf wiederholen. — Das polyvalente Serum wird 200—400fach, das monovalente 1000fach geliefert.

Scharlachserum.

Antitoxisches und antiinfektiöses Pferdeserum, gewonnen durch Immunisierung mit toxinhaltiger Scharlach-Streptokokkenkultur. Klinisch geprüft. Mit 0,5 % Phenol. — Therapeutisch: Intramuskulär oder intravenös 10—30 cm³ des konzentrierten Serums (bzw. 25—75 % des nativen Serums für Kinder!), eventuell wiederholt. — Prophylaktisch: 5 cm³ des gereinigt konzentrierten Serums i.m.

Meningokokkenserum.

Antiinfektiöses und polyvalentes Pferdeserum. Staatlich geprüft. Bei Meningitis epidemica und Meningokokkensepsis. — Prophylaktisch: 10—20 cm³ i.m. — Therapeutisch: Intramuskulär, intralumbal oder intraventrikulär 20—40 cm³ mehrere Tage hindurch nach Ablassen entsprechender Liquormengen. Bei Sepsis i.m. und i.v.

Milzbrandserum (ad usum humanum).

Antiinfektiöses Rinderserum gegen Milzbrand mit 0,5 % Phenol. 20 cm³ i.m., in vorgeschrittenen Fällen 40—50 cm³ i.m., eventuell i.v., bei Sepsis hohe Dosen des konzentrierten Serums wiederholt i.v.

Botulismusserum.

Antitoxisches Pferdeserum gegen das Gift des Bacillus botulinus (Typen A und B); 0,5 % Phenol. Bei Vergiftung durch Fleisch-, Fisch-, Gemüsekonserven 50—100 i.m. oder i.v.

Choleraserum.

Serum vom Pferd. Zur Behandlung der Cholera frühzeitig 10 bis 50 cm³ i.m. oder i.v., möglichst in Infusion mit physiologischer NaCl-Lösung.

Coliserum.

Antitoxisches Serum vom Pferd und vom Rind. Therapie und Prophylaxe der Coli-Peritonitis. Bei perforierten Appendicitiden, Uterusperforationen usw. 25—100 cm³ teils i.m., teils i.v. Prophylaxe: 10—25 cm³.

Diphtherie-Streptokokkenserum.

Durch aufeinanderfolgende Immunisierung von Pferden mit Diphtherietoxin und Streptokokken gewonnenes antitoxisches und antiinfektiöses Serum. Staatlich geprüft. 0,5 % Phenol. Zur Behandlung von sog. Diphtherie-Streptokokken-Symbiosen, sowie solcher Scharlachfälle, die durch Hinzutritt von Diphtherie kompliziert werden. 400—500fach und 1000fach. Dosierung: i.m. oder i.v. 20 cm³ und mehr, eventuell wiederholt.

Erysipelserum.

Antitoxisch-antiinfektiöses konzentriertes Pferdeserum, gewonnen durch Immunisierung mit Erysipel-Streptokokken-Stämmen. Zur Behandlung des Erysipels. — Dosierung. Kinder: Leichte Fälle 10 cm³, schwere Fälle 20 cm³; Erwachsene: Leichte Fälle 20 cm³, schwere Fälle 40 cm³ i.m.

Gasödemserum.

Enthält: Antiperfringens- (Welch-Fränkel), Anti-vibrion septique- (Pasteur), Antioedematiens- (Novy) und Antihistolyticus- (Weinberg)-Quoten. Antiperfringens- und Anti-vibrion septique- Quoten staatlich geprüft. a) Polyvalentes, antitoxisches Gasödemserum mit 0,5 % Phenol (auch gereinigt konzentriert). b) Monovalentes, antitoxisches Gasödemserum (Perfringens-Serum). Zur Behandlung und Prophylaxe des Gasbrandes und zur Prophylaxe bei Laparotomien usw. — Dosierung: *Intravenös* (subcutane und intramuskuläre Injektion möglichst vermeiden). — Prophylaktisch: 20 cm³ des einfachen oder 8 cm³ des gereinigt konzentrierten Serums. — Therapeutisch: 50—100 cm³ des gereinigt konzentrierten Serums, eventuell 2mal am Tage bis zur Gesamtmenge von 400 cm³ (große Gefahr wegen desPhenolgehaltes!). Zur Prophylaxe ist sowohl das konzentrierte polyvalente Gasödemserum als auch das Serum in normaler Stärke geeignet. Zur Therapie ist möglichst das konzentrierte Serum zu geben.

Peritonitisserum.

Perfringens-Quote staatlich geprüft. Antitoxisches Pferdeserum gegen B. Welch-Fränkel und gegen B. coli mit 0,5 % Phenol. Bei Peritonitis, je nach Schwere des Falles mindestens 40 cm³ in die geöffnete Bauchhöhle und 20—40 cm³ i.v. bzw. i.m.

Poliomyelitis-Rekonvaleszentenserum.

Von Menschen, die Poliomyelitis überstanden haben. Zur Therapie des präparalytischen Stadiums der Poliomyelitis. I.m. 20 cm³ so früh wie möglich, gegebenenfalls wiederholt. Bereits vorhandene Lähmungen werden nicht mehr beeinflußt.

Rotlaufserum (Ad usum humanum).

Antiinfektiöses Pferdeserum gegen Rotlaufinfektionen des Menschen. Mit 0,5 % Phenol. Staatlich geprüft. 100fach. 10 bis 20 cm³ i.m., eventuell wiederholt.

Schlangenserum (Behringwerke).

Antitoxisches Pferdeserum gegen die Gifte sämtlicher europäischer Vipern, der Levanteotter und der Bitis- und Cerastes-, nicht aber der Kobraarten. Mit 0,5 % Phenol; 10 cm³ i.m. in die Umgebung der Bißstelle. Bei bedrohlichen Allgemeinerscheinungen i.v. bis zu 40 cm³ und mehr.

Staphylokokkenserum.

Antitoxisches und antiinfektiöses Pferdeserum gegen Staphylokokkenerkrankungen mit 0,5 % Phenol. Zur Therapie schwerer Staphylokokkenerkrankungen intramuskulär und gleichzeitig intravenös. Je 2500 AE und mehr, eventuell wiederholt nach spätestens 24 Std 100fach.

Streptokokkenserum.

Polyvalentes, antitoxisches und antiinfektiöses Pferdeserum. Bei Streptokokkensepsis, Phlegmone usw. i.m. und i.v. Schutzdosis: 10—20 cm³. — Heildosis: 50 cm³, in schweren Fällen bis 250 cm³ zusammen mit 20 %iger Traubenzuckerlösung, eventuell mehrmals.

Tularämieserum.

Durch Immunisierung von Pferden mit B. tularense gewonnen. Zur Therapie der Tularämie, besonders frischer Fälle i.v. 30 cm³, eventuell wesentlich mehr je nach Schwere.

Leptospirensera.

Serum verschiedener Tiere (z. B. Kaninchen, Pferd) mit 0,5 % Phenol gegen Infektionen mit Leptospira ictero-haemorrhagiae. — Dosierung: In leichten Fällen 10—20 cm³ i.m., in schweren Fällen sofort 60 cm³ und weiterhin täglich 20—40 cm³ bis zur klinischen Besserung. Ähnliche Sera können auch zur Behandlung anderer Leptospirosen hergestellt werden.

Folgende Sera und Impfstoffe unterliegen zur Zeit in Deutschland einer staatlichen Prüfung:

Diphtherieserum, Tetanusserum, antitoxisches Ruhr (Shiga)-Serum, Gasödemserum (gegen B. perfringens und Vibrion septique oder Pararauschbrand), Meningokokkenserum, Schweinepestserum, Schweinerotlaufserum, Geflügelcholeraserum, Alt-Tuberkulin, Bovo-Tuberkulin, albuminfreies Tuberkulin, Diphtherie- und Tetanus-Impfstoffe (Formol-Toxoide).

Maßgebend für die Herstellung und für die Kontrolle der Impfstoffe und Sera sind in Deutschland die „Vorschriften über Impfstoffe und Sera" vom 15. Juli 1929, herausgegeben vom Preußischen Ministerium für Volkswohlfahrt.

Serumkrankheit.

Die Möglichkeit des Auftretens einer Serumkrankheit ist keine Kontraindikation für eine Serumbehandlung. Selbst schwere Serumkrankheiten klingen meist rasch ohne Folgen ab.

Vor einer Serumbehandlung ist sicherzustellen, ob der Patient früher schon Serum eingespritzt erhielt oder an Idiosynkrasien, Asthma, Urticaria leidet. Eventuell Feststellung der Empfindlichkeit mit einer Intracutanprobe (Serum: NaCl = 1:10). Bei Überempfindlichkeit keine intravenöse Injektion.

Die Serumkrankheit läßt sich im allgemeinen dadurch vermeiden, daß man bei wiederholter Serumbehandlung die Sera verschiedener Tiere verwendet. Daher wird in Deutschland Diphtherie- und Tetanusserum nicht nur vom Pferde, sondern auch vom Hammel und Rind in den Handel gebracht. Weiterhin wird vielfach versucht, das Serum von allem Ballasteiweiß zu reinigen. Dies geschieht einerseits durch Ammonsulfatfällung, andererseits durch nachträgliche Verdauung (Fermoserum). (Fortsetzung s. S. 570 im Anschluß an Tab. 4.)

Tabelle 2. *Infektionskrankheiten in Deutschland.*
Erkrankungshäufigkeit auf je 10 000 der Bevölkerung in den Jahren 1924—1943.
(Bezogen auf die Zivilbevölkerung.)

	Fleck-fieber	Pocken	Rück-fall-fieber	Diph-therie	Menin-gitis	Schar-lach	Spinale Kinder-lähmung	Typhus	Ruhr	Tollwut	Milz-brand	Rotz	Trichi-nose	Kind-bett-fieber	Tra-chom
	2	3	4	7	8	12	13	16	17	19	20	21	22	23	24
1924	—	—	—	6,18	0,12	5,45	0,08	2,33	0,94	0,01	0,02	—	—	1,12	0,29
1925	0,0005	0,004	0,001	5,9	0,12	6,5	0,063	2,0	0,75	0,002	0,028	—	0,001	1,12	0,5
1926	0,0005	0,001	0,0002	4,8	0,12	8,9	0,25	1,8	0,69	0,001	0,017	—	0,002	1,08	0,3
1927	0,001	0,001	0,0002	5,4	0,13	14,5	0,45	1,2	0,50	—	0,033	—	0,002	1,03	0,3
1928	—	<	<	7,4	0,13	19,2	0,16	1,1	0,53	<	0,040	<	—	1,13	0,34
1929	<	<	—	7,9	0,15	15,0	0,18	1,0	0,54	<	0,029	—	0,0008	1,01	0,24
1930	—	<	0,0003	11,0	0,10	11,0	0,21	0,76	0,38	—	0,023	0,0003	0,02	1,06	0,22
1931	<	—	0,0002	8,9	0,089	7,4	0,25	0,66	0,41	—	0,018	—	—	1,1	0,15
1932	<	<	—	10,1	0,076	8,6	0,60	0,71	0,78	—	0,013	—	<	1,0	0,16
1933	<	—	—	11,7	0,093	12,1	0,20	0,52	0,41	<	0,013	<	<	0,89	0,13
1934	<	—	—	17,9	0,17	17,3	0,27	0,56	0,53	—	0,010	—	0,007	1,2	0,11
1935	<	<	—	20,0	0,20	16,8	0,32	0,48	0,51	<	0,013	—	0,002	1,2	0,094
1936	—	—	<	22,0	0,20	18,5	0,33	0,44	0,75	—	0,011	—	—	1,2	0,084
1937	<	—	—	21,7	0,24	17,2	0,40	0,45	1,7	—	0,012	—	<	1,0	0,10
1938	—	—	—	21,8	0,26	16,6	0,78	0,43	0,79	0,002	0,012	—	0,003	0,88	0,074
1939	<	—	<	20,6	0,74	18,5	0,53	0,39	0,91	<	0,007	—	<	0,82	0,092
1940	0,003	—	—	19,6	0,80	19,2	0,21	0,61	1,8	0,008	0,007	—	0,004	0,78	0,41
1941	0,078	—	—	24,1	0,50	34,3	0,57	0,52	1,2	0,002	0,003	—	0,010	1,02	0,39
1942				31,2	0,047	44,6	0,44	1,8	1,7	—	0,004	—	—	0,81	0,95
1943				32,6	0,063	42,9	0,33	2,1	0,82	—	0,003	—	—	0,72	0,69

< = unter 0,001.

Tabelle 3. *Infektionskrankheiten in Deutschland.*

Letalität: Auf je 100 gemeldete Erkrankungen trafen in den Jahren 1925—1943 sanitätspolizeilich gemeldete Sterbefälle (bezogen auf die Zivilbevölkerung).

	Fleck-fieber	Pocken	Rück-fall-fieber	Diph-therie	Menin-gitis	Schar-lach	Spinale Kinder-lähmung	Typhus	Ruhr	Tollwut	Milz-brand	Rotz	Trichi-nose	Kind-bett-fieber	Tra-chom
	2	3	4	7	8	12	13	16	17	19	20	21	22	23	24
1925	67	38	—	5	51	1	21	11	8	100	20	—	—	24	—
1926	—	—	—	5	48	1	12	10	7	100	12	—	—	24	—
1927	—	25	—	6	54	1	12	11	7	—	10	—	—	24	—
1928	—	—	—	6	53	1	14	12	7	100	9	—	—	27	—
1929	100	—	—	6	45	1	11	9	6	100	11	—	—	28	—
1930	—	—	—	6	47	1	9	9	5	—	8	50	12	26	—
1931	—	—	—	6	53	1	11	11	5	—	9		50	23	—
1932	—	—	—	5	54	1	9	12	3	—	12			22	—
1933	—	—	—	5	54	1	12	12	5	100	14			24	—
1934	—	—	—	5	41	1	10	12	5		14			23	—
1935	—	—	—	5	48	1	9	11	4		11			21	—
1936	—	—	—	4	54	1	10	11	3		18			23	—
1937	—	—	—	4	52	1	12	10	2		8			22	—
1938	—	—	—	4	48	1	10	12	3		12			20	—
1939	—	—	—	4	39	1	9	13	4		12			23	—
1940	—	—	—	5	30	1	12	11	4		29			23	—
1941	—	—	—	5	28	1	11	10	5		17			25	—
1942				5,3	34	1	10	10	12		6			25	—
1943				5,3	32	1	11	10	10		18			22	—

Tabelle 4. *Die Häufigkeit der Todesfälle an Infektionskrankheiten in* (absolute Zahlen, bezogen

	1924	1925	1926	1927	1928
Kindbettfieber	3 628	3 343	3 125	3 126	3 407
Scharlach	750	860	964	1 336	1 605
Masern	1 622	6 858	3 926	3 670	2 554
Diphtherie und Krupp	3 624	2 799	2 189	2 612	3 423
Keuchhusten	5 321	6 299	5 884	4 202	3 566
Typhus	1 891	1 697	1 514	1 054	1 100
Tollwut	18	11	7	—	2
Milzbrand	23	32	16	20	21
Rotz	1	1	—	—	—
Trichinose	1	—	5	1	—
Rose	1 485	1 634	1 661	1 774	2 402
Andere Wundinfektion	6 699	6 711	6 604	6 601	6 991
Tuberkulose	74 484	66 505	61 408	59 037	55 672
Lungenentzündung	55 863	58 283	55 548	60 414	59 438
Influenza	14 591	13 954	16 194	29 269	12 372
Pocken	6	9	—	3	—
Fleckfieber	1	5	1	—	—
Ruhr	684	423	328	210	244
Genickstarre	458	448	417	474	451
Venerische Krankheiten	2 311	2 327	2 158	2 208	2 275
Aktinomykose	35	42	29	36	42
Lepra	1	—	—	—	—
Asiatische Cholera	—	—	—	—	—
Malaria	60	67	46	42	35
Pest	—	—	—	—	—
Rückfallfieber	—	1	—	—	1
Varicellen	41	76	65	71	63
Mumps	9	17	34	20	24
Spinale Kinderlähmung	103	88	205	363	150

[1] Einschließlich Paratyphus bei Preußen, Thüringen und Mecklenburg-
[2] Nachmeldung aus dem Jahr 1919 (deutscher Heeresangehöriger in

Nach Injektion von Serum kann es zu folgenden Krankheitserscheinungen kommen (Einteilung nach v. Pirquet und Schick):

I. Primärer Serumschock:

Unmittelbar nach der 1. Injektion artfremden Serums Schock, Kreislaufschwäche, unter Umständen Tod. Hierbei handelt es sich um eine angeborene oder erworbene Überempfindlichkeit gegen das artfremde Eiweiß; sehr selten.

Behandlung: Adrenalin.

II. Serumkrankheit:

1. 8—10 Tage nach der Erstinjektion bei 6—10 % der Menschen infolge einer Reaktion der in dieser Zeit gebildeten Antikörper mit noch vorhandenen Antigenresten.

2. Sofortige Reaktion bei wiederholter Einspritzung innerhalb von 3—8 Wochen nach der Erstinjektion. Es handelt sich um eine

Deutschland in den Jahren 1924—1938 nach der Todesursachenstatistik auf die Gesamtbevölkerung).

1929	1930	1931	1932	1933	1934	1935	1936	1937	1938
3348	3096	2508	2491	2409	2657	2511	2358	1808	1514
1430	990	625	570	832	1171	1224	1313	1122	1048
2858	2979	1281	1525	1522	1477	1701	1843	1342	1497
4557	5642	4126	3992	4837	6372	7613	7372	6523	6598
3454	3603	2301	2522	2253	2623	1820	3126	2627	2591
1004	797[1]	641[1]	640	472	506	451	390	364	387
1	—	1	—	2	1	—	1	—	—
16	10	10	13	10	11	8	14	10	12
—	—	—	—	—	—	—	—	—	—
—	12	1							
2817	2819	1987	1671	1630	1095	2369	2264	1748	1591
7518	7159	6324							
55544	50646	50863	48688	47676	47179	48679	47507	46922	36476
69986	52895	52331	45735	51829	50201	59975	59368	57077	57643
36762	7742	19359	10310	26969	9310	21970	19433	17827	9574
—	—	—	—	—	—	—	—	—	—
1[2]	—	—	1	1	—	—	—	1	—
291	151	140	151	130	193	154	148	151	185
523	354	322	327	342	515	776	818	866	871
2129	1999	1921							
71	51	64	65	65	64	83	80	71	81
—	—	—	2	1	—	—	—	2	1
—	—	—	—	—	—	—	1	—	—
33	32	36	38	30	37	38	38	40	28
—	—	—	—	—	—	—	—	—	—
1	—	—	—	—	—	—	—	—	—
63	43	25							
29	28	22							
174	129	170	401	230	267	280	331	435	696

Schwerin.
Schaulen, Litauen).

Reaktion des Antigens mit den nach der Erstinjektion gebildeten Antikörpern.

3. *Beschleunigte Reaktion:* 5—6 Tage nach einer Reinjektion. Die Erkrankung tritt auf, wenn die Erstinjektion längere Zeit zurückliegt und keine Antikörper mehr im Kreislauf vorhanden sind, aber der Körper von der Erstinjektion her sensibilisiert ist und infolgedessen eine rasche Neubildung von Antikörpern erfolgt.

Wenn die 2. Injektion wenige Tage nach der Erstinjektion erfolgt, tritt im allgemeinen keine Reaktion auf, da noch keine Antikörper vorhanden sind.

Dies ist z. B. für die Diphtheriebehandlung mit mehreren Seruminjektionen wichtig.

Therapie der eigentlichen Serumkrankheit: Adrenalin, Calciumpräparate, Eigenblutinjektionen.

Tabelle 5. *Die Häufigkeit der Todesfälle an Infektionskrankheiten in 10000 Lebende, bezogen auf*

	1924	1925	1926	1927	1928	1929
Kindbettfieber	27,6	25,0	24,6	26,0	27,9	28,3
Scharlach	0,1	0,1	0,2	0,2	0,3	0,2
Masern	0,3	1,1	0,6	0,6	0,4	0,5
Diphtherie und Krupp	0,6	0,5	0,4	0,4	0,5	0,7
Keuchhusten	0,8	1,0	0,9	0,7	0,6	0,5
Typhus	0,3[1]	0,3[1]	0,2[1]	0,2[1]	0,2	0,2
Tollwut	0,003	0,002	0,001	—	0,0003	0,0001
Milzbrand	0,004	0,01	0,003	0,003	0,003	0,003
Rotz	0,0002	0,0002	—	—	—	—
Trichinose	0,0002	—	0,001	0,0002	—	—
Rose	0,2	0,3	0,3	0,3	0,4	0,4
Andere Wundinfektion	1,1	1,1	1,1	1,0	1,1	1,2
Tuberkulose	12,0	10,7	9,8	9,3	8,8	8,7
Lungenentzündung	9,0	9,3	8,8	9,6	9,3	10,9
Influenza	2,3	2,2	2,6	4,6	1,9	5,8
Pocken	0,001	0,001	—	0,0005	—	—
Fleckfieber	0,0002	0,001	0,0002	—	—	0,0002[2]
Ruhr	0,1	0,1	0,1	0,03	0,04	0,05
Genickstarre	0,1	0,1	0,1	0,1	0,1	0,1
Venerische Krankheiten	0,4	0,4	0,3	0,3	0,4	0,3
Aktinomykose	0,01	0,01	0,005	0,01	0,01	0,01
Lepra	0,0002	—	—	—	—	—
Asiatische Cholera	—	—	—	—	—	—
Malaria	0,01	0,01	0,01	0,01	0,01	0,01
Pest	—	—	—	—	—	—
Rückfallfieber	—	0,002	—	—	0,0002	0,0002
Varicellen	0,01	0,01	0,01	0,01	0,01	0,01
Mumps	0,001	0,003	0,01	0,003	0,003	0,005
Spinale Kinderlähmung	0,02	0,01	0,03	0,1	0,02	0,03

< = unter 0,0005.

---

[1] Einschließlich Paratyphus bei Preußen, Thüringen und Mecklenburg.
[2] Nachmeldung aus dem Jahr 1919 (deutscher Heeresangehöriger in

Fußnoten zu Tabelle 11 s. S. 584.

Keine Erkrankungen gemeldet: Krätze[4], Influenza, Parotitis, Hepatitis[3], Ikterus, Trachom, Hungerschäden, Pneumonie, Milzbrand, Trichinose, Rückfallfieber.

Die Zahlen für 1945 sind nur als relativ zu bewerten, da die Kriegsereignisse dieses Jahres eine gewissenhafte Erfassung des Zahlenmaterials nicht gewährleisten.

[1] Wochenmeldungen der Gesundheitsämter (Bayerisches Statistisches Landesamt, Medizinal-Statistik).

[2] Gebietsveränderungen ergaben größere Schwankungen in den Bevölkerungszahlen, so daß eine Durchschnittsgrundzahl als Einwohnerzahl von der Statistischen Abteilung des Hauptgesundheitsamtes Bremen für die Jahre 1945, 1946 und 1947 festgesetzt wurde (Hauptgesundheitsamt der Hansestadt Bremen, Statistische Abteilung).

Deutschland in den Jahren 1924—1938. Verhältniszahlen (berechnet auf je die Gesamtbevölkerung).

1930	1931	1932	1933	1934	1935	1936	1937	1938
26,6	23,6	24,7	24,5	21,9	19,4	18,0	13,8	
0,2	0,1	0,09	0,13	0,18	0,18	0,19	0,17	0,15
0,5	0,2	0,23	0,23	0,23	0,25	0,27	0,20	0,22
0,9	0,6	0,6	0,74	0,97	1,1	1,1	0,96	0,97
0,6	0,4	0,39	0,35	0,40	0,27	0,46	0,39	0,38
0,1[1]	0,1[1]	0,19	0,1	0,06	0,07	0,06	0,5	0,05
—	0,0002	—	0,001	0,0002	—	<	—	—
0,002	0,002	0,003	0,002	0,002	0,002	0,003	0,002	0,003
—	—	—	—	—	—	—	—	—
0,002	0,0002							
0,4	0,3	0,3	0,3	0,2	0,36	0,34	0,26	0,23
1,1	1,0							
7,9	7,9	7,5	7,3	7,2	7,3	7,1	6,9	6,1
8,2	8,1	7,0	7,9	7,7	9,0	8,8	8,4	8,4
1,2	3,0	1,6	4,1	1,4	3,3	2,9	2,6	1,4
—	—	—	—	—	—	—	—	—
—	—	<	<	—	—	—	<	—
0,02	0,02	0,02	0,02	0,02	0,023	0,022	0,22	0,027
0,1	0,05	0,05	0,05	0,08	0,12	0,12	0,13	0,14
0,3	0,3							
0,01	0,01	0,01	0,01	0,01	0,02	0,02	0,01	0,02
—	—	<	<	—	—	—	0,001	<
—	—	—	—	—	—	<	—	—
0,005	0,01	0,01	0,005	0,006	0,006	0,006	0,01	0,004
—	—	—	—	—	—	—	—	—
—	—	—	—	—	—	—	—	—
0,01	0,004							
0,004	0,003							
0,02	0,03	0,1	0,03	0,05	0,05	0,05	0,06	0,1

Schwerin.
Schaulen, Litauen).

[3] In Bremen erst ab September 1946 meldepflichtig.

[4] In Bremen erst ab Februar 1946 meldepflichtig.

[5] Zahlen aus dem Jahresgesundheitsbericht (Statistisches Landesamt Schleswig-Holstein).

[6] Nach den sanitätspolizeilichen Meldungen, zum Teil durch Ortsfremde erhöhte Zahlen (Landesgesundheitsamt Berlin).

[7] 1. 7.—31. 12. 45, auf 1 Jahr und 10000 Einwohner berechnet.

[8] Ansteckende Tuberkulose der Atmungsorgane.

[9] Floride.

[10] Akute.

[11] Gesundheitsbehörde der Hansestadt Hamburg.

[12] Neuzugänge bei der Tuberkulosefürsorge.

[13] Keine Unterlagen vorhanden.

Tabelle 6. *Absolute Zahlen für die wichtigsten Infek-*
(Nach den sanitätspolizeilichen Meldungen,

	Fleck-fieber	Pocken	Rück-fall-fieber	Diph-therie	Menin-gitis	Schar-lach	Spinale Kinder-lähmung
	2	3	4	7	8	12	13
1924[1]	8	16	3	38256	749	33739	507
1925[2]	3	24	4	36769	758	40557	395
1926[3]	3	7	1	30299	730	56146	1592
1927[4]	6	4	1	33890	830	91883	2840
1928[5]	—	2	2	46905	823	122225	996
1929[6]	1 a	2	—	50536	959	95909	1157
1930	—	2	—	70552	663	70650	1363
1931	1	—	1	57822	574	47746	1623
1932	3	3	—	65414	494	55923	3869
1933[8]	4	—	—	77340	617	79830	1318
1934	1	—	—	119103	1100	114923	1768
1935	1	1	—	133843	1362	112509	2143
1936	—	—	2	148279	1355	124570	2241
1937	1	—	—	147110	1595	116618	2722
1938	—	—	—	148676	1790	113555	5363
1939	2	—	1	143228	5120	128848	3703
1940	19	—	—	143505	5816	140111	1570
1941	573	—	—	176310	3674	250528	4175
1942				280731	426	401807	3932
1943				293128	569	386534	2948

[1] Spalte 4 und 24 ohne Sachsen, Spalte 13 ohne Oldenburg, Braun-
Sachsen und Hessen, Spalte 22 ohne Sachsen, Hessen und Mecklenburg-
[2] Spalte 4 ohne Sachsen, Spalte 13 ohne Oldenburg, Braunschweig und
[3] Spalte 4 ohne Sachsen, Spalte 13 ohne Oldenburg und Anhalt;
[4] Spalte 4 ohne Sachsen, Spalte 13 ohne Landesteil Birkenfeld; im
pflichtig.
[5] Spalte 4 ohne Sachsen.
[6] Spalte 4 ohne Sachsen, Spalte 19 ohne Oldenburg, Spalte 21 und 22
pflichtig.
[6a] Vom Ausland eingeschleppter Fall.
[7] Erkrankungen und Sterbefälle an Cholera, Gelbfieber und Pest sind
[8] Einschließlich Saarland ohne die neuen Reichsgebiete.

Fußnoten zu Tabelle 12 s. S. 586.

Keine Erkrankungen gemeldet: Parotitis, Hungerschäden, Milzbrand,
Trichinose, Rückfallfieber, Psittakose, Botulismus.
[1] Wochenmeldungen der Gesundheitsämter (Bayerisches Statistisches
Landesamt, Medizinal-Statistik).
[2] Erst ab September 1946 meldepflichtig.
[3] Erst ab Februar 1946 meldepflichtig.
[4] In den Wochenberichten von 1946 nicht aufgeführt.
[5] In den Wochenberichten von 1946 erst ab 39. Woche aufgeführt.

tionskrankheiten in Deutschland in den Jahren 1924—1943.
bezogen auf die Zivilbevölkerung.)

Typhus	Ruhr	Tollwut	Milz-brand	Rotz	Trichi-nose	Kind-bett-fieber nach Geburt	Nach Fehl-geburt	Tra-chom
16	17	19	20	21	22	23a	23b	24
14439	5845	48	135	2	13	6935		1800
12475	4706	10	173	1	8	5252	2313	2810
11630	4366	7	105	1	10	4792	2274	2168
7505	3161	—	211	—	10	4468	2317	1979
6935	3395	2	252	1	1	4942	2689	1936
6439	3472	1	185	—	15	4504	2380	1482
4856	2425	—	145	1	95	4389	2612	1407
4261	2674	—	118	—	2	3514	2364	967
4609	5058	—	83	—	1	3358	2460	1008
3466	2685	2	84	3	2	3018	2133	833
3701	3513	—	69	—	44	3946	2409	709
3193	3430	1	90	—	12	4214	2990	626
2952	5055	—	74	—	—	4059	3894	566
3081	7706	—	83	—	1	3488	3537	680
2957	5422	12	82	—	20	3061	3156	503
2733	6306	1	50	—	3	2895	2129	639
4492	13324	57	49	1	30	2911	1669	3032
3773	8694	11	24	—	71	2351	1459	2857
16403	15137		33			2161	1590	8564
18581	7371		32			1976	1351	6172

schweig und Anhalt, Spalte 19 ohne Hessen und Oldenburg, Spalte 21 ohne Schwerin.
Anhalt, Spalte 16 einschließlich Paratyphus in Sachsen.
in Braunschweig seit 9. 1. 26 anzeigepflichtig.
Landesteil Oldenburg seit 12. 10. 27 und in Anhalt seit 11. 10. 27 anzeige-

ohne Sachsen und Hessen, Spalte 24 in Sachsen seit 15. 3. 29 anzeige-

in den folgenden Jahren nicht gemeldet worden.

[6] Für den Landesteil Lippe in den Wochenberichten 1946 erst ab 48. Woche aufgeführt.

[7] In den Wochenberichten von 1946 erst ab 48. Woche aufgeführt.

[8] Nach den Wochenmeldungen, herausgegeben vom Statistischen Amt für die britische Zone (Hauptabteilung B).

[9] Ansteckende Tuberkulose der Atmungsorgane.

[10] Floride.

[11] Akute.

[12] Je eine Erkrankung an Schweinepest, Wundstarrkrampf und Milz-brand.

Tabelle 7. *Sterbefälle an den wichtigsten Infektions-*
(Absolute Zahlen nach den sanitätspolizeilichen

	Fleck-fieber	Pocken	Rück-fall-fieber	Diph-therie	Menin-gitis	Schar-lach	Spinale Kinder-lähmung
	2	3	4	7	8	12	13
1925[1]	2	9	—	1856	389	579	84
1926[2]	—	—	—	1527	353	705	185
1927[3]	—	1	—	1439	445	1033	349
1928	—	—	—	2686	436	1189	143
1929[4]	1[4a]	—	—	3493	503	1049	153
1930[5]	—	—	—	4534	351	771	136
1931	—	—	—	3380	307	503	180
1932	1	—	—	3317	266	431	358
1933[6]	1	—	—	4143	336	614	152
1934	—	—	—	5469	456	927	181
1935	—	—	—	6304	649	995	197
1936	—	—	—	6284	732	993	218
1937	1	—	—	5665	831	829	318
1938	—	—	—	5557	861	807	547
1939	—	—	—	6355	1980	1032	323
1940	4	—	—	7344	1719	1363	183
1941				8570	1045	2874	474
1942				14764	947	4454	413
1943				15445	816	3603	338

[1] Spalte 13 ohne Oldenburg, Braunschweig und Anhalt, Spalte 16
[2] Spalte 13 ohne Oldenburg und Anhalt; in Braunschweig seit 9. 1. 26
[3] Spalte 13 ohne Landesteil Birkenfeld; im Landesteil Oldenburg seit
[4] Spalte 9 ohne Sachsen, Spalte 19 ohne Oldenburg, Spalte 21 und 22
pflichtig.
[4a] Vom Ausland eingeschleppter Fall.
[5] Erkrankungen und Sterbefälle an Cholera, Gelbfieber und Pest sind
[6] Einschließlich Saarland ohne die neuen Reichsgebiete.

Fußnoten zu Tabelle 12 s. S. 586.

[13] Offen, insgesamt 86,93.
[14] Sanitätspolizeiliche Meldungen, zum Teil durch Ortsfremde erhöhte Zahlen (Landesgesundheitsamt Berlin).
[15] Nach den wöchentlichen Meldungen berechnet, zusammengestellt vom Hessischen Innenministerium (Bevölkerungszahl: 3792000).
[16] Nach den Wochenmeldungen des Landes Nordrhein-Westfalen (Statistisches Landesamt).
[17] Württembergisches Statistisches Landesamt.
[18] Hauptgesundheitsamt der Hansestadt Bremen, Statistische Abteilung.
[19] Statistisches Landesamt Schleswig-Holstein; Statistisches Amt für die Britische Besatzungszone.
[20] Gesundheitsbehörde der Hansestadt Hamburg.
[21] Der Niedersächsische Minister für Arbeit, Aufbau und Gesundheit, Abteilung VI (Gesundheit).
[22] Innenministerium Württemberg-Hohenzollern.

krankheiten in Deutschland in den Jahren 1925—1943.
Meldungen, bezogen auf die Zivilbevölkerung.)

Typhus	Ruhr	Tollwut	Milz-brand	Rotz	Trichi-nose	Kind-bett-fieber nach Geburt	Nach Fehl-geburt	Tra-chom
16	17	19	20	21	22	23a	23b	24
1314	363	10	34	—	—	1248	1039	—
1209	300	7	13	—	—	1163	962	—
807	222	—	21	—	—	1071	1050	—
844	237	2	22	—	—	1179	1124	—
722	263	1	19	—	—	1093	1084	—
556	134	—	11	1	11	1024	1079	—
482	145	—	10	—	—	803	969	—
572	156	—	9	—	—	743	985	—
419	140	2	12	—	—	711	904	—
442	163	—	10	—	1	914	840	—
359	131	—	10	—	—	904	661	—
333	152	—	13	—	—	940	698	—
321	177	—	7	—	—	755	495	—
360	174	—	10	—	1	625	375	—
353	227	—	6	—	—	663	303	—
504	567	7	14	—	3	654	272	—
392	437	5	4	—	13	586	252	—
1622	1872	3	2	—		541	355	—
1926	800	1	6	—		434	276	—

einschließlich Paratyphus in Sachsen.
anzeigepflichtig.
12. 10. 27 und in Anhalt seit 11. 10. 27 anzeigepflichtig.
ohne Sachsen und Hessen. Spalte 24 in Sachsen seit 15. 3. 29 anzeige-

in den folgenden Jahren nicht gemeldet worden.

[23] Neueingänge bei der Tuberkulosefürsorge.
[24] Keine Unterlagen vorhanden.
Zu allen Meldungen: Die statistischen Angaben können nur als Anhalts-punkte dienen, da das Meldewesen nach dem Kriege erst wieder aufgebaut werden mußte.

Fußnoten zu Tabelle 13 s. S. 588.
Keine Erkrankungen gemeldet: Trichinose, Rückfallfieber.
[1] Wochenmeldungen der Gesundheitsämter (Bayerisches Statistisches Landesamt, Medizinal-Statistik).
[2] Erst ab September 1946 meldepflichtig.
[3] Erst ab Februar 1946 meldepflichtig.
[4] Nach den Wochenmeldungen (Statistisches Landesamt).
[5] Floride.
[6] Akute.
[7] Offene, insgesamt 105,76.

Tabelle 8. *Sterbefälle an den wichtigsten Infektionskrankheiten*
(Bezogen auf die Ge-

	Fleck-fieber	Aussatz	Pocken	Rück-fall-fieber	Diph-therie	Genick-starre	Schar-lach	Spinale Kinder-lähmung	Fleisch-ver-giftung
	2	1	3	4	7	8	12	13	14
1924	1	1	6	—	3624	458	750	103	·
1925	5	—	9	1	2799	448	860	88	·
1926	1	—	—	—	2189	417	964	205	·
1927	—	—	3	—	2612	474	1336	363	·
1928	—	—	—	1	3423	451	1605	150	·
1929	1[2]	—	—	1	4557	523	1430	174	·
1930	—	—	—	—	5642	354	990	129	·
1931	—	—	—	—	4126	322	625	170	·
1932	1	2	—	—	3992	327	570	401	·
1933	1	1	—	—	4837	342	832	230	·
1934	—	—	—	—	6372	515	1171	267	·
1935	—	—	—	—	7613	776	1224	280	·
1936	—	—	—	—	7372	818	1313	331	·
1937	1	2	—	—	6523	866	1122	435	·
1938	—	1	—	—	6598	871	1048	696	·

[1] Einschließlich Paratyphus bei Preußen, Thüringen und Mecklenburg-
[2] Nachmeldung aus dem Jahre 1919 (deutscher Heeresangehöriger in

Fußnoten zu Tabelle 13 s. S. 588.

[8] Ansteckende *und nicht ansteckende.*

[9] Sanitätspolizeiliche Meldungen; zum Teil sind die Zahlen durch Ortsfremde erhöht (Landesgesundheitsamt Berlin).

[10] Nach den wöchentlichen Meldungen berechnet, zusammengestellt vom Hessischen Innenministerium (Bevölkerungszahl: 4 068 000).

[11] Wochenmeldungen der Gesundheitsämter; Württembergisches Statistisches Landesamt.

[12] Hauptgesundheitsamt der Hansestadt Bremen, Statistische Abteilung.

[13] Statistisches Landesamt Schleswig-Holstein; Statistisches Amt für die Britische Besatzungszone.

[14] Gesundheitsbehörde der Hansestadt Hamburg.

[15] Der Niedersächsische Minister für Arbeit, Aufbau und Gesundheit, Abteilung IV (Gesundheit).

[16] Badisches Ministerium des Innern.

[17] Innenministerium Württemberg-Hohenzollern.

[18] Neuzugänge bei der Tuberkulosefürsorge.

[19] Keine Unterlagen vorhanden.

Fußnoten zu Tabelle 14 s. S. 590.

Keine Todesfälle gemeldet infolge Erkrankung an: Weicher Schanker, Krätze[4], Influenza, Parotitis, Bang, Trachom, Hungerschäden, Pneumonie, Weilsche Krankheit, Milzbrand, Trichinose, Rückfallfieber, Tollwut, Psittakose, Botulismus.

in Deutschland 1924—1938 nach der Todesursachenstatistik.
samtbevölkerung.)

Para- typhus	Unter- leibs- typhus	Ruhr	Biß toll- wütiger Tiere	Toll- wut	Milz- brand	Rotz	Trichi- nose	Kind- bett- fieber nach Geburt	Nach Fehl- geburt	Körner- krank- heit
15	16	17	18	19	20	21	. 22	23a	23b	24
·	1891	684	—	18	23	1	1	·	·	—
·	1697	423	—	11	32	1	—	1787	1556	—
·	1514	328	—	7	16	—	5	1448	1677	—
·	1054	210	—	—	20	—	1	1295	1831	—
·	1100	244	—	2	21	—	—	1427	1980	—
·	1004	291	—	1	16	—	—	1432	1916	—
·	797[1]	151	—	—	10	—	12	3096		—
·	641[1]	140	—	1	10	—	1	2508		—
·	640	151	—	—	13	—	·	2491		—
·	472	130	—	2	10	—	·	2409		—
·	506	193	—	1	11	—	·	2657		—
·	451	154	—	—	8	—	·	2511		—
·	390	148	—	1	14	—	·	2358		—
·	364	151	—	—	10	—	·	1808		—
·	387	185	—	—	12	—	·	1514		—

Schwerin.
Schaulen, Litauen).

[1] Nach den Wochenmeldungen der Gesundheitsämter (Bayerisches Statistisches Landesamt, Medizinal-Statistik).

[2] Ergebnisse nur relativ zu bewerten, da die Kriegsereignisse eine gewissenhafte Erfassung des Zahlenmaterials nicht gewährleisten (Hauptgesundheitsamt der Hansestadt Bremen, Statistische Abteilung).

[3] Erst ab September 1946 meldepflichtig.

[4] In Bremen erst ab Februar 1946 meldepflichtig.

[5] Standesamtliche Meldungen (Gesundheitsbehörde der Hansestadt Hamburg).

[6] Ansteckende.

[7] Sanitätspolizeiliche Meldungen, zum Teil sind die Zahlen durch Ortsfremde erhöht (Landesgesundheitsamt Berlin).

[8] Keine Unterlagen vorhanden.

Zu allen Meldungen: Die statistischen Angaben können nur als Anhaltspunkte dienen, da das Meldewesen nach dem Kriege erst wieder aufgebaut werden mußte.

Fußnoten zu Tabelle 16 s. S. 594.

Keine Sterbefälle gemeldet infolge Erkrankung an: Weicher Schanker, BANGsche Krankheit, Trachom, Hungerschäden, WEILsche Krankheit, Milzbrand, Trichinose, Rückfallfieber, Tollwut, Psittakose, Botulismus.

[1] Nach den Wochenmeldungen der Gesundheitsämter (Bayerisches Statistisches Landesamt, Medizinal-Statistik).

[2] Nach den wöchentlichen Meldungen im Sinne der Verordnung vom 1. 12. 38 (Württembergisches Statistisches Landesamt).

Tabelle 9. *Neuerkrankungsfälle und Todesfälle an den wichtigsten*

Zonen und Länder	Fleck-fieber	Pok-ken	Rück-fall-fieber	Schar-lach	Diph-therie	Ge-nick-starre	Spinale Kinder-lähmung
Amerikanische Zone:							
Bayern	90	—	—	4244	19234	181	180
	13			24	799	81	24
Hessen	7	—	—	2420	10352	94	102
	5			13	349	27	13
Württemberg-Baden . . .	19	—	—	1958	9704	41	130
	3			6	327	6	16
Bremen	—	—	—	279	2415	23	75
				2	117	3	5
Britische Zone:							
Schleswig-Holstein	480	—	—	2111	14505	106	63
	59			20	669	55	9
Hamburg	53	—	—	1218	6970	19	41
	17			10	429	9	4
Niedersachsen	52	—	—	4129	30934	101	87
	11			43	1119	33	14
Nordrhein-Westfalen . . .	97	—	—	5612	37380	239	179
	14			59	1638	84	27
Französische Zone:							
Rheinland-Pfalz[4]							
Baden[4]							
Württemberg-Hohenzollern	11	—	—	672	2070	23	26
	—			4	103	7	2
Groß-Berlin	388	—	—	3413	15742	79	89
	87			52	655	35	23

Bemerkungen: Grundzahlen; obere Zahl = Neuerkrankungsfälle, untere
[1] Quellen: Sämtliche Zahlen entstammen Angaben der Statistischen
steriums (infolge Nachkriegsverhältnisse zum Teil unvollständig).
[2] Neuzugänge bei der Tuberkulose-Fürsorge (Gesundheitsbehörde
[3] Ohne Sterbefälle auswärts Gestorbener, wahrscheinlich 10—15%
[4] Keine Unterlagen vorhanden.

Fußnoten zu Tabelle 16 s. S. 594.

[3] Nach den standesamtlichen Meldungen (Gesundheitsbehörde der
Hansestadt Hamburg).
[4] Sanitätspolizeiliche Meldungen.
[5] Nach den Wochenmeldungen des Landes Nordrhein-Westfalen (Statistisches Landesamt).
[6] Verhältniszahlen liegen nicht vor.
[7] Sanitätspolizeiliche Meldungen, zum Teil sind die Zahlen durch
Ortsfremde erhöht (Landesgesundheitsamt Berlin).
[8] Nach den wöchentlichen, vom Hessischen Innenministerium zusammengestellten Meldungen berechnet.

Infektionskrankheiten in den deutschen Westzonen im Jahre 1946[1].

Typhus und Para- typhus	Bak- terielle Lebens- mittel- vergif- tung	Über- tragbare Ruhr	Tuber- kulose der At- mungs- organe	Tuber- kulose der anderen Organe	Milz- brand	Gonor- rhoe	Lues	Kind- bett- fieber nach Geburt u. Fehl- geburt	Tra- chom
4876	54	452	16796	1896	—	58334	19415	452	—
345	10	33	3370	290	—	—	58	45	—
985	434	209	8240	1228	—	30348	9960	48	2
62	1	6	1412	170	—	—	3	6	—
963	63	238	6184	1372	—	18604	5431	49	9
75	8	16	1456	204	—	—	4	12	—
137	—	50	2827	582	—	4902	2107	—	—
17	—	1	385	65	—	—	13	—	—
6486	84	648	5173	1291	—	12171	5647	40	35
429	4	50	2174	572	—	—	—	4	—
617	4	180	10084[2]	715[2]	—	3488	1396	68	2
68	—	24	1008[3]	174[3]	—	—	—	50	—
4827	44	440	13752	2356	—	29493	13055	163	30
315	1	30	3229	1396	—	—	—	49	—
8440	329	1014	25366		—	44082	22843	350	18
686	18	78	7174		—	—	—	109	—
347	69	6	1159	648	—	2694	949	25	—
14	1	1	666	64	—	—	—	7	—
3722	26	3125	15391	2388	1	23841	12978	68	11
553	6	410	6606	222	—	—	—	17	—

Zahl = Todesfälle.
Landämter der jeweiligen Länder, in Hessen des Hessischen Innenmini-

Hansestadt Hamburg).
höher (Gesundheitsbehörde Hansestadt Hamburg).

[9] Berechnet nach den Zahlenangaben des Niedersächsischen Ministers für Arbeit, Aufbau und Gesundheit, Abteilung VI (Gesundheit).
[10] Hauptgesundheitsamt der Hansestadt Bremen.
[11] Statistisches Landesamt Schleswig-Holstein; Statistisches Amt für die Britische Besatzungszone.
[12] Badisches Ministerium des Innern.
[13] Innenministerium Württemberg-Hohenzollern.
[14] Keine Unterlagen vorhanden.

Zu allen Meldungen: Die statistischen Angaben können nur als Anhalts- punkte dienen, da das Meldewesen nach dem Kriege erst wieder aufgebaut werden mußte.

Tabelle 10. *Neuerkrankungsfälle und Todesfälle an den wichtigsten*

Zonen und Länder	Fleck-fieber	Pok-ken	Rück-fall-fieber	Schar-lach	Diph-therie	Ge-nick-starre	Spinale Kinder-lähmung
Amerikanische Zone:							
Bayern	—	5	—	4080	13397	288	291
	—	—	—	24	586	118	36
Hessen	—	6	—	2932	7307	120	221
	—	—	—	20	243	45	29
Württemberg-Baden . . .	1	—	1	2147	6538	90	91
	1	—	—	13	221	38	10
Bremen	—	—	—	241	1784	42	65
	—	—	—	—	39	2	1
Britische Zone:							
Schleswig-Holstein	2	—	—	1388	7286	103	506
	—	—	—	12	285	37	88
Hamburg	1	—	—	1363	4808	28	474
	—	—	—	10	254	7	53
Niedersachsen	3	—	—	2613	16929	144	728
	—	—	—	20	543.	50	80
Nordrhein-Westfalen . . .	7	—	—	6335	25333	299	567
	2	—	—	37	841	112	47
Französische Zone:							
Rheinland-Pfalz[4]							
Baden	1	—	—	506	2302	48	93
	—	—	—	2	86	16	9
Württemberg-Hohenzollern	—	—	—	467	1926	13	45
	—	—	—	—	84	6	3
Groß-Berlin	—	—	—	1734	7871	62	2462
	—	—	—	16	229	24	214

Bemerkungen: Grundzahlen; obere Zahl = Neuerkrankungsfälle; untere

[1] *Quellen:* Sämtliche Zahlen entstammen Angaben der Statistischen ministeriums (infolge Nachkriegsverhältnisse zum Teil unvollständig).

[2] Neuzugänge der Tuberkulosefürsorge (Gesundheitsbehörde Hanse-

[3] Ohne Sterbefälle auswärts Gestorbener, wahrscheinlich 10—15%

[4] Keine Unterlagen vorhanden.

Fußnoten zu Tabelle 17 s. S. 596.

a Morbidität = Zahl der jährlichen Erkrankungsfälle auf 10000 Ein-wohner; b Letalität = Sterbefälle auf je 100 Erkrankungen.

In den USA. betrug die Letalität aller Formen der Tuberkulose im Jahre 1945 3,8%. (Tuberculosis US.-Zone, Germany, Special Report of the Military Governor, May 1948.)

[1] Wochenmeldungen der Gesundheitsämter (Bayern, Statistisches Landesamt).

[2] Für den Landesteil Lippe in den Wochenberichten von 1946 erst ab 48. Woche aufgeführt.

Infektionskrankheiten in den deutschen Westzonen im Jahre 1947[1].

Typhus und Para-typhus	Bak-terielle Lebens-mittel-ver-giftung	Über-tragbare Ruhr	Tuber-kulose der At-mungs-organe	Tuber-kulose der anderen Organe	Milz-brand	Gonor-rhoe	Lues	Kind-bett-fieber nach Geburt u. Fehl-geburt	Tra-chom
4753	170	545	24955	3570	—	42709	21392	422	—
294	11	25	3583	412	—	2	67	40	—
1777	93	253	10969	2499	1	21458	12897	55	4
52	—	9	2098	450	—	—	11	11	—
1326	180	136	8202	1658	—	14374	6797	31	3
64	2	8	1542	235	—	—	5	5	—
191	—	134	2893	431	—	7232	4216	—	—
2	—	2	325	54	—	—	9	—	—
6930	207	282	13435	1471	—	9527	6360	135	18
295	15	23	1707	415	—	—	—	8	—
640	69	382	9820[2]	596[2]	—	6972	3898	70	1
30	—	18	1020[3]	137[3]	—	—	—	27	—
4522	2435	618	26309	3161	—	24553	18227	283	33
209	3	39	3632	960	—	—	—	30	—
9899	183	1672	57656	—	—	36851	29498	530	83
543	19	79	8368	—	—	—	—	111	—
242	1	38	1798	407	—	2971	1489	6	—
9	—	2	577	84	—	3	5	—	—
380	17	14	1062	428	—	1950	1099	20	—
4	—	—	559	120	—	1	—	7	—
1163	31	1831	23578	3210	—	18533	9007	48	4
106	7	120	6361	305	—	—	—	13	—

Zahl = Todesfälle.
Landesämter der jeweiligen Länder, in Hessen des Hessischen Innen-

stadt Hamburg).
höher (Gesundheitsbehörde Hansestadt Hamburg).

[3] Nach den Wochenmeldungen, herausgegeben vom Statistischen Amt für die britische Zone (Hauptabteilung B).

[4] Offen, insgesamt 86,93.

[5] Letalität nach den wöchentlichen Meldungen (Württembergisches Statistisches Landesamt).

[6] Letalität nach den standesamtlichen Meldungen (Gesundheits-behörde der Hansestadt Hamburg).

[7] Lungen-, Kehlkopf- *und* sonstige Tuberkulose.

[8] Sterbefälle sind in den Wochenberichten von 1946 nicht aufgeführt.

Weitere Fußnoten zu Tabelle 17 s. S. 596/97.

Tabelle 11. *Morbidität der meldepflichtigen Infektionskrankheiten (Erzonen Deutschlands im Jahre 1945*

	Diphtherie	Scharlach	Keuchhusten	Masern
	1	2	3	4
Amerikanische Besatzungszone:				
Bayern[1]	23,8	10,0	3,9	0,4
Hessen[13]				
Württemberg-Baden[13]				
Bremen[2]	103	45	6,2	—
Britische Besatzungszone:				
Schleswig-Holstein[5]	67,4	30,1	4,4	—
Hamburg[11]	44,1	28,6	7,5	—
Niedersachsen[13]				
Nordrhein-Westfalen[13]				
Französische Besatzungszone:				
Rheinland-Pfalz[13]				
Baden[13]				
Württemberg-Hohenzollern[13]				
Berlin[6,7]	69,9	15,5	—	—

Tabelle 11.

	Typhus abdominalis	Paratyphus	Enteritis	Bakt. Lebensmittelvergift.	Übertragbare Ruhr	Malaria
	11	12	13	14	15	16
Amerikanische Besatzungszone:						
Bayern[1]	5,6	0,7	1,9	0,07	2,1	0,3
Hessen[13]						
Württemberg-Baden[13]						
Bremen[2]	4,4	0,7	—	—	2,2	—
Britische Besatzungszone:						
Schleswig-Holstein[5]	21,0	5,3	—	—	9,1	0,5
Hamburg[11]	5,0	1,6	—	—	5,4	—
Niedersachsen[13]						
Nordrhein-Westfalen[13]						
Französische Besatzungszone:						
Rheinland-Pfalz[13]						
Baden[13]						
Württemberg-Hohenzollern[13]						
Berlin[6,7]	85,9	2,5	—	0,09	102,9	1,0

Fußnoten zu Tabelle 11 s. S. 572, 573.

krankungsfälle auf 10 000 der Bevölkerung) in den westlichen Besatzungs-
(wegen Kriegsereignisse nur lückenhaft).

Übertragbare Genickstarre	Übertragbare Kinderlähmung	Übertragbare Gehirnentzündung	Lungen- und Kehlkopftuberkulose	Sonstige Tuberkulose	Fleckfieber
5	6	7	8	9	10
0,2	0,2	0,03	11,2	0,8	3,4
0,4	0,4	—	8,0	14,1	—
—	0,4	—	13,7	1,3	1,4
0,21	0,37	0,03	$37,0^{12}$	$2,4^{12}$	0,62
0,2	0,4	0,02	$42,8^{8}$	3,4	1,7

(Fortsetzung.)

Syphilis	Weicher Schanker	Tripper	Kindbettfieber nach Geburt	Kindbettfieber nach Fehlgeburt	BANGsche Krankheit	WEILsche Krankheit	Tollwut
17	18	19	20	21	27	31	35
9,3	0,05	24,7	0,2	0,1	—	—	—
12,2	—	31,4	—	—	—	—	—
—	—	—	—	—	—	—	—
—	—	—	—	—	—	—	—
$13,6^{9}$	—	$85,5^{10}$	0,07	0,1	0,01	0,07	0,01

Tabelle 12. *Morbidität der meldepflichtigen Infektionskrankheiten (Erkran-*
Besatzungszonen
(Wegen Nachkriegsverhält-

	Diph-therie	Schar-lach	Keuch-husten	Masern	Über-tragb. Genick-starre	Über-tragb. Kinder-lähmg.
	1	2	3	4	5	6
Amerikanische Besatzungszone:						
Bayern[1]	21,3	4,7	15,5	10,6	0,2	0,2
Hessen[15]	27,3	6,4	16,6	9,7	0,25	0,27
Württemberg-Baden[17]	29,2	5,9	19,4	5,8	0,1	0,4
Bremen[18]	51	5,9	5,5	—	0,5	1,6
Britische Besatzungszone:						
Schleswig-Holstein[19]	55,6	8,1	19,0	.	0,41	0,3
Hamburg[20]	49,9	8,8	15,5	—	0,14	0,29
Niedersachsen[21]	47,6	6,3	13,0	—	0,2	0,1
Nordrhein-Westfalen[16]	31,97	4,85	14,5	—[4]	0,21	0,15
Französische Besatzungszone:						
Rheinland-Pfalz[24]						
Baden[24]						
Württemberg-Hohenzollern[22]	19,7	6,4	18,9	4,3	0,2	0,2
Berlin[14]	50,2	10,9	—	—	0,3	0,3

Tabelle 12.

	Malaria	Syphilis	Weicher Schan-ker	Tripper	Kind-bettf. nach Geburt	Kind-bettf. n. Fehl-geburt
	16	17	18	19	20	21
Amerikanische Besatzungszone:						
Bayern[1]	0,3	21,5	0,2	64,6	0,2	0,3
Hessen[15]	0,2	26,3	—	80,0	0,1	0,02
Württemberg-Baden[17]	3,9	16,3	—	55,9	0,1	—
Bremen[18]	—	44,5	—	103,6	—	—
Britische Besatzungszone:						
Schleswig-Holstein[19]	1,8	21,6	—	47,1	0,2	
Hamburg[20]	—	9,8	—	24,5	0,8	
Niedersachsen[21]	0,6	20,1	—	45,4	0,4	
Nordrhein-Westfalen[16]	0,34	19,68[6]	—	37,93[6]	0,3	—[4]
Französische Besatzungszone:						
Rheinland-Pfalz[24]						
Baden[24]						
Württemberg-Hohenzollern[22]	0,1	9,0	—	25,6	0,1	0,1
Berlin[14]	3,5	41,4[10]	—	104,8[11]	0,04	0,2

Fußnoten zu Tabelle 12 s. S. 574, 575, 576.

*kungsfälle auf 10000 der Bevölkerung) im Jahre 1946 in den westlichen
Deutschlands.*
nisse nur lückenhaft.)

Über-tragb. Gehirn-entz.	Lungen- u. Kehlkopf-tuber-kulose	Son-stige Tuber-kulose	Fleck-fieber	Typhus abdo-minalis	Para-typhus	Enter-itis	Bakt. Lebens-mittel-vergiftg.	Über-tragb. Ruhr
7	8	9	10	11	12	13	14	15
0,06	18,6	2,1	0,1	4,3	1,1	1,3	0,06	0,5
0,09	21,7	3,2	0,02	2,6		.	1,2	0,6
0,0	18,6	4,1	0,06	2,2	0,7	—	0,2	0,7
—	59,7	12,3	—	1,8	1,1	—	—	1,1
0,03	19,9	5,0	1,7	19,9	4,6	—	0,3	2,5
0,07	71,7[23]	5,1[23]	0,38	3,5	0,8	—	0,0	1,3
—	21,4	3,4	0,1	7,6		—	0,1	0,7
0,057	22,28[13]	15,10	0,084	5,54	1,72	—	0,28	0,88
0,02	11,0	6,2	0,1	1,0	2,3	—	0,7	0,06
0,04	49,1[9]	7,6	1,2	11,1	0,8	—	0,08	10,0

(Fortsetzung.)

Krätze	In-fluenza	Hepa-titis	Ikterus	BANGsche Krankheit	Tra-chom	Pneu-monie	WEIL-sche Krank-heit	Tollwut
22	23	25	26	27	28	30	31	35
95,6	.	.	0,07	.	—	—	—	—
71,4	.	.	—	0,03	—	—	—	—
103,4	.	0,2	.	0,0	0,0	—	—	—
272[3]	—	1,3[2]	—	—	—	—	—	—
220,3	.	.	.	—	0,1	.	.	.
—	—	—	—	—	—	—	—	—
—	16,4	1,3	—	—	—	9,1	—	—
187,89	—[4]	—[4]	—	0,014	0,016	1,32[5]	—	0,008[7]
22,8	—	—	—	0,08	—	—	—	—
—	—	—	—	0,0	0,04	—	0,01	—

Tabelle 13. *Morbidität der meldepflichtigen Infektionskrankheiten (Er-*
Deutschlands
(Wegen Nachkriegsver-

	Diphtherie	Scharlach	Keuchhusten	Masern	Übertragb. Genickstarre	Übertragb. Kinderlähmg.
	1	2	3	4	5	6
Amerikanische Besatzungszone:						
Bayern[1]	14,6	4,5	9,9	21,7	0,3	0,3
Hessen[10]	18,2	7,2	7,8	12,7	0,32	0,5
Württemberg-Baden[11] . . .	17,6	5,8	7,3	10,2	0,2	0,2
Bremen[12]	36,1	4,9	6,4	—	0,84	1,3
Britische Besatzungszone:						
Schleswig-Holstein[13]	27,1	5,2	15,2	—	0,38	1,9
Hamburg[14]	32,5	9,3	6,8	—	0,20	3,3
Niedersachsen[15]	25,0	4,0	11,1	—	0,2	1,0
Nordrhein-Westfalen[4] . . .	20,9	5,2	7,4	3,2	0,25	0,46
Französische Besatzungszone:						
Rheinland-Pfalz[1]						
Baden[16]	18,21	4,2	8,26	—	0,39	0,77
Württemberg-Hohenzollern[17]	17,8	4,3	8,1	20,9	0,1	0,4
Berlin[9]	24,4	5,4	—	—	0,2	7,6

Tabelle 13.

	Weicher Schanker	Tripper	Kindbettf. n. Geburt	Kindbettf. n. Fehlgeburt	Krätze	Influenza	Parotitis
	18	19	20	21	22	23	24
Amerikanische Besatzungszone:							
Bayern[1]	0,5	46,6	0,2	0,3	119,5	6,6	6,6
Hessen[10]	—	52,8	0,09	0,04	47,8	—	—
Württemberg-Baden[11] . . .	—	38,7	0,0	0,0	5,3	—	—
Bremen[12]	—	146,2	—	—	85,9[3]	—	—
Britische Besatzungszone:							
Schleswig-Holstein[13]	—	35,6	0,51		106,0	—	—
Hamburg[14]	—	—	—	—	—	—	—
Niedersachsen[15]	—	36,6	0,4		—	44,2	—
Nordrhein-Westfalen[4] . . .	—	30,4	0,11	0,32	61,69	4,6	—
Französische Besatzungszone:							
Rheinland-Pfalz[18]							
Baden[16]	0,01	24,69	0,04	—	—	—	—
Württemberg-Hohenzollern[17]	—	18,0	0,1	0,07	18,8	—	—
Berlin[9]	—	57,5[6]	0,03	0,1	—	—	—

Fußnoten zu Tabelle 13 s. S. 577, 578.

krankungsfälle auf 10 000 der Bevölkerung) in den westlichen Besatzungszonen im Jahre 1947.
hältnisse unvollständig.)

Über-tragb. Gehirn-entz.	Lungen-u. Kehlkopf-tuber-kulose	Son-stige Tuber-kulose	Fleck-fieber	Typh. abdo-mi-nalis	Para-typh.	Enter-itis	Bakt. Lebens-mittel-vergiftg.	Über-tragb. Ruhr	Ma-laria	Syphilis
7	8	9	10	11	12	13	14	15	16	17
0,05	27,2	3,9	—	3,0	2,2	3,9	0,2	0,6	0,2	23,3
0,06	27,2	6,1	—	1,7	2,7	—	0,22	0,6	0,22	31,7
0,0	22,1	4,5	—	2,4	1,2	—	0,5	0,4	0,1	18,3
—	58,5	8,7	—	1,85	2,0	—	—	2,7	—	85,2
0,07	50,1	5,5	0,0	20,1	5,7	—	0,78	1,1	1,3	23,7
0,13	68,2[18]	4,2[18]	0,01	2,2	2,6	—	—	2,6	—	—
—	39,7	4,7	—	6,8		—	—	0,9	0,3	27,1
0,09	22,20[7]	17,03	0,005	4,1	3,3	—	0,15	1,4	0,25	24,4
0,04	14,09	3,38	0,0083	0,72	1,28	—	—	0,31	0,14	12,37
0,1	9,8	4,0	—	0,7	2,8	—	0,1	0,1	0,06	10,2
0,03	73,1[8]	10,0	—	3,3	0,4	—	0,09	5,7	1,2	27,9[5]

(Fortsetzung.)

Hepa-titis	Ikte-rus	BANG-sche Krank-heit	Tra-chom	Hun-ger-schä-den	Pneu-mo-nie	WEIL-sche Krank-heit	Milz-brand	Tollwut	Psitta-kose	Botulis-mus
25	26	27	28	29	30	31	32	35	36	37
—	1,73	—	—	—	—	—	—	—	—	—
1,4	—	0,02	—	—	—	—	0,002	—	—	—
0,6	—	0,0	0,0	—	—	—	—	—	—	—
3,0[2]	—	—	—	7,4	—	—	—	—	—	—
1,09	—	0,05	0,06	—	7,7	—	—	—	—	—
—	—	—	—	—	—	—	—	—	—	—
1,9	—	—	—	—	16,1	—	—	—	—	—
1,48	—	0,008	0,07	—	7,01	0,015	0,0016	0,0016	—	—
2,16	—	0,024	—	—	—	—	—	—	0,0083	0,0083
—	—	0,07	—	—	—	—	—	—	—	—
—	—	0,02	0,01	—	—	0,0	—	—	—	—

Tabelle 14. *Letalität der meldepflichtigen Infektionskrankheiten (Todes-*
im Jahre 1945 (wegen

	Diph-therie	Schar-lach	Keuch-husten	Masern
	1	2	3	4
Amerikanische Besatzungszone:				
Bayern[1]	7,5	1,2	1,2	3,9
Hessen[8]				
Württemberg-Baden[8]				
Bremen[2]	11,0	2,6	4,4	—
Britische Besatzungszone:				
Schleswig-Holstein[8]				
Hamburg[5]	9,6	2,6	11,9	—
Niedersachsen[8]				
Nordrhein-Westfalen[8]				
Französische Besatzungszone:				
Rheinland-Pfalz[8]				
Baden[8]				
Württemberg-Hohenzollern[8] . .				
Berlin[7]	7,6	1,6	—	—

Tabelle 14.

	Typhus abdo-minalis	Para-typhus	Enteritis	Bakteriol. Lebens-mittel-vergiftung
	11	12	13	14
Amerikanische Besatzungszone:				
Bayern[1]	10,6	7,4	1,1	10,2
Hessen[8]				
Württemberg-Baden[8]				
Bremen[2]	11,5	—	—	—
Britische Besatzungszone:				
Schleswig-Holstein[8]				
Hamburg[5]	12,2	3,1	—	—
Niedersachsen[8]				
Nordrhein-Westfalen[8]				
Französische Besatzungszone:				
Rheinland-Pfalz[8]				
Baden[8]				
Württemberg-Hohenzollern[8] . .				
Berlin[7]	12,4	6,3	—	35,7

Fußnoten zu Tabelle 14 s. S. 578, 579.

fälle auf 100 Erkrankungen) in den westlichen Besatzungszonen Deutschlands Kriegsereignisse nur lückenhaft).

Über-tragbare Genick-starre	Über-tragbare Kinder-lähmung	Über-tragbare Gehirn-entzündung	Lungen- und Kehl-kopftuber-kulose	Sonstige Tuber-kulose	Fleckfieber
5	6	7	8	9	10
34,3	13,7	53,8	34,7	33,6	13,0
46,6	16,6	—	11,1	16,6	—
44,0	22,2	100,0 ?	23,6	60,0	44,5
50,0	10,9	—	45,7[6]	19,8	16,0

(Fortsetzung.)

Über-trag-bare Ruhr	Malaria	Syphilis	Tripper	Kind-bettfieber nach Geburt	Kind-bettfieber nach Fehl-geburt	Hepa-titis	Ikterus
15	16	17	19	20	21	25	26
6,1	0,4	0,1	0,0	14,6	15,5	—	—
12,8	—	—	—	—	—	—[3]	—
12,5	—	—	—	—	—	—	—
23,6	2,1	—	—	18,2	31,3	—	—

Tabelle 15. *Letalität der meldepflichtigen Infektionskrankheiten (Todesfälle im Jahre 1946.* (Wegen Nach-

	Diphtherie	Scharlach	Keuchhusten	Masern	Übertragbare Genickstarre	Übertragbare Kinderlähmg	Übertragbare Gehirnentz.	Lungenu. Kehlkopftuberkulose	Sonstige Tuberkulose
	1	2	3	4	5	6	7	8	9
Amerikanische Besatzungszone:									
Bayern[1]	4,4	0,6	0,8	0,3	40,7	15,6	37,0	21,5	16,1
Hessen[14]	3,3	0,5	0,2	—	28,7	12,7	36,7	17,1	13,8
Württemberg-Baden[2] . .	3,4	0,3	0,5	0,05	14,6	12,3	10,0	23,5	14,9
Bremen[16]	4,8	0,7	3,9	—	13,0	6,6	—	13,6	11,2
Britische Besatzungszone:									
Schleswig-Holstein[17] . . .	6,6	1,4	—	.	51,9	14,3	66,7	42,0	44,3
Hamburg[5]	5,9	0,65	4,1	.	79,0	14,6	60,0	10,0	24,3
Nieder-Sachsen[15]	3,2	1,0	0,5	.	25,7	14,5	31,2	23,5	59,2
Nordrhein-Westfalen[6] . .	4,39	1,02	0,65	—[7]	35,0	15,02	62,68	28,0	
Französische Besatzungszone:									
Baden[19]									
Fheinland-Pfalz[19]									
Württemberg-Hohenzollern[18]	4,9	0,6	0,3	—	30,4	7,7	—	57,4	9,9
Berlin[13]	4,2	1,5	—	—	44,3	25,8	54,5	42,9[12]	9,3

Keine Sterbefälle gemeldet infolge Erkrankungen: Weicher Schanker, Trachom, Hungerschäden, Weilsche Krankheit, Milzbrand[7], Trichinose[7],

[1] Nach den Wochenmeldungen der Gesundheitsämter (Bayerisches
[2] Nach den wöchentlichen Meldungen (Württembergisches Statistisches
[3] In Bremen erst ab September 1946 meldepflichtig.
[4] In Bremen erst ab Februar 1946 meldepflichtig.
[5] Standesamtliche Meldungen (Gesundheitsbehörde der Hansestadt
[6] Nach den Wochenberichten (Statistisches Amt für die britische Zone,
[7] In Nordrhein-Westfalen in den Wochenberichten von 1946 nicht
[8] Sterbefälle sind in den Wochenberichten von 1946 nicht aufgeführt.
[9] In den Wochenberichten von 1946 erst ab 39. Woche aufgeführt.
[10] Für den Landesteil Lippe in den Wochenberichten von 1946 erst
[11] In Nordrhein-Westfalen in den Wochenberichten von 1946 erst ab
[12] Ansteckende.
[13] Sanitätspolizeiliche Meldungen, zum Teil sind die Zahlen durch
[14] Nach den wöchentlichen Meldungen, zusammengestellt vom Hes-
[15] Berechnet nach den Zahlenangaben des Niedersächsischen Ministers
[16] Hauptgesundheitsamt der Hansestadt Bremen, Statistische Abteilung
[17] Statistisches Landesamt Schleswig-Holstein; Statistisches Amt für
[18] Innenministerium Württemberg-Hohenzollern.
[19] Keine Unterlagen vorhanden.

Zu allen Angaben: Die statistischen Angaben können nur als Anhaltswerden mußte.

auf 100 Erkrankungen) in den westlichen Besatzungszonen Deutschlands kriegsverhältnisse nur lückenhaft.)

Fleck-fieber	Typh. abdo-mi-nalis	Para-typh.	Enter-itis	Bak-terielle Lebens-mittel-vergiftg	Über-trag-bare Ruhr	Malaria	Syphilis	Tripper	Kind-bett-fieber nach Geburt	Kind-bett-fieber n. Fehl-geburt	Pneumonie
10	11	12	13	14	15	16	17	19	20	21	30
10,2	9,1	2,1	1,3	18,5	8,4	1,2	0,3	—	11,4	10,4	—
71,7	2,6	6,3	.	0,2	2,9	—	0,03	—	0,1	12,6	—
15,8	9,1	3,5	—	12,7	6,7	—	0,07	—	24,5	—	—
—	10,3	16,0	.	0,0	2,0	—	—	—	—	—	—
12,3	10,0	1,8	.	4,8	7,7	0,0	0,0	0,0	10,0		—
20,3	12,8	4,2	.	0,0	19,9	5,9	0,0	0,0	73,5		—
21,1	6,5		.	2,2	6,9	0,5	—	—	30,0		2,6
14,43	9,73	2,66	.	5,19	7,68	1,03	—[8,10]	—[8,10]	31,52	—[7]	6,15[9]
—	10,6	1,2	—	1,4	16,6	—	—	—	20,0	26,6	—
22,4	15,3	8,1	—	23,1	13,1	0,6	—	—	30,8	23,6	—

Krätze[4], Influenza[7], Parotitis, Hepatitis[3,7], Ikterus, BANGsche Krankheit, Rückfallfieber[7], Tollwut, Psittacosis, Botulismus.
Statistisches Landesamt, Medizinal-Statistik).
Landesamt).

Hamburg).
Hauptabteilung B).
aufgeführt.

ab 48. Woche aufgeführt.
48. Woche aufgeführt.

Ortsfremde erhöht (Landesgesundheitsamt Berlin).
sischen Innenministerium, berechnet.
für Arbeit, Aufbau und Gesundheit, Abteilung VI (Gesundheit).

die Britische Besatzungszone.

punkte dienen, da das Meldewesen nach dem Kriege erst wieder aufgebaut

Tabelle 16. *Letalität der meldepflichtigen Infektionskrankheiten (Todes-im Jahre 1947. (Wegen Nach-*

	Diph-therie	Schar-lach	Keuch-husten	Masern	Über-tragb. Genick-starre
	1	2	3	4	5
Amerikanische Besatzungszone:					
Bayern[1]	4,4	0,6	0,6	0,2	41,0
Hessen[8]	3,3	0,9	1,9	0,7	20,8
Württemberg-Baden[2]	3,4	0,6	1,1	0,1	42,2
Bremen[10]	2,2	—	4,1	.	5,2
Britische Besatzungszone:					
Schleswig-Holstein[11]	5,2	1,0	3,5	.	35,9
Hamburg[3]	4,4	0,6	3,1	.	17,9[4]
Niedersachsen[9]	3,2	0,8	0,5	.	34,5
Nordrhein-Westfalen[5]	3,32	0,58	1,27	—	37,4
Französische Besatzungszone:					
Rheinland-Pfalz[14]					
Baden[12]	3,73	0,39	0,2	—	33,33
Württemberg-Hohenzollern[13] . .	4,4	—	0,9	0,09	46,2
Berlin[7]	2,9	0,9	—	—	38,7

Tabelle 16.

	Bakt. Lebens-mittel-vergiftg.	Über-trag-bare Ruhr	Malaria	Syphilis	Tripper
	14	15	16	17	19
Amerikanische Besatzungszone:					
Bayern[1]	6,5	4,6	1,1	0,3	0,0
Hessen[8]	—	3,6	—	0,09	—
Württemberg-Baden[2]	1,1	5,9	—	0,07	—
Bremen[10]	—	1,5	—	—	—
Britische Besatzungszone:					
Schleswig-Holstein[11]	7,2	8,2	0,3	0,0	0,0
Hamburg[3]	0,0	5,0[4]	8,8	0,0	0,0
Niedersachsen[9]	.	5,5	0,0	0,0	0,0
Nordrhein-Westfalen[5]	10,38	4,84	—	0,05	—
Französische Besatzungszone:					
Rheinland-Pfalz[14]					
Baden[12]	—	5,26	—	0,33	0,1
Württemberg-Hohenzollern[13] . .	—	—	—	—	0,005
Berlin[7]	22,6	6,6	0,5	—	—

Fußnoten zu Tabelle 16 s. S. 579, 580, 581.

fälle auf 100 Erkrankungen) in den westlichen Besatzungszonen Deutschlands kriegsverhältnisse nur lückenhaft.)

Über-tragb. Kinder-lähmung	Über-tragbare Gehirnent-zündung	Lungen-u. Kehl-kopf-tuberkul.	Sonstige Tuber-kulose	Fleck-fieber	Typhus abdo-minalis	Para-typhus	Enter-itis
6	7	8	9	10	11	12	13
12,4	34,8	14,4	11,5	—	9,8	1,4	0,5
13,1	52,2	19,1	18,0	—	5,9	1,1	.
11,0	40,0	18,8	14,2	100	6,6	1,3	—
1,5	—	11,2	12,5	—	2,2	—	.
17,4	22,2	12,7	28,2	0,0	5,2	1,1	.
11,0[4]	47,5[4]	10,4	22,9	0,0	7,5[4]	1,3[4]	.
10,1	57,1	13,8	30,4	—	3,9		.
8,27	33,3	—[6]	—[6]	3,33	7,97	1,72	—
9,67	66,66	3,20	20,63	—	2,29	4,51	—
6,7	72,7	52,6	28,0	—	3,8	0,3	—
8,7	63,6	—	9,5	—	9,7	3,5	—

(Fortsetzung.)

Kind-bettf. nach Geburt	Kindbett-fieber nach Fehlgeburt	Krätze	Influenza	Parotitis	Hepatitis	Ikterus	Pneu-monie
20	21	22	23	24	25	26	30
12,8	7,7	—	0,1	.	7,7		—
18,6	23,5	—	.	.	.	.	.
11,1	23,1	—	—	—	—	—	—
—	—	—	—	—	—	—	—
5,9		0,0	.	.	1,0	.	8,5
38,6		0,0	.	.	2,3	.	6,15
0,0	0,0	.	0,1	.	0,7		6,2
23,92	19,89	0,0013	0,59	—	0,5	—	—
—	—	—	—	—	2,76	—	—
38,5	28,6	—	—	—	—	—	—
22,6	28,2	—	—	—	—	—	—

Tabelle 17. *Morbidität und Letalität der wichtigsten meldepflichtigen Infek-
satzungszone Deutschlands im Jahre 1946 (Morbidität*
(Zum Teil unvollständig in-

| | Prozentuale Zu- bzw.Ab-nahme d.Be-völkerungsz. im Jahre 1946 gegen-über 1938 | Diphtherie | | | Scharlach | | |
| | | 1938 | 1946 | | 1938 | 1946 | |
		a	b		a	a	b
Amerikanische Besatzungszone:							
Bayern[1]	+ 28,3	18,2	21,3	4,4	16,2	4,7	0,6
Hessen[11]	+ 16,3	22,1	27,3	3,3	16,9	6,4	0,5
Württemberg-Baden[5] . . .	+ 14,2	7,9	29,2	3,4	12,4	5,9	0,3
Bremen[12]	— 13,6	25,8	51	4,8	21,5	5,9	0,7
Britische Besatzungszone:							
Schleswig-Holstein[13] . . .	+ 66,8	18,7	54,9	6,6	20,2	8,0	1,4
Hamburg[6]	— 16,8	7,3	49,9	5,9	17,2	8,8	0,65
Niedersachsen[14]	+ 41,7	15,1	47,6	3,2	16,2	6,3	1,0
Nordrhein-Westfalen[3] . . .	— 1,2	28,3	31,97	4,39	15,7	4,85	1,02

Tabelle 17.

| | Typhus abdominalis und Paratyphus | | | Bakterielle Lebensmittelvergiftung | | |
| | 1938 | 1946 | | 1938 | 1946 | |
	a	a	b	a	a	b
Amerikanische Besatzungszone:						
Bayern[1]	0,7	2,7	5,6	0,2	0,06	18,5
Hessen[11]	1,1	2,6	6,3	0,1	1,2	0,2
Württemberg-Baden[5] . . .	1,2	1,5	7,8	0,1	0,2	12,7
Bremen[12]	1,2	1,5	13,2	0,0	—	—
Britische Besatzungszone:						
Schleswig-Holstein[13] . . .	0,8	12,3	6,6	0,8	0,3	4,8
Hamburg[6]	0,8	2,2	8,5	0,1	0,0	0,0
Niedersachsen[14]	1,2	7,6	6,5	0,2	0,1	2,2
Nordrhein-Westfalen[3] . . .	0,6	3,6	6,2	0,2	0,28	5,19

Fußnoten zu Tabelle 17 s. S. 582, 583 und untenstehend.

[9] Für den Landesteil Lippe in den Wochenberichten von 1946 erst ab 48. Woche aufgeführt.

[10] Nach Geburt, nach Fehlgeburt in den Wochenberichten von 1946 nicht aufgeführt.

[11] Nach den vom Hessischen Innenministerium zusammengestellten wöchentlichen Meldungen berechnet.

[12] Hauptgesundheitsamt der Hansestadt Bremen, Statistische Abteilung.

tionskrankheiten in den Ländern der amerikanischen und britischen Be-
zum Teil auch für das Jahr 1938 zum Vergleich).
folge der Nachkriegsverhältnisse.)

Übertragbare Kinderlähmung			Lungen- und Kehlkopftuberkulose			Sonstige Tuberkulose			Fleckfieber		
1938	1946		1938	1946		1938	1946		1938	1946	
a	a	b	a	a	b	a	a	b	a	a	b
1,2	0,2	15,6	—	18,6	21,5	—	2,1	16,1	—	0,1	10,9
1,4	0,27	12,7	—	21,7	17,1	—	3,2	13,8	—	0,02	71,7
1,5	0,4	12,3	—	18,6	23,5	—	4,1	14,9	—	0,06	15,8
0,2	1,6	6,6	—	59,7	13,6	—	12,3	11,2	—	—	—
0,2	0,3	14,3	—	19,9	42,0	—	5,0	44,3	—	1,7	12,3
0,3	0,29	14,6	—	71,7[15]	10,0	—	5,1[15]	24,3	—	0,38	20,3
0,2	0,1	14,5	—	21,4	23,5	—	3,4	59,2	—	0,1	21,1
0,5	0,15	15,02	—	22,28[6]	,28,0[4]	—	15,10	28,0[7]	—	0,084	14,43

(Fortsetzung.)

Übertragbare Ruhr			Syphilis		Gonorrhoe		Kindbettfieber nach Geburt und Fehlgeburt		
1938	1946		1946		1946		1938	1946	
a	a	b	a	b	a	b	a	a	b
1,1	0,5	8,4	21,5	0,3	64,6	—	1,2	0,3	10,4
0,4	0,6	2,9	26,3	0,03	80,0	—	0,7	0,1	12,6
0,1	0,7	6,7	16,3	0,07	55,9	—	0,3	0,1	—
0,2	1,1	2,0	44,5	—	103,6	—	0,5	—	—
0,6	2,5	7,7	21,6	—	47,1	—	0,7	0,2	10,0
2,2	1,3	19,9	9,8	0,0	24,5	0,0	1,7	0,8	73,5
0,3	0,7	6,9	20,1[2]	—	45,4[2]	—	0,9	0,4	30,0
0,5	0,88	7,68	19,68	—[8,9]	37,93	—[8,9]	0,5	0,3[10]	31,52[10]

[13] Statistisches Landesamt Schleswig-Holstein.

[14] Der Niedersächsische Minister für Arbeit, Aufbau und Gesundheit, Abteilung VI (Gesundheit).

[15] Neuzugänge bei der Tuberkulose-Fürsorge.

Zu allen Meldungen: Die statistischen Angaben können nur als Anhaltspunkte dienen, da das Meldewesen nach dem Kriege erst wieder aufgebaut werden mußte.

Die Entwicklung der Tuberkulosesterblichkeit in Deutschland nach dem 2. Weltkriege.

Schon während der Zeit des 1. Weltkrieges wurde bei allen Völkern Europas, am stärksten aber bei den der Hungerblockade ausgesetzten Mittelmächten ein Anstieg der Tuberkulosesterblichkeit beobachtet, der auf die Herabsetzung der Widerstandskraft der Bevölkerung durch Hunger und Not bei gleichzeitiger höchster körperlicher und seelischer Belastung zurückgeführt wurde. In den ersten Jahren des 2. Weltkrieges wurde in Deutschland eine weitere beunruhigende Beobachtung gemacht. Es traten auffallend schnell verlaufende Tuberkuloseerkrankungen auf, und zwar auch bei Erwachsenen in mehr

Tabelle 18. *Flächeneinteilung und Einwohnerzahlen der deutschen Länder und*
(Aus Dr. Wronski, Statistisches Landesamt Bayern: „Bayern in

Länder und Zonen	Fläche in qkm	Gesamtbevölkerung[1] (29. 10. 46)
Bayern	70 237,90	9 029 090
Hessen	21 117,00	4 064 079
Württemberg-Baden	15 700,12	3 675 237
Bremen	403,77	486 539
Amerikanische Besatzungszone	107 458,79	17 254 945
Schleswig-Holstein	15 657,57	2 650 480
Hamburg	746,62	1 424 100
Niedersachsen	47 217,77	6 430 823
Nordrhein-Westfalen	34 075,90	11 797 106
Britische Besatzungszone	97 697,86	22 302 509
Rheinland-Pfalz	20 531,00	2 737 896
Baden	9 852,00	1 197 097
Württemberg-Hohenzollern	10 406,00	1 117 562
Französische Besatzungszone	40 789,00	5 052 555
Westzonengebiet	**245 945,65**	**44 610 009**
Brandenburg	27 061,09	2 527 492
Mecklenburg	22 954,46	2 139 640
Sachsen-Anhalt	24 656,92	4 160 539
Thüringen	15 598,33	2 927 497
Sachsen	16 910,10	5 558 566
Sowjetische Besatzungszone	**107 180,90**	**17 313 734**
Groß-Berlin	**883,66**	**3 199 938**
Saargebiet	**1 924,00**	**880 031**

[1] Groß-Berlin, amerikanische, britische Besatzungszone endgültige, sind Insassen von Lagern einschließlich UNRRA).

oder minder unmittelbarem Anschluß an eine tuberkulöse Erstinfektion. Infolge der Durchmischung der Bevölkerung aus den verschiedensten Siedlungsgebieten wurde die Durchseuchung beschleunigt, es kam häufiger zu Erkrankungen im Anschluß an eine Erstinfektion als in normalen Zeiten. Der Anstieg der Tuberkulosesterblichkeit während der Kriegszeit 1939—1945 ist daher wohl zunächst auf diese *Präzession* der Durchseuchung zurückzuführen. Eine dramatische Verschlechterung der Tuberkuloselage trat dann im letzten Kriegsjahre und vor allem mit dem Zusammenbruch im Jahre 1945 ein, als fast die gesamte Bevölkerung in Bewegung geriet und durch die Zerstörung ganzer Wohnviertel, vor allem der Städte, auf engstem

Besatzungszonen auf Grund der Volkszählungen vom 29.10.46 und 17.5.39. Zahlen", Monatshefte des Bayer. Stat. Landesamtes, H. 3, März 1948.)

Wohnbevölkerung (17. 5. 39)	Einwohner auf 1 qkm		Zu- oder Abnahme der Gesamtbevölkerung 1946 gegenüber der Wohnbevölkerung 1938	
	1946	1939	Zahl	%
7 037 592	128,6	100,2	+ 1 991 498	+ 28,3
3 479 126	192,5	164,8	+ 584 953	+ 16,3
3 217 341	234,1	204,9	+ 457 896	+ 14,2
562 915	1205,0	1394,1	— 76 376	— 13,6
14 296 974	160,0	133,0	+ 2 957 971	+ 20,7
1 588 994	169,3	101,5	+ 1 061 486	+ 66,8
1 711 877	1907,4	2292,8	— 287 777	— 16,8
4 539 520	136,2	96,1	+ 1 891 303	+ 41,7
11 945 097	346,2	350,5	— 147 991	— 1,2
19 785 488	228,3	202,5	+ 2 517 021	+ 12,7
3 013 223	133,4	146,8	— 275 327	— 9,1
1 229 696	121,5	124,8	— 32 599	— 2,7
1 075 853	107,4	103,4	+ 41 709	+ 3,9
5 318 772	123,9	130,4	— 266 127	— 5,0
39 401 234				
2 413 896	93,4	89,2	+ 113 596	+ 4,7
1 405 403	93,2	61,2	+ 734 237	+ 52,2
3 442 047	168,7	139,2	+ 718 492	+ 20,9
2 430 577	187,7	155,8	+ 496 920	+ 20,4
5 465 200	328,7	323,2	+ 93 366	+ 1,7
15 157 123				
4 338 756	3621,2	4910,0	— 1 138 818	— 26,2
842 454	457,4	437,9	+ 37 577	+ 4,5

französische Besatzungszone vorläufige Zahlen (einbezogen bei allen Zahlen

Tabelle 18. (Fortsetzung.)

	Einwohner 1946	Bevölkerungsdichte	
		1939	1946
Amerikanische Besatzungszone .	17,3 Mill. [1] = 26,1%	133,0 Einw./qkm	160,6 Einw./qkm
Britische Besatzungszone .	22,3 „ [1] = 33,8%	202,5 „ „	228,3 „ „
Französische Besatzungszone .	5,1 „ = 9,0%	144,2 „ „	138,9 „ „
Sowjetische Besatzungszone .	17,3 „ = 26,2%	141,4 „ „	161,5 „ „
Groß-Berlin . . .	3,2 „ = 4,9%	4910,0 „ „	3621,2 „ „
Deutschland . . .	65,2 Mill. Einw. [2]	167,8 Einw./qkm	185,4 Einw./qkm

[1] Davon 0,67 Mill. Ausländer (UNRRA).

[2] Genau: 65123681 Einw. gegenüber 59739567 Einw. im Jahre 1939.

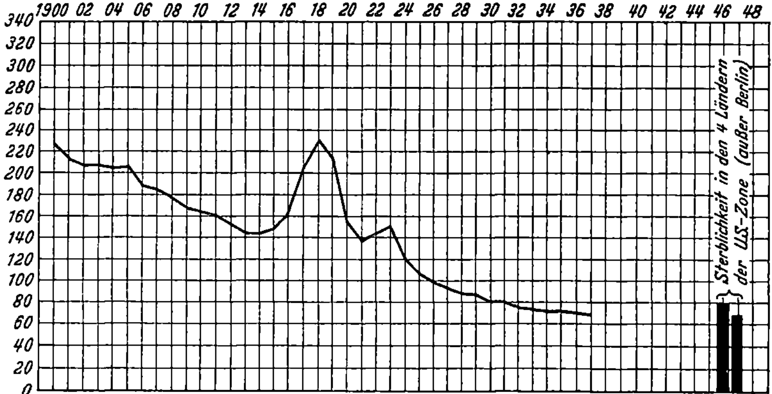

Abb. 1. Jährliche Sterblichkeit an Tuberkulose aller Formen in Deutschland in den Jahren 1900—1948 auf 100000 Einwohner. (Aus: Tuberculosis US.-Zone, Germany. Special Report of the Military Governor, May 1948.)

Raume zusammengepreßt wurde. Die Tuberkulosesterblichkeit stieg daher besonders in den Großstädten enorm an. Die Größe der Gefahr war allerdings zahlenmäßig meist nicht zu erfassen, da mit dem Zusammenbruch auch jede statistische Übersicht verloren ging und das Meldewesen erst wieder im Laufe von Monaten in normale Bahnen gelenkt werden konnte. Auch für die folgenden Jahre stehen die statistischen Unterlagen für die Ostzone nicht und auch für die Westzone noch nicht lückenlos zur Verfügung. Immerhin geht z. B. aus der Tuberkulosestatistik des Landes Bayern hervor, daß sich die Sterblichkeit an Tuberkulose, bezogen auf 10000 Lebende, im Jahre 1947 bereits wieder der Vorkriegssterblichkeit nähert. Doch bleibt zu bedenken, daß in dem gleichen Raume (Bayern), in dem im Jahre

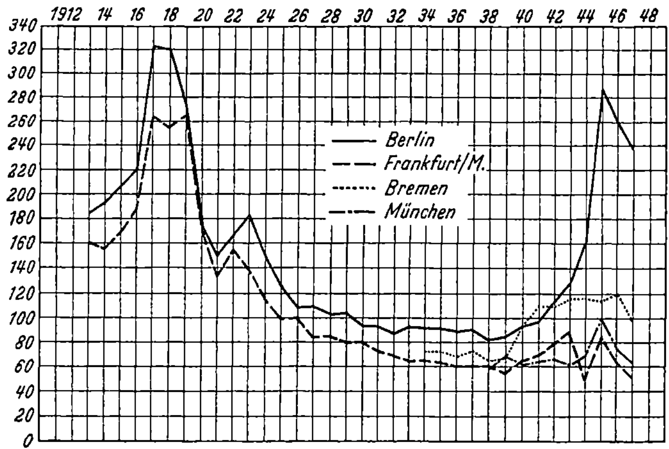

Abb. 2. Jährliche Sterblichkeit an Tuberkulose aller Formen in Berlin, Frankfurt a. M., Bremen und München in den Jahren 1913—1948 auf 100000 Einwohner. (Aus: Tuberculosis US.-Zone, Germany. Special Report of the Military Governor, May 1948.)

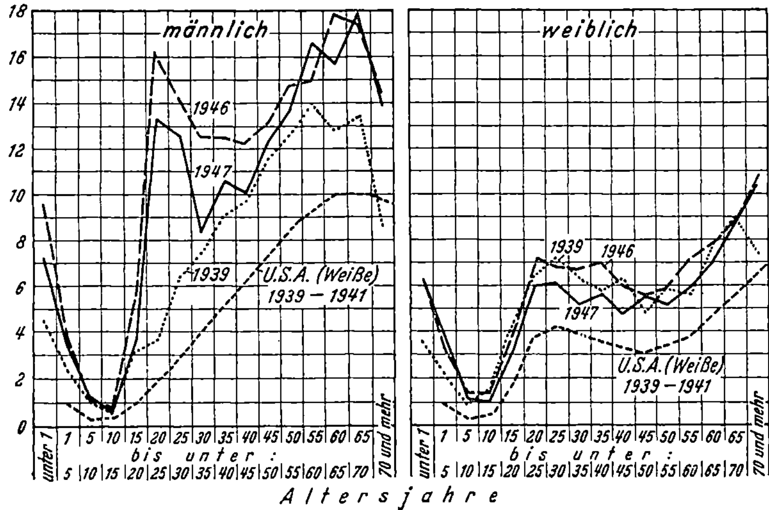

Abb. 3. Sterblichkeit an Tuberkulose aller Formen in Bayern in den Jahren 1939, 1946 und 1947[1] und in den USA. (weiße Bevölkerung) in den Jahren 1939 — 1941[2] auf 10000 geschlechtsgleiche Angehörige der obenstehenden Altersgruppen.

---

[1] Aus: Die Tuberkulose in Bayern, Beiträge zur Statistik Bayerns, H. 144, herausgegeben vom Bayerischen Statistischen Landesamt München 1948.
[2] Aus: Tuberculosis US.-Zone, Germany. Special Report of the Military Governor, May 1948.

1938 3685 Menschen an ansteckender Lungentuberkulose starben, 1947 5360 ihr erlegen sind, daß statt früher 14000 heute rund 18000 bekannte ansteckende Tuberkulöse dort leben, und daß diese 18000 heute mit der Gesamtbevölkerung auf allerengstem Raume zusammengedrängt sind. Die Tuberkuloselage muß daher weiter als gespannt angesehen werden (K. Lydtin). Die Tabelle 18 und die Abb. 1—3 veranschaulichen diese Verhältnisse.

Das Bayerische Statistische Landesamt kommt auf Grund der statistischen Verfolgung der Tuberkuloselage in Bayern zu folgenden Ergebnissen und Schlußfolgerungen, die in ihren allgemeinen Ausführungen wohl für ganz Deutschland Gültigkeit haben dürften (Bericht über die Arbeit der Tuberkulose-Fürsorgestellen im Lande Bayern im Jahre 1947 in: „Die Tuberkulose in Bayern", Beiträge zur Statistik Bayerns, herausgegeben vom Bayerischen Statistischen Landesamt München 1948):

I. Morbidität.

1. Der Bestand an *aktiven* Tuberkulosefällen *aller* Formen wurde in Bayern Ende 1946 mit 52947, Ende 1947 mit 67780 festgestellt. Die Steigerung der absoluten Zahl betrug im Jahr 1947 28%, die der Beziehungszahl (auf 10000 der Bevölkerung) 23%.

2. Von diesem Gesamtbestand aller aktiven Tuberkulosefälle entfielen auf bakteriologisch und klinisch offene Erkrankungen der Atmungsorgane Ende 1946 15621, Ende 1947 18311 Fälle. Ihre Zahl erhöhte sich im Jahre 1947 absolut um 17%, relativ (auf 10000 der Bevölkerung) um 13%.

3. Die aktiv geschlossenen Erkrankungen der Atmungsorgane zeigen eine Zunahme von 32256 auf 41938, d. h. absolut um 30%, relativ um 25%.

4. Die übrigen Formen der Tuberkulose (Knochen, Haut, Drüsen, Meningitis) sind von 5070 auf 7531, d. i. absolut um 48%, relativ um 43%, gestiegen.

Die Bewegung der Erkrankungszahlen hat die drei folgenden ineinanderwirkenden Ursachen:

a) Die Krankheit hat besonders infolge der wachsenden Wohndichte und der übrigen kriegsbedingten sozialen Schäden im Jahre 1947 zugenommen (Präzession der Durchseuchung).

b) Die Erfassung der Kranken ist besser geworden aus den folgenden Gründen:

α) Die Arbeitsintensität bei den Fürsorgestellen steigerte sich;

β) Die öffentliche Behandlung des Themas durch Zeitungsaufsätze, medizinische Vorträge und sonstige Aufklärung bewirkten eine Erhöhung der Zahl von Arztzuweisungen und Selbstmeldern;

γ) Reihenuntersuchungen ganzer Städte, gefährdeter Berufsklassen, der Flüchtlingstransporte, großer Ämter und Schulen erweiterten den Erfassungskreis.

c) Eine teilweise großzügigere Auffassung in der Diagnostik erweiterte den Kreis der Tuberkulosekranken, besonders hinsichtlich der aktiv geschlossenen Fälle im Kindesalter.

d) Die statistischen Meldungen der Tuberkulose-Fürsorgestellen wurden im Laufe des Jahres 1947 vollständiger.

II. Mortalität.

1. Die Sterbefälle an Tuberkulose aller Formen liegen 1947 mit 6176 niedriger als 1946, aber höher als 1939.

Auf 10000 der Bevölkerung betragen die Richtzahlen 1947: 6,7, 1946: 7,7, 1939: 6,0. 1918, am Ende des ersten Weltkrieges, betrug die Sterbeziffer der Tuberkulose in Bayern 20,4, im Durchschnitt des Deutschen Reiches 23.

2. Die höheren Sterblichkeitsziffern 1946 und 1947 gegen 1939 sind durch die gesteigerte Sterblichkeit der mittleren und höheren Altersklassen des männlichen Geschlechtes bedingt. Bei den Frauen ist in diesen Altersklassen eine gegenüber der Vorkriegszeit gleiche oder leicht sinkende Tendenz festzustellen.

Die erhöhte Sterblichkeit der Männer der mittleren Altersklassen (negative Selektion durch den Krieg) ist das wesentliche Merkmal der Tuberkuloseentwicklung nach dem Zusammenbruch.

Das vorhergehende Schaubild (Abb. 3) charakterisiert die Richtung.

Literatur.

BIELING, R.: Viruskrankheiten, 2. Aufl., Teil 1. Leipzig: Johann Ambrosius Barth 1944.

BOECKER, E.: Die Tollwut. Veröff. Volksgesdh.dienst 57, H. 1 (1943).

HANSEN, JECKELN, JOCHIMS, LEZIUS, MEYER-BURGDORF, SCHÜTZ: „Darmbrand, Enteritis necroticans". Stuttgart: Georg Thieme 1949.

HASSELMANN, C. M.: Krankheitsübertragung durch Bluttransfusion: „Salvarsan-Ikterus" und Virus-Hepatitis („Hepatitis epidemica"). Med. Klin. 44, H. 6, 174—176.

HOFFMANN, E.: Die Behandlung der Haut- und Geschlechtskrankheiten mit kurzer Diagnostik, 8. Aufl. Berlin: A. Marcus & E. Weber 1943.

KAPPUS, A.: Infektionskrankheiten. In E. v. ESMARCHS Hygienisches Taschenbuch, 5. Aufl., herausgeg. v. H. REICHENBACH. Berlin: Springer 1930.

LUKENS-BOSTON: Infektiöse Hepatitis. Unitarian Mission to Germany. Vorträge amerikanischer Gastprofessoren in München v. 2. bis 7. Aug. 1948. Med. Klin. 44, H. 8, 248.

MINKUS, R.: Die meldepflichtigen Infektionskrankheiten in der britischen und amerikanischen Besatzungszone nach dem 2. Weltkriege. Inaug.-Diss. Med. Frankfurt a. M. 1948.

MÜLLER, RR.: Medizinische Mikrobiologie, 3. Aufl. Berlin-München-Wien: Urban & Schwarzenberg 1946.

Reichsgesundheitsblätter 1925—1945.

REITER-MÖLLER-HALLBAUER: Sammlung deutscher Gesundheitsgesetze, Bd. 3. Verhütung und Bekämpfung übertragbarer Krankheiten. Leipzig: Friedrich A. Wordel 1944.

Remedia „Hoechst" Ausg. 1, 1947. Farbwerke Höchst, Frankfurt a. M.-
    Höchst.
Schmidt, B.: Der Einbruch der Tularämie in Europa. Z. Hyg. usw. 127,
    139—150 (1947).
Schönfeld, W.: Lehrbuch der Haut- und Geschlechtskrankheiten, 4. Aufl.
    Stuttgart: Georg Thieme 1947.
Schoop, G.: Rotlaufbakterien auf Seefischen. Dtsch. tierärztl. Wschr. 1936,
    371—375.
Sera und Impfstoffe Behringwerke Marburg-Lahn 1948.
Statistisches Jahrbuch für das Deutsche Reich 1939.
Statistische Unterlagen: Von den Statistischen Landesämtern und Medizinal-
    verwaltungen der einzelnen deutschen Länder zur Verfügung gestellt.
Tuberculosis US.-Zone, Germany: Special Report of the Military Governor.
    May 1948.
Wronski, Dr.: Bayern in Zahlen. Mh. Bayer. Stat. Landesamtes 1948,
    H. 3.
Zeissler: Ätiologie der Enteritis necroticans. Zbl. Bakter. I. Orig. 154,
    200* (1949).

Desinfektion und Sterilisation.

Von

H. KLIEWE-Mainz.

Aufgabe des Arztes ist es, den an einer ansteckenden Krankheit leidenden Menschen nicht nur zu heilen, sondern auch zu verhindern, daß die Krankheit weiterverbreitet wird. Deshalb muß er den Kranken isolieren, ihn der Behörde melden und den Krankheitserreger da zu vernichten suchen, wo er ihn fassen kann. In dieser Abhandlung über Desinfektion und Sterilisation sollen die Maßnahmen angegeben werden, welche sich auf die Beseitigung und Vernichtung der Mikroben als Seuchenerreger erstrecken. Doch soll auch kurz auf die geeigneten Verfahren eingegangen werden, um Arzneimittel, Flüssigkeiten usw. zu entkeimen, ferner um Nahrungs- und Genußmittel so zu konservieren, daß sie nicht zur Krankheitsursache werden.

Bei der *Desinfektion (Entseuchung)* werden die Krankheitserreger (Bakterien, Viren oder Protozoen) in einen solchen Zustand versetzt, daß sie keinen Schaden mehr anstiften können. Eine Abtötung der Erreger ist dabei nicht erforderlich, es genügt bereits eine so starke Schädigung, daß sie nicht mehr infizieren können. Mit den üblichen Gebrauchslösungen der chemischen Desinfektionsmittel werden auch gewöhnlich alle Krankheitserreger nicht abgetötet und stärkere Lösungen verbieten sich, wenn Gewebeschädigungen vermieden werden sollen. Sollen alle lebensfähigen Keime, auch die Dauerformen (Sporen) von Mikroorganismen völlig vernichtet bzw. beseitigt werden, was z. B. bei Operations-, Injektionsmaterial und Seren nötig ist, so müssen die physikalischen Verfahren der *Sterilisation* gewählt werden. Mitunter genügt bei Milch, alkoholischen Getränken usw. die Abtötung der vegetativen Formen der Krankheitserreger oder der die Flüssigkeiten zersetzenden Bakterien, was durch *Pasteurisieren*, d. h. durch Erhitzen der Flüssigkeiten auf Temperaturen unter 100° C, z. B. bei der Milch auf 83—85° C während 1—2 min oder auf 60—63° C während 30 min, erreicht wird. Bei Bier und Wein sind Temperaturen von 55—60° C, bei Fruchtsäften 65 bis 70° C und 30 min Einwirkungsdauer üblich. Eine Keimfreiheit der Lebensmittel kann allgemein nur durch Erhitzen in gespanntem Dampf erreicht werden. Bei Fruchtkonserven, die einen höheren Säuregehalt haben, lassen sich Sporen meist auch bei 100° C abtöten, zumindest aber in ihrer Entwicklung hemmen. Auch Zusatz von Zucker und anderen Präparaten zu den Früchtekonserven unterstützt ihre Konservierungsmöglichkeit. Bei der *diskontinuierlichen* oder *fraktionierten Sterilisation* nach TYNDALL wird sporenhaltiges Entseuchungsgut wie Nährböden, Flüssigkeiten usw. zunächst 10 bis 30 min in strömendem Dampf von 100° C erhitzt, dann 12—24 Std im Brutschrank bebrütet, um die Sporen zum Auskeimen zu bringen. Dann wird nochmals erhitzt, um die entstandenen vegetativen Formen zu vernichten. Gewöhnlich wird das·Verfahren noch ein- oder zweimal wiederholt.

Manche Bakterien, wie Meningokokken, Gonokokken, Influenza-bakterien und verschiedene Virusarten sterben in der Außenwelt auch ohne Desinfektionsmittel durch Kälte, Belichtung, Schwankungen der relativen Feuchtigkeit usw. sehr schnell ab, so daß sich Entseuchungsmaßnahmen erübrigen. Befinden sich die Keime in dicken Schichten von Auswurf, Stuhl, Eiter, Schmutz oder in porösen und pulverigen Stoffen (Geweben und Talkum usw.), so bieten diese einen gewissen Schutz bei Anwendung aller Abtötungsmaßnahmen. Hier müssen je nach dem Desinfektionsgut die physikalischen Verfahren länger angewandt und von den chemischen die konzentrierteren Gebrauchslösungen gewählt werden. Bei schwächeren Konzentrationen kann das gleiche Ergebnis durch eine warme Lösung (etwa 30—60°) erreicht werden. Fast alle Desinfektionsmittel sind dem Einfluß der Temperatur unterworfen; er kann soweit gehen, daß + 5—8° C kalte Lösungen von sonst guten Präparaten bis zu 95% ihrer Wirksamkeit verlieren, während heiße Lösungen von schwachen Mitteln (Seife, Soda u. a.) eine gute keimtötende Kraft entfalten.

A. Physikalische Entseuchungsverfahren.

I. Mechanische Entseuchung.

Je nach dem angewandten Verfahren werden die Mikroorganismen durch Adsorption mehr oder weniger beseitigt oder durch Zentrifugieren aus Flüssigkeiten niedergeschlagen. Beim trockenen Entstäuben werden die Keime aufgewirbelt und können dann in die Atemwege gelangen. Deshalb dürfen Fußböden, Möbel u. a. Gegenstände nur feucht aufgenommen bzw. abgerieben werden. Durch Waschen der Hände mit Wasser und Seife, durch gründliches Spülen von Gemüse und Obst lassen sich ebenfalls viele Keime beseitigen, aber nicht abtöten.

Bei der *Filtration* werden die Keime durch die Poren eines geeigneten Filters zurückgehalten. So kann die zu- und abgeführte keimhaltige Luft in gewerblichen Betrieben (Kühlräumen, Laboratorien usw.) durch *Ölfilter* oder *Metallfilter* der Firma Delbag entkeimt werden. Flüssigkeiten, wie Abwässer, Fluß- und verunreinigtes Quellwasser werden durch Sand- und Koksfilter gereinigt, wobei die Keime weniger durch Adsorption an die Filtermasse oder durch die Filterhaut festgehalten werden als durch Algen und Protozoen, die sich unter der Filteroberfläche in einer schlammigen Schicht ansiedeln. Soll solches Wasser für Trinkzwecke oder für den Haushalt verwendet werden, so ist die völlige Entkeimung mit einem chemischen Mittel (gewöhnlich Chlorpräparaten) anzuschließen (s. S. 624). In einzelnen Haushalten können verunreinigte Trink- und Gebrauchswässer auch durch die *Hartfilter* nach PASTEUR-CHAMBERLAND, hergestellt aus

Porzellanerde und Quarzsand, oder durch BERKEFELD-*Filter*, vorwiegend aus Kieselgur hergestellt, entkeimt werden. Von den anorganischen *Weichfiltern* werden für die gleichen Zwecke die langfaserigen Asbestfilter, ferner die aus einer Art Asbestpappe hergestellten SEITZschen *E.K.-Filter* (Entkeimungs-Filter) verwendet. Bei trüben Flüssigkeiten ist eine Vorfiltration oder eine Vorklärung durch Fällungsmittel notwendig (s. S. 623). Die E.K.-Filter eignen sich auch zur Entkeimung bei der Süßmost- und Serumgewinnung. An *Ultrafiltern*, deren kolloide organische Filtermaterialien auch hochmolekulare Stoffwechselprodukte der Mikroben zurückhalten, sind zu nennen: *Kollodium-Eisessig-Membranen* nach BECHTHOLD, *Gradokoll-Membranen* nach ELFORD (alkoholisch-ätherische Kollodiumlösung) und *Membranfilter* aus Cellulose bzw. Celluloseester nach ZSIGMONDY. Beim Gebrauch aller Filter ist zu beachten, daß sie laufend überprüft und, um ein Durchwachsen der Keime durch die Poren zu verhindern, auch gereinigt werden.

II. Thermische Entseuchungsverfahren.

Von allen physikalischen Verfahren haben die thermischen die größte Bedeutung in der Desinfektions- und Sterilisationspraxis. Es gehören hierher: Das *Verbrennen* von unbrauchbaren und wertlosen Gegenständen, Briefen, Zeitungen, Büchern, Spielzeug usw., am besten im Ofen des Krankenraumes, ferner das *Ausglühen* von Impf-, Quarzgeräten, Asbestfiltern in Hartglas- oder Quarzröhrchen, sodann das *Dörren* im Backofen zur Vernichtung der an Brot, Früchten usw. haftenden Keime. Die Entseuchung von Wäsche kann in einfacher Form auch durch *Bügeln* erreicht werden. Erfolgt ein gleichzeitiges Dämpfen, wie in Bügelmaschinen, so ist die Wirkung der Wärme erheblich wirksamer, weil die Plasmakolloide bei Anwesenheit von Feuchtigkeit viel leichter irreversibel geschädigt werden als durch trockene Hitze.

Die trockene, ruhende *heiße Luft* von 180—200° C wird gewöhnlich zur Sterilisation von Glas-, Porzellan-, Emaille- und Metallgegenständen in mit Gas oder elektrisch geheizten Heißluftschränken angewendet. Letztere bestehen meist aus Metallblechschränken mit doppelten Wänden, die durch Asbestplatten nach außen isoliert sind. Zur sicheren Abtötung der Bakteriensporen ist eine Einwirkungsdauer von $^1/_2$—1 Std nötig. Puder, Talkum usw. müssen dabei in dünner Lage ($^1/_2$—1 cm dick) auf einer Unterlage ausgebreitet sein.

Erfolgssicherer und schneller als ruhende heiße Luft wirkt *bewegte*, wie sie im *Vondran-Apparat* und im *Jajaggerät, System T.C.P.* (TRAUTMANN, CLAUBERG, PFLAUM) gebraucht wird. Während beim ersteren die heiße Luft in eine große Kammer geblasen wird, in der sich noch Luftinseln und Kaltzonen befinden können, ist beim Jajaggerät der Beschickungsraum so unterteilt, daß die Heißluft gezwungen ist, einen schlangenförmigen Weg zu durchströmen, weshalb in letzterem die vegetativen Keime in etwa 10—20 min abgetötet werden. Bei einer Temperatur von 100 bis höchstens 105° C können auch die meisten Krankheitserreger, mit Ausnahme der Sporen von Tetanus-, Gasbrand- und Milzbrandbacillen an Kleidungsstücken, Decken, Teppichen usw. abgetötet werden.

Das Entseuchen mit *kochendem Wasser* (98—100° C) ist üblich bei nichtbeschmutzten, waschbaren Kleidungsstücken, Leib- und Bettwäsche, Eß- und Trinkgeräten, Gegenständen aus Metall, Glas und Porzellan. Die Einwirkung soll wenigstens 20 min, vom Beginn des Siedens an gerechnet, dauern. Zur Entseuchung von *Instrumenten* verwendet man am besten destilliertes oder abgekochtes Wasser; auch Zusatz von 1—2% Soda zum Leitungswasser schont metallene Instrumente. Da bei Temperaturen um 100° manche Sporenarten selbst bei mehrstündigem Kochen nicht abgetötet werden, können Instrumente nur in Dampfsterilisatoren bei 120° C und 30 min Sterilisierdauer oder in Heißluftapparaten bei 180° und 20 min, bei 150° und 60 min langer Einwirkung sicher entkeimt werden. Als Notbehelf mag ein 15 min langes Kochen in 4%iger Formaldehydlösung mit 2% Sodazusatz gestattet sein. Auch für *Injektionsspritzen* und *Kanülen* genügt das übliche Auskochen nicht, wie die wiederholten Gasbrand- und Tetanusinfektionen nach Gebrauch solchen Injektionsmaterials bewiesen haben. Sodann ist das Aufbewahren der Spritzen nur in sterilem, filtriertem Alkohol zulässig; der handelsübliche Alkohol ist nicht keimfrei. Eine sichere Entkeimung der Spritzen ist ebenfalls nur durch Erhitzen im gespannten Dampf von 120° C oder in trockener heißer Luft von etwa 180° möglich. Diese Temperatur vertragen aber nur Glasspritzen; bei Rekordspritzen ist eine Temperatur von 150° C bei 60 min Einwirkungsdauer zu wählen.

Der *strömende Wasserdampf* von 100° C besitzt wegen seines guten Leitvermögens und seiner hohen Wärmekapazität eine gute keimtötende Kraft. Je nach dem Druck, unter dem der Dampf gebraucht wird, unterscheidet man:

1. Apparate mit 1 Atmosphärendruck (0 atü).

2. Apparate mit Unterdruck, Temperatur des Dampfes 70 bis 80° C.

3. Apparate mit Überdruck, Temperatur des Dampfes 105 bis 134° C (0,3—2 atü).

1. Bei kleineren Apparaten durchströmt der in einem Kessel entwickelte Dampf ohne Druckerhöhung von unten nach oben den Desinfektionsraum. Der Apparat wird gewöhnlich zum Sterilisieren und zur Verflüssigung von Nährböden gebraucht (Kochscher *Dampftopf*). Bei größeren runden oder eckigen Apparaten wird der Dampf dem Desinfektionsraum von oben her zugeleitet, um die Luft schneller aus dem Entseuchungsgut zu entfernen. Nach Drosselung des Dampfes wird während der Entseuchung ein geringer Überdruck, von etwa 0,1 atü, erreicht. Die Einwirkungszeit hängt von dem Füllungszustand des Apparates und der Art der Objekte ab, die entseucht werden sollen; im allgemeinen dauert sie $^1/_2$—1 Std, von dem Zeitpunkt ab gerechnet, in dem das Thermometer im Dampfabzugsrohr 100—103° angezeigt hat.

Der Apparat ist gewöhnlich in einer Desinfektionsanstalt so eingebaut, daß er von der unreinen Seite her beladen und auf der reinen Seite entladen werden kann. Die genaue Bedienung des Apparates ist aus den beigegebenen Vorschriften zu entnehmen. Im strömenden Dampf können entseucht werden: Nicht wasch- und kochbare Kleidungsstücke, Federbetten, Kissen, wollene Decken, Gardinen und Teppiche. Nicht entseucht werden dürfen Kleidungsstücke aus Seide, Wolle und Zellwolle, ferner Pelze, Leder-, Gummi- und Plüschwaren, Bücher, Bilder, beschmutzte Wäsche usw. Hierfür eignet sich:

2. Das *Vakuumverfahren*, das mit 60—70gradigem Dampf und Formalinzusatz arbeitet (Einwirkungszeit etwa 2 Std), ferner der VONDRAN-Apparat unter Verwendung von etwa 80gradiger Heißluft und 24stündiger Einwirkungsdauer.

3. Erheblich besser und wesentlich schneller als heißer Dampf von 100° wirkt der *gespannte gesättigte Dampf*, der in *Dampfdrucksterilisatoren* oder *Autoklaven* zur Verwendung kommt. Diese bestehen aus einem kräftigen Kupfer- oder Stahlzylinder und einem schweren festschraubbaren Deckel. An Armaturen sind angebracht: 1 Sicherheitsventil, 1 Dampfablaßventil, 1 Thermometer und 1 Manometer, das bei Gasheizung gewöhnlich als Regulator ausgebildet ist. Die modernen Apparate vernichten bei 112° C entsprechend $^1/_2$ atü in $1^1/_2$ Std, bei 120° C (1 atü) in $^1/_2$ Std oder bei 134° C (2 atü) in 10 min alle vegetativen Keime und Sporenbildner.

Der mitunter bei älteren Apparaten beobachtete schlechte Abtötungserfolg bei Luftgehalt im geschlossenen Dampfraum ist auf den durch Luftinseln erschwerten Zutritt des Dampfes zum Entkeimungsgut zurückzuführen. Deshalb ließ man die Luft während der Sterilisierzeit mit dem Dampf ausströmen. In neueren Apparaten ist ein automatischer Luftabscheider unter der Kammer angebracht, der die Luft während der Sterilisierzeit aufnimmt, so daß bei geschlossenem Lufthahn mit ruhendem Dampf gearbeitet werden kann. Zur Erhöhung des Sterilisiereffektes und Abkürzung der Betriebsdauer baute die Firma Lautenschläger Dampfsterilisatoren mit besonders konstruierten Einsatzkästen *(Blitzcitocert)*. In 12—15 min wird bei 120° C sichere Keimfreiheit erzielt. Ein anderer neuerer Dampfsterilisator der gleichen Firma, *Blitzsterilisator*, tötet bei 134° C in einer Gesamtbetriebszeit von 5 min alle Sporen sicher ab.

Je höher die Temperatur, um so größer ist bekanntlich die zur Sättigung erforderliche Wassermenge. Nimmt bei gleichbleibender Temperatur der Dampfgehalt ab, so entsteht überhitzter Dampf. Dieser zeigt aber erst oberhalb von 110° C (bis 135°) eine verminderte keimtötende Wirkung; ab 140° C wird eine zunehmende Wirkung beobachtet, die in ähnlicher Weise wie die Dampfdesinfektionskraft der heißen Luft zu werten ist.

Im Autoklaven können entkeimt werden: Verbandstoffe, chirurgische Instrumente, Injektionsspritzen, Gummiwaren, Wasser, Kochsalz u. a. Salzlösungen. Zur Entkeimung von Fett, Öl und Paraffin setzt man diesen Stoffen 0,1 % Wasser zu und läßt 30 min bei 120° C, Glycerin mit 12 % Wasser 1 Std bei 130° C, bei noch höherem Wassergehalt entsprechend kürzere Zeit sterilisieren.

Wichtig ist, daß die Autoklaven konzessionspflichtig sind, wenn ihr Inhalt in Litern multipliziert mit dem Betriebsdruck in Atmosphären größer als 300 ist; Apparate, die mit Spannungen bis 0,5 atü arbeiten und eine Sicherheitsvorrichtung haben, ferner solche unter 50 l Inhalt, sind frei von der Konzessionspflicht. Zur Sicherung des Sterilisiereffektes müssen die Apparate wenigstens alle 2 Jahre durch einen Bakteriologen und Heizungsfachmann überprüft werden. Als Testbakterien werden getrocknete oder gesiebte Gartenerde, deren Sporen Dampf von 120° wenigstens 5 min überstehen sollen, oder Reinkulturen der Erdsporen verwendet. Das Testmaterial ist von Hygienischen Instituten oder Untersuchungsämtern zu beziehen.

An *Kontrollapparaten* sind ferner gebräuchlich:

a) *Maximal-Thermometer,* welche die höchste Temperatur während der Desinfektion anzeigen; sie geben aber nicht an, wann diese Temperatur erreicht wurde und wie lange sie eingewirkt hat.

b) *Klingel-Thermometer.* Von diesen sind das elektrische *Signalpyrometer* nach MERKE und BUDDE (Klammer-Kontakt-Thermometer) zu nennen, bei dem nach Erreichung von 100° C ein in eine Klammer gestecktes Stäbchen aus 3 Teilen Wismut, 5 Teilen Blei und 3 Teilen Zinn schmilzt und dann der elektrische Strom für das Läutewerk geschlossen wird. Beim STUHL-LAUTENSCHLÄGERschen *Quecksilber-Kontaktthermometer* liegen in einem Maximalthermometer 2 Platindrähte übereinander, die bei 100° C von dem aufsteigenden Quecksilberfaden berührt werden, wodurch dann die Glocke ertönt. Die Prüfgeräte werden zwischen das Desinfektionsgut gelegt, die Leitungsdrähte durch besondere Öffnungen oder durch die Tür des Entseuchungsapparates bzw. in den Türfalz geklemmt und mit dem Läutewerk und den Elementen verbunden.

c) *Thermoelektrische Elemente,* die in verschiedenen Stellen des Desinfektionsgutes untergebracht und mit einem Galvanometer verbunden sind; sie unterrichten jederzeit über die im Innern des Apparates herrschende Temperatur und arbeiten sehr sicher.

d) Die STICHERschen *Röhrchen* zeigen je nach ihrem Füllungsmittel an, ob eine bestimmte Temperatur erreicht wurde. Ein kleines Glasröhrchen, in dem sich ein bei 98—100° C (Phenanthren), bei 104° C (Brenzkatechin), bei 110° C (Resorcin) oder bei 120° C (Bernsteinsäureanhydrit) schmelzender Körper befindet, ist in einer weiteren Glasröhre mit einem Luftmantel umgeben, um das Eindringen der Temperatur zu verzögern. Die Röhrchen werden senkrecht in den Apparat gestellt und können immer wieder benutzt werden.

Durch *Kälte* werden die meisten Krankheitserreger nicht abgetötet, sie bleiben infektionstüchtig. Doch wird bei 0 bis + 8° C eine starke entwicklungshemmende Wirkung erzielt, die zur Konservierung von Nahrungsmitteln in Eisschränken und Kühlräumen verwendet wird. Zahlreiche Bakterien können aber auch noch bei diesen Temperaturen wachsen und die Lebensmittel nach einigen Tagen zersetzen. Durch Tiefkühlen bei —20° C und darunter lassen sich Nahrungs- und Genußmittel jedoch mehrere Jahre konservieren, d. h. die darin enthaltenen Keime werden zwar am Wachstum gehindert, aber meist nicht abgetötet.

Die *kriothermische Sterilisation*, bei der das keimhaltige Material mehrere Male hintereinander bei —190° C gefriert und wieder auftaut, wodurch die vegetativen Keime sicher vernichtet werden, hat bisher nur wissenschaftliche Bedeutung erlangt.

III. Entseuchung durch wellenförmige Energiequellen.

1. Strahlen. Von den *Lichtstrahlen* haben die kurzwelligen blauen, violetten, ultraroten, vor allem aber die ultravioletten die stärkste keimtötende Kraft. Da die Strahlen aber nur auf die Oberflächen und bei direkter Bestrahlung des Desinfektionsgutes wirken, so ist ihre praktische Verwendung bei der Entseuchung von Betten, Kissen, Decken usw. nur erfolgreich, wenn sie 1—2 Std lang dem direkten Sonnenlicht ausgesetzt werden und die Gegenstände nur oberflächlich infiziert sind.

Von den künstlichen Strahlen der *Quarzlampe (UV-Strahlen)* sind die von $\lambda = 253$ mμ und 265 mμ noch wirksamer als die der Sonnenstrahlen und eignen sich zur Entkeimung von Raumluft, Wasser und Milch. Als Ursache der Abtötung wird die „Treffer"-Wirkung eines Strahlenquants auf ein Steuerungszentrum der Zelle angesehen (P. JORDAN).

2. Ultrakurzwellen (UKW). Die Wirkung der UKW auf Bakterien ist noch umstritten. Bei Bestrahlung mit 100 m Wellenlänge werden Keime nicht sicher abgetötet, wohl aber in ihrem färberischen und biologischen Verhalten mehr oder weniger verändert. Für die praktische Seuchenbekämpfung sind die UKW ohne Bedeutung.

3. Ultraschall. Schallschwingungen, deren Frequenz oberhalb der Hörgrenze des menschlichen Ohres liegen, also von rund 20 KHz an aufwärts, töten Protozoen und auch Bakterien; doch ist das Anwendungsfeld eng bemessen und deshalb für praktische Entseuchungszwecke noch unbrauchbar.

4. Elektrische Ströme von 110—220 V haben als Gleich- oder als Wechselstrom eine mäßig entwicklungshemmende Kraft, hochgespannte Wechselströme jedoch eine keimtötende Wirkung, welche zur Desinfektion von Wasser, Milch und anderen Flüssigkeiten gebraucht wird (WEBSTER, OPPERMANN u. a.); bei geringen Spannungen und Amperezahlen tritt sogar eine Vermehrung der Keime in Flüssigkeiten ein (KLIEWE, NEIDEL u. a.).

5. Radium- und Röntgenstrahlen haben eine schwache, durch Hitze bedingte keimtötende Kraft; sie finden deshalb zur Abtötung von Keimen keine Verwendung.

B. Chemische Entseuchungsmittel.

Die Zahl der im Handel befindlichen chemischen Mittel, die für Desinfektionsmaßnahmen bei der Seuchenbekämpfung, für antiseptische Zwecke und für die Konservierung von Lebensmitteln usw. verwendet werden, ist recht groß. Ihrer chemischen Zusammensetzung nach unterscheidet man:

1. Oxydationsmittel. Ihre Wirkung beruht auf der O_2-Abspaltung in statu nascendi. *Ozon* (O_3) findet gelegentlich zur Luft-, Trinkwasserentkeimung und Konservierung von Fleisch in Kühlräumen Verwendung. 3%ige *Wasserstoffsuperoxyd-* (H_2O_2) und *Kaliumpermanganat* ($KMnO_4$)-Lösungen werden als antiseptische und desodorisierende Mittel bei Nahrungsmitteln, Wunden und Mundhöhlenerkrankungen gebraucht.

2. Säuren. Die Wirkung der *anorganischen Säuren* ist im allgemeinen von dem elektrolytischen Dissoziationsgrade, d. h. vom Gehalt der Lösung an H-Ionen abhängig. Starke Säuren (Schwefel-, Salz- und Salpetersäure) sind zu 80—90% dissoziiert; am besten wirkt von diesen Salpetersäure. Die starken Säuren müssen wegen ihrer leichten Zersetzung bzw. Bindung mit dem Substrat stets im Überschuß gebraucht werden. Von den mittelstarken Säuren (Phosphor-, Ameisen-, schweflige und Essigsäure), die nicht über 10% dissoziiert sind, werden die schweflige Säure (H_2SO_3) und deren saure Salze viel in Gärungsbetrieben zur Entseuchung von hölzernen und metallenen Gefäßen oder von Gummischläuchen gebraucht. Die gute konservierende Wirkung des Essigs dient im Haushalt zur Fleisch- und Früchteaufbewahrung. Die Dissoziation der schwachen Säuren (Kohlen-, Kiesel-, Borsäure, Schwefelwasserstoff) liegt unter 1%. Die Kohlensäure in Gasform hat namentlich bei höherem Druck und Temperaturen von 30—40° C eine keimtötende Wirkung auf verschiedene Bakterienarten (Keime der Typhus-, Ruhrgruppe, Choleraerreger; auf Schimmelpilze und Hefen wirkt sie entwicklungshemmend; manche Bakterienarten (Gonokokken, Brucella usw.) dagegen gedeihen in einer CO_2-Atmosphäre besonders gut. Borsäure dient hauptsächlich zum Spülen von Wunden.

Von den *organischen Säuren* finden Abkömmlinge der Benzoesäure zur Konservierung von Lebensmitteln vielfache Verwendung: Benzoesäure ($C_6H_5 \cdot COOH$) wird in einer Menge von 0,2 Gew.-% gebraucht. p-Chlorbenzoesäure [$C_6H_4 \cdot Cl \cdot COOH$ (1,4)] wird in einer Konzentration von 0,1 Gew.-% vor allem Obsterzeugnissen zugesetzt. Salicylsäure (o-Oxybenzoesäure [$C_6H_4 \cdot OH \cdot COOH$ (1,2)] findet namentlich wegen seiner antimykotischen Wirkung vielfache Verwendung beim Einmachen von Früchten. p-Oxybenzoesäure [$C_6H_4 \cdot OH \cdot COOH$ (1,4)] ist in Form ihrer Ester (Nipagin-M, Nipagin-A, Nipasol und Nipacomb) ebenfalls für die Konservierung von Lebensmitteln und kosmetischen Präparaten in Mengen von 0,08—0,1 Gew.-% gebräuchlich.

3. Alkalien. Kalkmilch [$Ca(OH)_2$]. Ihre Desinfektionskraft ist gegenüber Bakterien und Viren recht gut, ihre Sporozilwirkung dagegen schlecht. Sie wird gern, weil sie leicht beschaffbar, billig und geruchlos ist, bei der Entseuchung von Stuhl, Erbrochenem, Abortgruben, Misthaufen, Wagen usw. verwendet. Die Kalkstücke müssen in geschlossenen Behältern aufbewahrt werden. Zum Desinfizieren von Wänden fügt man der Kalkmilch Caporit, eine Tasse voll, oder 1 l 10 %ige Trosilinlösung auf einen Eimer Kalkmilch zu. Herstellung der Kalkmilchlösung: Frischgebrannter Kalk wird in ein geräumiges Gefäß gelegt (nicht in Aluminiumgefäße, da diese angegriffen werden) und mit Wasser (etwa der halben Menge des Kalkes) gelöscht. Zu 1 l Kalkpulver gießt man langsam und unter Umrühren 3—4 l Wasser. Falls gebrannter Kalk nicht vorhanden ist, gibt man zu 1 l Kalkbrei aus einer Kalkgrube nach Entfernen der obersten Schicht 3 l Wasser. Fertige Kalkmilch muß in verschlossenen Gefäßen aufbewahrt und vor Gebrauch gut umgeschüttelt werden.

Kalium- und *Natronlauge* haben im allgemeinen eine schwache Desinfektionswirkung, gegenüber Viren sind sie aber bereits in 1 %iger Lösung stark bactericid. Sie finden zur Vernichtung von Tierseuchenerregern weitgehende Verwendung. Soda (Natriumcarbonat) hat in 3 %iger Lösung nur bei höherer Temperatur (etwa 60°) eine praktisch brauchbare Entseuchungskraft. Auch Seifenlösungen (3 %ige) haben in der Kälte eine geringe keimtötende Wirkung, mit zunehmender Wärme steigt sie jedoch erheblich. Heiße Soda- und Seifenlösungen sind wegen ihrer schmutz- und fettlösenden Eigenschaft zur Desinfektion von Wäsche, Eß- und Trinkgeschirr, Geräten zur Nahrungsmittelherstellung, Abortschüsseln usw. zu empfehlen.

Die gewöhnlichen Wasch- und Toilettenseifen haben keine brauchbare entseuchende Wirkung; gleichwohl sind sie bei der Händereinigung wertvoll, weil sie wegen ihrer guten Netzfähigkeit neben der Schmutzentfernung auch zahlreiche Bakterien mechanisch abschwemmen.

4. Salze. Sublimat ($HgCl_2$). Desinfektionswirkung der 1⁰/₀₀igen Gebrauchslösung ist schwach, ihre entwicklungshemmende Kraft sehr gut. Zur besseren Löslichkeit in Wasser ist den Pastillen Kochsalz zugefügt, ferner zur Unterscheidung von Wasser Fuchsin oder Eosin. Das Präparat besitzt aber eine schlechte Netzfähigkeit, hohe Giftigkeit, greift Haut und Metallgegenstände an. In Gegenwart von Eiweißstoffen bilden sich unwirksame Quecksilberalbuminate. *Silbernitrat* (Höllenstein, $AgNO_3$), dient als Silbernitratstift zum Ätzen von Wunden, in flüssiger Form zur Verhütung der Augenblennorrhoe und zu antiseptischen Spülungen. *Aluminiumsalze:* Essigsaure Tonerde hat als 10 %ige Gebrauchslösung eine schwache bactericide Wirkung; sie wird als Verbandwasser und zum Gurgeln gebraucht. Von den *quaternären Ammoniumsalzen* besitzen die 0,5—1 %ige Gebrauchslösung von Zephirol und Quartamin eine sehr gute keimtötende Kraft, die aber in Gegenwart von Erde, Auswurf, Stuhl, Eiter, Blut usw. stark beeinträchtigt wird. Da die Präparate schwach sauer bis neutral reagieren und wegen ihrer bedeutenden Oberflächenaktivität eine gute Netzfähigkeit besitzen, eignen sie sich vor allem zur Händeentseuchung.

Allerdings dürfen sie dabei nicht mit den üblichen Seifen und fetthaltigen Stoffen in Berührung kommen, weil sich diese mit den kationenaktiven quaternären Salzen zu schwer löslichen, nicht mehr bactericid wirkenden Verbindungen vereinigen. Als Händewaschmittel werden deshalb am besten Präcutan, Satina u. ähnl. Präparate verwendet.

5. Metalle. Manche Metalle haben wegen ihrer oligodynamischen Wirkung eine recht gute keimtötende und entwicklungshemmende Wirkung. Zu nennen sind: Silber, Kupfer, Messing, Arsen, Zink, Blei, Quecksilber, Wismut und Nickel. Die schwächste Wirkung haben Gold, Aluminium, Zinn, Eisen und Platin. Für die praktische Entseuchung haben die Metalle keine Bedeutung.

6. Halogene. *Chlor* wird in gasförmigem Zustand nur bei der Wasser-, Abwasser- und Luftentkeimung gebraucht (s. S. 624). *Chlorkalk* $[Ca(OCl)_2 + CaCl_2 + Ca(CH)_2]$, enthält etwa 30—35 Teile wirksames Chlor, das unter jeder Säureeinwirkung, selbst der Kohlensäure der Luft, ständig unterchlorige Säure abspaltet, aus der sich dann das Chlor befreit. Deshalb muß das Pulver gut verschlossen, kalt und im Dunkeln aufbewahrt werden. Zur Herstellung der Lösung gibt man zu 1 kg Chlorkalk unter stetem Rühren 5 l Wasser. Nach Absitzenlassen ist die klare Lösung gebrauchsfertig. Chlorkalkmilchlösung ist für den Gebrauch frisch zu bereiten und darf höchstens einen Tag aufbewahrt werden. Sie ist für die meisten Zwecke der Grobentseuchung brauchbar. *Chloramin* $[C_6H_4(CH_3)(SO_2 \, n \, ClNa + 3 \, H_2O)]$ mit etwa 25% wirksamem Chlor ist den Hypochloriten durch seinen geringeren Chlorgeruch und seiner besseren Haltbarkeit wegen überlegen.

Die wäßrige Gebrauchslösung (0,5—1%ig) spaltet Chlor und naszierenden Sauerstoff ab; sie hält sich vor Licht geschützt mehrere Wochen, ist ungiftig und reizlos, ferner wirkt sie desodorisierend. Sie eignet sich für die Entseuchung von Händen, Instrumenten, Gegenständen aus Metall, Glas, Gummi und vor allem für Desinfektionszwecke im Haushalt. Auf gefärbte Stoffe wirkt sie bleichend. *Rohchloramin* mit einem Gehalt von 80% Reinchloramin (etwa 21% aktivem Chlor) wird in 1—5%iger Lösung zur Desinfektion von tuberkelbacillenhaltigen Exkreten, von milchwirtschaftlichen Betrieben, Ställen usw. verwendet. *Caporit* enthält 65—72% wirksames Chlor. Die Gebrauchslösung (0,2%ig) ist für Grobdesinfektionszwecke, vor allem in Lebensmittelbetrieben brauchbar, sie greift aber Metalle außer Zink an. Caporitlösungen dürfen nicht in verschlossenen Gefäßen aufbewahrt und nicht mit brennbaren Körpern wie Spiritus, Sägespänen, Kehrricht usw. in Berührung kommen. Zur Chlorung von Schwimmbädern gibt man 1—1½ kg Caporit auf 1000 cm³ Wasser. *Antiformin* ist eine Lösung von NaClO, NaOH und Na_2CO_3, die 5% aktives Chlor und 75% NaOH enthält. Es dient vor allem zum Auflösen von organischem Material (Sputum und Gewebe), um die eingeschlossenen Bakterien freizumachen und dann leichter nachweisen zu können. *Jodoform* und *Jodtinktur* greifen organisches Material weniger stark an und haben eine schwache keimtötende Kraft. Sie werden zur Haut- und Schleimhautdesinfektion gebraucht. An die Stelle von Jodtinktur sind die in vieler Hinsicht (Verträglichkeit, Auswaschbarkeit, Desinfektionskraft usw.) überlegenen Präparate wie Sepsotinktur und andere getreten.

7. Alkohole. Am schnellsten tötet *Äthylalkohol*, Äthanol (C_2H_5OH) in 70—90 vol.-%iger Lösung und auf feuchten Flächen die Bakterien ab. Die Desinfektionskraft der Alkohole steigt mit der Molekulargröße, deshalb wirkt Propyl- stärker, Methyl- schwächer als Äthylalkohol. In wasserfreiem Zustand verhalten sich Äthyl- und Propylalkohol den meisten Bakterien gegenüber wirkungslos. Methylalkohol ist auch in wasserfreiem Zustand keimtötend. Äthylalkohol dient zur Desinfektion von Haut und Händen, auch wenn diese mit Tuberkelbacillen infiziert sind, ferner zur Entseuchung von Gummischläuchen und -stopfen. Sporen werden dagegen von Alkohol nicht abgetötet. Denaturierter oder Brennspiritus greift die Haut stärker an. Seine Desinfektionskraft ist nicht herabgesetzt, wenn er 70 Gesamtteile Alkohol enthält.

8. Phenole. Carbolsäurereines Phenol (C_6H_5OH) ist eine krystallinische Masse. Acid. Carbol liquefact. enthält 10 Teile krystallische Carbolsäure und 1 Teil Wasser. Die 3—5%ige Lösung findet wegen ihres unangenehmen Geruches fast nur noch bei der Wertbestimmung von Desinfektionsmitteln Verwendung. *Kresol* ($C_6H_4CH_3OH$) bildet drei isomere Formen, Ortho-, Meta- und Parakresol, die im *Trikresol* vereinigt sind. Die geringe Wasserlöslichkeit der Kresole (2%ig), wird durch Zusatz von Säuren, Laugen oder Seifen behoben. Präparate, in denen Kresol in Säure gelöst ist, sind z. B. *Kresolschwefelsäure* und *Sanatol, Kresollaugenlösungen Alkalysol, Parmetol* und *Baktolan*, Kresolseifenlösungen, *Cellokresol, Saprol, Lysol, Lopasol* und *Siwarex*. Die letztgenannten Präparate sind zwar billig, aber riechen stark. Am meisten verwendet werden heute die Präparate Chlor-m-Kresol, Chlorxylenol und Chlorthymol, bei denen durch Einführung von Chlor in die Phenole stark keimtötende und weniger giftige und riechende Verbindungen hergestellt worden sind. Sie bilden die wirksame Substanz im Äthrol, Baktol, Bacillol, Desintan, Kresonalm, Lavasteril, Sagrotan u. a. Durch den Zusatz von Seifen erhalten die Präparate zwar eine gute Netzfähigkeit und reinigende Wirkung, aber ihre desinfizierende Kraft wird dadurch etwas herabgesetzt.

9. Aldehyde. *Formaldehyd* (CH_2O) ist als 35—40%ige wäßrige Lösung (= Formalin) im Handel. Die 1—2%ige Lösung (30—60 cm³) Formalin auf 1 l Wasser dient vor allem zur Desinfektion von Gegenständen, die nicht ausgekocht werden dürfen. Die Lösung muß in geschlossenen Flaschen und vor Licht geschützt aufbewahrt werden. Zeigt sich eine weiße flockige Abscheidung (Paraformaldehyd), so ist die desinfizierende Wirkung unsicher oder sogar aufgehoben. Aus dem Paraform kann das Gas durch Erhitzen auf etwa 150° wieder gewonnen werden, doch polymerisiert es sich bei geringer Abkühlung bald wieder.

Zur *Raumdesinfektion* wird eine genau berechnete Menge von Formaldehyd und Wasser (s. Tabelle 10) im Breslauer- (Flügge-), Ligner- u. ä. Apparaten verdampft. Die Dämpfe desinfizieren aber nur die Oberfläche der Gegenstände und können in infektiöses Material nicht eindringen. Der zu entseuchende Raum wird wie folgt vorbereitet: Wertvolle Ölgemälde und Silbergegenstände müssen aus dem Zimmer entfernt werden. Mit Wasser oder Entseuchungsflüssigkeit gefüllte Schüssel, Badewannen usw. sind sorgfältig abzudecken, da Formaldehydgas vom Wasser begierig aufgenommen wird und deshalb die Entseuchung mangelhaft ausfallen kann. Im Raum muß eine Temperatur von wenigstens 10° C herrschen, weil die vorgeschriebene Formaldehyd- und Wassermenge für diese Temperatur berechnet ist. Vor die Türe ist ein mit Entseuchungsflüssigkeit getränkter Lappen zu legen. Nach Einweichen der Wäsche werden abgezogene Betten, reine Wäsche, Decken, Vorhänge, Teppiche und andere Gegenstände mit rauher Oberfläche, die begierig Formaldehydgas aufsaugen, in doppelte, mit Entseuchungsflüssigkeit angefeuchtete Transporthüllen gepackt und für die Dampfdesinfektion bereitgelegt. Steht kein Dampfdesinfektionsapparat zur Verfügung, so werden die Gegenstände im Raum an einer Wäscheleine aufgehängt. Zerlegbare Möbel werden gelöst, bei Schränken die Türen geöffnet und die Schübe herausgezogen. Matratzen werden hochkant gestellt, Bücher auseinander gespreizt und senkrecht aufgestellt.

Arzneiflaschen bleiben bis nach der Entseuchung im Raume, ihr Inhalt wird dann in den Abort entleert (nicht in den Ofen). Türen, Fenster, Ofenschieber, -klappen usw. werden mit in Entseuchungsflüssigkeit getauchten Wattestreifen oder Zellstoff abgedichtet, undichte Stellen mit Papier oder Glaserkitt überklebt. Bei eisernen Öfen muß das Rauchrohr abgenommen, die Öffnung verstopft und mit Papier überklebt werden. Nachdem das Entseuchungsgut so vorbereitet und der Raum ausgemessen wurde, wird die erforderliche Menge Formaldehyd, Wasser und Spiritus aus der Tabelle abgelesen. Mit einem Formaldehydapparat können Räume bis 100 m³ Inhalt entseucht werden. Für je weitere 150 m³ ist ein besonderer Apparat erforderlich.

Damit sich die Formaldehydnebel ungehindert verteilen können und Brand vermieden wird, muß die Umgebung des Apparates im Umkreis von wenigstens ½ m frei bleiben. Bei überfülltem Raum und bei der Entseuchung wegen einer gemeingefährlichen Krankheit wird der Raum am besten vor der eigentlichen Schlußentseuchung mit der vierfachen Formalin-Wasserdampfmenge behandelt und anschließend die Scheuerdesinfektion durchgeführt. Wird der Apparat außerhalb des Zimmers aufgestellt und Formaldehyd mit Hilfe eines Schlauches durch das Schlüsselloch geleitet, so ist die doppelte oder dreifache Menge Formaldehyd, Wasser und Spiritus erforderlich. Die Entseuchung soll im allgemeinen 7 Std dauern. Zur Beseitigung des

stechenden Formaldehydgeruches wird mit Hilfe des Ammoniak-
entwicklers Ammoniak in Form von 25%igem Salmiakgeist durch
das Schlüsselloch ins Zimmer geleitet. Die notwendige Menge ist
aus der Tabelle 1 zu ersehen. Nach 1—1$^1/_2$stündiger Einwirkung kann
der Raum entlüftet werden. Die in der Entseuchungsflüssigkeit
liegende Wäsche wird dann ausgewaschen, Türen, Fenster, Fußböden
usw. mit einer 3%igen heißen Schmierseifenlösung abgeseift, polierte
Türen, Möbel und Metallteile nur mit trockenen Tüchern abgerieben;
mit Mattlack gestrichene Gegenstände sind mit einer $^1/_2$%igen Schmierseifenlösung, lackierte mit feuchten Tüchern, blind gewordene Metallteile mit einem Petroleumlappen abzureiben.

Die *apparatlose Raumentseuchung* wird dann angewandt, wenn der
Transport der Apparate auf Schwierigkeiten stößt oder wenn zu
gleicher Zeit mehrere Räume entseucht werden sollen und nur ein
Apparat zur Verfügung steht.

a) Das Formaldehyd-Kaliumpermanganat-Verfahren: Je Kubikmeter Raum werden in einem geräumigen Gefäß 25 g 40%ige Formaldehydlösung erst mit 13 g Wasser verdünnt, dann 25 g Kaliumpermanganat in kleinen Krystallen zugegeben. Für Räume über
100 m³ müssen mehrere Gefäße verwendet werden.

b) Das Paraform-Permanganat-Verfahren: Für je 1 m³ Raum
werden 10 g Paraform, 30 g Wasser und 25 g Kaliumpermanganat
gemischt; ferner gibt man, um eine sichere Reaktion einzuleiten, noch
Soda zu, etwa 1% der Paraformmenge.

Formaldehyd-Seifenlösungen haben eine sehr gute keimtötende
Kraft, wenn das unverdünnte Mittel mindestens 25% Formaldehyd
enthält. Von Handelspräparaten, die sich vom Formaldehyd ableiten,
sind *Korsoform* und *Lavagrol* zu empfehlen. Sie eignen sich in 4%iger
Lösung vor allem für die Entseuchung von Räumen, Gegenständen,
Wäsche, Instrumenten und auch für die Entseuchung bei Milzbrand.

10. Seifenfreie Desinfektionsmittel. Bei diesen Mitteln ist die
schwer beschaffbare Seife durch Netzmittel ersetzt, die ebenfalls eine
netzende und reinigende Wirkung haben. Von seifenfreien Präparaten
sind zu nennen: *Infegrol*, das in 2—4%iger Lösung für alle Zwecke
der Grob- und Feindesinfektion brauchbar ist. Wegen seiner neutralen
Reaktion muß zur Schonung von nicht rostgeschützten Instrumenten
etwas Soda zugegeben werden. *Pangrol*, ein neutral reagierendes
Chlorkresol-, Chlorxylenolpräparat, wird in 2—5%iger Lösung, ähnlich wie Sagrotan, Baktol usw. gebraucht. Bei der Instrumenten-
desinfektion ist Sodazusatz notwendig. *Sanatol* enthält sulfosaure
Salze von Chlorkresolen und Kresolen, reagiert alkalisch und ist ein
Fein-, Raum- und Grobdesinfektionsmittel. Gebrauchslösung 1 bis
2%ig. Nicht rostgeschützte eiserne Gebrauchsgegenstände oder solche
aus Kupfer oder Messing müssen nach der Desinfektion gut abgespült
werden. *Aquazid*, eine 5%ige Rhodan-Wasserstoffsäure, hat eine
Haltbarkeit von 5—8 Monaten, reagiert stark sauer und ist ein Fein-,
Raum- und Grobdesinfektionsmittel. Die Gebrauchslösung ist

2—4%ig, sie greift Metalle an und darf nicht gleichzeitig mit Seife, Soda und anderen alkalischen Mitteln gebraucht werden.

11. Organische Farbstoffe. Verschiedene organische Farbstoffe, vor allem die fluorescierenden, besitzen eine gute entwicklungshemmende, zum Teil auch eine keimtötende Wirkung. Sie finden bei der Züchtung von bestimmten Keimen aus einem Bakteriengemisch vielfache Verwendung. Grampositive Bakterien werden z. B. auf Krystallviolett- oder Malachitgrün-Agar im Wachstum gehemmt, während gramnegative Keime unbehindert gedeihen. Farbstoffe oder ihre Derivate werden auch zur Munddesinfektion (Panflavin), zum Spülen von Wunden, Körperhöhlen (Rivanol) usw. gebraucht.

12. Tuberkelbacillen werden wegen ihrer 'fett- und wachsartigen Hülle und wegen des eiweißhaltigen Mediums, in dem sie sich gewöhnlich befinden, durch die meisten Desinfektionsmittel nicht abgetötet. Als brauchbar haben sich erwiesen: Alkalysol, Baktolan, Parmetol, Roh-Chloramin, Tebintan und TB.-Bacillol in 5%iger Lösung für die Entseuchung von Auswurf, Stuhl, Urin, Eiter, Speigläsern usw., in 1—2%iger Lösung zur Entkeimung von Wäsche, Kleidern, Eßgeräten, Zahn- und Nagelbürsten. Einwirkungsdauer bei allen Präparaten wenigstens 4 Std. Für die Händedesinfektion ist auch 80%iger Äthylalkohol brauchbar. Zur Entseuchung von Wäsche eignen sich ferner 3%ige Infegrol-, 3%ige Sanatollösung bei wenigstens 4 Std und 6%ige bei 2 Std Einwirkungsdauer. Zur Schonung der Wäschefasern empfiehlt es sich, alle Präparate in 1%iger Lösung längere Zeit (über Nacht) einwirken zu lassen. In Krankenanstalten, Sanatorien usw. werden die Ausscheidungen nebst Behälter am besten durch Dampf in besonderen Apparaten entseucht. Zur Vermeidung von Geruchsbelästigung wird Auskochen in einer Kaliumpermanganat- oder Sodalösung empfohlen.

C. Laufende und Schlußdesinfektion.

Das Hauptverwendungsgebiet der vorher besprochenen Entseuchungsmittel und -verfahren ist die laufende und Schlußdesinfektion bei der Bekämpfung der übertragbaren und gemeingefährlichen Krankheiten. Die hierbei verwendeten Mittel sollen leicht und klar löslich, möglichst geruchlos, benetzungsfähig und reinigend, wenig oder gar nicht giftig, unschädlich für Hände, Stoffgewebe und Instrumente, ferner licht- und luftbeständig, billig und vor allem in schwacher Verdünnung in kürzester Zeit wirksam sein. Sodann kennen wir kein Präparat, das für alle Zwecke der laufenden Desinfektion brauchbar ist. Das eine Mittel eignet sich besser für die *Feindesinfektion*, d. h. für die Entseuchung von Händen, Körper. Instrumenten, Kleidern, Pelz- und Plüschwaren, Wasser usw., das andere für die *Raumdesinfektion* (Entseuchung von Einrichtungs- und Gebrauchsgegenständen in Räumen, Aus- und Abscheidungen des Kranken usw.) oder für die *Grobdesinfektion*, d. h. Gruben-, Müll-, Müllhaufen-, Straßenrinnen-, Hof-, Wagen-Entseuchung usw.

Die *laufende Entseuchung* soll vor allem die frischen Ausscheidungen des Kranken, Dauerausscheiders oder Bacillenträgers und alles, was mit ihnen in Berührung gekommen ist, erfassen. Zur Durchführung der laufenden Desinfektion muß der Kranke in einem besonderen Raum isoliert werden, Personen, die wegen dringender Angelegenheiten den Kranken aufsuchen, dürfen nur unter Beachtung der erforderlichen Schutzmaßnahmen Zutritt erhalten. Ferner sollen die Räume nur mit den notwendigsten Möbeln ausgestattet sein; es müssen aber vorhanden sein: Stechbecken, eventuell Speigläser, Watte, Mull, Leinenläppchen oder Zellstoff, ein Gefäß zum Einlegen der gebrauchten Wäsche usw., ein Eimer, Schrubber und Scheuertuch. Abgesehen von einer besonderen Waschvorrichtung ist auch eine Schüssel mit einem Entseuchungsmittel aufzustellen. Arzt und Pflegepersonal müssen ein Schutzkleid (Mantel, lange Schürze) tragen, das wenigstens jeden zweiten Tag gewechselt wird. Bei jedem Verlassen des Krankenzimmers ist die Schutzkleidung abzulegen, alsdann müssen die Hände wenigstens 5 min lang desinfiziert werden. Der Kranke soll sein besonderes Eßgerät haben, das im Krankenzimmer bleibt und hier gereinigt wird. Möbel und Fußboden sind täglich feucht ab- bzw. aufzuwischen (s. Anlage 1).

Bei der *Schlußdesinfektion*, die am Ende der Erkrankung oder nach Verbringen des Patienten ins Krankenhaus vorgenommen wird, sind alle Gegenstände, die mit dem Kranken oder seinen Ausscheidungen in Berührung kamen und noch nicht hinreichend entseucht wurden, zu berücksichtigen (s. Anlage 2). Am einfachsten ist eine gewissenhaft durchgeführte *Scheuerdesinfektion*. Dabei wird die gesamte Wäsche in eine Entseuchungsflüssigkeit gelegt; Wände in Umgebung des Bettes, Nachttisch, Bettstelle und andere Möbel werden mit einer Desinfektionsflüssigkeit von oben nach unten, senkrecht und waagrecht aus etwa 1—1$^1/_2$ m Entfernung besprüht, dann die Tröpfchen mit einem Lappen gleichmäßig verrieben. Nicht abwaschbare Tapeten und mit Leimfarbe überstrichene Wände sollen nur mit einem dünnen Sprühregen behandelt, Wolldecken, Matratzen, Kissen, Bettvorleger, Pelze usw. zur Verteilung des Desinfektionsmittels auch gebürstet werden. Polierte und mit Feinlack gestrichene Möbel dürfen nur mit einem feuchten Lappen abgerieben werden. Matratzen, Decken und Bekleidungsstücke kann man, wenn angängig, auch im Dampfdesinfektions- oder Heißluftapparat entseuchen.

D. Für die laufende und Schlußentseuchung kommen im einzelnen folgende Mittel und Verfahren in Frage.

Hände: Hände werden 5 min lang mit 70—90 %igem Äthylalkohol oder Brennspiritus, 0,5 %iger Zephirol-, Quartamin-, 1 %iger Therapogen-, 2 %iger Sanatol-, 1$^1/_2$ %iger Lavasteril-, 2 %iger Baktollösung usw. entseucht. Personen mit empfindlicher und zu Ekzemen neigender Haut sollen ihre Hände nicht mit Seife, sondern mit Präcutan, Satina, Rivonit u. ähnl. Präparaten waschen. Als Desinfektionsmittel verwenden sie am besten Zephirol, Quartamin, Pangrol oder ein anderes saures bzw. neutrales Präparat. Weil kein chemisches Desinfektionsmittel die Hände keimfrei machen kann, deshalb müssen bei chirurgischen Operationen Gummi- bzw. Zwirnhandschuhe getragen werden. Zur Sterilerhaltung des Handschuhsaftes sind antiseptische Puder zweckmäßig. Durch Waschen der Hände mit Seife und Wasser wird zwar ein Teil der Keime mechanisch abgeschwemmt, eine Abtötung erfolgt jedoch nicht. Deshalb ist in Krankenräumen, Laboratorien und vor Operationen die Anwendung eines Desinfektionsmittels unerläßlich.

Mit Abgängen beschmutzte *Körperteile* sind mit 2 %iger Sagrotan-, 2 %iger Pangrol-, 2 %iger Sanatol-, 2 %iger Infegrol-, 1 %iger Roh-Chloramin-, 2 %iger Aquazid-, 2 %iger Baktol-, 2 %iger Bacillollösung usw. zu entseuchen.

Auswurf, Rachenschleim und *Gurgelwasser* sind in Gefäßen .aufzufangen, die bis zur Hälfte mit einer 10 %igen Infegrol-, 4 %igen Aquazid-, 2 %igen Roh-Chloramin-, 5 %igen Delegol-, 3 %igen Lavasteril-, 2 %igen Sagrotanlösung usw. gefüllt sind. Gefäße und Inhalt können auch im Dampfapparat entseucht werden. Blutige, eitrige und wäßrige *Wundausscheidungen* sind mit Watte, Leinen- oder Mulläppchen aufzufangen, zu verbrennen oder in Gefäße zu legen, die obengenannte Desinfektionsmittel enthalten.

Erbrochenes, Stuhl, Harn und *Hautschuppen* können mit gleichen Teilen 10 %iger Infegrol-, Bacillol-, Lysol-, Kalk-, Chlorkalkmilch-, 2 %iger Roh-Chloramin-, 2 %iger Caporitlösung nach gutem Umrühren wenigstens 2 Std lang desinfiziert werden.

Speisereste werden verbrannt oder nochmals aufgekocht bzw. gebraten oder in eine Desinfektionsflüssigkeit geworfen. Obst und Salate kann man in 1 %iger Roh-Chloraminlösung, in dünner Kalkmilch waschen, dann mit Wasser abspülen oder 30 sec lang in siedendes Wasser oder 30 min in Wasser von 65° tauchen. *Eß- und Trinkgeräte* in 2 %iger Sodalösung auskochen; wird letzteres nicht vertragen, in 1 %ige Zephirol-, Quartamin-, 1 %ige Roh-Chloramin- oder 3 %ige Formalin-, 4 %ige Korsoform-, Lavagrollösung legen. *Briefe, Zeitungen, Bücher, Spielsachen,* wenn angebracht, verbrennen oder mit Formaldehydgas im Vakuform-, Vondran- oder Jajag-Apparat entseuchen oder mindestens 2 Monate lang der Benutzung entziehen. Briefe und Akten von Erkrankten werden mit einem heißen Bügeleisen behandelt, durch die Heißmangel gedreht oder mit UV.-Licht bestrahlt.

Bett- und *Leibwäsche, waschbare Kleidungsstücke* werden am besten in Seifenlösung gekocht oder wenigstens 2 Std lang in 2 %ige Delegol-, 2 %ige Pangrol-, 2 %ige Sagrotanlösung usw. gelegt. Bei 4 und mehr Stunden Einwirkungsdauer sind 1 %ige Lösungen ausreichend. Nach der Desinfektion wird die Wäsche wie üblich gewaschen.

Kissen, Polster, Matratzen, Teppiche, Decken, Bettvorleger und *Möbelbezüge* aus Plüsch, ferner Pelze und Lederwaren werden mit Aquazid, Pangrol, Sanatol, Sagrotan, Delegol usw. besprüht, dann abgebürstet. Geeignet sind auch Formaldehyd-Wasserdampf und, wenn angebracht,

Heißluft oder strömender Dampf; letzterer hinterläßt einen schlechten Geruch, der bei manchen Textilien unerwünscht ist.

Haar-, Nagel-, Zahn-, Kleiderbürsten, Kämme und *Schwämme* sind mit 2%iger Zephirol-, 3%iger Roh-Chloramin-, 3%iger Formalin-, 4%iger Korsoform- oder Lavagrollösung 3—4 Std lang zu behandeln.

Waschbecken, Spülgefäße, Nachtgeschirr, Stechbecken und *Badewannen* müssen mit Delegol, Sanatol, Sagrotan, Baktol, Securon, Chlor-, Formaldehydpräparaten usw. gründlich ausgescheuert werden.

Schmutz-, Wasch- und Badewasser werden mit Kalk- (5 l auf 100 l Wasser), Chlorkalkmilch (200 cm³ auf 100 l Wasser), Roh-Chloramin (bis eine 2%ige Konzentration entsteht), 0,2%iger Caporit- oder 4%iger Korsoform- bzw. Lavagrollösung bei ½stündiger Einwirkungsdauer entseucht.

Fußboden wischt.man täglich mit einer 2%igen Aquazid-, 3- bis 5%igen Infegrol-, Bacillol-, Baktol-, 2—3%igen Pangrol-, 2%igen Sanatol-, Securon-, Delegol-, 1%igen Roh-Chloramin-, 4%igen Korsoform- oder 4%igen Lavagrollösung auf.

Schränke, Bettstellen, Wasch-, Nachttische und die Wand in der Umgebung des Bettes werden mit den gleichen Mitteln bespritzt, dann abgerieben (nicht bei polierten Möbeln und billigen Tapeten!). Roh-Chloramin greift jedoch Anstrich von Lacken und Farben nicht an.

Zur Desinfektion in *Nahrungsmittelbetrieben, Speisekammern, -schränken* soll man Aquazid, Chlor- oder Formaldehydpräparate verwenden.

Abort, Türklinke und *Innenwände* bis zu 2 m- Höhe, *Griff* der Wasserleitung, *Sitzbrett, Deckel* und *Fußboden* werden mit 2%iger Delegol-, 5%iger Infegrol-, 2%iger Pangrol-, 2%iger Sanatol-, Securon-, 1%iger Roh-Chloramin-, 2%iger Sagrotanlösung, 1½%iger Lavasteril- oder 2%iger Baktollösung bespritzt, dann abgerieben.

Abortgrube: Inhalt mit Kalkmilch (1 Teil auf 4 Teile Inhalt), Chlorkalk (1 Teil auf 10 Teile) oder Caporit (2 Teile auf 1000 Teile Grubeninhalt), Saprol (1 kg auf 1 m³ Inhalt), entseuchen. *Tonnen, Kübelinhalt* u. dgl. werden mit gleichen Teilen Kalk-, Chlorkalkmilch-, 0,2%iger Caporitlösung oder mit Torfmull, Asche, Erde usw. vermischt und kompostiert.

Dungstätten, Müllhaufen, Rinnsteine, Straßen, Höfe usw. werden mit Chlorkalk, Caporit oder Kalkmilch überschüttet.

Pissoire: Wände, Becken und Fußboden kann man mit Kalk-, Chlorkalkmilch, Caporit, Lysol, Saprol, Sanoleum, Lopasol usw. scheuern bzw. bestreichen.

Krankenwagen und *-tragen*. Tücher und Bezüge sind nach jedem Transport zu wechseln, Wäsche ist auszukochen oder 2 Std lang in eine Desinfektionsflüssigkeit zu legen. Decken, Kissen, Unterlagen, Sitze, Wände und Fußboden werden mit einer Desinfektionsflüssigkeit besprüht, dann gut abgerieben. Personenfahrzeuge und andere Transportmittel sind in gleicher Weise zu behandeln. Bei Transport von Tuberkulösen müssen die tuberkelbacillentötenden Mittel verwendet werden.

Infektiöse Leichen werden in Tücher gehüllt, die mit 5⁰/₀₀igen Lösungen von Infegrol, Pangrol, Lysol, Desontan, Chloramin oder anderen Desinfektionsmitteln getränkt und öfters durch Anfeuchten vor dem Eintrocknen geschützt sind. Der Boden des Sarges ist mit reichlich Sägemehl, Torf oder anderen aufsaugenden Stoffen zu bedecken.

E. Raumluftdesinfektion mit keimtötenden Nebeln.

In der Luft von geschlossenen Räumen befinden sich gewöhnlich zahlreiche Keime, welche beim Husten, Niesen, Sprechen, Räuspern und Ausspucken mit kleinen und kleinsten Speichel- oder Schleimhautteilchen aus Mund bzw. Nase von gesunden oder kranken Personen geschleudert werden. Die schwereren Teilchen fallen allerdings bei ruhiger Luft bald zu Boden oder auf Gegenstände. Durch Aufwirbeln können sie aber wieder in die Luft geführt werden; die leichteren schweben gewöhnlich mehrere Stunden lang, allerfeinste Teilchen setzen sich selbst bei ruhender Raumluft nie ganz ab. Werden kleine oder kleinste Teilchen von etwa 0,2—5 μ eingeatmet, so können sie bis in die feinsten Atemwege gelangen oder sie fallen bei Operationen in die Wunde und können Sekundärinfektionen hervorrufen. Befinden sich unter den Teilchen virulente Erreger und treffen sie einen in seiner Widerstandskraft geschwächten Organismus, so verursachen sie eine Erkrankung. Zur Vernichtung der Keime in der Luft sind nur Mittel geeignet, die auch in Gegenwart des Kranken und entsprechend der Verteilung der Keime in feinster Form angewendet werden können. Es geschieht dies durch Vernebeln bestimmter Mittel mit geeigneten Apparaten. In Frage kommen für den Notbehelf einfache Glasvernebler mit Düsen, die nach dem Prinzip der Wasserstrahlpumpen oder Inhalationsapparate arbeiten; besser sind tragbare Apparate mit Motorantrieb, sog. Atomiseure oder Aeroliseure, z. B. Gulliver, Defensor u. a. Von allen erprobten Mitteln wird Aerosept am günstigsten beurteilt.

Die Nebel von Aerosept haben eine sehr gute keimtötende Kraft. Staphylokokken, Diphtherie-, Tuberkel-, Coli-, Prodigiosusbakterien, Milzbrandsporen und Hefepilze werden in wenigen bis längstens 40 min abgetötet. Wenn diese Keime durch den Nebel unwirksam werden, so ist das auch bei anderen Keimen der gleichen Resistenzstufe, die in den oberen Luftwegen vorkommen, also bei Strepto-, Pneumo-, Meningokokken und Influenzabakterien der Fall. Die Anwendung des Nebels bei Massenerkrankungen, die durch diese Keime oder auch durch Viren verursacht waren, haben das wiederholt bewiesen. Das Aerolosieren eignet sich demnach zur Verhütung und Bekämpfung der durch Luftwege übertragbaren Krankheiten wie Scharlach, Windpocken, Kinderlähmung, Schnupfen, Anginen, Influenza, Diphtherie, Genickstarre, Tuberkulose usw. Vernebelt werden:

1. Warte- und Aufnahmeräume in Krankenanstalten. Einwirkung des Nebels 1 Std lang nach Benutzung des Raumes.

2. Der Krankenraum, in dem der Kranke liegt, zum Schutze des Pflegepersonals. Die Einwirkung des Nebels soll morgens und abends je ½ Std (während oder bald nach dem Bettenmachen) dauern.

3. Der Raum, in dem die Krankheit aufgetreten ist. Die Verneblung wird in Gegenwart der gesunden, nicht isolierten Stubengemeinschaft während 10—14 Tagen täglich morgens und abends 1 Std lang durchgeführt.

4. Die auf Isolier- bzw. Quarantänestationen untergebrachten Krankheitsverdächtigen oder Keimträger werden täglich zweimal, morgens und abends je 1 Std, wenigstens 14 Tage lang, aerolisiert. Bei Diphtheriebacillenträgern ist daneben Besprayen oder Betupfen des Nasen-Rachenraumes mit Trypaflavin oder einem anderen geeigneten Rachendesinfizienz zu empfehlen.

5. Krankenräume zur Verhütung von Re- und Superinfektionen, oder wenn aus Platzmangel an verschiedenen Krankheiten der Luftwege Erkrankte im gleichen Raum untergebracht worden sind. Verneblung morgens und abends je ½ Std lang nach dem Bettenmachen.

6. Die Flure, Aborte usw. auf Infektionsabteilungen.

7. Theater, Schulen, Büro-, Versammlungs-, Industrieräume u. a.

Die Vernichtung von an Gegenständen haftenden Keimen erfolgt nur, wenn diese in dünner Schicht die Oberfläche bedecken. Deshalb kann die Scheuerentseuchung bei der Schlußdesinfektion nicht durch das Aerolisieren ersetzt werden.

F. Aufbereitung von Trinkwasser.

Die Entseuchung von Wasserversorgungsstellen, die durch krankmachende Keime (Typhus-, Paratyphus-, Ruhr-, Choleraerreger usw.) verunreinigt worden sind, soll nur vorgenommen werden, wenn sie nach ordnungsgemäßer Instandsetzung auf Grund der örtlichen Erhebungen hygienisch einwandfreies Wasser liefern; anderenfalls ist die Anlage aufzugeben. Die einfachste Methode, keimfreies Wasser zu erhalten, ist das Abkochen; da aber abgekochtes Wasser fade schmeckt, muß es mit Citronensaft oder Zucker versetzt oder als Kaffee, Tee usw. verwendet werden. Bei geringer Bedarfsmenge wird Trink- und Brauchwasser durch Filtration mit Asbest- (SEITZ-), Kieselgur- (BERKEFELD-) u. a. Filtern mit oder ohne Katadyn kombiniert, entkeimt. Kolloidgelöste Stoffe oder suspendierte Teilchen in verunreinigten Wässern sollen möglichst vor der Filtration mit Alaun oder Ätzkalk (5—10 g auf 1 m³ Wasser), dann mit 5—10 g Eisensulfat oder -chlorid ausgefällt werden. Bei größerem Bedarf sind Sandfilter mit großer Fläche bei langsamem Wasserdurchgang unter wesentlicher Beteiligung der Filterhaut brauchbar. Zur sicheren Abtötung der Keime ist eine Nachdesinfektion mit Chlor notwendig.

Von den *Chlorverfahren* wird gasförmiges Chlor zunächst einer kleinen Menge, dann dem zu desinfizierenden Wasser zugesetzt. Die notwendige Menge richtet sich nach der jeweiligen Chlorzehrung des Wassers, im allgemeinen 0,1—1,0 mg/l, dann nach dem zur Bakterienabtötung notwendigen Chlorüberschuß (0,1—0,2 mg/l), so daß der gesamte Chlorzusatz etwa 0,2—1,2 mg/l beträgt. Von festen Chlorpräparaten eignen sich zur Entkeimung: Chlorkalk (20—70 g je 1 m³ Wasser), Chloramin (5—7 g je 1 m³ Wasser), Roh-Chloramin (8—10 g je 1 m³ Wasser) und Caporit (1—2 g je 1 m³ Wasser). Die Präparate werden am zweckmäßigsten als Lösungen dem Wasser zugesetzt. Die Einwirkung soll 24 Std dauern. Dann muß so lange abgepumpt werden, bis Geruch und Geschmack des Mittels verschwunden sind. Bei kleineren Wassermengen eignet sich zur Entfernung des Chlorgeschmackes eine 20%ige Natriumsulfit- oder Natriumthiosulfatlösung (etwa die Hälfte der verwendeten Chlormenge zusetzen); anschließend kann zur Geschmacksverbesserung Citronensäure oder dergleichen zugegeben werden.

Zur Entkeimung größerer Mengen dient auch das *Elektrokatadynverfahren*, bei dem das zu entkeimende Wasser durch den sog. Aktivator fließt, der das Inlösunggehen des Silbers bewirkt. Vor Anwendung des Verfahrens sind die Wasserbeschaffenheit, elektrische Leitfähigkeit und der p_H-Wert zu prüfen. Das Katadynpräparat „Mikropur 60" macht verunreinigtes Wasser innerhalb 1 Std keimfrei. Das Wasser behält dann wochenlang seine keimwidrige Kraft. Zur Konservierung von Wasservorräten kann auch eine Silbernitratlösung (0,1 mg auf 1 l Wasser) verwendet werden. Die Entseuchung von Wasserversorgungsstellen und des Rohrnetzes einer Wasserleitung führt am besten ein Sachverständiger durch. Nach Leerlaufen der Leitung wird in den Behälter eine 2⁰/₀₀ige Schwefelsäurelösung gefüllt und diese etwa 2 Std lang in der Leitung gelassen. Bei Verwendung von Caporit muß im Behälter eine 0,2%ige, bei Roh-Chloramin eine 0,5—1%ige Lösung entstehen. Einwirkungsdauer etwa 24 Std. Alsdann wird die Leitung mit reinem Wasser ausgespült. Bei verseuchten Brunnen muß auch die Umgebung mit Chlorkalk-, Kalkmilch, Caporit, Roh-Chloramin usw. desinfiziert werden.

G. Viren.

Die Viren befinden sich in den Se- und Exkreten, in Geweben, Hautschorfen, Bläscheninhalt, Blut usw. des Kranken oder gesunden Virusträgers. Der Ansteckungsstoff kann unmittelbar oder durch Vermittlung von Gebrauchsgegenständen, Kleidern, Wäsche, Spielzeug usw. zur Ansteckung führen. Die Viren sind gegen Wärme durchweg empfindlich. Temperaturen von 50—60° C heben die Infektiosität aller bekannten Viren in kurzer Zeit auf. Sie entsprechen in ihrem Verhalten gegenüber der Wärme den vegetativen Formen der Bakterien und können deshalb ohne Anwendung besonderer Verfahren durch Auskochen, Wasserdampf und heiße Luft innerhalb kürzester

Zeit vernichtet werden. Über die Wirksamkeit der Desinfektionsmittel auf menschenpathogene Viren ist wenig bekannt. Doch werden Phenol-, Chlor- und Formaldehydpräparate als brauchbar angesehen. Chlorpräparate sollen jedoch das Virus der Kinderlähme, Phenolpräparate das Grippevirus nicht sicher abtöten. Bei der veterinären Desinfektion haben sich Chlorkalk, Kresol, Caporit, Formaldehyd und vor allem die Natronlauge bewährt.

H. Desinfektionsanstalt.

Die Desinfektionsmaßnahmen für einen bestimmten Bezirk werden am besten von einer Desinfektionsanstalt als Zentrale vorgenommen und überwacht. Als Leiter darf nur eine in der Desinfektion und Schädlingsbekämpfung ausgebildete, erfahrene, zuverlässige und wenigstens 21 Jahre alte Person eingestellt werden. Alle 5 Jahre muß sie mit Erfolg an einem Wiederholungskurs teilgenommen haben. Der Desinfektor ist dem Kreisarzt unterstellt und hat von ihm die notwendigen Anweisungen entgegenzunehmen. Er muß in ständiger Verbindung mit dem Staatlichen Gesundheitsamt stehen, damit die Schlußdesinfektionen möglichst bald durchgeführt werden können. Sind in einer Desinfektionsanstalt Überdruck-Dampfdesinfektionsapparate untergebracht, so müssen die reinen und unreinen Räume der Desinfektionsanstalt durch fugenlose Wände getrennt sein, sonst ist als Zwischenraum ein Bade- und Desinfektionsraum einzurichten. Vor dem Betreten der reinen Räume sind zweckentsprechende Desinfektionsmaßnahmen durchzuführen. Wände und Fußböden der reinen und unreinen Räume müssen glatte und abwaschbare Flächen haben. Der Fußboden soll möglichst mit Kacheln oder ähnlichem Material belegt sein. Vorschriften für die Bedienung von Apparaten sind augenfällig aufzuhängen und zu beachten. Für die reine und unreine Seite ist ferner je eine waschbare Schutzkleidung zur Verfügung zu stellen und zu benutzen. Während der Arbeit im unreinen Raum ist Essen, Trinken, Rauchen, Schnupfen und Kauen von Tabak und Gummi verboten. Die Arbeiten bei der Wohnungsdesinfektion dürfen nur in der vorgeschriebenen Schutzkleidung durchgeführt werden. Für den Transport von Geräten, Chemikalien und Wäsche muß dem Desinfektor ein Transportmittel zur Verfügung stehen. Nach dem Transport von infizierten Gegenständen ist das Fahrzeug sogleich zu entseuchen. Für die Abfuhr von desinfiziertem Gut wird am besten ein zweites, nur für diese Zwecke dienendes Fahrzeug verwendet.

Zur Durchführung der chemischen Desinfektion ist ein Raum bereitzustellen, in dem die notwendigen Geräte, Chemikalien usw. untergebracht werden können. Ferner ist ein Schreibzimmer, ein Schuppen oder ähnlicher Raum für die Unterbringung der Fahrzeuge notwendig. In besonderen Abteilungen sind abwaschbare Holzhürden zum Aufbewahren des Desinfektionsgutes und ein Schrank für die Kleider des Desinfektors unterzubringen.

Für die Handhabung gesundheitsschädlicher, leicht brennbarer und nicht explosibler Stoffe, Säuren und Gase, ferner für die Ausgasung von Räumen mit hochgiftigen Stoffen, z. B. Blausäure, gelten besondere Bestimmungen.

Bei der Anwendung der verschiedenen Desinfektions-, Sterilisations- und Konservierungsverfahren ist zu bedenken, daß Kleinlebewesen, insbesondere Krankheitserreger, unschädlich gemacht werden sollen, und daß bei nachlässiger Anwendung der vorgeschriebenen Verfahren vermeidbare Krankheiten oder eine strafbare Weiterverbreitung von ansteckenden Krankheiten vorkommen können. Deshalb müssen alle Maßnahmen von sachkundiger Hand mit äußerster Gewissenhaftigkeit durchgeführt werden.

Anlage 1.
Gang bei einer mechanisch-chemischen Desinfektion.
1. Mitzuführende Gegenstände.

a) Schutzanzug,
b) 2 große Eimer aus Zink- oder emailliertem Eisenblech, die auch zum Verpacken der Gerätschaften dienen,
c) 2 Handtücher,
d) 1 Handbürste, 1 Schrubber,
e) 2 Scheuertücher, einige weiche Wischtücher,
f) Kleider- und Möbelbürste,
g) Meßgeräte zu 50 und 500 cm³,
h) Kaliseife (Schmier-, grüne oder schwarze Seife),
i) Soda in einer Blechdose, desgleichen Chlorkalk, Roh-Chloramin oder Caporit, Ätzkalk,
k) Feinentseuchungsmittel.

2. Ausführung der Entseuchung.

a) Anlegen des Schutzanzuges,
b) Bereitung der Entseuchungsflüssigkeiten,
c) Überzüge der Betten und Bettlaken für 2 Std in eine Entseuchungsflüssigkeit legen,
d) Matratzen, Strohsäcke, Betten, Bettstellen, Nachttische, Bettvorlagen und Wandflächen in der Nähe des Bettes mit einer Entseuchungsflüssigkeit bespritzen, dann abreiben oder abbürsten,
e) Aufwischen des Fußbodens mit einer Entseuchungsflüssigkeit,
f) Zahn- und Nagelbürsten, Eß- und Trinkgeräte entseuchen,
g) Abreiben von Spielsachen, Büchern u. dgl. mit einer Entseuchungsflüssigkeit,
h) Bespritzen und Abbürsten getragener Kleider mit einer Entseuchungsflüssigkeit,
i) Einlegen der Leibwäsche, Taschen- und Handtücher in eine Entseuchungsflüssigkeit,
k) Entseuchung der Ausleerungen und Absonderungen des Kranken in Nachtgeschirren, Stechbecken u. dgl.,
l) Bettstroh, Lumpen, Papier, wertlose Gegenstände verbrennen,
m) Abwaschen von Sitzbrett, Deckel und Fußboden des Aborts mittels einer Entseuchungsflüssigkeit,
n) Entseuchung der Abortgrube, Düngerstätte, Rinnsteine, Kanäle usw.,

o) Auswaschen der in die Entseuchungsflüssigkeit eingelegten Wäsche u. dgl.,
p) Gründliche Reinigung des Raumes mit heißer Seifenlösung,
q) Reinigung der benutzten Gerätschaften in einer Entseuchungslösung, darauf in Wasser,
r) Entseuchung der Hände und des Gesichtes,
s) Ausgießen der gebrauchten Entseuchungsflüssigkeiten in den Abort.

Anlage 2.
Gang einer Schlußentseuchung unter Zuhilfenahme der Formaldehyd- und Dampfdesinfektion.

1. Mitzuführende Gegenstände.

a) 1 Transportwagen oder Koffer zum Verpacken der mitzuführenden Gegenstände,
b) 1 Schutzanzug, 1 Mundschwamm,
c) Watte, Wattestreifen,
d) Fensterkitt (in Blechbüchsen) und 1 Glaskittmesser,
e) Packpapier, Stärkekleister (in einer Blechdose), 1 Kleisterpinsel, Schere und Stecknadel,
f) 1 Maßstab, 1 Bleistift, 1 Notizheft,
g) 2 emaillierte Blech- und 2 Zinkeimer,
h) 3 Handtücher, 1 Möbel- und 1 Handbürste, 1 Schrubber, 2 Scheuertücher, einige weiche Wischtücher,
i) 1 Wäscheleine, 1 Rolle Bindfaden,
k) Einige Holzklötze und Kleiderbügel,
l) Überzüge für Matratzen, größere Säcke für Betten, Teppiche u. dgl., Beutel für Wäsche und Kleider,
m) Kaliseife (Schmier-, grüne oder schwarze Seife),
n) Soda in einer Blechdose,
o) Fein-, Raum- und Grobentseuchungsmittel,
p) 1 Formalinverdampfungsapparat mit Zubehör,
q) $3^1/_2$ l Formaldehydlösung, $2^1/_2$ l Brennspiritus,
r) Meßgefäße zu 50 und 500 cm³,
s) 1 Ammoniak-Entwickler nebst Schlauch und Tropfenfänger,
t) 3 l Ammoniak (25%ig).

2. Ausführung der Entseuchung.

a) Anlegen des Schutzanzuges, Vorbinden des angefeuchteten Schwammes,
b) Bereitung der Entseuchungsflüssigkeiten,
c) Entfernen der Pflanzen, lebenden Tiere, wertvollen Ölgemälde usw. aus dem Zimmer,
d) Bettbezüge und beschmutzte Wäsche in die Entseuchungsflüssigkeit legen,
e) Abwaschen beschmutzter Holzteile mit einer Entseuchungsflüssigkeit, Abbürsten der mit dem Kranken in Berührung gekommenen Möbelüberzüge, Gummi-, Leder- und Pelzsachen mit einer Entseuchungsflüssigkeit,
f) Spalten, Risse und Fugen des Fußbodens mit einer Entseuchungsflüssigkeit benetzen. Möbel, Wand- und Fußbodenfläche in der Umgebung der Bettstelle mit einer Entseuchungsflüssigkeit bespritzen, dann abreiben,
g) Bespritzen und Abreiben warmer Heizkörper und Wandteile mit in Desinfektionsflüssigkeit getauchter Bürste,

h) Abrücken der Möbel von den Wänden, Öffnen der Schränke, Herausziehen der Schübe, Abhängen der Bilder usw.,

i) Aufhängen von Decken, Kleidern u. dgl. an eine durch das Zimmer gespannte Leine,

j) Verpacken der Matratzen, Betten, Decken, Teppiche, Kleider (Taschen untersuchen!) usw. in den Umhüllungen und Aufbewahren vor dem Zimmer; Anfertigen zweier Verzeichnisse über die verpackten Gegenstände,

k) Entseuchung von vorgefundenem Eß- und Trinkgeschirr, von Ausscheidungen, Absonderungen des Kranken und des Waschwassers,

l) Abdichten der Fenster, Türen, Öffnungen in den Wänden usw.,

m) Berechnung des Luftraumes und der erforderlichen Mengen von Formaldehyd, Wasser usw.,

n) Feuersichere Aufstellung des Apparates, Anzünden des Spiritus,

o) Aufhängen der Schutzkleidung im Raume, Reinigung des Gesichtes und der Hände mit einer Desinfektionsflüssigkeit,

p) Abdichten der Eingangstür von außen,

q) Beförderung der verpackten Gegenstände in dem Transportwagen nach der Anstalt,

r) Desinfektion der Gegenstände im Dampfapparat,

s) Rückbeförderung der im Dampf entseuchten Gegenstände,

t) Einleitung des Ammoniaks,

u) Öffnen des Zimmers und der Fenster,

v) Auswaschen der in der Desinfektionsflüssigkeit befindlichen Wäsche,

w) Reinigung der benutzten Gerätschaften in einer Entseuchungsflüssigkeit,

x) Gründliche Reinigung des Raumes mit heißer Seifenlösung,

y) Ausgießen der gebrauchten Flüssigkeiten in den Abort,

z) Abreiben der polierten Möbel und Metalle mit trockenen Tüchern.

Tabelle zur Formaldehyddesinfektion nach der Breslauer Methode.

Um 5 g Formaldehyd auf 1 m³ Raum zu entwickeln, ist der Breslauer Apparat und Ammoniakentwickler zu beschicken mit:

Raumgröße m³	Formaldehyd 35%	Wasser	Spiritus 90%	Ammoniak 25%	Spiritus 90%
10	400	600	200	150	15
20	550	850	300	300	30
30	650	1000	400	400	40
40	800	1200	500	550	50
50	900	1350	550	600	60
60	1000	1500	600	750	75
70	1150	1750	750	900	90
80	1250	1850	800	1000	100
90	1400	2100	900	1150	120
100	1500	2250	1000	1200	130
110	1650	2500	1050	1350	140
120	1750	2650	1150	1500	150
130	1900	2850	1250	1600	160
140	2000	3000	1300	1750	170
150	2100	3150	1350	1800	180

Anmerkung: Bei Pocken, Pest und Aussatz, ferner bei überfüllten Räumen ist die Einwirkungsdauer des Formaldehydgases möglichst auf 7 Std auszudehnen.

Anhang zum Kapitel „Gewerbehygiene".

Von

Georg Wildführ-Leipzig.

Tabelle 1. (Zu S. 388.) *Zusammenstellung der Mineralien hinsichtlich ihrer Silicosegefährlichkeit.* (Nach UDLUFT und HELLMERS.)

Gruppe	Mineral	Chemische Zusammensetzung
I. Stark silicosegefährliche Mineralien, zum Teil aus freier Kieselsäure bestehend	Quarz Chalzedon Opal (Orthoklas (Oligoklas	SiO_2 SiO_2 $SiO_2 \cdot x\ H_2O$ $K_2O \cdot Al_2O_3 \cdot 6\ SiO_2$) $4 \cdot [Na_2O \cdot Al_2O_3 \cdot 6\ SiO_2] \cdot [CaO \cdot Al_2O_3 \cdot 2\ SiO_2])$
II. Silicosegefährliche Mineralien	Serizit Asbest (Andesin (Allophan (Halloysit (Montmorillonit Kaolin (Silimanit[1]	$K_2O \cdot 3\ Al_2O_3 \cdot 6\ SiO_2 \cdot 2\ H_2O$ $CaO \cdot 3\ (Mg, Fe)\ 0 \cdot 4\ SiO_2$ $3 \cdot [Na_2O \cdot Al_2O_3 \cdot 6\ SiO_2] \cdot [CaO \cdot Al_2O_3 \cdot 2\ SiO_2])$ $Al_2O_3 \cdot SiO_2 \cdot x\ H_2O$) $Al_2O_3 \cdot 2\ SiO_2 \cdot x\ H_2O$) $Al_2O_3 \cdot 4\ SiO_2 \cdot H_2O + x\ H_2O$) $Al_2O_3 \cdot 2\ SiO_2 \cdot 2\ H_2O$ $Al_2O_3 \cdot SiO_2$)
III. Kieselsäurefreie Mineralien, die bei Erkrankungen an Silicose verschlimmernd wirken können	Korund Flußspat Rutil (Zirkon (Kryolith	Al_2O_3 CaF_2 TiO_2 $ZrO_2 \cdot SiO_2$) $3\ NaF \cdot AlF_3$)
IV. Unschädliche Mineralien	Kalkspat Dolomit Magnesit Siderit	$CaCO_3$ $CaCO_3 \cdot MgCO_3$ $MgCO_3$ $FeCO_3$

Die eingeklammerten Mineralien sind im Rahmen ihrer Gruppe für die Silicoseentstehung verhältnismäßig bedeutungslos.

---

[1] Der beim Zerfall von Kaolin auftretende Silimanit verursachte im Tierversuch knötchenförmige Wucherungen und flächenhafte Bindegewebsbildungen im Lungengewebe; echte Silicosen wurden aber dabei nicht beobachtet.

Tabelle 2. (Zu S. 388.) *Zusammenstellung der Gesteine, deren Staub silicosegefährlich ist*[1]. (Nach Udluft und Hellmers.)

Gruppe	Gesteinsname	Nähere Kennzeichnung	Hauptgemengteile	Wichtige Nebengemengteile
a) Erstarrungsgesteine	Granit	Holokrystallines Tiefengestein	Quarz, Feldspat	—
	Quarzporphyr	Porphyrisches Ergußgestein	Glimmer	—
b) Sedimente Sandsteine	Quarzkonglomerat	Grobklastisch, vollkommen eingekieselt,	Quarz	—
	Quarzit	mittel- bis feinkörnig, sehr gut eingekieselt	Quarz	Kaolin, Serizit
	Quarzitschiefer	Feinkörnig, gut eingekieselt, tekton. beansprucht	Quarz	Serizit, Muskowit
	Quarzitsandstein	Mittel- bis feinkörnig, weniger vollkommen eingekieselt	Quarz, zum Teil Feldspat	zum Teil Kaolin, Serizit
	Werksandstein (= Sandstein im engen Sinn)	Ebenso, Einkieselung noch mehr schwankend	Quarz, zum Teil Feldspat	Serizit, Carbonat
	Grauwacken	Starke Mengung von Sand- und Tonkomponente	Quarz, Feldspat, Gestein	zum Teil Kaolin, Carbonat, Chlorit
	Sandschiefer	Fein- bis feinstkörnig	Quarz, Feldspat, Serizit	Kaolin
Tonsteine	Ton	Erdig, unverfestigt, weich bis zäh, nicht tekton. verschiefert	Tonmineralien	—
	Schieferton		Tonmineralien	Carbonat
	Tonschiefer Dachschiefer	Weniger oder mehr tektonisch beansprucht und rekrystallisiert	Serizit, freie amorphe SiO_2	Carbonat Carbonat, Rutil
Kieselgesteine	Kieselschiefer	Feinstkörnige SiO_2-Gesteine verschiedenen Ursprungs	Quarz, Chalzedon	—
	Hornsteine		Chalzedon	zum Teil Carbon
	Kieselkreide	—	Quarz, Opal	—

[1] Die Gefährlichkeit der Staubart hängt ab von der Menge der Quarzteilchen.

Tabelle 3. (Zu S. 391.) *Über die Eigenschaften [Dichte, Verdunstungszahl*
(Aus KOELSCH: Lehrbuch der

Nr.	Name	Formel	Mol.-Gew.	Dichte bezogen auf Luft = 1	Dampf- bzw. Gas-litergewicht g	Kochpunkt °C
1	2	3	4	5	6	7
1	Acetaldehyd (Äthanal)	$CH_3 \cdot CHO$	44	1,5	1,83	$+21$
2	Aceton	$CH_3 \cdot CO \cdot CH_3$	58	2	2,47	$+56$
3	Acetylen	C_2H_2	26	0,9	1,08	-84
4	Ammoniak	NH_3	17	0,6	0,708	$-33,5$
5	Amylalkohol	$C_5H_{11}OH$	88	3,1	3,66	$+129$
6	Amylacetat	$CH_3COO \cdot C_5H_{11}$	130	4,5	5,41	$+139,5$
7	Arsenwasserstoff	AsH_3	78	2,7	3,24	-55
8	Äthan	C_2H_6	30	1,1	1,25	-84
9	Äthylalkohol (Alkohol, Äthanol)	C_2H_5OH	46	1,6	1,91	$+78$
10	Äthyläther (Äther)	$(C_2H_5)_2O$	74	2,6	3,81	$+34,5$
11	Äthylacetat (Essig-äther, Essigester)	$CH_3COO \cdot C_2H_5$	88	3	3,66	$+77$
12	Äthylbromid (Brom-äthyl)	C_2H_5Br	109	3,8	4,52	$+39$
13	Äthylchlorid (Chlor-äthyl)	C_2H_5Cl	64,5	2,2	2,68	$+12$
14	Äthylglykol (Glykol-monoäthyläther)	$C_2H_5 \cdot OCH_2 \cdot CH_2OH$	90	3	4,0	$+126$ (138)
15	Äthylen	C_2H_4	28	1	1,17	-103
16	Äthylenchlorid	$CH_2Cl \cdot CH_2Cl$	99	3,4	4,11	$+83,7$
17	Äthylenoxyd	C_2H_4O	44	1,5	1,83	$+12,5$
18	Benzin, Leicht- (n-Hexan)	C_6H_{14}	86	2,9	3,58	$+69$
19	Benzin, Schwer- (Lack)	—	etwa 140	4,8	etwa 5,0	$+140$ (200)
20	Benzol	C_6H_6	78	2,7	3,25	$+80,5$
21	Blausäure (Cyan-wasserstoff)	HCN	27	0,9	1,12	$+25,7$
22	Butan (n- und i-)	C_4H_{10}	58	2	2,41	$\begin{cases} n = +1 \\ i = -17 \end{cases}$
23	Butylalkohol (Butanol)	C_4H_9OH	74	2,5	3,08	$+117,7$
24	Butylacetat (n-)	$CH_3 \cdot COO \cdot C_4H_9$	116	4	4,82	$+110$
25	Butylen	C_4H_8	56	1,9	2,33	-5
26	Dioxan (Diäthyl-dioxyd)	$O\!\!<^{CH_2-CH_2}_{CH_2-CH_2}\!\!>\!O$	88	3	3,66	$+101$
27	Diphenyloxyd (Phenyläther)	$(C_6H_5)_2O$	170	5,9	7,6	$+253$
28	E 13 (Lösungsmittel)	—	—	1,9	—	$+55$ (63)

(Flüchtigkeit), Explosionsgrenzen usw.] der wichtigsten Gase und Dämpfe.
Arbeitshygiene, Bd. I. 1947.)

Verdunstungszahl		Flammpunkt	Explosionsgrenzen				Entzündungstemperatur
			in Vol.-%		in g/cbm Luft bei 20° C		
Äther = 1	Aceton = 1	°C	untere	obere	untere	obere	°C
8	9	10	11	12	13	14	15
—	—	unter —30	4	57	7,3	104	380
2,1	1	—17	1,6	15,3	38	368	570 (500)
—	—	—	1,5	80	16	860	430 (335)
—	—	—	16	27	100	190	780
62	—	+ 40 (46)	1,19	3,04	43,5	111	—
13	15 (30)	+ 12 (25)	1,1	10	59	541	—
meist als Wasserstoff-Arsenwasserstoff-Gemisch auftretend, das wesentlich leichter als Luft							
—	—	—	3,1	12,45	39	155	520 (630)
8,3	6,7	+ 11	2,6	18,9	50	360	500 (400)
1	0,4	—40	1,2	23 (51)	37	705 (1565)	180
2,9	2	—2	2,2	11,4	80	417	—
—	—	—	6,75	11,25	305	510	—
—	—	unter —30	4	15	107	400	400
43	—	+ 40	2,5	10,1	93,5	378	—
—	—	—	2,75	34	32	398	540
4,1	—	+ 14,5	6,21	15,9	255	655	—
—	—	unter —30	3	80	55	1460	—
etwa 4,5	5	—40 (25)	1,1	8	39	286	460 (415)
5	3	über + 21	0,7	5	etwa 35	etwa 250	—
3	2,5	—16 (8)	0,8	8,6	26	278	560
—	—	unter —30	5,6	41	63	460	—
—	—	unter —30	1,55	8,5	38	205	etwa 550
33	13,4	+ 34	1,7	10,2	52	314	—
11,8	7,2 (11,4)	+ 24	1,7	4,7 (8,3)	82	227 (400)	—
—	—	—	1,7	9	40	210	—
7,3	—	+ 5 (11)	1,97	25	72	915	266 (450)
—	—	—	0,78	15	59	1146	—
2,5	—	—10	5,5	16,1	130	383	—

Tabelle 3.

Nr.	Name	Formel	Mol.-Gew.	Dichte bezogen auf Luft $=1$	Dampf- bzw. Gas- liter- gewicht g	Kochpunkt °C
1	2	3	4	5	6	7
29	Essigsäure	$CH_3 \cdot COOH$	60.	2,1	2,50⁻	$+118$
30	Formaldehyd (Forma-lin)	$H \cdot CHO$	30	1,1	1,25	-21
31	Furfurol	$C_5H_4O_2$	96	3,3	4,0	$+161,7$
32	Generatorgas	—	—	—	—	—
33	Glykol (Äthylenglykol)	$CH_2OH \cdot CH_2OH$	62	2,1	—	$+197,2$
34	Kohlenoxyd	CO	28	1	1,16	-190
35	Leuchtgas (Stein-kohlengas)	—	—	—	—	—
36	Methan (Sumpfgas)	CH_4	16	0,6	0,66	-162
37	Methylalkohol (Methanol)	CH_3OH	32	1,1	1,33	$+65$
38	Methylacetat	$CH_3COO \cdot CH_3$	74	2,6	3,08	$+57,5$
39	Methylbromid (Brom-methyl)	CH_3Br	95	3,3	3,95	$+4$
40	Methylchlorid (Chlor-methyl)	CH_3Cl	50,5	1,7	2,21	-22
41	Methylglykol (Glykol-monomethyläther)	$CH_3O \cdot CH_2 \cdot CH_2OH$	76	2,6	3,4	$+115$ (130)
42	Phosphorwasserstoff (gasförmiger)	PH_3	34	1,2	1,52	-86
43	Propan	C_3H_8	44	1,5	1,83	-38
44	Propylalkohol (n-) (Propanol)	C_3H_7OH	60,1	2,1	2,49	$+97$
45	Propylacetat	$CH_3 \cdot COO \cdot C_3H_7$	102	3,5	4,24	{ n= $+102$ { i = $+90$(93)
46	Ruhrgasol	—	—	—	—	—
47	Schwefelkohlenstoff	CS_2	76	2,6	3,17	$+46$
48	Schwefelwasserstoff	H_2S	34	1,2	1,41	-62
49	Terpan (Pinen, Ter-pentinöl)	$C_{10}H_{16}$	136	4,7	5,66	$+155$ (165)
50	Toluol	$C_6H_5CH_3$	92	· 3,2	3,84	$+111$
51	Wassergas	—	—	—	—	—
52	Wasserstoff	H_2	2	0,07	0,09	-253
53	Xylol	$C_6H_4(CH_3)_2$	106	3,7	4,41	$+139,2$

(Fortsetzung.)

Verdunstungszahl		Flamm-punkt	Explosionsgrenzen				Ent-zündungs-temperatur
Äther = 1	Aceton = 1		in Vol.-%		in g/cbm Luft bei 20° C		
			untere	obere	untere	obere	
°C		°C					°C
8	9	10	11	12	13	14	15
—	—	+ 40	4	—	100	—	600
—	—	—	—	—	—	—	—
—	—	+ 5,6	2,1	—	84	—	—
—	—	—	35	75	je nach Zusammensetzung		—
26	—	+ 117	—	—	—	—	—
—	—	—	12,5	75	145	(860)	650 (460)
—	—	—	5	36	je nach Zusammensetzung		600
—	—	—	5	15	33	100	650 (750)
6,3	1,5	+ 6	5,5	36,5	73	485	500 (400)
2,2	0,6	— 12	3,15	15,6	97	480	—
—	—	unter — 30	13,5	14,5	533	572	—
—	—	—	8	19	168	398	—
34,5	—	+ 36	3	14	95	442	—
—	—	—	—	—	—	—	100
—	—	—	1,9	9,5	35	174	etwa 550
16	11,7	+ 22	2,55	9,4	63,5	234	—
$n = 6,1$ / $i = 4,2$	5,7	+ 10	$n = 2,05$ / $i = 3,4$	5,65 / 9,0	87 / 144	240 / 382	—
—	—	unter 0	1,9	10	40	200	—
(1,8) 2,66	0,6	— 40 (25)	0,8	52,6	25	1660	120
—	—	—	4	46	56	648	360 (290)
170	—	+ 32	0,8	—	45	—	—
6,1	9,5 (8,7)	+ 7	1,3	7	50	268	560
—	—	—	6	70	je nach Zusammensetzung		—
—	—	—	4	77	3,3	64	585 (470)
13,5	30,5	+ 23	1	7,6	44	335	510

Tabelle 4. (Zu S. 392.) *Lebensgefährliche Erkrankungen bei Menschen sind zu erwarten bei* $^1/_2$*—1stündigem Aufenthalt in einer Gasatmosphäre von* (aus KOELSCH, Lehrbuch der Arbeitshygiene, Bd. 1. 1947):

Bezeichnung der Giftgase	mg/l	Vol.-%
Acetylen	275	21
Ammoniak	1,5—2,7 (3,5)	0,12—0,21 (5,04)
Anilin	0,07	0,182
Arsenwasserstoff	0,05	0,004
Benzin	30—40	2,3—3,1 (7,32)
Benzol	20—30	1,5—2,3 (6,26)
Blausäure	0,12—0,15	0,009—0,01 (0,109)
Brom	0,22 (0,05)	0,02 (0,0076)
Chlor	0,1—0,15 (0,05)	0,008—0,012 (0,017)
Chloroform	75 (70,0)	5,8 (14,3)
Chlorwasserstoff	1,8—2,6	0,14—0,2 (1,22)
Kohlenoxyd	2—3	0,15—0,23 (2,62)
Kohlensäure	90—120 (70,0)	7—9 (39,5)
Nitrobenzol	1,2	2,37
Nitrose Gase	0,6—1,0	0,05—0,08
Phosgen	0,02—0,1	0,002—0,008
Phosphortrichlorid . . .	0,4	0,712
Schwefelkohlenstoff . . .	15 (11)	1,2 (3,55)
Schwefelwasserstoff . . .	0,6—0,84	0,05—0,06 (0,431)
Schweflige Säure	1,4—1,7 (0,4)	0,11—0,13 (0,152)
Stickstoff	—	85
Tetrachlorkohlenstoff . .	175 (180)	13,5 (28,6)
Toluidin	0,7	0,157

Angaben über die Giftigkeit der wichtigsten Fabrikgase und -dämpfe in mg/l Luft siehe Kapitel „Luft, Wetter, Klima", Seite 14.